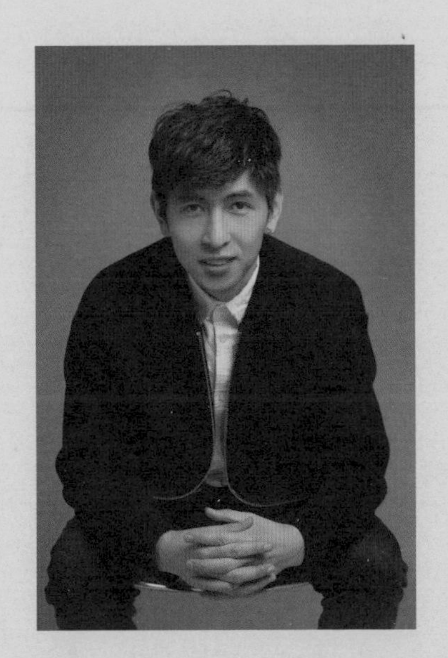

作者简介

刘庆行，2016 年毕业于哈尔滨师范大学美术学院雕塑系，多年来一直从事教学相关工作，尤其精于钻研艺用人体结构，在人体结构的绘画及教学方面拥有丰富的经验。同时对绘画创作也非常热爱，在插画方面也有丰富的经验。

ARTISTIC HUMAN BODY STRUCTURE

艺用人体结构

解剖 + 形态 + 运动

刘庆行 **编著**

人 民 邮 电 出 版 社
北 京

图书在版编目（C I P）数据

艺用人体结构 ：解剖+形态+运动 / 刘庆行编著. --
北京 ：人民邮电出版社，2023.6（2024.4重印）
ISBN 978-7-115-61175-8

Ⅰ. ①艺… Ⅱ. ①刘… Ⅲ. ①艺用人体解剖学 Ⅳ.
①J064

中国国家版本馆CIP数据核字(2023)第079273号

内 容 提 要

本书从解剖、形态、运动三方面全面、详细且深入地解析了人体结构的造型特征及运动原理，剖析了复杂的人体结构与灵活多变的人体动态。书中的解剖部分对结构的造型特征与相互间的位置关系进行分析讲解，使读者更加准确地理解人体构造，深入掌握人体结构及运动规律，并且能够灵活运用。

本书还讲解了男女性征差别、同一结构的个体差异，以及脂肪对人体形态的影响等容易被忽视的要点。希望读者在学习人体绘画时，不仅可以掌握骨骼结构与肌肉结构，还能从更多方面深入、全面地理解人体的造型结构，以在绘画中做到应对自如、得心应手。

本书附赠全身骨骼模型 3D 打印源文件、高清人体结构参考素材图等电子资源，以及大尺寸全身肌肉结构和人体骨骼结构挂图、人体结构绘制练习册、人体肌肉结构模型教具等实体学习辅助资源，以满足读者多方面的学习需求。本书适合作为设计师、插画师等相关设计方向从业人员的工具书，也可作为高等院校艺术类专业师生、艺考生的参考书。

◆ 编　　著　刘庆行
责任编辑　王　冉
责任印制　马振武
◆ 人民邮电出版社出版发行　　北京市丰台区成寿寺路 11 号
邮编　100164　　电子邮件　315@ptpress.com.cn
网址　https://www.ptpress.com.cn
北京尚唐印刷包装有限公司印刷
◆ 开本：787×1092　1/12
印张：28.67　　2023 年 6 月第 1 版
字数：541 千字　　2024 年 4 月北京第 3 次印刷

定价：268.00 元

读者服务热线：(010)81055410　印装质量热线：(010)81055316
反盗版热线：(010)81055315
广告经营许可证：京东市监广登字 20170147 号

推荐序

RECOMMENDATION

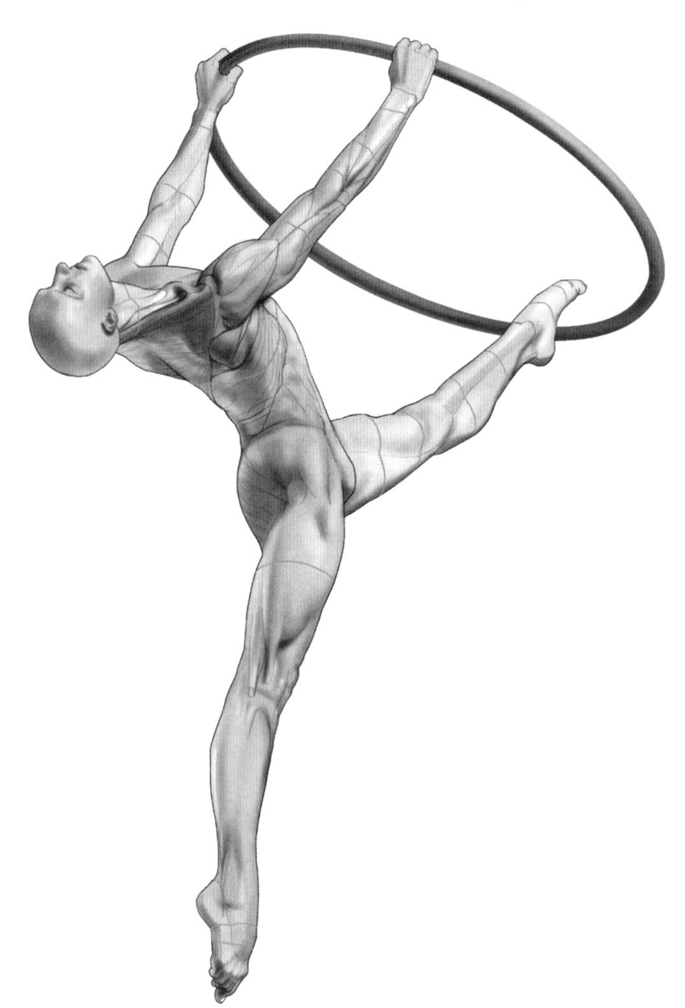

2022年暑假期间，我和同事谈论最多的，是日益成熟的AI（Artificial Intelligence，人工智能）绘画。在AI已经可以在短时间内创作出高精度写实作品的时代，艺术教育中的造型基础训练是否仍有意义，势必会引发从业者的认真思考。对人体结构的认识和学习，这一从文艺复兴时期发展至今500余年的造型艺术入门课程，对未来的艺术发展是否仍具有艺术本身需要的探索和创新价值，一时间让人感到困惑。

临近开学，刘庆行老师将新作的初排版本发给我。我边学习结构知识，边慢慢欣赏一幅幅出自他笔下的示范画和一个个他自己动手搭建的三维人体模型，对人体结构和人体美又有了新的理解。同时本书也从一个全新的角度解答了我前面的困惑，那就是艺术创作的技术手段虽不断丰富，创作效率在各种新兴工具的辅助下不断提高，但对于美的认识，仍需要作为审美者和创作主体的人进行长时间的内省和体验。正如对人体结构的研究，短时间的浏览仅能获得模糊的大致印象，想要感受生动的美感，还是得放慢脚步，多角度、多层次地进行观察、思考，而后根据自己得到的真实、丰富的感受，进行动人的创作。

刘庆行老师的这本书无疑是引导读者对人体这一重要艺术主题进行静观审美的一条妙径。跟随着他的脚步，我已经获得了很多。

著名画家　　张旺

本书侧重于在细讲人体结构形态的基础上，对骨骼与肌肉的运动功能进行更深入的讲解。本书的展现方式非常直观，不仅按顺序展示了各个解剖结构的样貌及功能，还避免了借助用过于抽象的文字进行描述。为了能使所学内容更清晰易懂、一目了然，作者细心地给各个需要讲解的部位加上颜色，从而进行强调处理。另外，作者充分发挥自身的想象力与创造力，用各种形象的比喻手法讲解解剖结构的形态，比如把锁骨比喻成自行车把，从而加深读者对书中内容的记忆。为了使读者能在面对复杂的结构时结合所学知识绘制人体，书中提供了一套将复杂结构简化成大体块的方法，以适应不同的作画需求。

总之，这是一本十分直观的艺用人体结构参考书，其通用性很广，适用于不同的领域，如绘画和设计行业中的不同门类。

畅销书作译者　　黄朝贵（贵哥）

前言
PREFACE

人体一直是绘画中重要的课题，艺术家常感叹其精妙的结构，并为其优美的韵律感所折服。人体就像宇宙的一个缩影，包含了诸多美的奥秘。大自然按照美的规律创造了人类，人体结构也因此体现了所有美的规律，并从结构和外观上表现出了美的比例和韵律感。每一种体态都能反映出人的内心体验与精神世界，且拥有强烈而丰富的精神内涵，既能展现人的魅力，又能展现情绪和精神的风骨，令人震撼。达 · 芬奇为了表现生动又真实的美而解剖人体，继而理解人体的解剖结构，以表现出更多微妙而复杂的变化。他绘制的人物生动传神，500多年来一直“活”在画面里。时至今日，人体对艺术家们依然具有深深的吸引力——不论是以人为主题来表现力与美，还是以人为媒介来抒发内心体验与思想感情。

想表现好人体，就离不开对人体结构的认识。随着科技的发展，辅助学习人体解剖的工具越来越多，3D解剖模型、三维解剖软件等都大大方便了对人体解剖的学习。在艺用人体结构学习中，除解剖外，形态特征、运动规律对于全面掌握人体结构同样非常重要，三者缺一不可。

人体的基本结构是固有不变的，如何能够便于理解并灵活运用是我一直感兴趣的课题。学习人体结构的方式有很多，前人留下的经验也很丰厚，我在汲取各方经验的同时也在探索一条学习人体结构的快捷正路。所谓“快捷”是指能让复杂的结构便于理解与记忆；所谓“正路”是指从应用的角度出发，解析每一处重点与难点，而不是陷入解剖的旋涡中，绘画时无法应用。在不断探索、总结与教学实践中，我逐渐摸索出一条学习人体结构的有效路径，即将人体解剖、形态特征与运动规律相结合，全面且深入地解析人体的构造，使之在绘画中得以有效应用。

我在这条探索之路上走了很长一段时间，也曾遇到过大多数学习者都遇到过的相同难题，但是没有任何一个困难让我止步不前。我竭尽所能去寻找答案，从解剖角度无法完全理解的就从形态结构的特征入手，从形态特征无法理解的就从运动规律入手——总能找到适合理解的方式。正是因为每一次遇到困难，都会竭尽全力地去寻找答案，才最终形成了这套人体结构学习方法。

从有编撰本书的想法到着手准备，再到最终成书，整个过程历经约5年的时间，可谓困难重重。尽管在此之前本书提及的学习方法的实用性在教学实践中已得到验证，但在编撰成书时仍需对讲解逻辑进行打磨和推敲，将知识点进行梳理与编排；插图部分是我最为看重的，是否美观、是否清晰明了都影响着教程的质量，通过建模与绘画两种方式制作插图，每一幅插图都会反复斟酌，以达到最佳的讲解效果，配文部分也尽可能表述到位。尽管如此，仍未让本书做到尽善尽美，还有诸多不足之处，也欢迎各位读者提出宝贵意见和建议，我会在这条探索之路上继续走下去，总结更多有价值、实用性强的经验，与大家分享。

刘庆行

2023年5月

资源与支持

RESOURCES AND SUPPORT

本书由“数艺设”出品，“数艺设”社区平台（www.shuyishe.com）为您提供后续服务。

配套资源

200张人体结构参考素材图

1个全身骨骼3D打印源文件

1本人体结构绘制练习册

4张全身肌肉结构和人体骨骼结构挂图

1套人体肌肉结构模型教具

资源获取请扫码

（提示：微信扫描二维码关注公众号后，输入51页左下角5位数字，获得资源获取帮助。）

“数艺设”社区平台，为艺术设计从业者提供专业的教育产品。

与我们联系

我们的联系邮箱是 szys@ptpress.com.cn。如果您对本书有任何疑问或建议，请您发邮件给我们，并请在邮件标题中注明本书书名及ISBN，以便我们更高效地做出反馈。

如果您有兴趣出版图书、录制教学课程，或者参与技术审校等工作，可以发邮件给我们。如果学校、培训机构或企业想批量购买本书或“数艺设”出版的其他图书，也可以发邮件联系我们。

关于“数艺设”

人民邮电出版社有限公司旗下品牌“数艺设”，专注于专业艺术设计类图书出版，为艺术设计从业者提供专业的图书、视频电子书、课程等教育产品。出版领域涉及平面、三维、影视、摄影与后期等数字艺术门类，字体设计、品牌设计、色彩设计等设计理论与应用门类，UI设计、电商设计、新媒体设计、游戏设计、交互设计、原型设计等互联网设计门类，环艺设计手绘、插画设计手绘、工业设计手绘等设计手绘门类。更多服务请访问“数艺设”社区平台www.shuyishe.com。我们将提供及时、准确、专业的学习服务。

目录
CONTENTS

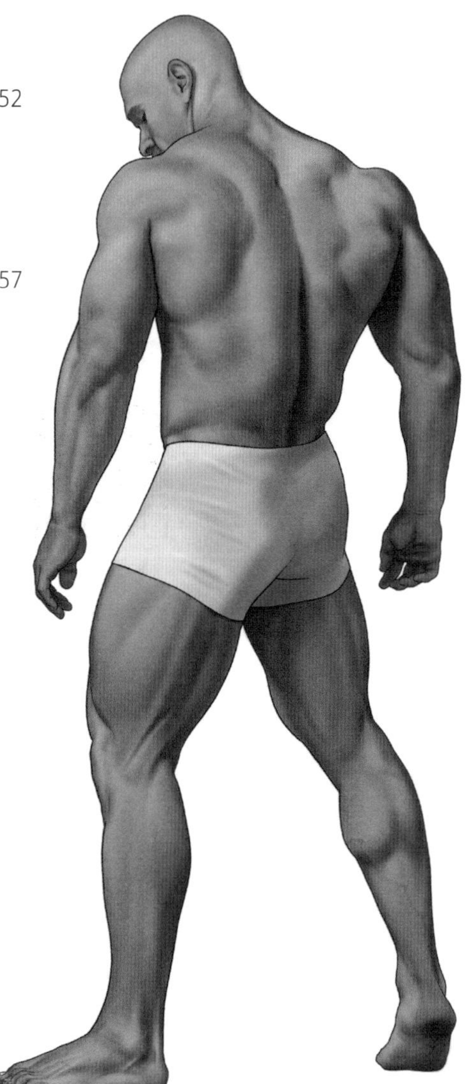

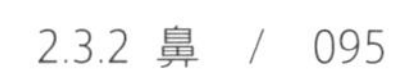

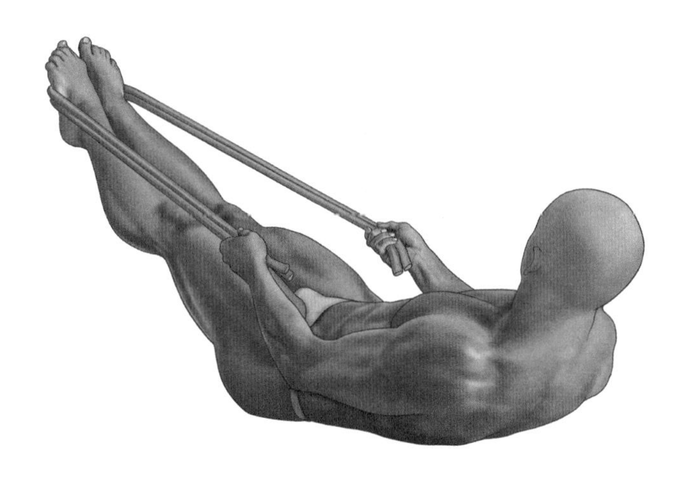

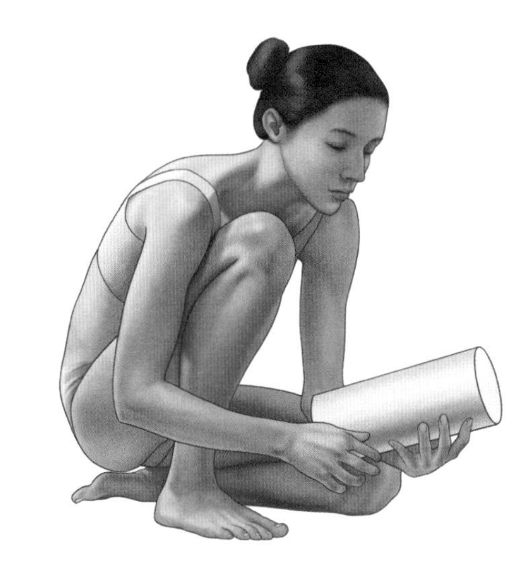

第3章

中轴部

第4章

上肢

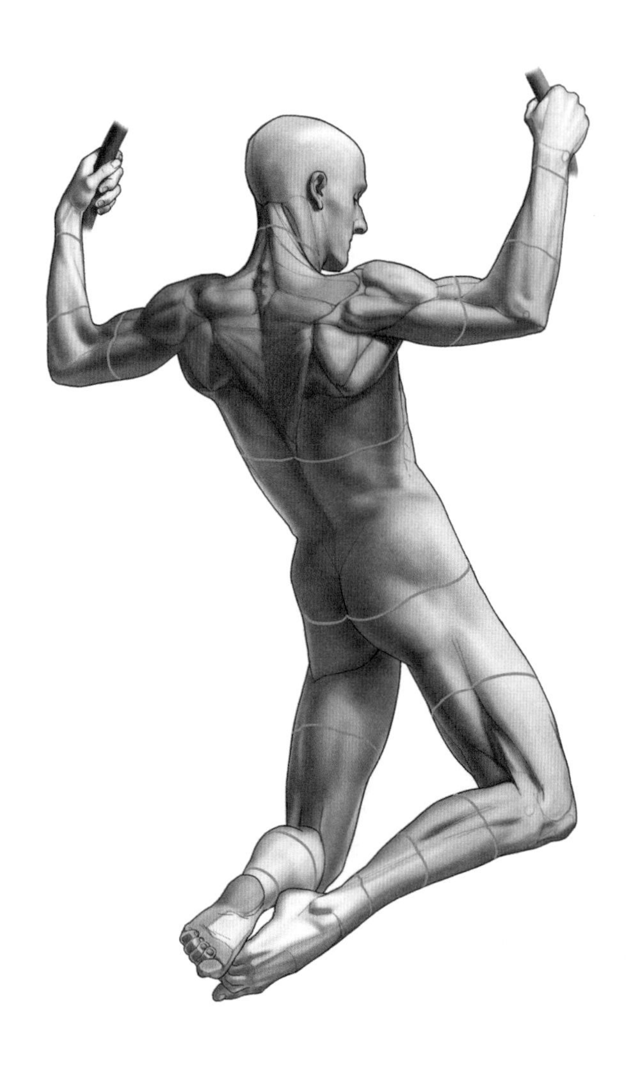

第5章

下肢

第6章

人体整体

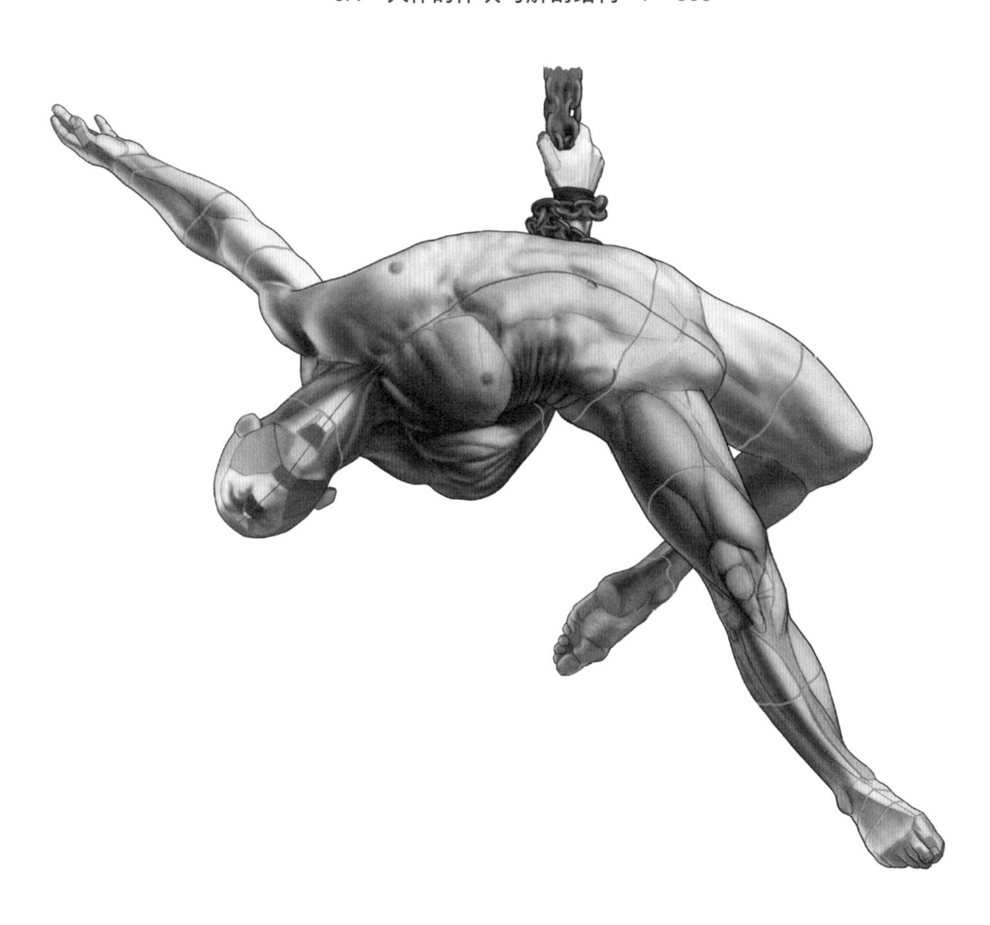

第1章 肩胸部

之所以从肩胸部开始解析人体，是因为胸腔是人体中最大的一个体块，也是决定人体朝向的关键，并且在人体中比较清晰可见，造型相对简单，易于把控，与之相关联的颈部、肩部也比较容易确定。人体构造复杂，体块繁多，由大到小，按照各部分的关联性理解人体结构，是一个行之有效的办法。通常讲人体结构会从头部开始，因为头部在身体的最上面，也是日常接触最多的部位。不过，如果想准确地掌握人体结构，建议从最大的体块开始，这从构建人体的逻辑上来说更便捷也更好描绘。

肩胸部人体模型

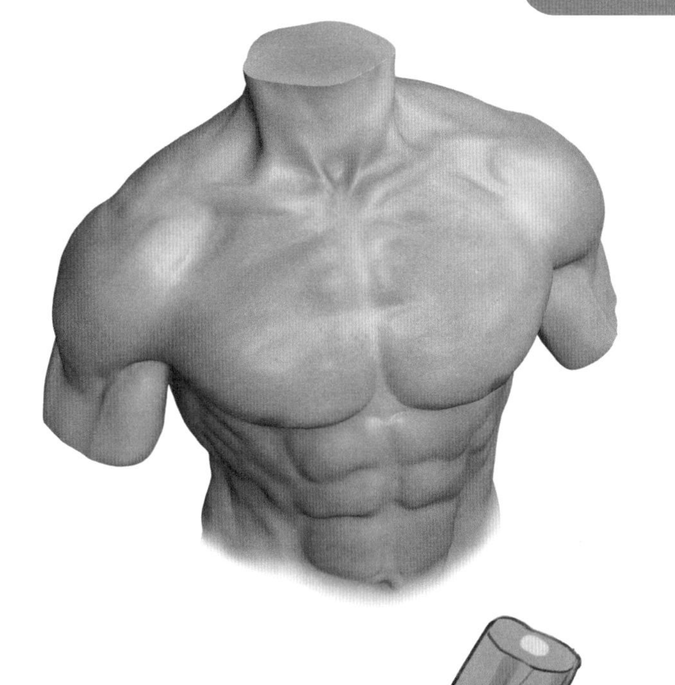

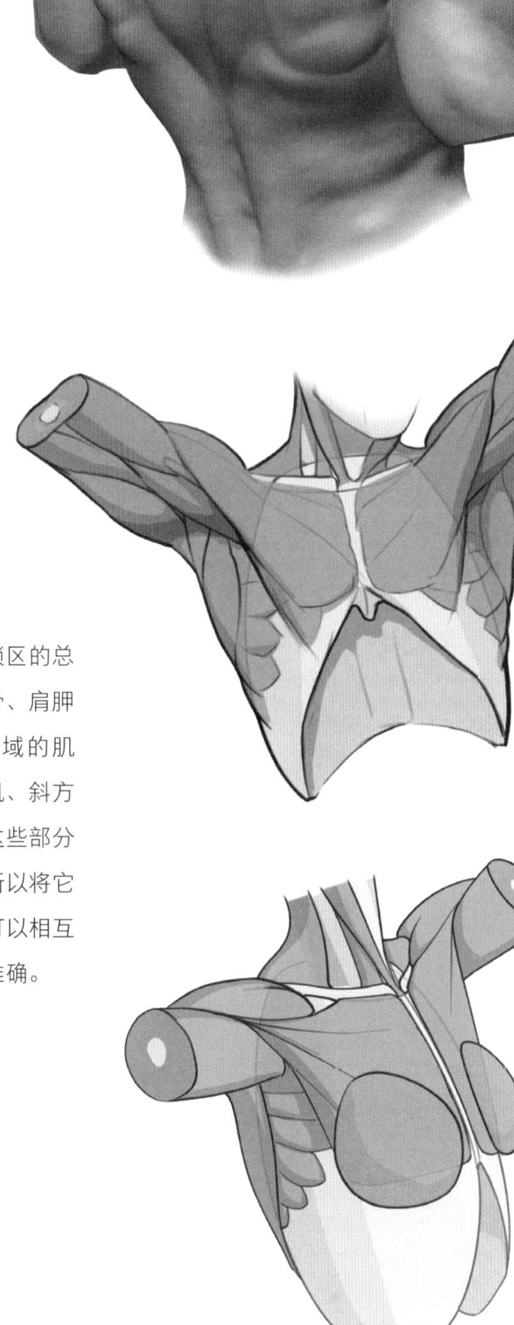

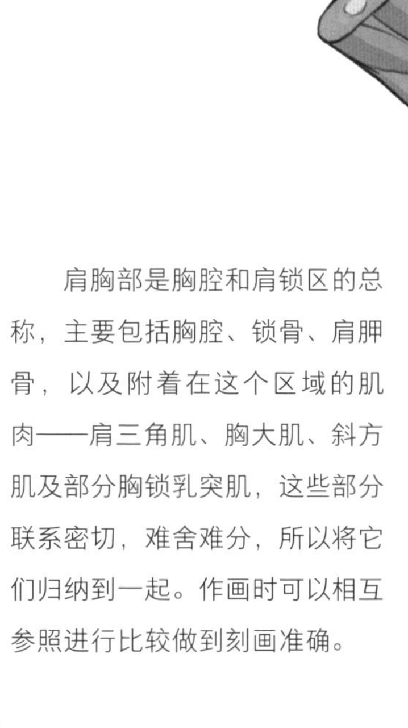

肩胸部是胸腔和肩锁区的总称，主要包括胸腔、锁骨、肩胛骨，以及附着在这个区域的肌肉——肩三角肌、胸大肌、斜方肌及部分胸锁乳突肌，这些部分联系密切，难舍难分，所以将它们归纳到一起。作画时可以相互参照进行比较做到刻画准确。

1.1

肩胸部骨骼

肩胸部的形态主要由骨骼决定，骨骼不仅是肩胸部的基础造型结构，同时也为肩胸部的肌肉提供了附着点。肩胸部骨骼对外部造型起主导作用。为了更加准确地表现肩胸部的形态结构，必须先充分掌握此部分的骨骼结构。

肩胸部骨骼整体主要由胸腔、锁骨、肩胛骨构成，其中肱骨的上端也被借用于此，为胸肌、肩三角肌及肩胛骨处的肌肉提供附着点。

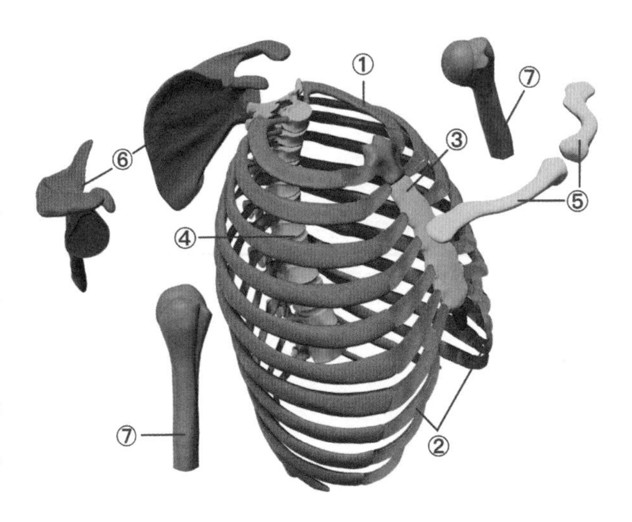

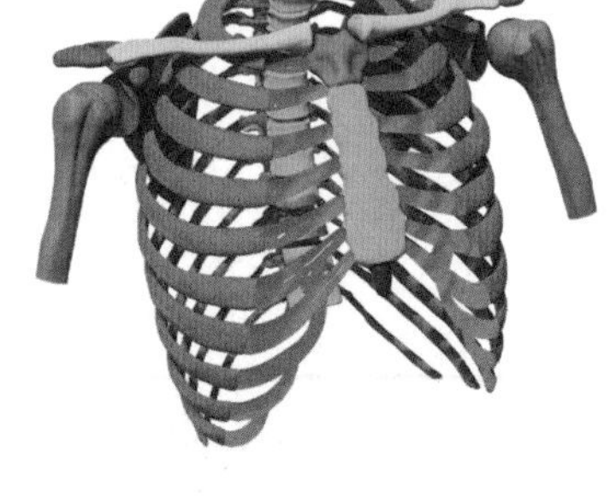

① 肋骨
② 肋软骨
③ 胸骨
④ 胸椎
⑤ 锁骨
⑥ 肩胛骨
⑦ 肱骨上端

• 肩胸部骨骼各视角

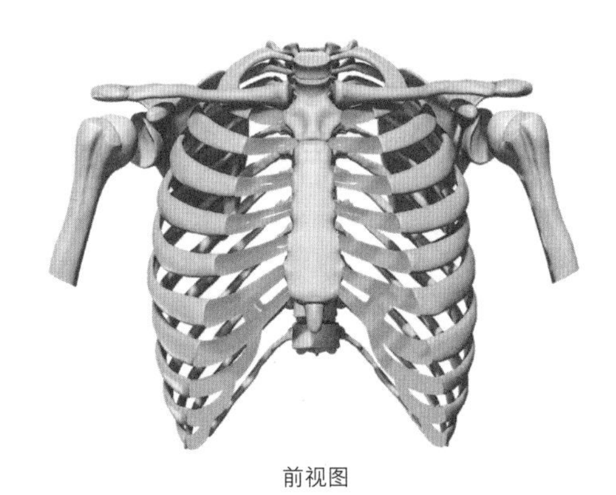

前视图

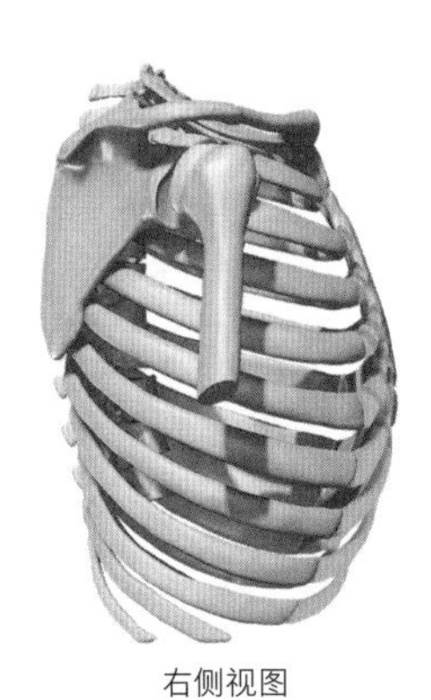

右侧视图

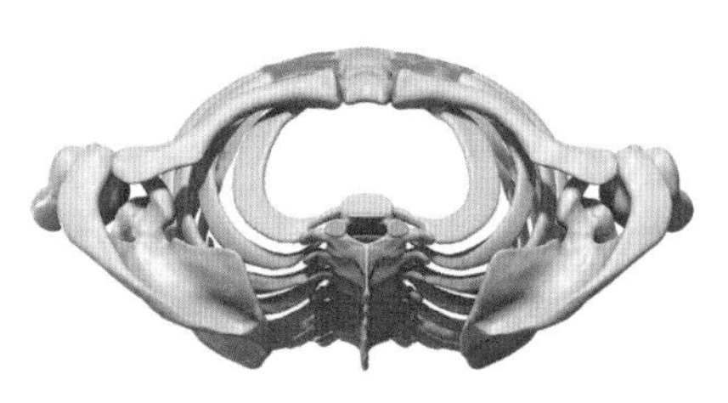

顶视图

后视图

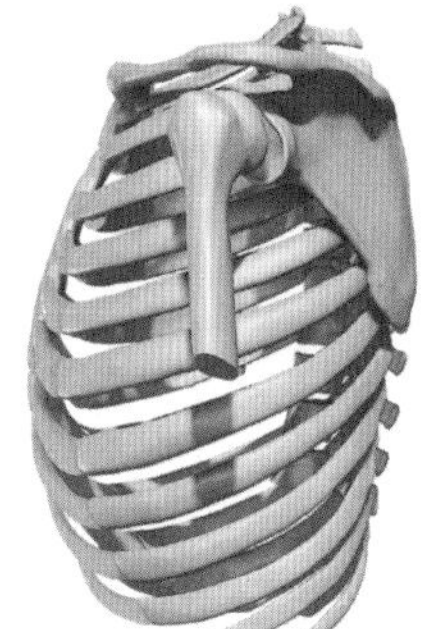

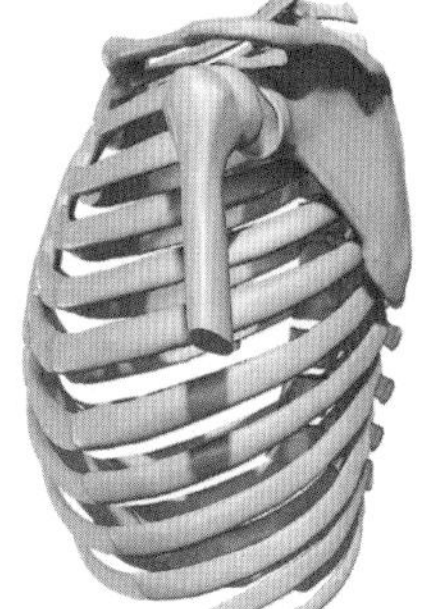

左侧视图

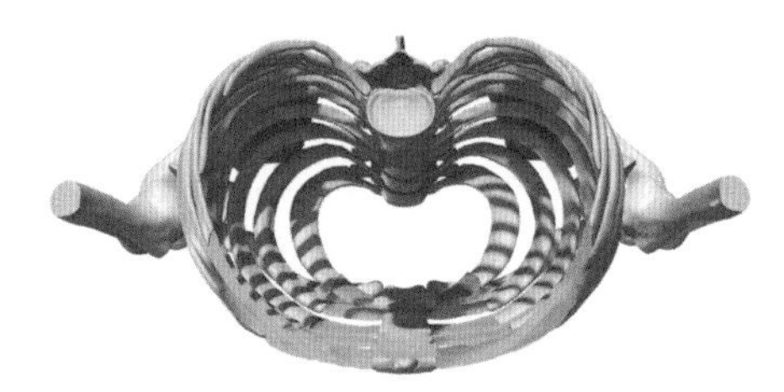

底视图

肩胸部骨骼撑起了上半身的主要形态，有些骨骼的形态从人体表面就可以观察到，这部分骨骼被称为骨骼标记，在绘画中起到非常重要的作用。

前视图中的骨骼标记为肩峰、锁骨、胸骨、胸廓下缘。

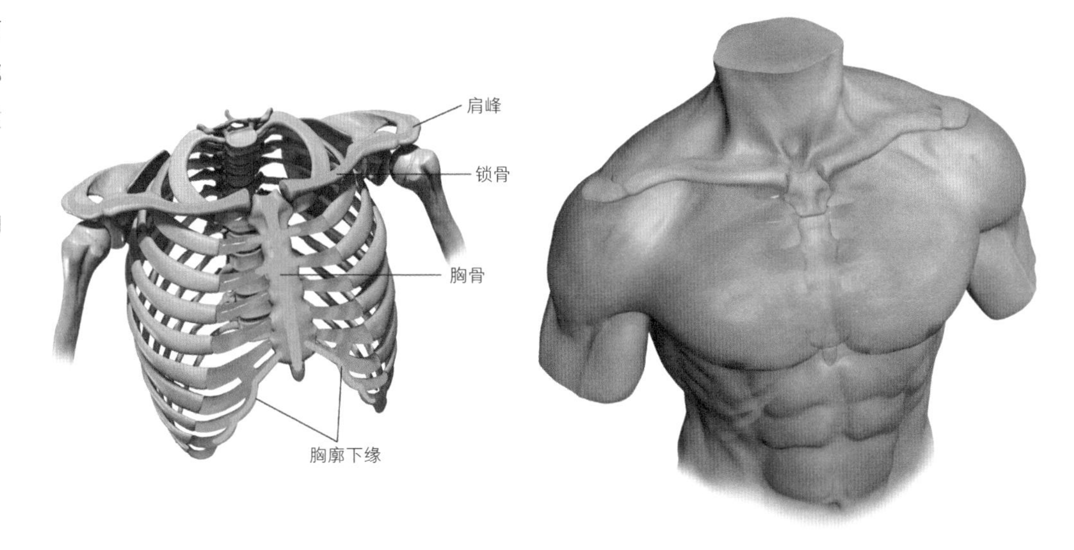

后视图中的骨骼标记为肩峰、肩胛冈、肩胛骨内侧缘、胸椎上的棘突。

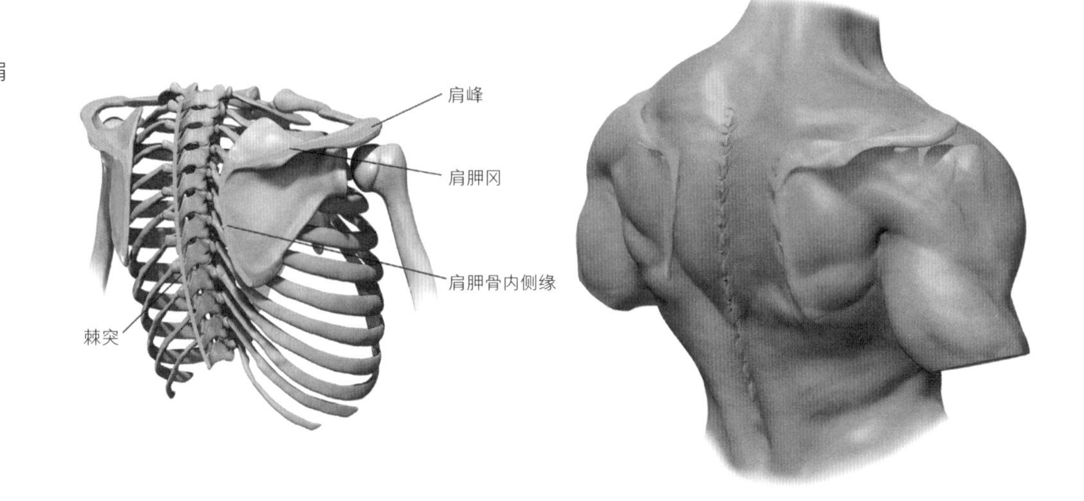

骨骼标记在肌肉发达的男性身体上造型清晰，或者被饱满、隆起的肌肉遮盖，形成凹沟；在较纤瘦的女性人体上则呈凸出状，骨骼形态清晰。

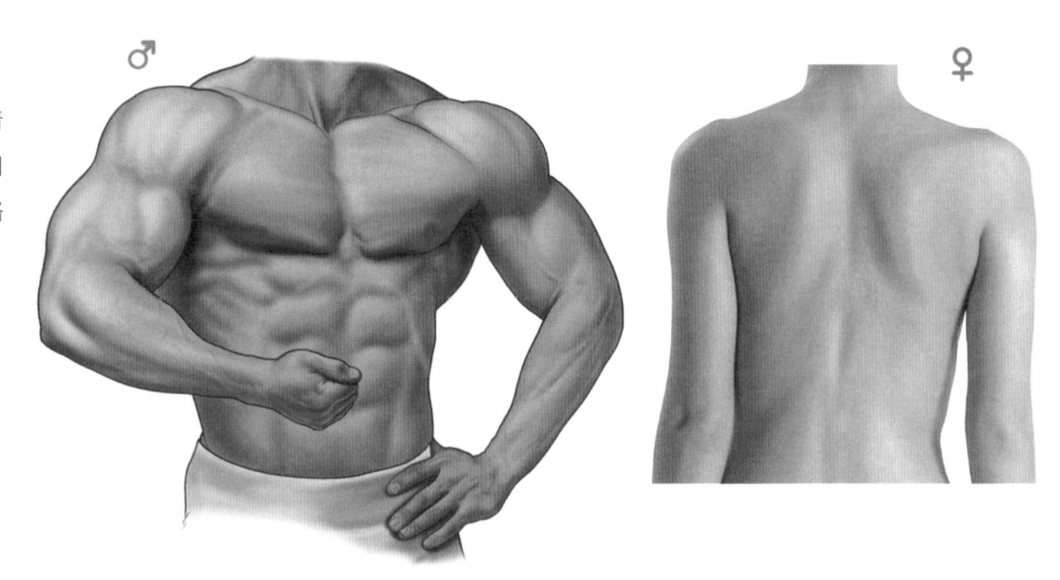

1.1.1 胸腔

胸腔是人体中最大的一个腔体结构，呈卵形。

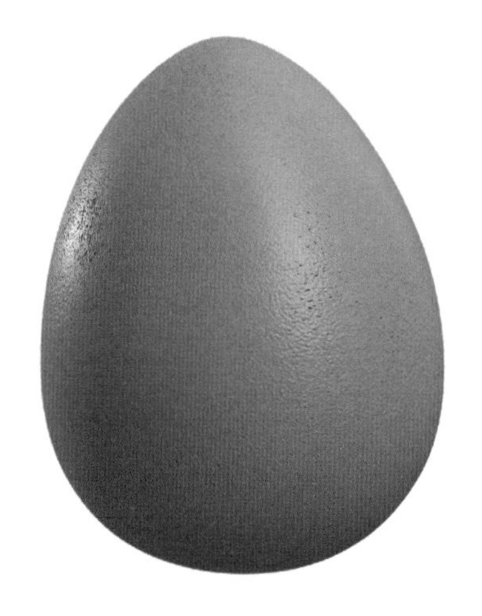

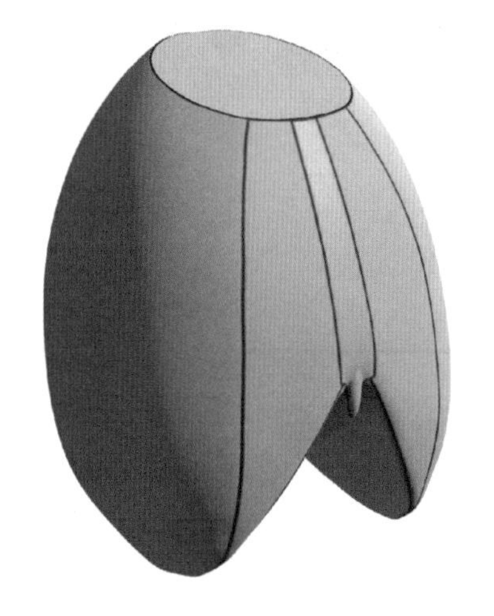

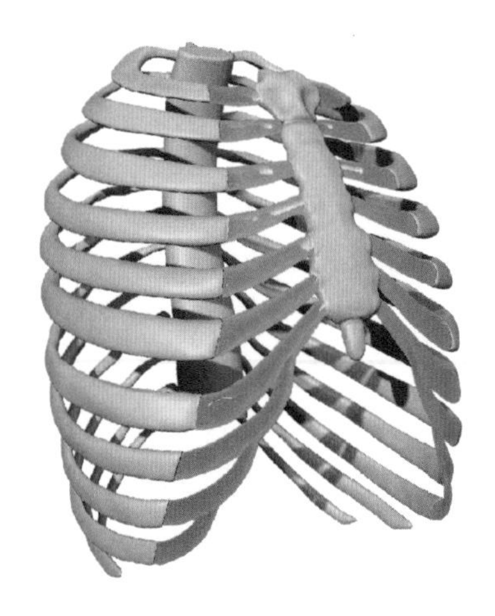

胸腔由胸椎（12块）、胸骨、肋骨（12对）和肋软骨构成。

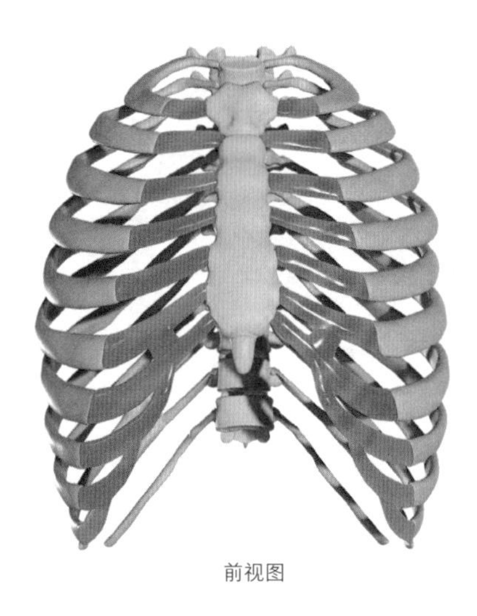

前视图

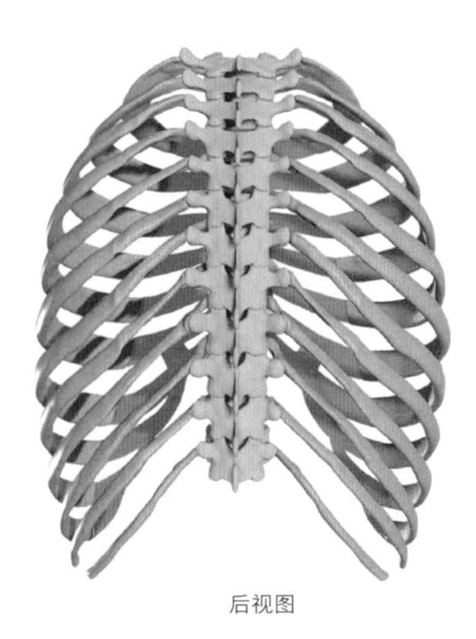
后视图

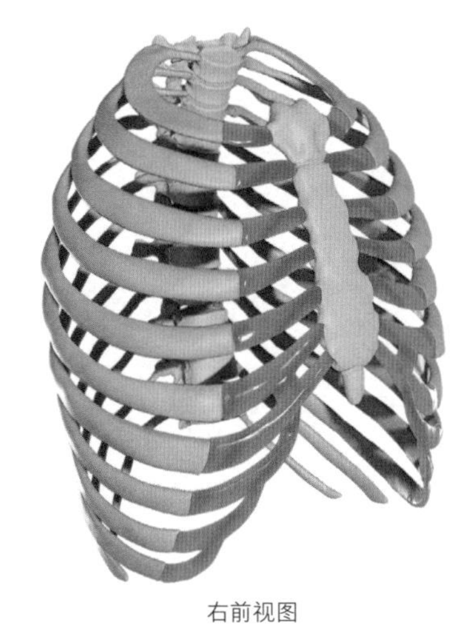
右前视图

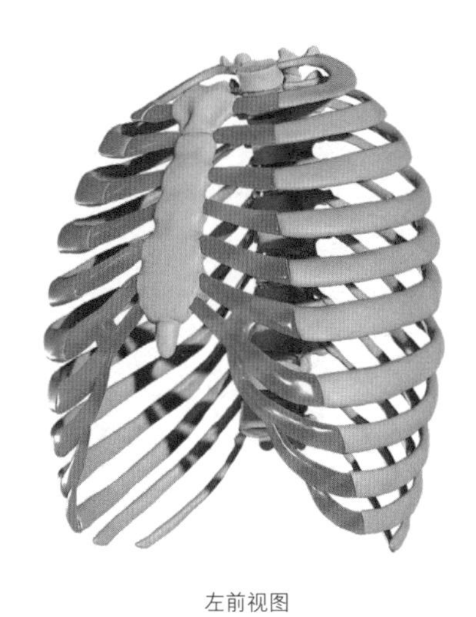
左前视图

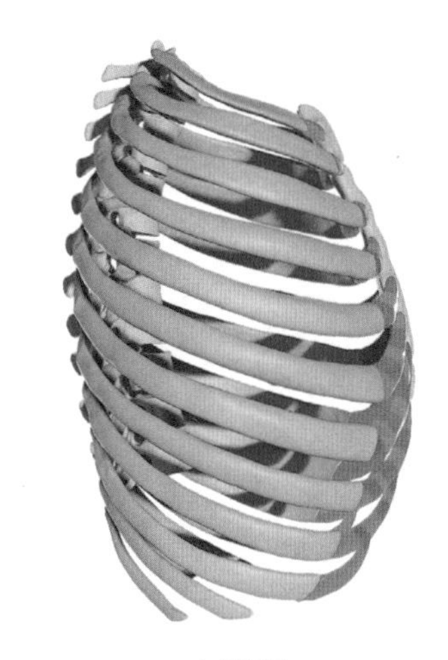
右侧视图

胸腔是一个上窄下宽的腔体；胸腔前后宽度小于左右宽度，形态略扁。胸腔整体结实，对人的内脏具有较好的保护作用。

每根肋骨的外形都与胸腔圆润的造型保持一致。每一根肋骨后方都会出现一个角度急转的地方，称肋角。第12对肋骨的下端点是胸腔的最低点。

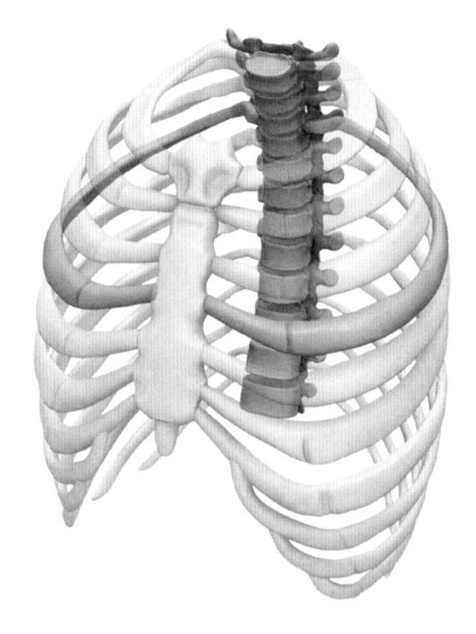

肋骨呈“C”形，从胸椎连接至胸骨，左右相对，形成闭合的环状。图中所示为第4对肋骨

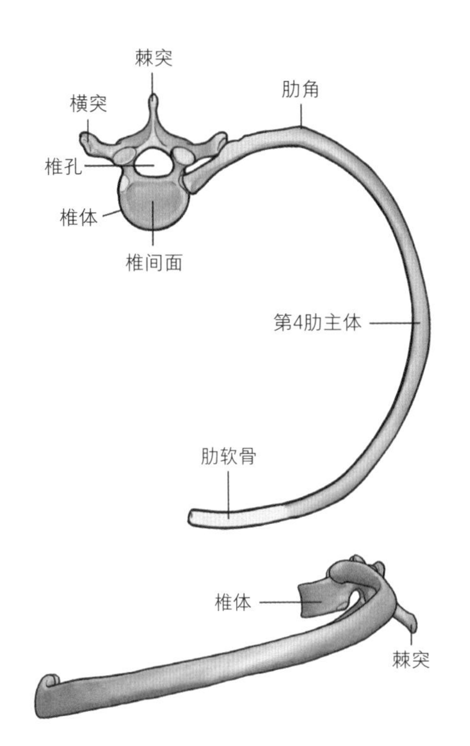

胸椎 T4、第4肋骨（左侧）
上：俯视图　下：左侧视图

• **胸腔右视图**

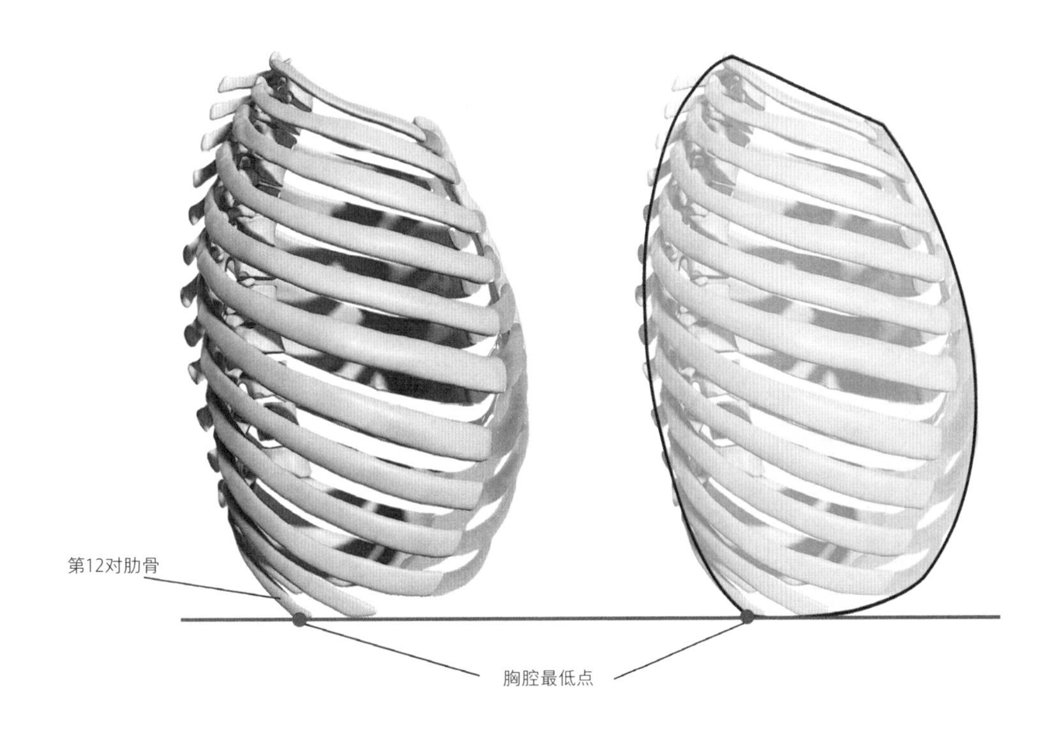

肋软骨是连接肋骨与胸骨的结构，除了第1对，其他肋软骨均向内逐渐变细。第1对肋软骨斜向内下方，第 2 对肋软骨呈水平方向，第3、4对肋软骨笔直向内，第5~10对肋软骨斜向内上方弯曲，呈一定弧度。

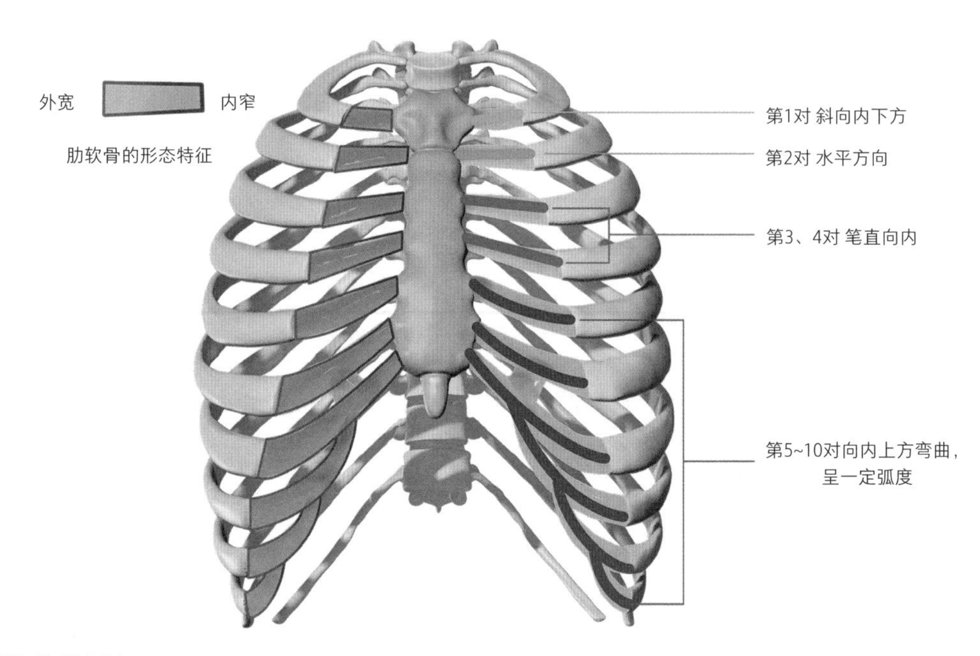

第1对肋骨到第5对肋骨分别与胸骨相连。

第6、7对肋骨也连接于胸骨，之间由肋软骨相连；第8~10对肋骨前端肋软骨相连形成肋弓。

第11、12对肋骨前端呈游离状态（浮肋）。

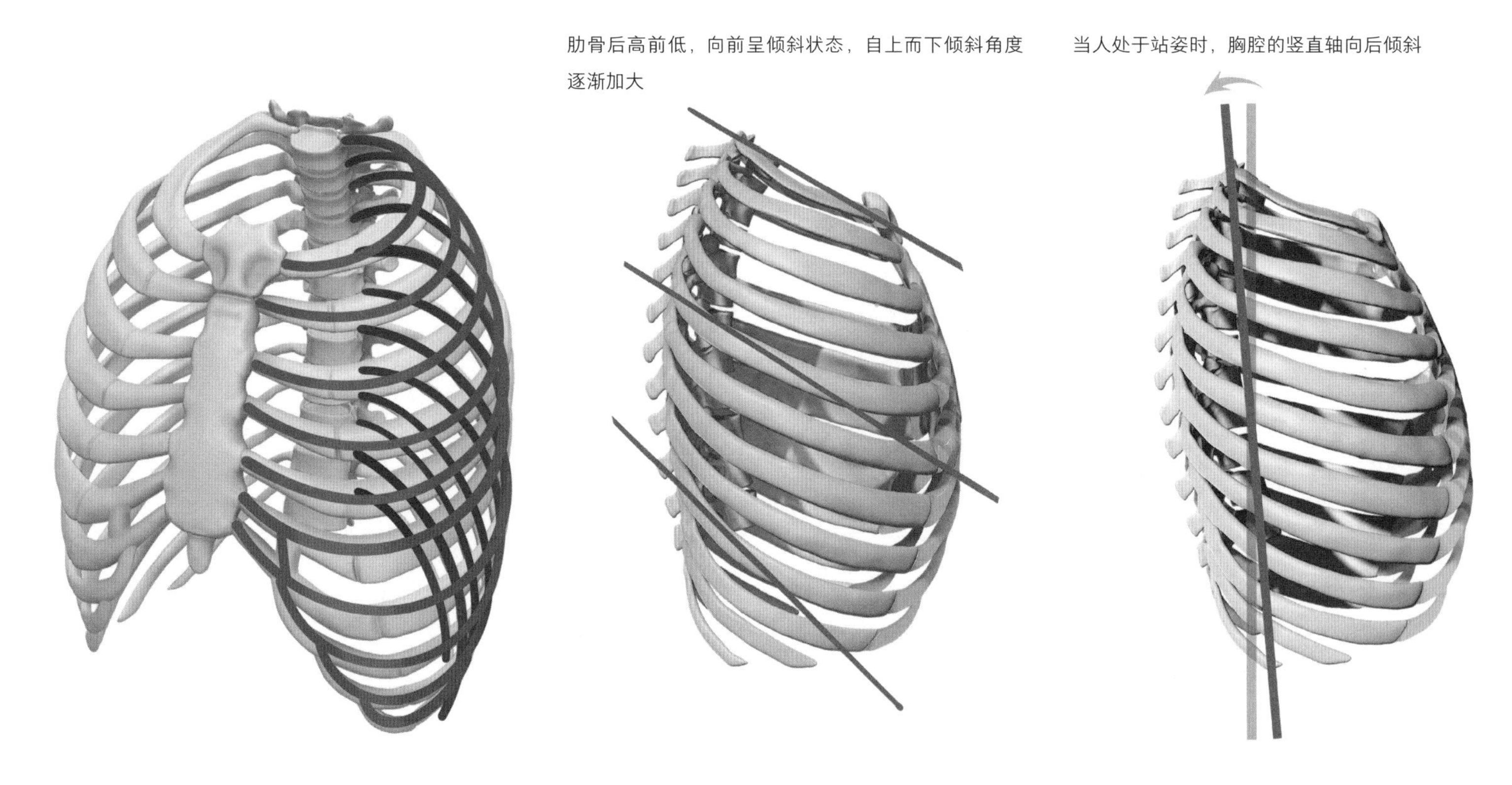

胸腔在人体中的姿态：从侧面观察，胸腔与人体的厚度接近；从前面观察，胸腔的下半部分比较贴近体表。

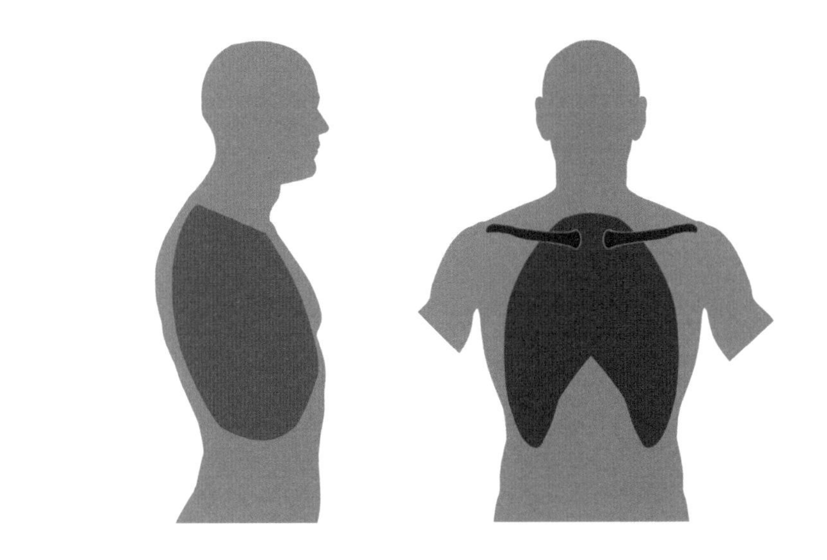

胸腔下缘的造型存在个体差异，肋弓向下延伸部分（胸廓下缘）有的会呈笔直的斜线，如图一所示；有的呈向下突出的弧形，如图二所示；有的弧度朝外，如图三所示。从侧视图角度看，有的呈一条直线，如图四所示；有的呈一条凸起的圆弧，如图五所示。

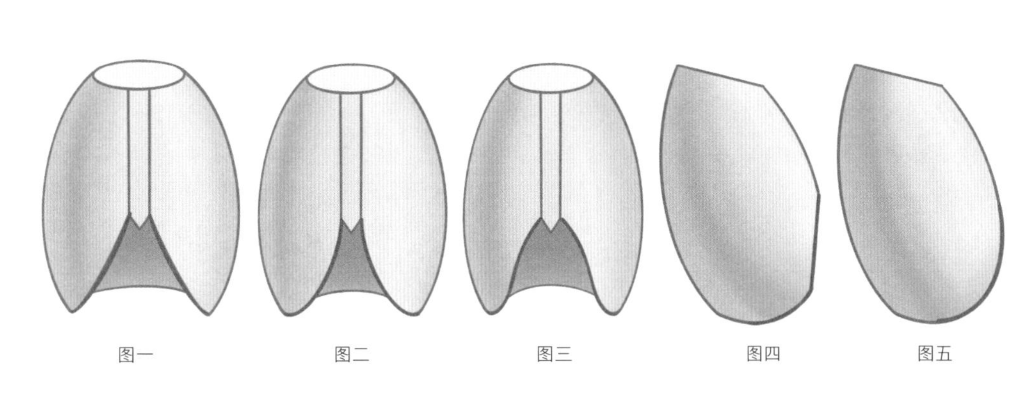

1.1.2 锁骨与胸骨

锁骨位于胸腔前侧上方，整体都可见于体表，共有两根，位于胸骨的两侧。前视下锁骨接近水平；俯视下锁骨向后弯曲，在外1/3处形成反向弧度，两侧锁骨共同构成的形态类似于弓把或车把。锁骨与胸骨相连的一端为胸骨端，外侧与肩峰相连的一端为肩峰端。胸骨位于胸腔前方正中央，由胸骨柄、胸骨体及剑突组成。

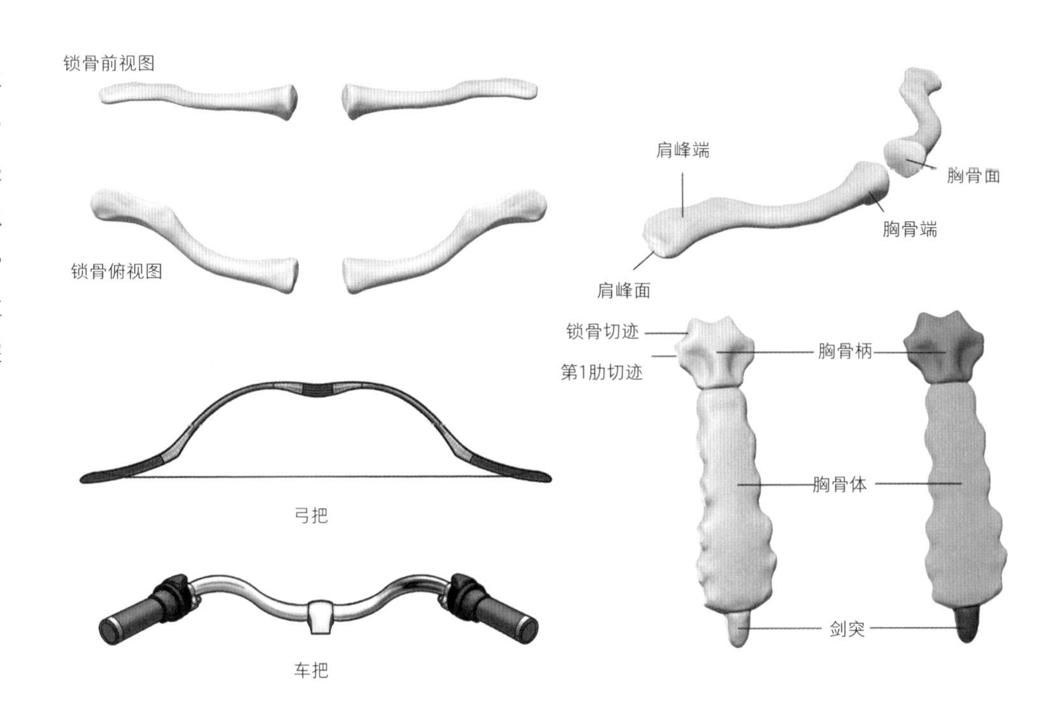

胸骨体与肋软骨的衔接处有几道隆起的造型，在人体表面可以观察到，但因脂肪的厚度不同，肌肉的发达程度不同，外形上会有差异。

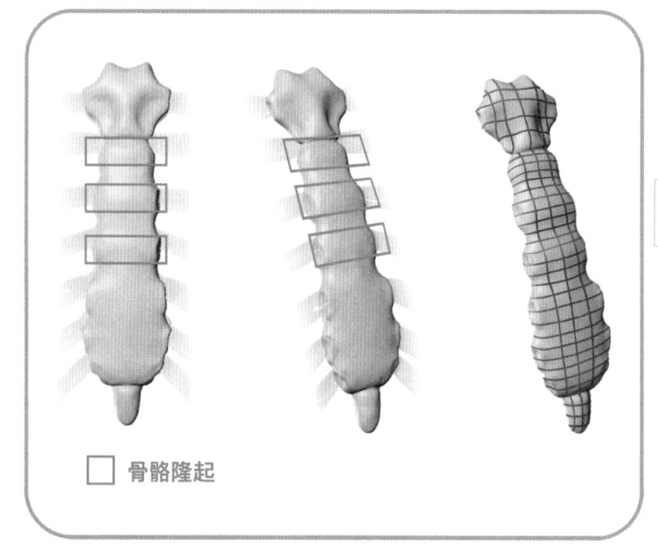

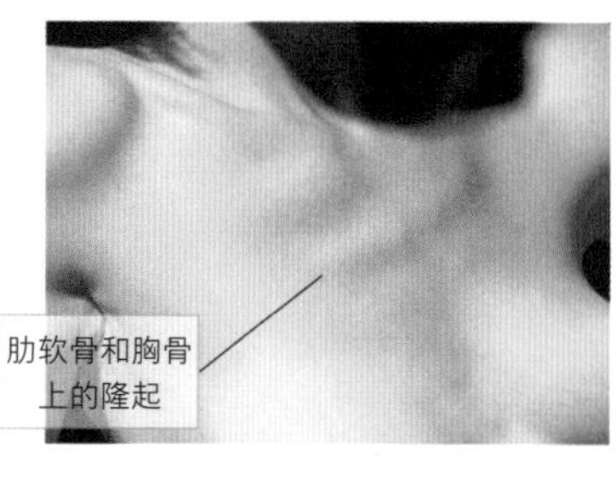

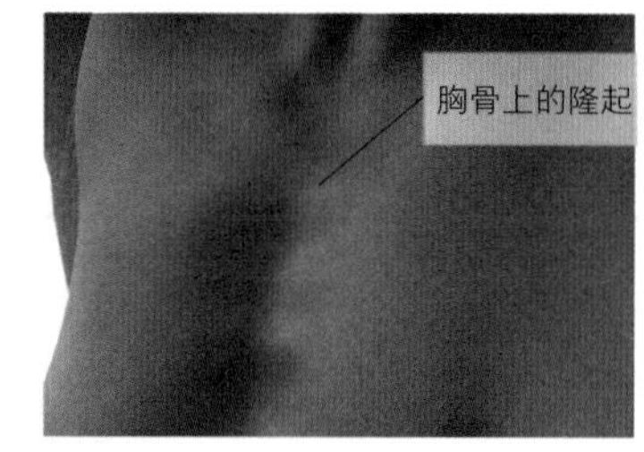

胸骨在胸腔中呈倾斜状态，作为骨骼标记的胸骨是确定胸腔朝向的关键，它位于前方中央，即正面中线的位置。

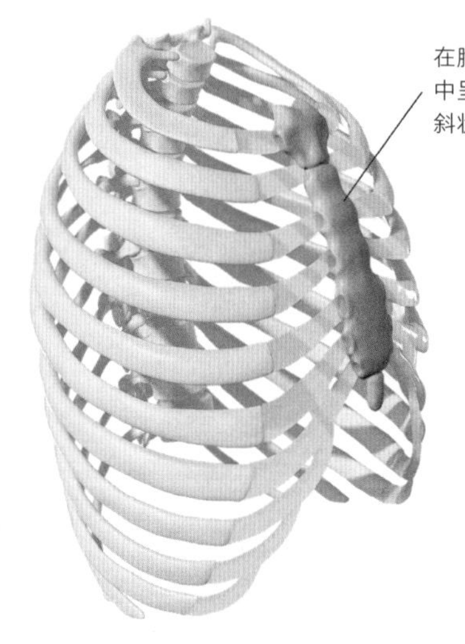

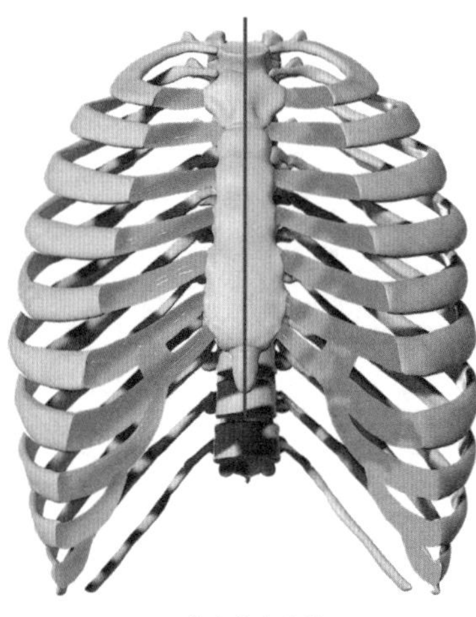
胸腔前方中线

锁骨与胸骨整体造型呈“T”形。

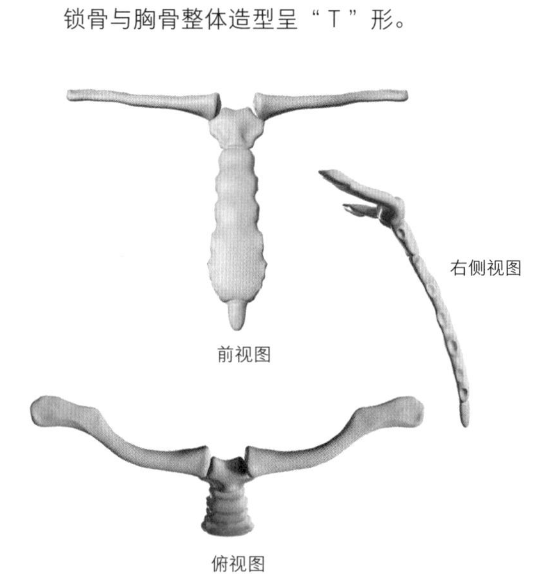

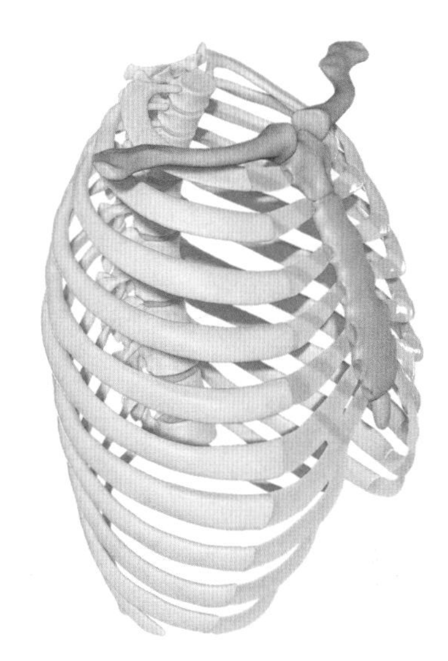
胸骨、锁骨在胸腔中的状态

1.1.3 肩胛骨

肩胛骨又称琵琶骨，呈三角形扁状，贴于胸廓后外侧面，介于第2~8对肋骨之间。

肩胛骨造型可见于体表，其中肩胛冈和肩胛骨内侧缘为人体后方的骨骼标记。

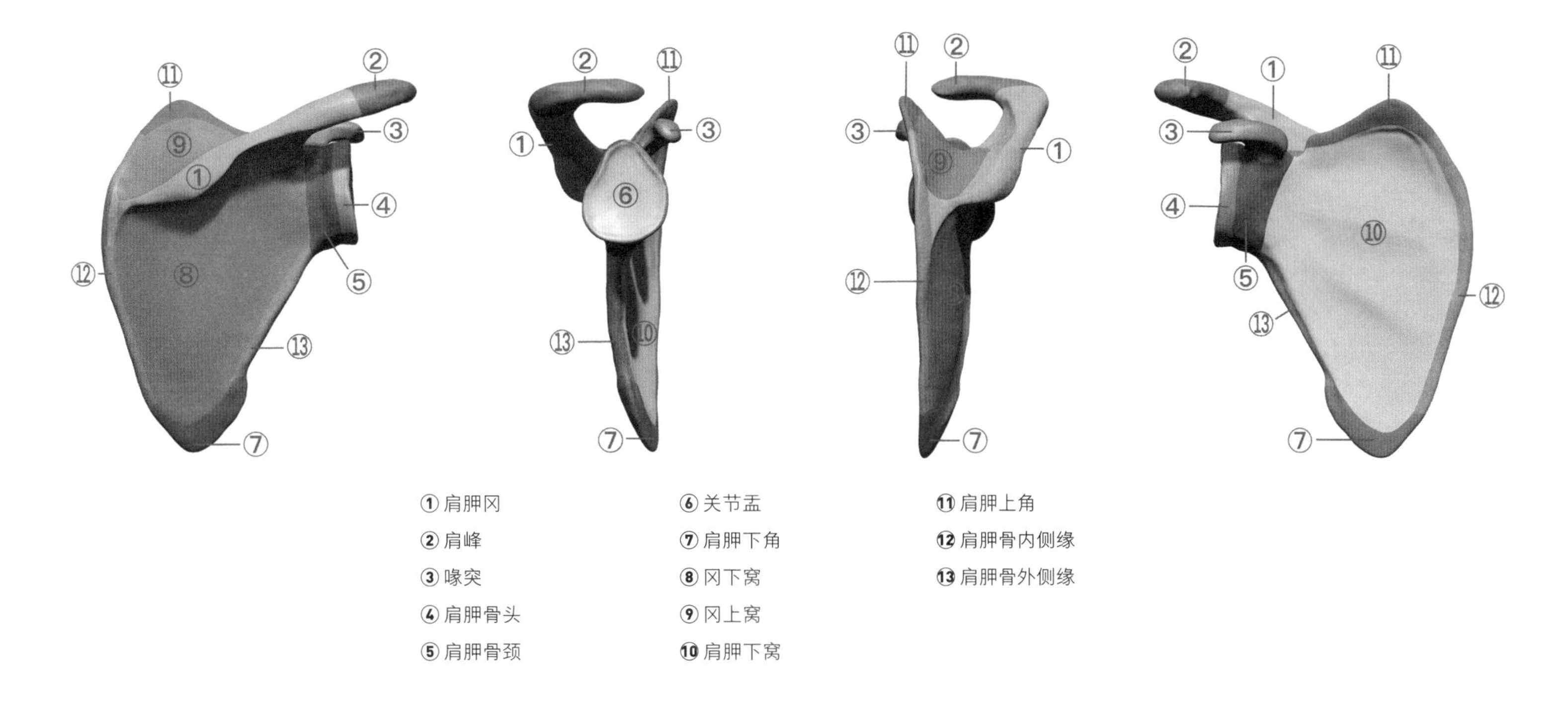

肩胛下角大约位于第 7 肋骨与第 8 肋骨之间。以肩胛冈为界，上半部分斜朝后上方，体表一般不可见；肩胛冈、肩胛骨内侧缘与肩胛下角形成骨骼标记，可见于体表。

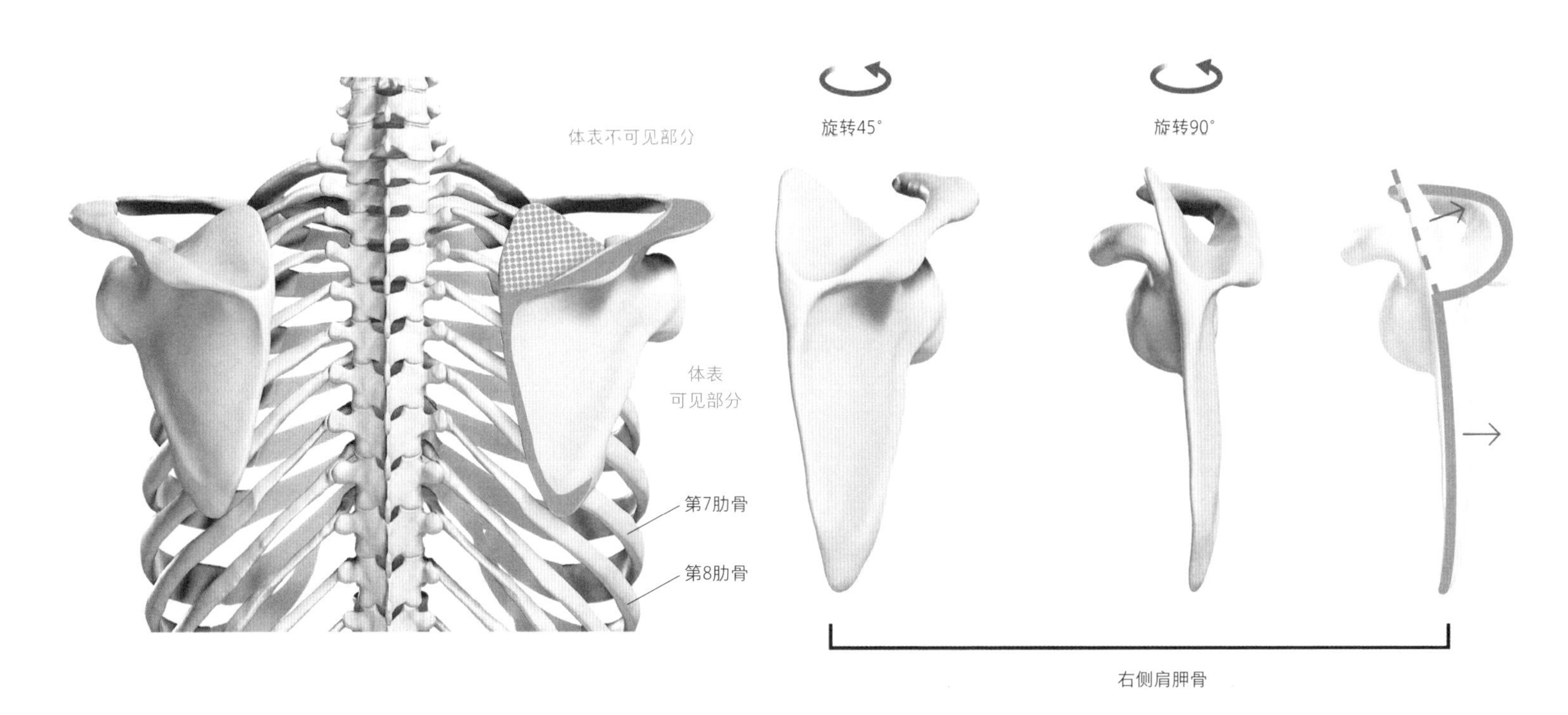

肩胛骨位于胸腔后部，呈包裹胸腔的状态，分别倾斜朝向两侧。

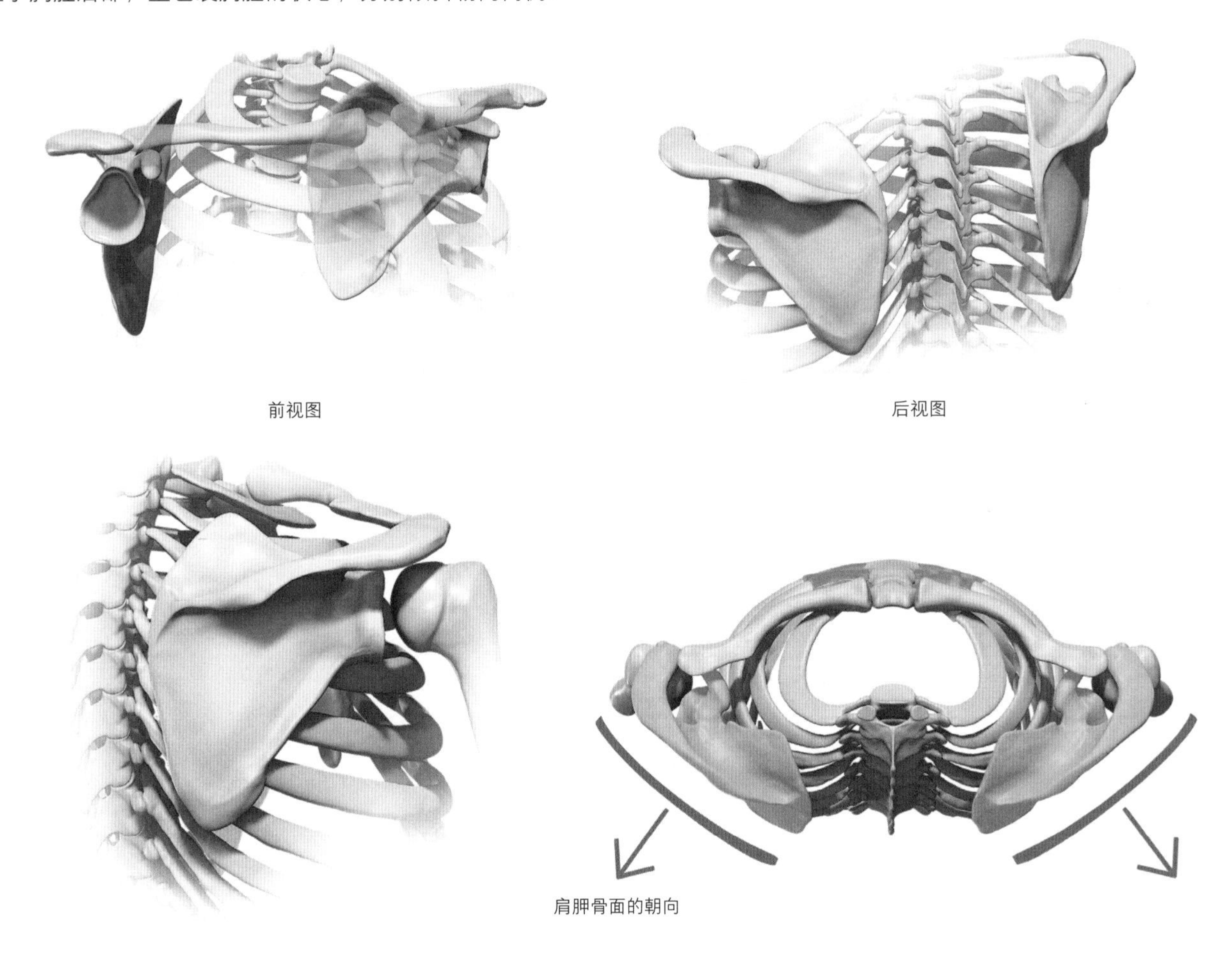

前视图　后视图

右侧肩胛骨后视图　俯视图

1.1.4 肩带骨

锁骨与肩胛骨构成一个未闭合的环形，称肩带骨。肩带骨并不是水平的，而是从肩峰处向后沿肩胛冈向下倾斜。

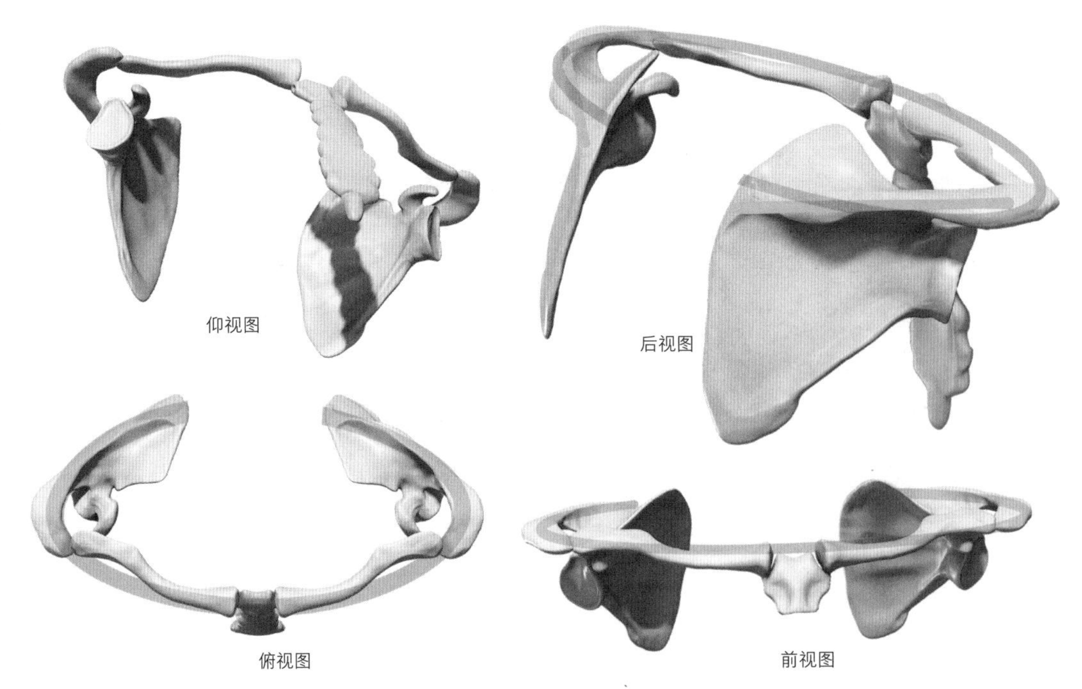

仰视图　后视图

俯视图　前视图

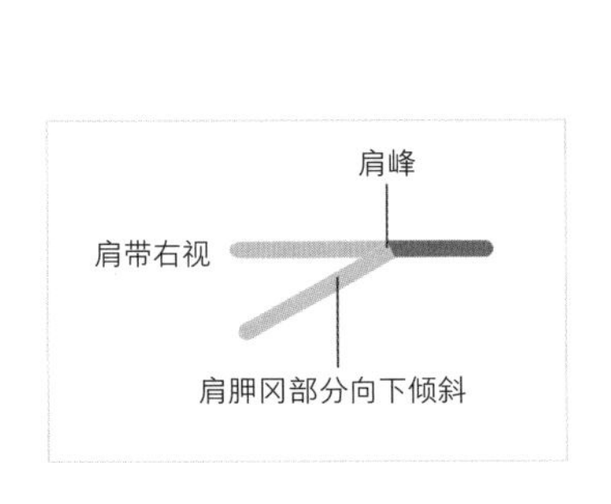

• **肩带骨平视、仰视与俯视图**

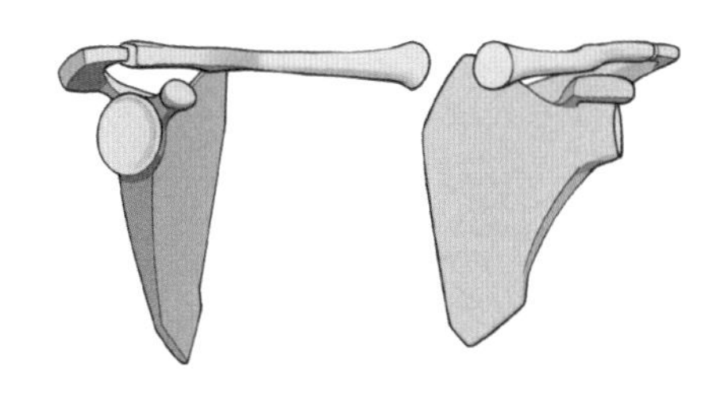

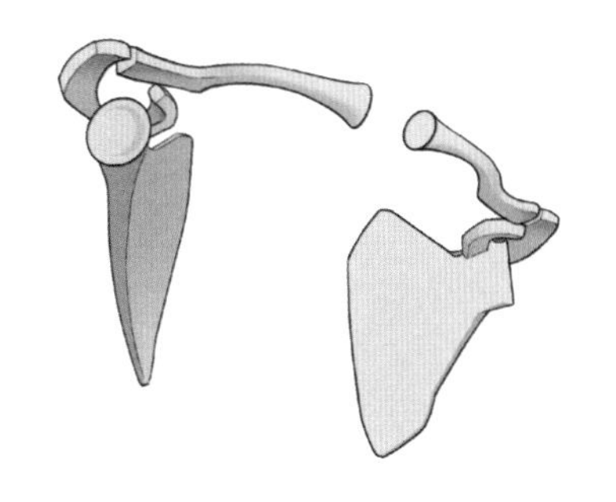

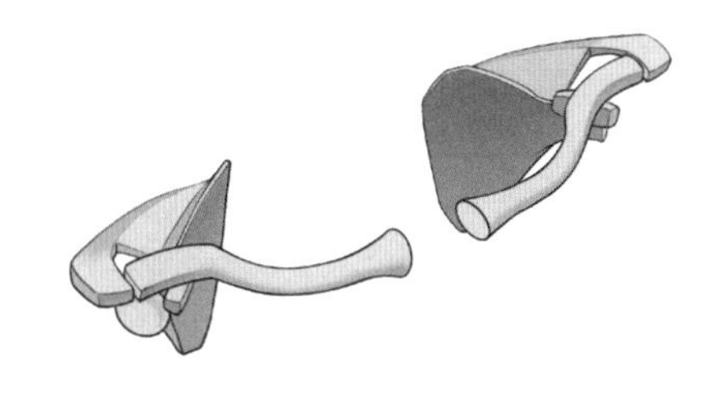

肩带骨落于胸腔上，与胸腔相连接的只有锁骨与胸骨之间的关节。

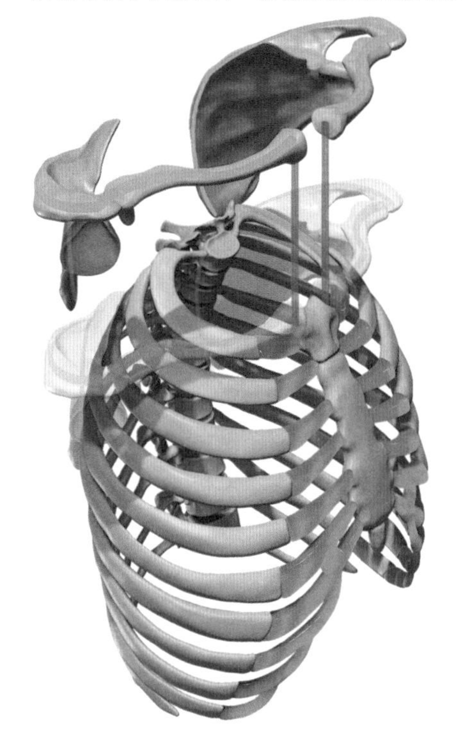

• **肩胛骨、锁骨与胸骨在胸腔上的位置**

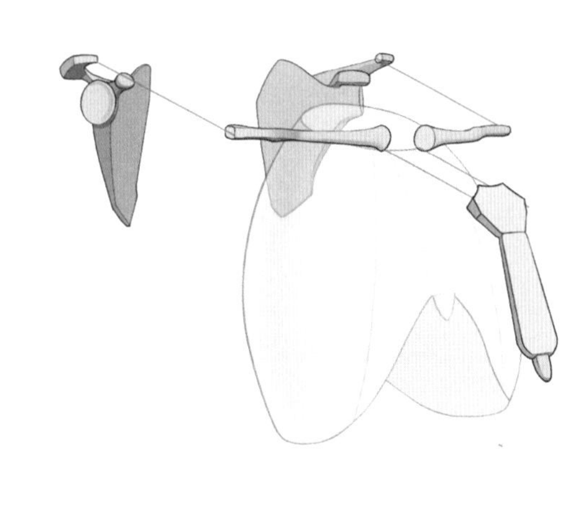

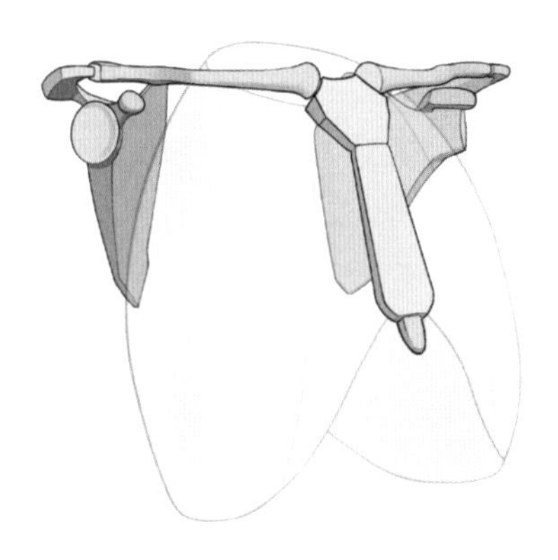

1.1.5 肩胸部骨骼在人体中的透视图

骨骼是人体的框架，由骨与软骨构成。它能为人体提供支撑与保护。有些骨骼深埋于内部，被肌肉与脂肪覆盖；有些则显现于体表，为骨骼标记，是构建人体的重要依据。

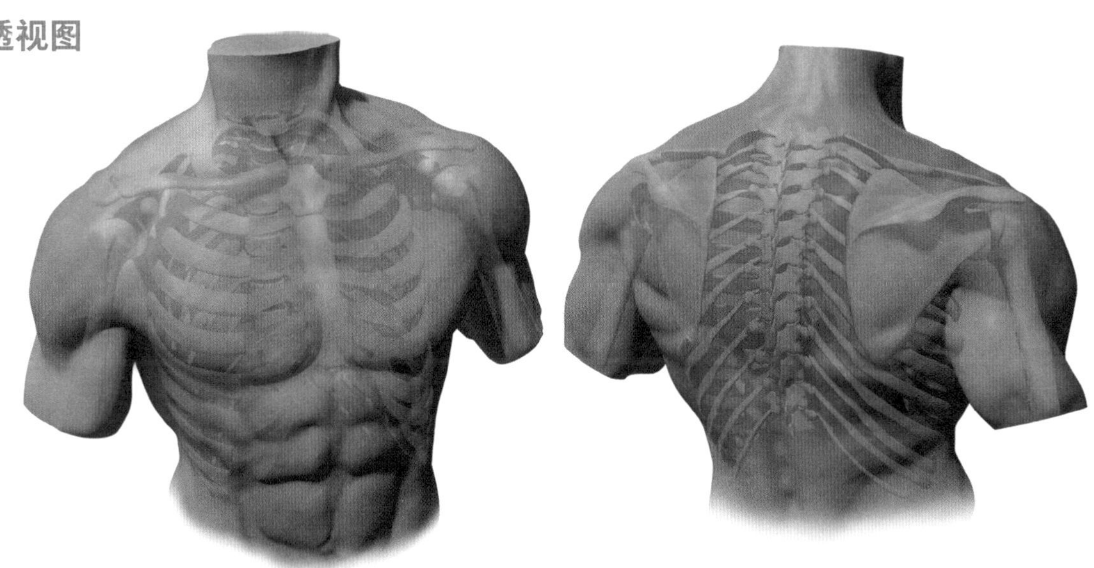

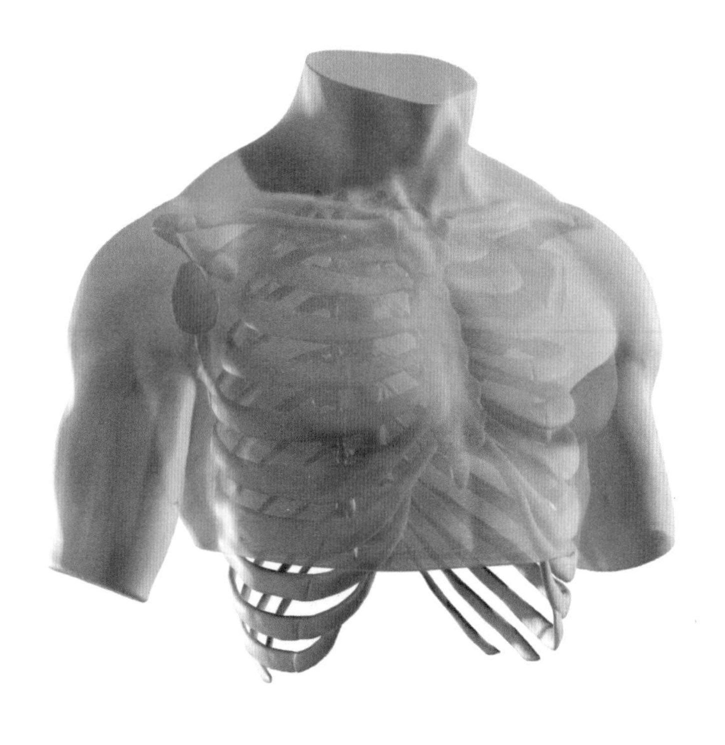
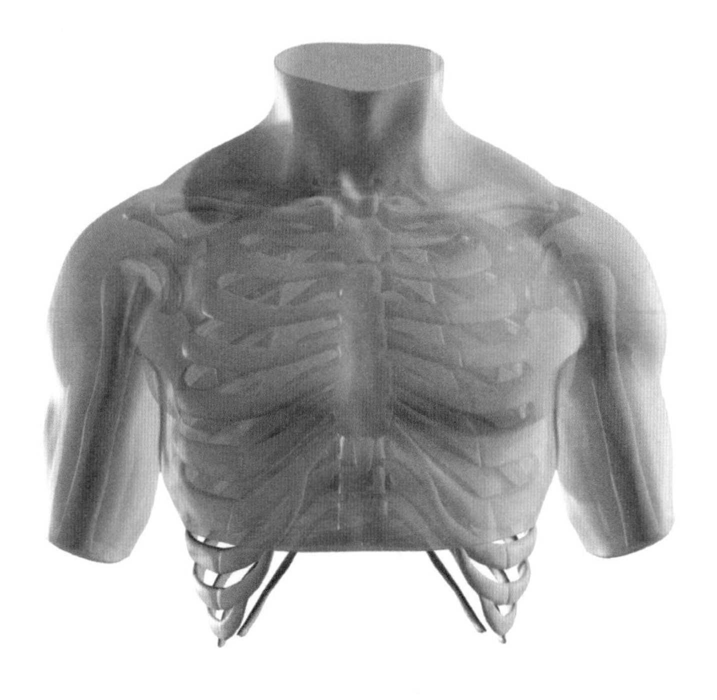
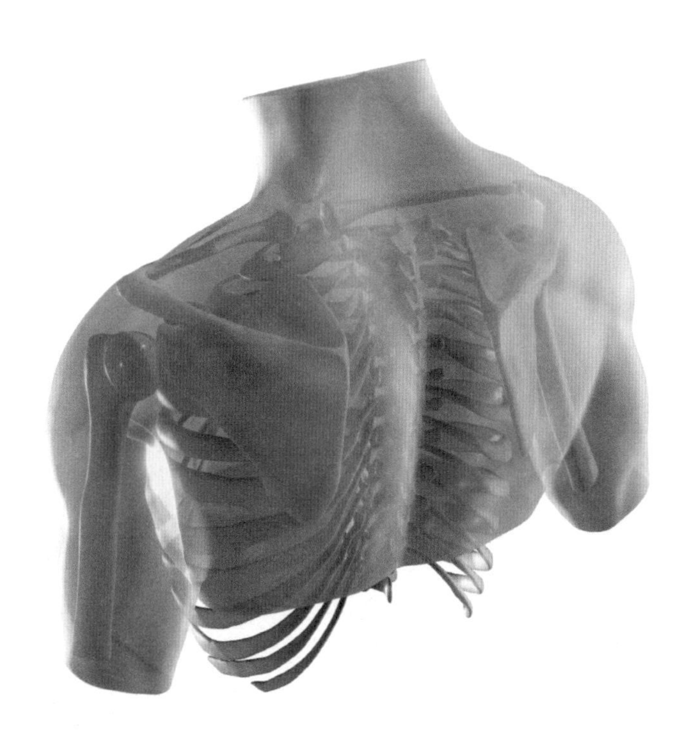
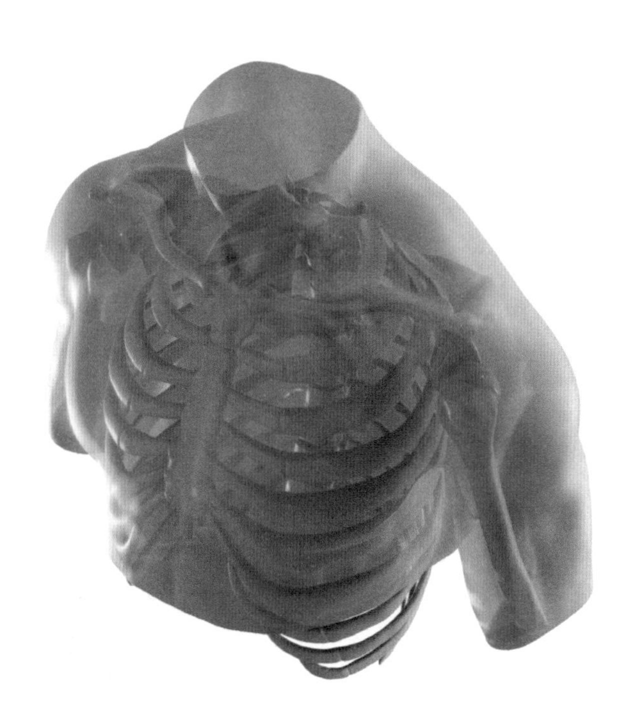

1.2
肩胸部肌肉

肌肉是构成人体形态的主要成分之一，肌肉一方面构成人体外部形态，另一方面通过收缩牵引骨骼使关节产生运动。肌肉相互堆叠形成人体表面的形态，被称作外形肌。

肌肉通过肌腱与骨骼相连接。

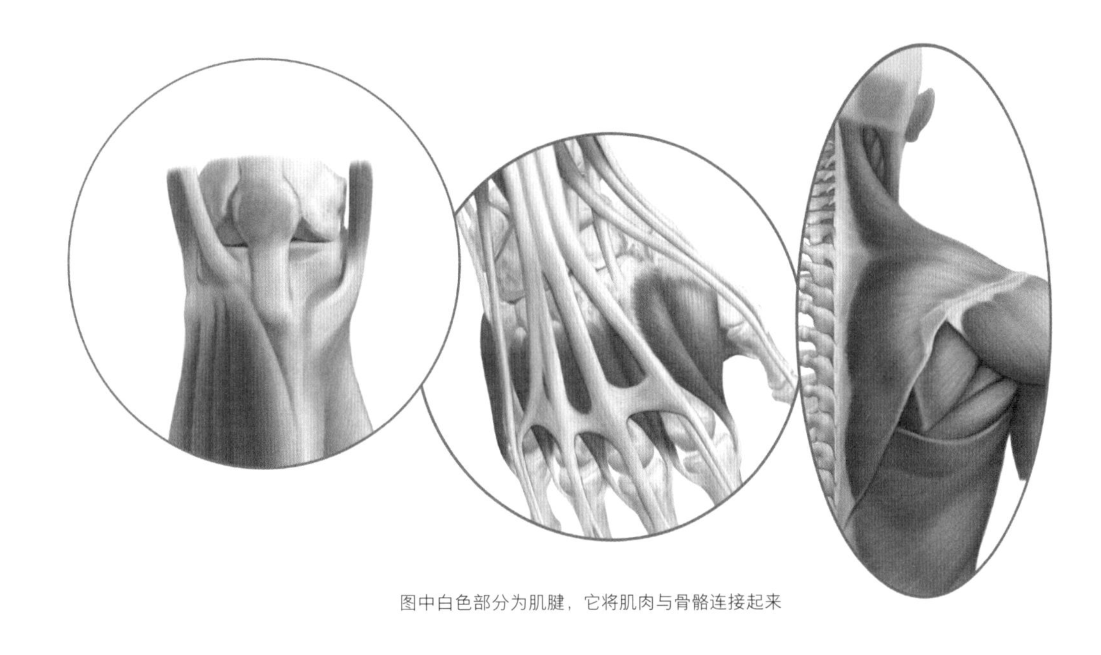

图中白色部分为肌腱，它将肌肉与骨骼连接起来

肌肉由肌纤维构成，肌纤维较软且具有收缩功能。肌腱是肌肉末端的结缔组织纤维索，质地坚韧，体积较小，没有收缩功能，由平行的胶原纤维束构成，胶原纤维束中的胶原纤维是相互交织的。

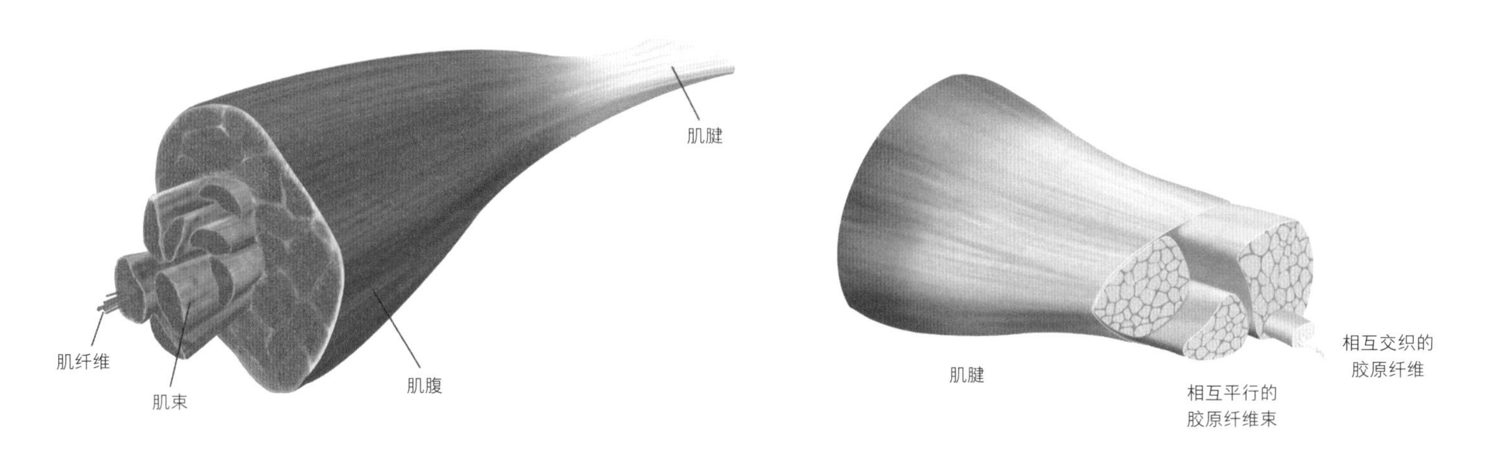

1.2.1 肩胸部前侧肌肉

肩胸部前侧肌肉包括胸小肌、胸大肌、肩三角肌、斜方肌、胸锁乳突肌。

• 肩胸部前侧肌肉在骨骼上的附着点

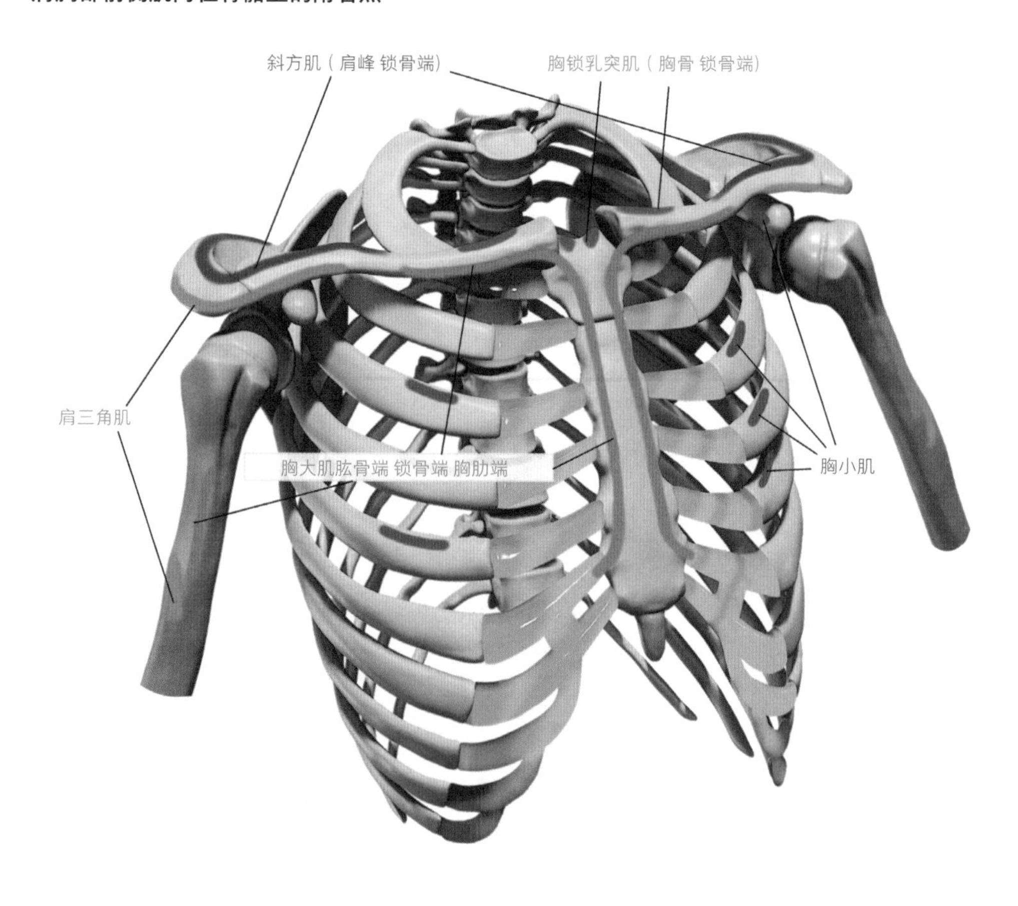

1.胸小肌与胸大肌

胸小肌起于喙突，止于第3~5对肋骨，处于较深层，位于胸大肌后方，增加了胸大肌外侧的厚度。

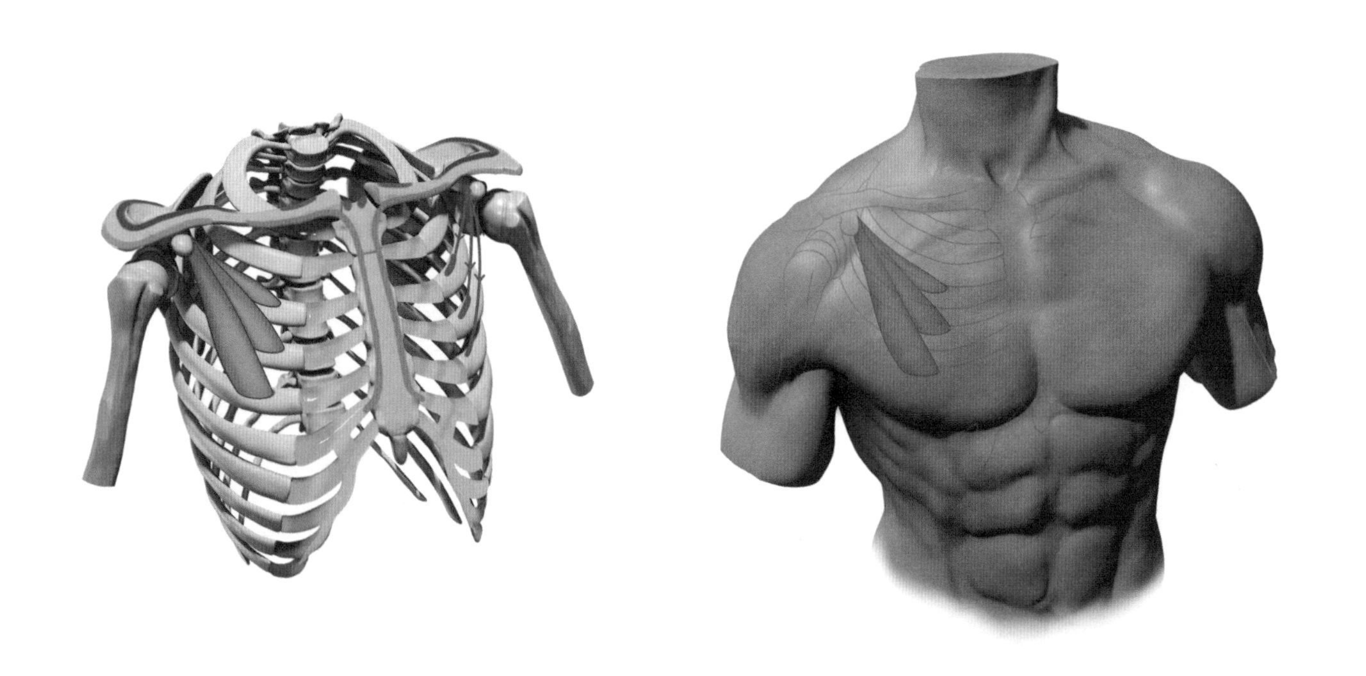

胸大肌起于锁骨内端1/2前表面、胸骨前表面到第6肋软骨处，止于肱骨结节间沟。

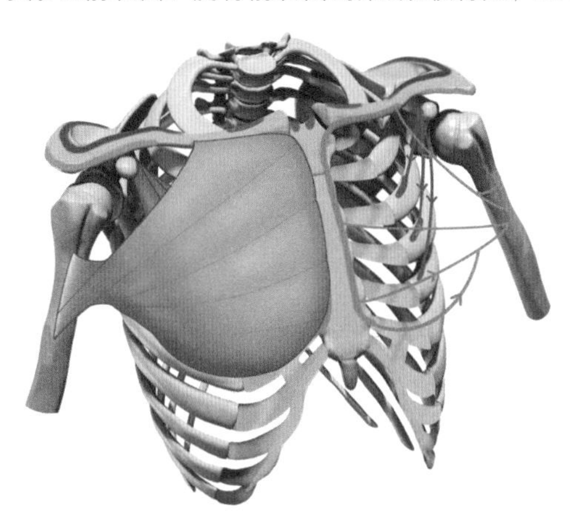

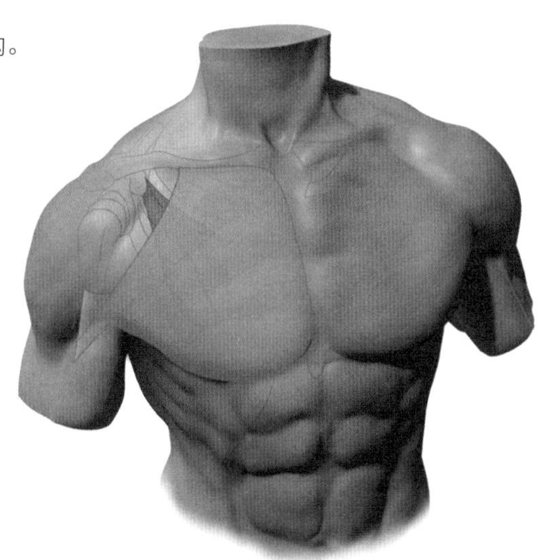

胸大肌呈扇形，大而厚，位于胸廓前侧；胸大肌的典型形态是扁平而略方的，也有圆而鼓的，这取决于多变的轮廓与肌纤维的发达程度；胸大肌厚薄并不均匀，靠近腋窝的部分较厚实。

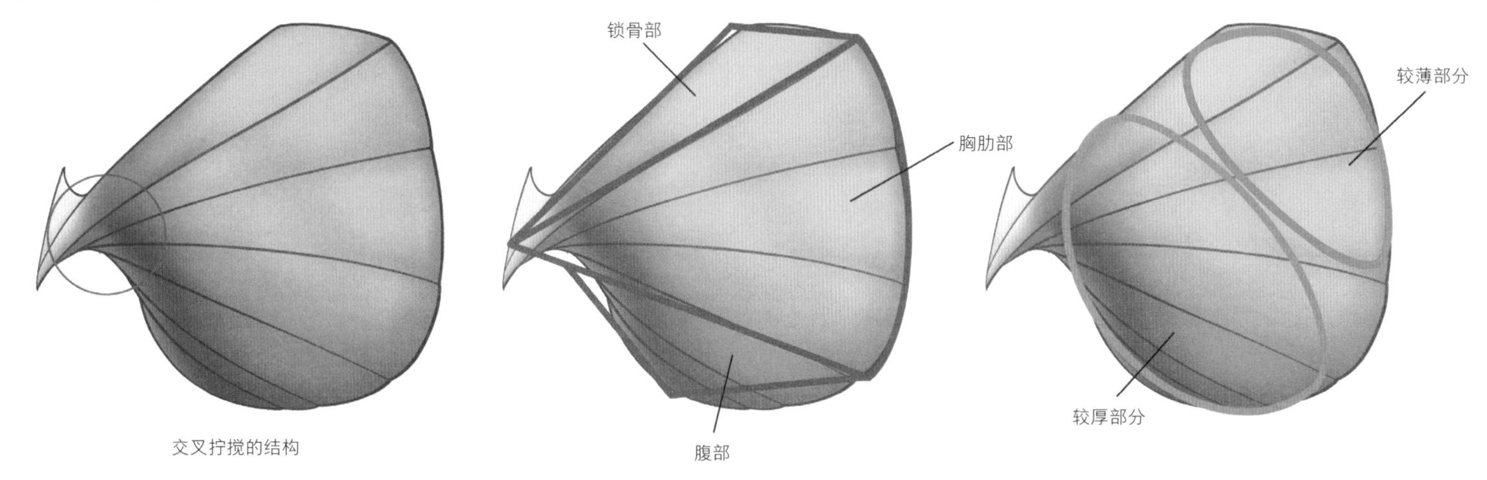

2.肩三角肌

肩三角肌起于肩胛冈、肩峰、锁骨后端1/3处，呈厚实的倒三角状，罩在肩关节上。分为3个部分：锁骨部、肩峰部、后部。

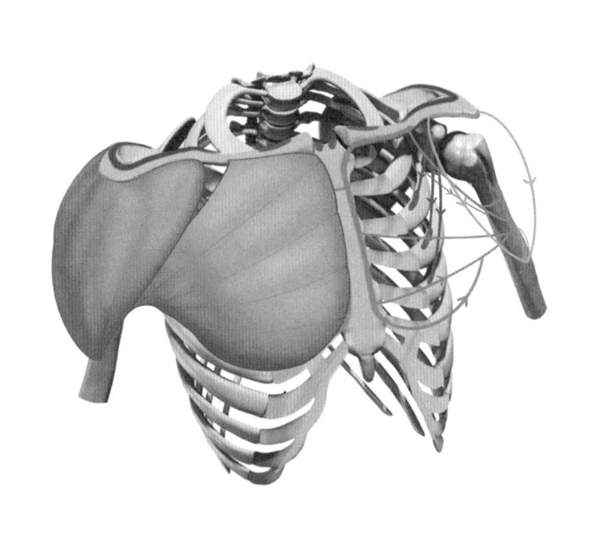

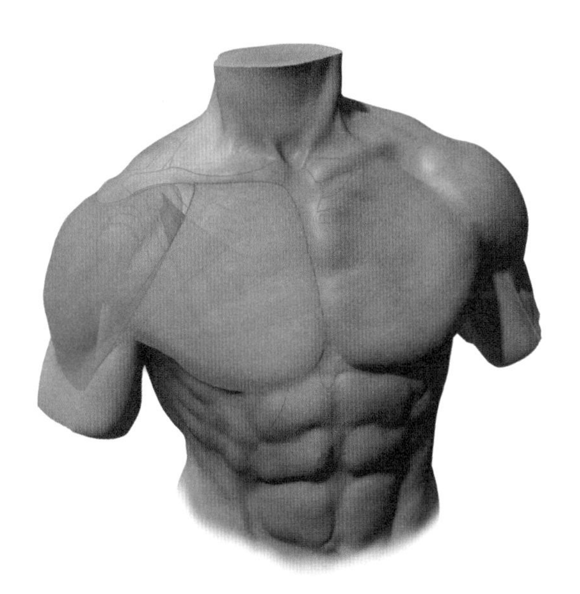

肩三角肌锁骨部比其他两部分略短，在体表处呈水滴状，有时从中间分裂为两块，外侧一块略长。

肩三角肌肌纤维有两种，其中锁骨部和后部由平行肌束构成；肩峰部属于多羽肌，呈辨状交错在一起。

肩三角肌从前方看上端呈水平状态，从后方看呈向下倾斜状态，侧面造型略平直，下方较鼓。

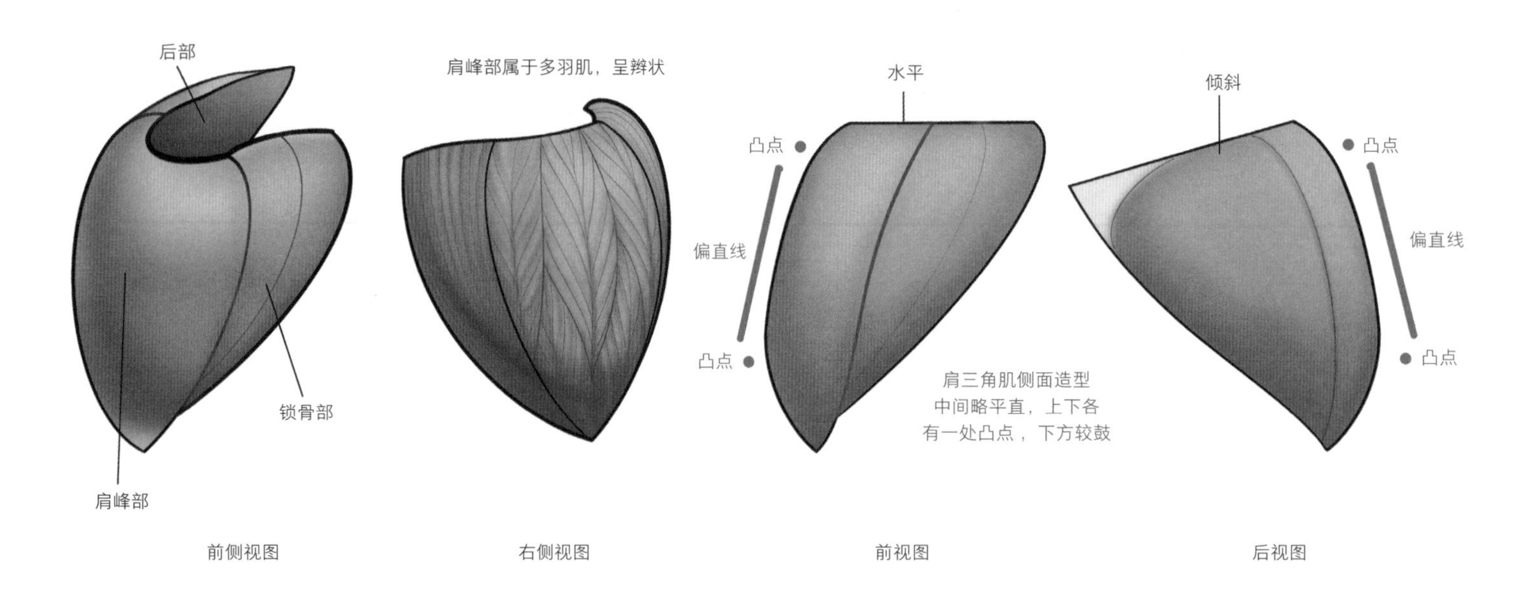

3.斜方肌与胸锁乳突肌

斜方肌位于胸腔后方，人体前方可见一小部分，接于肩峰、锁骨处，接入锁骨后端约1/3处。从颈部后方向下延伸至前端，与肩峰一起形成肩部顶面，略微倾斜朝向斜上方。

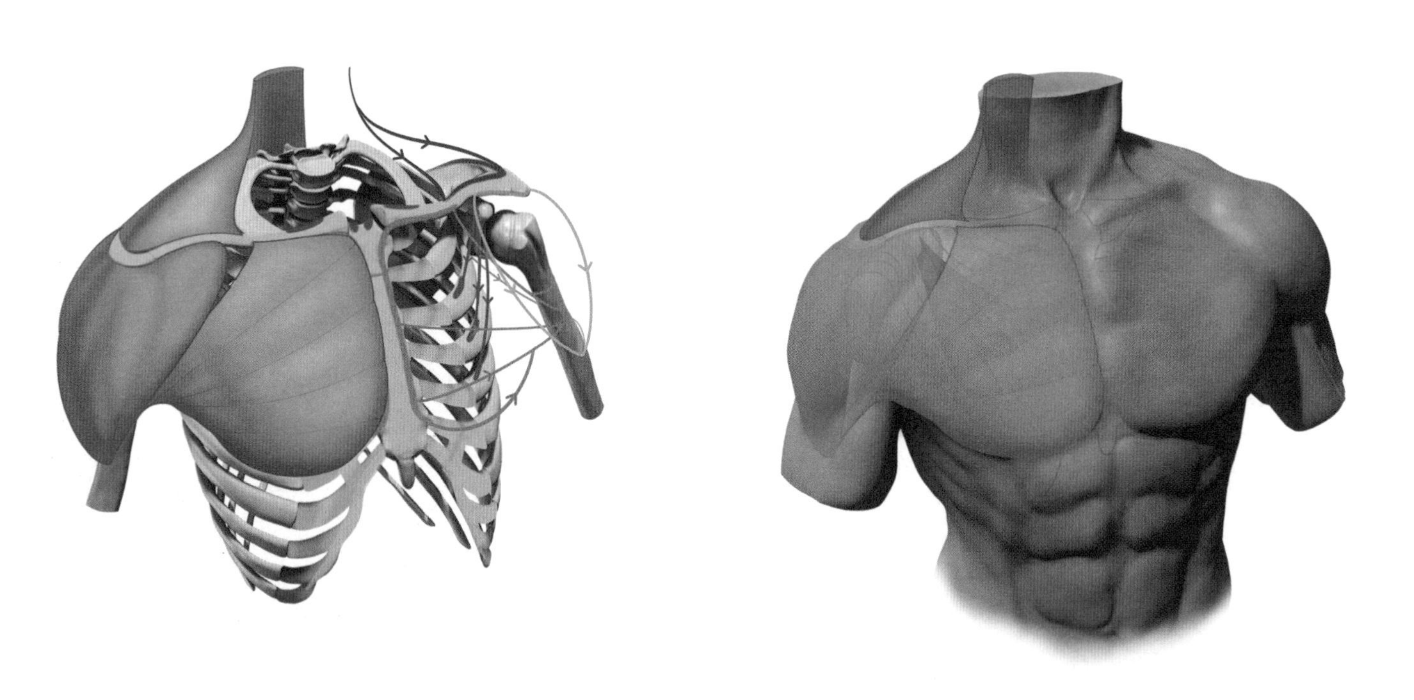

胸锁乳突肌呈宽阔的带状，中央部分最厚；向下逐渐变细，演变为一根强韧的肌腱接入胸骨，体表处清晰易见；旁边分出一条扁状肌束接入锁骨，此为胸锁乳突肌锁骨端。

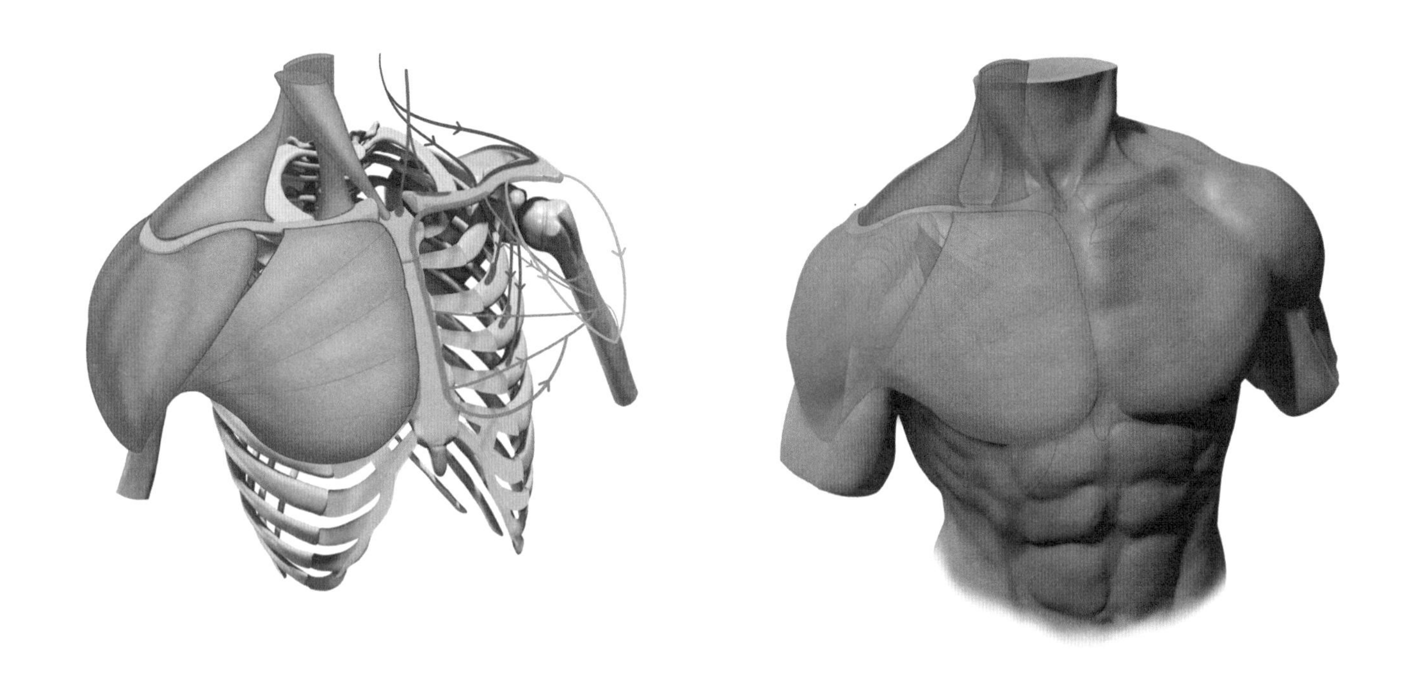

1.2.2 肩胸部背侧肌肉

肩胸部背侧肌肉包括冈上肌、冈下肌、大圆肌、小圆肌、肩三角肌、斜方肌，肩胛骨为后侧肌肉的主要附着处。

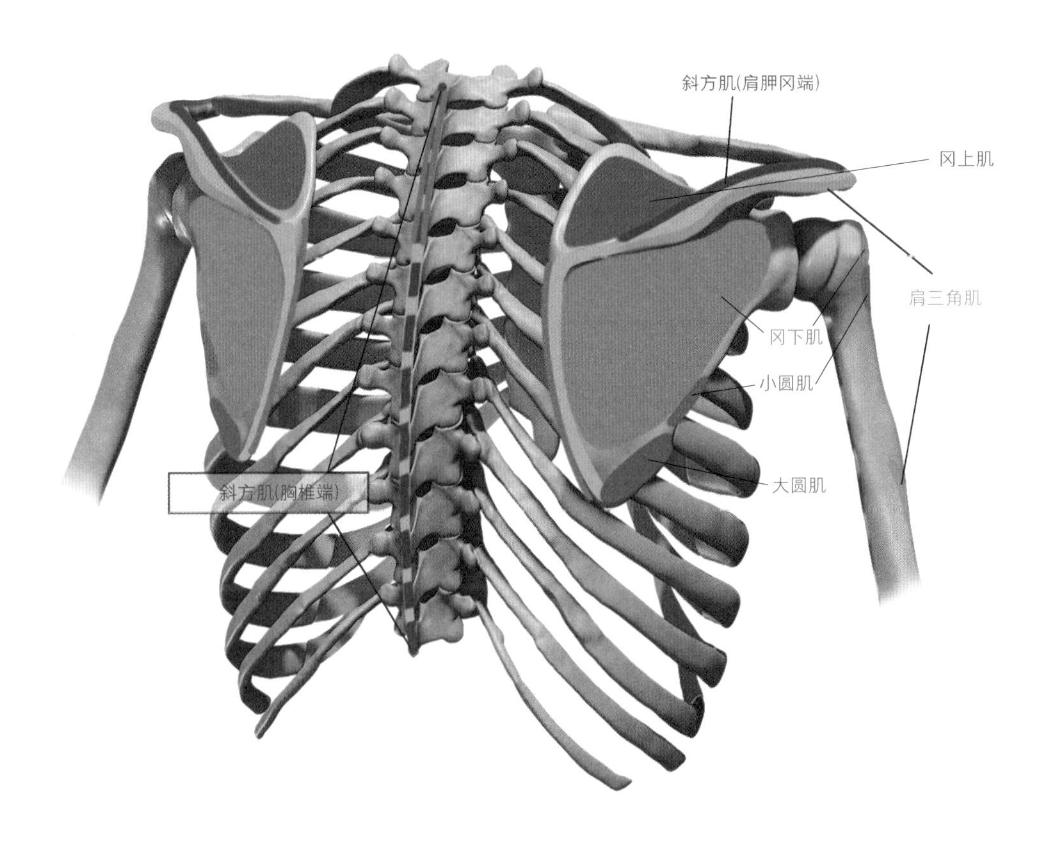

肩胛骨上附着的肌肉主要有大菱形肌、冈上肌、冈下肌、小圆肌、大圆肌。其中冈上肌与大菱形肌为深层肌肉，不影响人体的外形；冈下肌、大圆肌、小圆肌接于肱骨的部分被遮盖在肩三角肌下方，附着在肩胛骨的部分会影响体表造型。

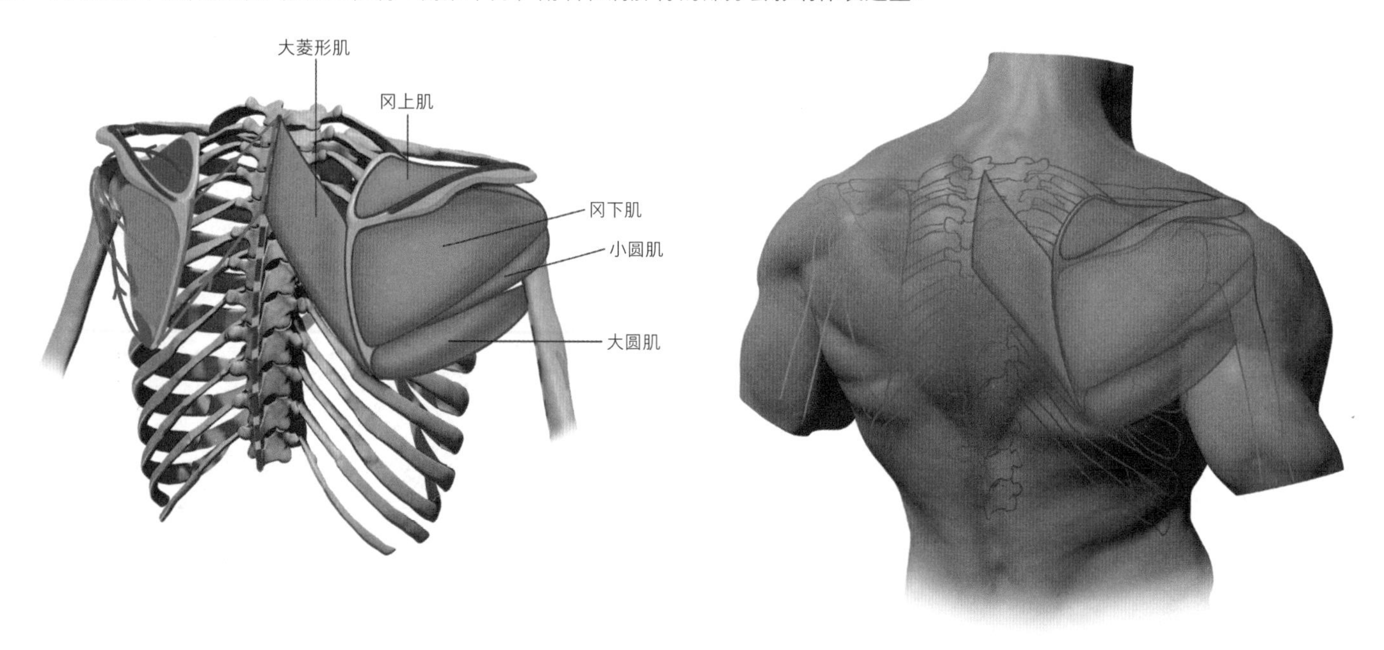

• 肩胛骨与肱骨上端

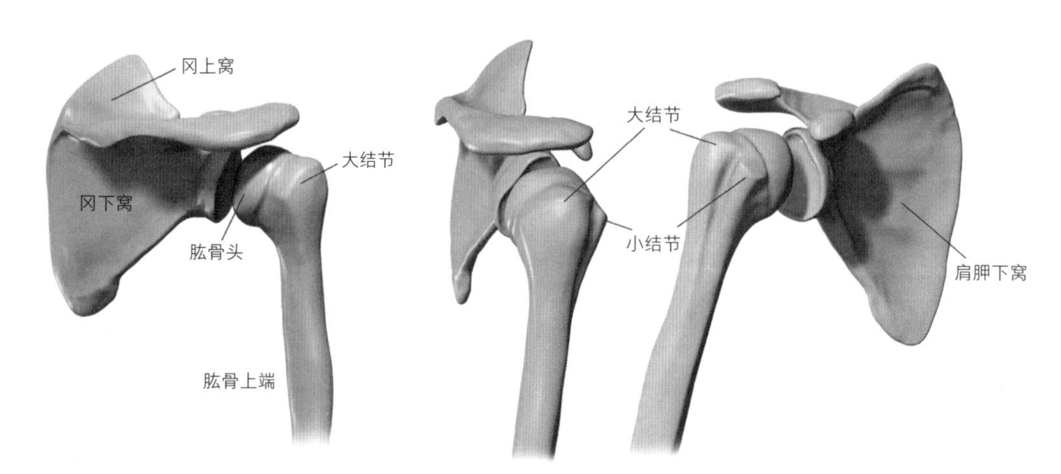

1.肩胛骨与肱骨上的肌肉

小圆肌呈小而狭长的圆柱形，很少见于体表；大圆肌是一块厚而鼓凸的圆柱形肌肉。

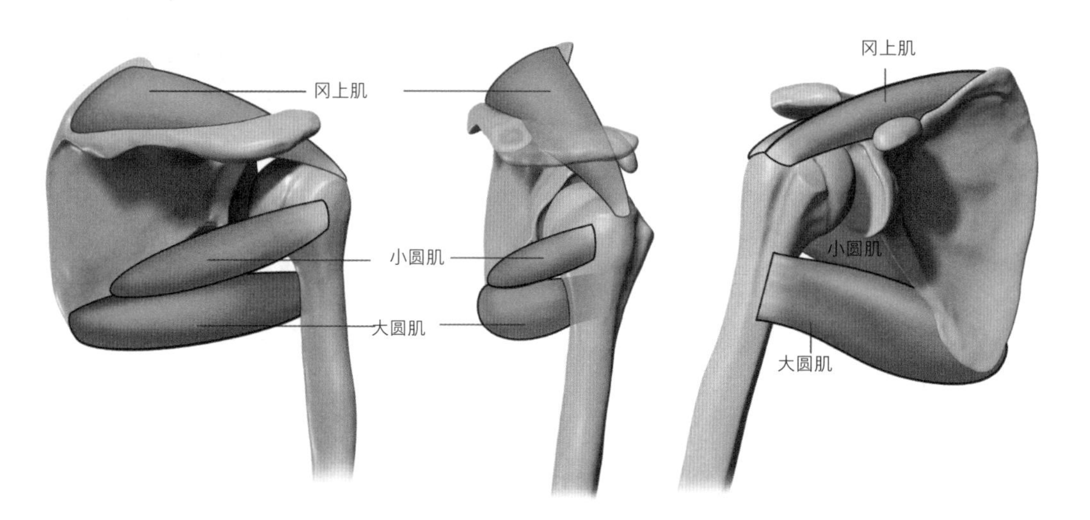

冈下肌呈扁平的三角状，造型相对平坦。

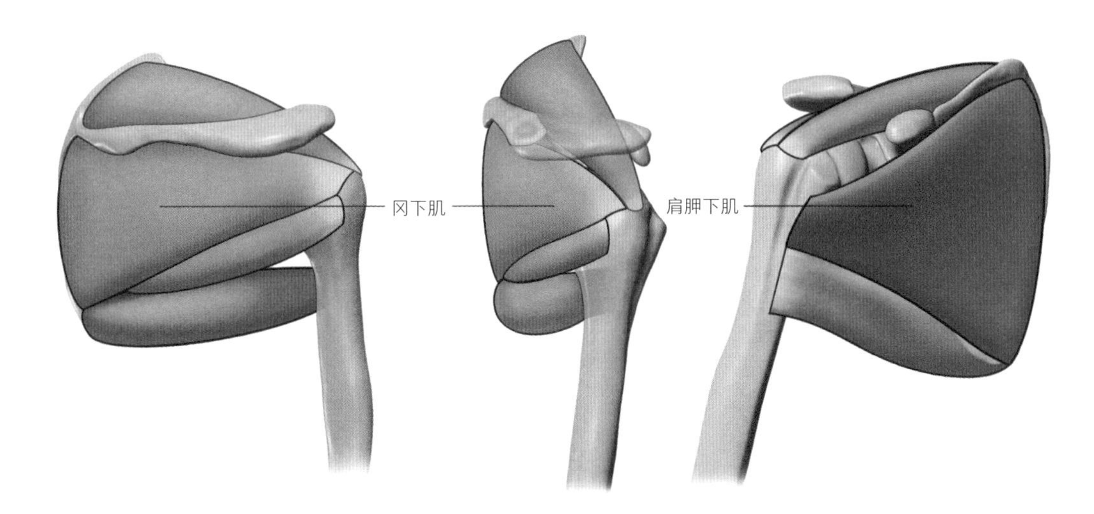

透明状态下，可以清晰地观察到肌肉与骨骼间的关系。

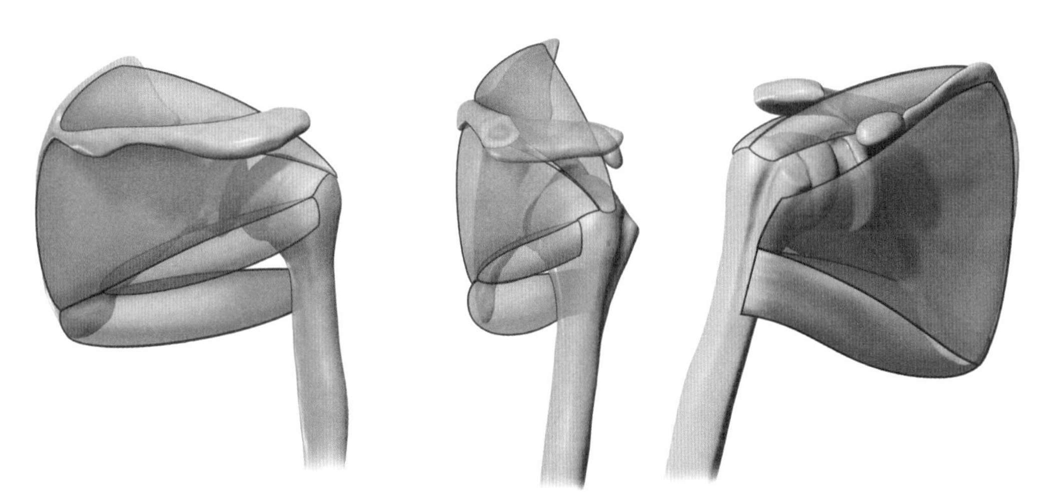

2.肩三角肌与斜方肌

肩三角肌在后方的可见面积更大一些。肩三角肌后部肌肉轮廓不鲜明，契合于肩胛骨面的朝向，呈倾斜状态。

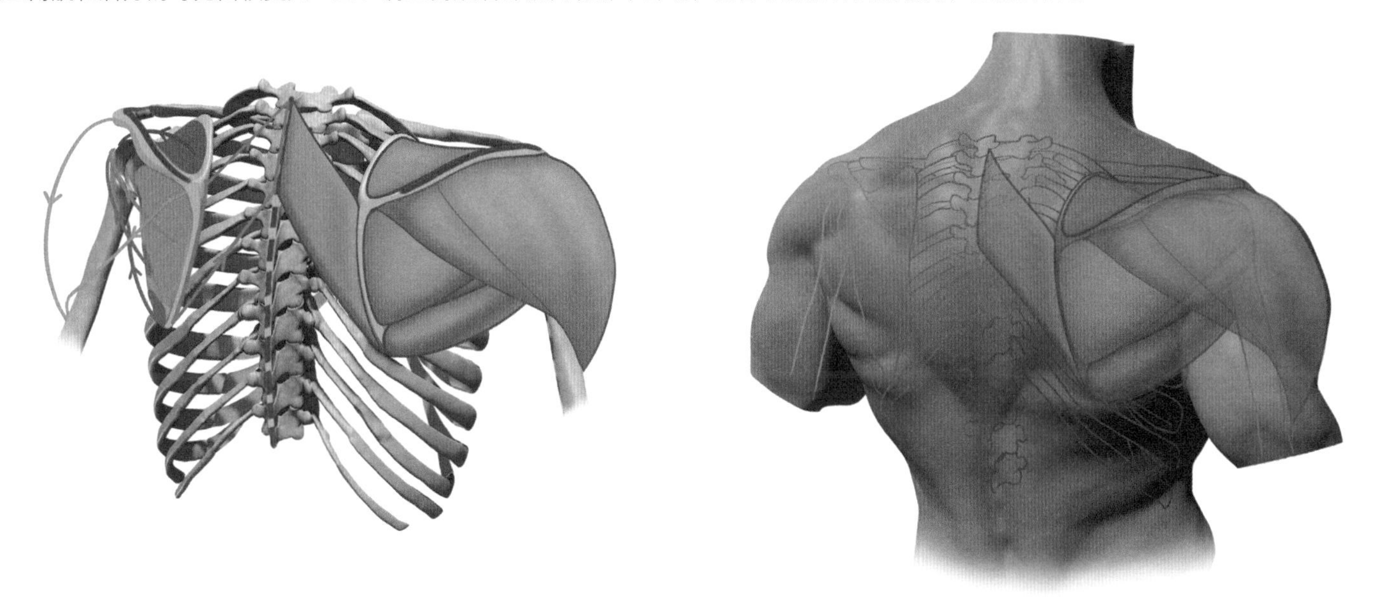

斜方肌单侧呈宽阔的三角形，面积较大，跨越了颈部、肩部及背部，形成了多个朝向面。

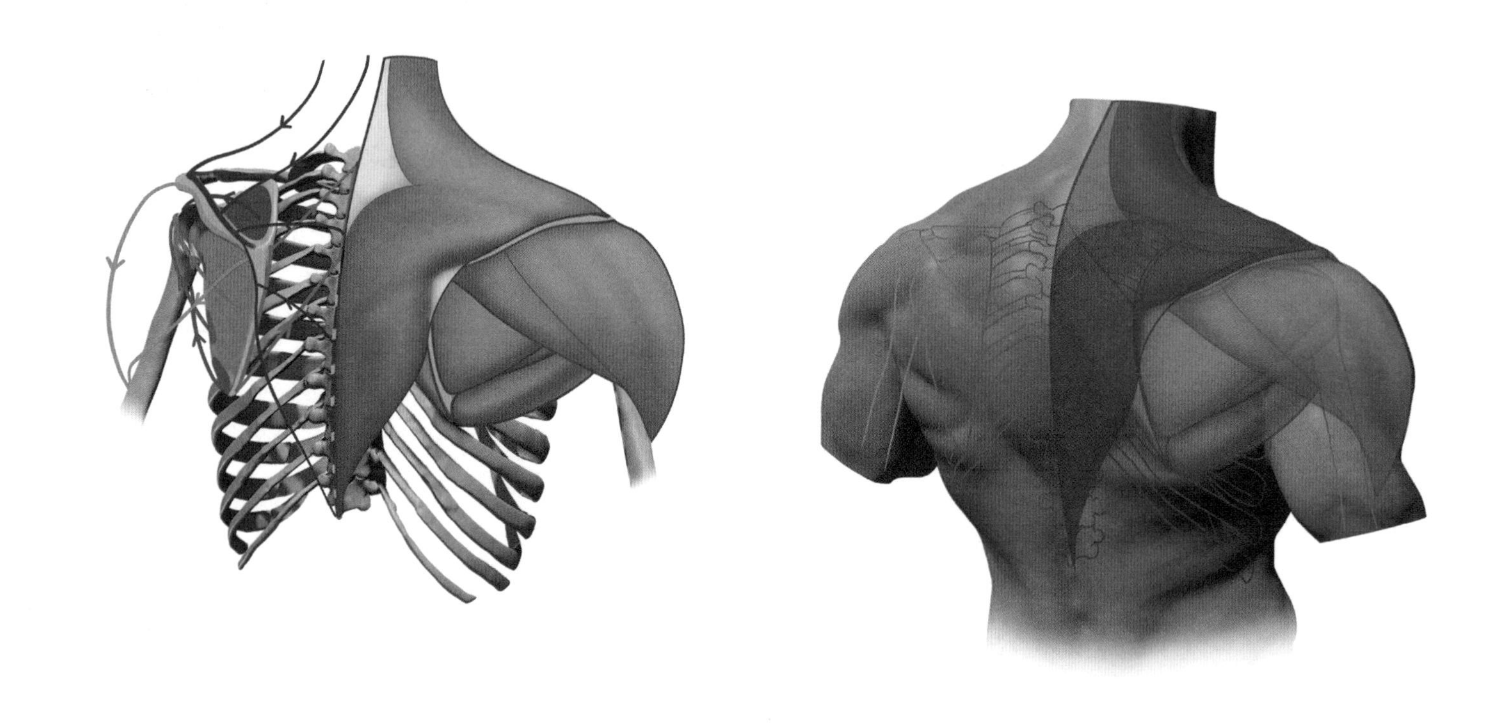

斜方肌上部肌纤维向外下方延伸，中部肌纤维水平向外延伸，下部肌纤维向外上方延伸。

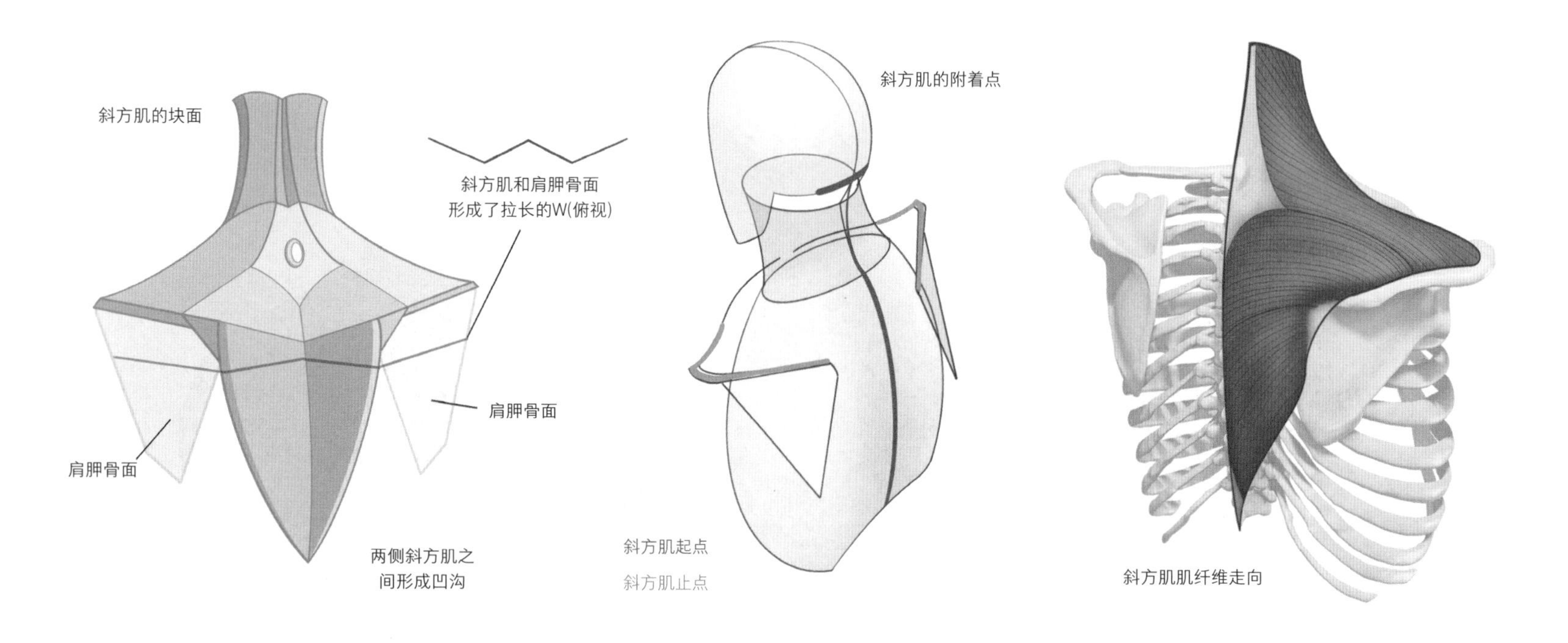

1.3

肩胸部形态的构建

想构建肩胸部结构，首先要对胸腔进行简化，再从胸腔开始依次添加相关结构。

• 简化胸腔

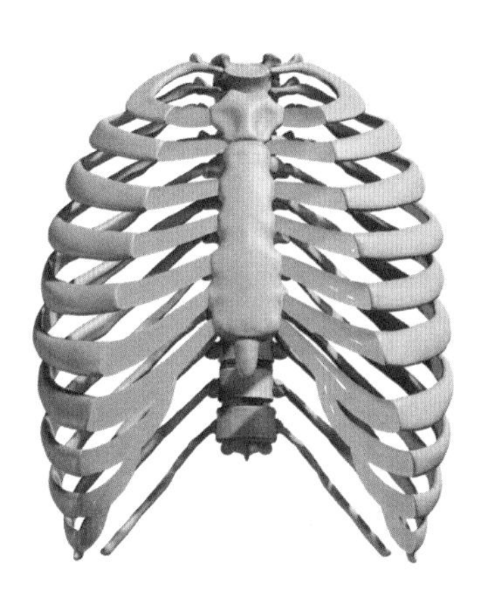
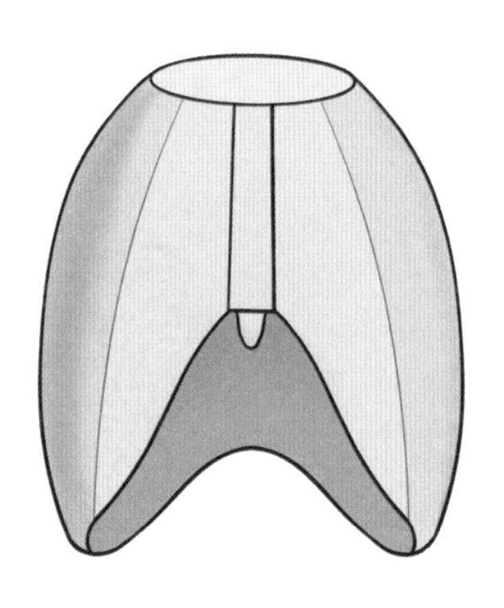

正面

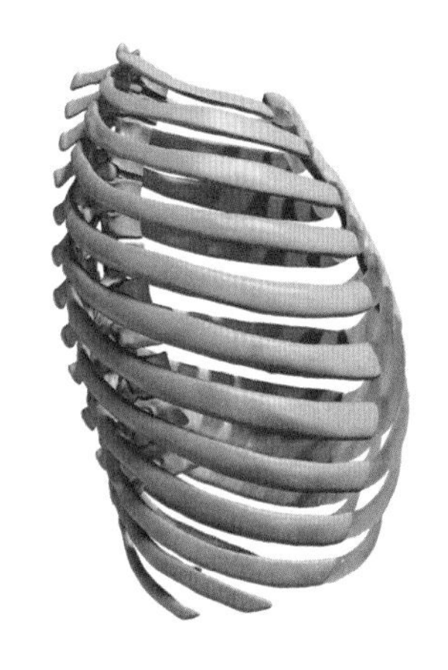
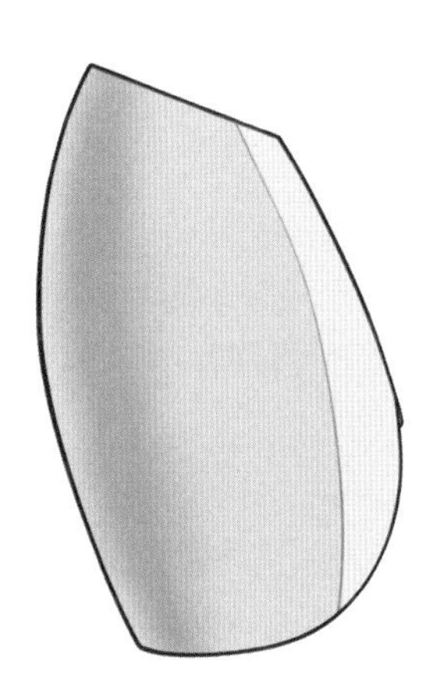

右侧面

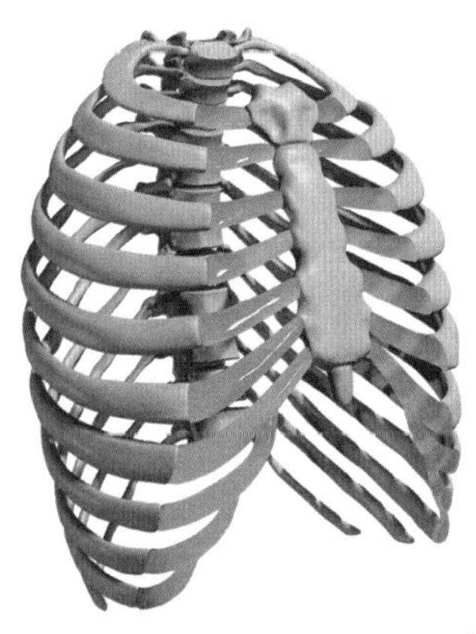
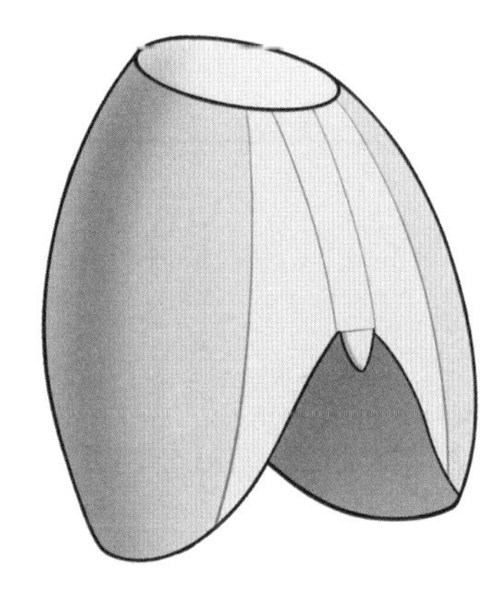

前侧 3 / 4 面

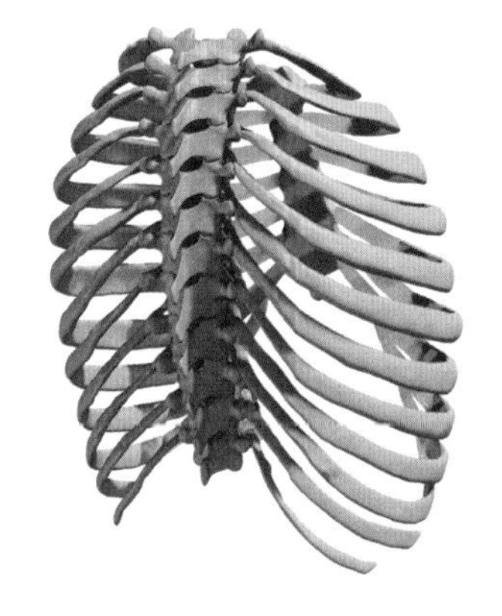
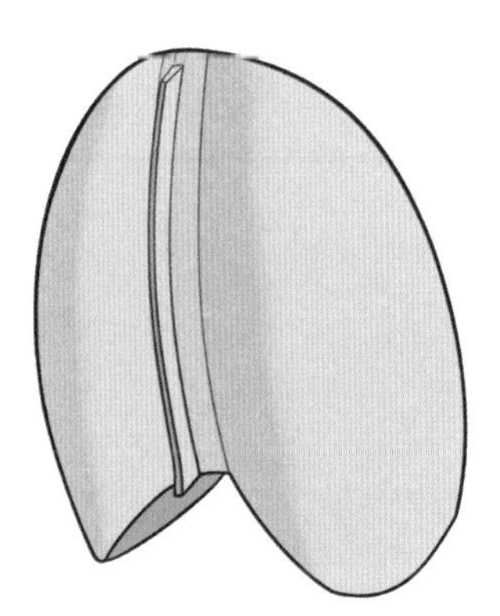

后侧 3 / 4 面

1.3.1 构建肩胸部结构-前方3/4

第1步：建立一个卵圆形的胸腔，在顶端斜切一个圆面。

第2步：顺圆面接出一个圆柱，整体趋势斜朝前，作为概括的颈部。

第3步：在胸腔和颈部之间找到中点，左右两侧各添加一根锁骨，锁骨的造型类似于弓。

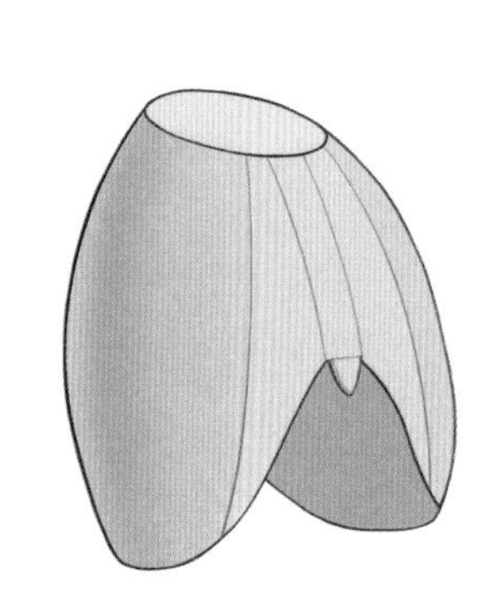

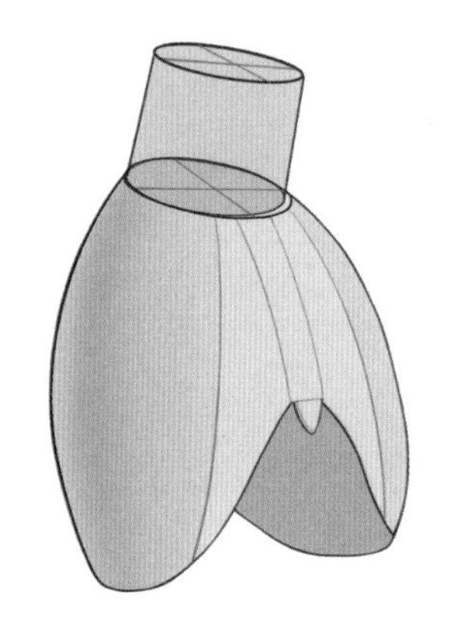

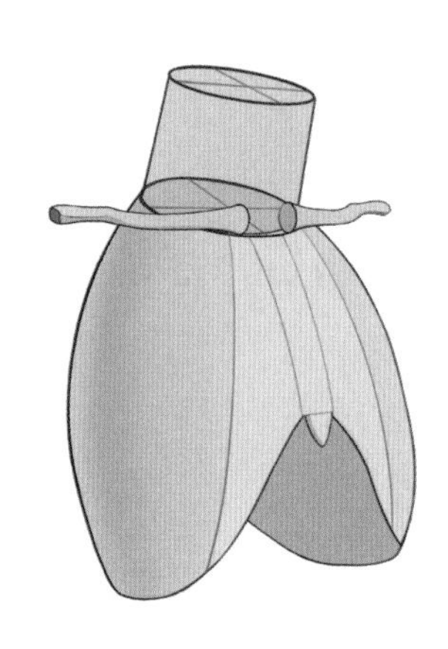

第4步：加上简化的肱骨上端与肩峰（用于附着肩三角肌）。

第5步：添加斜方肌。

第6步：添加胸锁乳突肌。

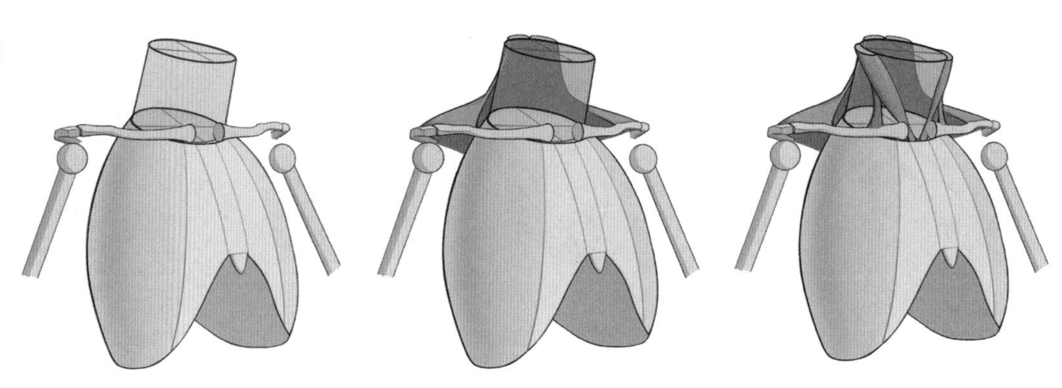

第7步：添加胸大肌。

第8步：添加肩三角肌，完成肩胸部的基本结构。

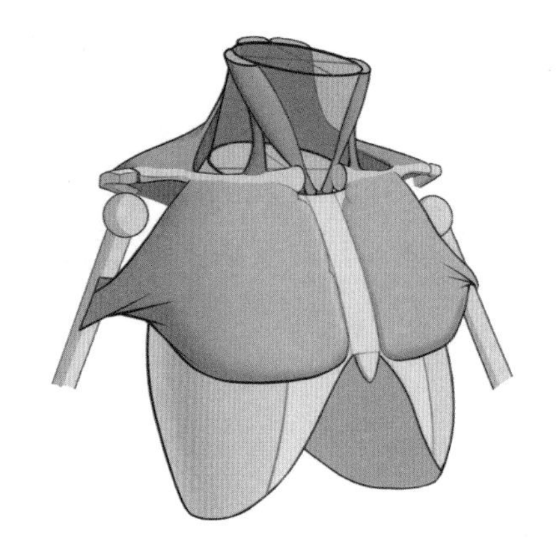

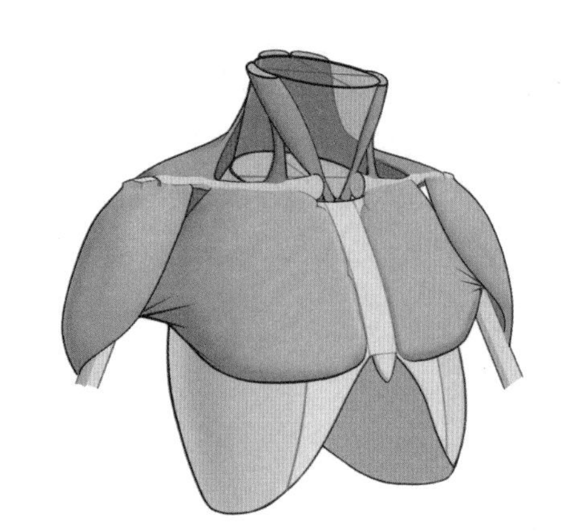

• 肩胸部骨骼标记与窝状标记

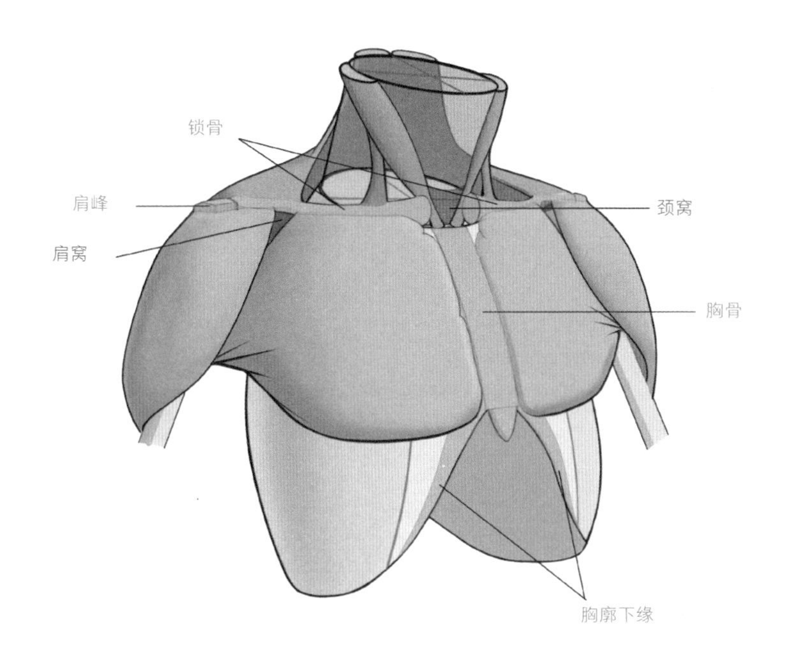

• 肌肉透视图

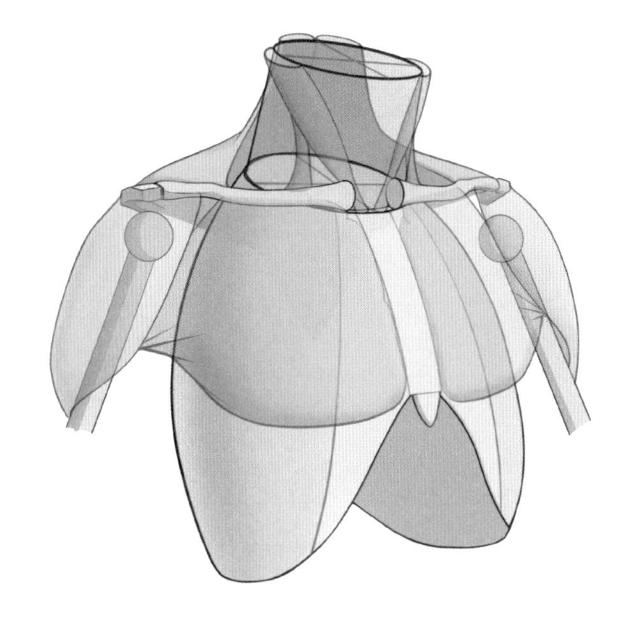

1.3.2 构建肩胸部结构-右侧

第1步：建立侧视的胸腔结构，添加对应的锁骨与肩胛骨。

第2步：顺应胸腔顶面的朝向延伸出颈部的形状，并添加肱骨上部。

第3步：从颈部中间斜向前添加胸锁乳突肌并连接至胸骨与锁骨，在颈部后方添加斜方肌并向下延伸，同时向前连接至锁骨外端、肩峰、肩胛冈。

第4步：添加肩胛骨上所附着的肌肉，冈下肌、小圆肌附着于肱骨大结节；大圆肌附着于肱骨小结节嵴，此角度下被肱骨遮挡而不可见；添加胸大肌，使其附着于肱骨大结节嵴。

第5步：添加肩三角肌。

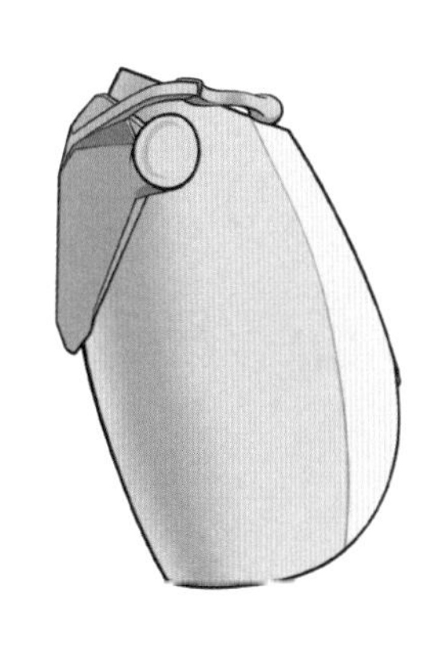

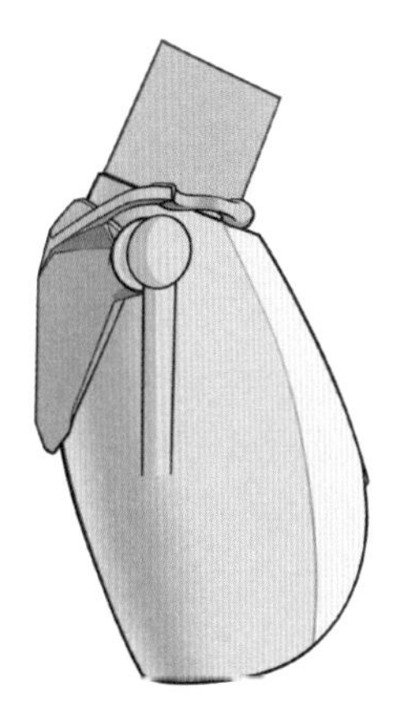

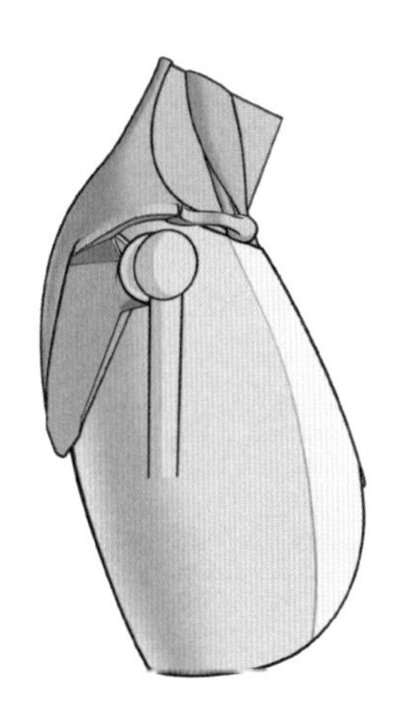

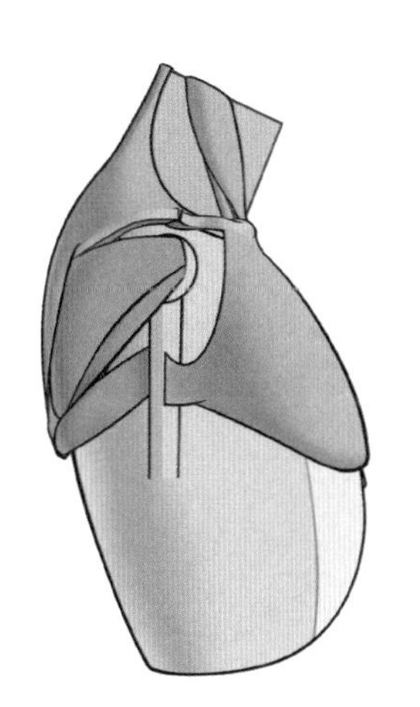

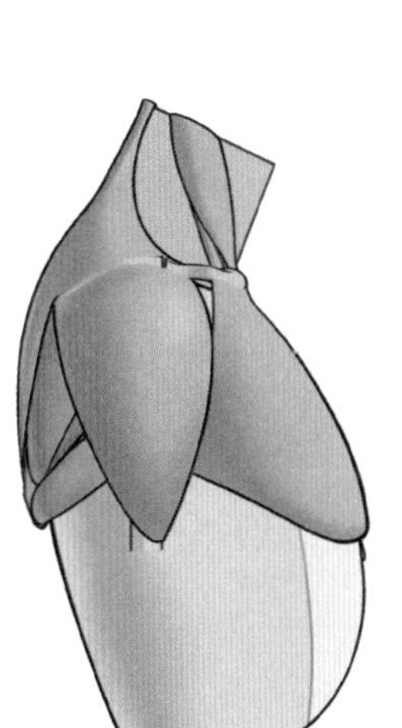

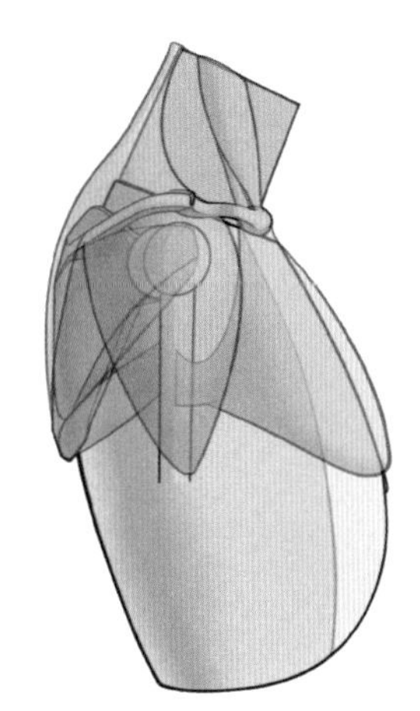

1.3.3 构建肩胸部结构-后方3/4

第1步：建立胸腔后视图，并透视出前侧结构。

第2步：顺胸腔顶面接出颈部圆柱。

第3步：在胸骨处接出锁骨，左右两侧应基本保持对称。

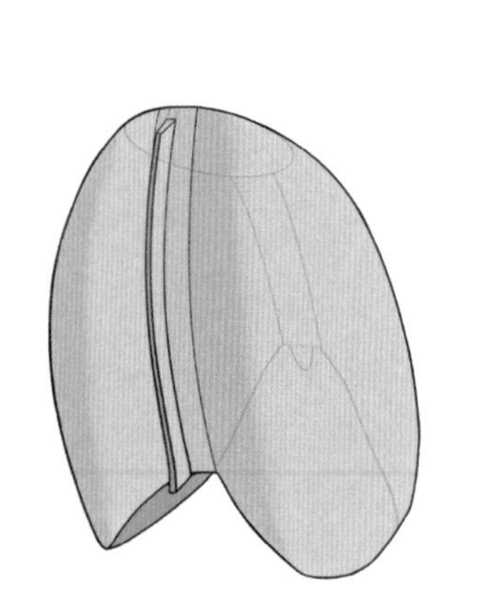

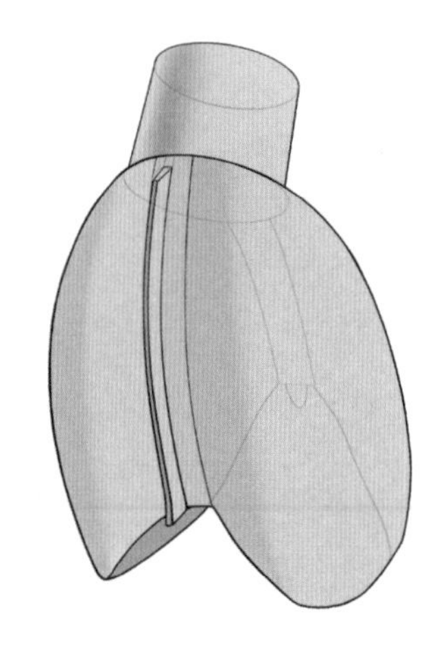

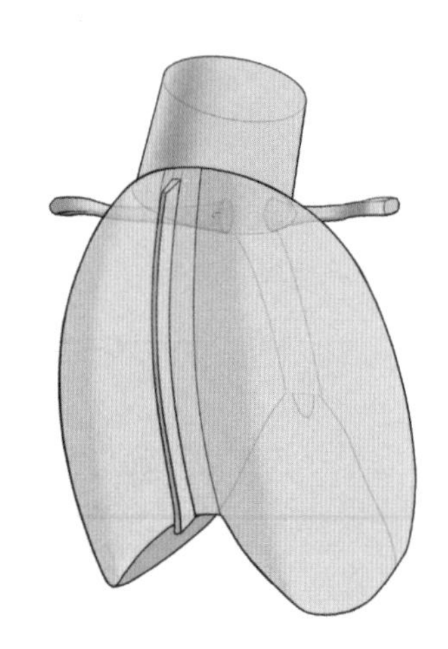

第4步：添加肩胛骨，同时注意肩胛骨的朝向面。

第5步：添加肱骨上部，自然向外倾斜即可。

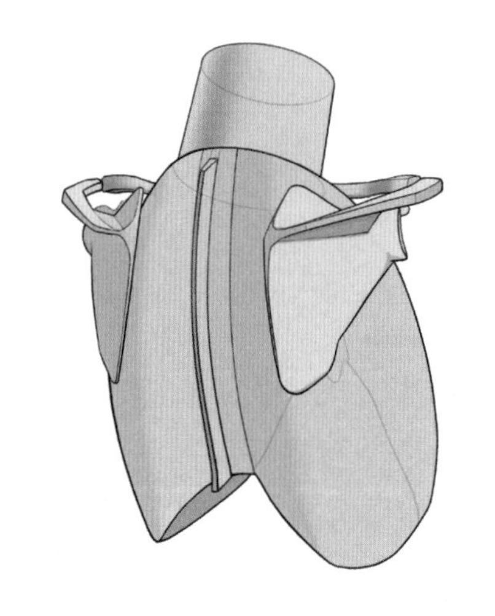

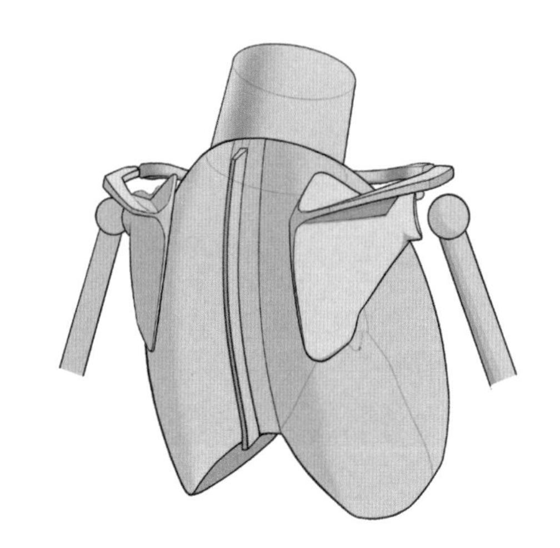

第6步：添加肩胛骨上的肌肉。

第7步：添加斜方肌，注意斜方肌的附着位置；添加肩三角肌，使其附着于肩胛冈的下缘与肱骨的外侧面。

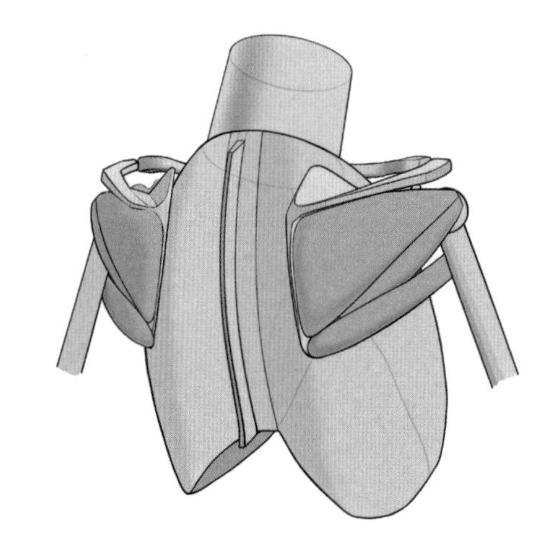

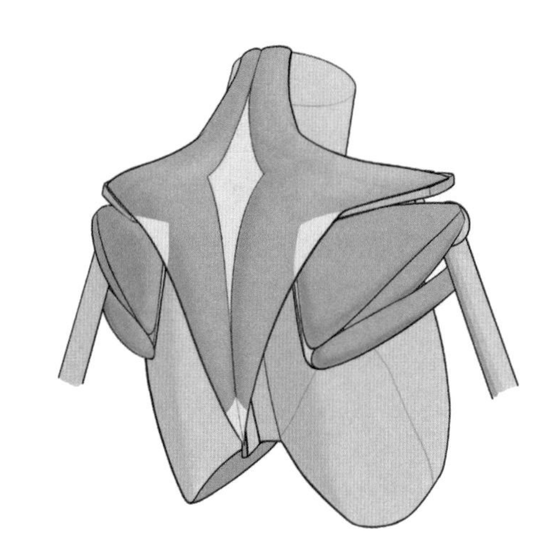

肩胸部后侧完整形态如下图所示，透过半透明的斜方肌与肩三角肌可以清晰地观察到内部的形态构造。

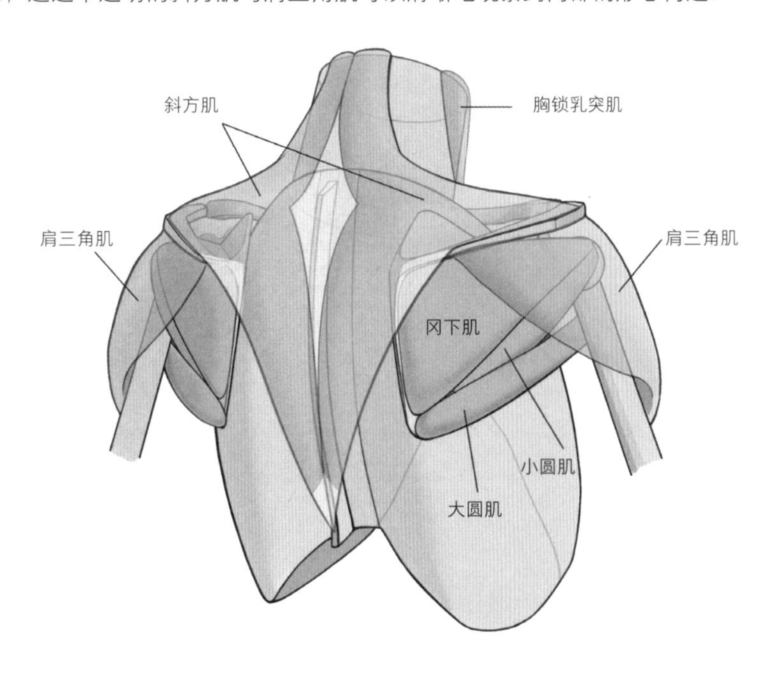

1.3.4 构建肩胸部结构-正面

第1步：建立正面的胸腔，同时添加颈部圆柱、锁骨与肩胛骨、肱骨上部。

第2步：直接添加完整肩胸部肌肉结构。注意抬起的手臂肩三角肌的特征，向后移动时，前方视角观察到的部分会变少。

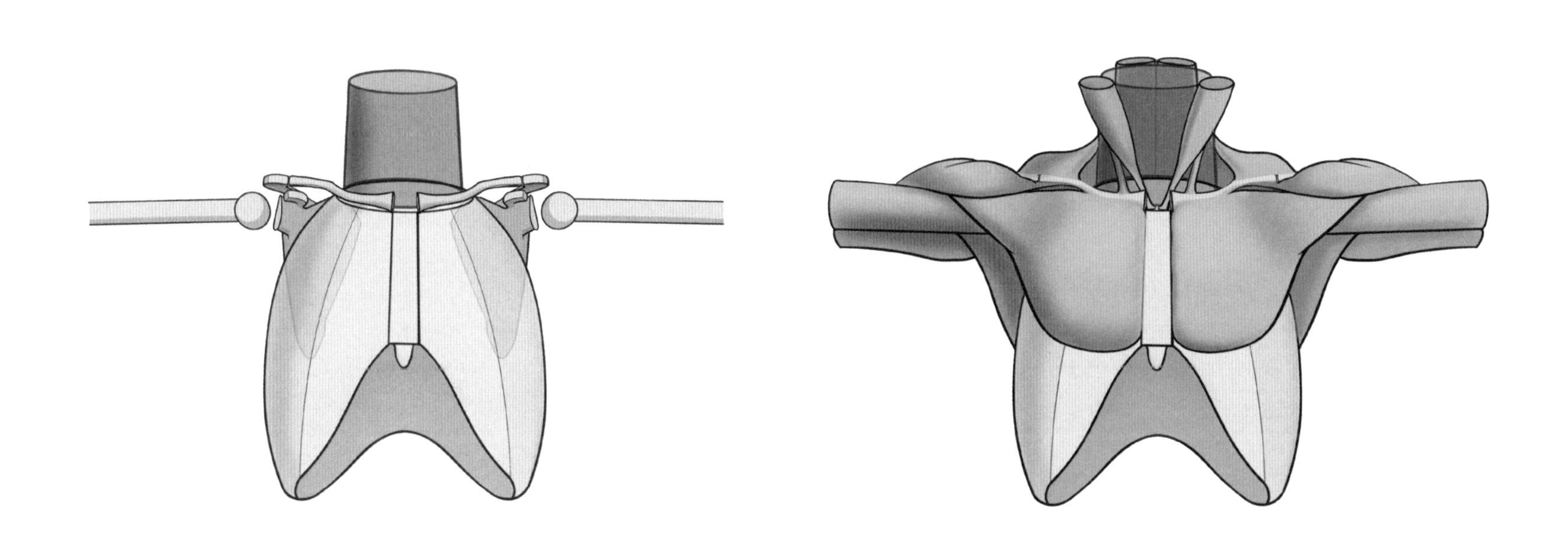

将肌肉半透明化，以观察肌肉结构与骨骼结构间的关系。

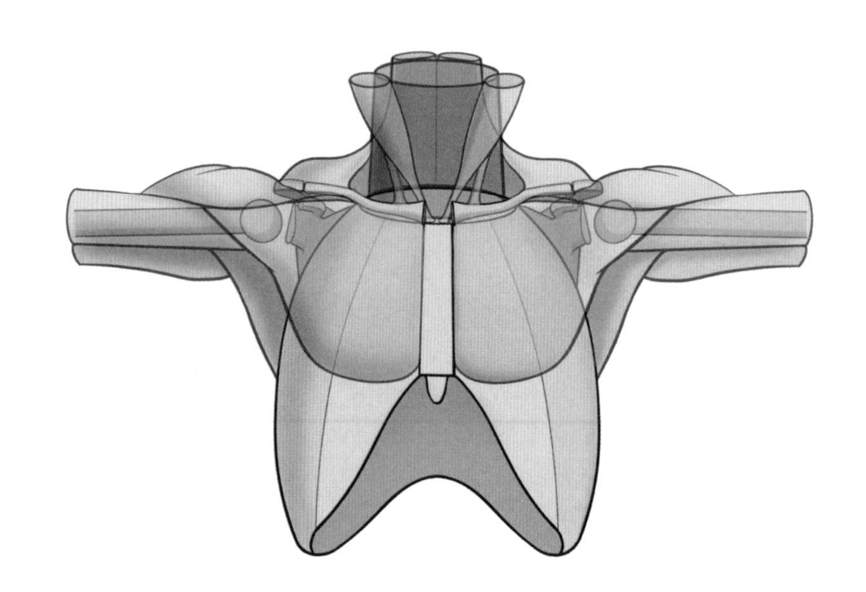

1.3.5 构建肩胸部结构-顶视

通过肩胸部骨骼结构顶视视角可以清楚地观察到锁骨与肩胛骨的衔接关系。

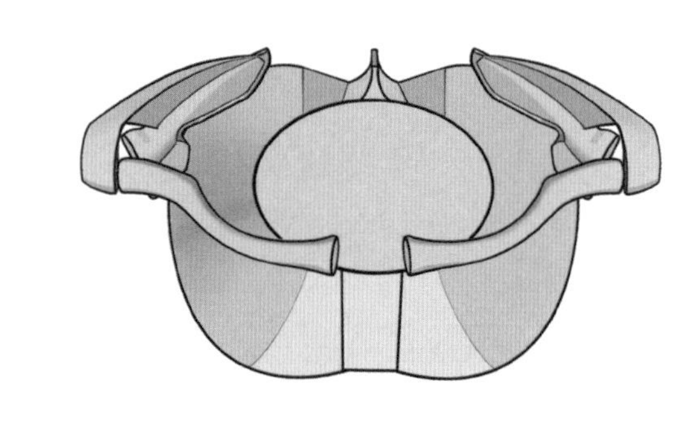

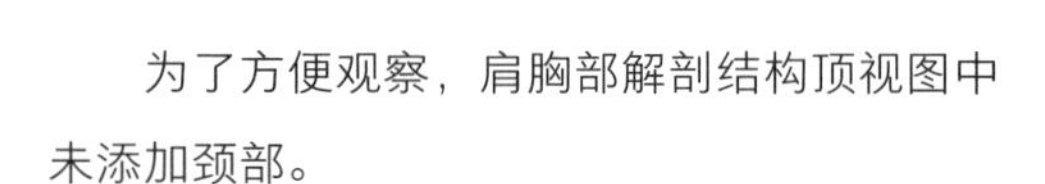

为了方便观察，肩胸部解剖结构顶视图中未添加颈部。

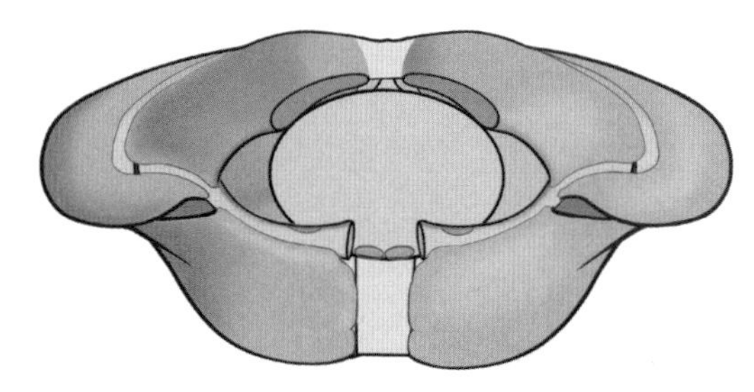

从顶视图（肌肉透视）中可以看出两肩朝向斜前方，肩头朝向与肩胛骨面的朝向保持一致。后背部的高点在肩胛骨的内侧缘，从内侧缘斜向内连接到背部中线（棘突），形成一道凹沟。

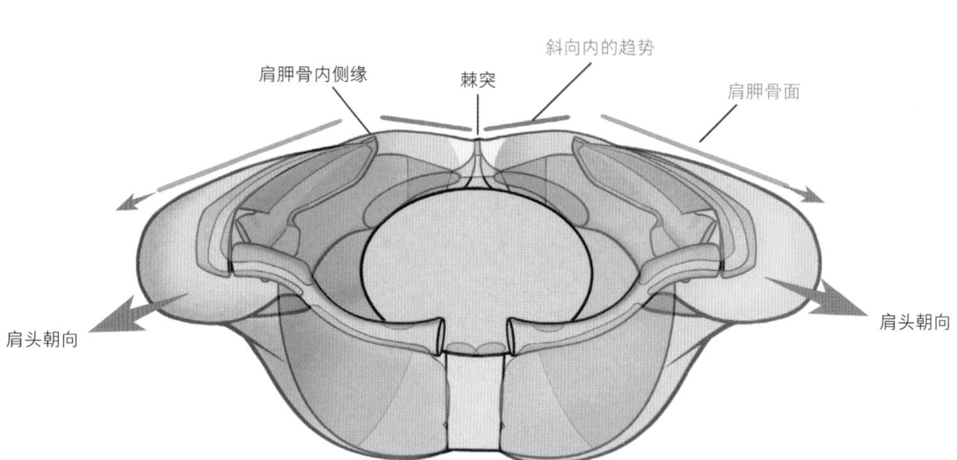

1.4

男女性肩胸部差别

性别的差异决定了形态的差异，这种差别是与生俱来的。试想一下，如果画一个留着短发且肌肉发达的女性，能否让人一眼便识别出她的性别？或许读者会想到女性拥有丰满的乳房、宽于男性的胯部，但是对于作画来说这远远不够。如果只画一个性别特征不明显的局部，如一个脖子、一只手或一只眼睛，那又该如何区分性别呢？下面将开启一个重要板块——性别差异。

1.4.1 男性与女性胸腔的区别

从外观上可以直接看出男性的肩宽于女性，这种明显特征所体现的是骨骼的差异。从胸腔第一对肋骨形成的颈部基底来看，男性的明显更加宽阔，所以男性颈部明显粗于女性。颈部基底相对较小的女性脖子看起来会比较纤细。男性胸腔两侧的轮廓向外突出，弧度较为明显；女性胸腔侧面弧度较弱，并且胸腔下端点有内收趋势，整体看起来较窄。男性胸腔下端点有外扩趋势（程度因人而异）。

从正面观察，最直观的特征差异是男性胸腔要宽于女性。

从侧面观察，男性胸腔要厚于女性。

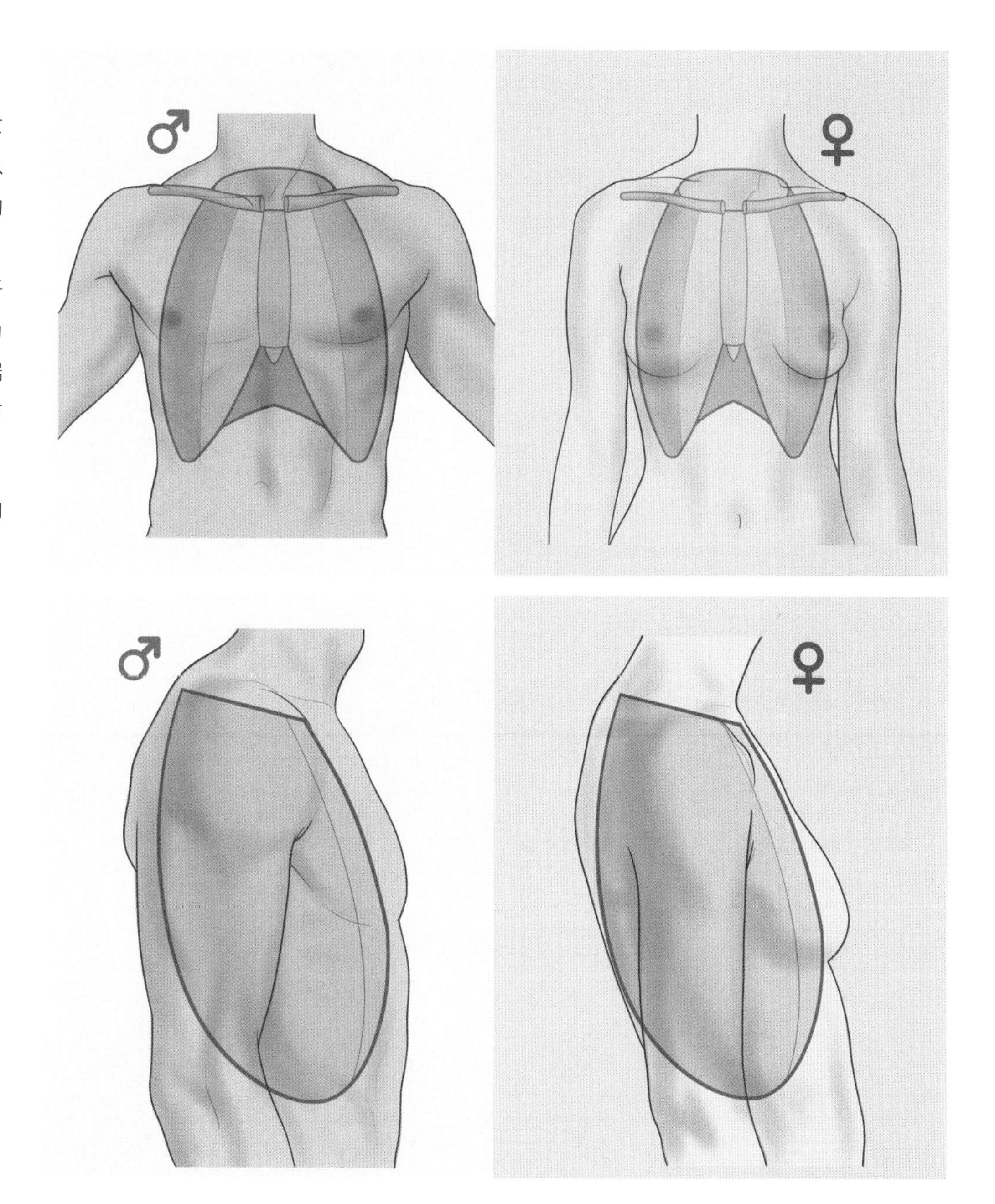

男性胸骨下角大，约呈90°；女性胸骨下角小，约呈60°。

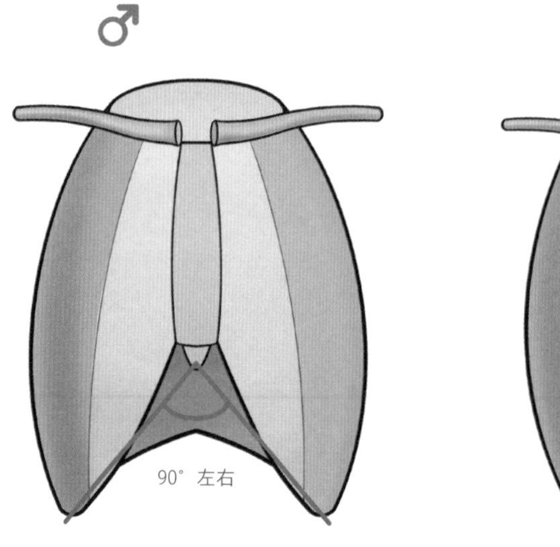

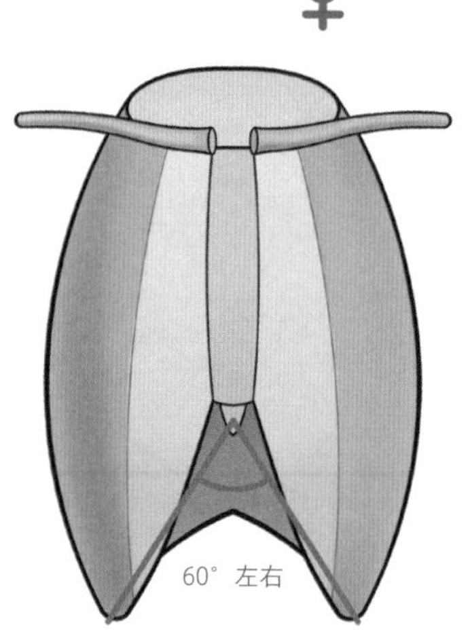

男性胸腔两侧下端点距离较远，女性胸腔两侧下端点距离较近。

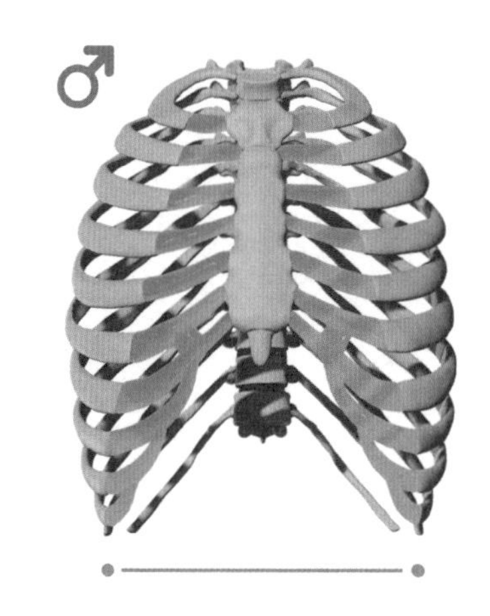

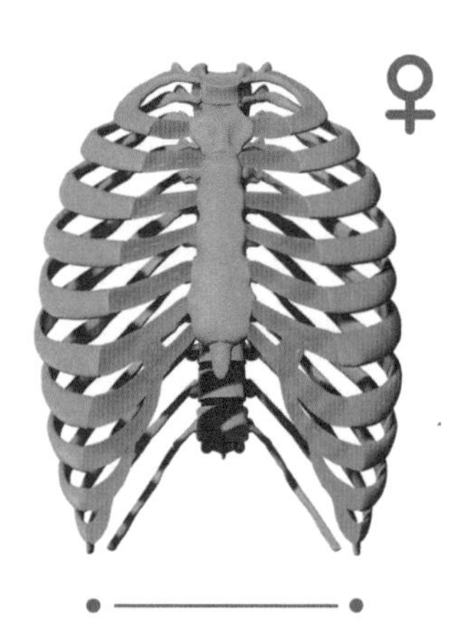

男性、女性胸腔重叠图比较可知，男性胸腔的宽度和高度都大于女性；胸腔最宽处，女性要高于男性。

从侧视图角度看，女性胸腔的竖直轴向后倾斜的角度更大一些。

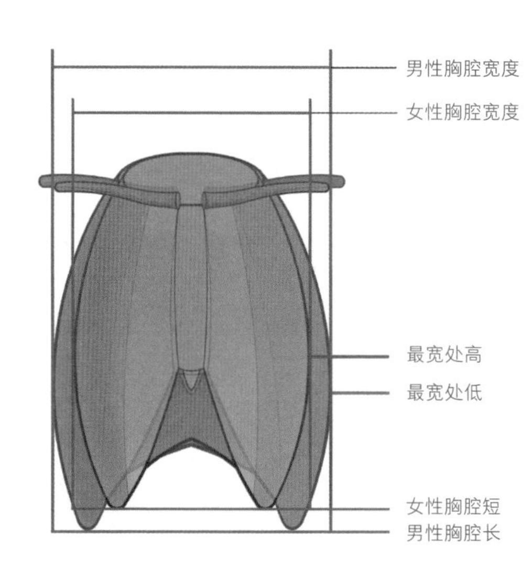

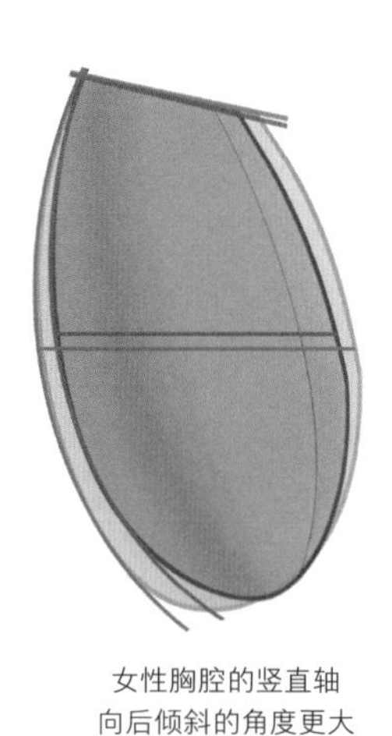

女性胸腔的竖直轴
向后倾斜的角度更大

女性胸骨更短，向前的弧度更大。

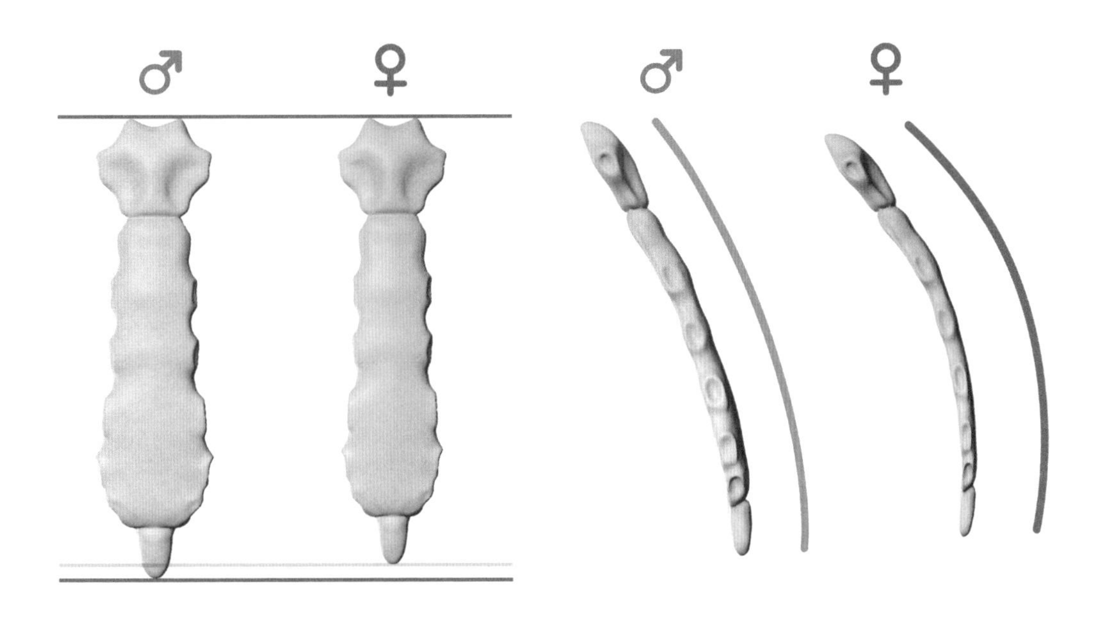

1.4.2 胸部的差别

男女胸部差异明显，男性胸部因为乳腺发育不完全，所以没有形成乳房；而女性胸部则是乳房结构，女性乳房主要由脂肪构成，乳腺深嵌于这些脂肪中。乳房略呈半球形，位于第3~6对肋骨之间，胸大肌下部，覆盖了胸大肌的外缘和下缘。

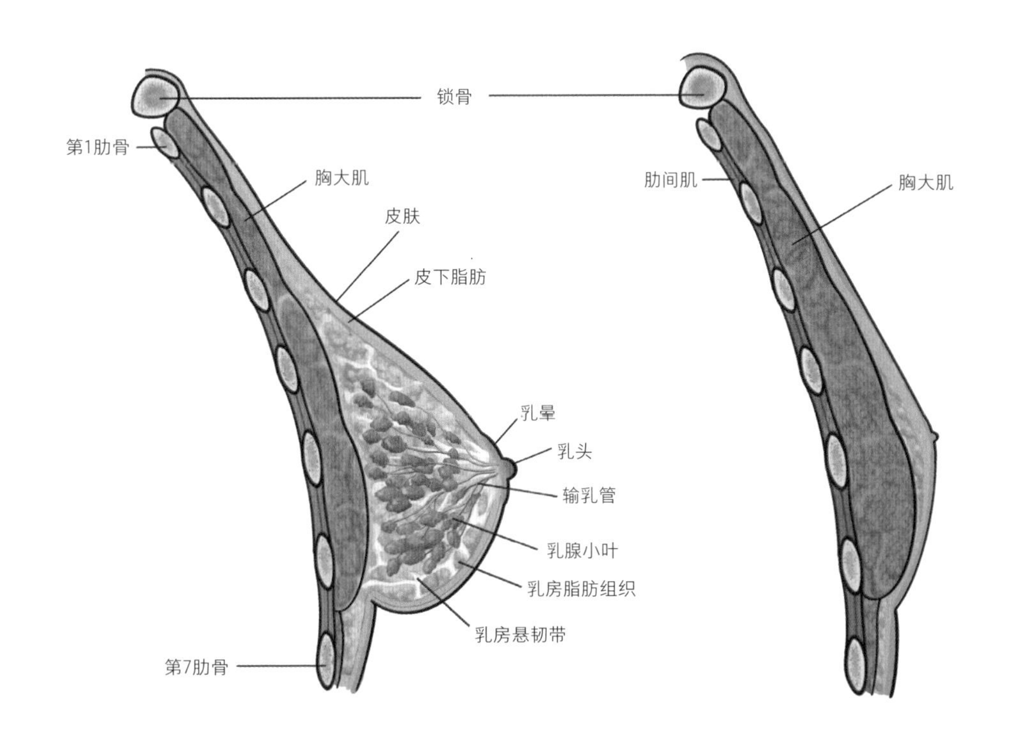

乳房分别朝向两侧斜前方，并不是朝向正前方的。两侧乳房的轴线向后交会于身体后侧的中线。从3/4角度观察胸部，近侧乳房会呈现正面造型，远侧则呈侧面轮廓。

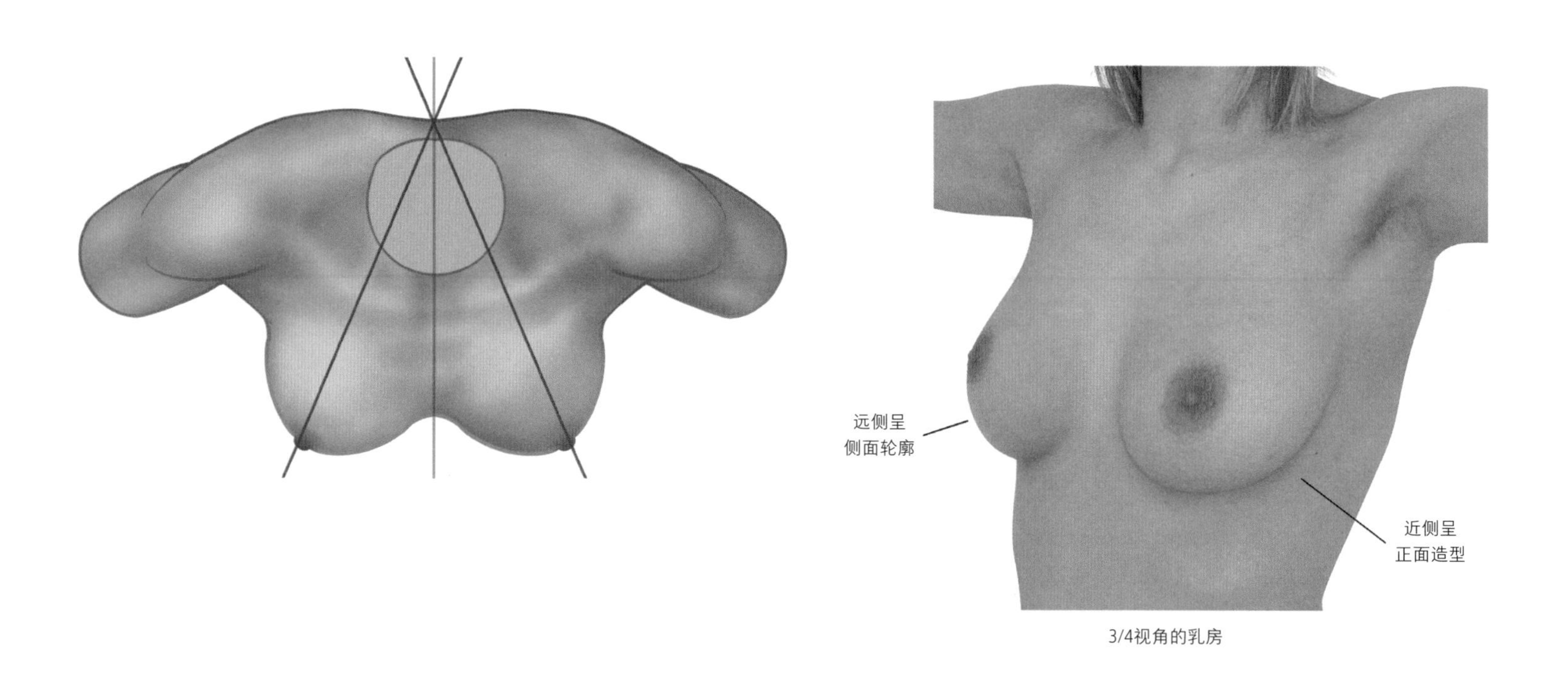

3/4视角的乳房

乳房会随着发育而增大，由于受到重力的影响而向下悬垂，形状并非标准的半球形。乳头的上部鼓突较小，略显平坦；下部鼓突较大，表现出垂坠感。

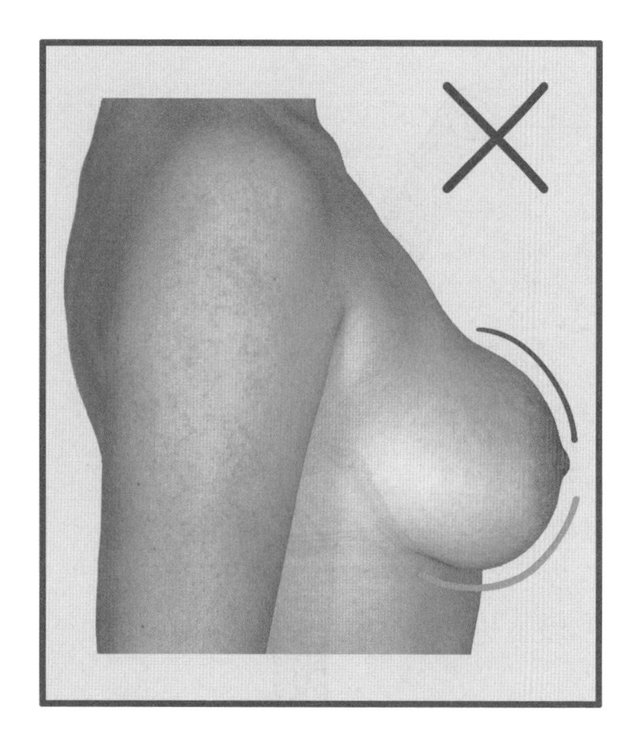

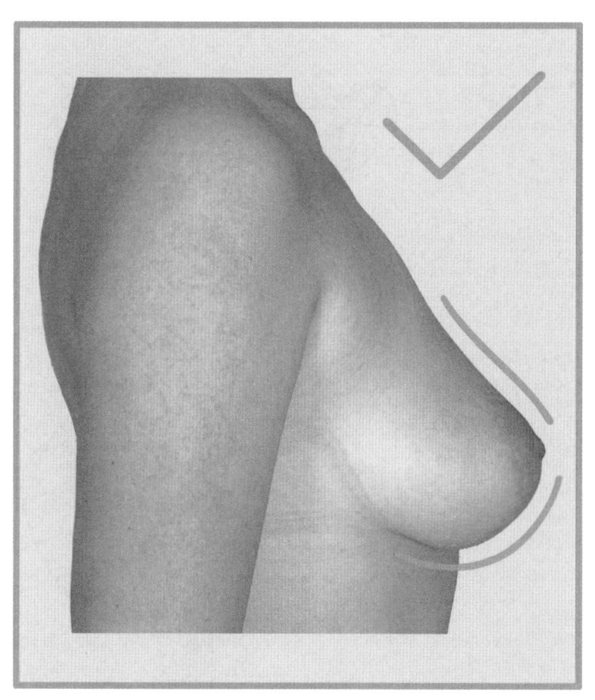

1.4.3 男女胸部造型

女性乳房的形状和大小存在个体差异，在不同发育期会呈现出不同特征：青春期开始发育，乳房呈略微鼓突的形状；妊娠期受到雌激素和孕激素的影响，乳房会增大；哺乳期受催乳素影响，乳房会胀大；更年期腺体萎缩，乳房开始松弛下垂。

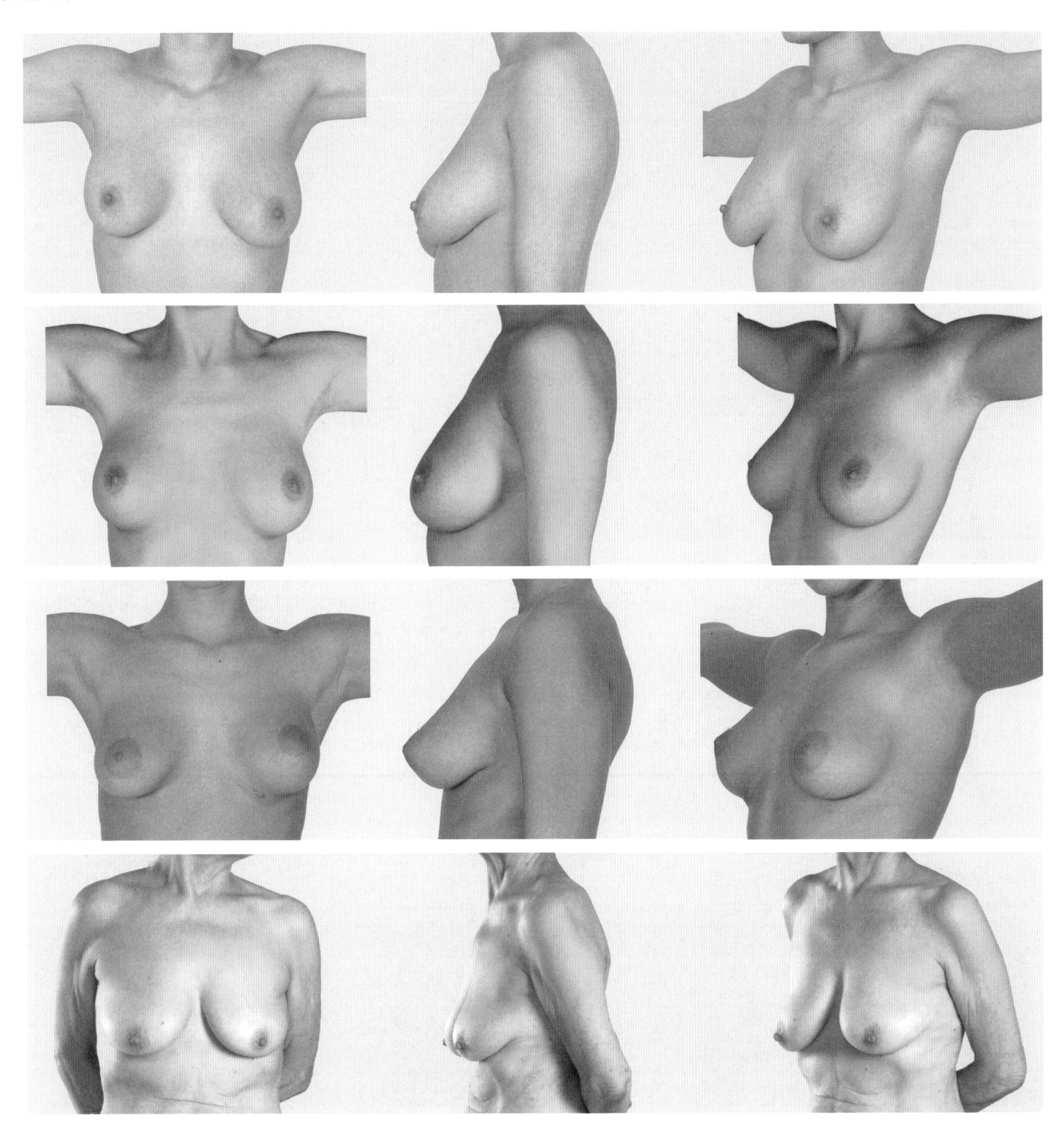

男性胸部呈胸大肌的形态，乳头位于胸大肌外下角，如果有脂肪堆积，脂肪垫会在胸大肌外下角，向胸大肌下表面延伸。

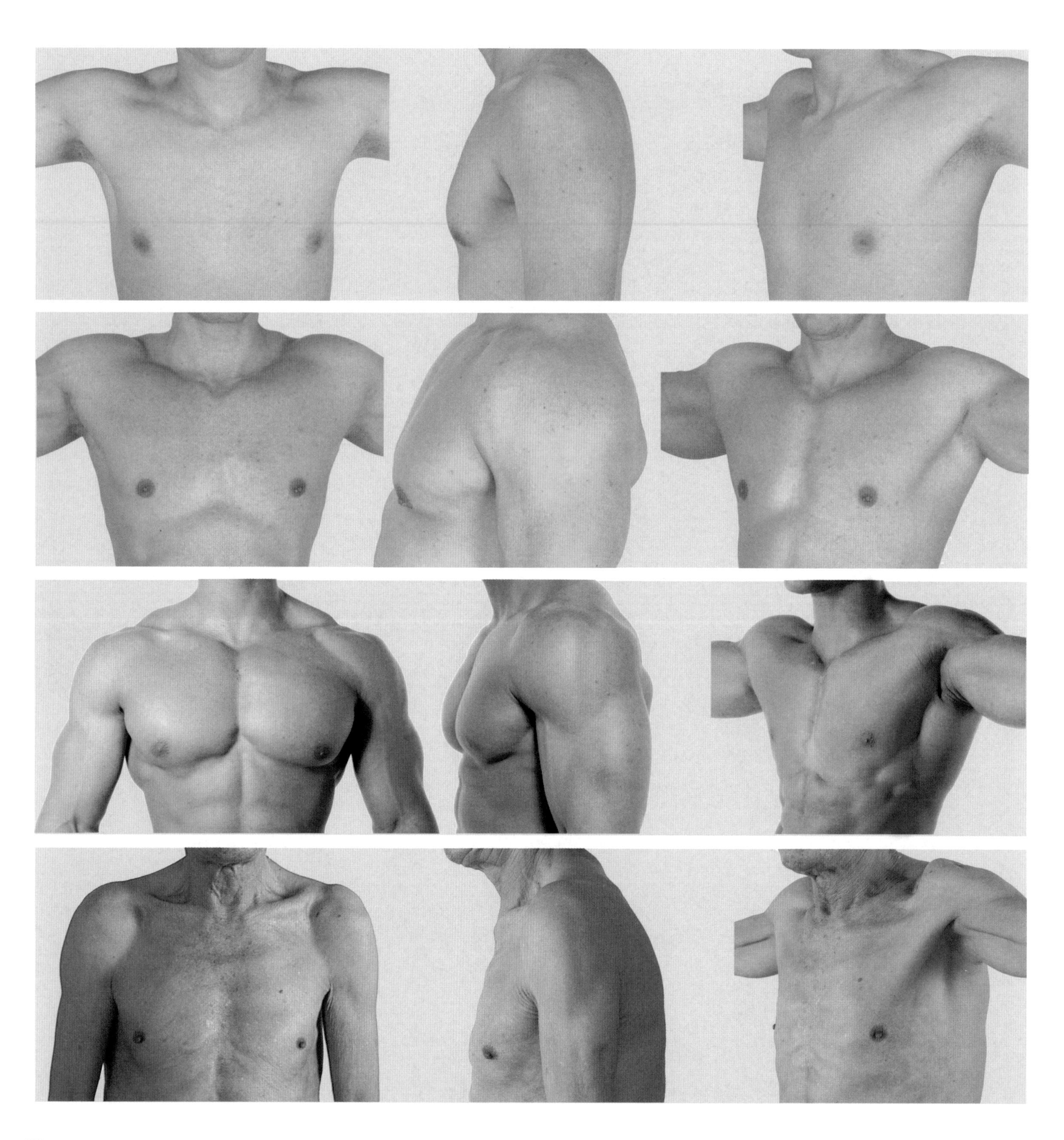

1.5
肩胸部运动

肩胸部的运动是指胸腔与肩部的运动关系，肩部的运动方式由肩关节的类型决定，肩关节是复合关节，包含多种类型的关节，每一种关节都有其特定的运动方式。理解其运动规律是掌握肩胸部运动的核心要点。

1.5.1 关节的类型

人体的运动由关节的活动和肌肉的协同作用完成，理解人体运动的关键就在于弄清楚各个关节的构造和活动范围，因为它们决定了活动的方向及范围。关节的类型按照轴向可以分为单轴关节、双轴关节和多轴关节，按照结构和功能可分为滑车关节（又称屈戌关节）、车轴关节、鞍状关节、椭圆关节、球窝关节、杵臼关节、平面关节。

单轴关节包含滑车关节（屈戌关节）和车轴关节。

滑车关节只能朝前和朝后摆动，将骨骼的活动限制在一个平面内，如肱骨和尺骨构成的肘关节、手骨中的指间关节、膝关节、足骨中的趾间关节等。

车轴关节的骨骼绕其长轴旋转，如尺骨与桡骨间的近端与远端的关节等。

双轴关节包含鞍状关节和椭圆关节。

鞍状关节中每块骨的关节面都呈双向弯曲状，类似马鞍形，两块骨十字交错咬合在一起，可以向两个轴向运动，如拇指的掌指关节等。

椭圆关节一端呈椭圆形凸面，另一端呈椭圆形凹面，由于受到窝面形状的限制，因此无法进行旋转，如腕骨和桡骨间的关节等。

• 单轴关节

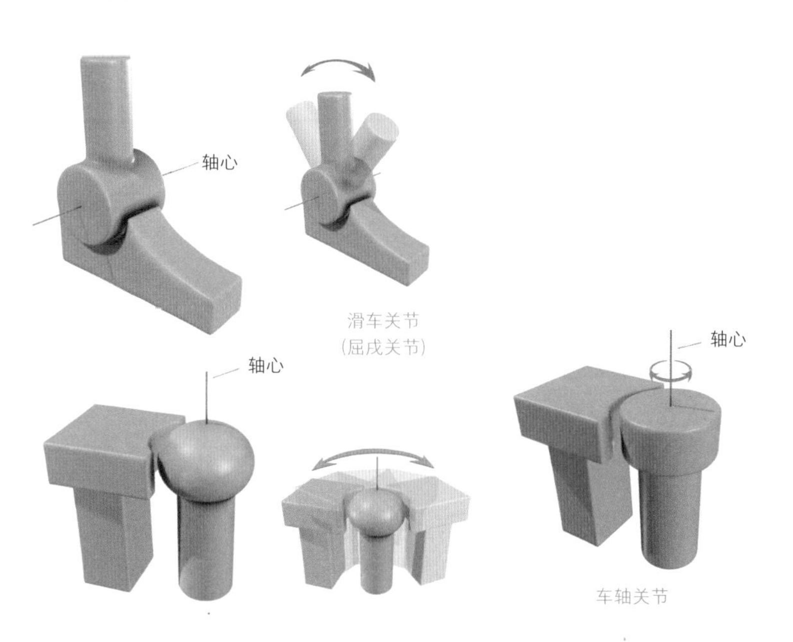

• 双轴关节

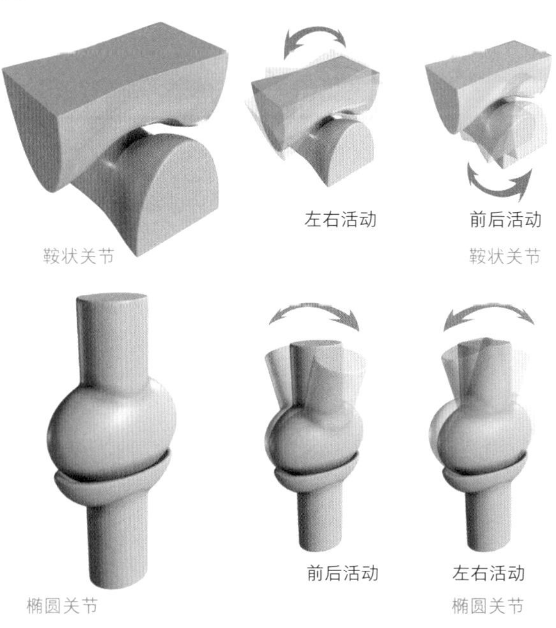

多轴关节包含球窝关节、杵臼关节（也是一种球窝关节）、平面关节。

球窝关节一侧骨呈球形，另一侧骨呈凹窝状，这种关节的活动范围较大，可朝各个方向进行运动，如肱骨与关节盂构成的盂肱关节等。

杵臼关节是深一点的球窝关节，球状面是嵌在凹窝里面的，相对更加稳定，但是运动范围会受到一些限制，如股骨头与髋臼间构成的髋关节等。

平面关节两块骨的接触面呈平面或略微呈凸、凹状配合，这样可使一骨相对于另一骨做少许滑动和旋转，属于微动关节，如肩峰和锁骨间的肩锁关节等，腕骨和跗骨中也可以找到此类关节。

• **多轴关节**

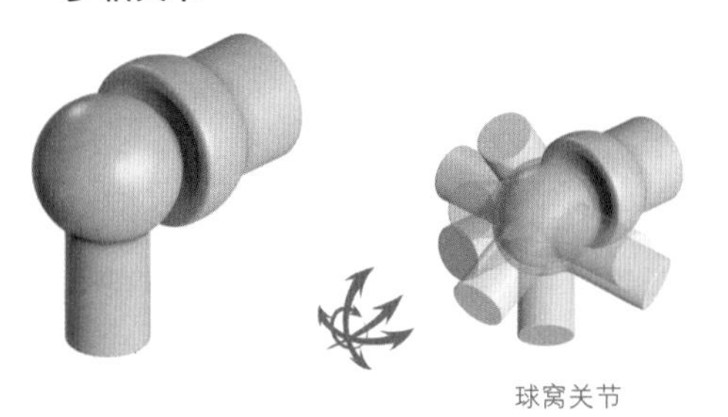

球窝关节

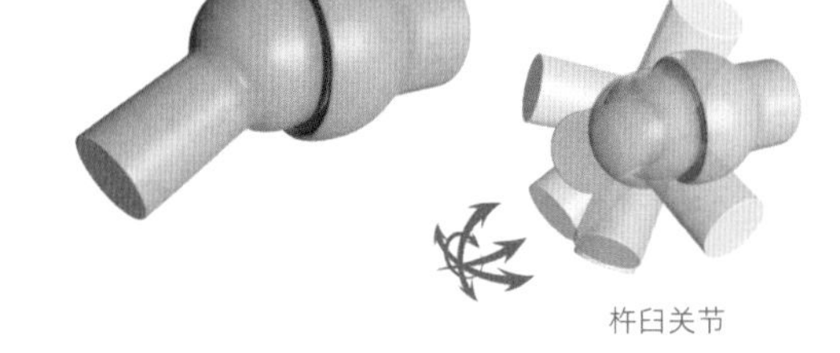

杵臼关节

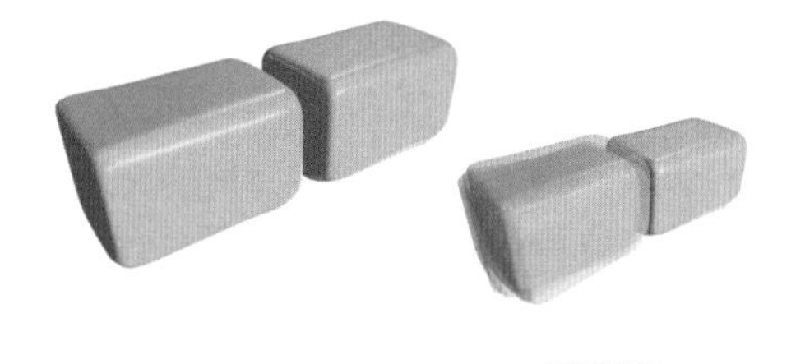

平面关节

1.5.2 肩关节的运动

肩胸部的运动主要由肩锁关节带的活动形成，肩锁关节带包含肩峰与锁骨构成的肩锁关节、肱骨与关节盂构成的盂肱关节、胸骨与锁骨构成的胸锁关节。

盂肱关节是人体中运动范围最大、最灵活的关节，可做前屈、后伸、内收、外展、内旋、外旋及环转等运动，由于活动范围较大，因此相对缺少稳定性。

肩锁关节属于微动关节，可做少许动作，只要锁骨动，肩胛骨就会随之移动；锁骨静止，肩胛骨也可以做旋转运动。

胸锁关节属于平面关节，可做上下前后的移动和旋转运动。

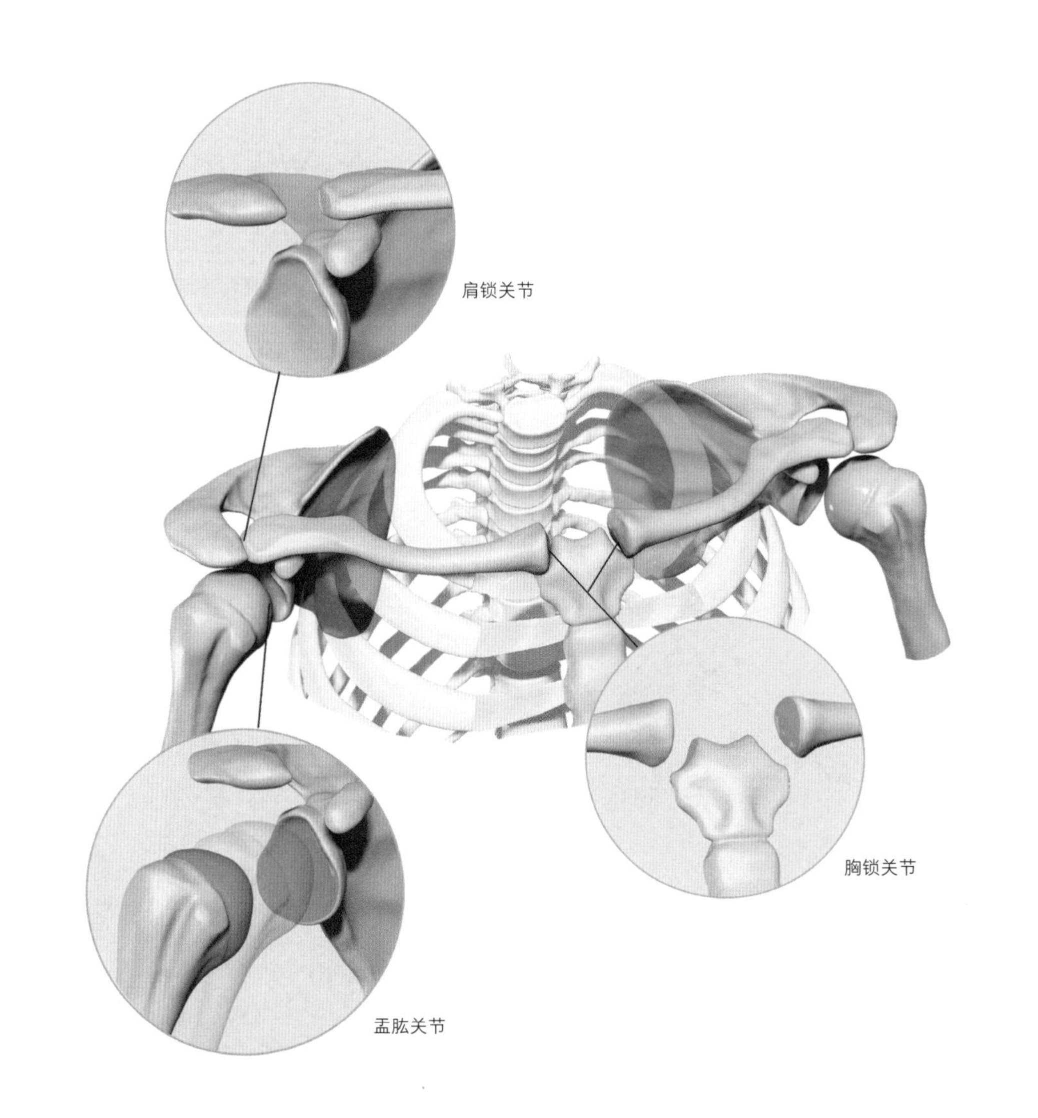

1.肩关节的主要运动

外展肩关节，在外展过程中肩三角肌在肱骨上的附着点会逐渐后移。肩关节上抬到水平位时受到肩峰的限制，需要外旋才能继续上抬，所以肩三角肌的附着点转到了后面，肩胛骨下角随之向外旋转。

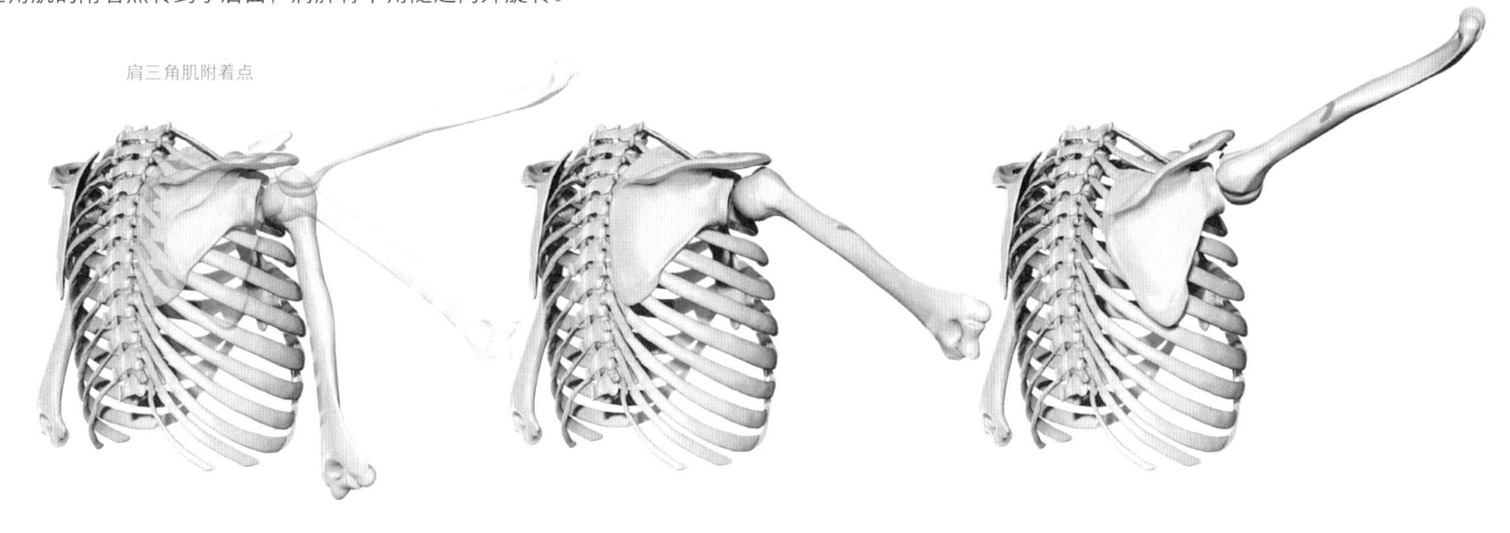

肩关节外展上抬时，肩部顶面逐渐受到挤压，肌肉会隆起。斜方肌的肩峰部和肩三角肌凸出，使肩峰骨骼嵌入肌肉，与之相对的肩胛骨面的肌肉群受到拉扯。

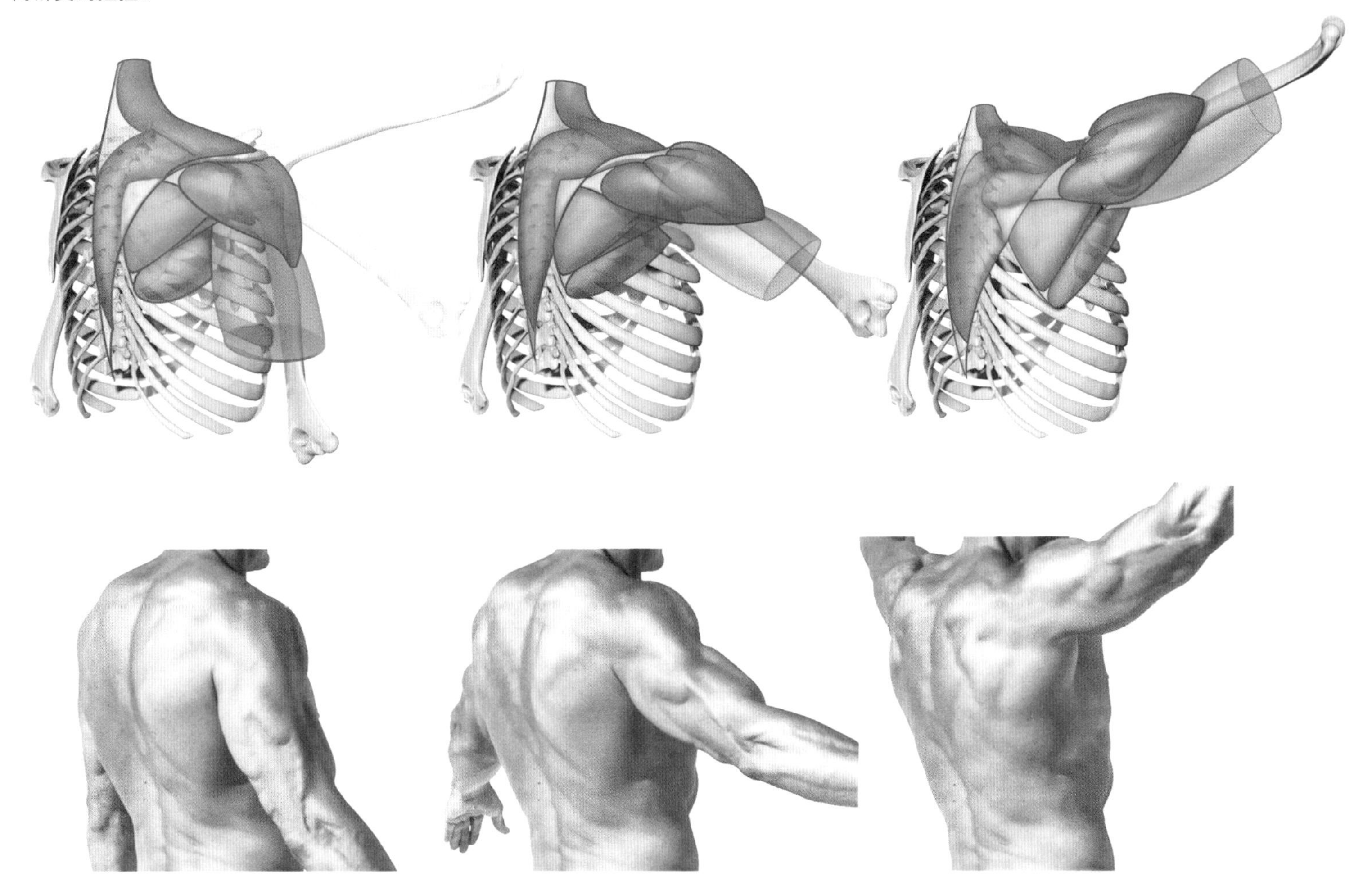

肩关节内收时胸大肌受到挤压会收缩隆起，变得鼓凸，腋下的肉褶变多。

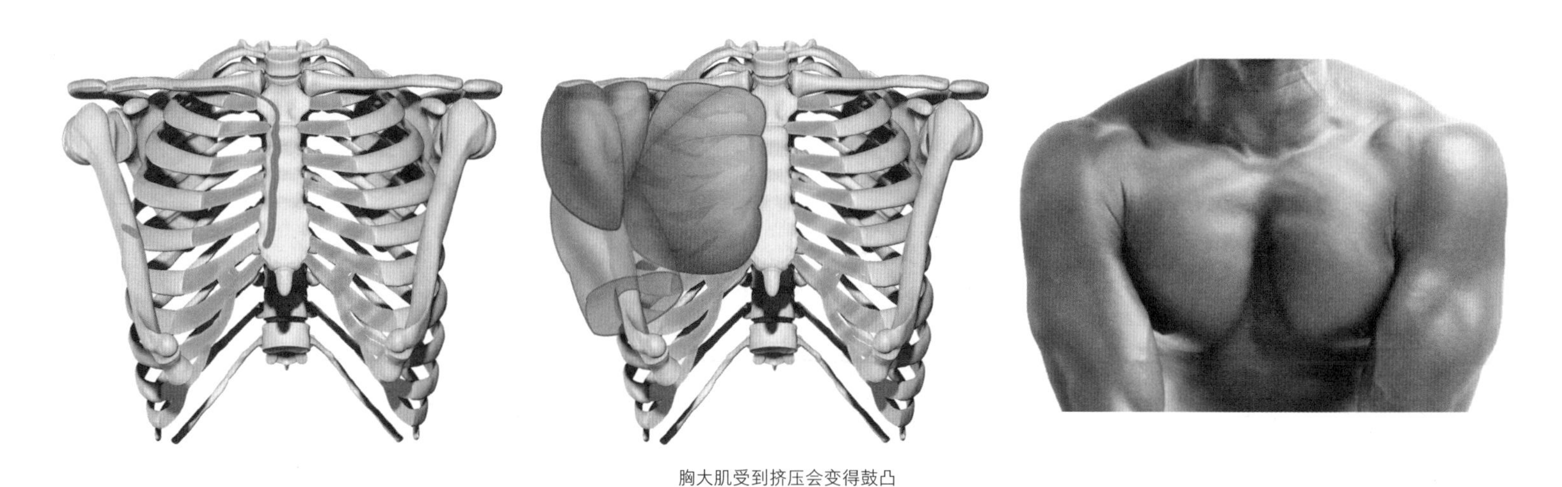

胸大肌受到挤压会变得鼓凸

肩关节内旋时肩三角肌在肱骨上的附着点会转向内侧，肌束纹理内拧，胸大肌外侧缘隆起。

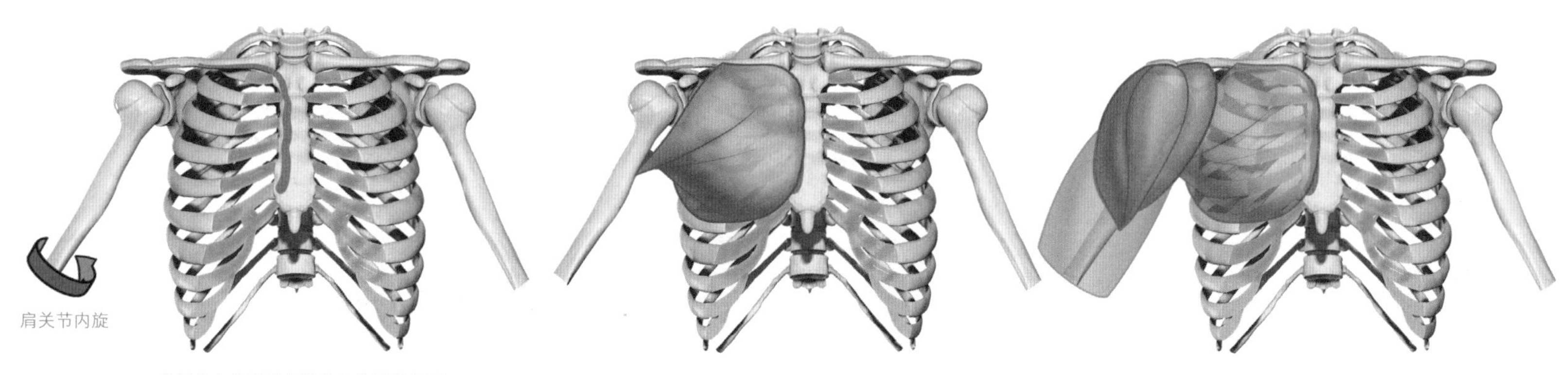

肩关节内旋时肌肉附着点会转到内侧

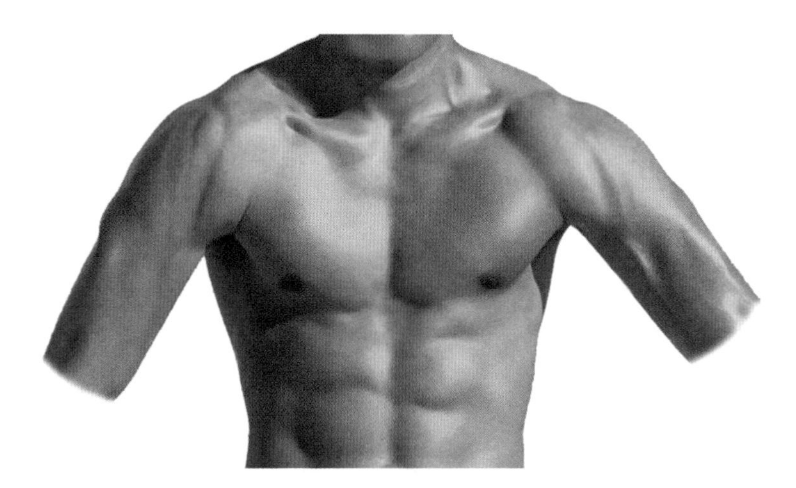

胸大肌侧边缘变圆而鼓凸

肩关节外旋时肩三角肌在肱骨上的附着点会转向外侧，肩三角肌被牵拉到外后方，前方可见部分变小；胸大肌受牵拉变薄，外侧缘变直。

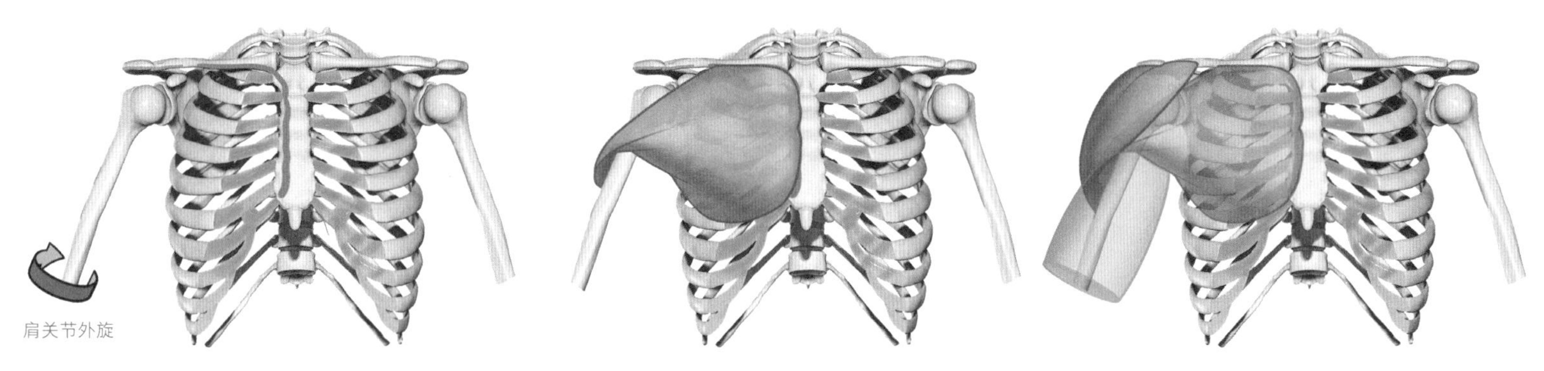

肩关节外旋时肌肉附着点会转到外后方

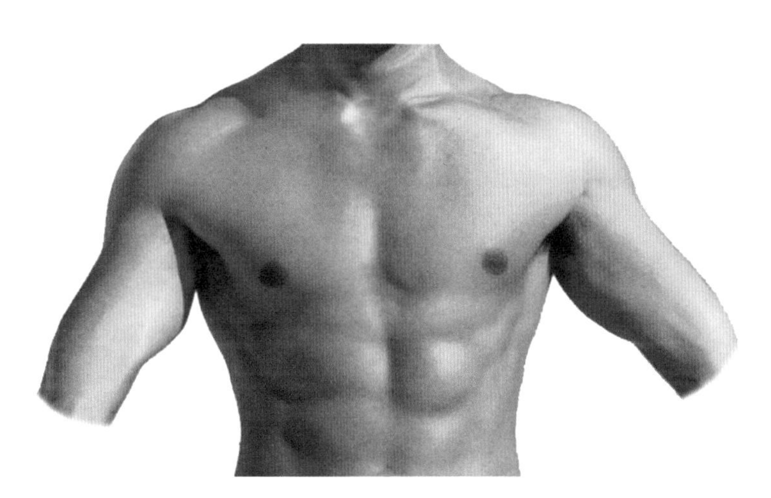

胸大肌受到拉扯，侧边缘变直

肩关节屈曲时手臂上抬，肩三角肌前束收缩，变得紧绷；胸大肌内侧被拉直。

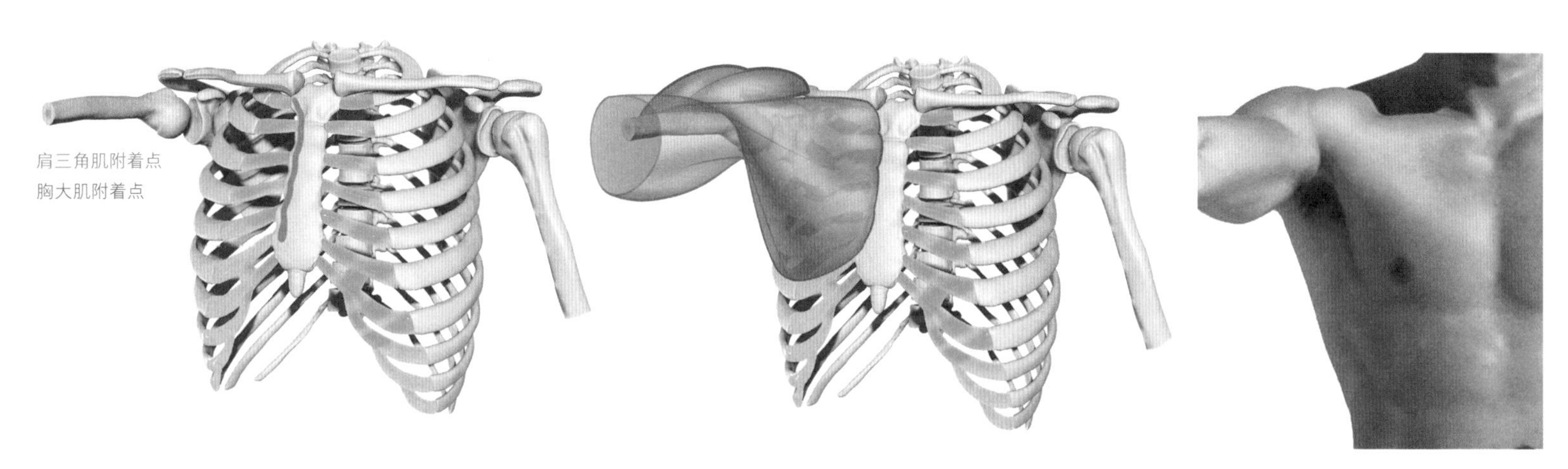

肩关节屈曲时胸大肌的附着点上移，肌肉被上拉，胸肌下缘变得模糊

• **屈曲肩关节后视图**

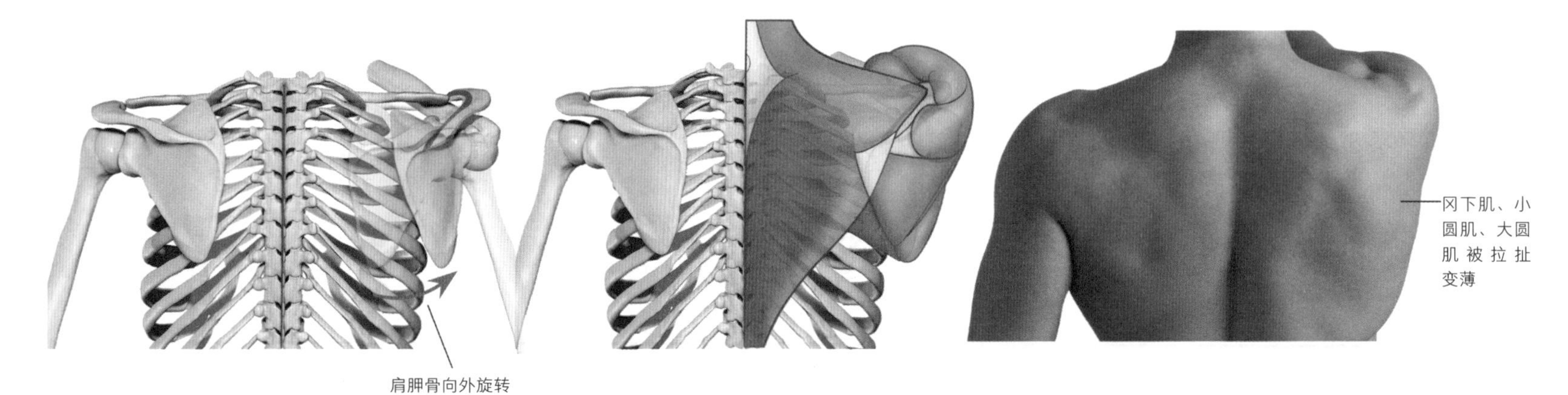

• **屈曲肩关节右侧视图**

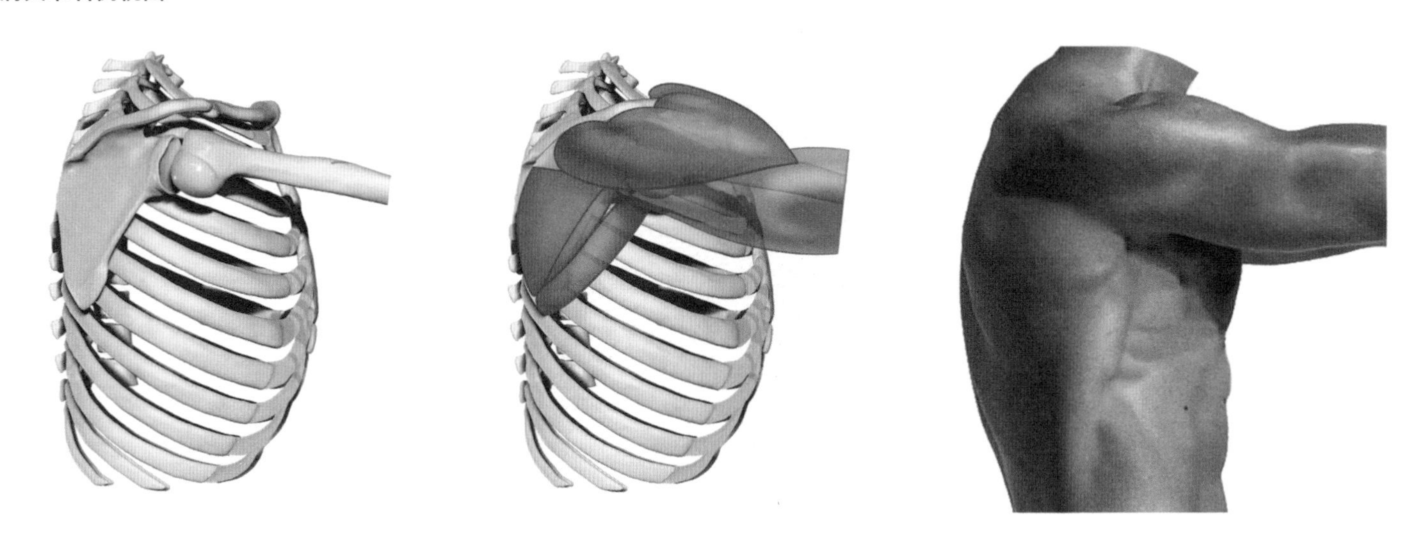

肩关节后伸时肱骨头会向前顶出，肩三角肌锁骨部分被拉扯向后，内侧缘会更清晰。

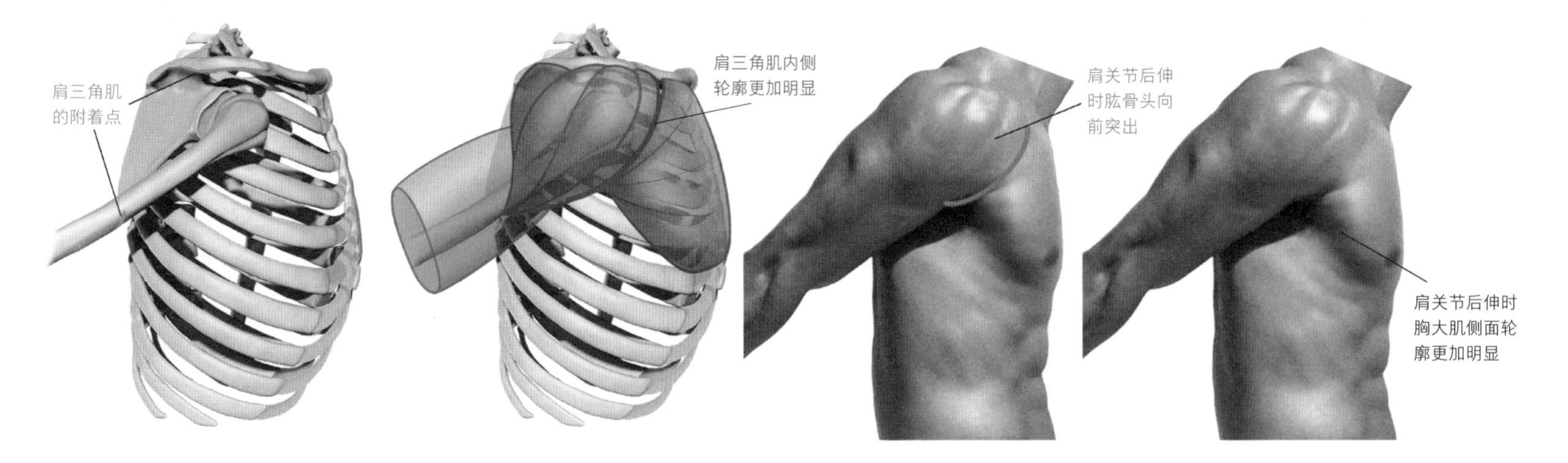

• **后伸肩关节俯视图**

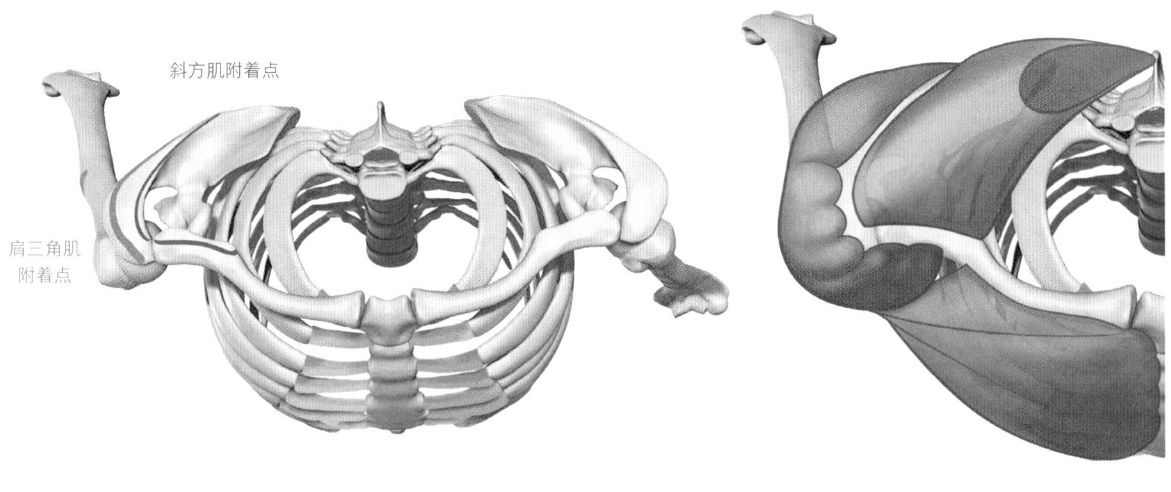

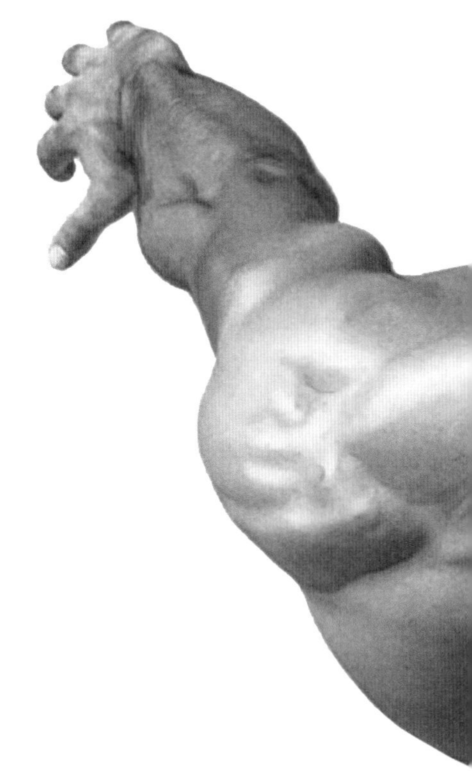

2.锁骨的运动

锁骨以胸骨端为原点，可向前、向后、向上移动，以及做旋转运动。

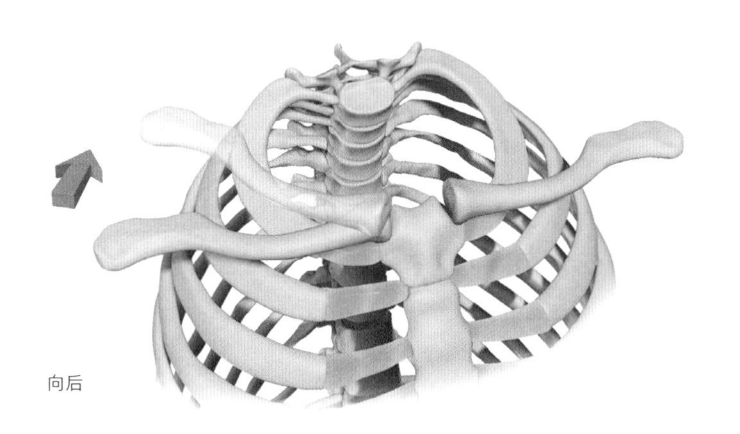
向后

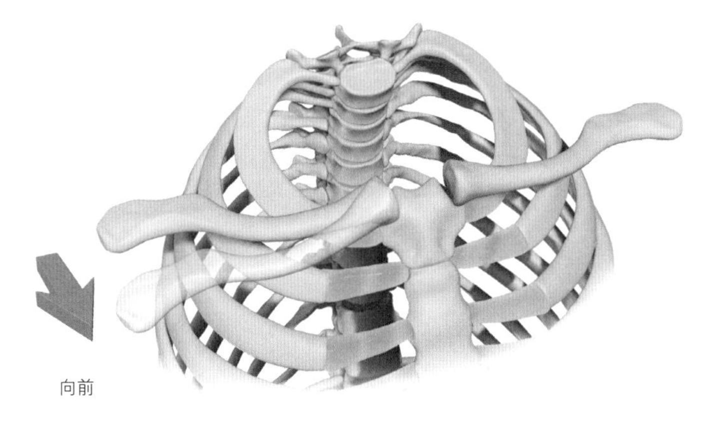
向前

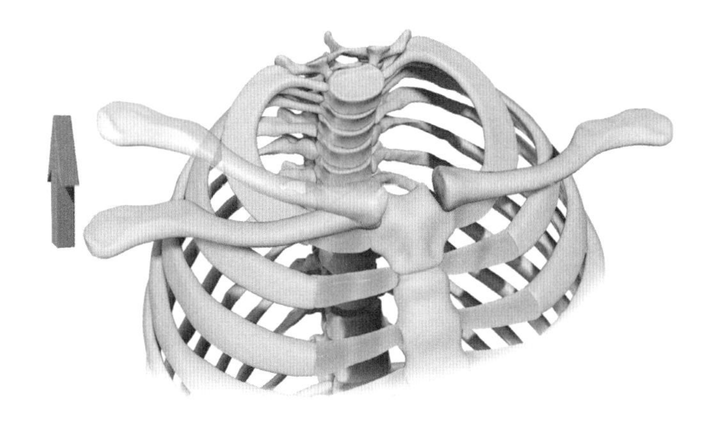
向上

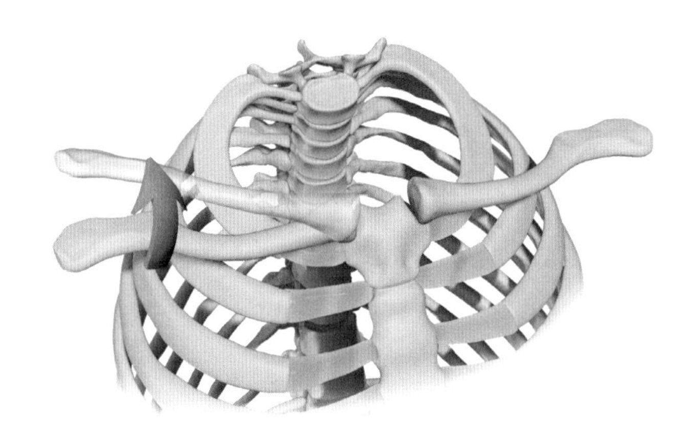
旋转

3.肩胛胸廓关节和肩胛骨的运动

肩胛胸廓关节不是一个真正意义上的关节，而是指肩胛骨在胸腔斜后方与胸腔形成可移动的间隙，由锁骨连接菱形肌、上后锯肌（深层）、前锯肌固定到位。肩胛骨贴于胸腔后侧上方滑动，可以上提、下压、靠近和远离中线。

肩关节上提与回落时锁骨后端向上抬起，带动肩胛骨、肱骨共同上下移动。

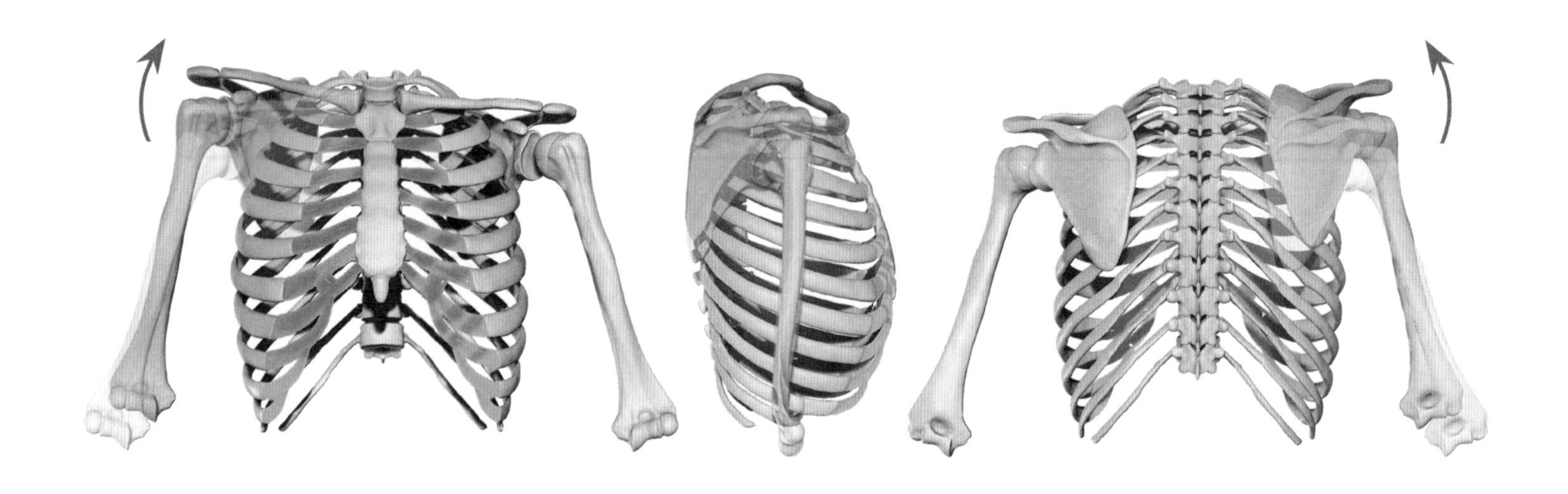

肩胛骨贴合胸腔向内挤压与向前外侧方展开时，内侧缘会靠近与远离中线。

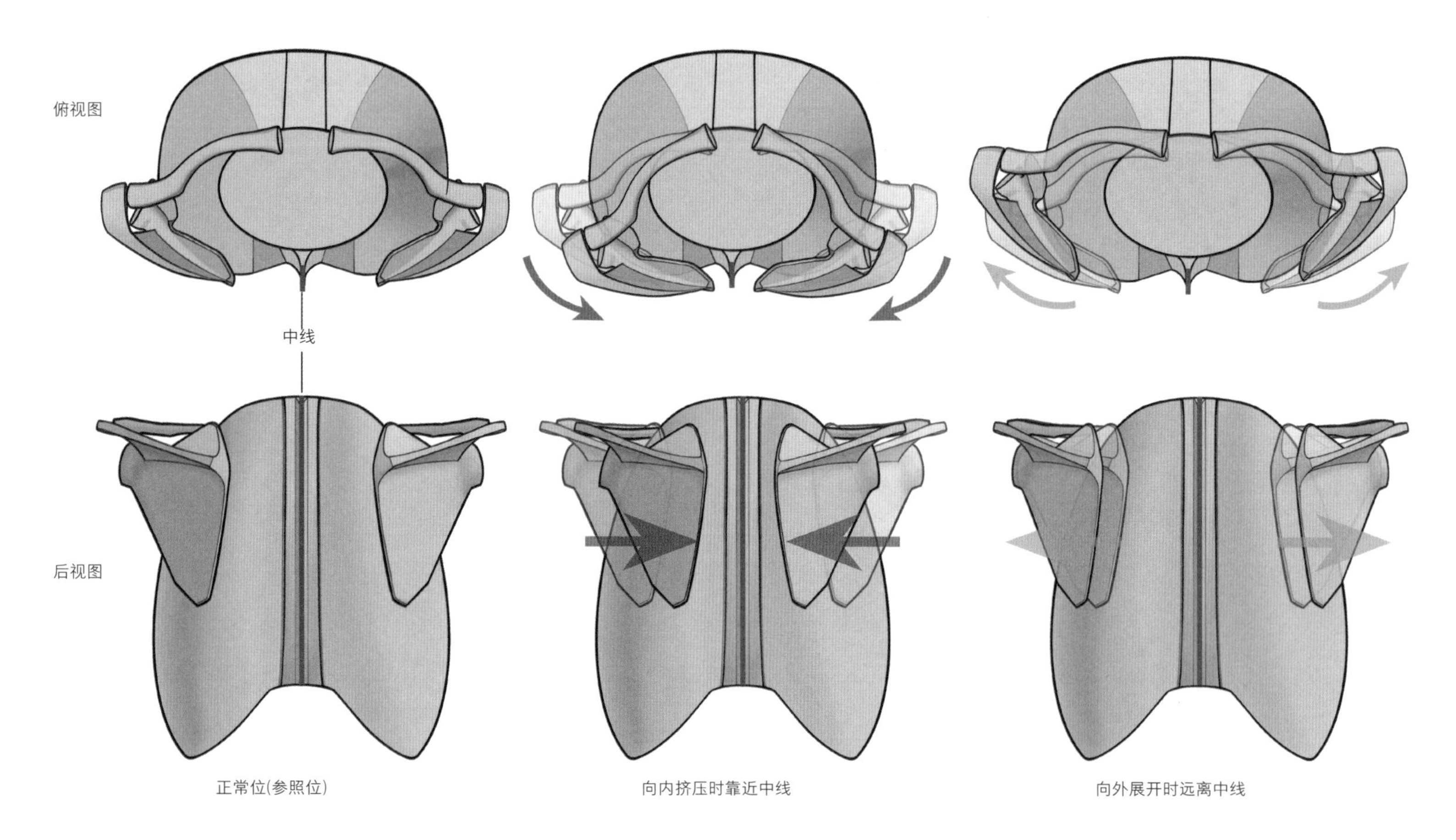

肩胛骨在向外移动的同时也会向前移动。

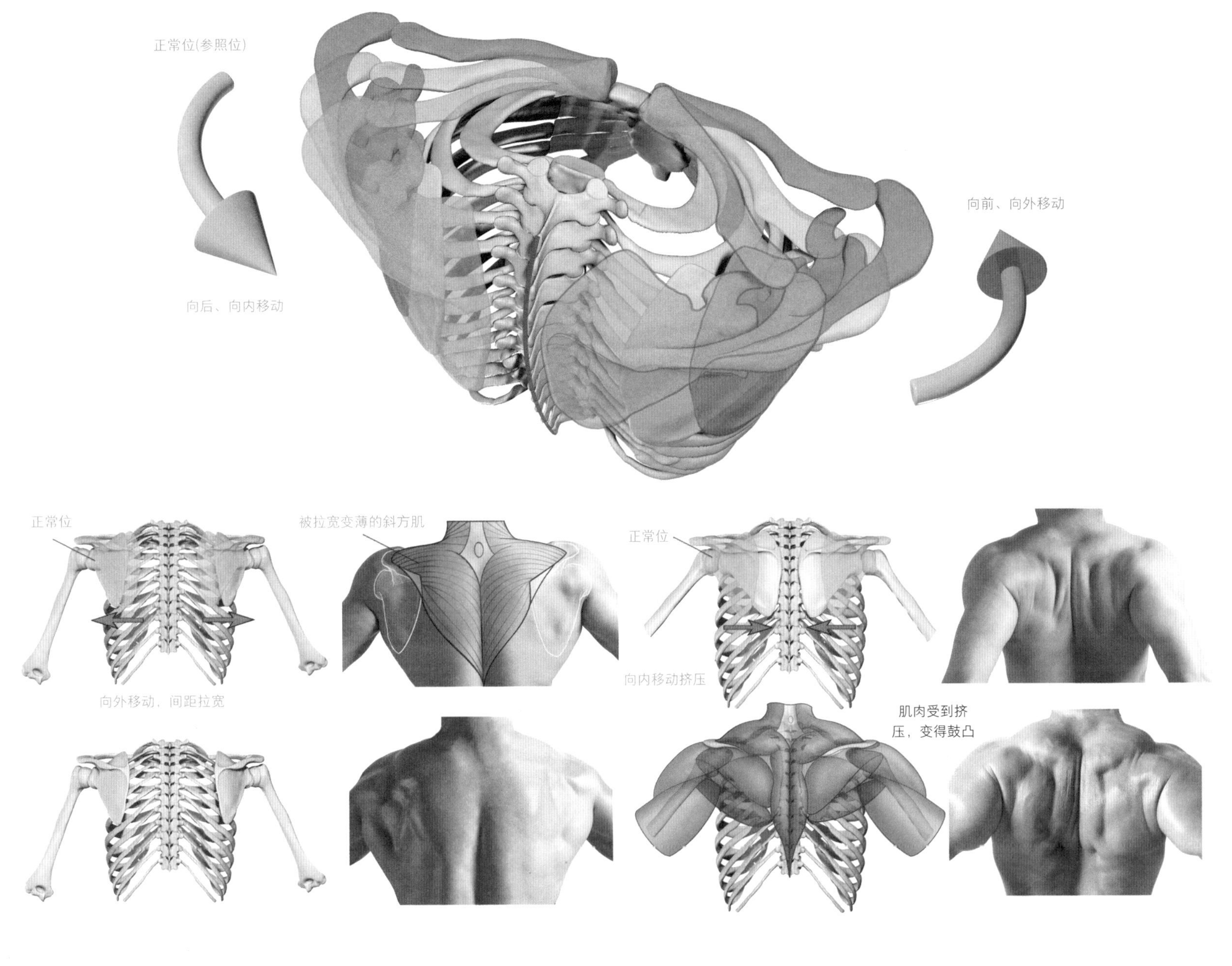

肩胛骨向外旋转的同时，肩胛上角向内挤压，斜方肌横部会因此而略微隆起；肩关节外展越过水平位时，肩胛骨会向外旋转，肩胛下角会滑向外侧。

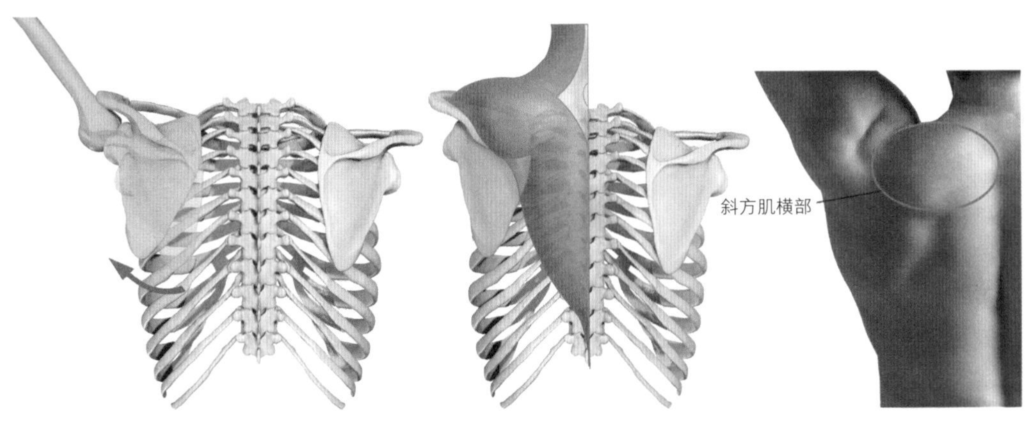

验证码：20453

1.5.3 胸廓的运动

胸腔在吸气时会发生形状上的变化。肋骨在肋头处与胸椎的关节处做旋转动作，进而使整个胸腔上提。吸气时胸腔上提，使肋骨更趋近于水平位置。这一动作使得胸廓变短，变得更宽厚。

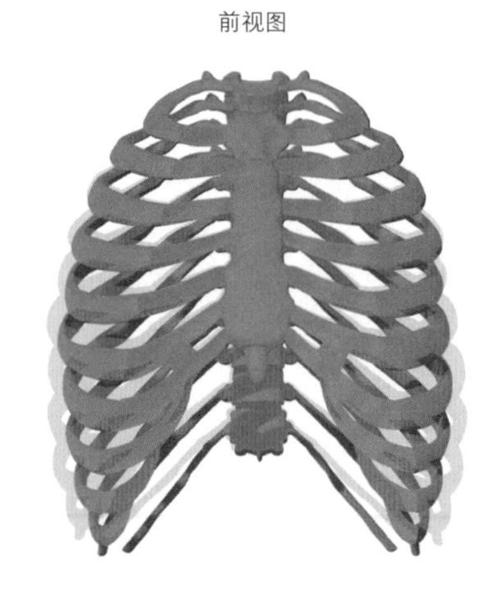

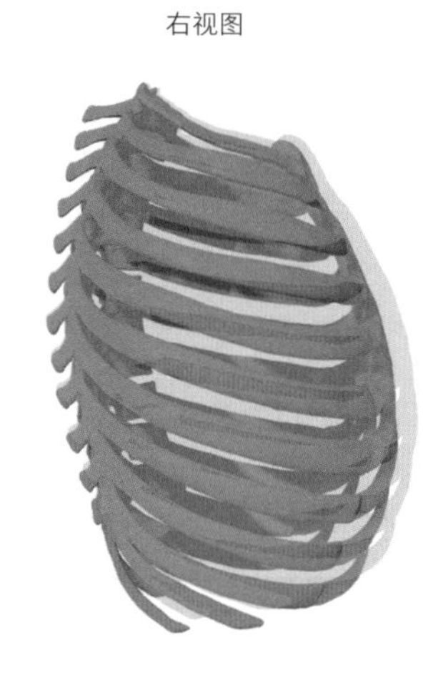

1.5.4 肩胸部运动的造型结构

常规动态与肩关节处于自然状态时的前视图如下。

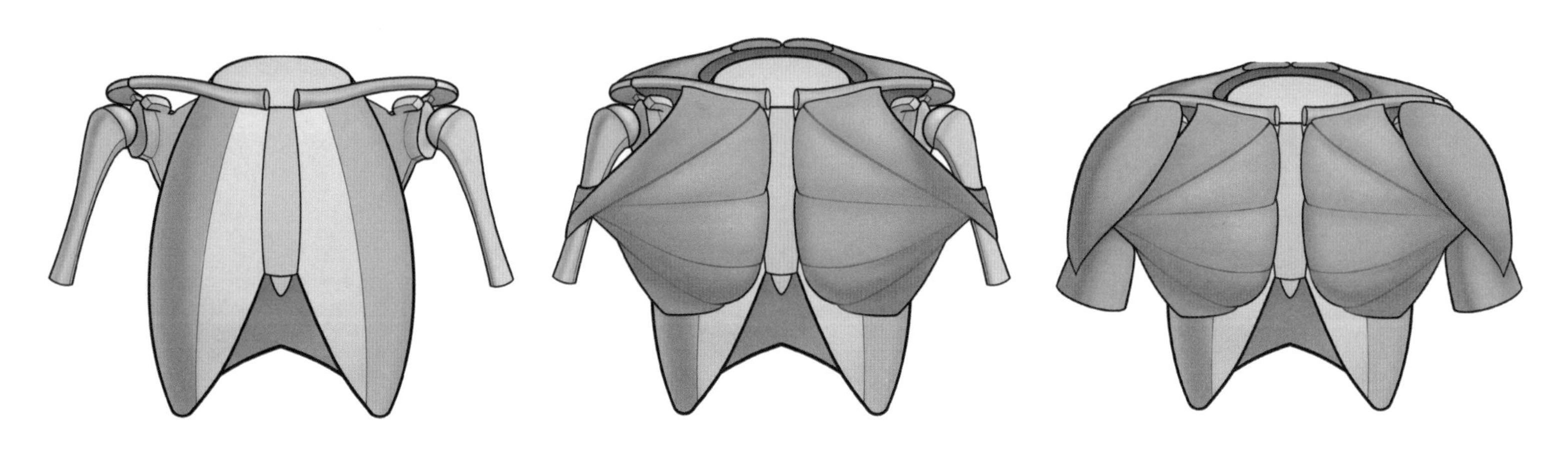

常规动态与肩关节处于自然状态时的3/4视图如下。

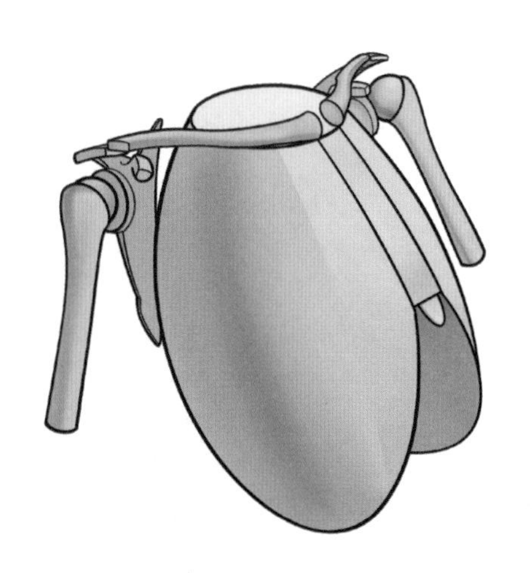

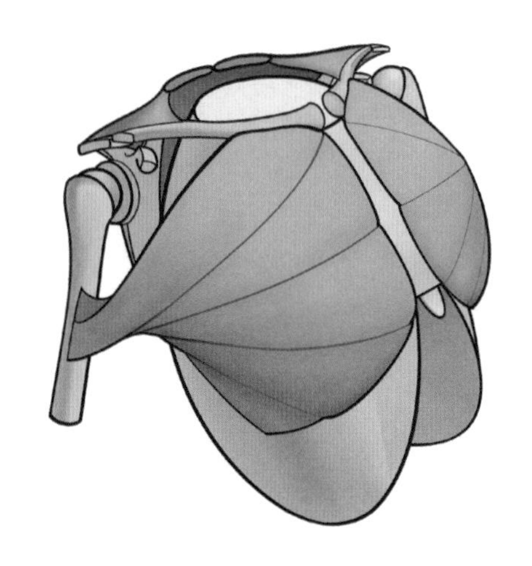

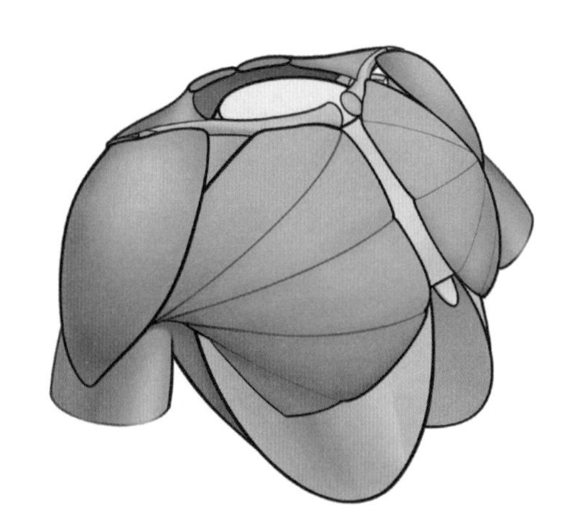

肩锁关节外展，手臂侧平举，在该动态下，胸大肌在肱骨处的附着点被拉远，胸大肌被向外拉伸，形态变薄；肩三角肌在肱骨上的附着点转向后侧，肩三角肌随之后旋，前方可视部分变少。

• 外展前视图

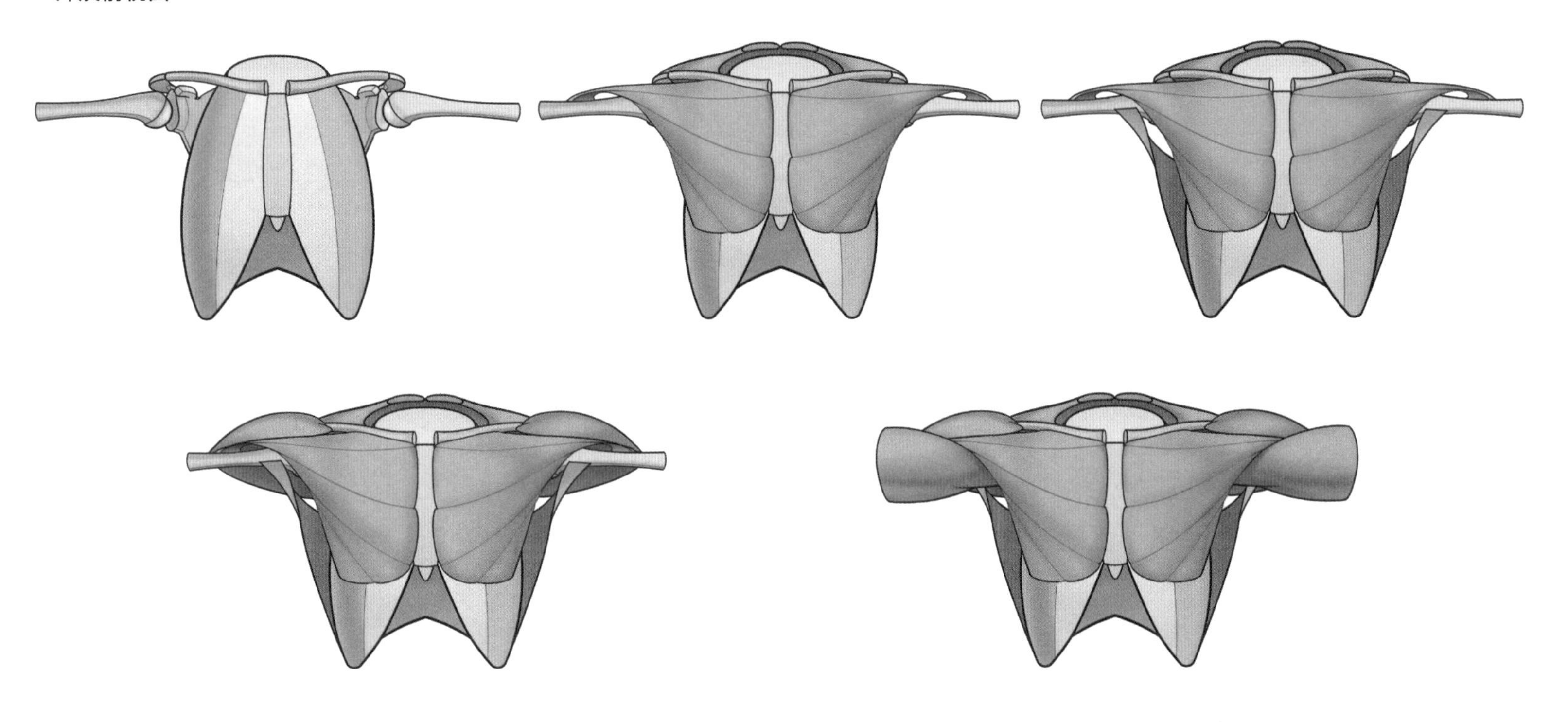

需要注意，侧平举时肩头位置会上移，而非留在原处。

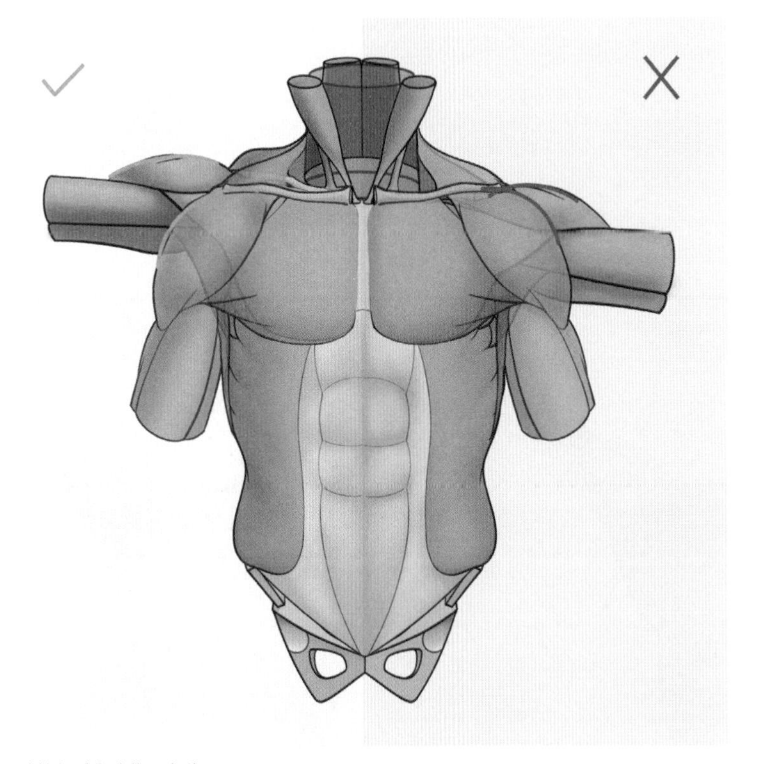

手臂抬起时肩头位置上移

• **肩关节外展的前3/4视图**

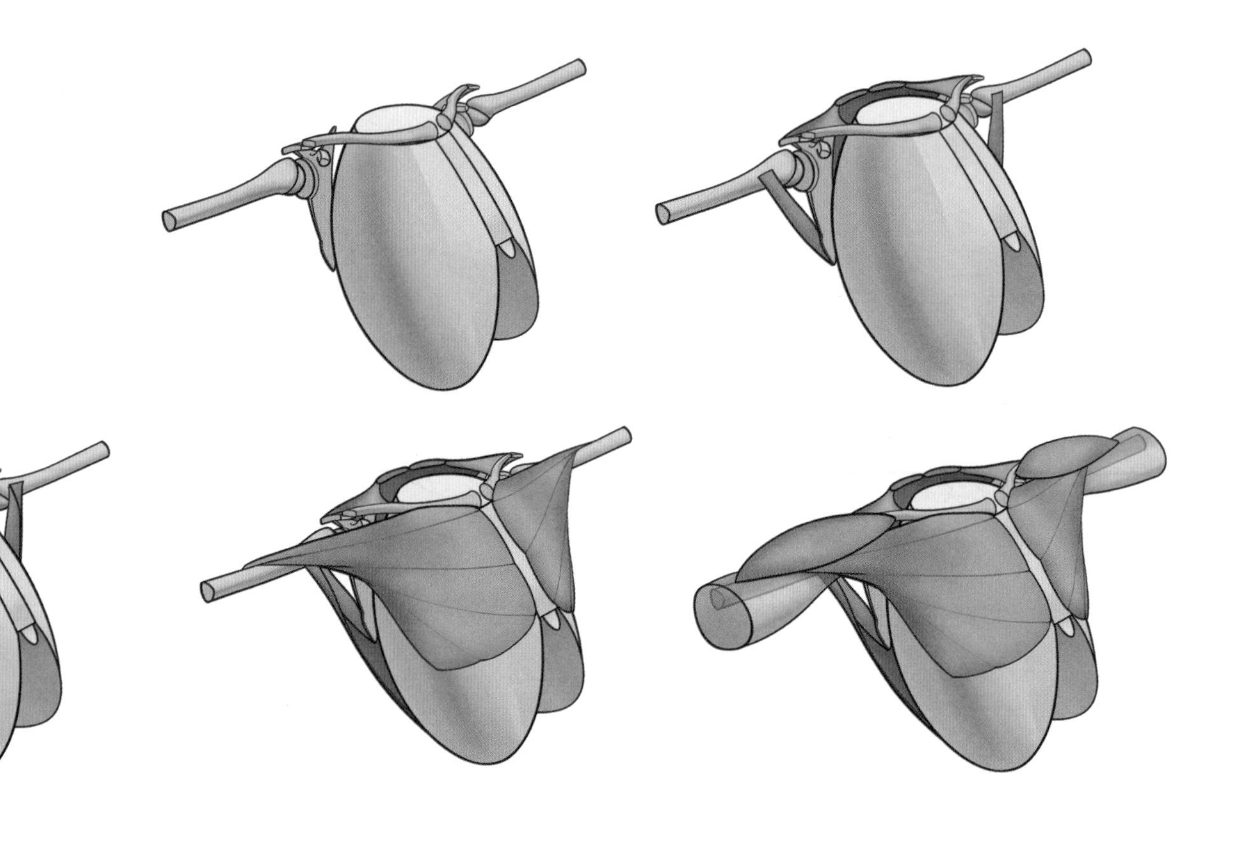

当手臂越过水平位继续上抬时，胸大肌会被进一步拉伸，大圆肌同样会被拉长。肩三角肌的附着点继续向后旋转，此时前方能观察到的部分就更少了。

• **肩关节上抬前视图**

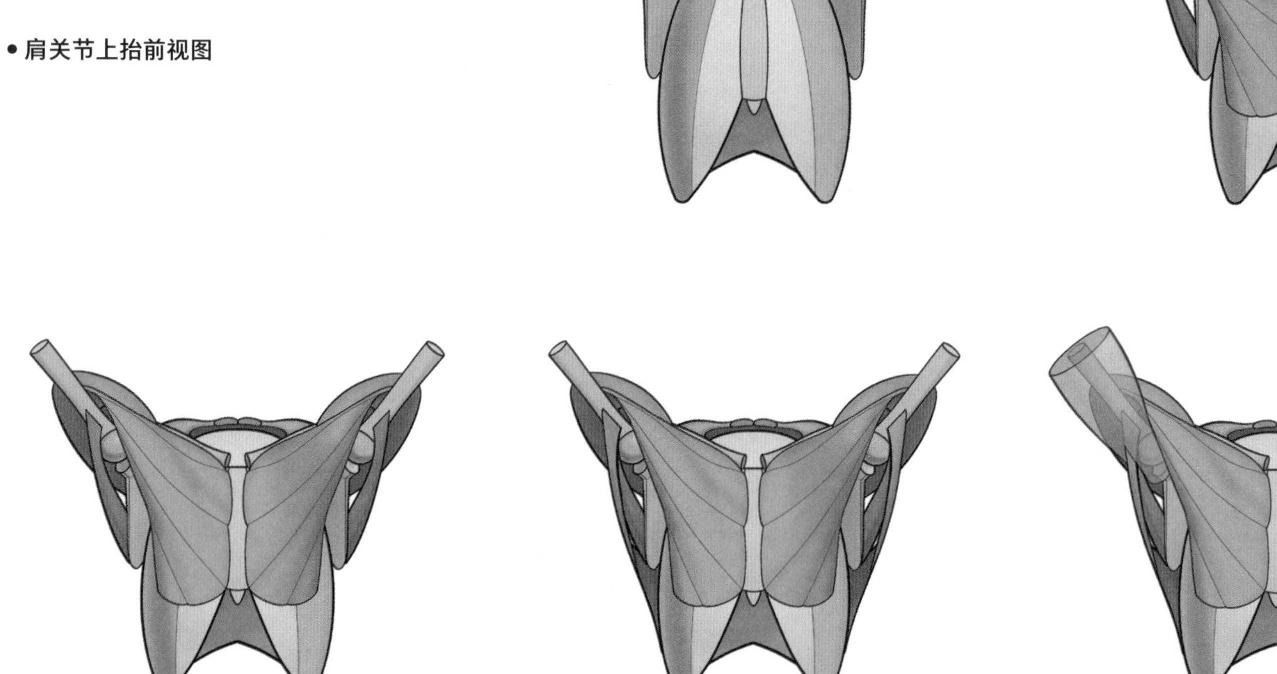

• **肩关节上抬的3/4视图**

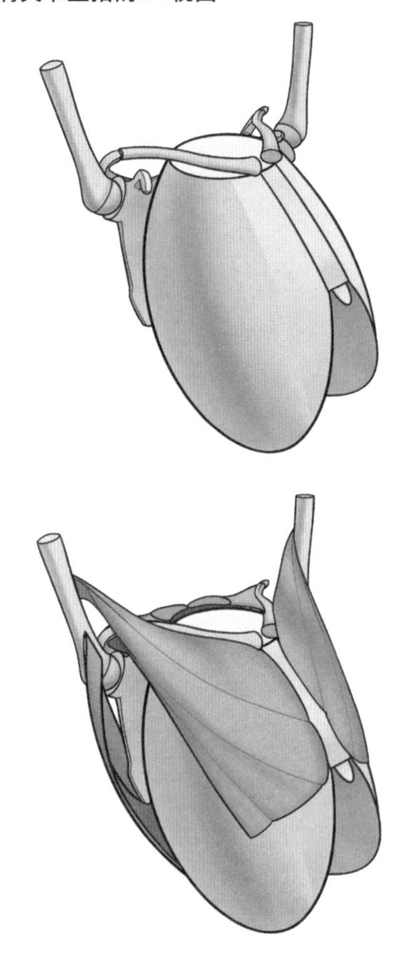

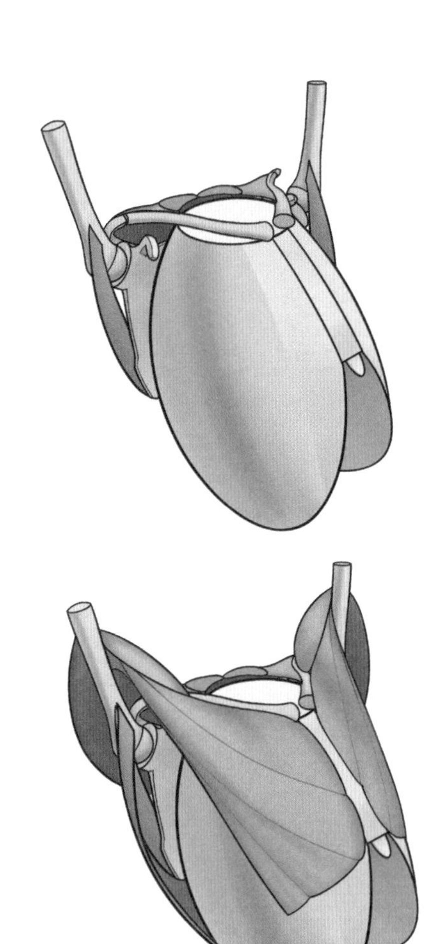

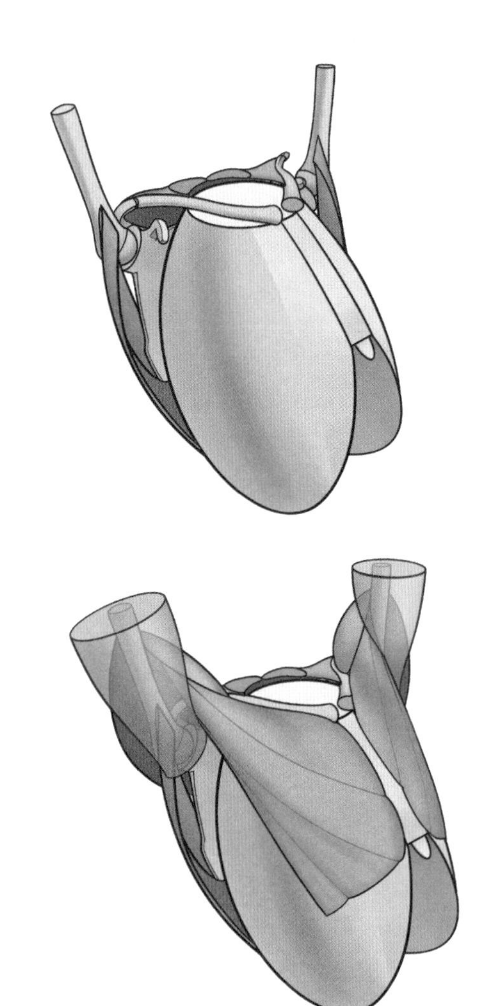

随着手臂的上抬，肩头逐渐转到身体后方。

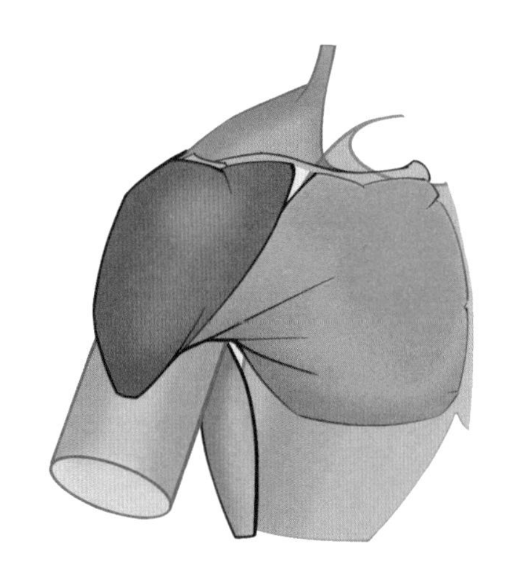

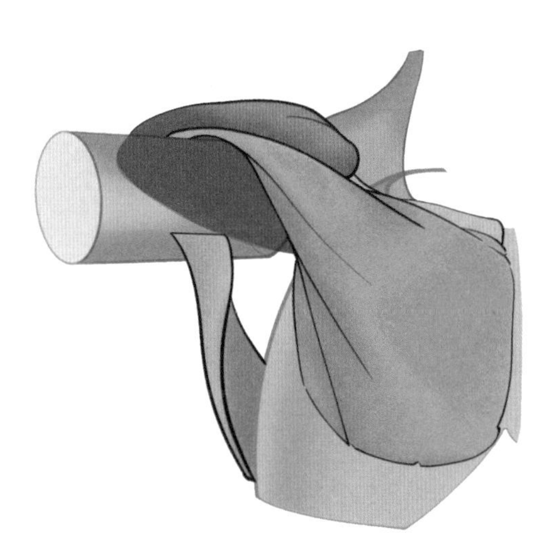

● 背阔肌 ● 肩三角肌 ● 胸大肌

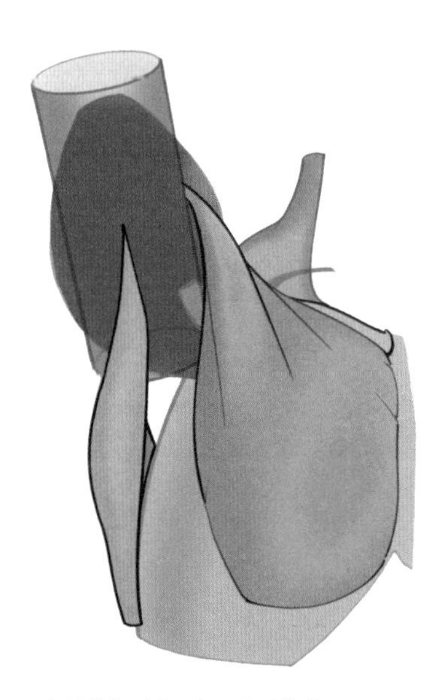

上臂抬起时肩三角肌向后旋转

1.6

肩胸部体块结构

“体块”中的“体”是指空间，“块”是指概括，为了表现出人体的体积与空间，对形体进行块面的概括是表现体积的关键方法。绘画中的体块结构不同于自然形态，但又来源于自然形态，是对自然形态的归纳与概括。将相同和接近的朝向面归纳在一起，尽量用最少的面进行概括，这样可以得到最简洁的体块造型。因为胸腔决定了人体的基本朝向，所以肩胸部的体块结构尤为重要。

1.6.1 体块朝向面的方位

划分朝向面是概括体块的重要手段。基本的朝向面是前、后、左、右、上、下，在面与面之间又划分出斜面或斜侧面，可以按照朝向面的方位进行判断。

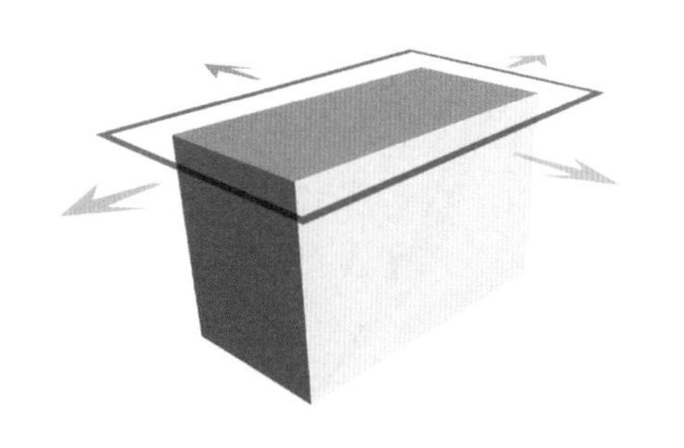

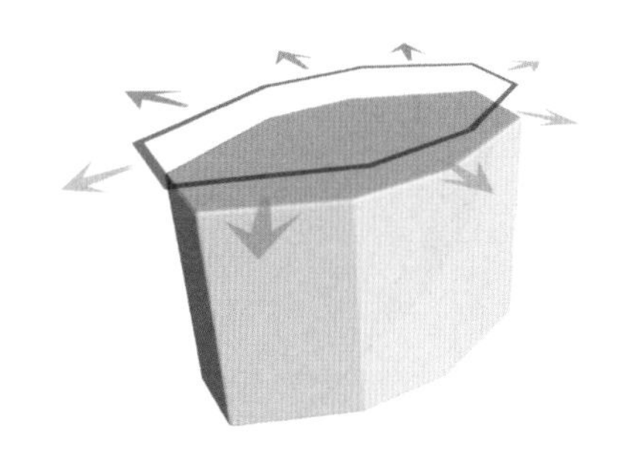

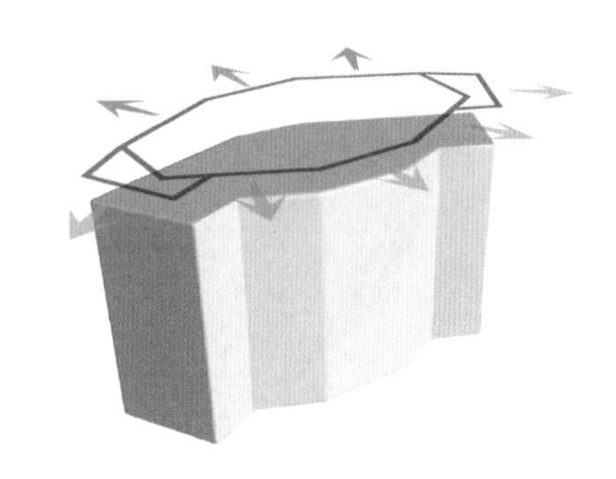

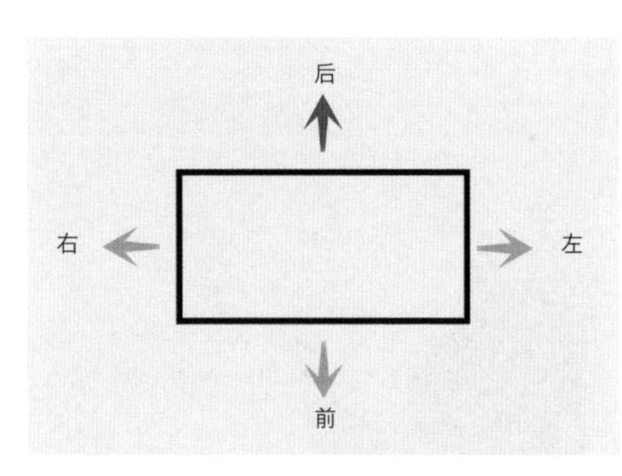

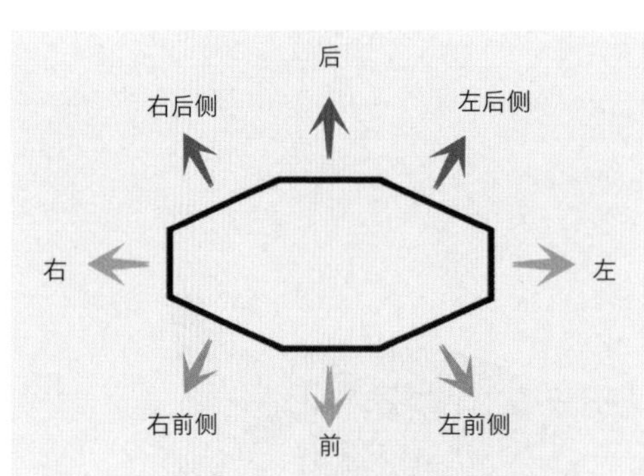

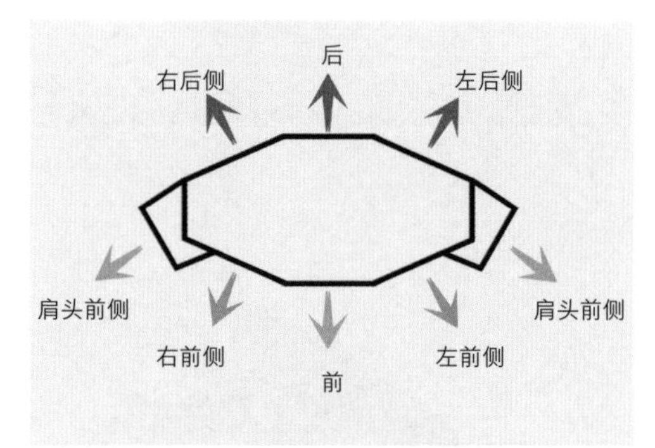

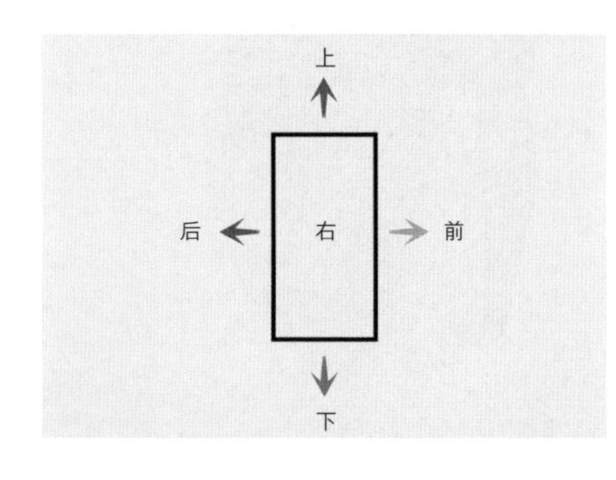

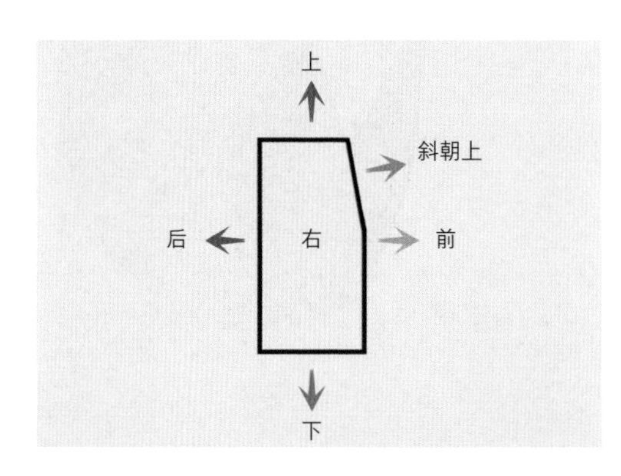

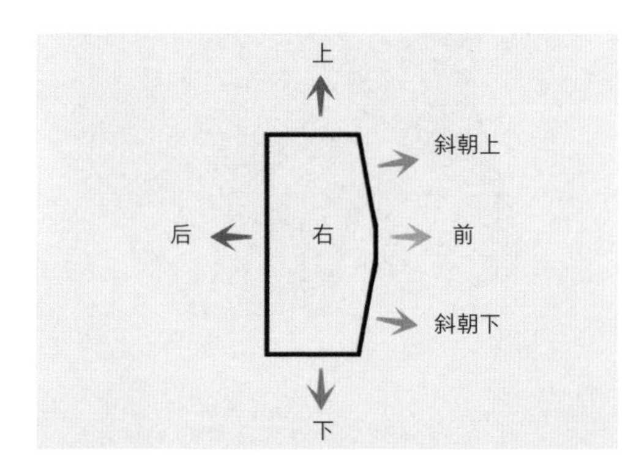

1.6.2 肩胸部体块及各朝向面

前视、后视、俯视的体块朝向面如下图所示。

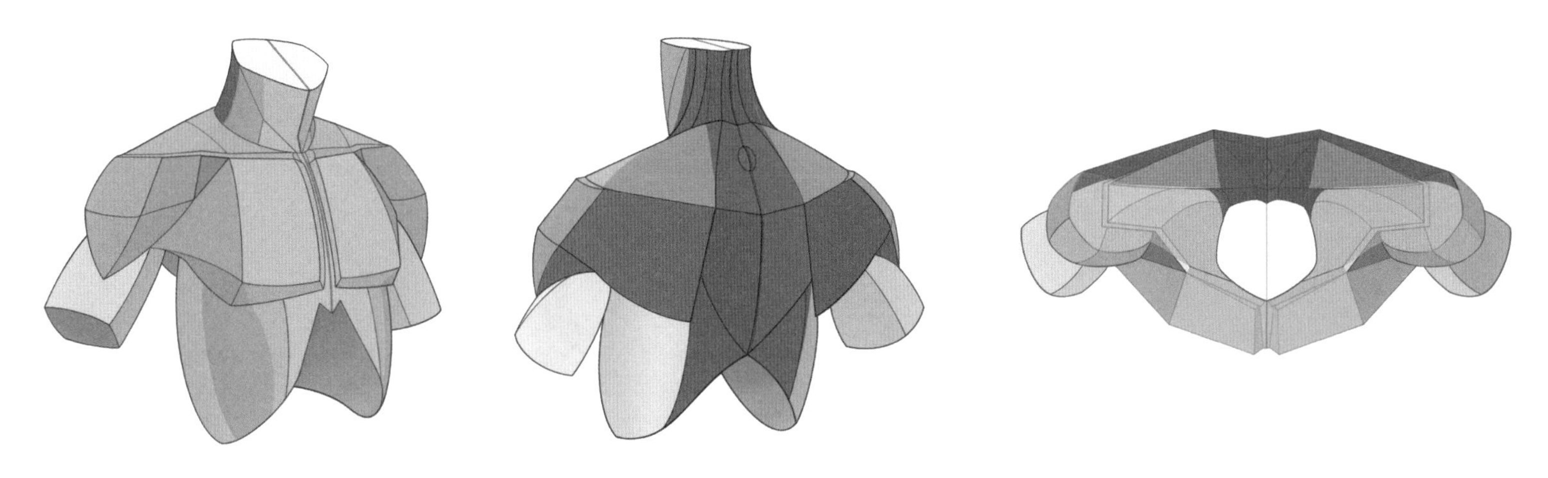

人体中线是将人体左右均分的界线。

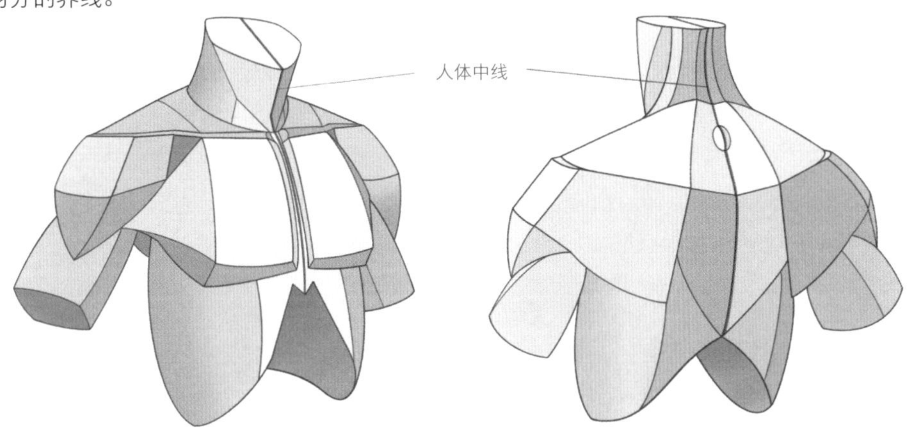

对体块进行透视，便于对左右相对的点进行对标比较。左右对称的位置点在同一个透视关系中应该能够一一对应，位置点间的连线应该能体现在这个透视关系中。

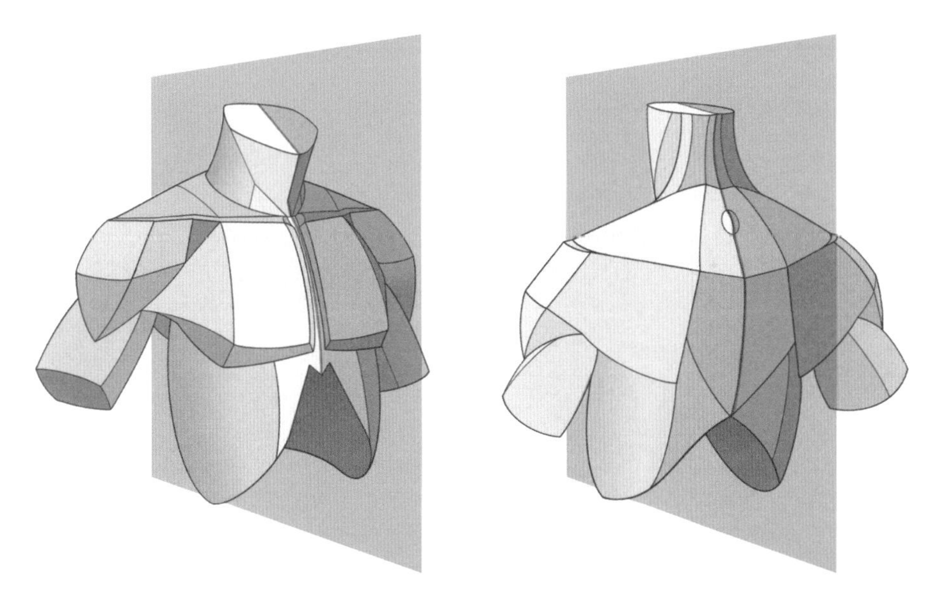

肩胸部体块的正面、背面如下图所示。

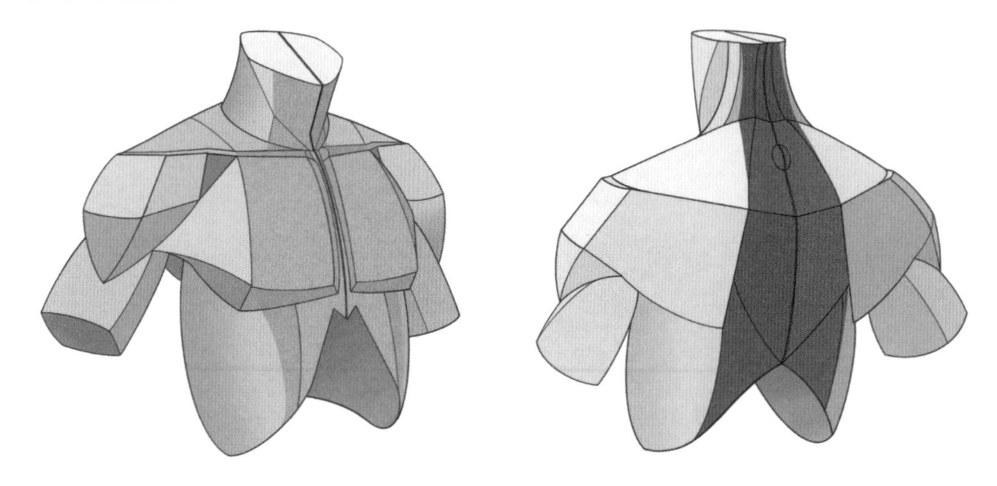

肩胸部体块的前侧面、后侧面如下图所示，它们分别有两个侧面——左侧面和右侧面。

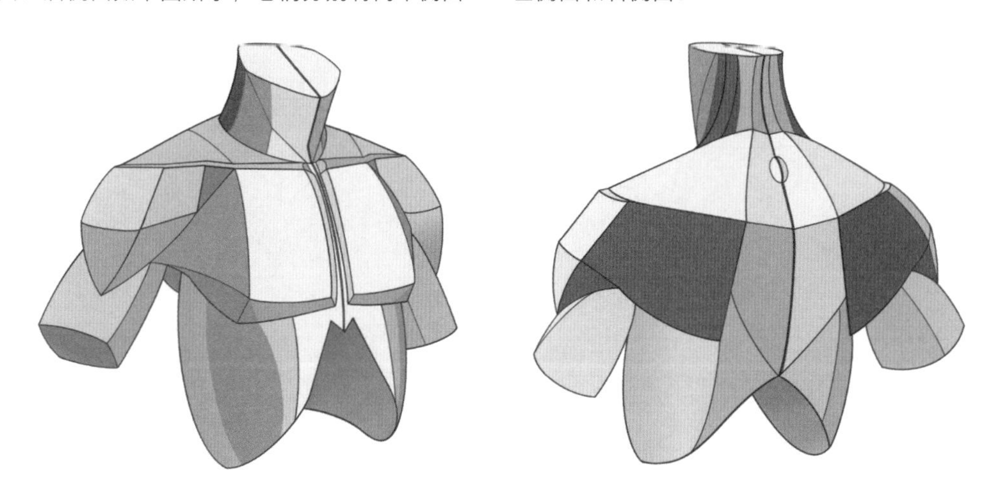

肩部顶面和后面如下图所示。

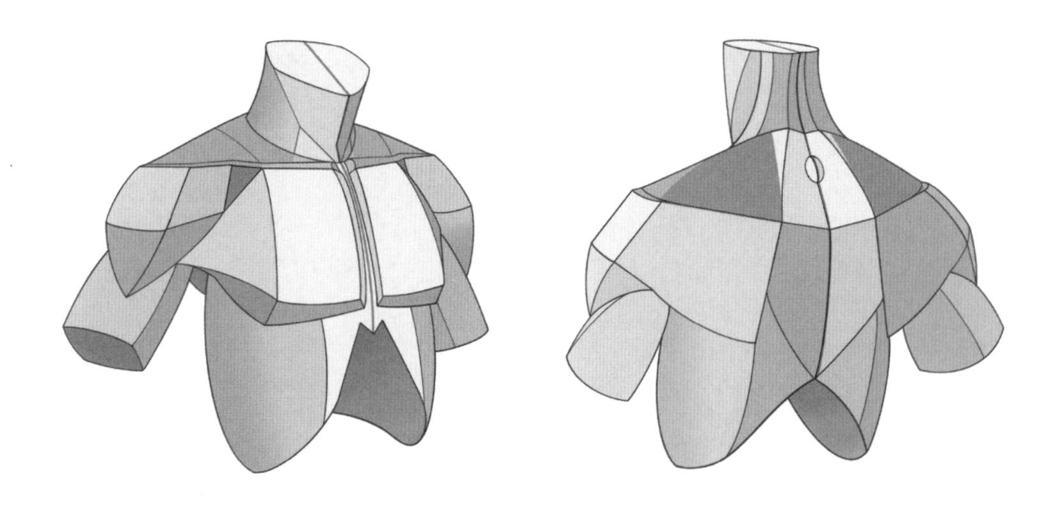

肩头的正面不朝向身体正侧面，而是斜向朝前的。

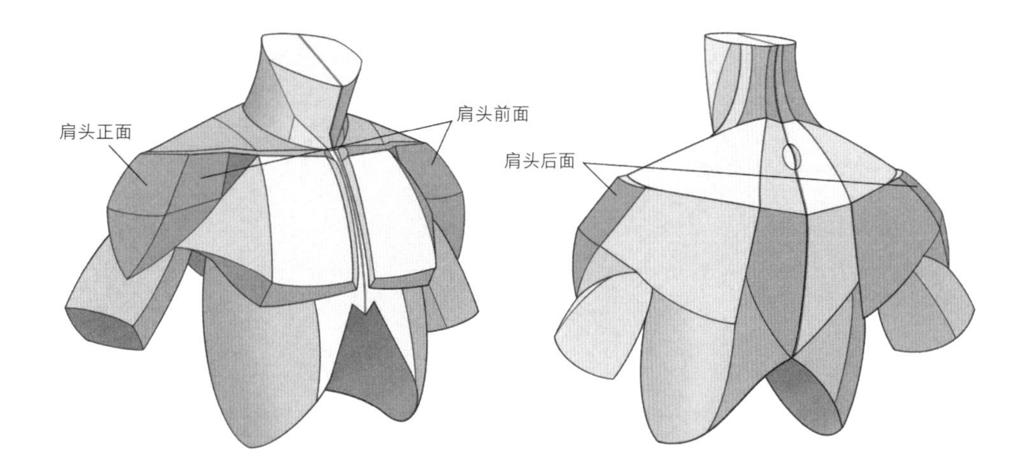

肩胸部体块的俯视图如下图所示，胸肌与肩头在空间上有前后的关系。

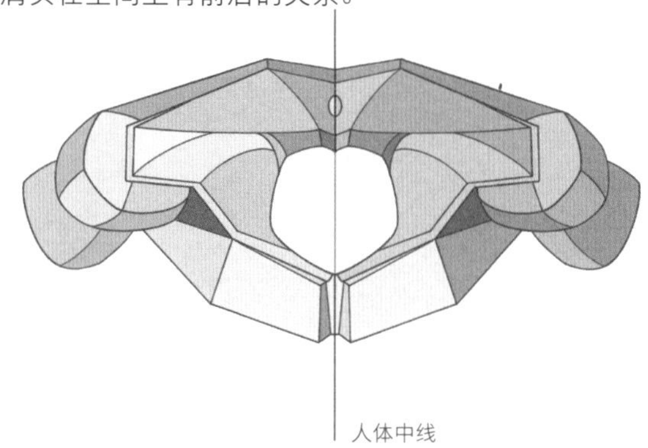

前侧与后侧

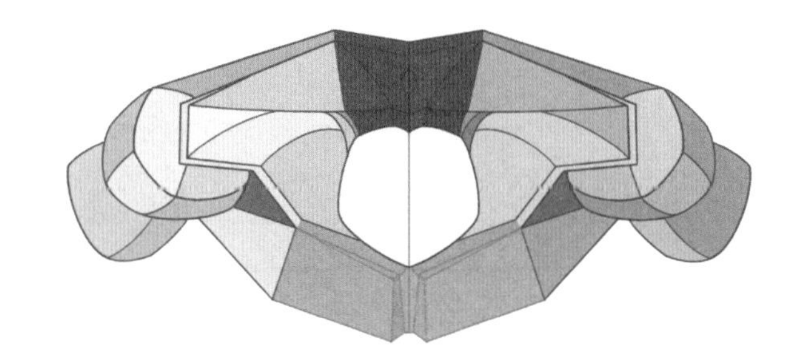

前斜侧面、后斜侧面

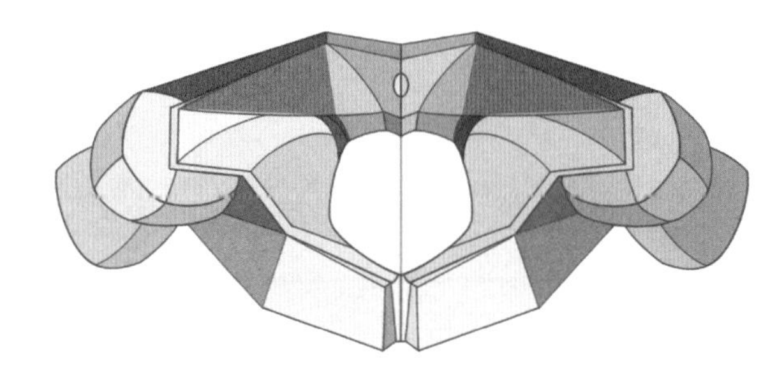

肩部顶面、后面

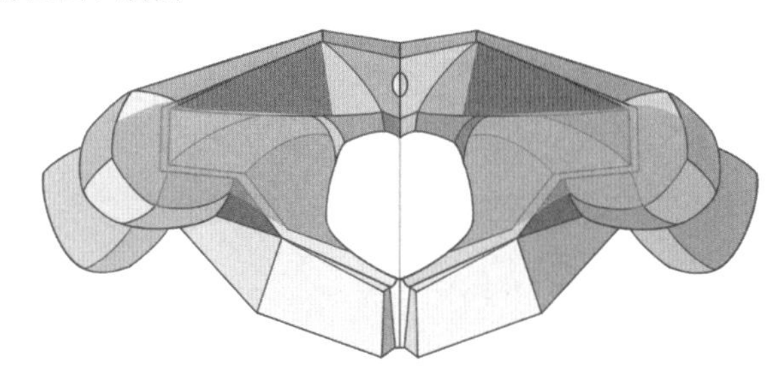

肩头朝向

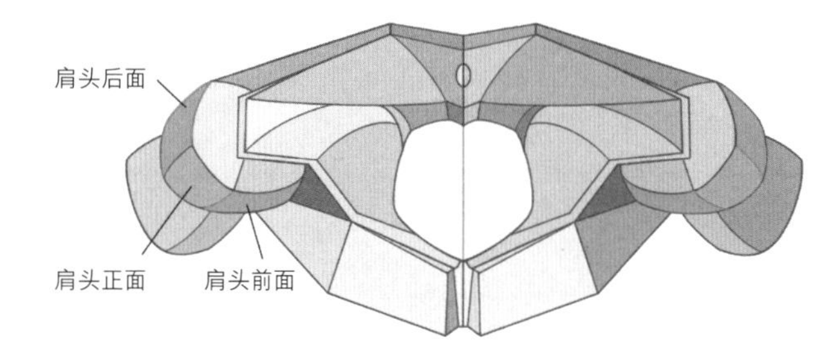

第2章 头颈部

头颈部是紧邻肩胸部的一个重要部分，由头部和颈部构成；颈部又与肩胸部相连，使头部和肩胸部构成一个整体。作画时头颈肩的衔接关系往往是一个难点，衔接得不自然，结构就会出问题，画面就会显得不自然，所以绘画时应当将颈部看得像头部一样重要。

头部的基础造型简单，但表面的起伏变化较为复杂，通常先以方体来概括头部，但这仅是第一步；还要掌握头部更多的结构特征，才能完成对头部的刻画。头部骨骼、五官形态、头部脂肪等都是构成头部形态的要素。颈部不仅是连接头部与胸腔的结构，也是能使头部运动的关键部位。

头颈部人体模型

头颈部骨骼与整体造型的骨性外观如下图所示。

头颈部的动态变化丰富而微妙，稍不注意就可能把握不准确。尤其是颈部，它体积虽小，有时还不能完全可见，但是它对头部的运动起着至关重要的作用，同时还决定了头部与身体的衔接是否合理、准确。

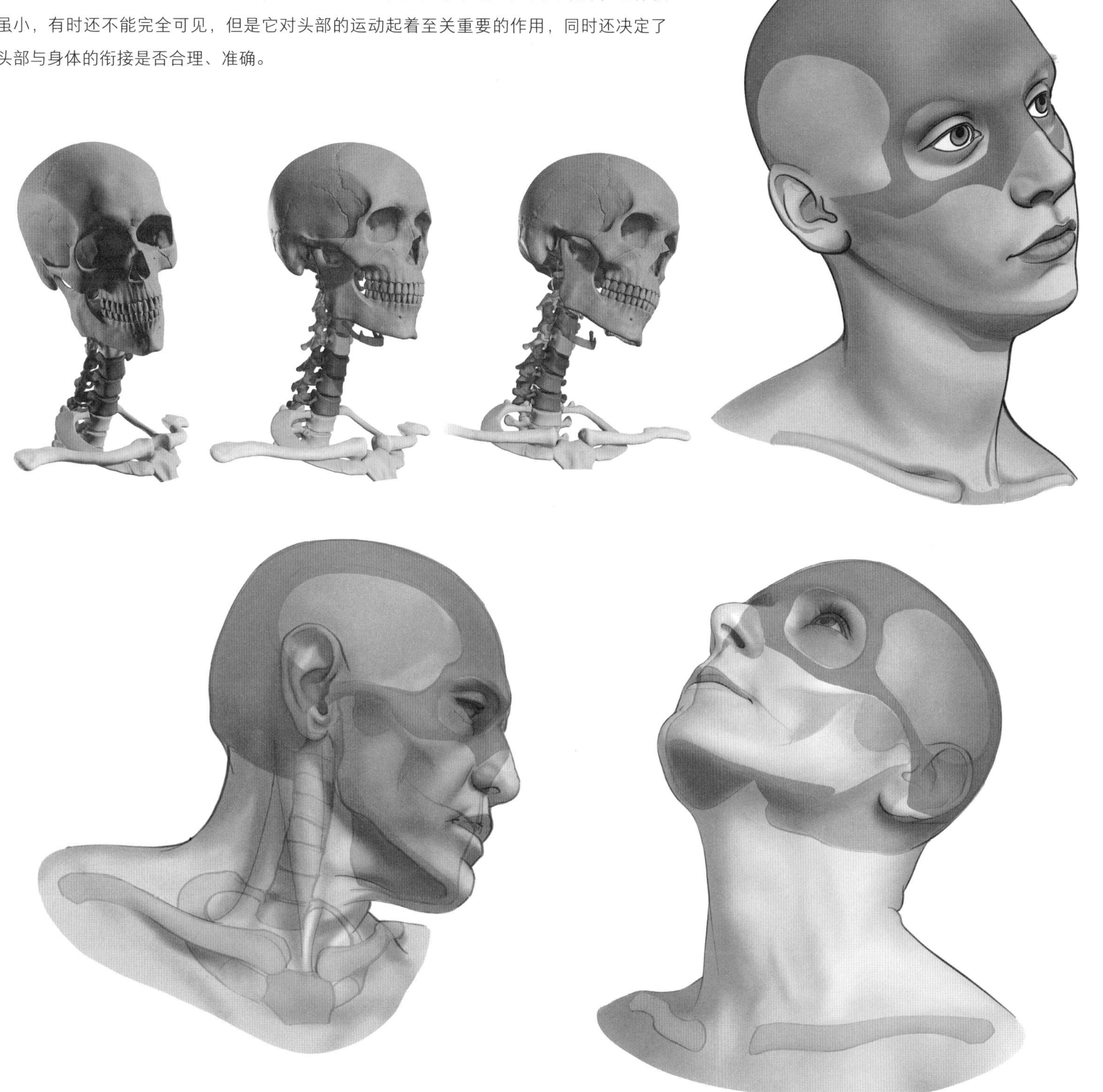

2.1
头骨结构

头骨由脑颅骨和面颅骨组成，头骨直接决定了头和面部的基本形态。头骨由多个骨块组成，成年人颅骨中的骨块已经融合成一体，形成一个坚实的颅腔，骨块之间有骨缝，但不会活动；骨块能够对脑及主要器官起到保护作用。头部可以活动的关节只有下颌骨与颅骨间的颞下颌关节。

- **头骨各角度形态**

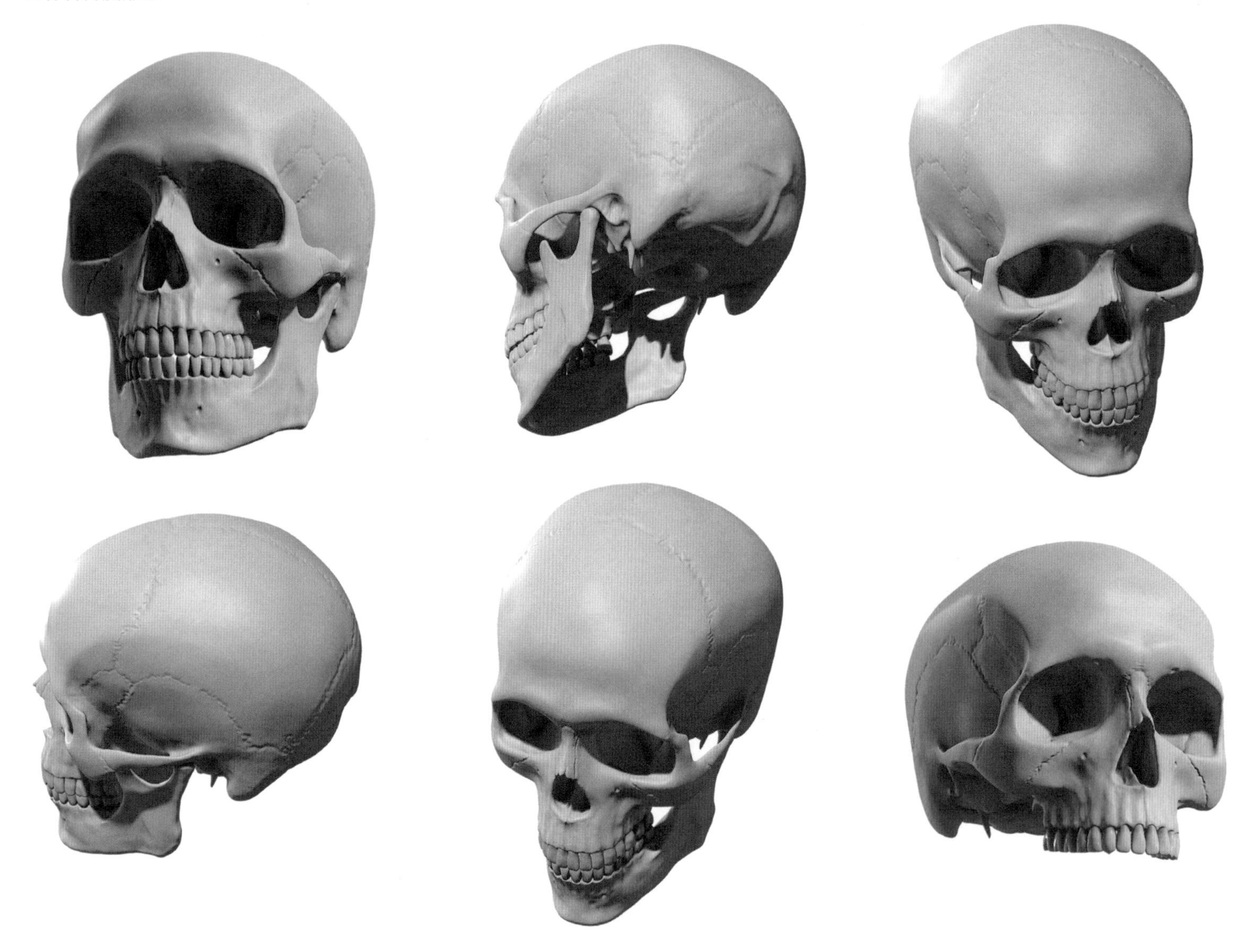

2.1.1 头骨的构成

构成头骨外部形态的主要有额骨、顶骨、颧骨、颞骨、蝶骨、鼻骨、上颌骨、下颌骨、枕骨。鼻腔内、眼窝内及颅底还有犁骨、泪骨、筛骨、腭骨，因其对外形无明显影响，所以作画时可以忽略。

• 头骨正面与背面

• 颅骨底部

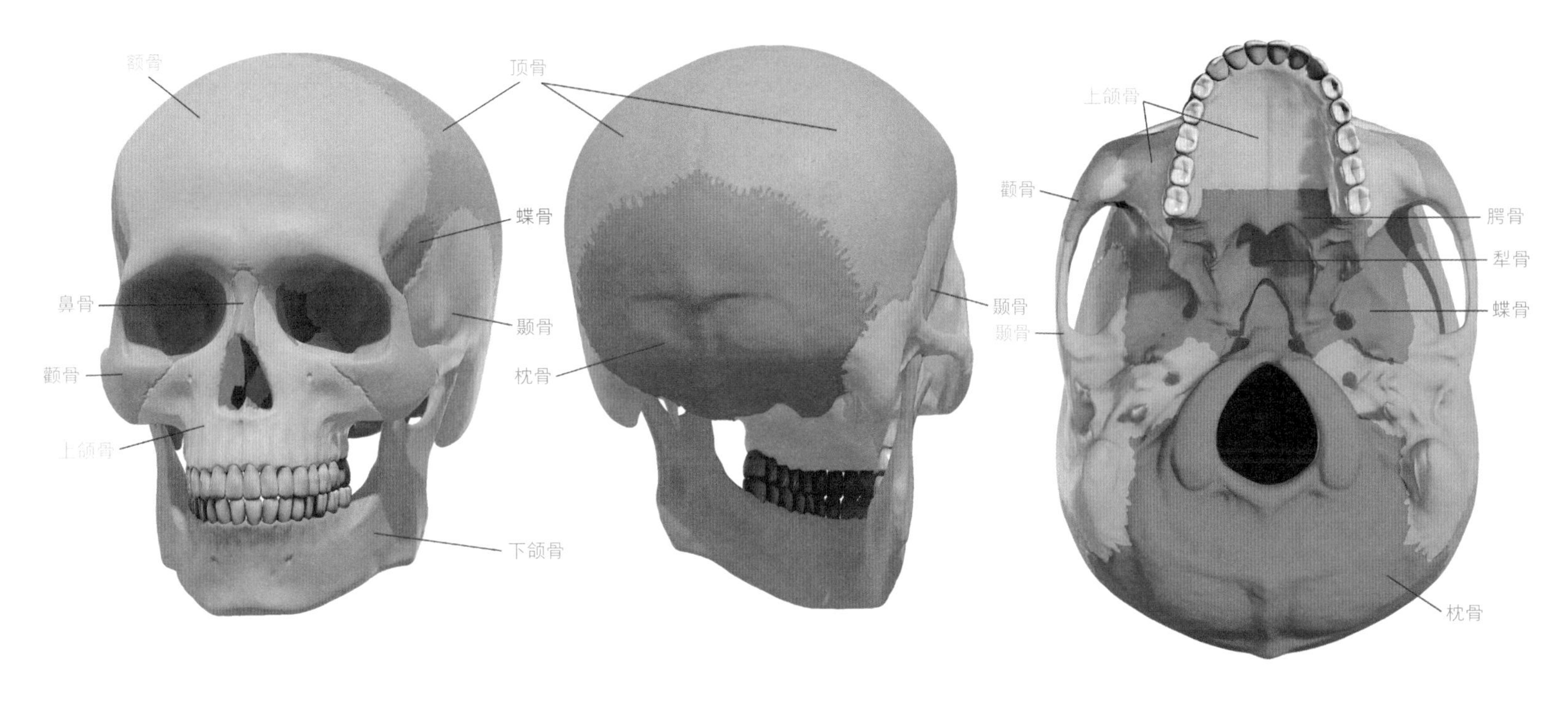

2.1.2 头骨骨点与造型特征

• 头骨骨点图

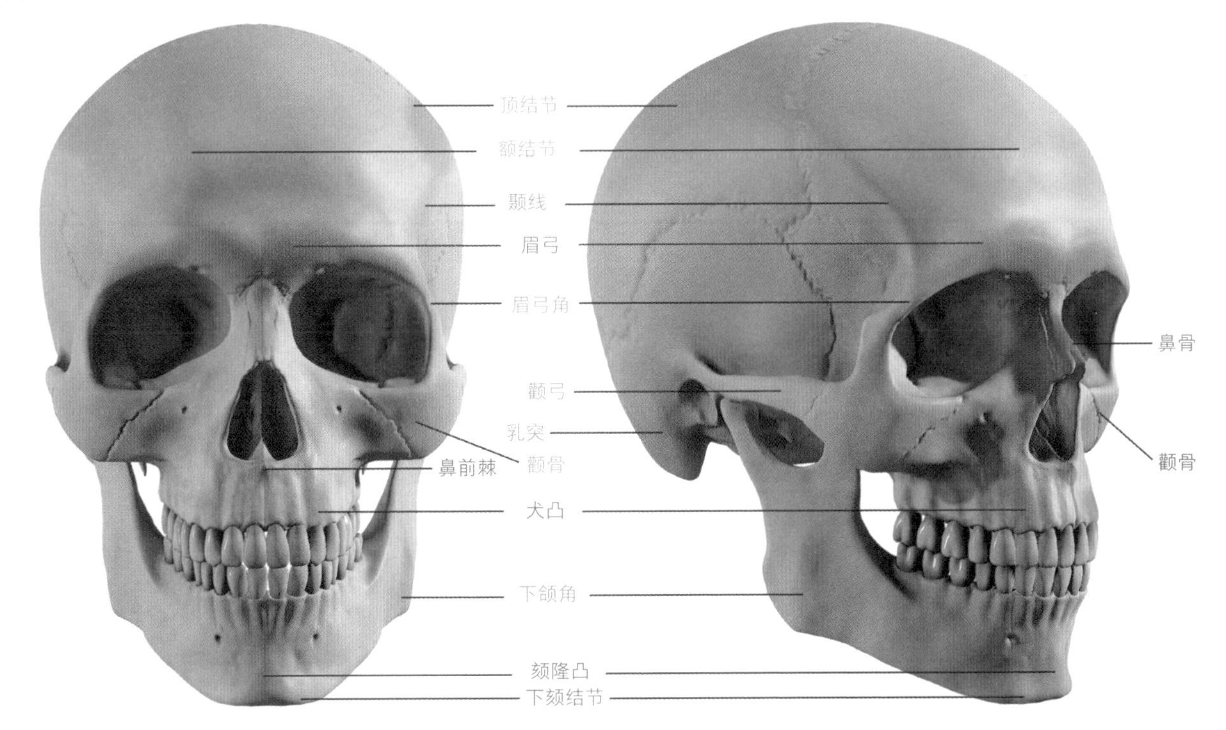

眉弓中部呈拉宽的“V”字形，并且宽厚鼓凸，与外部之间有一条倾斜的压盖产生的痕迹。

在额结节与眉弓之间有一个横贯左右的浅凹面。

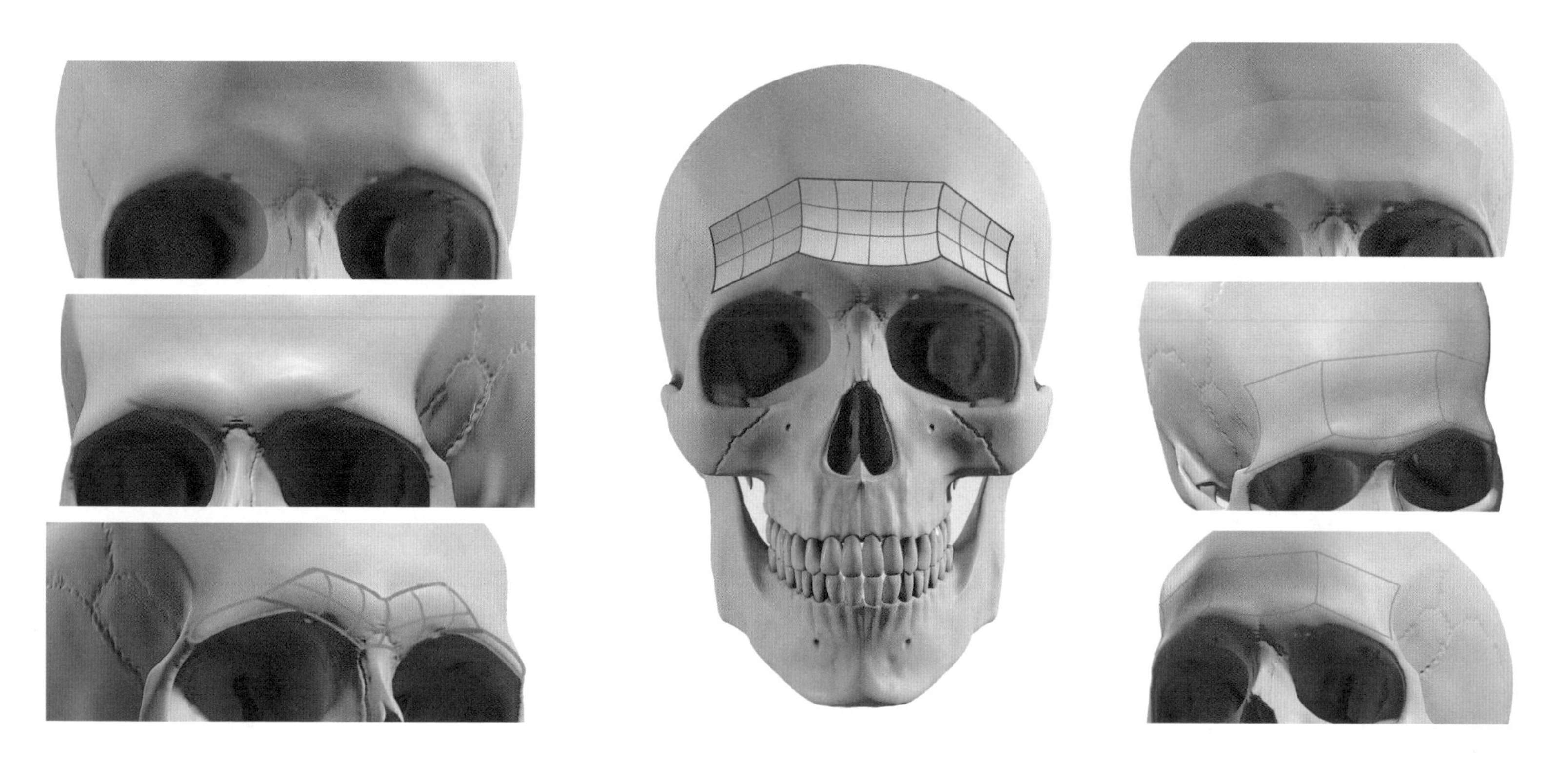

眼眶是方孔圆角斜向内上方的凹窝眶缘，眼眶有四个缘；上缘、下缘、内侧缘、外侧缘。在空间中，外侧缘和下缘更靠后，整体向后下方倾斜，此特征从侧面观察较为明显。

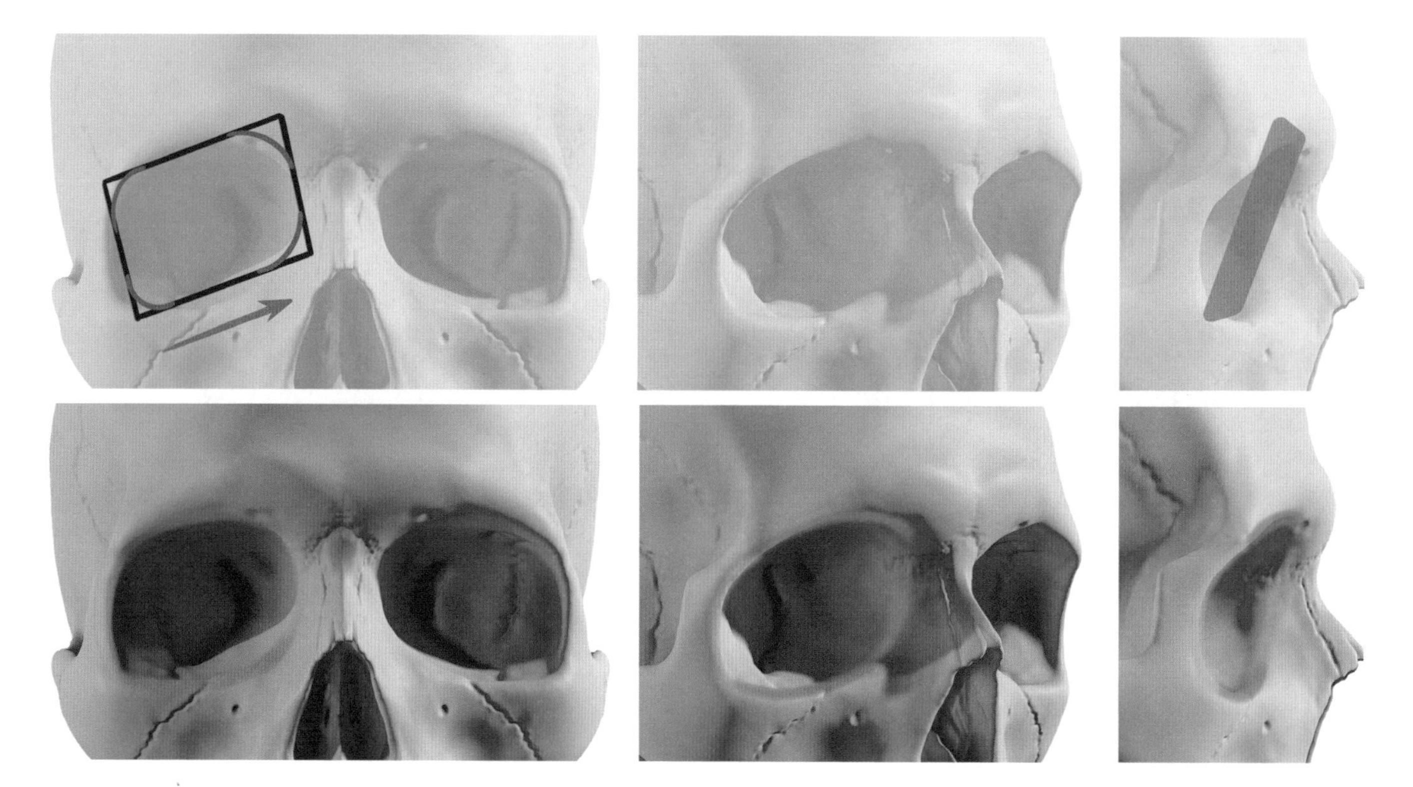

颞线是头部顶面与侧面的重要分界线，呈椭圆形，从眉弓角开始向后绕到耳孔后方结束，颞线的前半部分较为清晰。

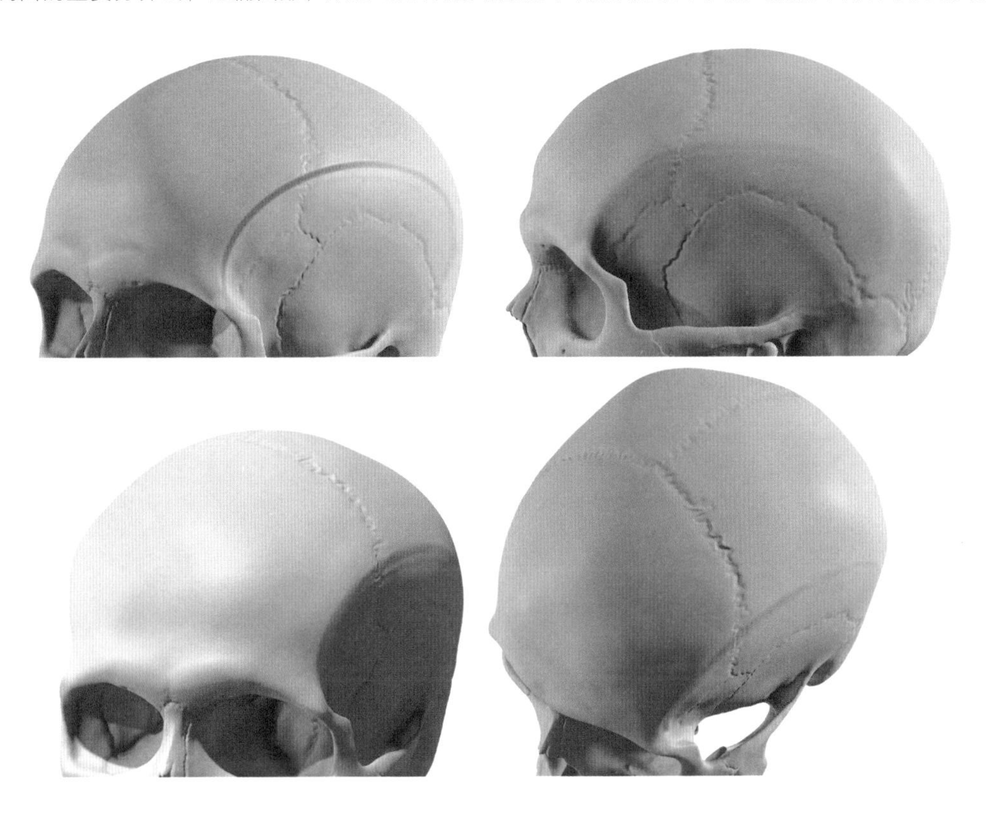

鼻梁骨由鼻骨和部分上颌骨构成，鼻骨是两块窄小的扁骨，构成鼻梁骨的前表面。前端形成上窄下宽的卵圆形孔洞，即鼻腔，因为形状像梨，所以也叫梨状孔。鼻腔下端中间位置有一个骨性小突起，称鼻前棘，是鼻子的最底端。鼻腔形成的斜面与颧骨的斜面相平行。

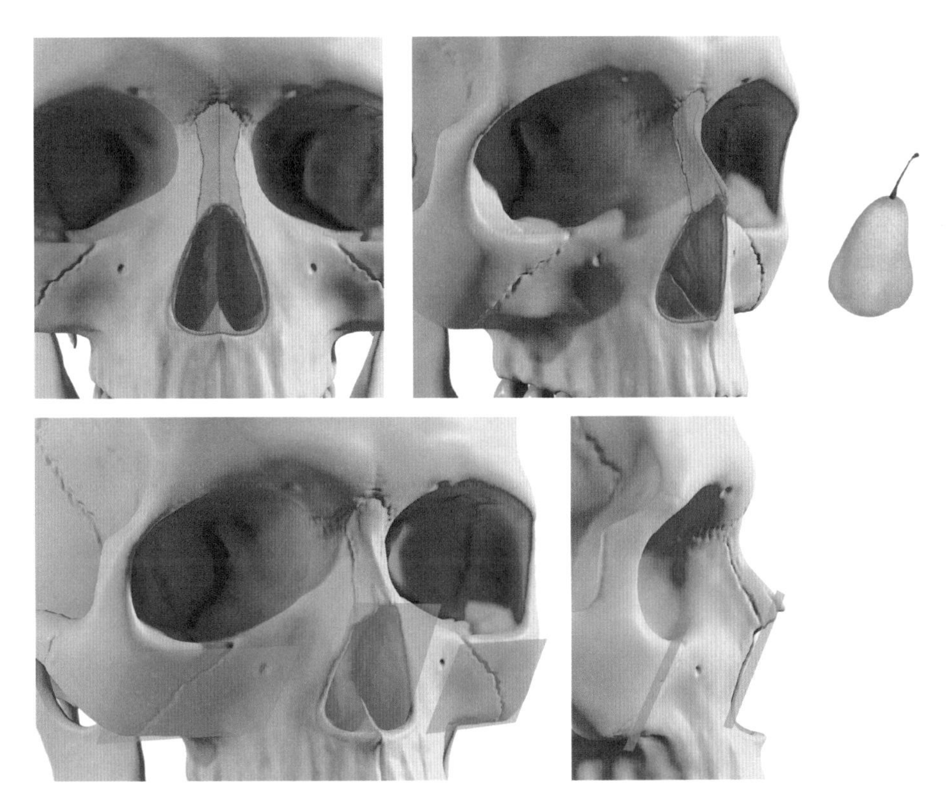

颧骨是面部的最宽处，颧骨的前面略倾斜，向后与颧弓相接，颧弓向外呈鼓凸状，向后逐渐变窄。

颧骨的底端与鼻前棘和颅底处在同一水平面上。

颧弓的上缘与眼眶的下缘处在同一水平面上。

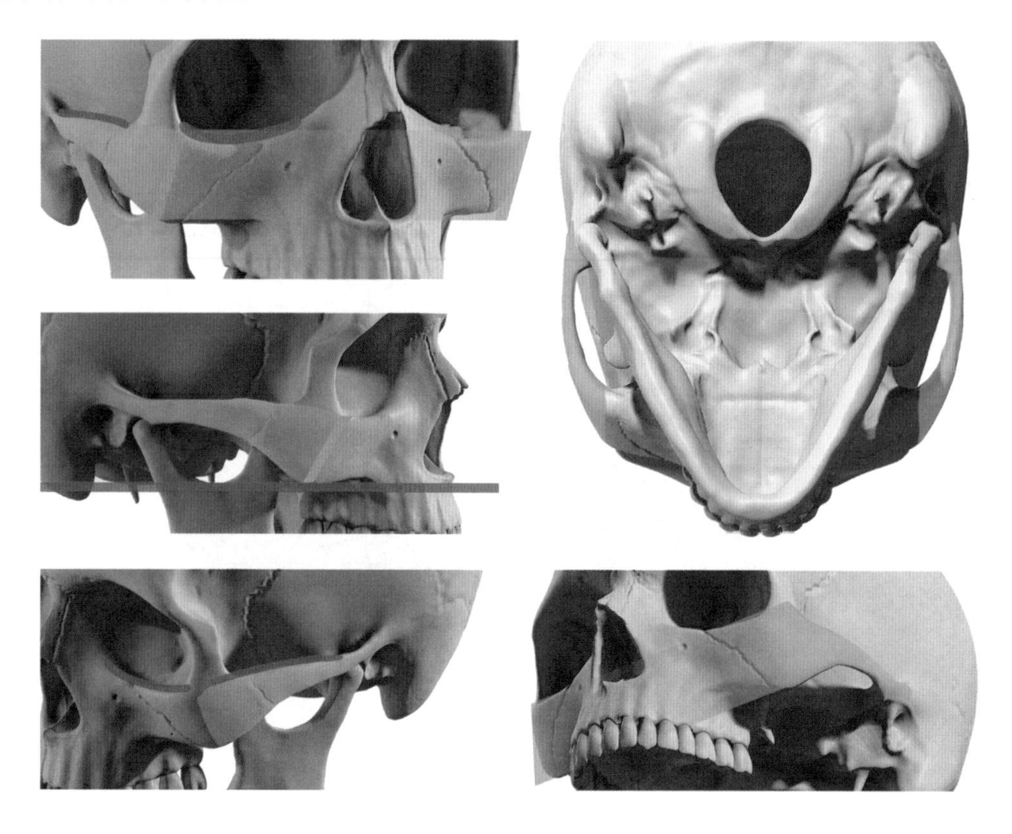

嘴骨不是一个独立的骨块，而是一个由上下牙槽及牙齿组成的圆柱形骨，但不是标准的圆柱形，而是中间略凸的鼓形。上颌牙槽的犬齿（尖牙）槽被称为犬凸，是正面与侧面的分界。

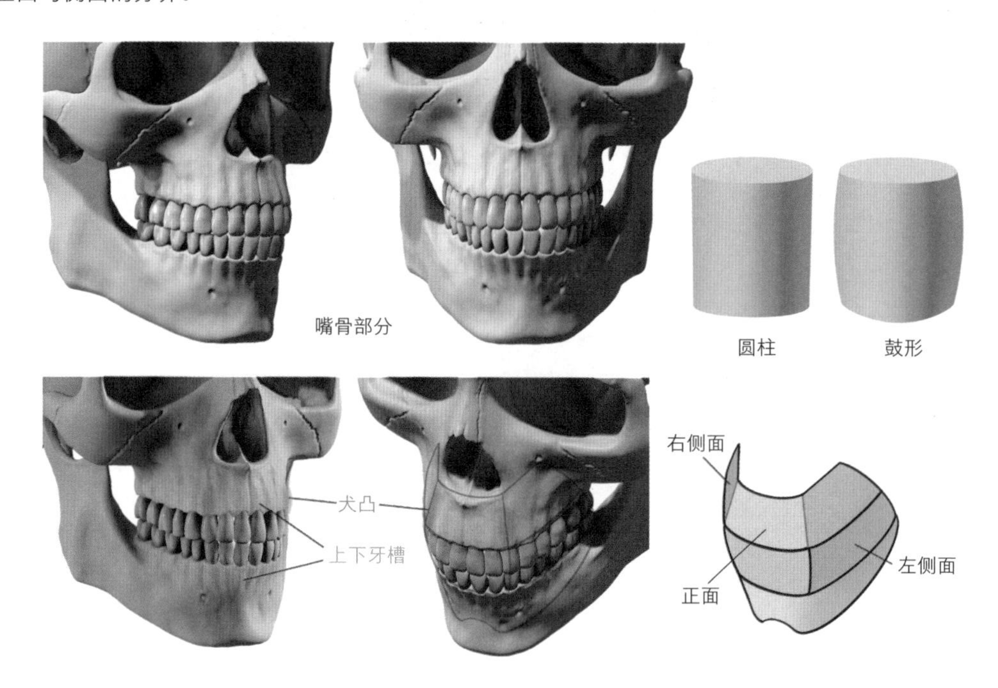

牙齿是插在牙槽中的一种器官，也是人体最坚硬的部分，它与骨骼的组成成分不同，所以牙齿不属于骨骼。

上排牙相较下排牙略长一些。整体向后、向上倾斜。

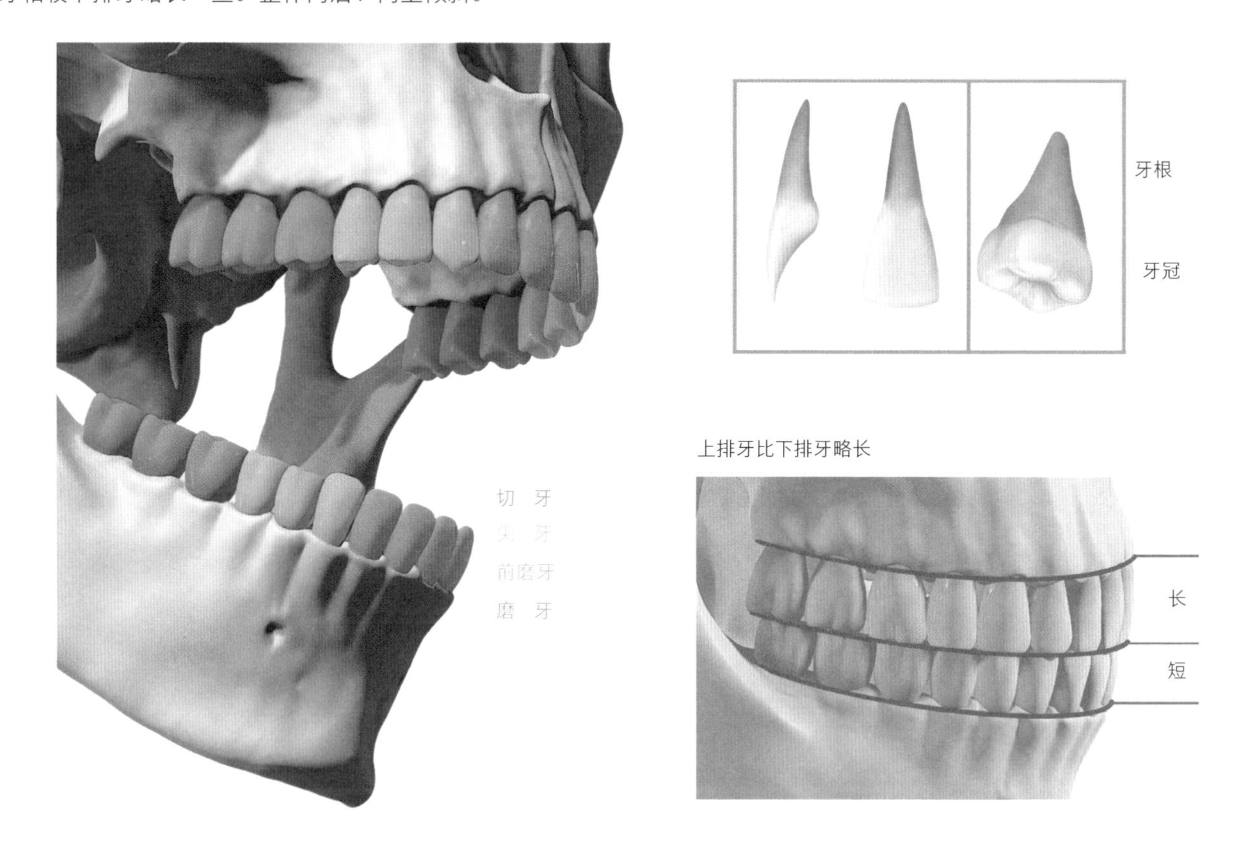

上排牙比下排牙略长

牙冠呈“U”形，左右两侧并不平行，而是向后岔开。

牙齿在正常闭合的状态下并不是完全相贴的，上排切牙会略盖过下排切牙。

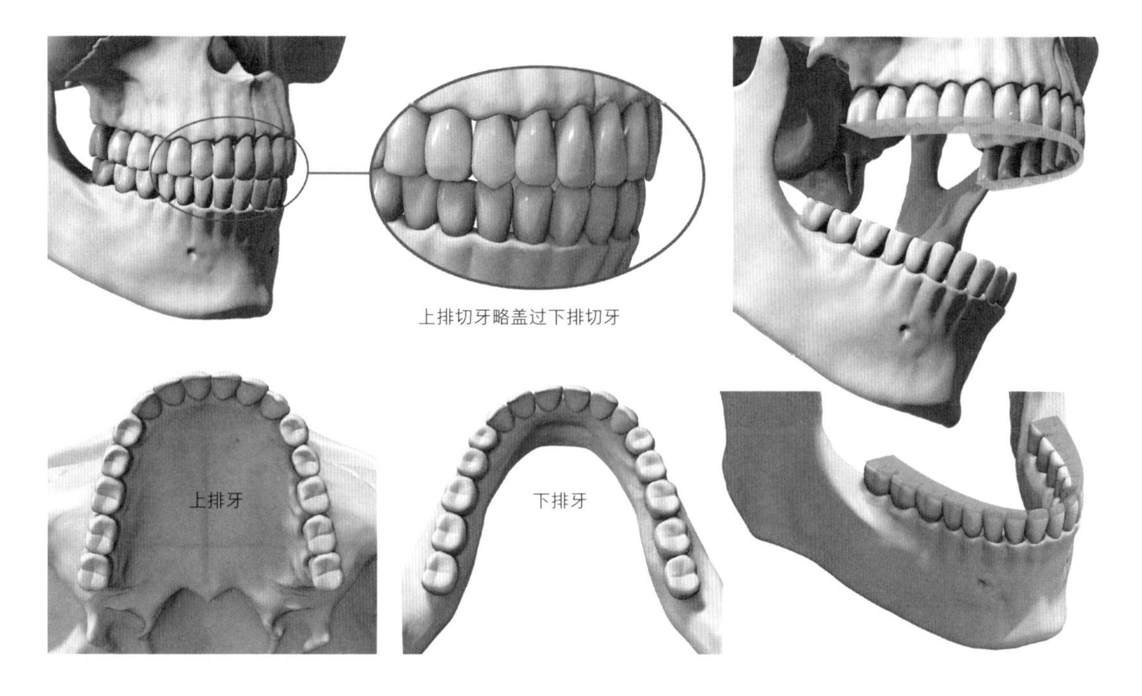

上排切牙略盖过下排切牙

下颌骨是一整块骨，类似于将两块扁平的“L”形骨片倾斜着衔接在一起。下颌骨包含髁突、冠突、下颌支、下颌角、下颌体。另外，下颌骨最前端的中线两侧有两个骨点，称下颏结节。

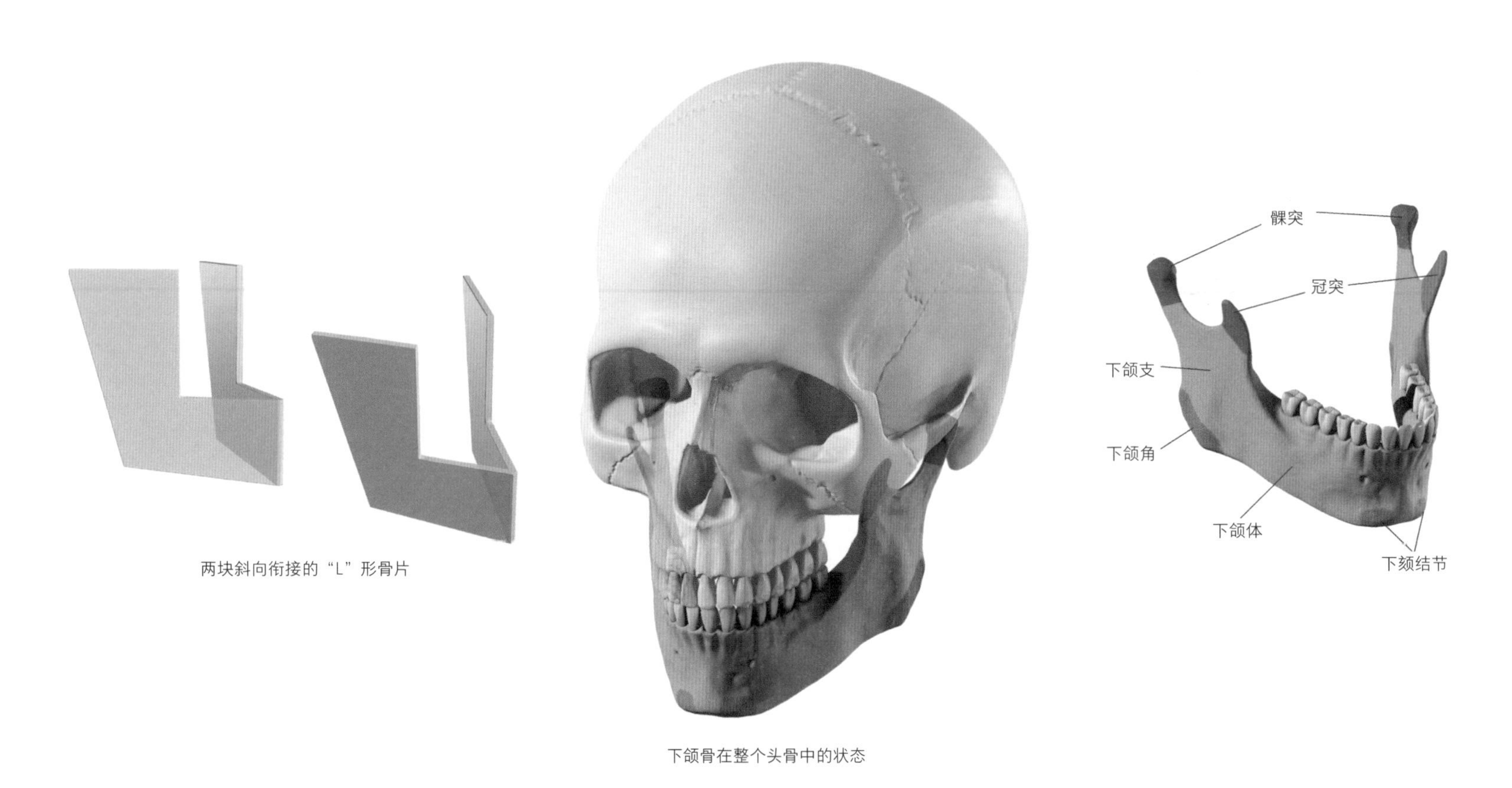

两块斜向衔接的“L”形骨片

下颌骨在整个头骨中的状态

下颌支的后边缘为后侧缘，下颌体的下边缘为下缘，后侧缘和下缘交会处为下颌角，下颌角呈略方或略圆的钝角，角度为100°~140°。两边后侧缘连接可形成倒梯形平面，下缘连接可形成三角形的平面。

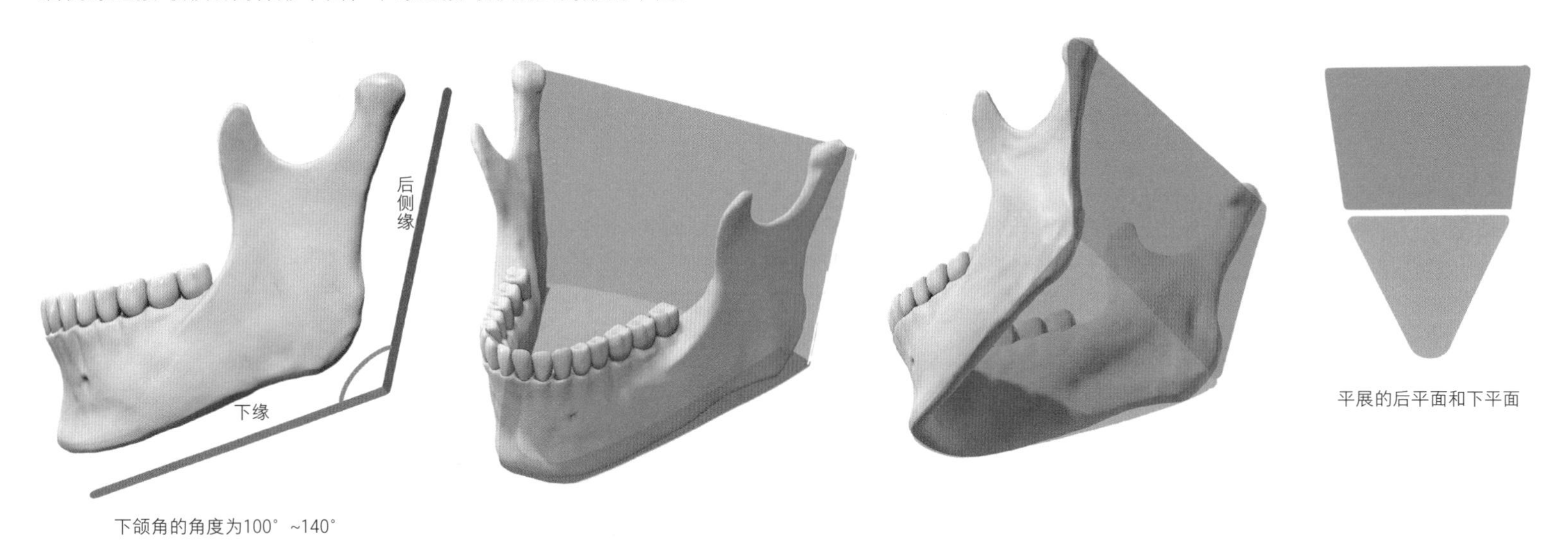

下颌角的角度为100°~140°

平展的后平面和下平面

下颌骨的后侧缘和下缘向下且向内，同时向前收拢，汇合于颏隆凸。下颌底呈“V”形。

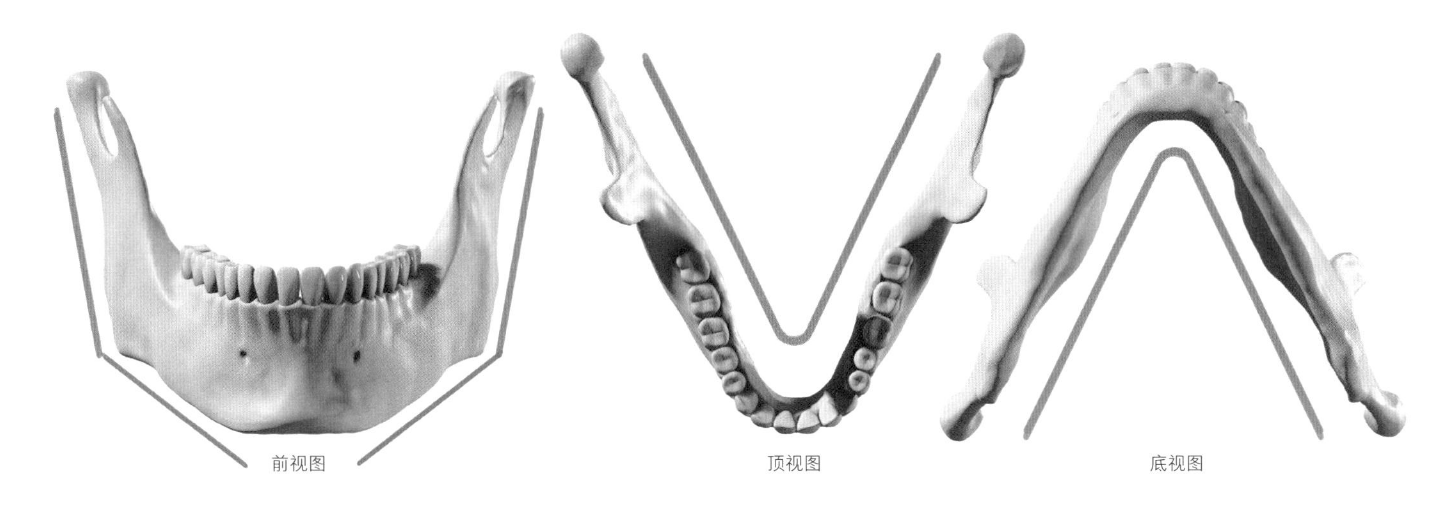

枕外隆凸是颅底后侧中央位置的隆起，体表处可触摸。

上项线是颈部与颅底的后侧交会处。

乳突是尖角朝下的圆锥形隆起，位于颅底侧面，耳孔后方。

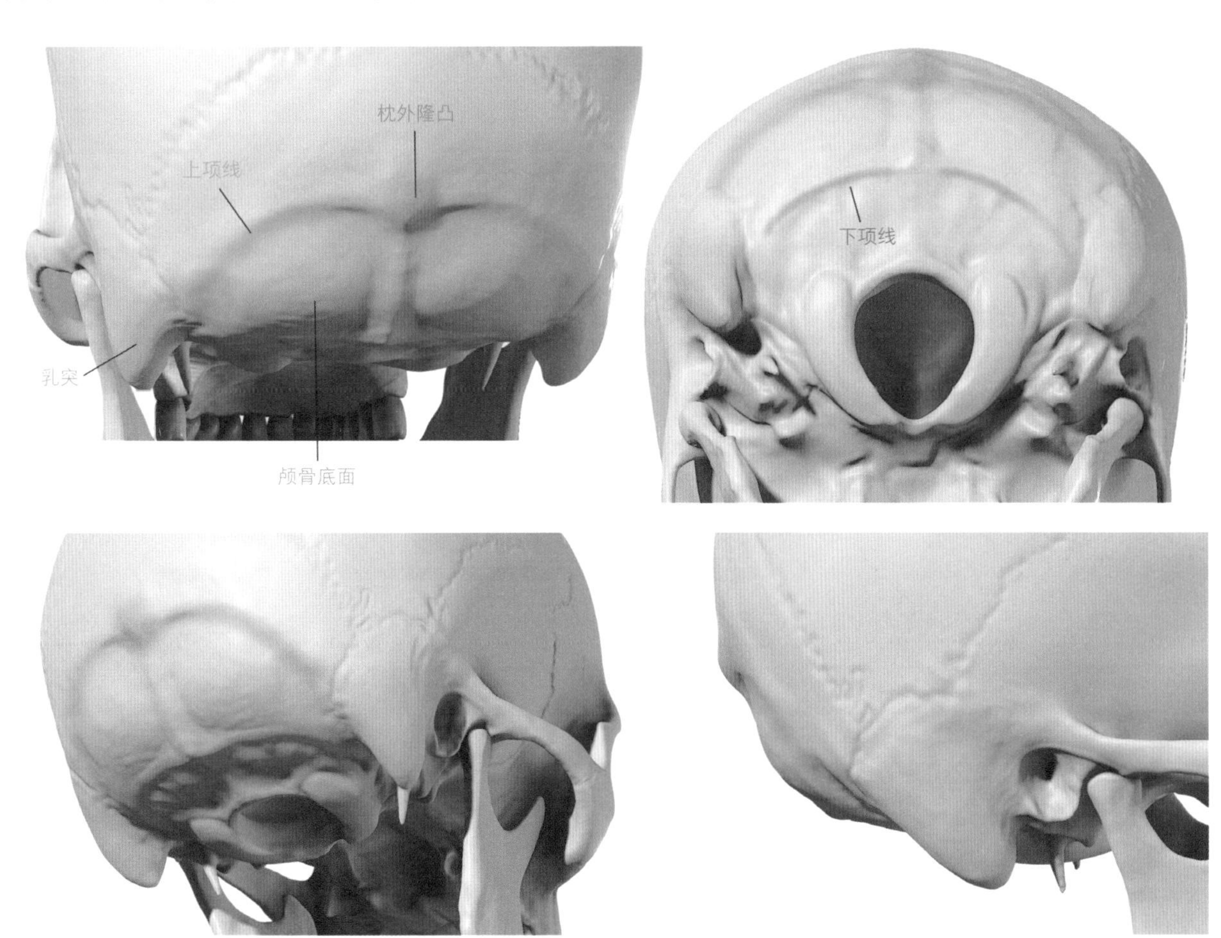

• **头骨的顶视与底视图**

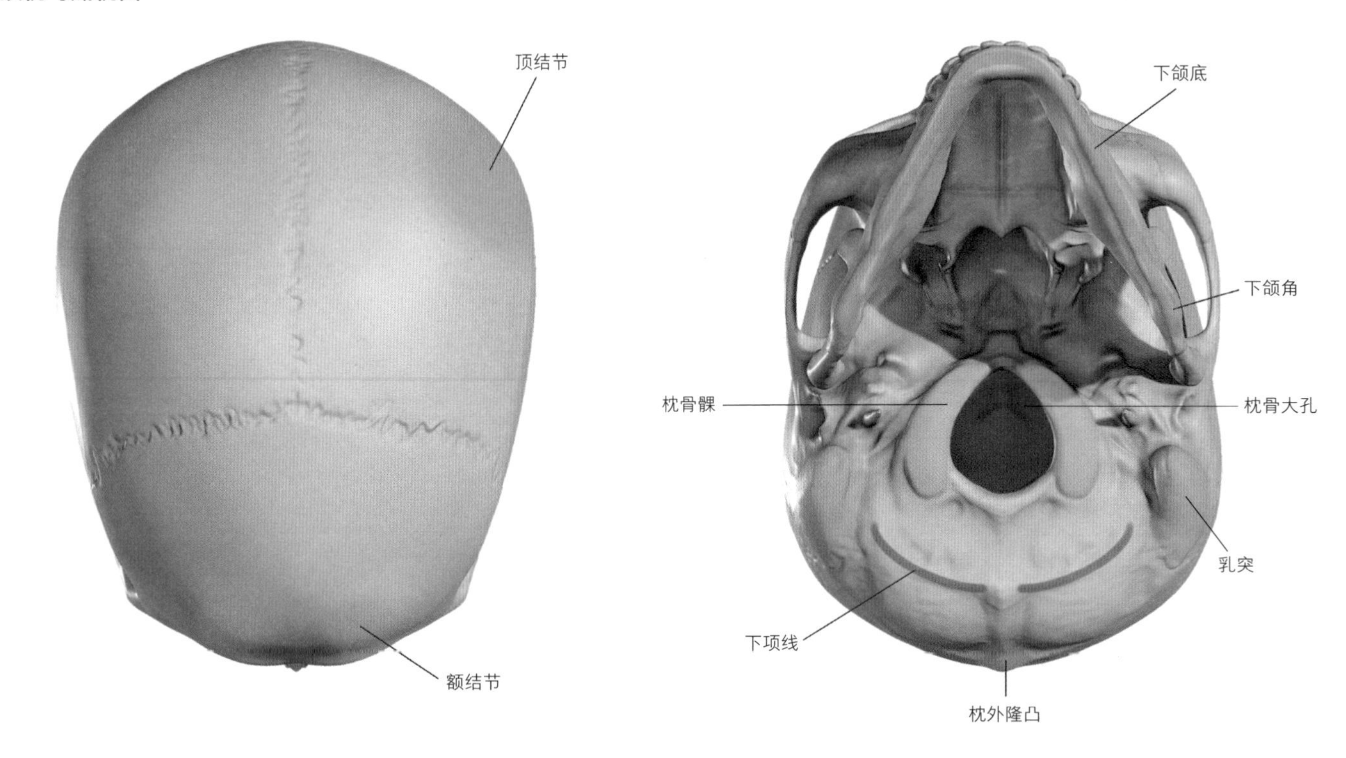

2.1.3 头骨比例

头部的长度与宽度在一定范围内成比例，头长即头顶到下颌底的长度。头长经常用作身体长度的测量单位。头宽有两种，即侧面宽度和正面宽度。

侧面的头宽比头长略短，正面的头宽略长于头长的1/2，颅骨最宽处大约等于2/3头长。

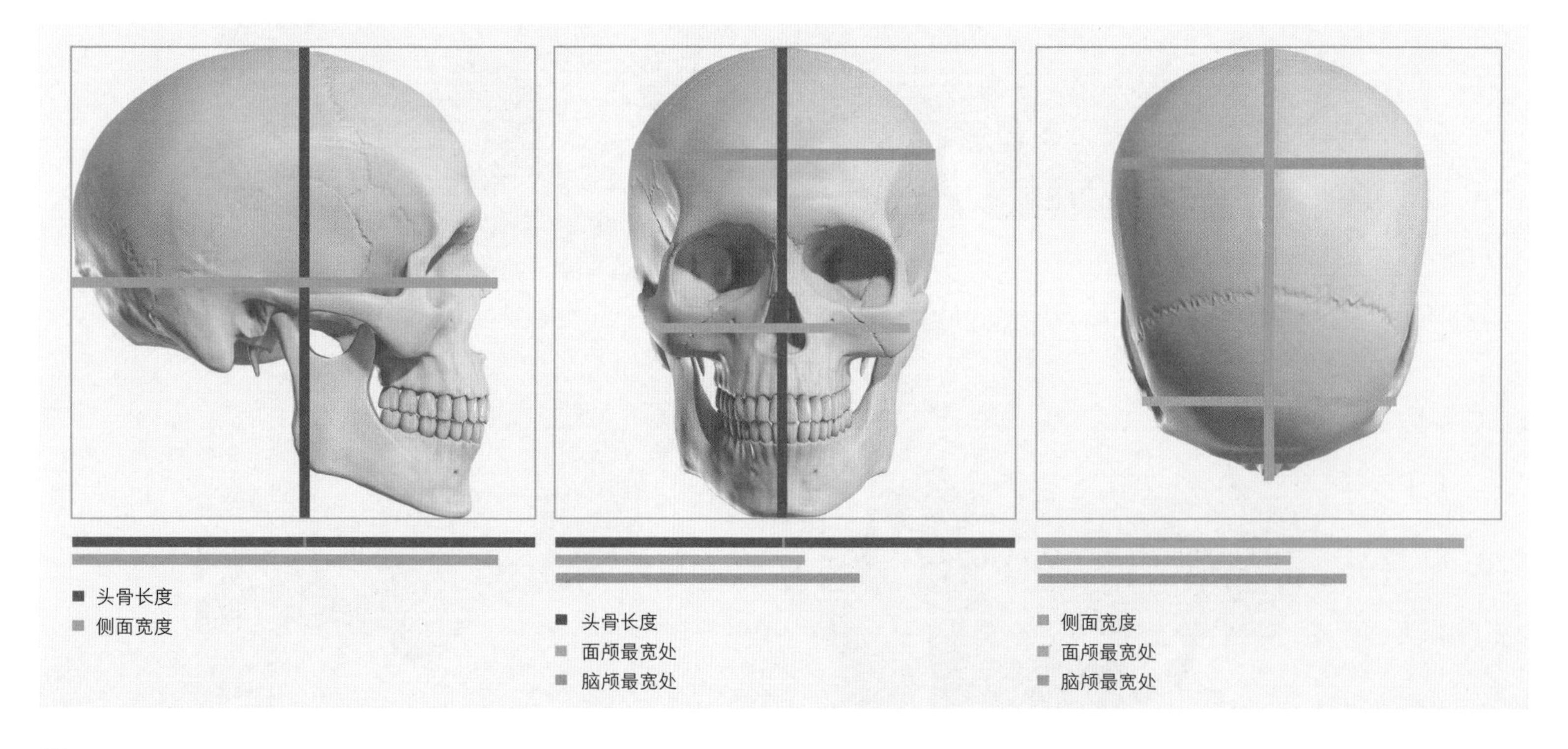

头顶的最高点在头骨侧面宽度的1/2处或略靠后。头骨后侧的最高点和眉弓在上1/3处，颅底、颧骨底、鼻前棘在下1/3处。颧弓结束的位置在头骨侧面宽度的1/2处。

头骨正面的比例可以用上大下小两个交叠的圆来表现，大圆直径为头长的2/3，小圆直径为头长的1/2。两圆交叠部分的高度刚好是鼻腔的高度。大圆的直径等于颅骨的宽度。鼻骨的前端在头长的1/2处。（**注：**比例是理想模型中具有普适性的关系值，适用于大部分模特，不能完美切合所有模特，多进行观察与比较才是掌握比例的诀窍。）

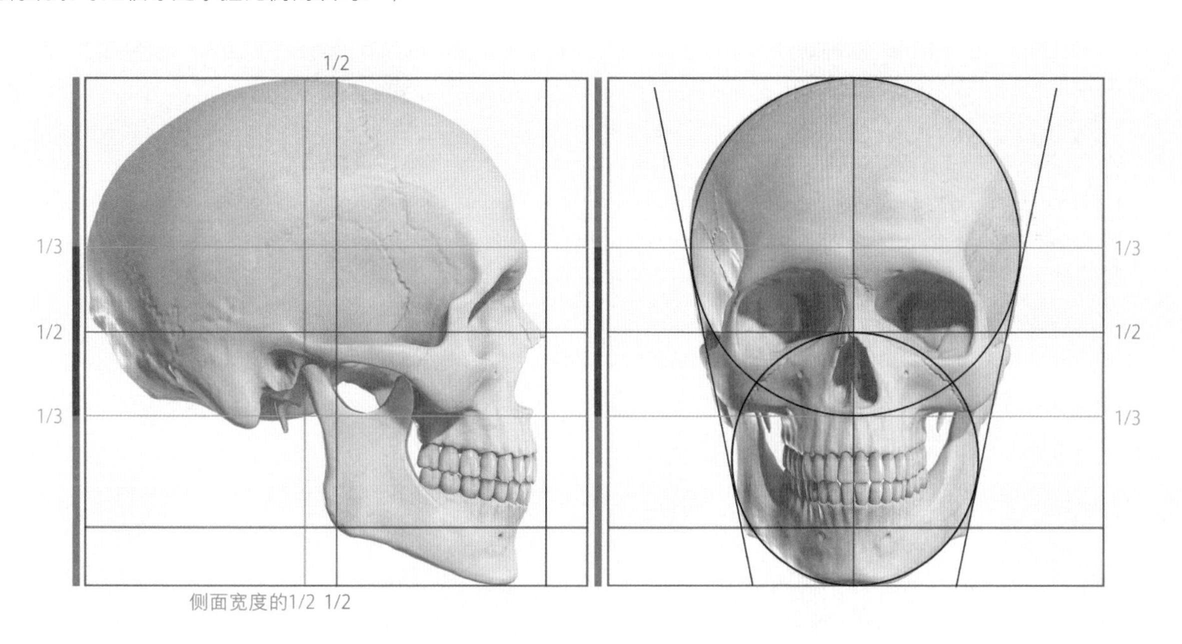

• **骨点间的位置关系**

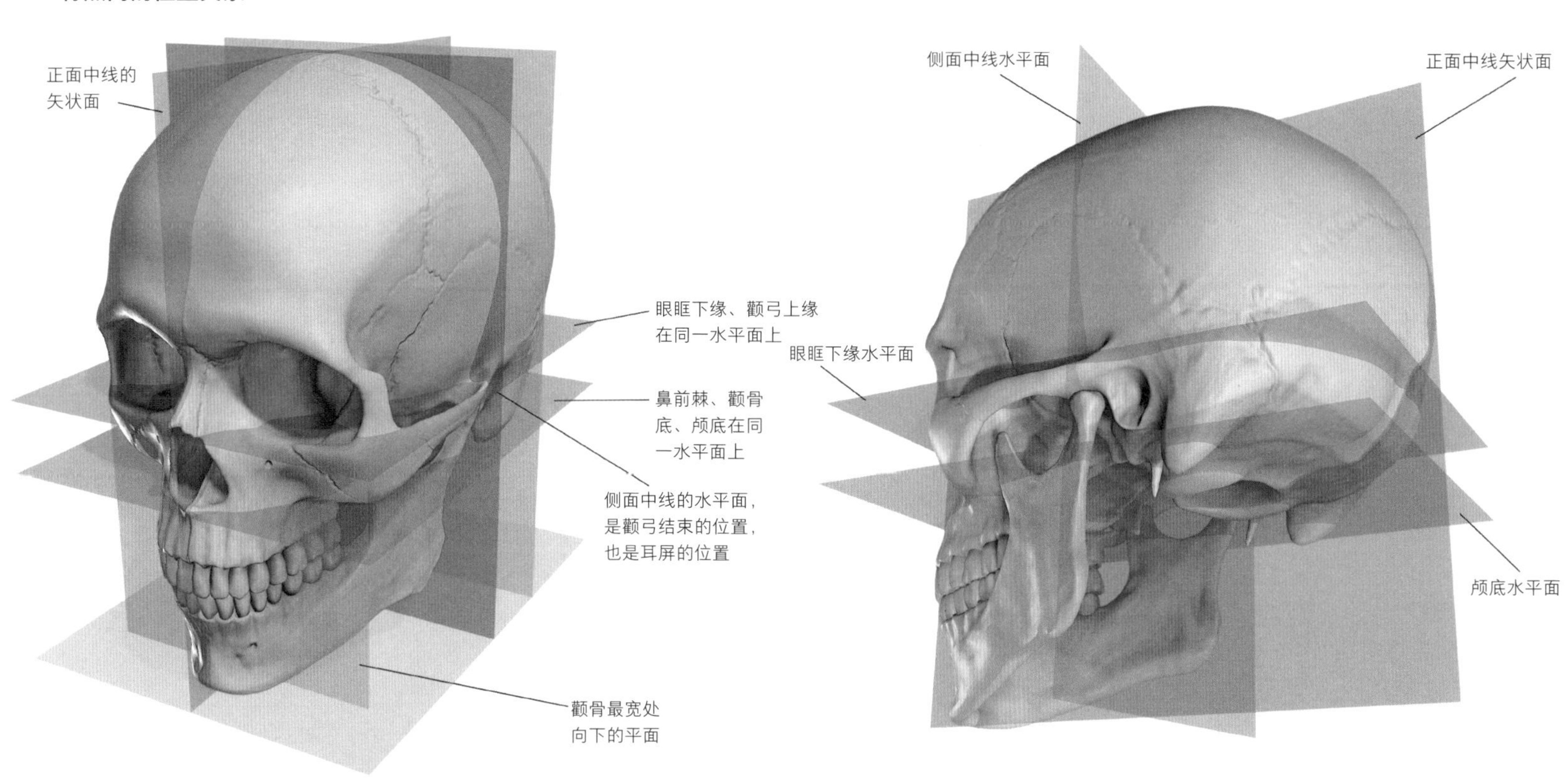

2.1.4 构建头骨体块

构建头骨体块造型的方法是利用近似形的模块进行搭建，再按照头骨特征进行切面调整，以符合头骨造型。首先，形态特征最为明显的就是卵圆形的脑颅骨，可以将其看作一个倾斜放置的前窄后宽的椭球体。

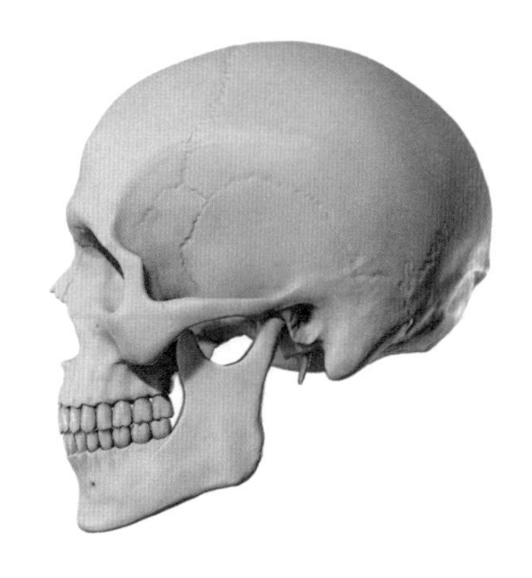

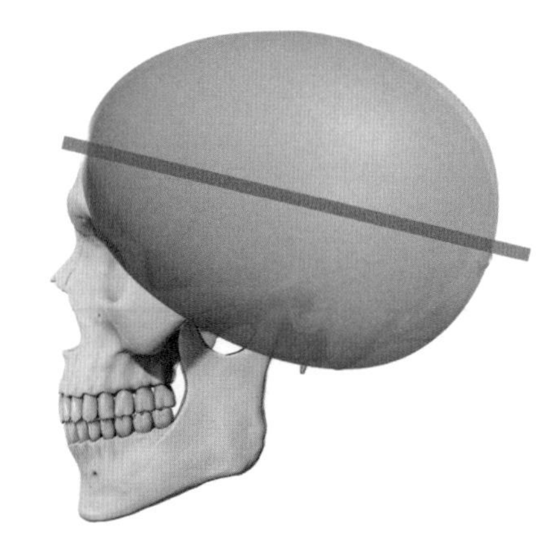

先用一个椭球和一个圆柱构成头骨的雏形，然后将圆柱的后面切除，形成下颌骨的后侧面，再分别将椭球和圆柱的侧面切除。再在圆柱底部切出下颌骨的下边缘，得到头骨雏形。

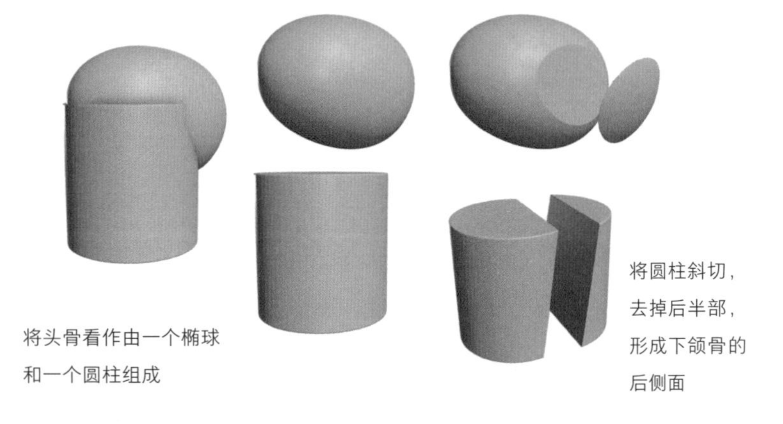

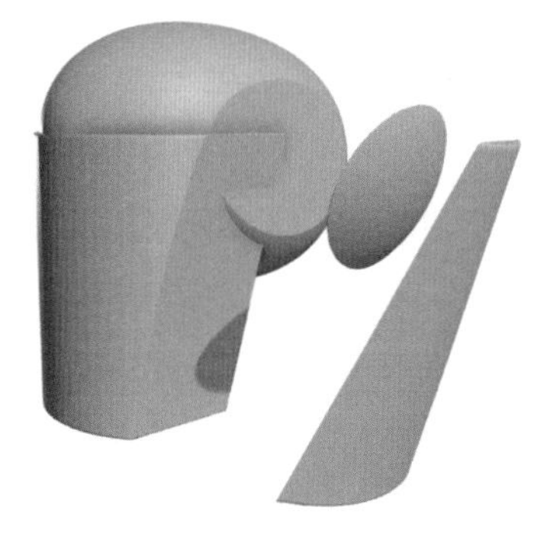

切掉圆柱的侧面，形成头部的侧面

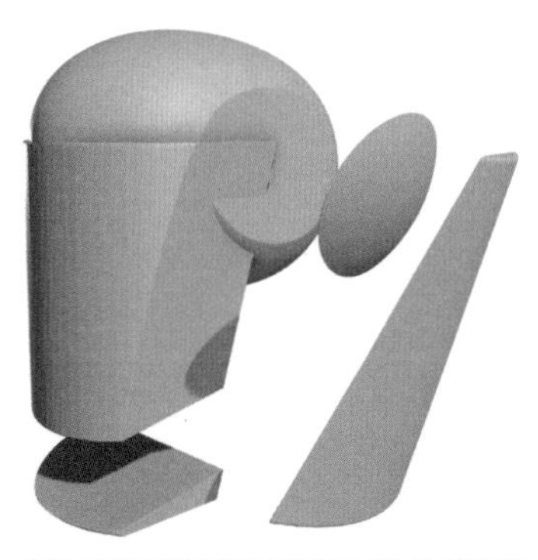

在圆柱的底部切出下颌骨下边缘的造型

将一个长方体倾斜放置，切出眼眶、颧骨和颧弓的造型，再插入面部。同时在圆柱的下部切出半侧面（介于正面与侧面之间的面）。

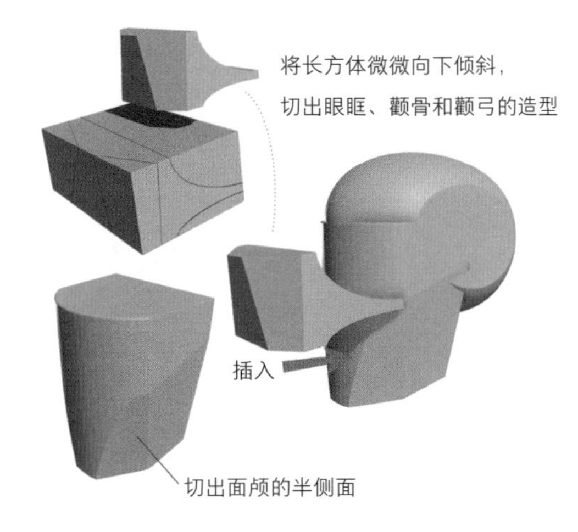

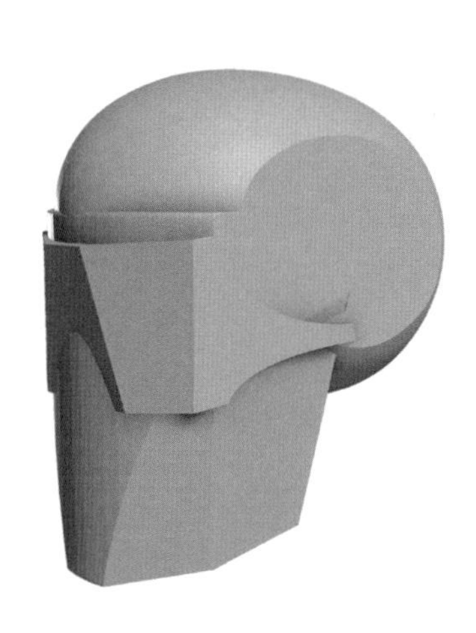

添加鼻骨的体块，构成头骨的基本造型。

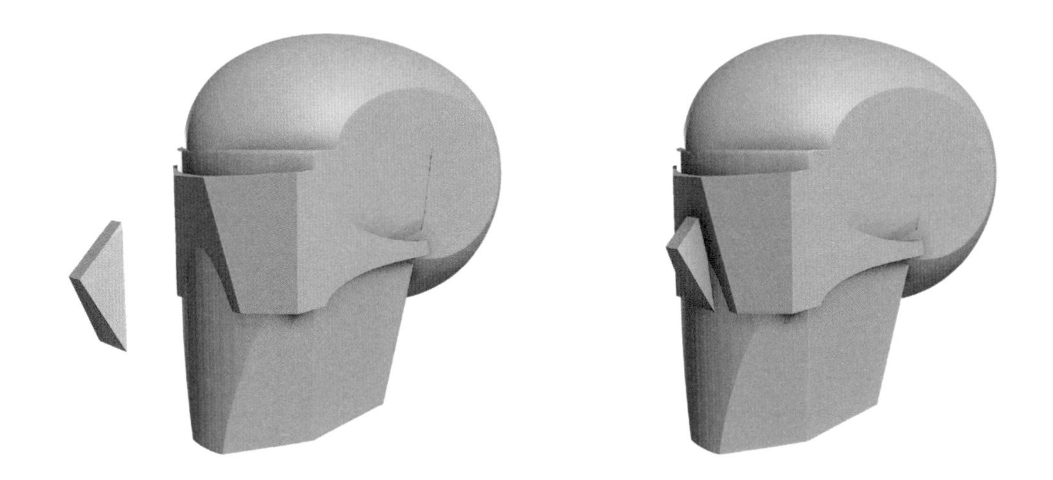

• **头骨体块模型各角度图**

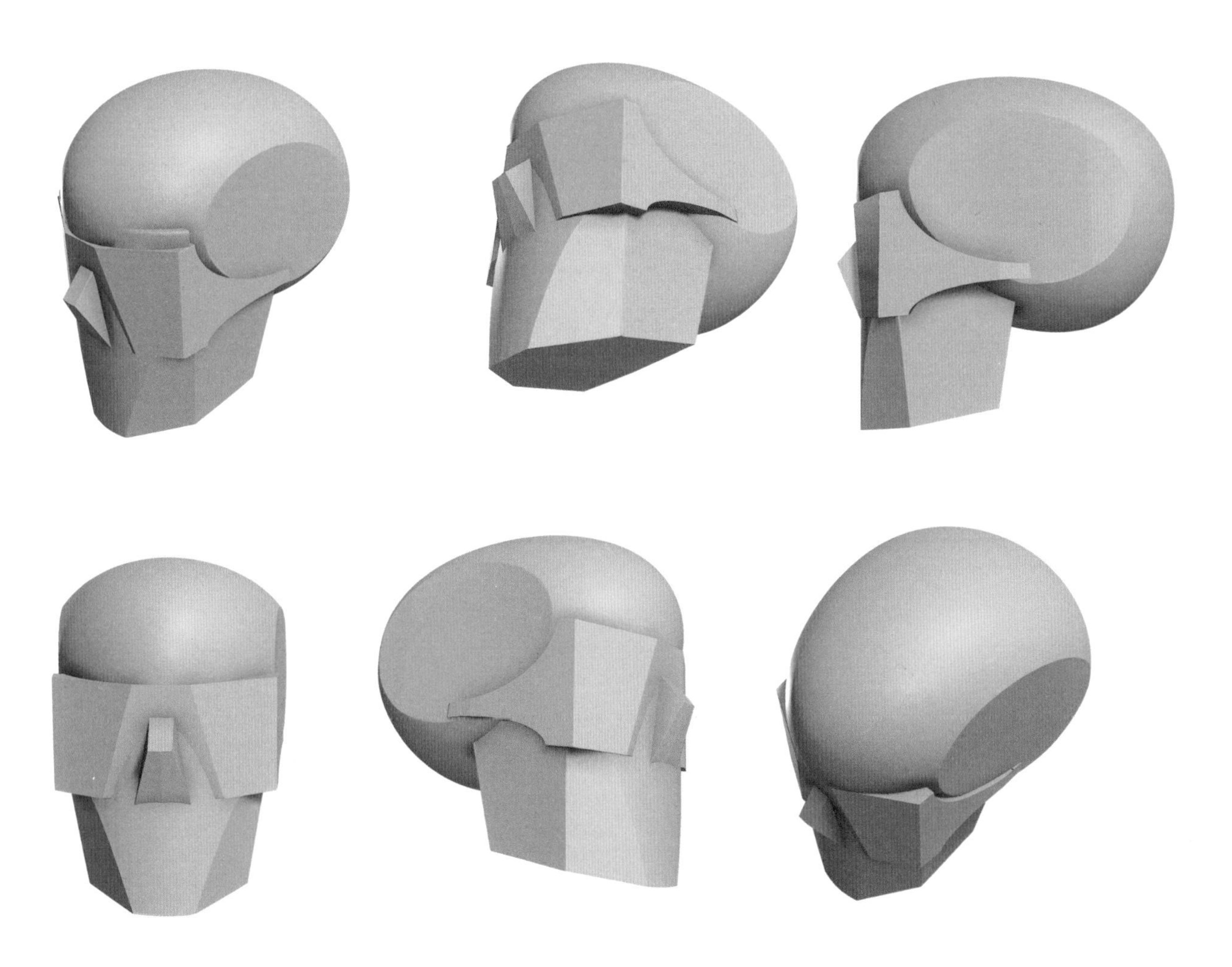

在头骨造型的基础上进行简化概括，既要保留头骨的主要特征，又要尽量简化。

• 头骨简化过程前视图

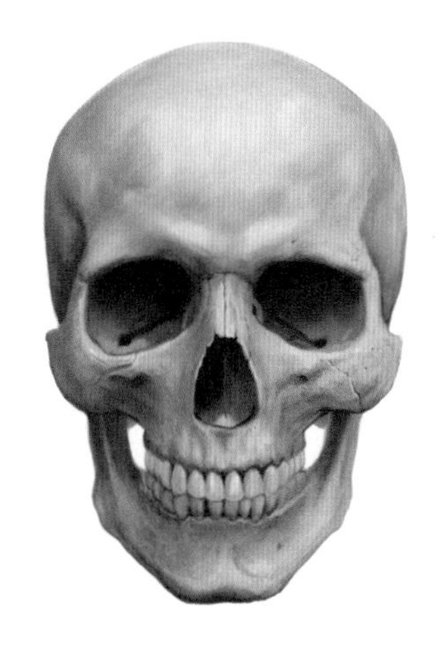
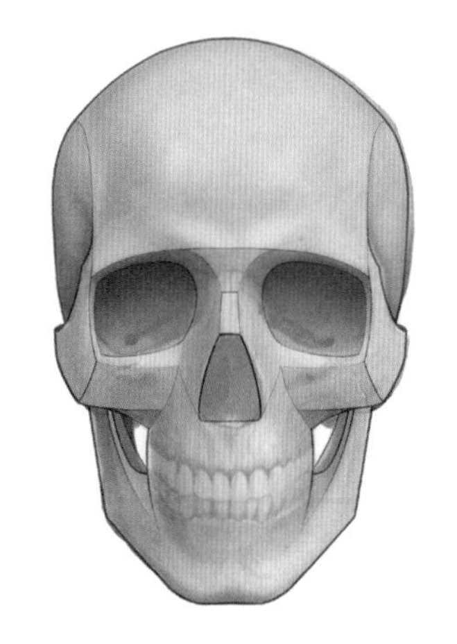
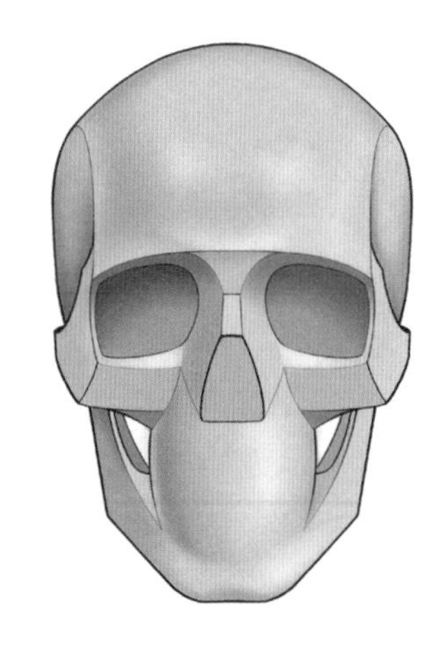

• 头骨简化过程3/4右前视图

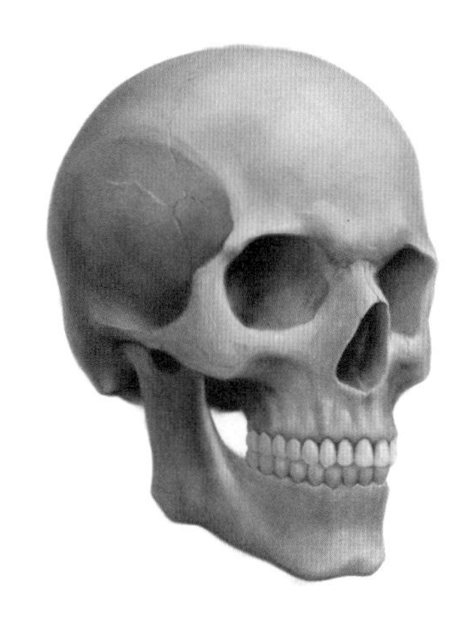
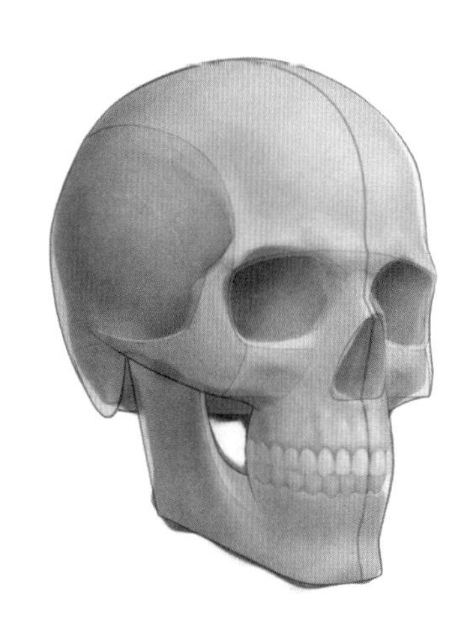
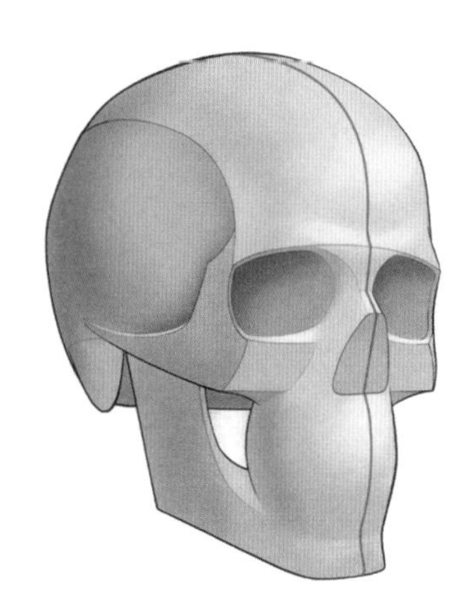

• 头骨简化造型仰视与俯视图

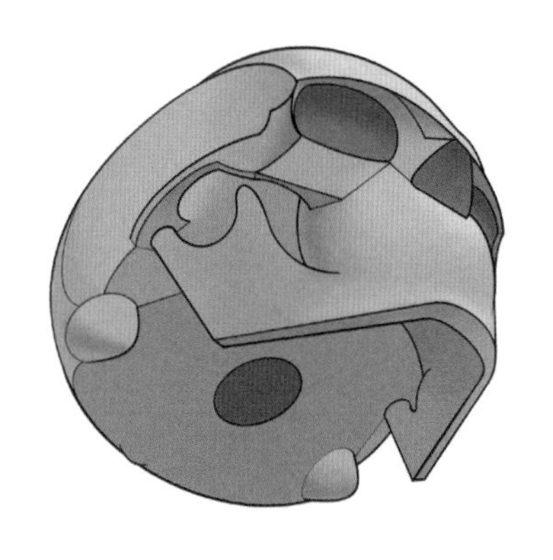
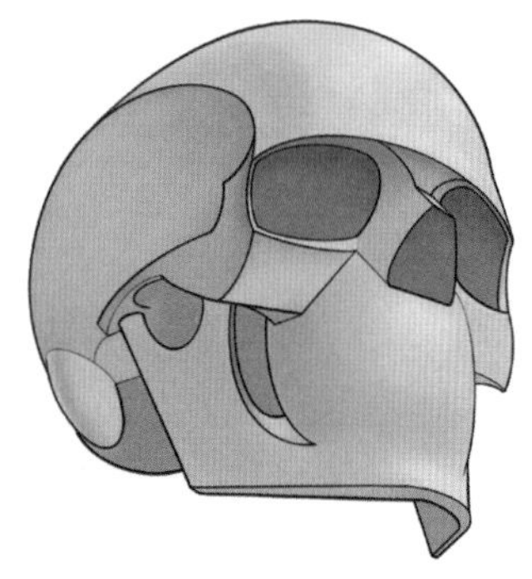
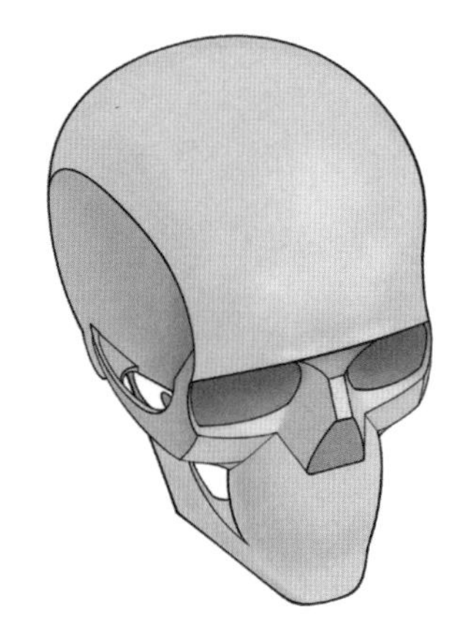
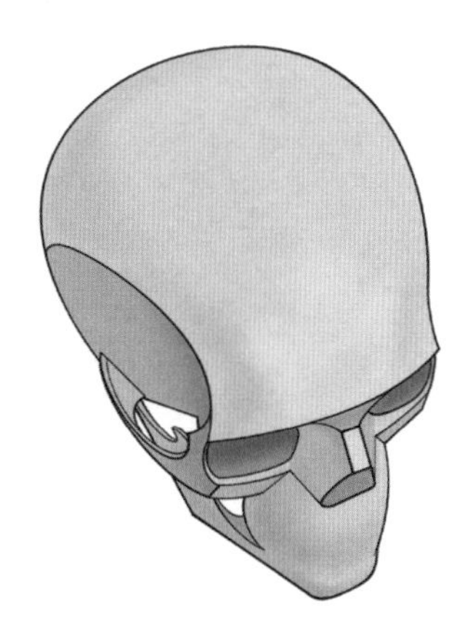

将头骨进一步简化，只提取头骨中的关键骨点，不需要保留头骨细节形态特征，简化头骨体块。

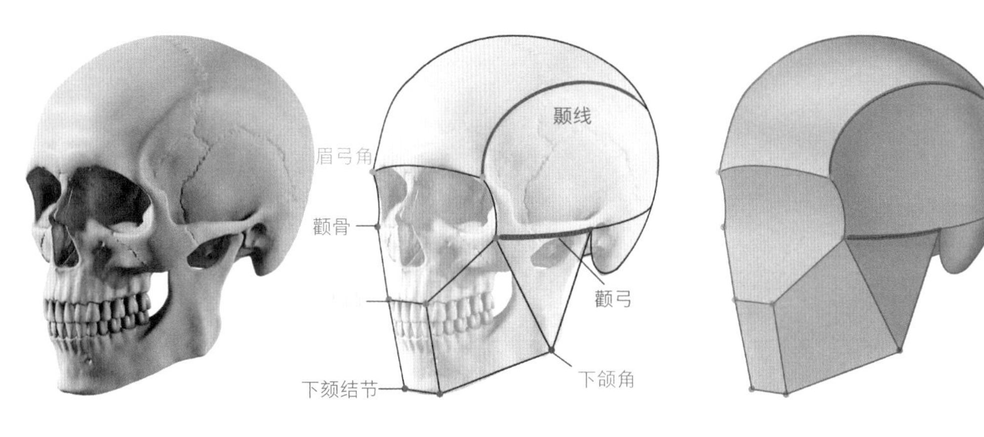

- **头骨体块俯视、仰视、前视图**

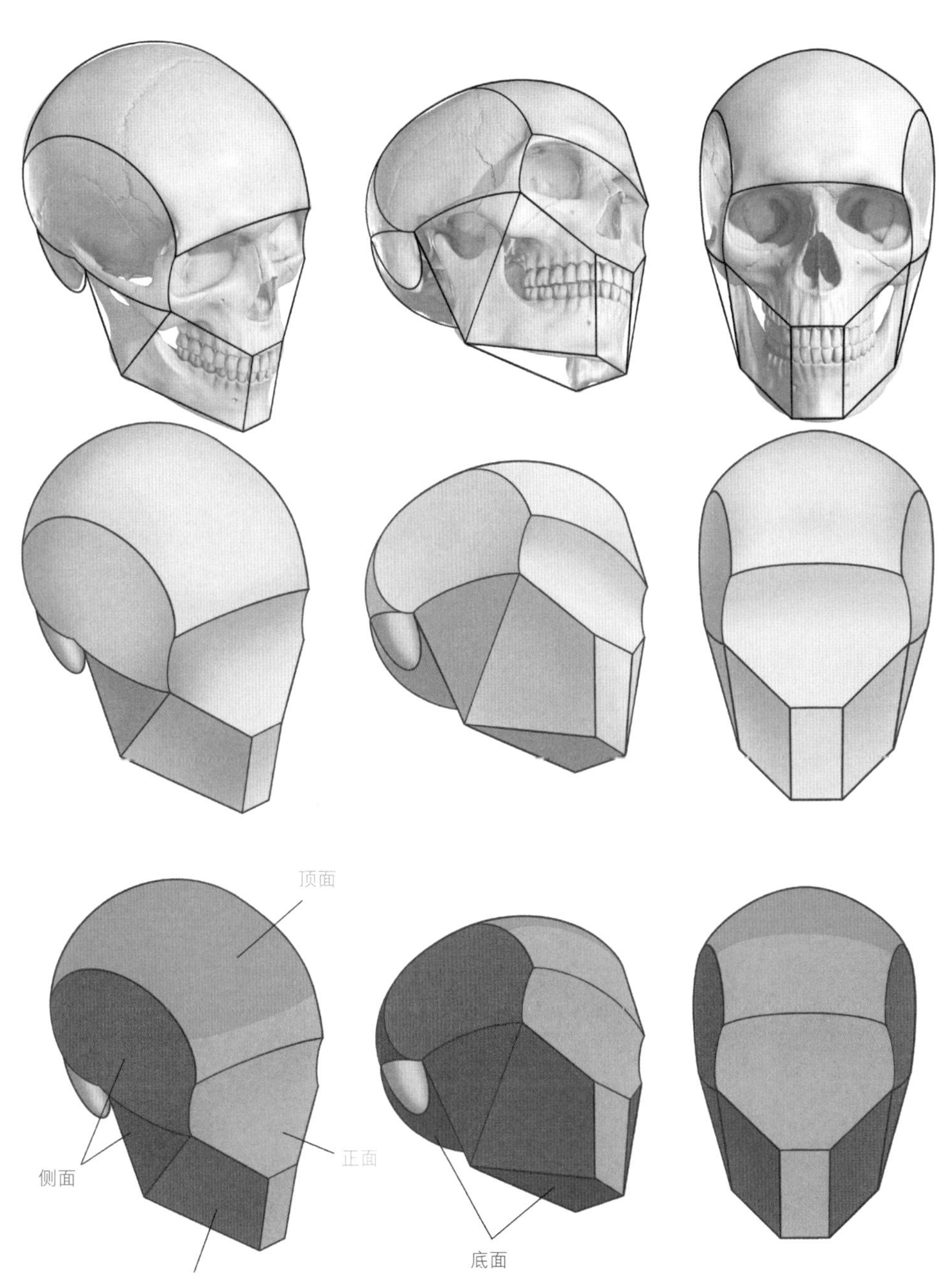

- **头部体块的基本分面**

• 头骨简化体块的各个角度图

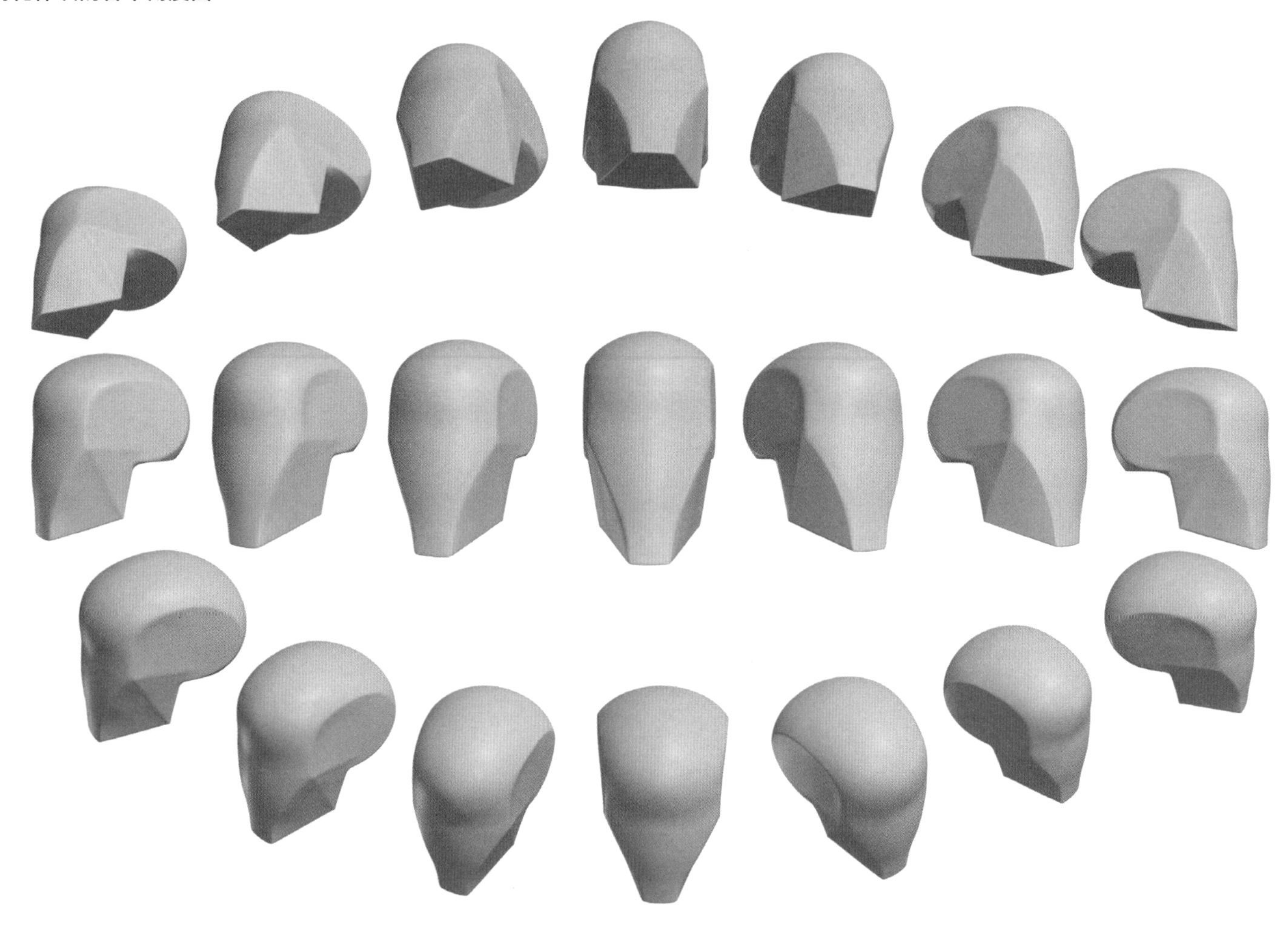

2.1.5 男女头骨差异

男性与女性头骨有较为明显的差异。男性头骨整体看上去粗大厚重，女性头骨则更加光滑圆润。

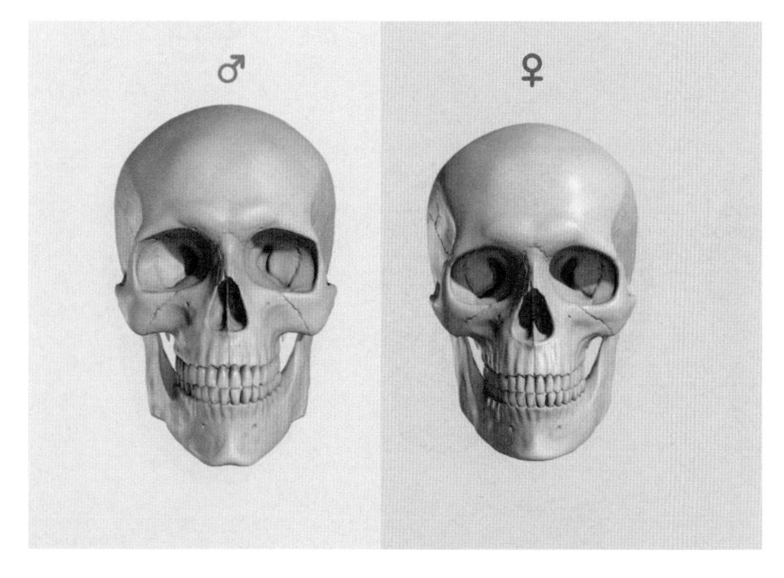

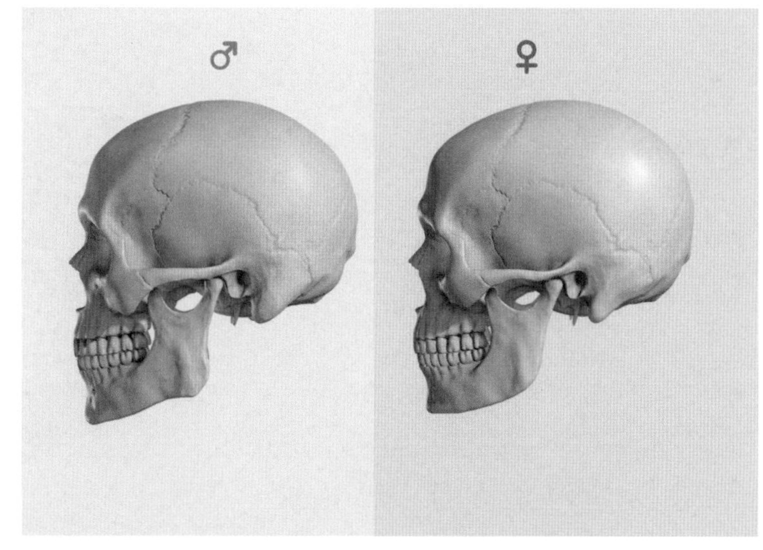

男性额结节小而突出，眉弓更加鼓凸，边缘清晰。

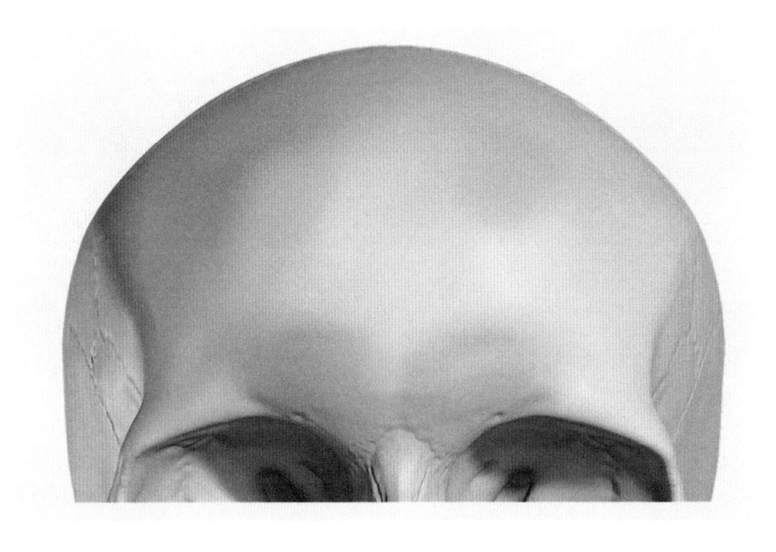

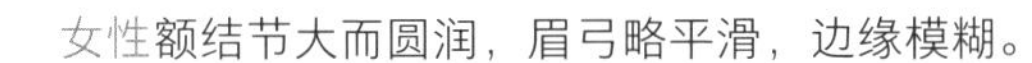

女性额结节大而圆润，眉弓略平滑，边缘模糊。

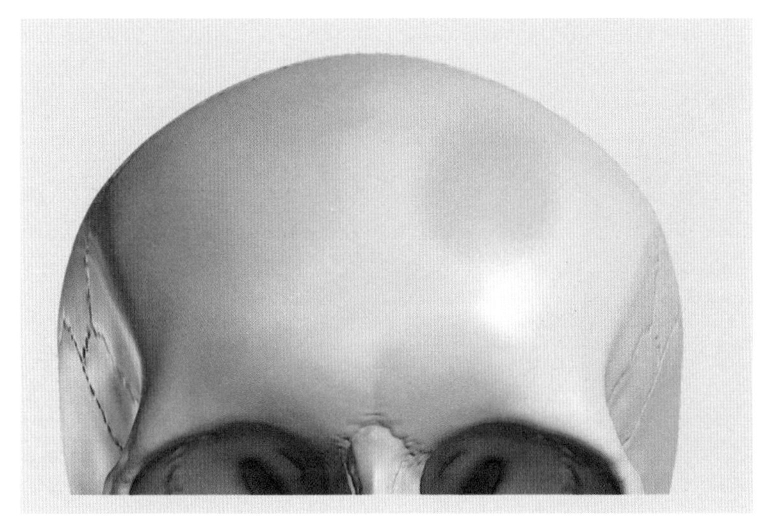

男性额头前面较倾斜，转折更明显。女性额头前面略垂直，转折更圆润。

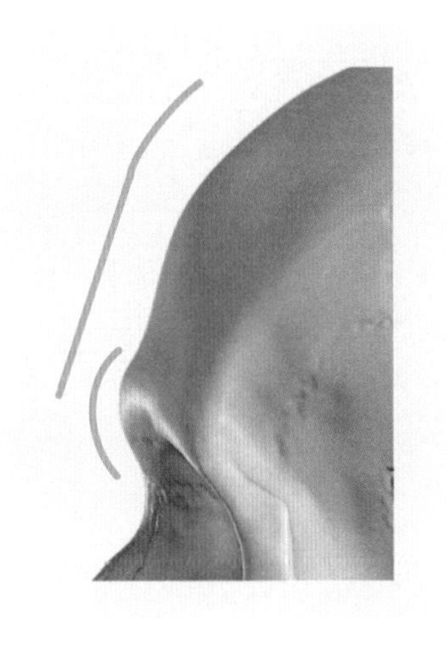

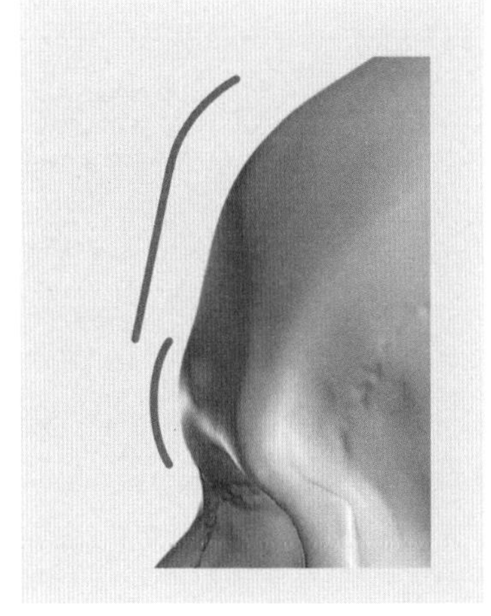

男性牙槽较宽，前端略平。女性牙槽略窄，前端略尖。

男性眼眶大而方，上缘厚而钝。

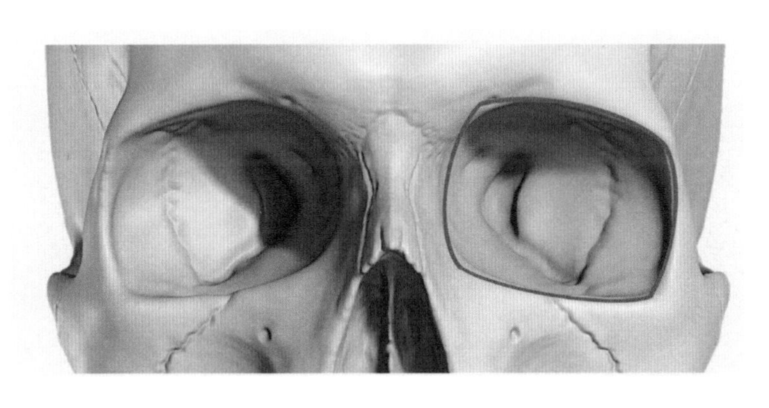

女性眼眶小而圆，上缘薄而锐利。

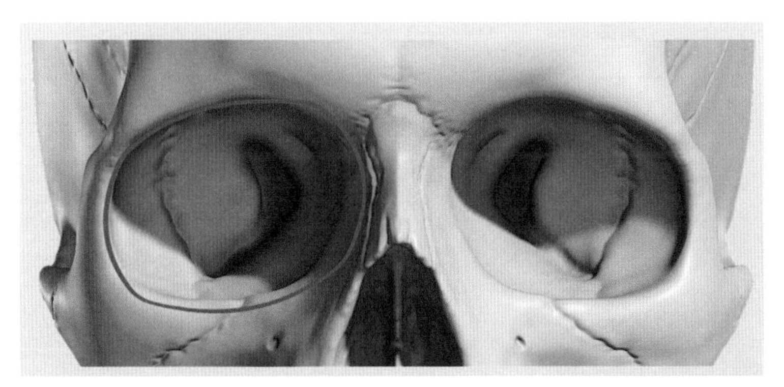

男性鼻骨宽大，梨状孔窄而高。

女性鼻骨窄小，梨状孔短而宽。

男性颧骨宽大较方。

女性颧骨窄小较圆。

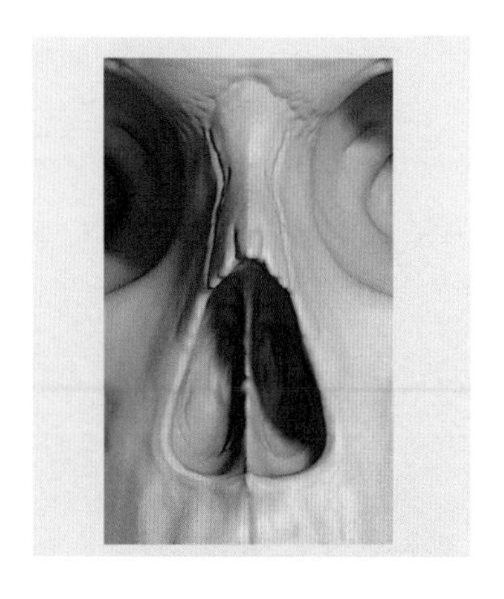

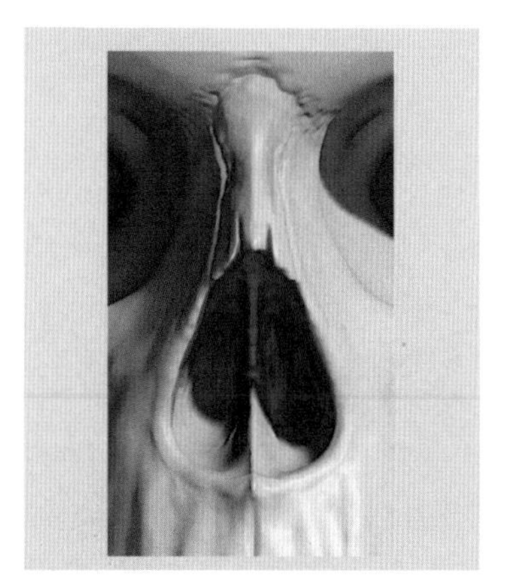

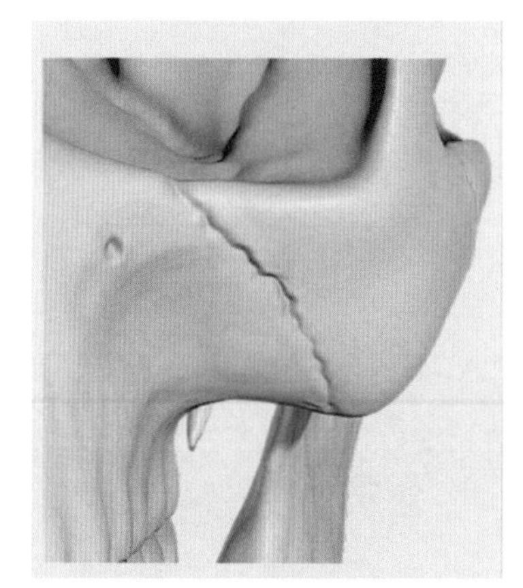

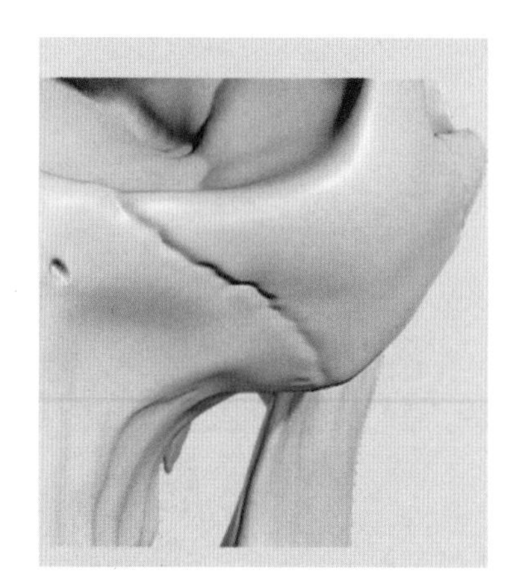

男性下颌角方而凸，角度较小，为100°～120°。下颏前端偏方，骨点清晰。

女性下颌角圆滑，角度较大，为120°～140°。下颌前端圆而尖细。

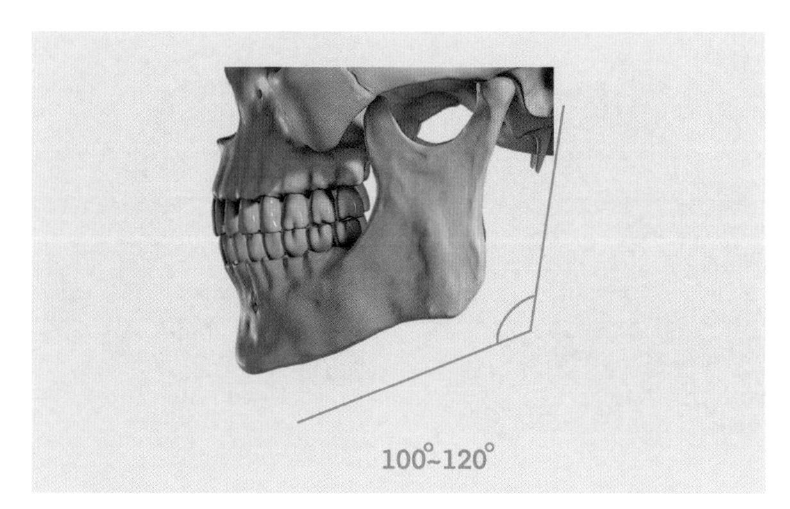

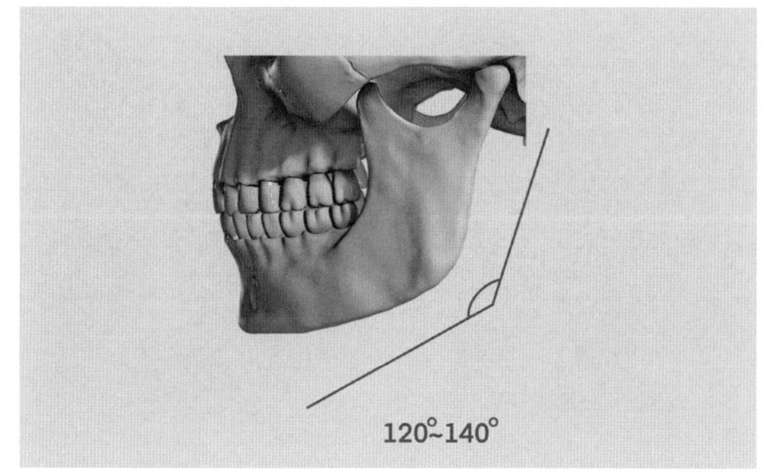

男性头骨的骨点、结节更为明显突出，而女性头骨就相对平坦、光滑一些。

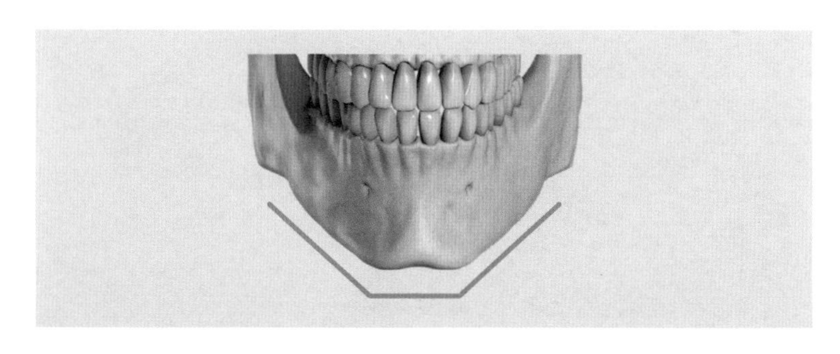

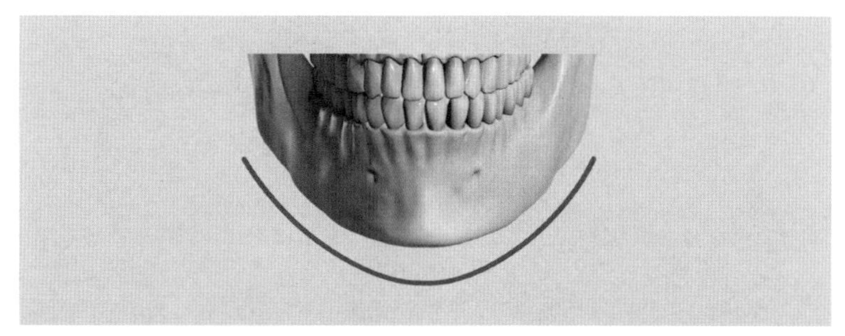

2.1.6 头部骨骼标记

头部的外形基本由头骨决定，所以头部骨骼标记的区域比较大，整个颅顶加眼眶、颧弓、鼻梁骨、下颌的下边缘都是头部的骨骼标记。

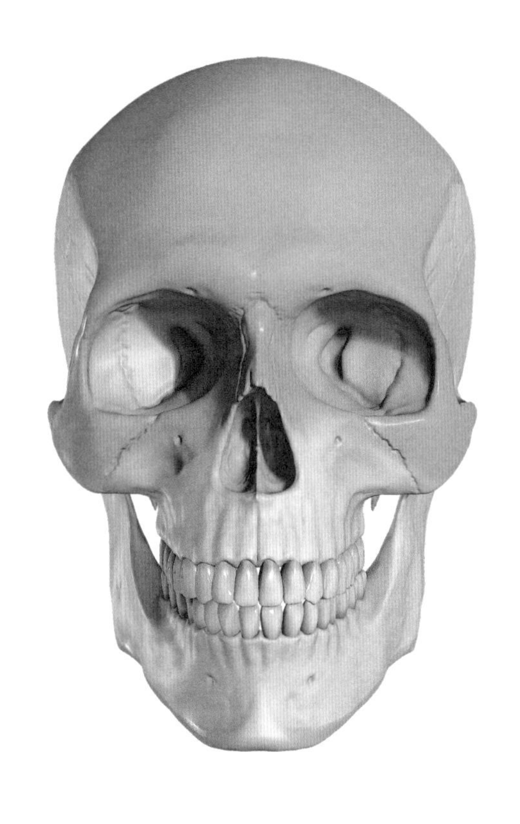

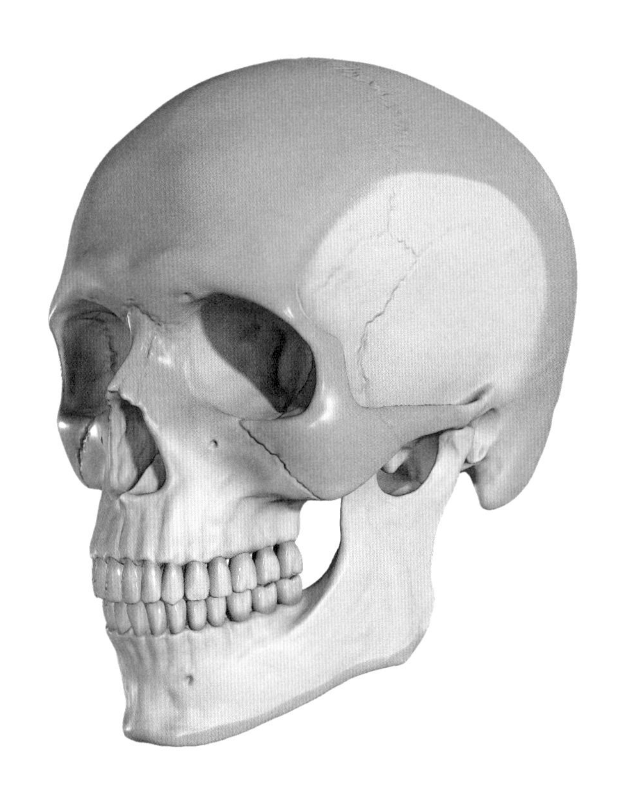

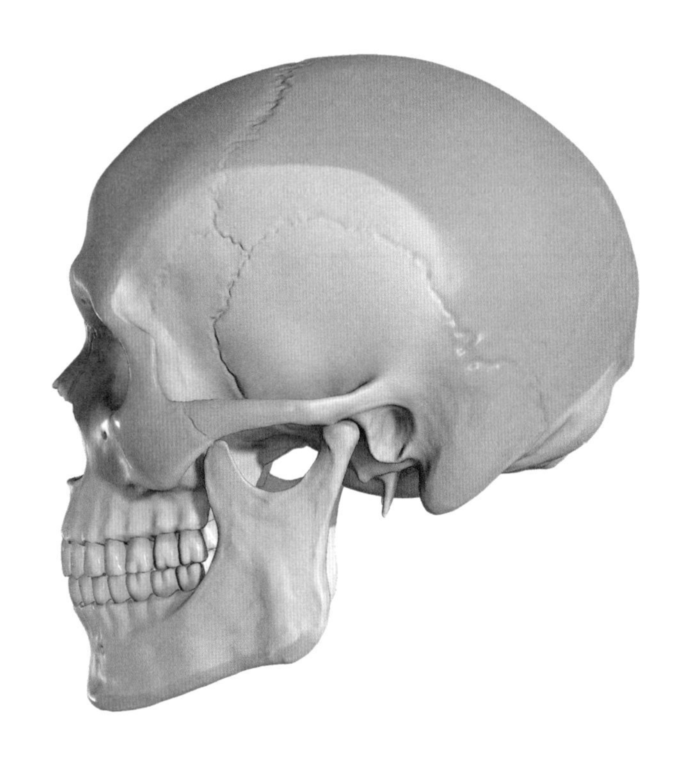

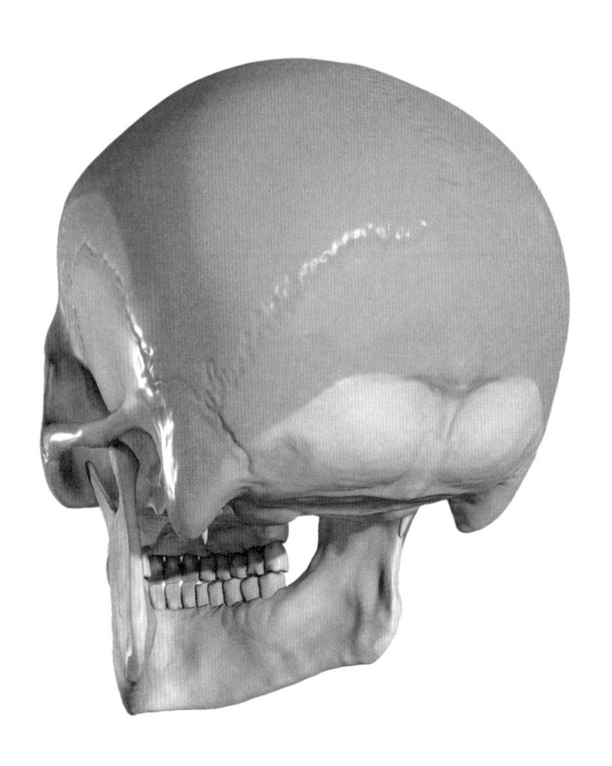

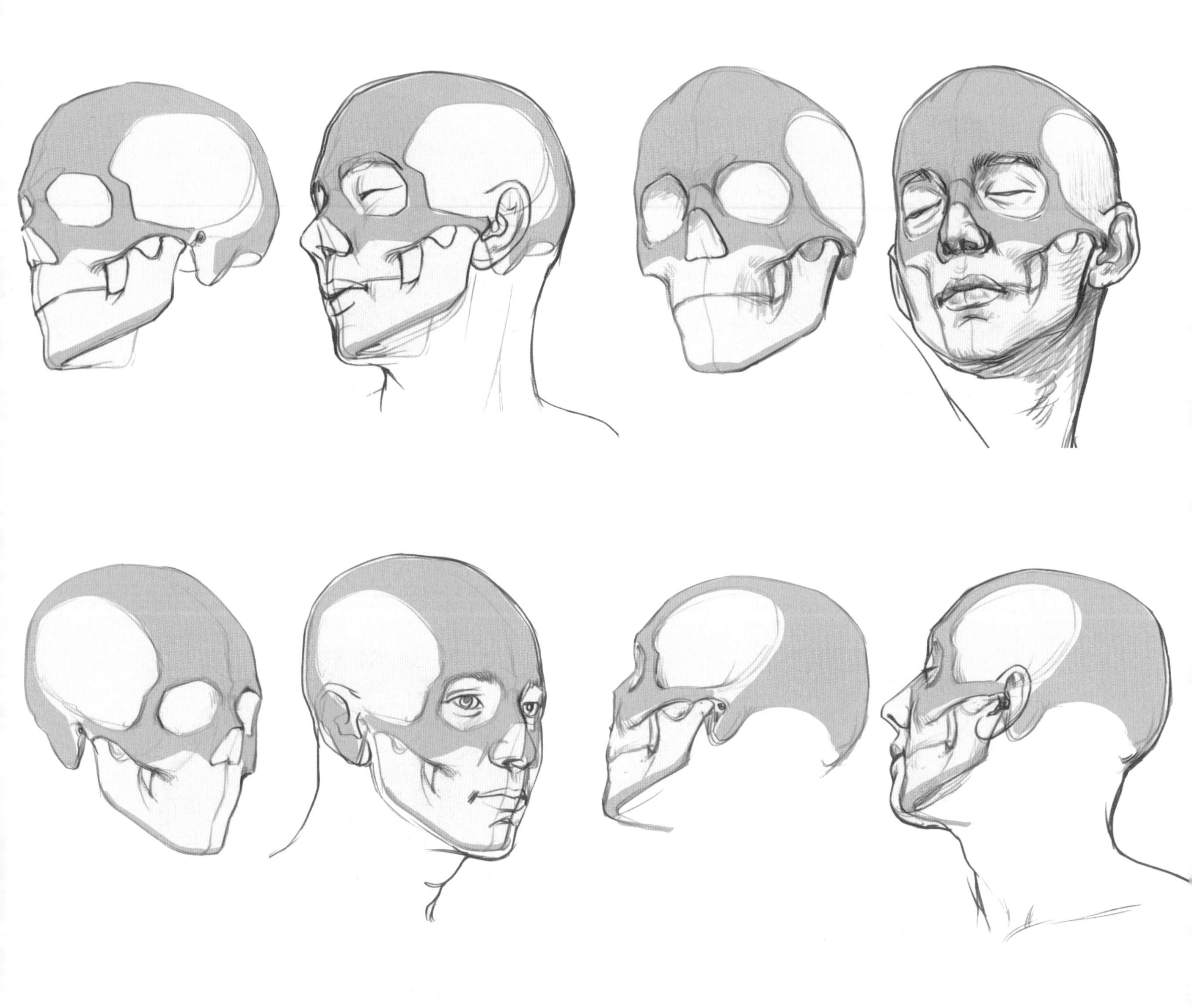

2.2

头部肌肉与脂肪

头部的肌肉分为两部分：面部肌肉和咀嚼肌。面部肌肉较薄，没有明显独立的外形，大多与皮肤或者肌肉相融合，属于皮肌，是产生表情的关键。头部侧面的颞肌和咬肌为咀嚼肌，咀嚼肌属于骨骼肌，起点与止点都在骨骼上，是使颞下颌关节活动的主要肌肉（对外形无影响的肌肉均已略去）。

在面部肌肉中，眼轮匝肌可以分为为眼眶部和眼睑部两个部分，口轮匝肌可以分为缘部（外围部）和红唇部两个部分。

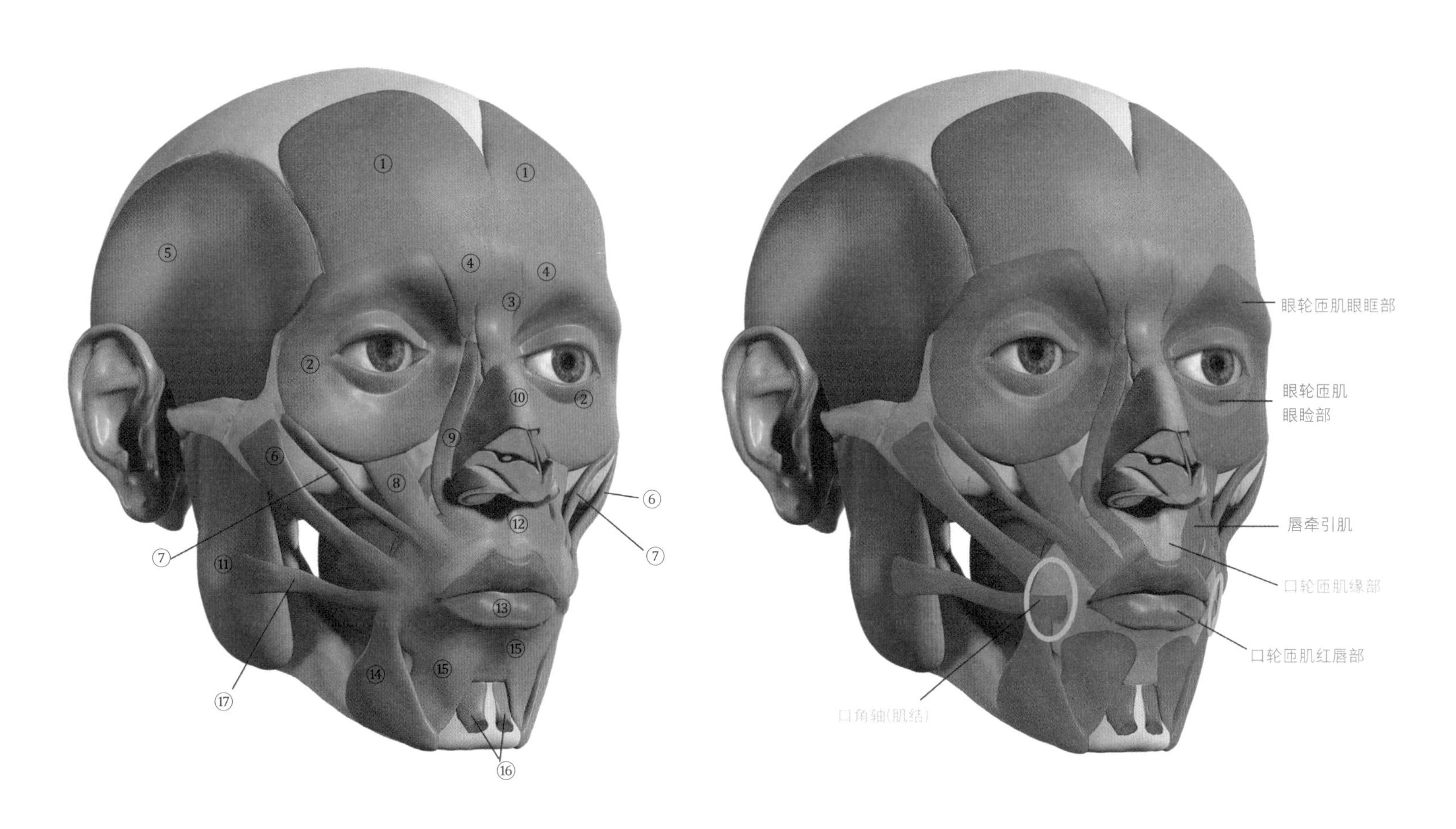

①枕额肌
②眼轮匝肌
③降眉间肌
④降眉肌
⑤颞肌
⑥颧大肌
⑦颧小肌
⑧提上唇肌
⑨提上唇鼻翼肌
⑩鼻肌横部
⑪咬肌
⑫口轮匝肌缘部
⑬口轮匝肌红唇部
⑭降口角肌
⑮降下唇肌
⑯颏肌
⑰笑肌

• 头骨、面部肌肉及脂肪正面、3/4面、侧面

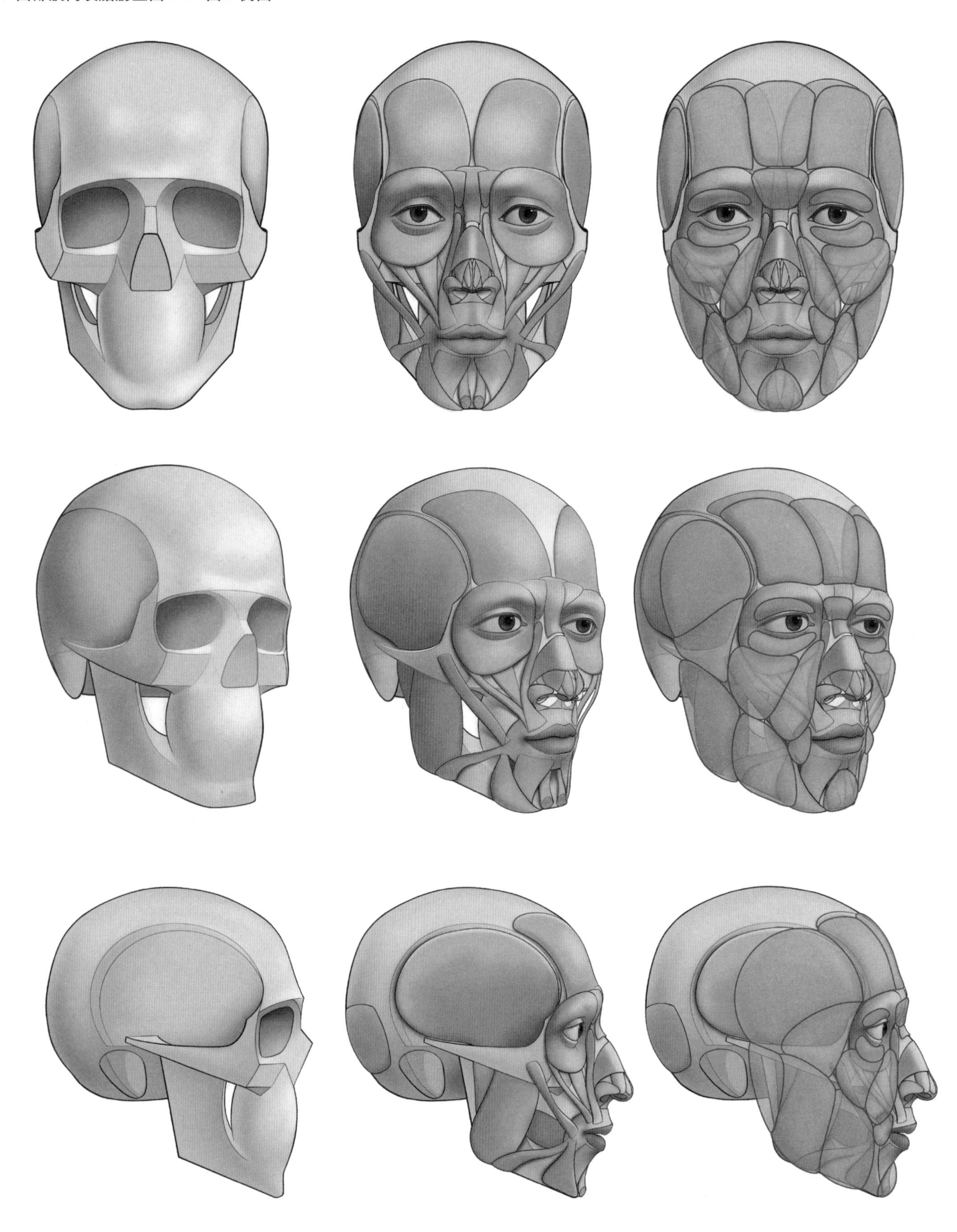

2.2.1 面部肌肉

皱眉肌起自眉弓内侧，止于眉毛附近的皮肤，功能为向内下方牵拉眉毛。

颊肌起自上下牙槽的后牙槽突，止于口轮匝肌的口角处，功能为压迫面颊，使其紧贴牙齿，有助于吹气、咀嚼、吮吸。

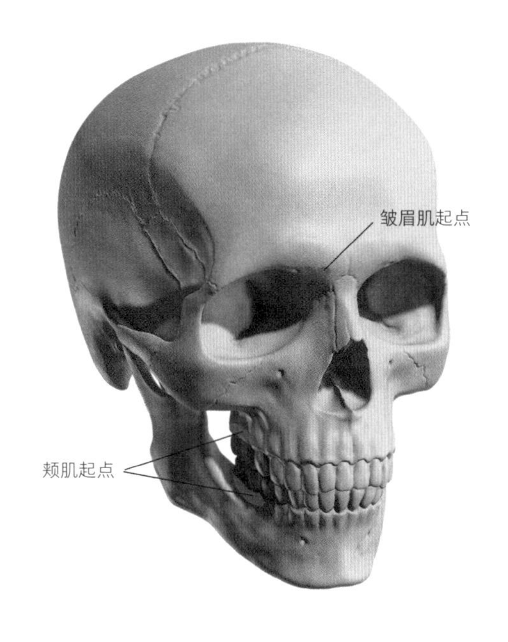

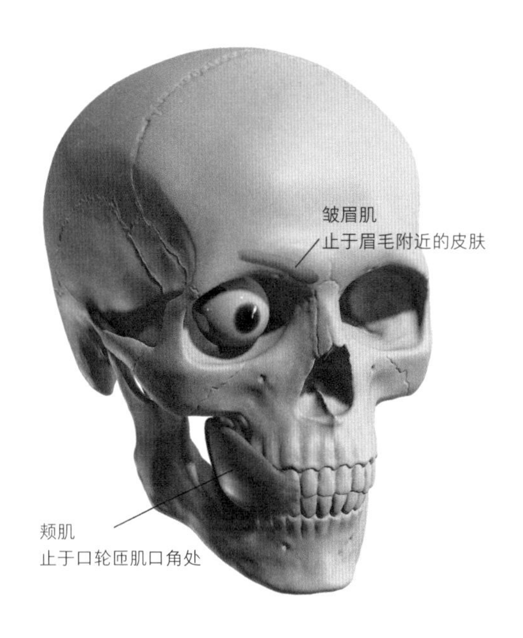

额肌是枕额肌的前额肌腹，后接颅顶腱膜，止于额叶区的皮肤和皮下组织，功能为抬高眉毛，增加前额皱纹。

眼轮匝肌是环绕在眼部及眼眶周围一圈薄而广的肌肉，起自眼眶内侧缘、额突、泪骨，止于睑外侧缝、上下睑板，功能为开合眼裂。

口轮匝肌环绕在口裂周围，与唇牵引肌群相接，功能为开合口裂，挤压和伸出嘴唇。

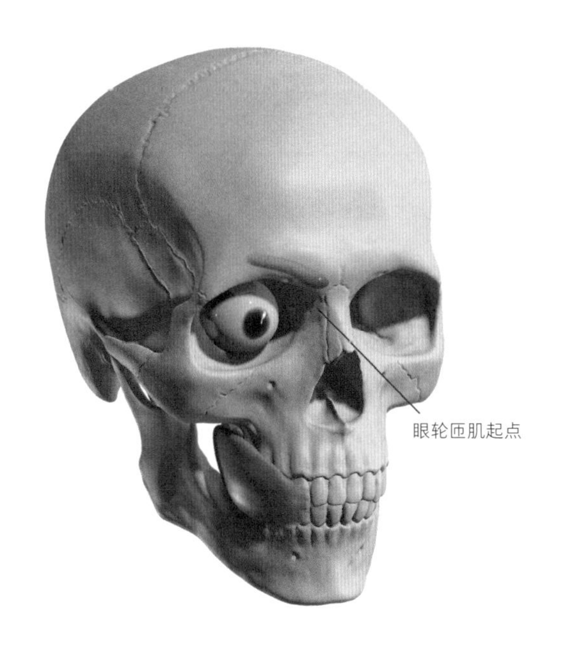

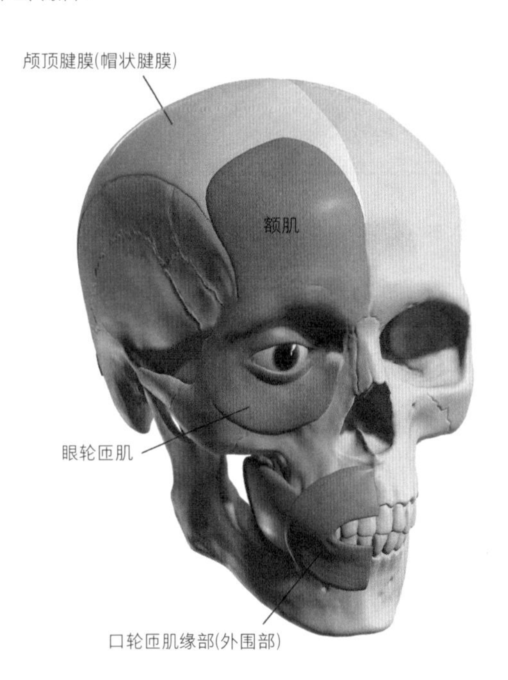

降眉肌起自上颌骨额突，止于眉毛皮肤，功能为下拉眉毛内侧。

降眉间肌起自鼻骨筋膜，止于额前皮肤，功能为下拉眉毛内侧角，皱鼻根。

颧大肌起自颧骨，止于口角，功能为上提和后拉口角。

颧小肌起自颧骨，止于上唇外侧，功能为提上唇。

提上唇肌起自眼眶下缘，止于上唇皮下组织，功能为抬高上唇。

提上唇鼻翼肌起自上颌骨额突，止于鼻孔外侧和唇部皮肤，功能为抬高和外翻上唇。

提口角肌起自上颌骨尖牙窝，止于口角，功能为提口角。

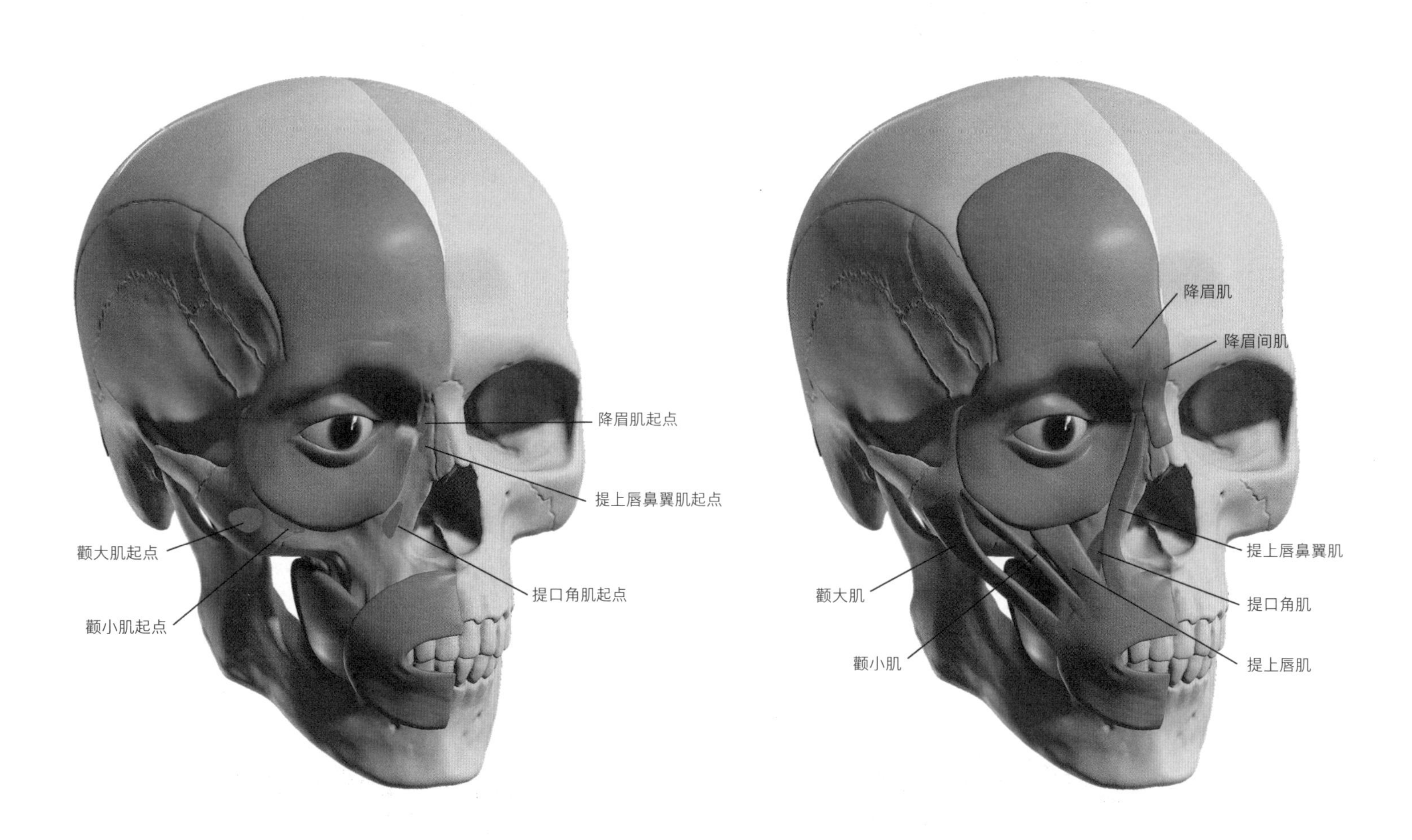

鼻肌横部起自切牙窝，横跨鼻梁，止于鼻梁骨筋膜，功能为压迫鼻软骨，缩小鼻孔。

鼻肌翼部起自切牙窝，止于鼻翼大软骨上侧皮肤，功能为扩大鼻孔。

笑肌起自腮腺咬肌筋膜，止于口角，功能为向外后侧牵拉口角。

口轮匝肌红唇部起自口角轴和唇红线，止于唇部皮肤，功能为压迫和伸出唇。

降口角肌起自下颌骨斜线，止于口角轴肌结，功能为降低口角。

降下唇肌起自下颌骨斜线，止于下唇中部皮肤，功能为降低和侧拉下唇。

颏肌起自下颌骨切牙窝，止于颏部皮下组织，功能为抬高和伸出下唇，皱颏部皮肤。

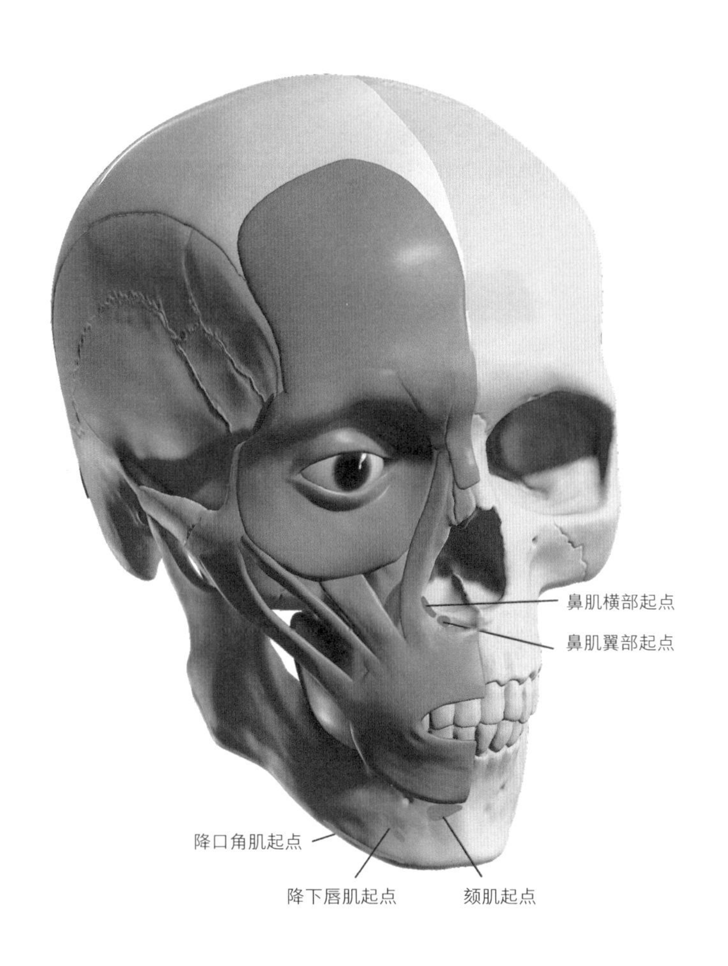

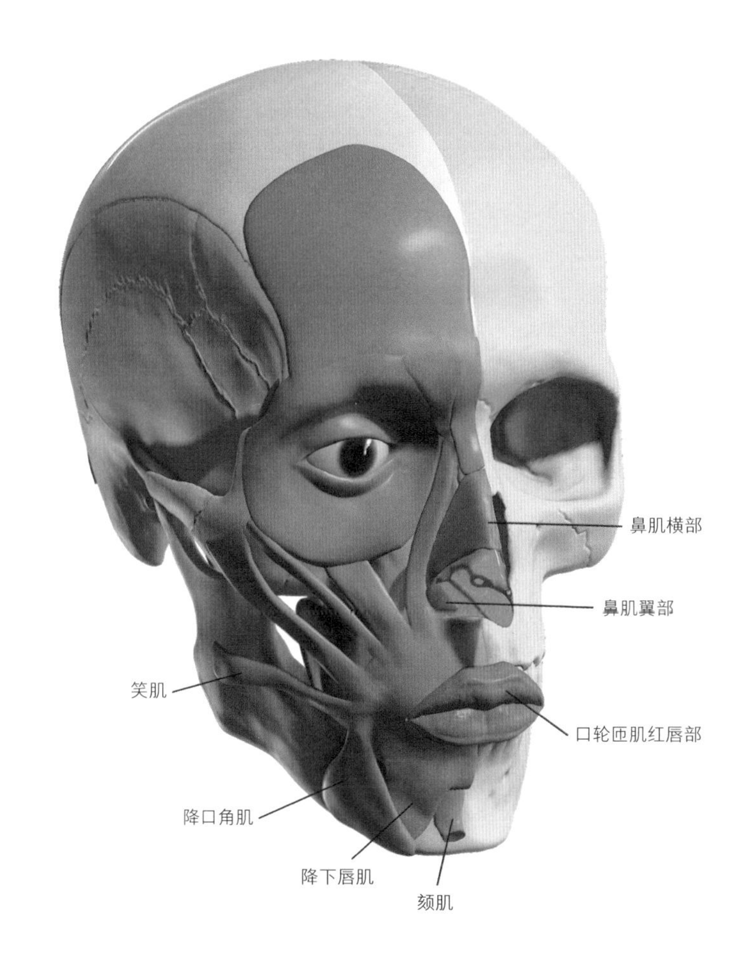

2.2.2 咀嚼肌

头部侧面肌肉主要是颞肌和咬肌。颞肌起自颞窝，止于下颌骨冠凸，呈扇形，边缘较薄，功能是上提和回拉下颌骨（前提是下颌骨已伸出）。咬肌起自颧弓下缘，止于下颌支外侧面，功能是上提和伸出下颌骨。除颞肌、咬肌外，咀嚼肌还包括翼内肌和翼外肌，它们在下颌骨内侧，与颅骨相连，对外部造型无影响。

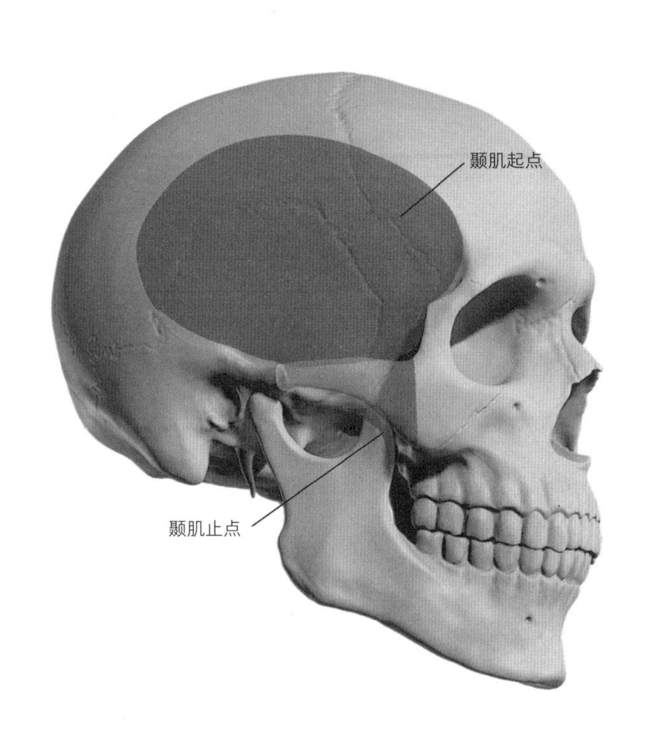

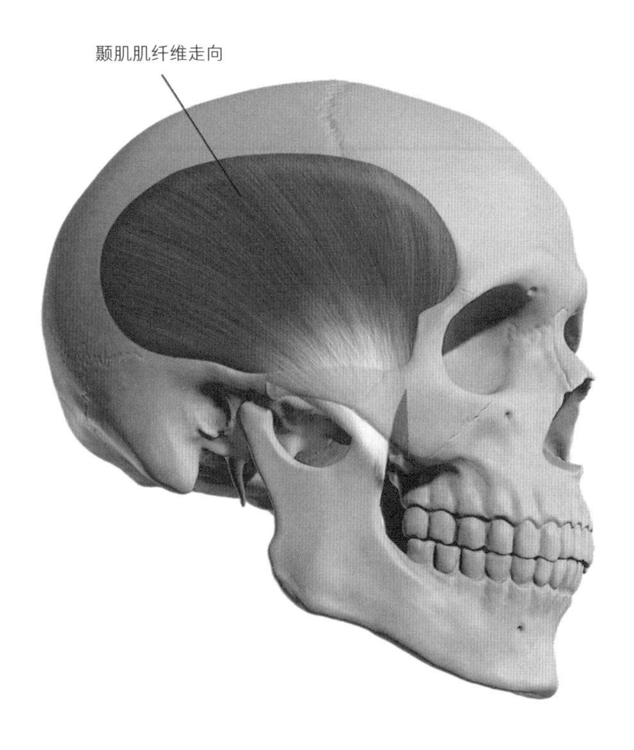

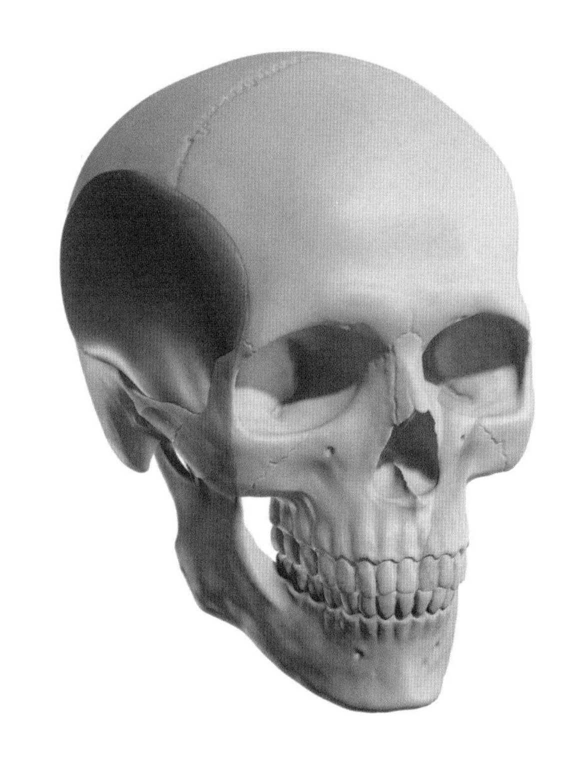

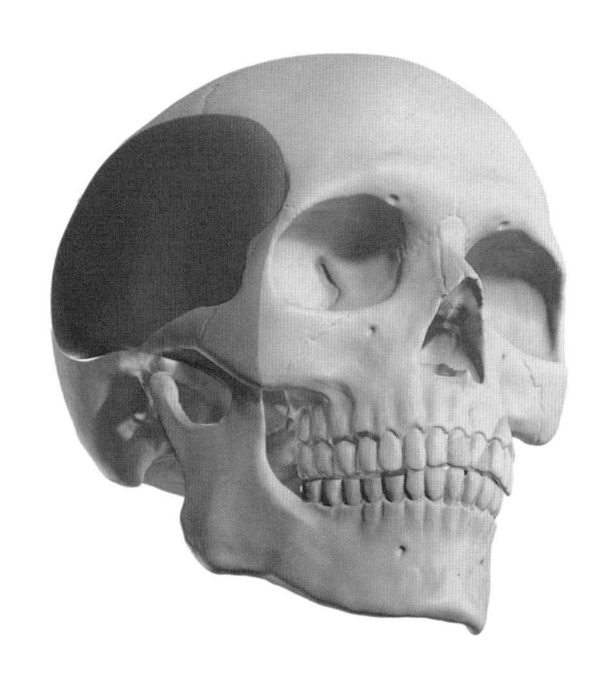

咬肌分为深部和浅部两个部分。咬肌的主要造型由浅部决定。

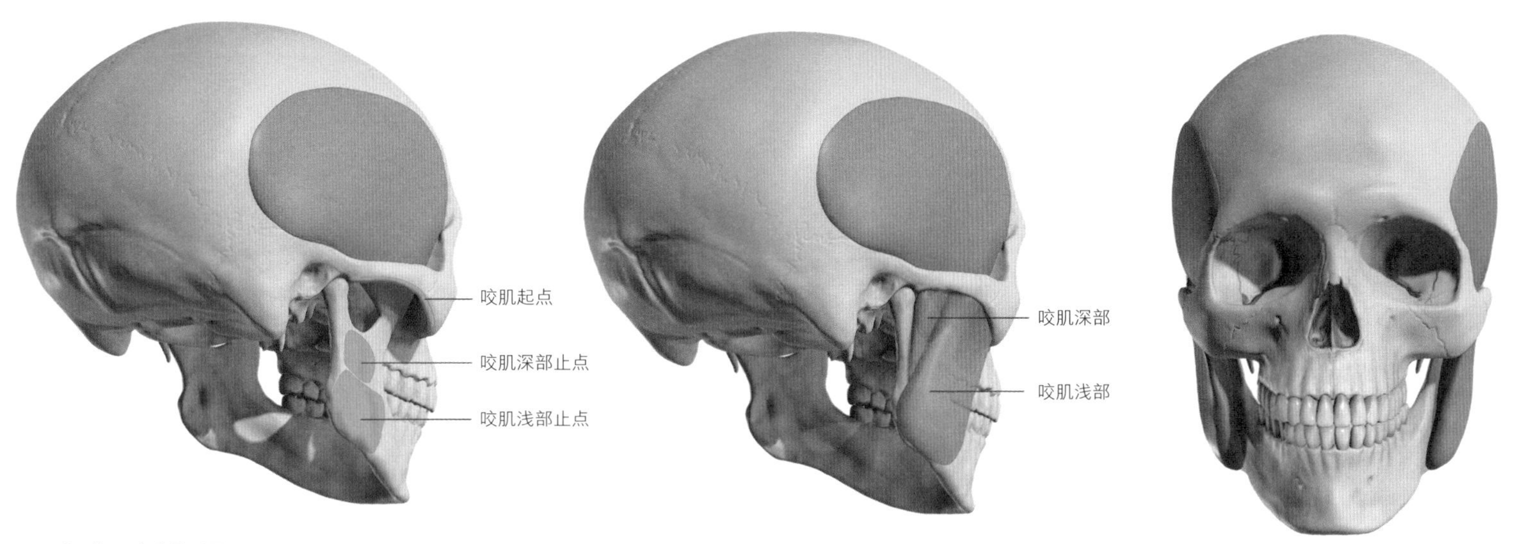

• **颞肌与咬肌右侧视图**

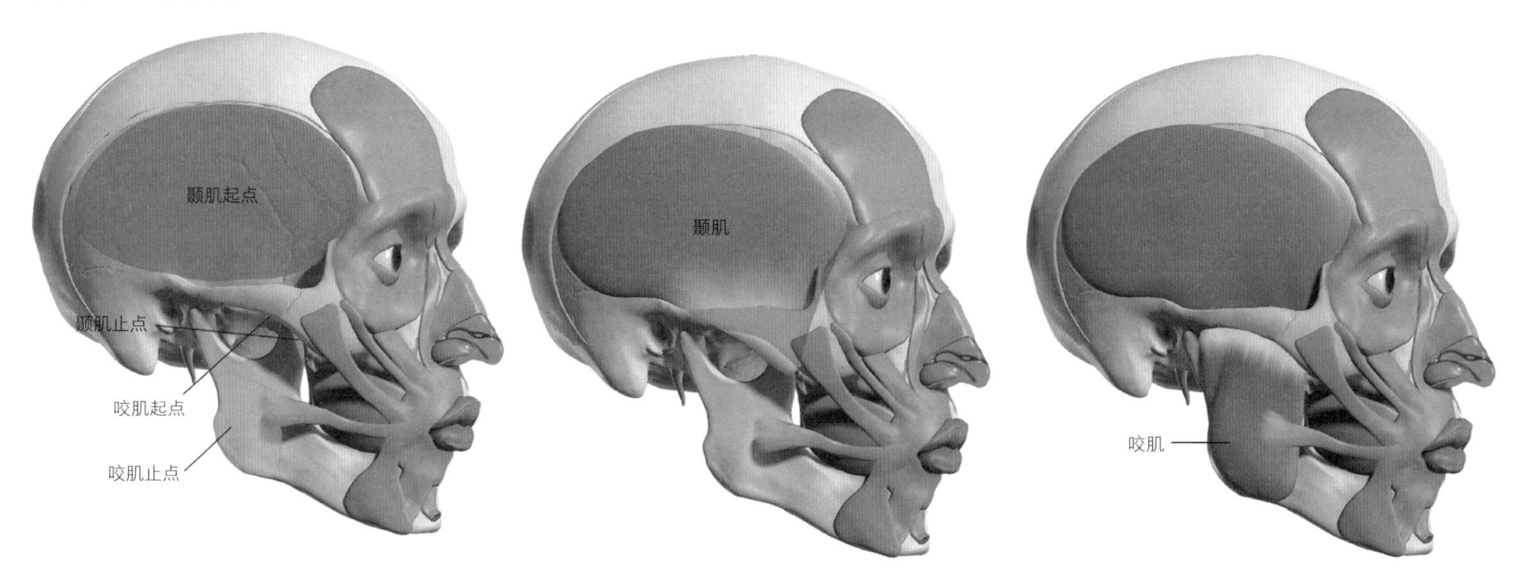

下颌可做张开/闭合、前伸/回拉、左右侧滑动作。

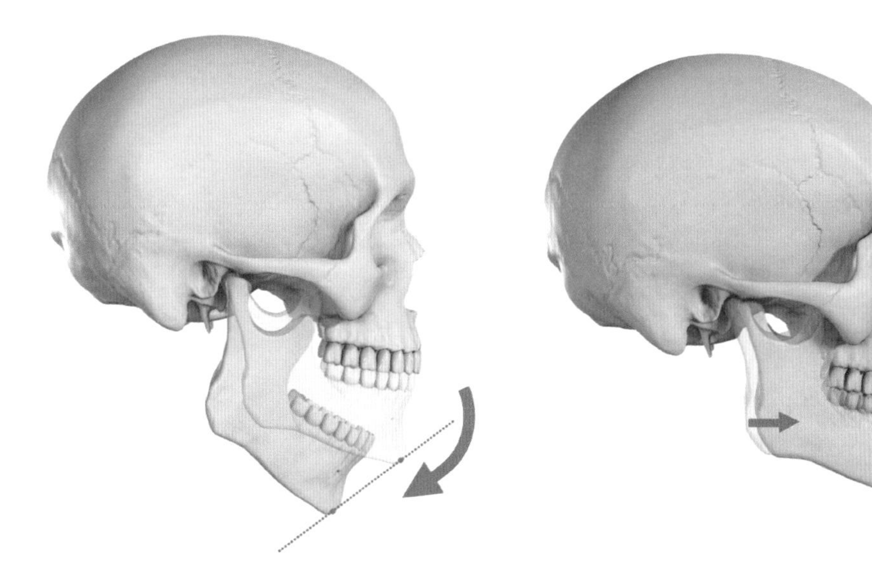

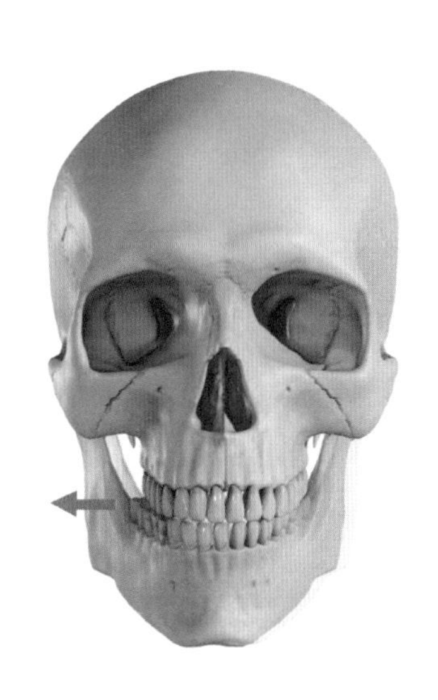

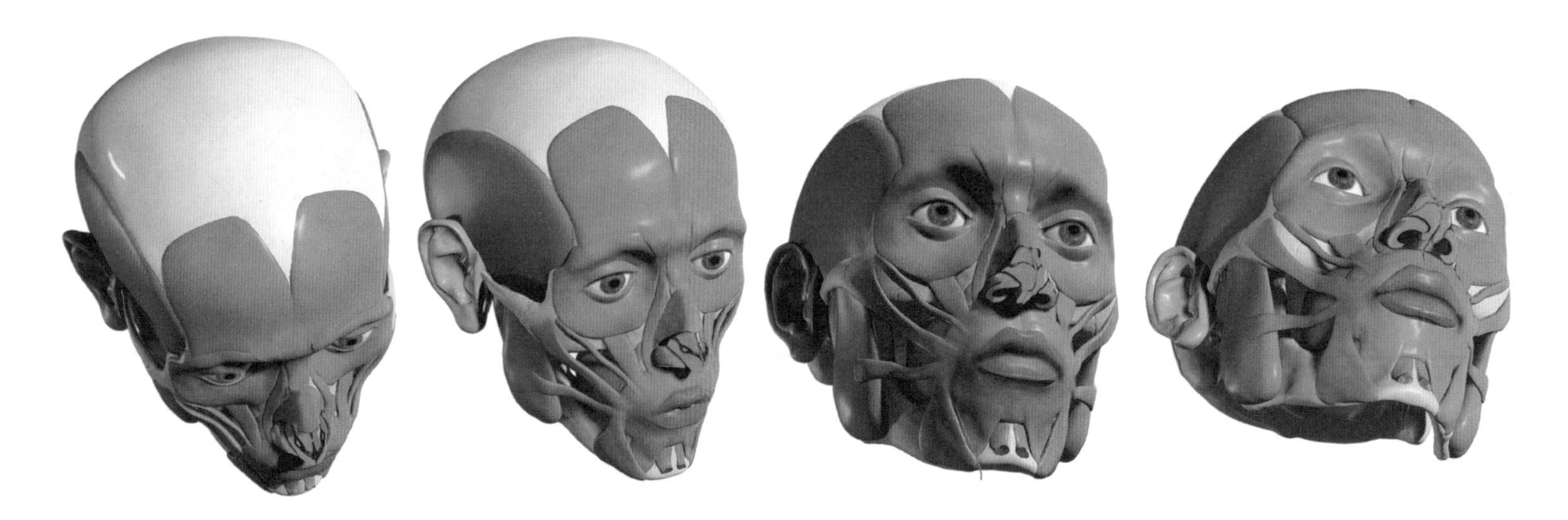

2.2.3 头部脂肪

脂肪是与骨骼和肌肉同等重要的人体组织，具有保温、储蓄能量、缓冲外力、保护内脏等功能，也与人体外部造型息息相关。人体的皮肤下面遍布脂肪，只是脂肪的厚薄程度不同，呈现出的外观造型也不同，脂肪堆积形成的隆起、肌肉的鼓凸，以及骨骼标记的造型在人体表面都有差别。

头部解剖结构的深层和表层都填充着脂肪。

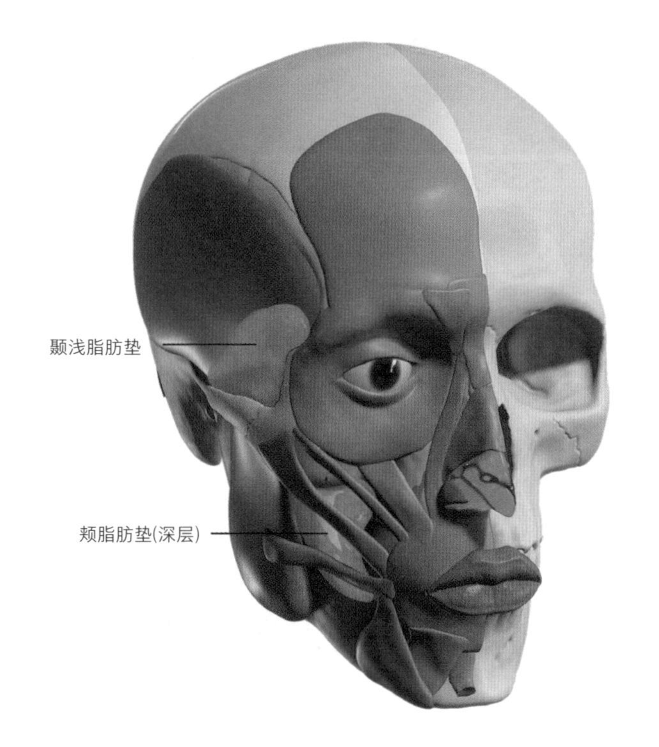

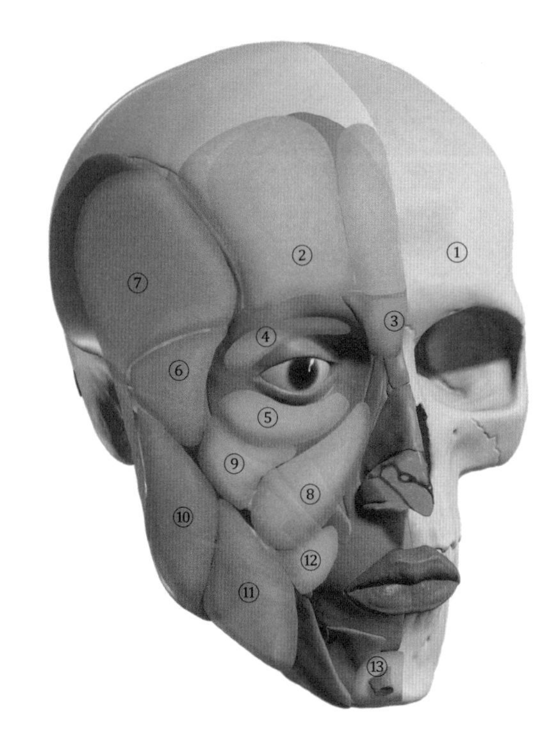

① 额中央脂肪
② 侧额脂肪
③ 根脂肪
④ 眶上脂肪
⑤ 眶下脂肪
⑥ 眶外侧脂肪
⑦ 颞外侧脂肪
⑧ 鼻唇区脂肪
⑨ 颊内侧脂肪
⑩ 颊中部脂肪
⑪ 下颌脂肪
⑫ 上颌脂肪
⑬ 颏脂肪

脸颊和下颌处堆积的脂肪较多，额部和颅顶不会堆积过厚的脂肪。

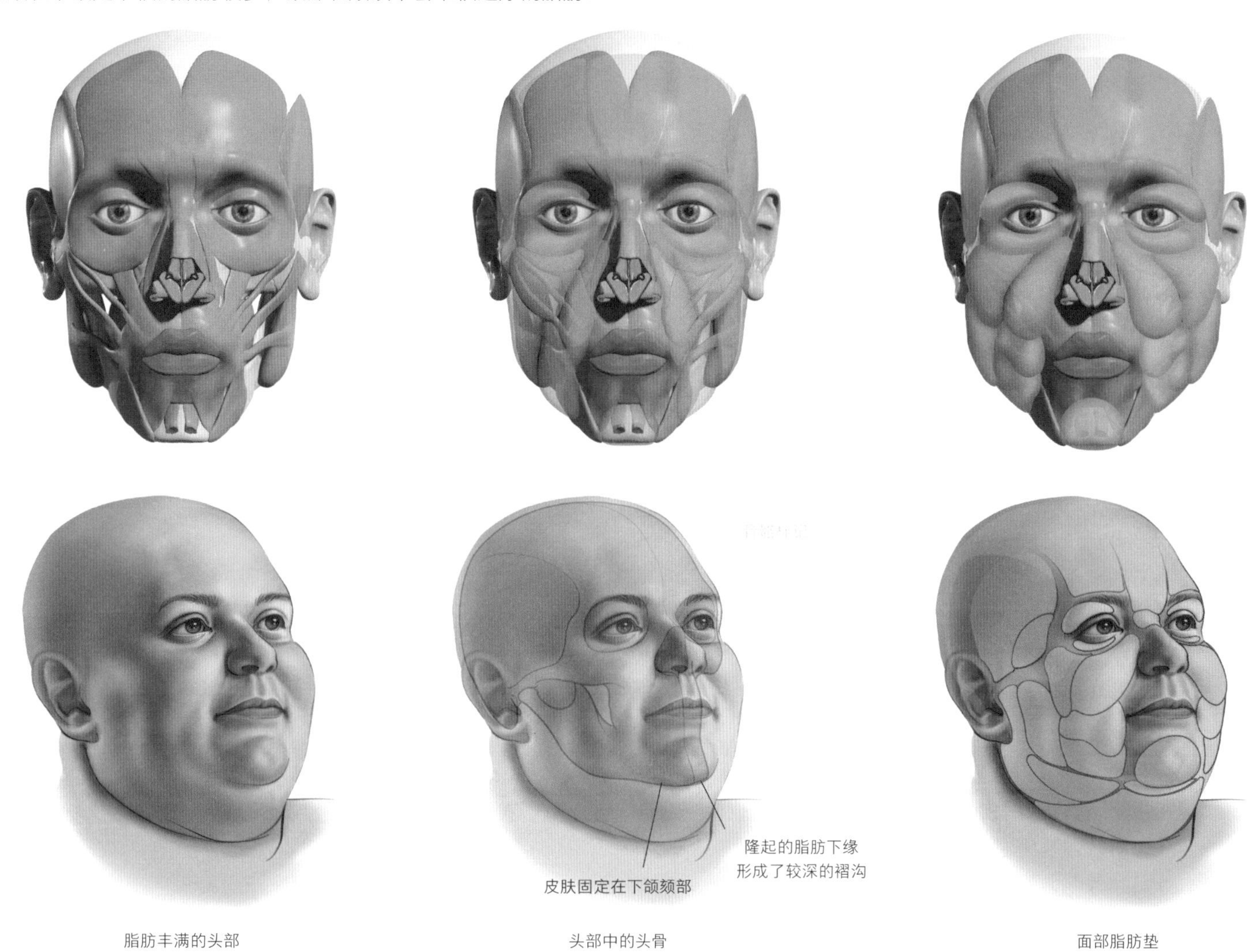

脂肪丰满的头部　　头部中的头骨　　面部脂肪垫

- **侧面头部脂肪**

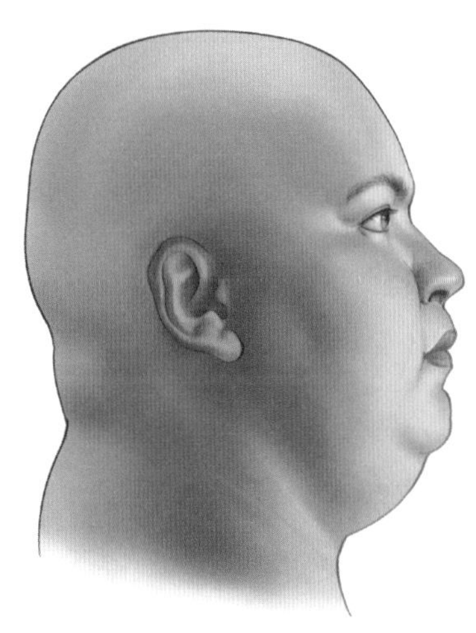

脂肪丰满的头部

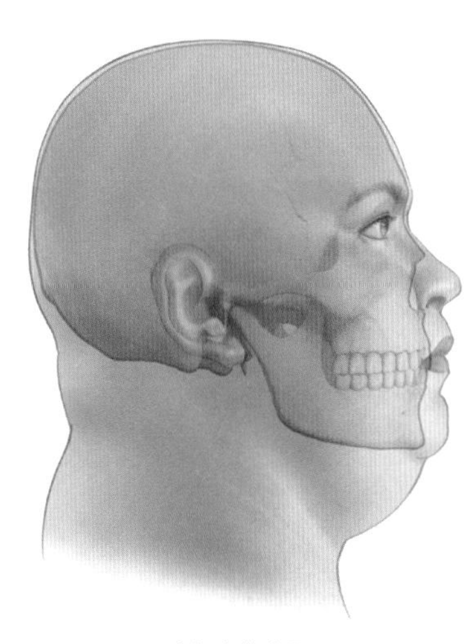

头部中的头骨

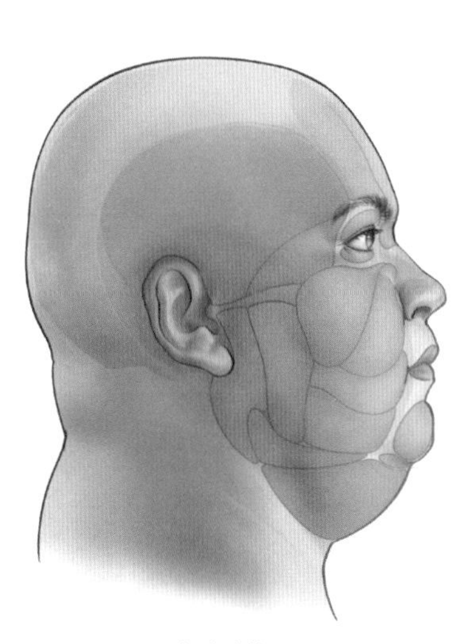

面部脂肪垫

2.3
面部结构

面部结构主要是指五官的结构，五官造型复杂，起伏多变，是绘画中的重点与难点。五官中，除耳朵在侧面，其余器官都在头部正面。它们在头部中线的左右两侧呈对称分布。

2.3.1 眼

眼部造型复杂，起伏、转折变化较多，又比较微妙，了解眼部的构造是掌握眼部形态特征的关键。

眼球平坦光滑，表面富有光泽，由巩膜、虹膜、瞳孔、角膜等构成。眼球整体呈球形，虹膜前方的角膜向外鼓凸，角膜呈透明状，一般状态下肉眼看不出它的存在。

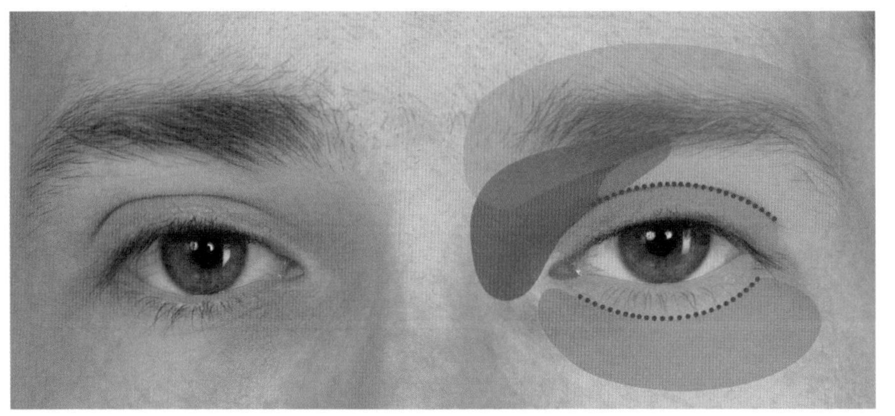

巩膜是一层坚韧的白色被膜。

虹膜是角膜后方围绕瞳孔、含有色素的环状膜结构，由瞳孔括约肌、瞳孔开大肌和色素上皮细胞构成，颜色有棕色、蓝色、灰色等。

瞳孔是虹膜正中央的小圆孔，光线通过瞳孔进入人眼，瞳孔的收缩和扩张可以控制光线进入眼睛的量。

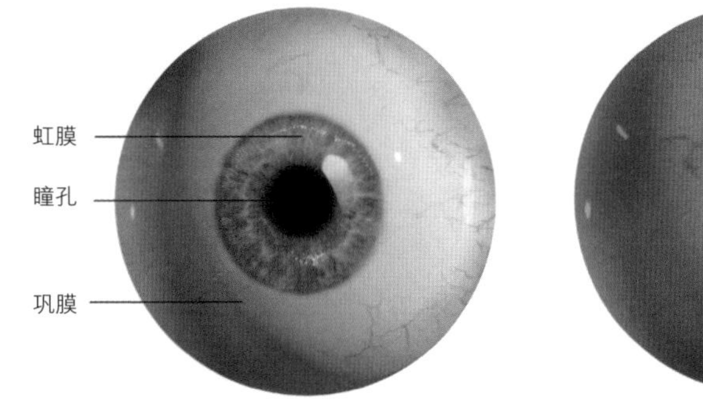

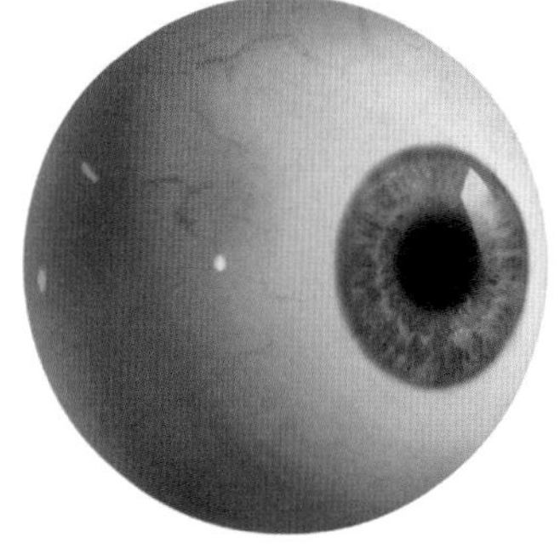

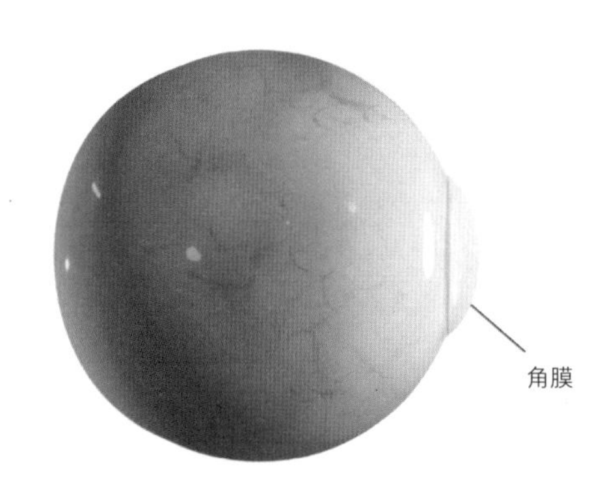

控制眼球运动的是周围的肌肉结构，眼球周围的直肌和斜肌等连接着腱环。两只眼球在运动时通常转向同一方向。

上直肌　抬高、内收、内旋眼球

上睑提肌　抬高上眼睑

上斜肌　压低、外展、内旋眼球

外直肌　外展眼球

下直肌　压低、内收、外旋眼球

下斜肌　抬高、外展、外旋眼球

内直肌　内收眼球

• 右眼眼球与肌肉结构

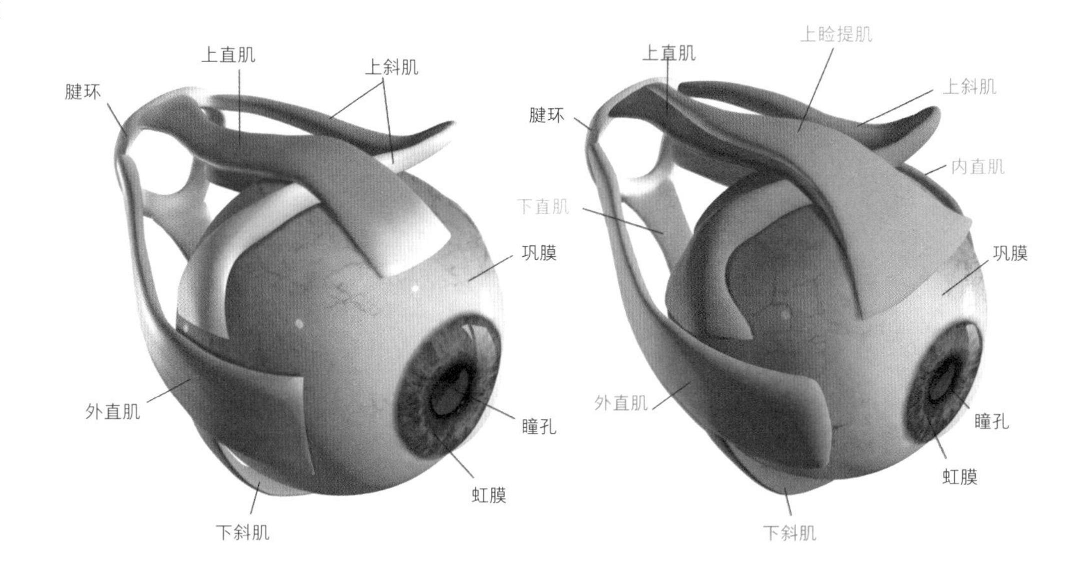

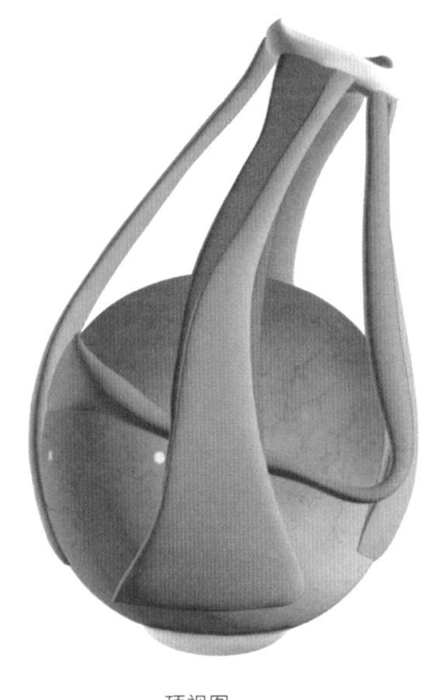

顶视图

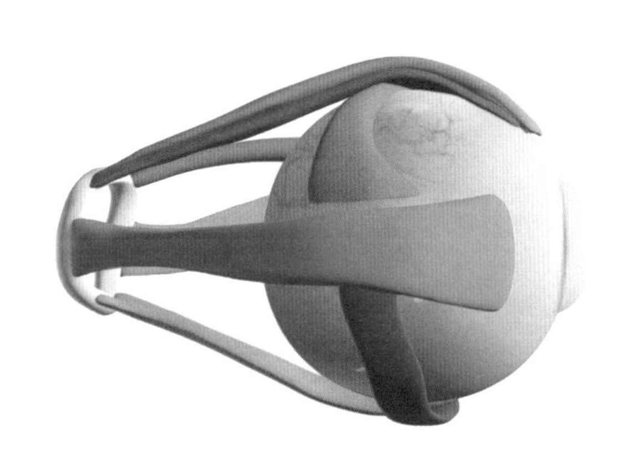

右侧视图

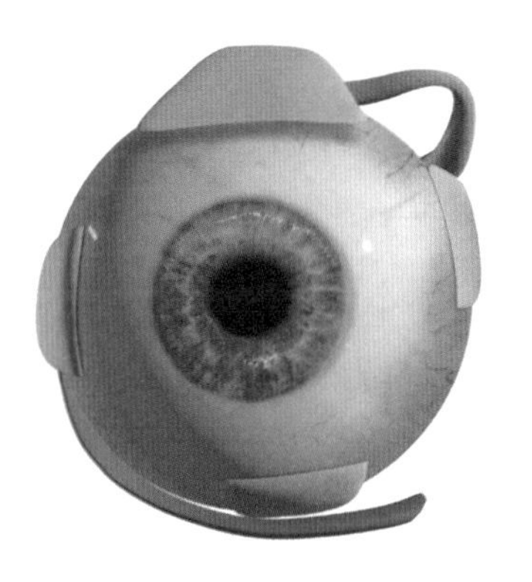

前视图

抬眼向上看时，上直肌和上睑提肌收缩，将眼球向上提起，瞳孔朝向上方，虹膜前方的角膜被上眼睑遮住的更多，下眼睑前方皮肤被拉平。

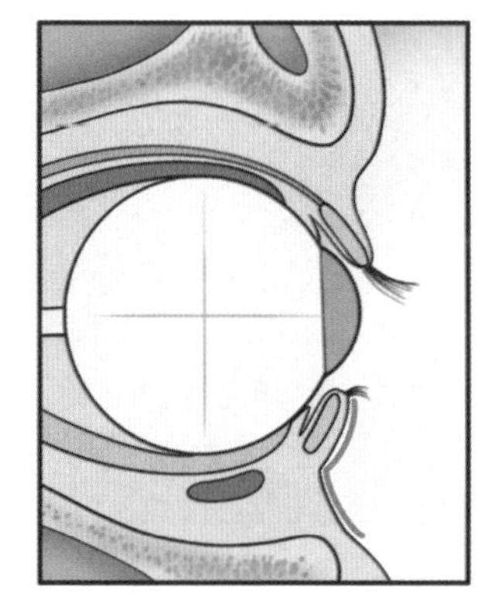

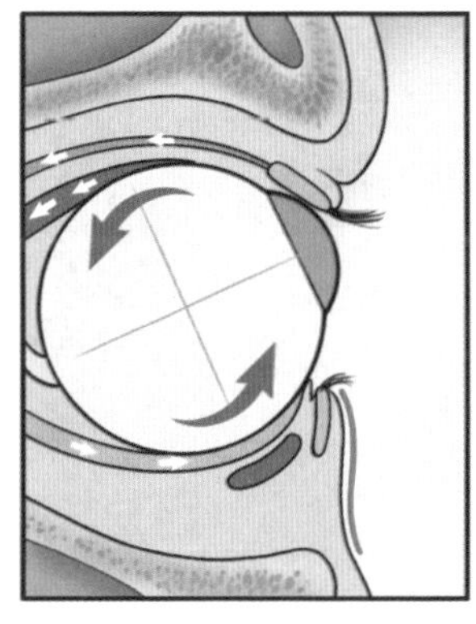

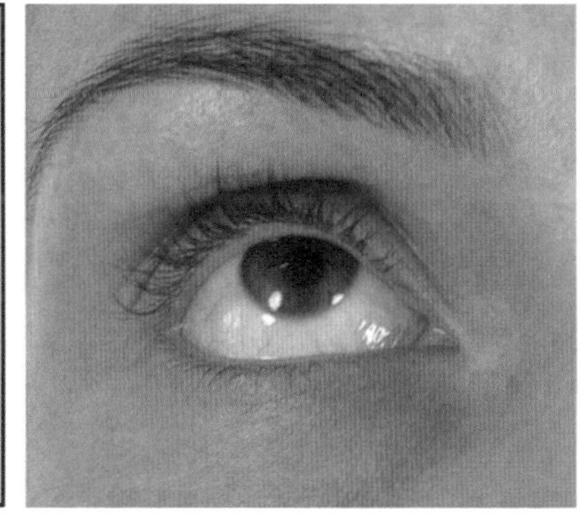

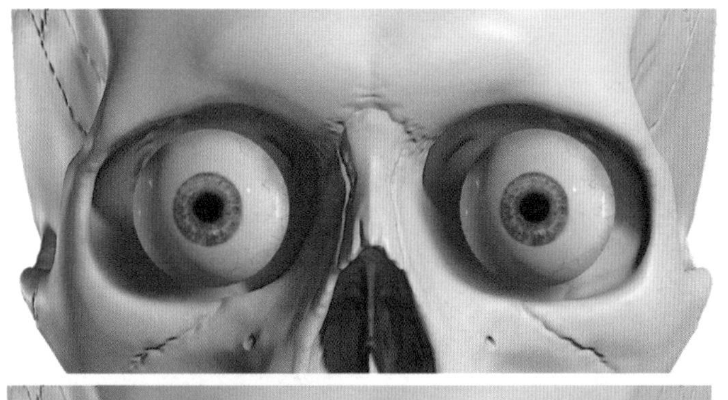
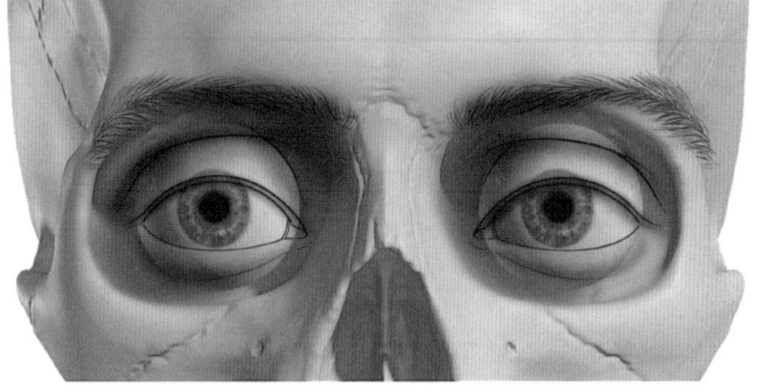
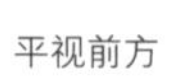
平视前方

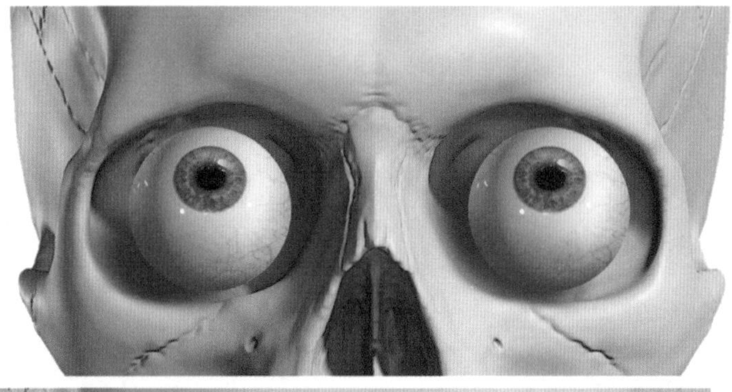
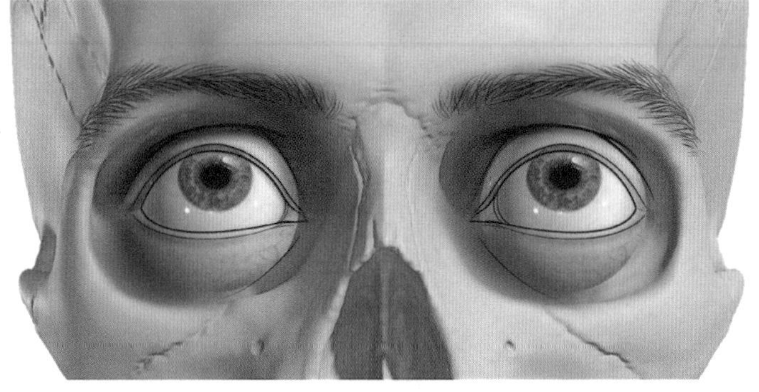
眼睛向上看时上直肌和上睑提肌收缩

眼睛向左看时，眼球向侧面转动，外直肌和内直肌收缩。眼睛向下看时，眼球向下转动，下直肌收缩，上斜肌压低眼球。

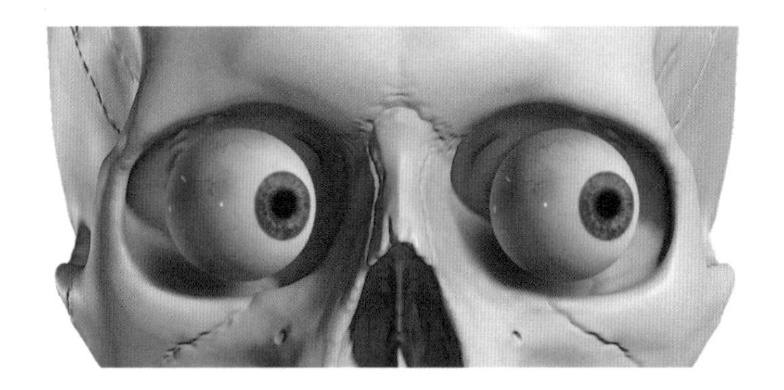
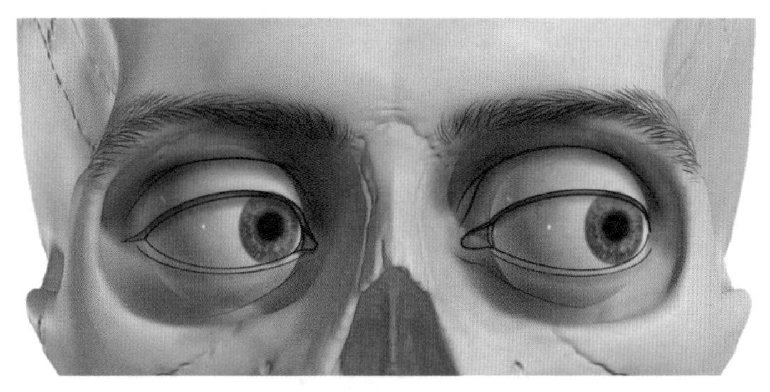
眼睛向左看时外直肌和内直肌收缩

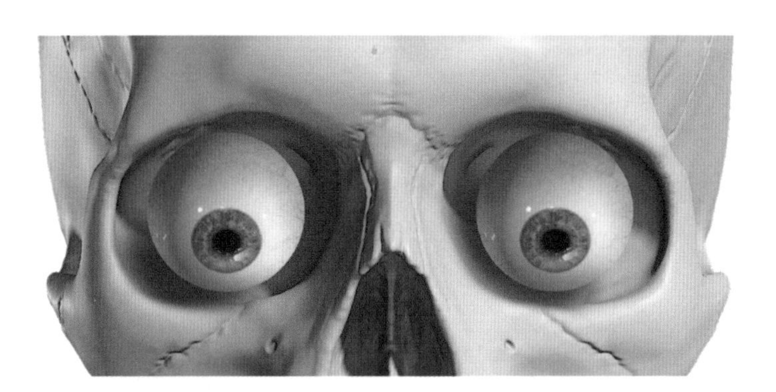
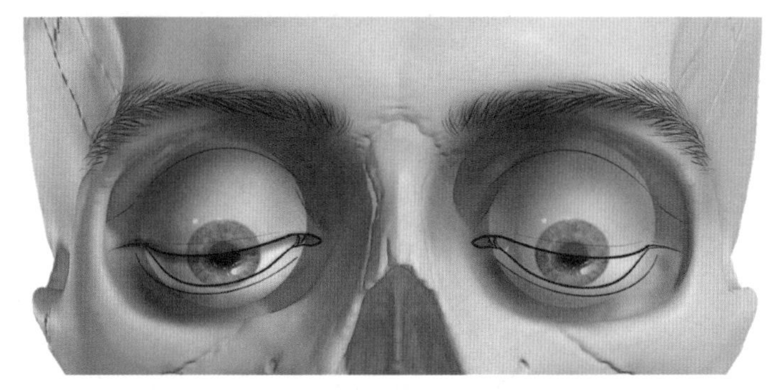
眼睛向下看时下直肌收缩，上斜肌压低眼球

眼睑是半坚硬的弧状睑板，上眼睑板和下眼睑板负责眼裂的开合（睁眼与闭眼），上眼睑板相比下眼睑板更大，也更灵活，开合眼裂主要由上眼睑负责。

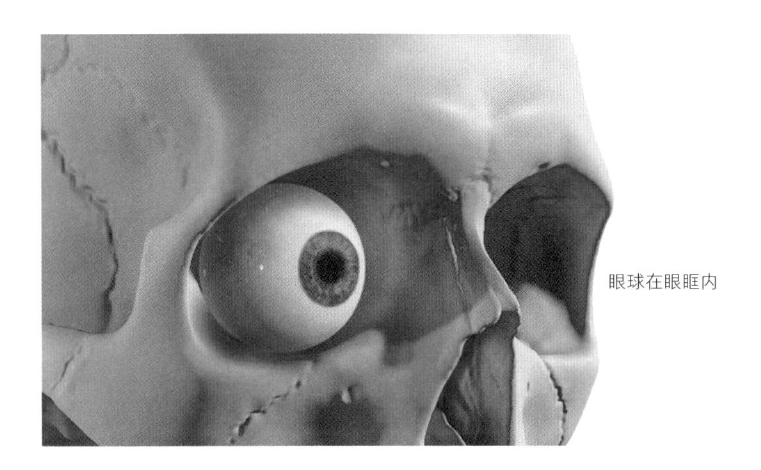

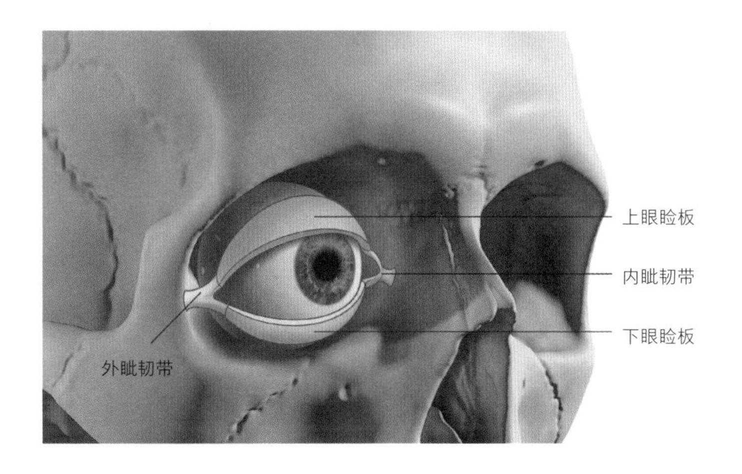

睁眼时上眼睑抬起，被眼盖褶遮住。睁眼和闭眼时上眼睑上下移动，下眼睑则很少移动。

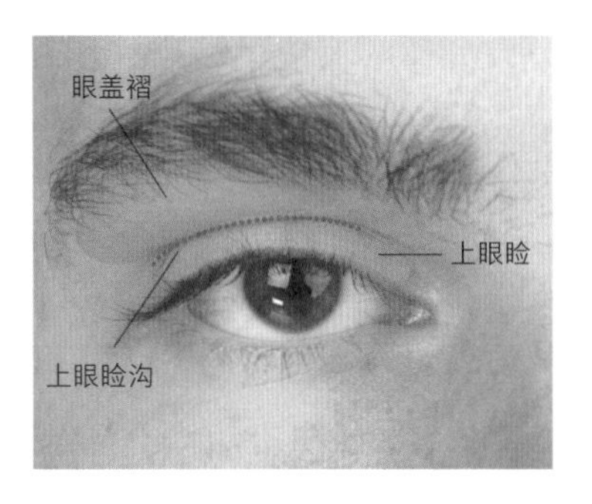

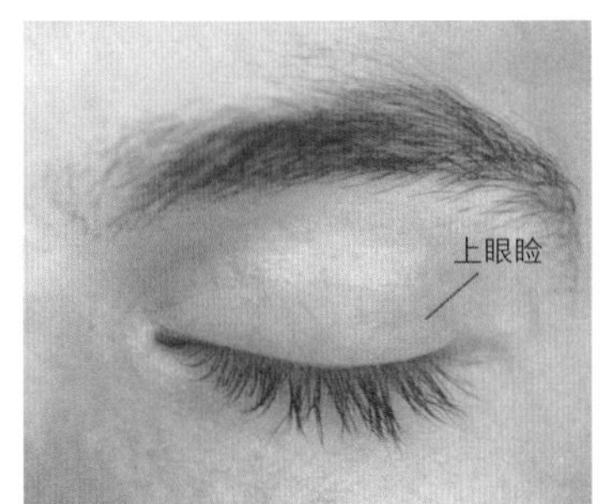

微笑时下眼睑会被上推，使眼裂变窄，下眼睑前的皮肤会隆起。

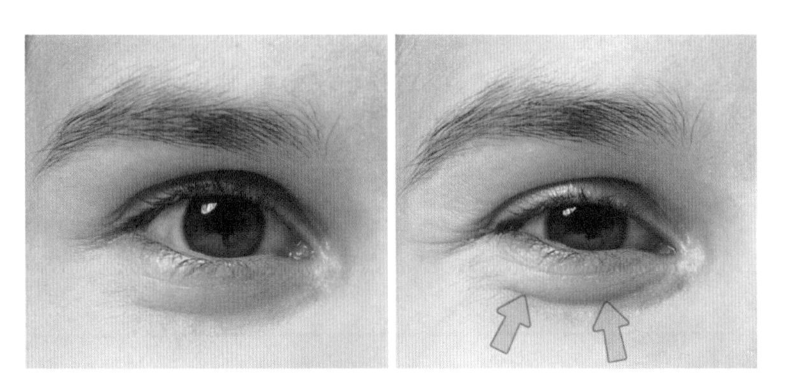

眼睛处于自然睁开的状态时，上眼睑与虹膜有一点交叠，下眼睑与虹膜相触。虹膜被遮住的越多，眼睛看起来越没有精神。

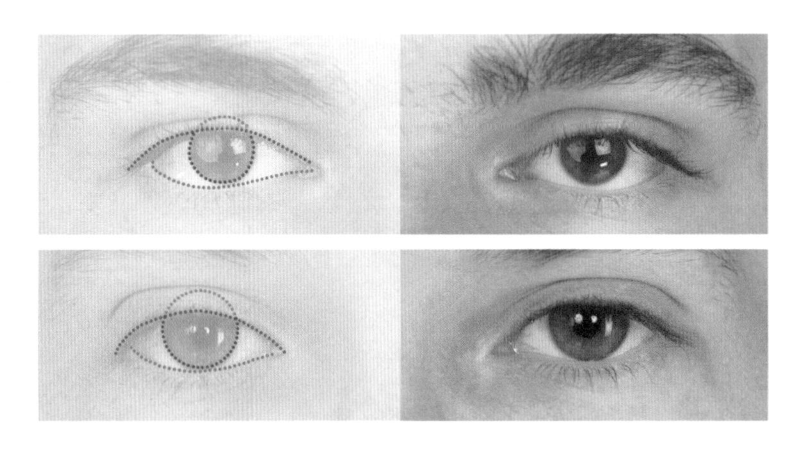

眼睑的厚度并不均匀，中间薄，两边宽。上眼睑的最高点和下眼睑的最低点是左右错开的，上眼睑最高点靠内侧，下眼睑最低点靠外侧，眼睑的棱是睫毛生长的位置，睫毛不是单排的，而是分成两三排生长的。

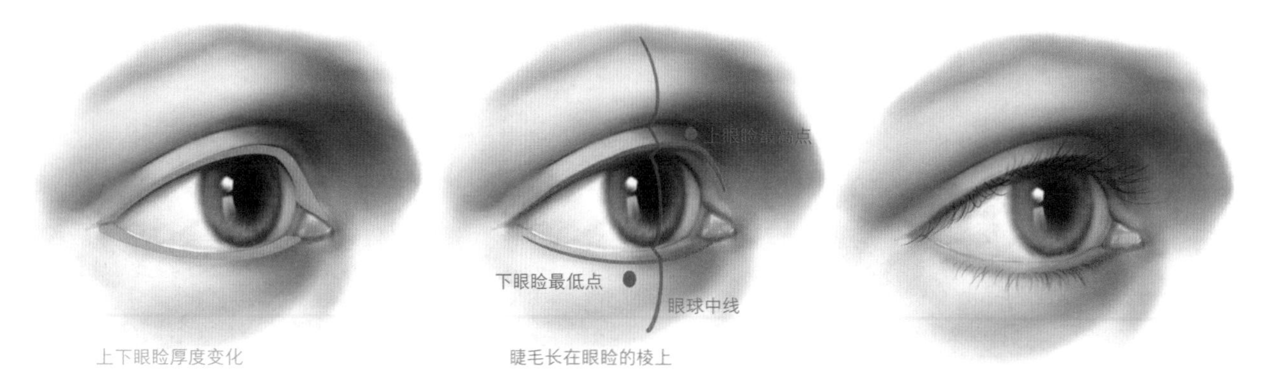

上下眼睑厚度变化　　睫毛长在眼睑的棱上

睫毛的排列并不规整，邻近的几根会相互交叉。上睫毛比下睫毛长。上睫毛向上翘，下睫毛向下弯。

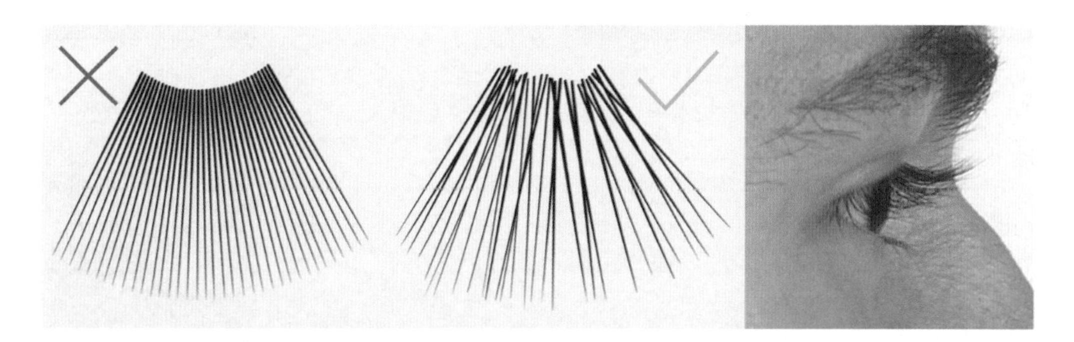

内眼角处有一块粉红色、略带光泽的结构，即泪阜，位于半月襞内侧。

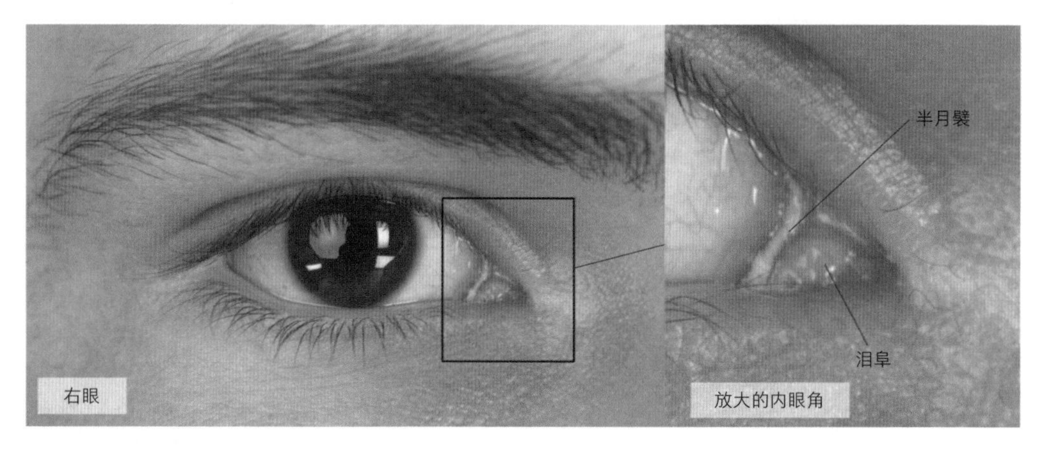

从侧面观察，上下眼睑呈倾斜状态，眼眶的上缘与下缘呈倾斜状态。上眼睑比下眼睑大而宽，上眼睑的弧度更大，也更靠前。

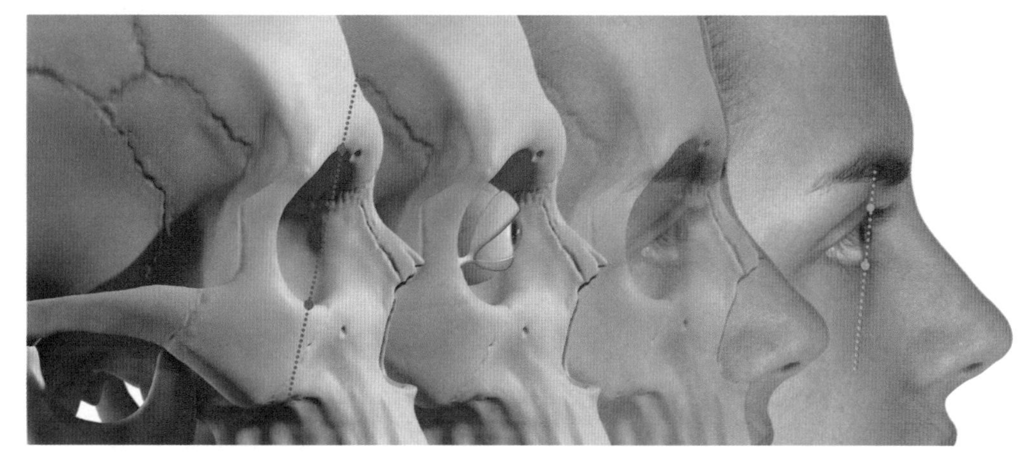

不同模特的眼部形状特征如下图所示。

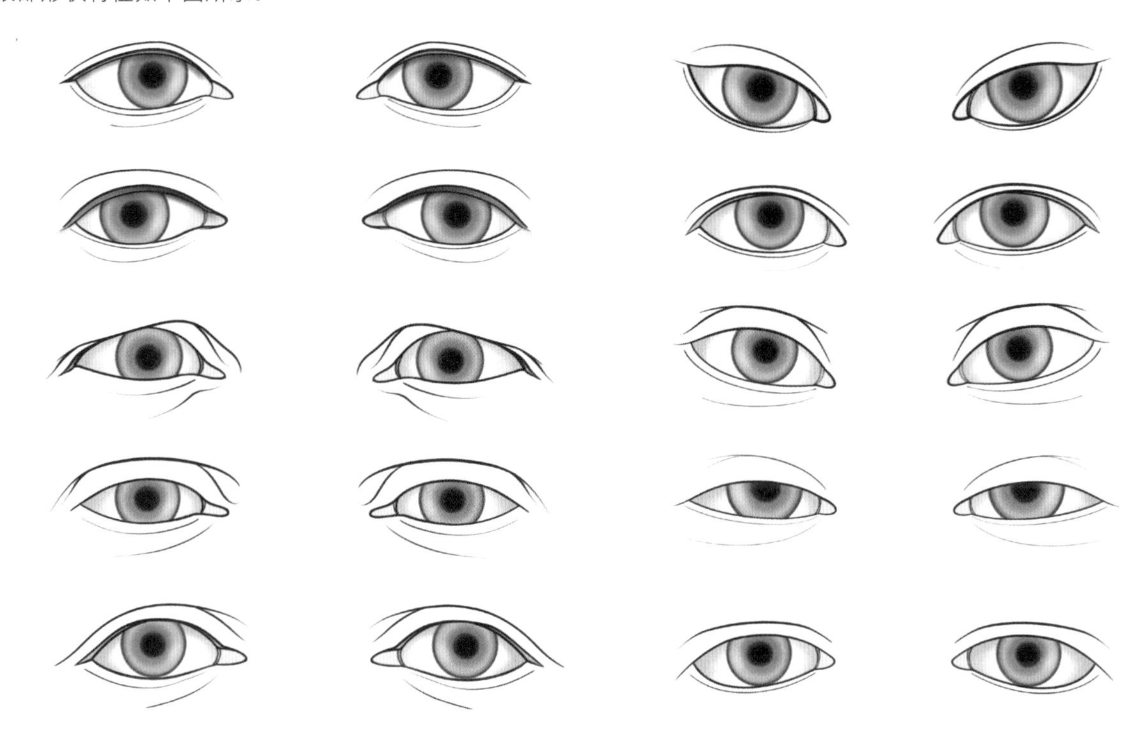

2.3.2 鼻

鼻由骨、软骨、脂肪组织和鼻部肌肉构成。鼻子呈金字塔形，包含一条长而窄的前平面（鼻背）、两个斜侧面和一个三角形或梯形的底面。

鼻梁由两块鼻骨构成，鼻骨与额骨结合处为鼻根，鼻子中部由一对鼻侧软骨组成，中间有一块薄片状软骨，为鼻中隔软骨；鼻头由两块鼻翼大软骨组成，鼻翼为纤维脂肪组织。鼻部肌肉对外形无影响。

在鼻部骨骼和鼻侧软骨的结合处有一道隆起。

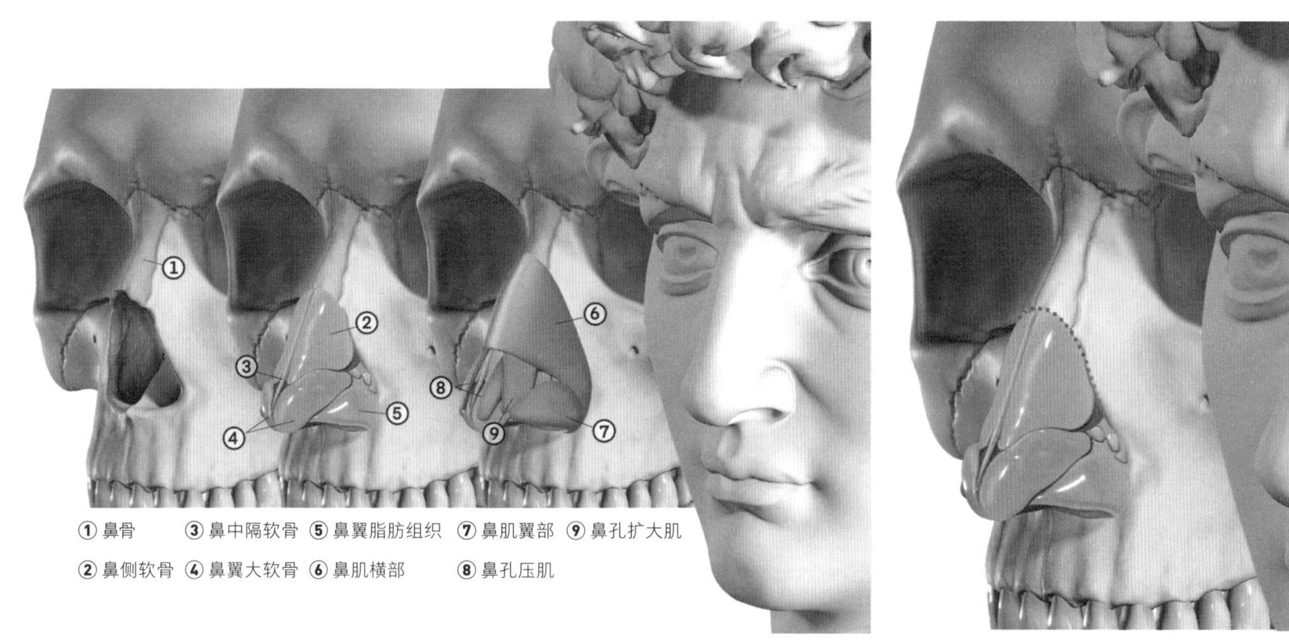

鼻背是一个上下窄、中间宽的平面或者略鼓的弧面，最宽处为鼻骨结束的位置。

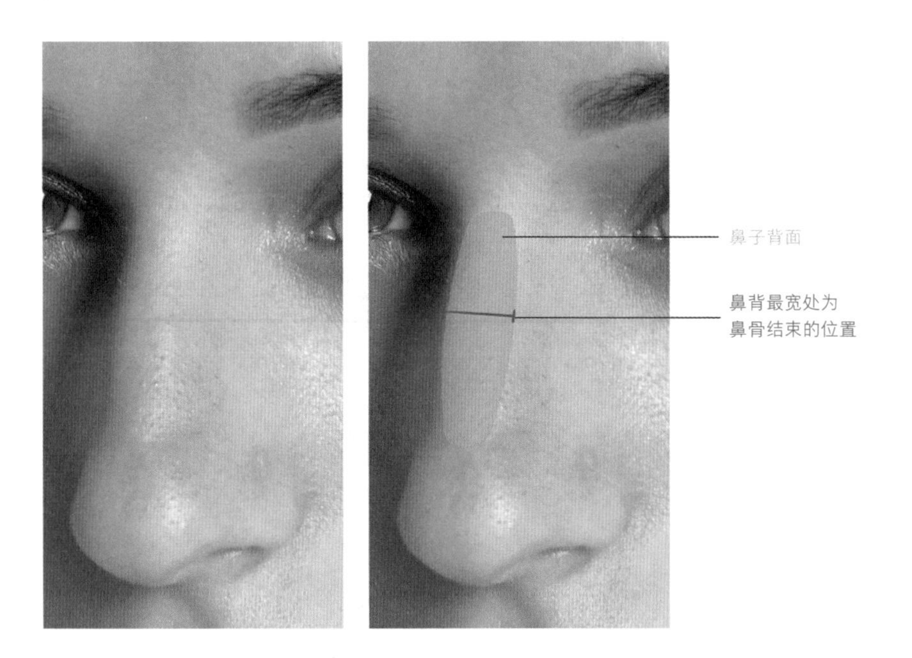

鼻翼不是半球形的，从侧面看呈弯曲的水滴形，前端略平，后端略圆。

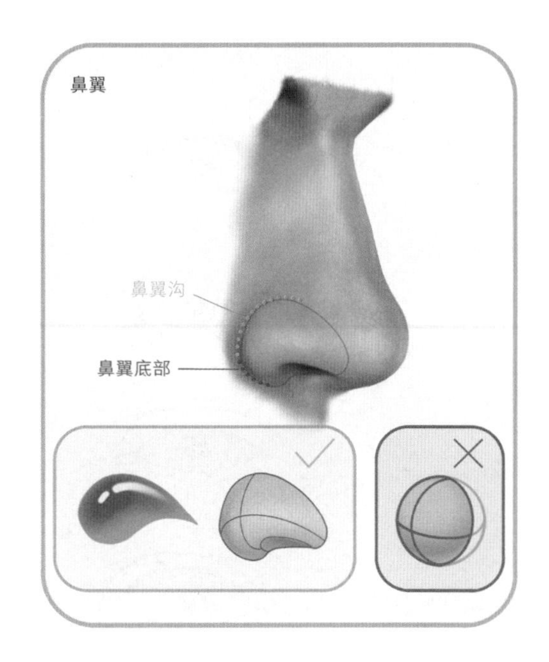

鼻孔的形状为略长或略圆的椭圆形，与鼻翼和鼻头的造型有关。鼻孔外侧缘较清晰，在鼻中隔一侧转向鼻孔内，是鼻翼大软骨的造型。内侧有一条肉性隆起。

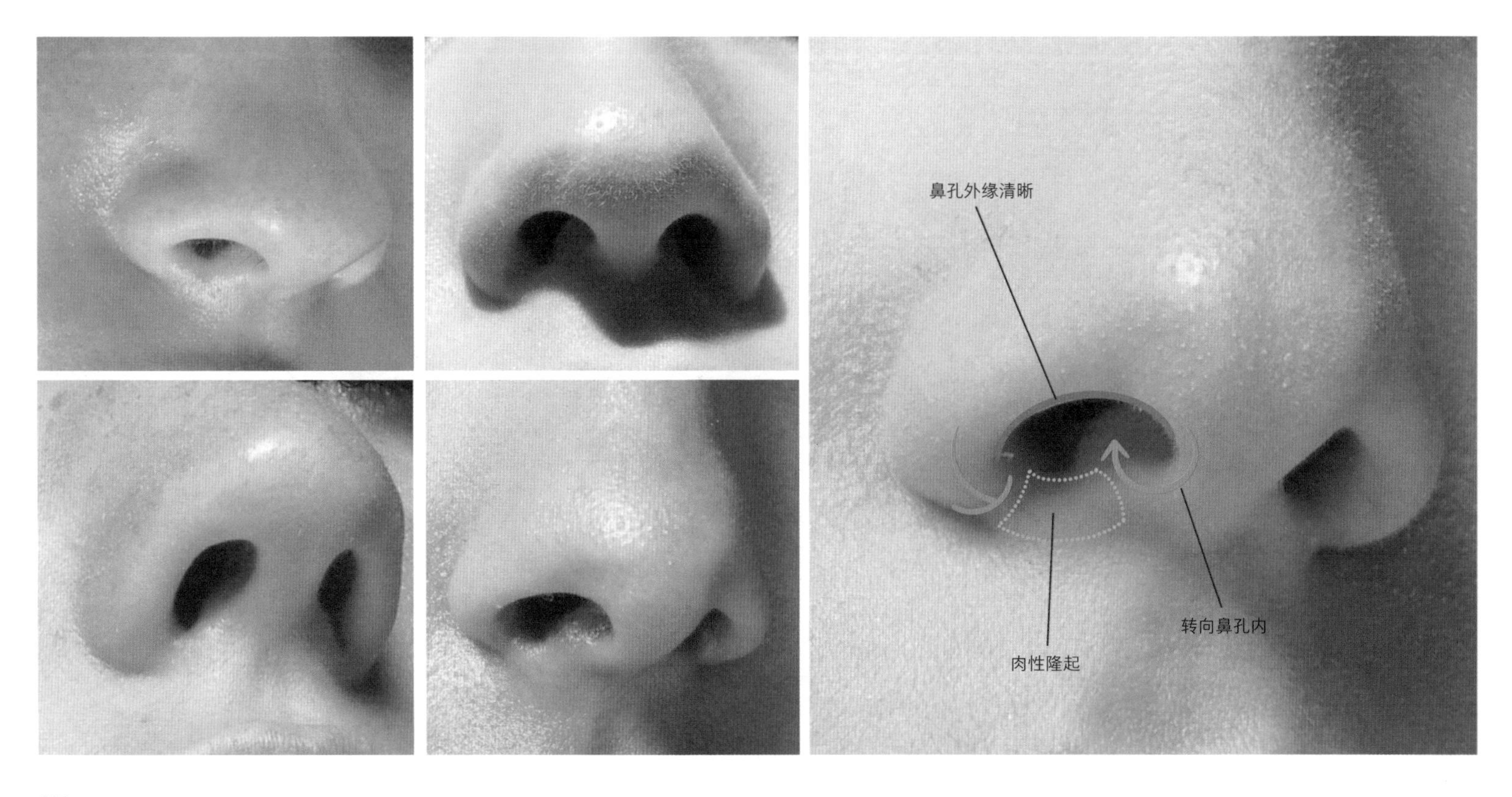

在空间上，鼻子是整个面部的最前端，鼻梁的造型结构有向前倾斜的趋势，鼻尖最靠前。

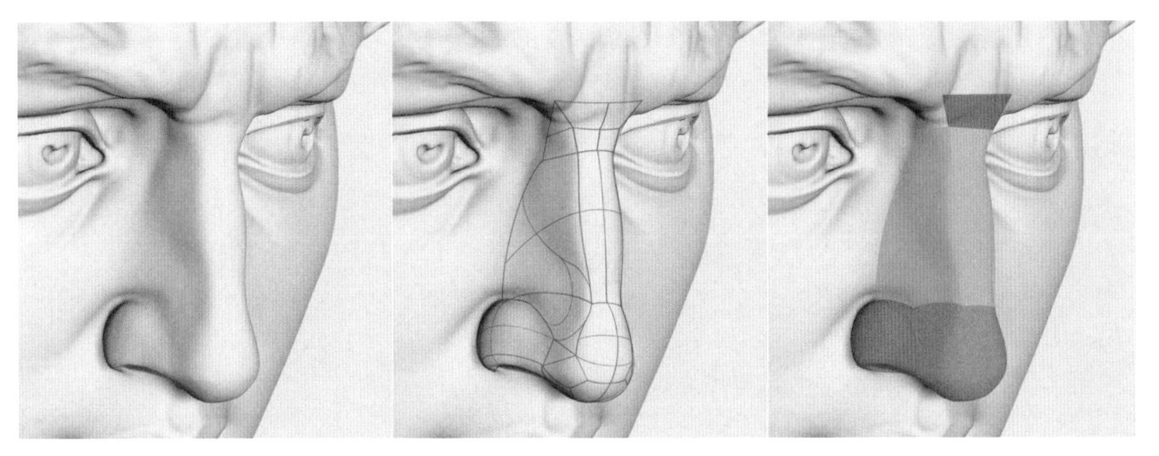

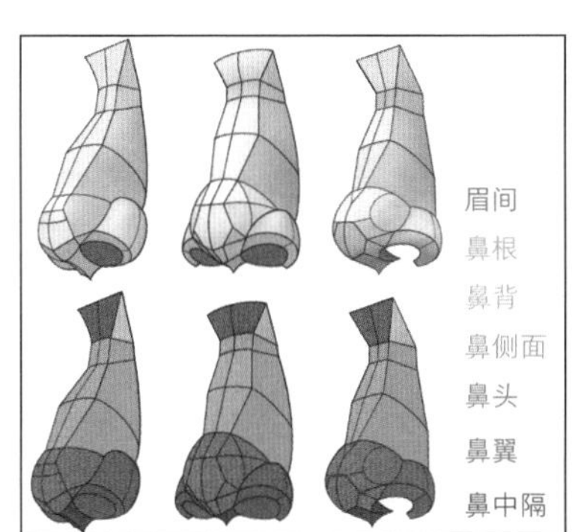

鼻骨处坚硬，鼻侧软骨半坚硬，鼻翼大软骨稍具韧性，鼻翼纤维脂肪组织较柔软。

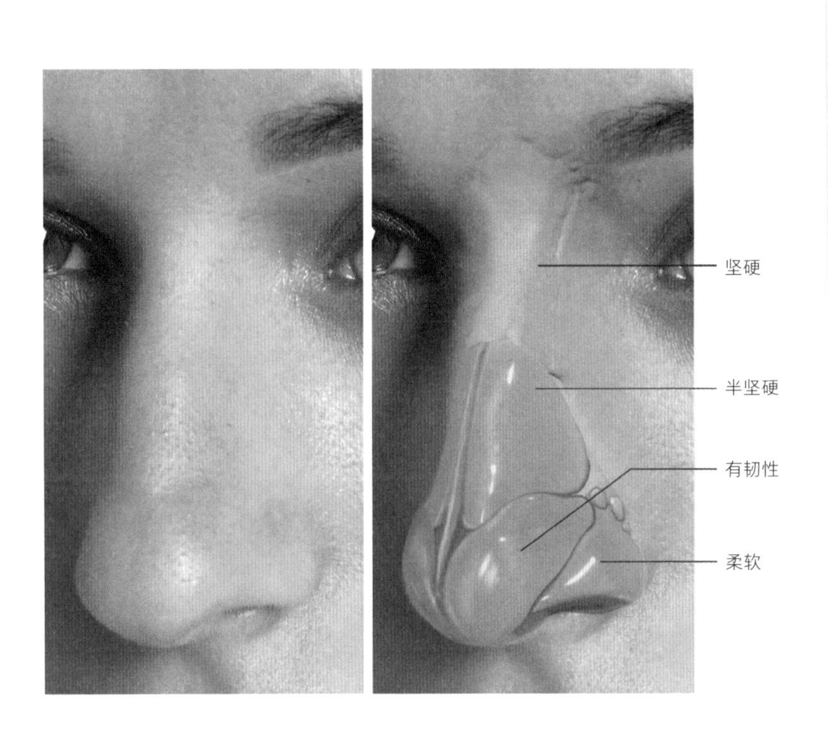

鼻子的性别特征并不明显，宽阔的鼻梁更常见于男性的鼻子，女性的鼻翼普遍较小。

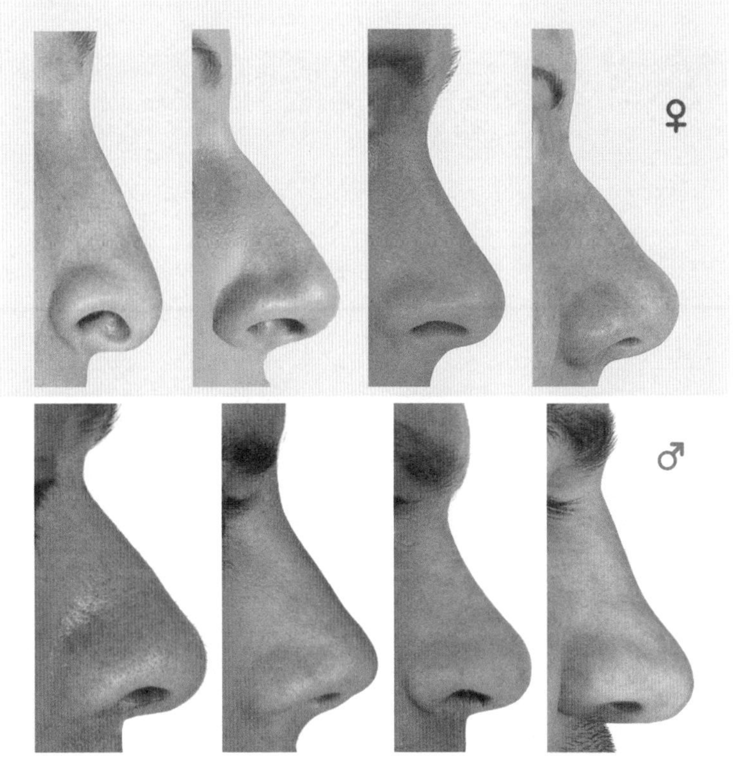

2.3.3 口

口部是鼻底与下颏之间的肉性隆起，由上下唇及其周围结构构成。口部围绕着圆柱形的牙床，所以呈弧形。上唇中间为唇结节，唇结节上方对着的是人中。上下唇的结合处为口角，口角嵌在肌结（口角轴）中。下唇下方左右两侧有两个圆柱形结构，即口柱。两口柱之间为下颏部。

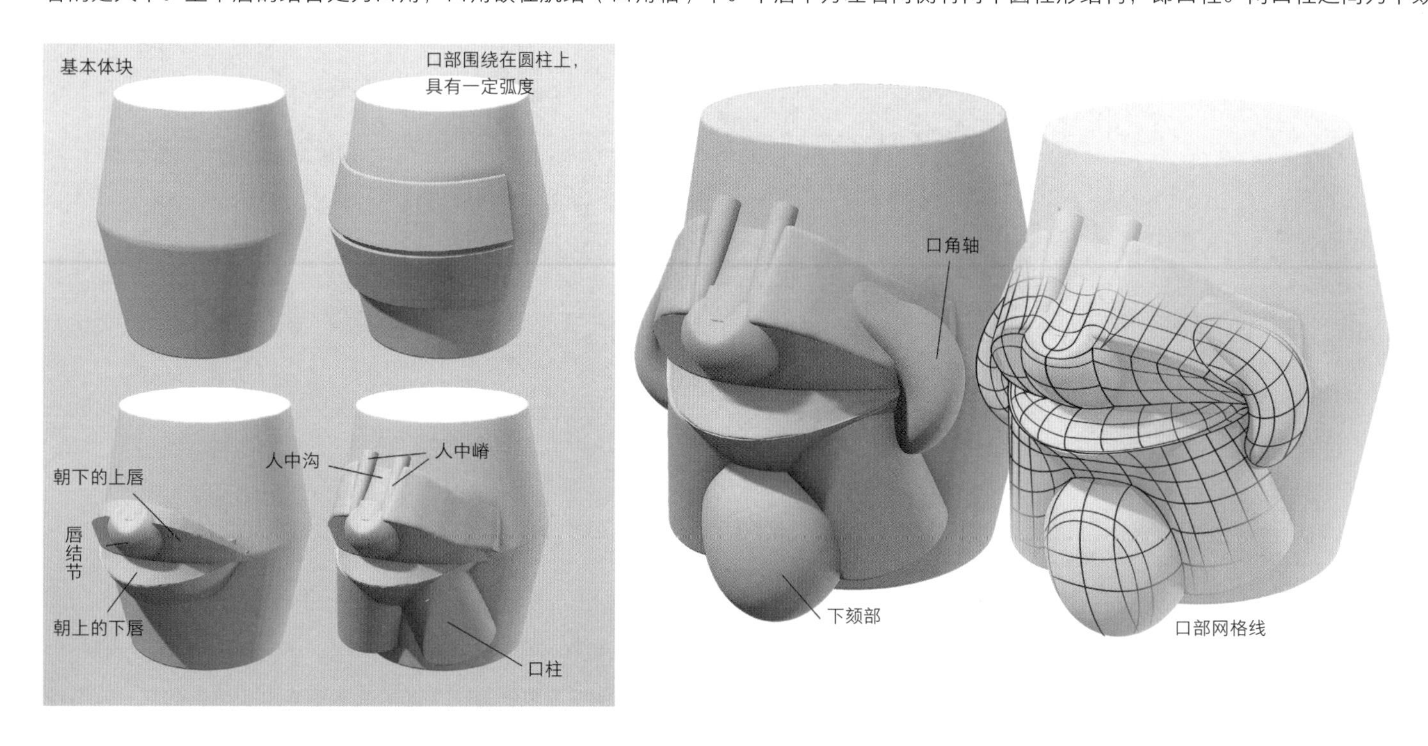

人中是唇结节和鼻中隔间的一道凹沟，沟两侧隆起的嵴为人中嵴。人中的形状类似水滴，也有两侧平行呈“U”形的，从侧面观察略有弧度。

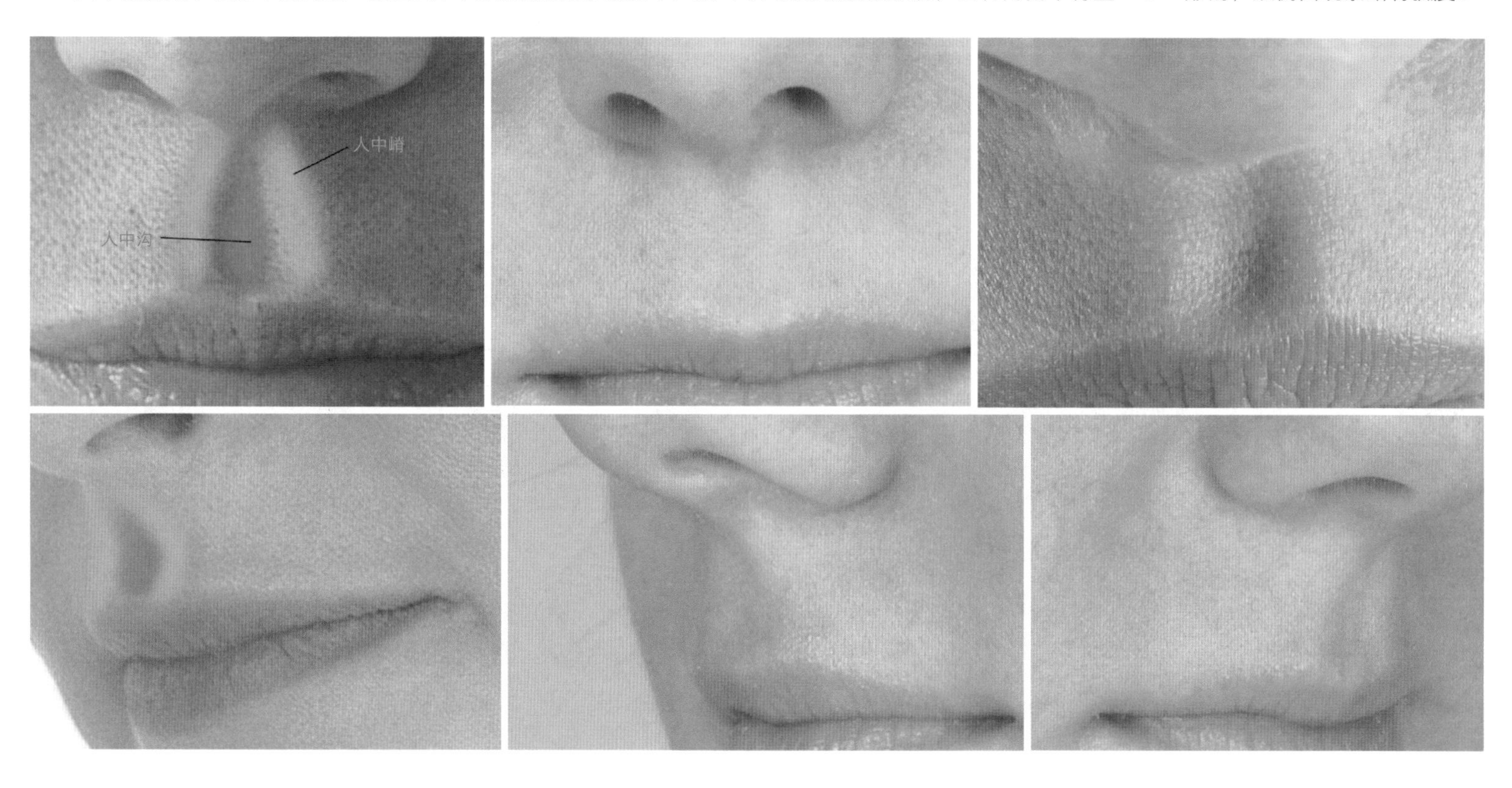

上唇略平，倾斜朝下，比下唇要窄，分为3个部分，中间是唇结节，唇结节两侧的沟为唇谷，唇结节是口部的最前端，两侧为上唇翼部。下唇较为饱满，倾斜朝上，为直接受光面，所以比上唇要亮。下唇由两部分组成，但是两部分汇合处没有明显痕迹。嘴唇周围有一圈隆起的嵴，称唇缘。

唇缘是一道隆起的嵴，上下唇中部的唇缘较为清晰明显，往口角延伸会逐渐变宽阔，并转到口角里面。唇结节上方的缘较为明亮，是整个唇缘最亮的部分。下唇中部的缘最为清晰，向下有一块凹进去的面，与颏部相接处有一道沟，称颏唇沟。

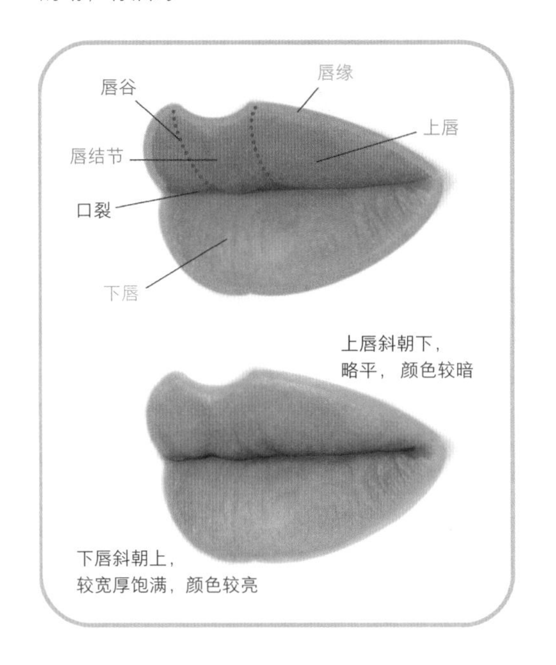

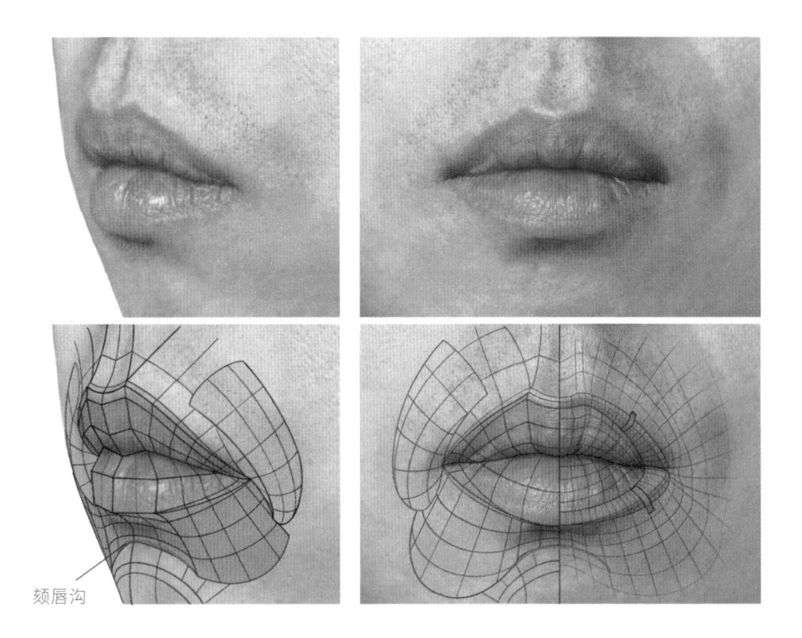

• **口部的绘制**

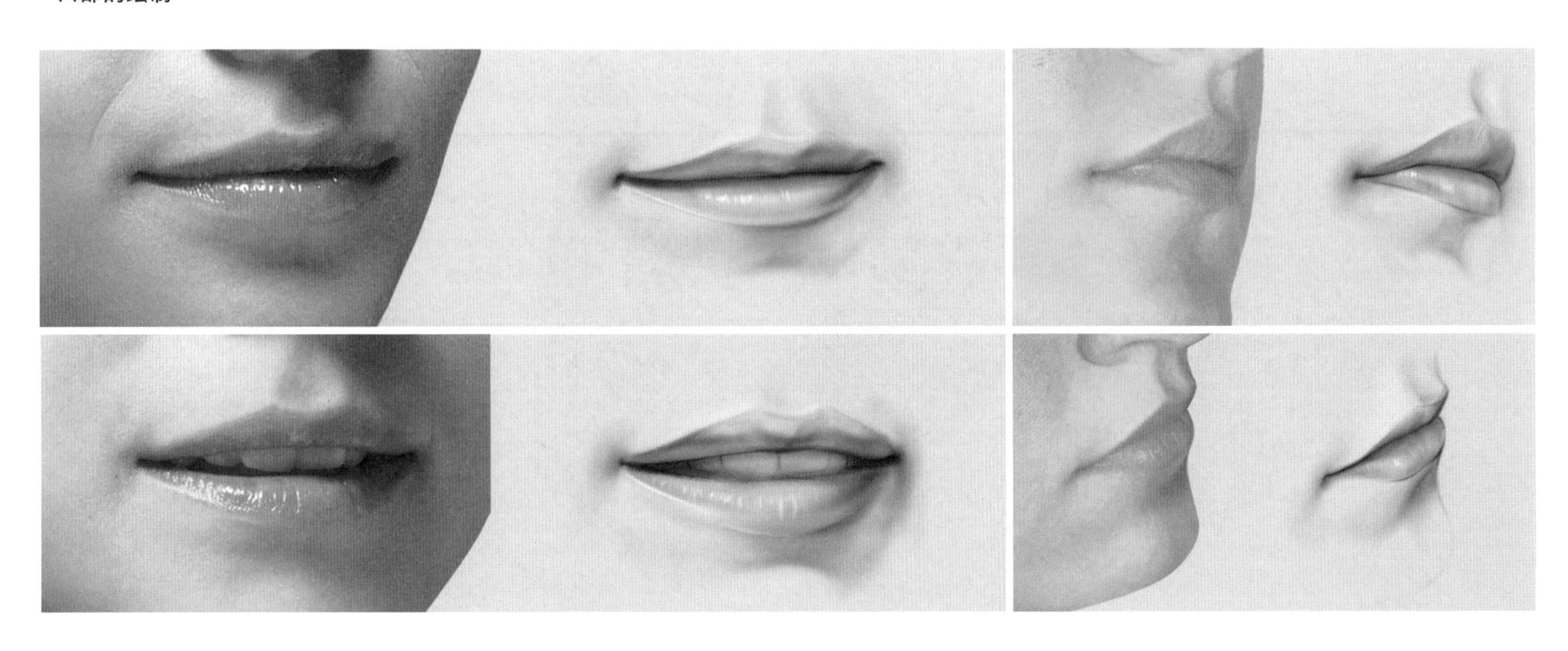

2.3.4 耳

人们常说的耳朵指的是外耳，外耳是由具有弹性的耳软骨和附着脂肪的皮肤组成的。耳朵呈复杂的漏斗形，具有收拢声音的功能，外轮廓呈卵圆形，上部较大。

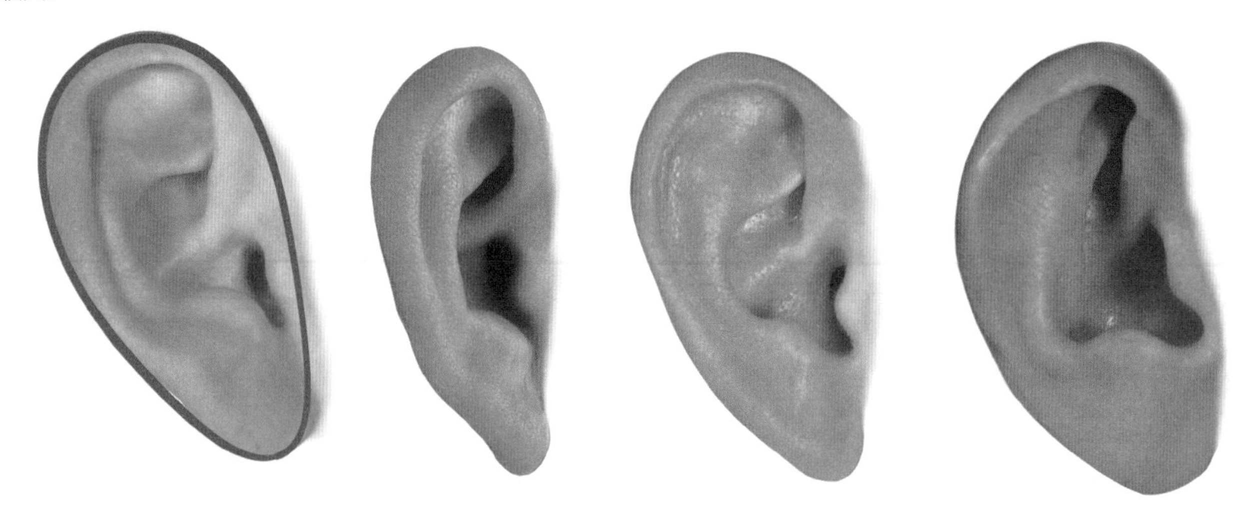

耳部结构

耳轮起自耳甲中央，环绕在耳朵的外缘上，止于耳垂。耳轮上半部分内侧轮廓分明。

对耳轮位于耳轮内侧，与耳轮大致平行，上端有一个“Y”形分叉，即耳叉。耳叉的上段较宽阔圆润，轮廓模糊；下段较窄，轮廓清晰。耳叉中间有个三角形凹窝，称耳三角窝。

耳舟为耳轮和对耳轮之间上端一道狭长而弯曲的沟。

耳垂是位于耳底的一块富含脂肪的皮肤，质地柔软，通常独立于下颌，有时也会与下颌相连（俗称没耳垂）。

耳屏是一块软骨突起，位于颧弓尾端，大致在头部侧面的1/2处。

对耳屏是与耳屏相对的突起，位于耳垂的上方。

耳甲是耳软骨中呈碗状的部分，在乳突的前侧。

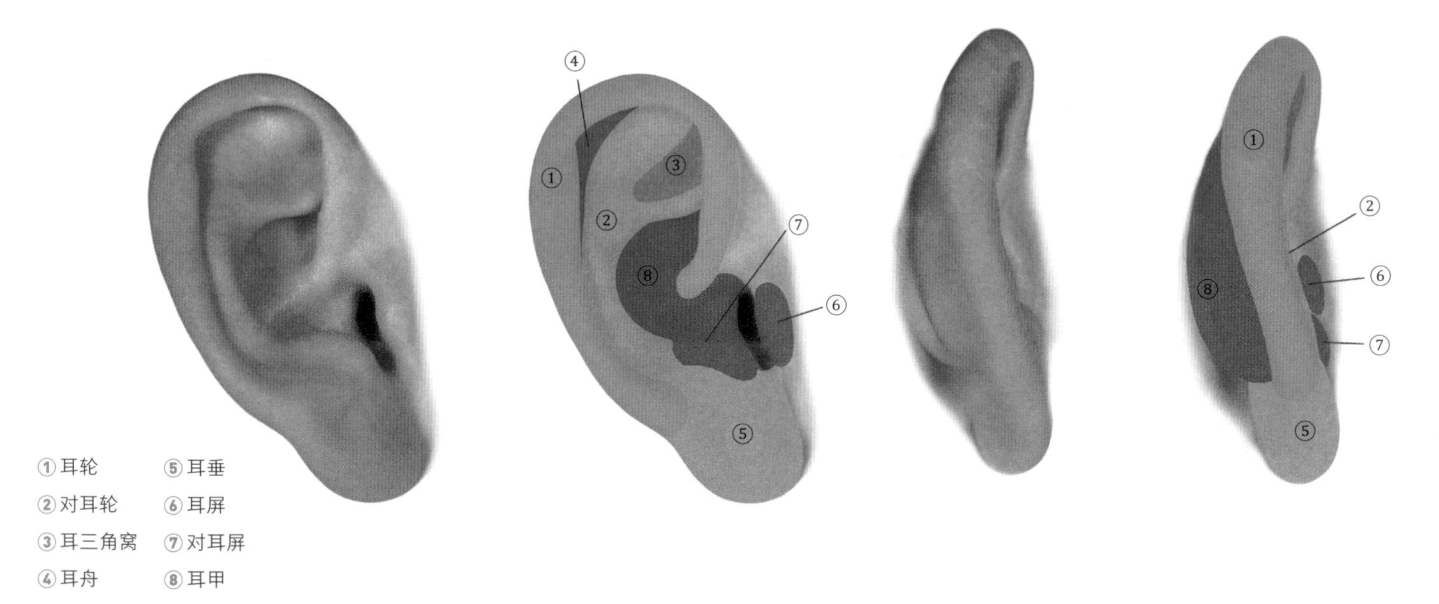

- **耳部的绘制图**

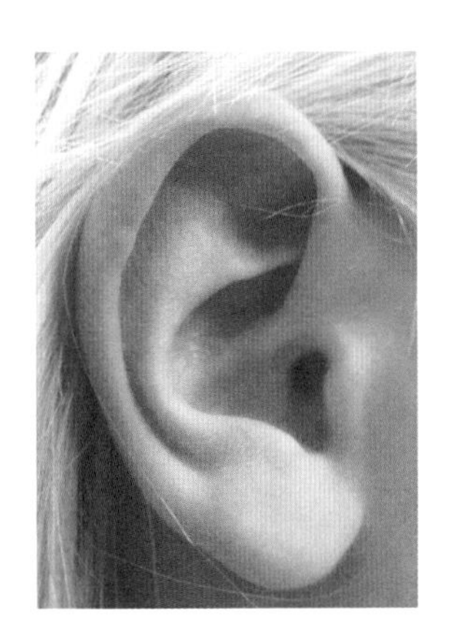 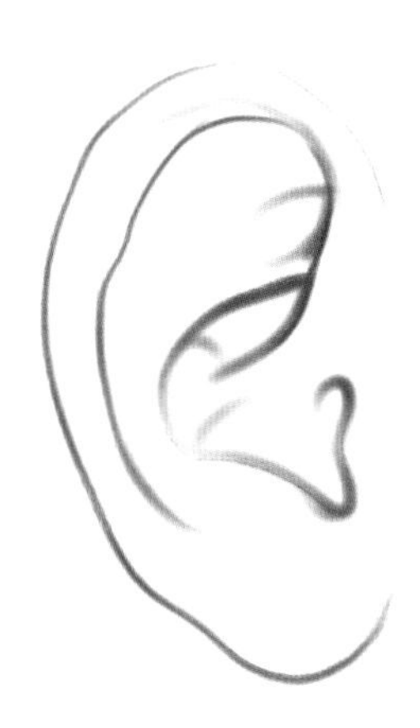 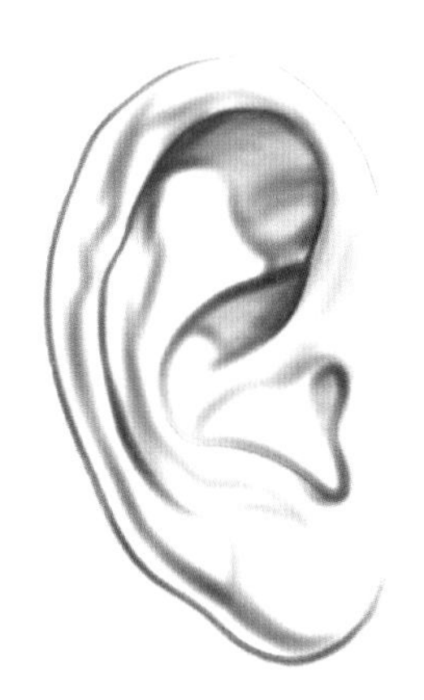 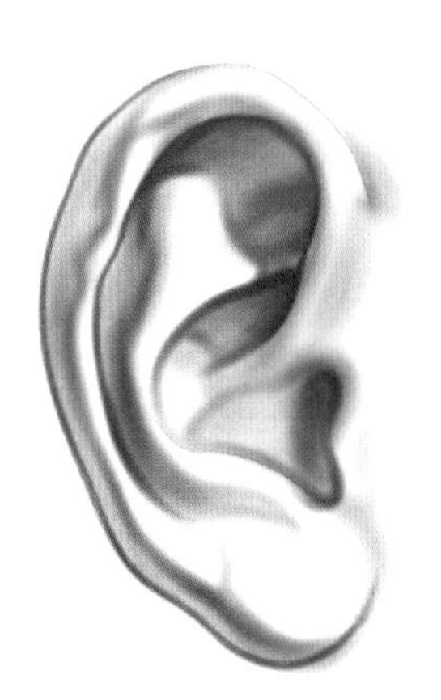 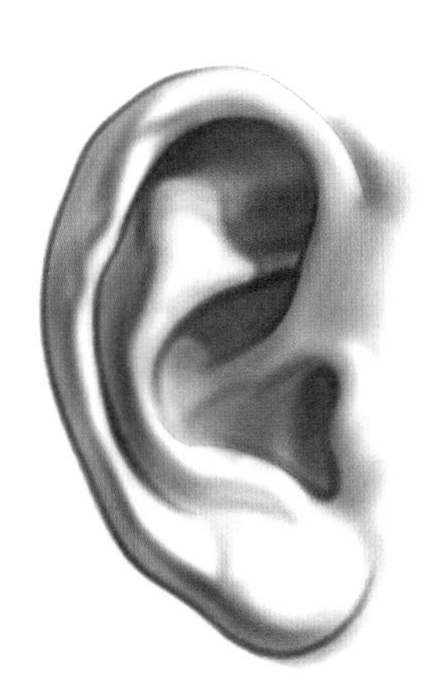

耳朵在五官中的立体感是最弱的，一般情况下较容易注意到的是耳部的穿插结构。耳部斜贴于头部侧面，耳轮支出，离头部最远；耳部后侧与头部衔接处为耳后沟，只能从后面观察到。

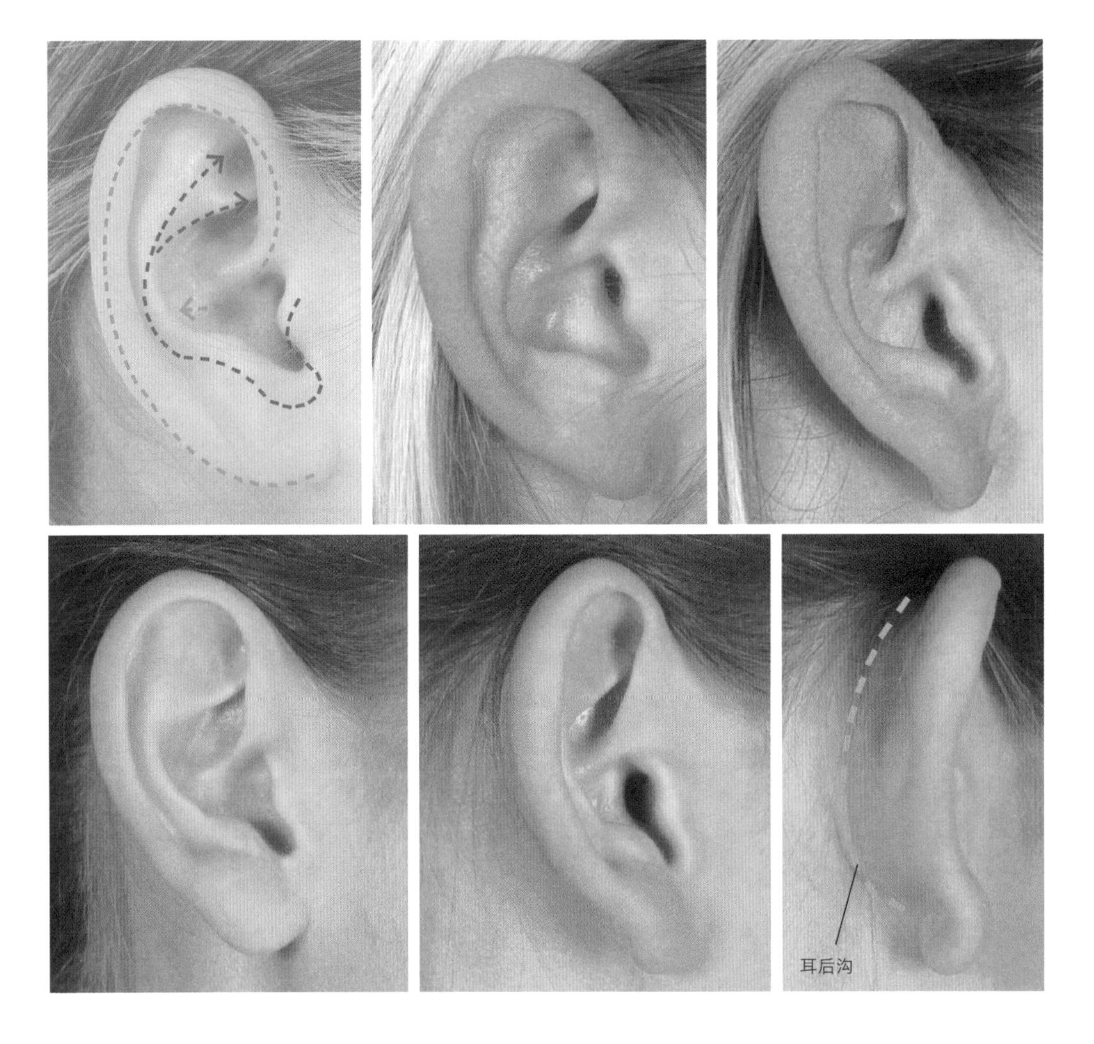

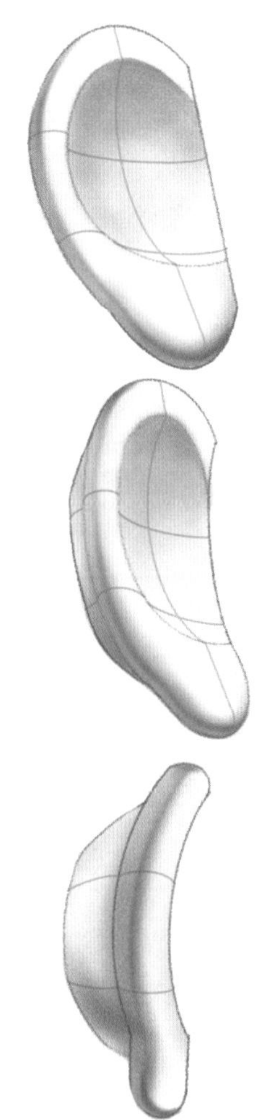

耳部的造型可以用切苹果的方式来理解，将一个苹果切成八块，其中的一块就类似于一个耳部形态，但要将其中的一个侧面拉宽，也就是使耳郭大于耳后沟。

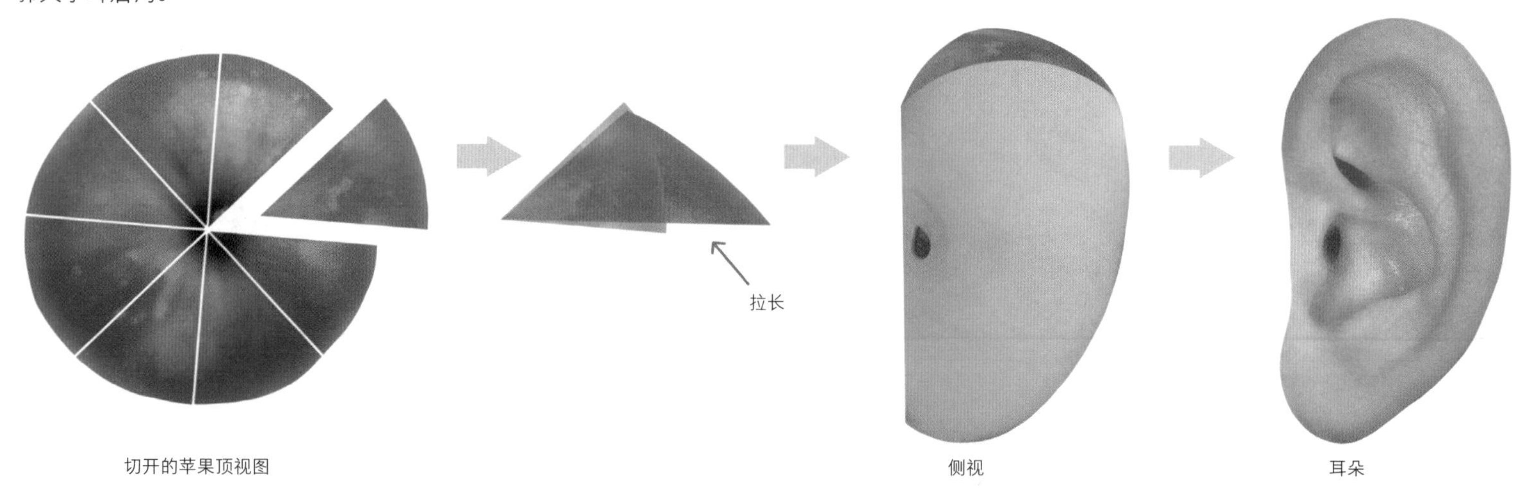

耳部上缘大致与眉弓在同一水平面上，耳部下缘大致与鼻底在同一水平面上。耳朵到外眼角的距离大致等于一个耳朵的长度。

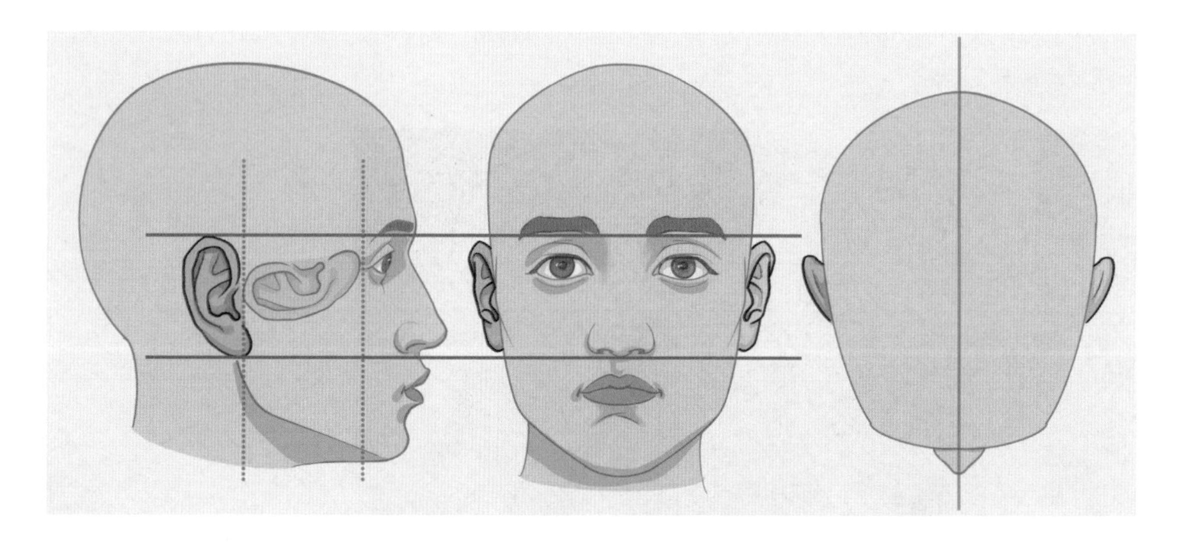

2.4 面部表情

人们在日常生活中习惯通过表情来表达内心的情感，同时也会通过表情来感受彼此的内心世界与情绪。表情往往是内心情感的真实流露，喜悦、惊讶、悲伤、恐惧等都属于典型的表情特征，每一种类型都由特定的肌群控制。

表情可以自然流露出来，也可以刻意做出。面部肌肉通过不同程度、不同顺序、不同组合的收缩、放松，可以形成不同的表情。面部肌肉在收缩时会使皮肤产生褶皱，肌肉的收缩程度、皮脂的厚度、年龄都会让这些褶皱表现出不同的特征。

2.4.1 面肌的运动

额肌在中线左右各有一块，可以单独活动，也可以共同活动。每块可分为内侧与外侧两个部分。内侧与外侧可以共同收缩，也可以单独收缩。内侧收缩可以抬高眉头；外侧收缩可以抬高眉尾；共同收缩可以抬高整个眉毛，使眼睛睁大。

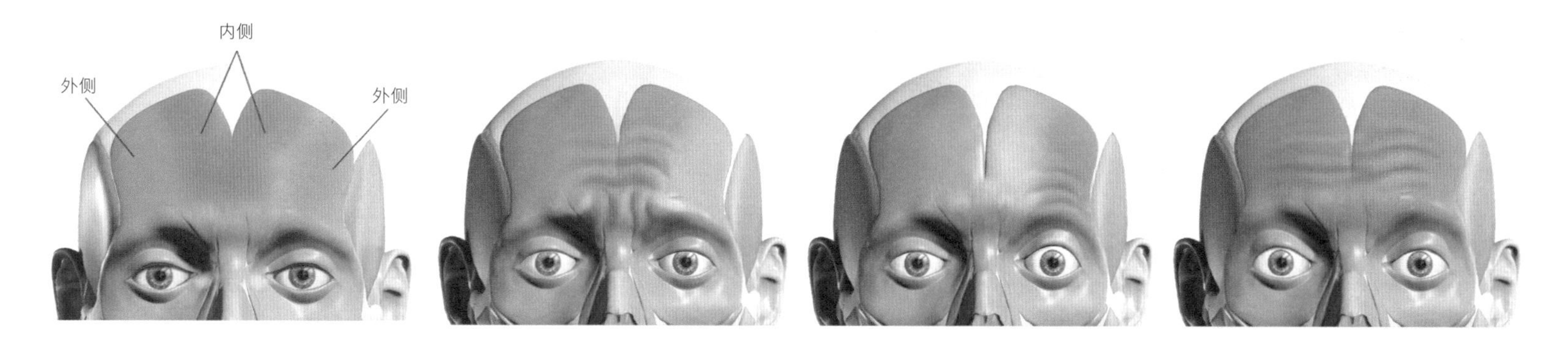

降眉肌与降眉间肌运动可以皱紧眉头，鼻根处会产生横向褶皱。

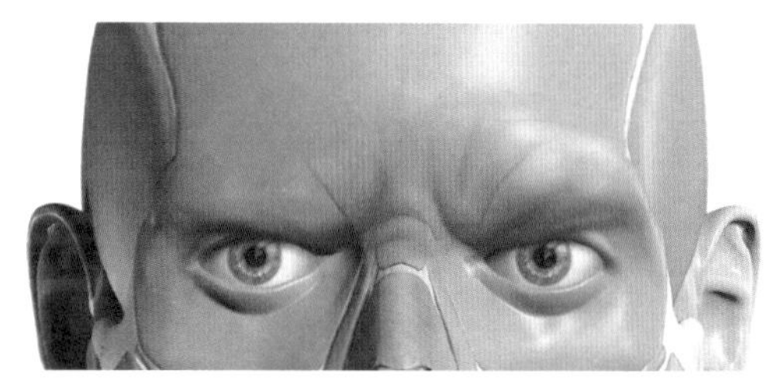

眼轮匝肌的眼睑部运动可使眼裂睁开或闭合。眼轮匝肌眼眶部收缩，眉毛会被下拉，眼角会出现鱼尾纹，下眼睑下面的皮肤会被拉向鼻根。

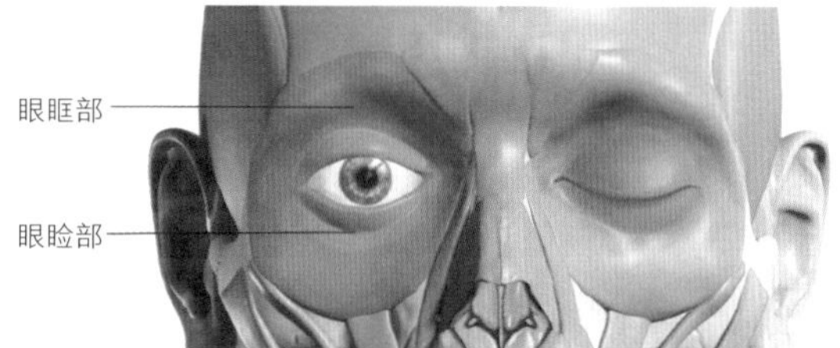

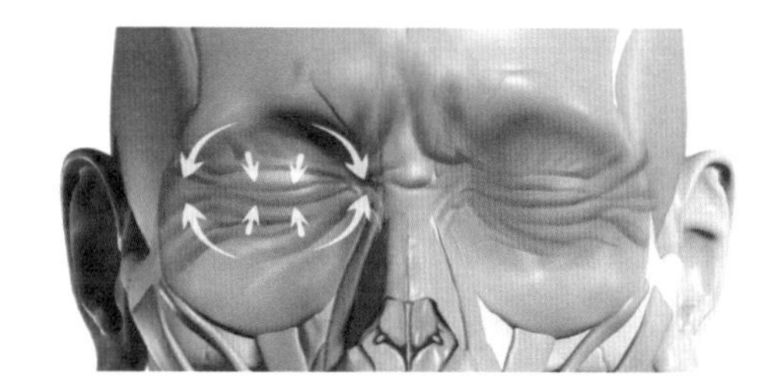

鼻肌横部收缩可以压紧鼻腔，鼻肌翼部收缩可使鼻孔扩大。

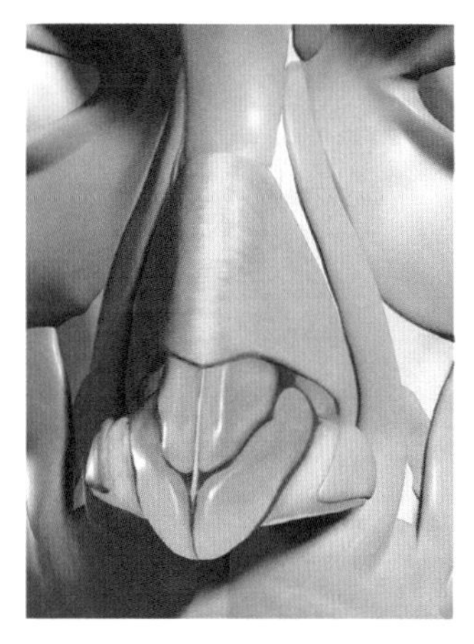

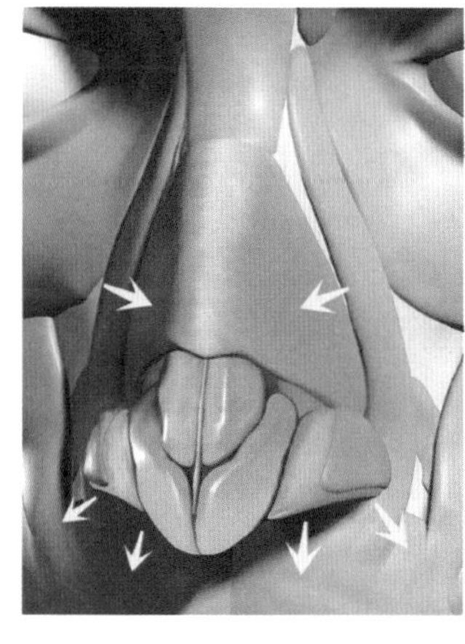

口轮匝肌收缩可使嘴唇缩紧与伸出。

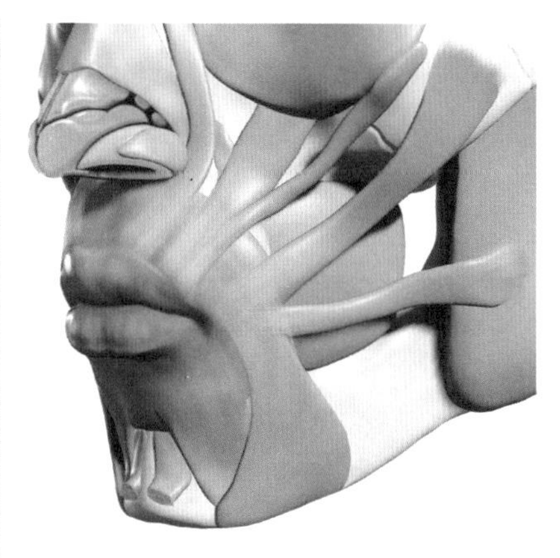

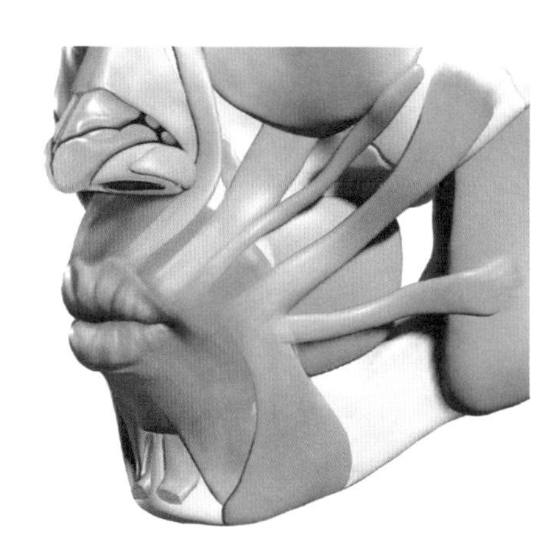

口部周围有最多的面部肌肉，所以口是脸上最活跃的部分。上下唇都可以被牵拉开，这需要由一定数量的面肌共同实现，这些面肌合称唇牵引肌。唇牵引肌可以共同收缩，也可以单独收缩，以形成不同的面部表情。

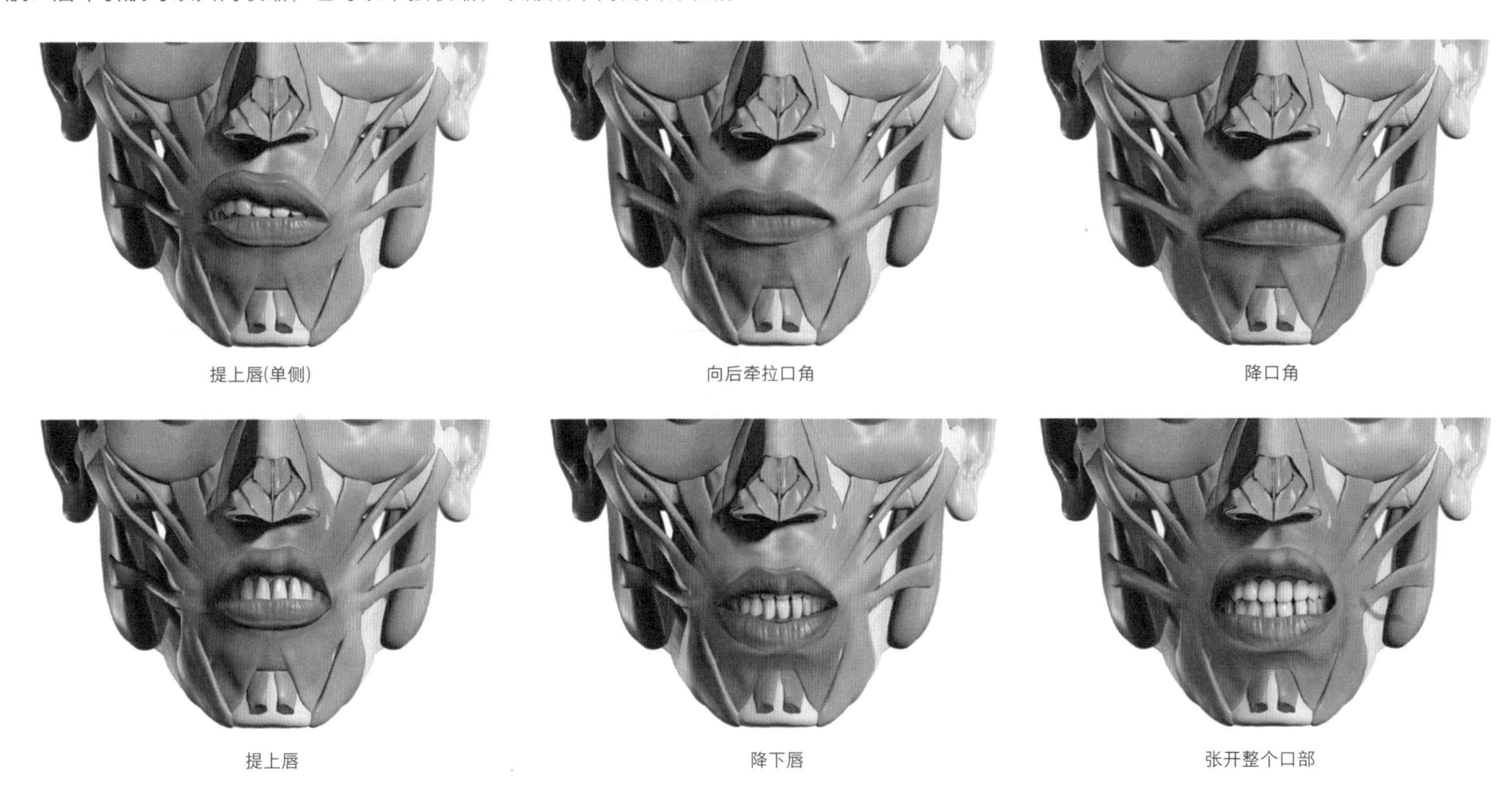

2.4.2 表情

人复杂多变的表情是表情肌通过运动形成的，它是人内心状态与思想情感的反映。除此之外，某些生理现象的发生，如打喷嚏、打哈欠等也会产生特定的表情。

面肌相融合的部分会产生联动。例如，额肌收缩，会将与之融合的眼轮匝肌、降眉肌、降眉间肌同时向上牵拉。

面肌在收缩时，皮肤会产生与其运动方向相垂直的褶皱。

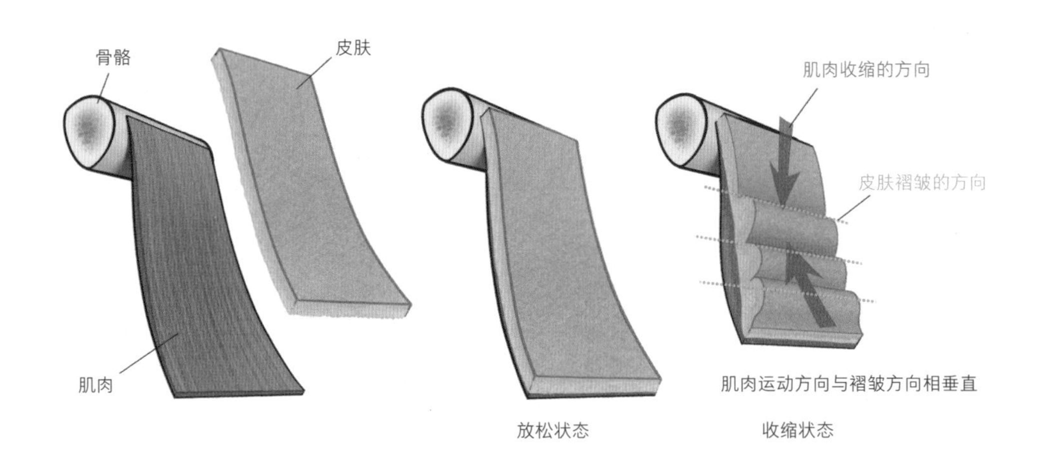

额肌收缩可使上眼睑抬高，眼裂睁大，如图一所示。

以鼻根为中心，降眉肌、降眉间肌、眼轮匝肌、提上唇鼻翼肌等收缩，如图二所示。

唇牵引肌上部收缩，可使口角上提，如图三所示。

唇牵引肌下部收缩，可使口角下拉，如图四所示。

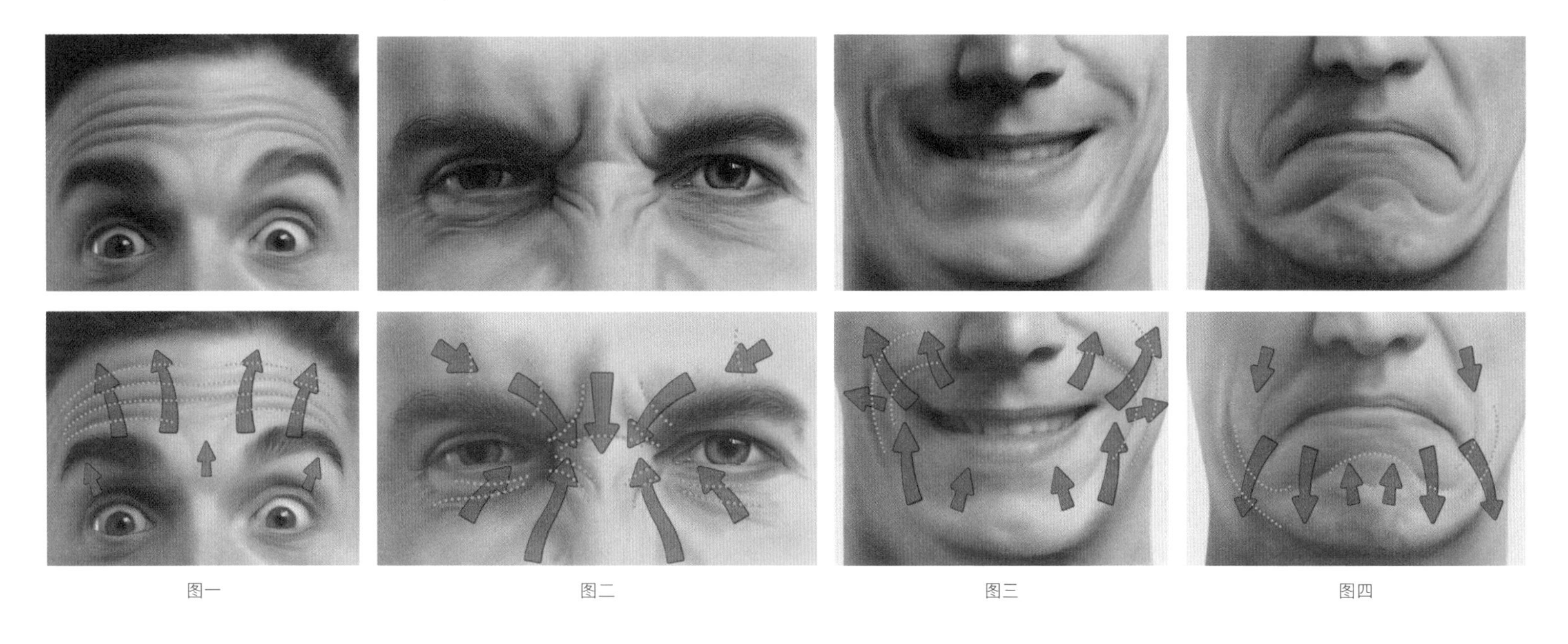

图一　图二　图三　图四

喜悦、高兴、兴奋、满足、愉快……这类表情的特点是会产生笑容，特征是口角向外上方提拉，鼻唇沟的轮廓加深，面颊前侧上提并鼓出，下眼睑朝上推挤，眼尾形成放射状的鱼尾纹，鼻底与上唇间的距离缩短。

额部受影响较少
下眼睑向
上推挤
口角向外上
方被牵拉开
上唇提高，
人中变短
下唇向外下
方被牵拉开
眶下三角
眶下脂肪垫
颊内侧区脂肪垫
鼻唇区脂肪垫

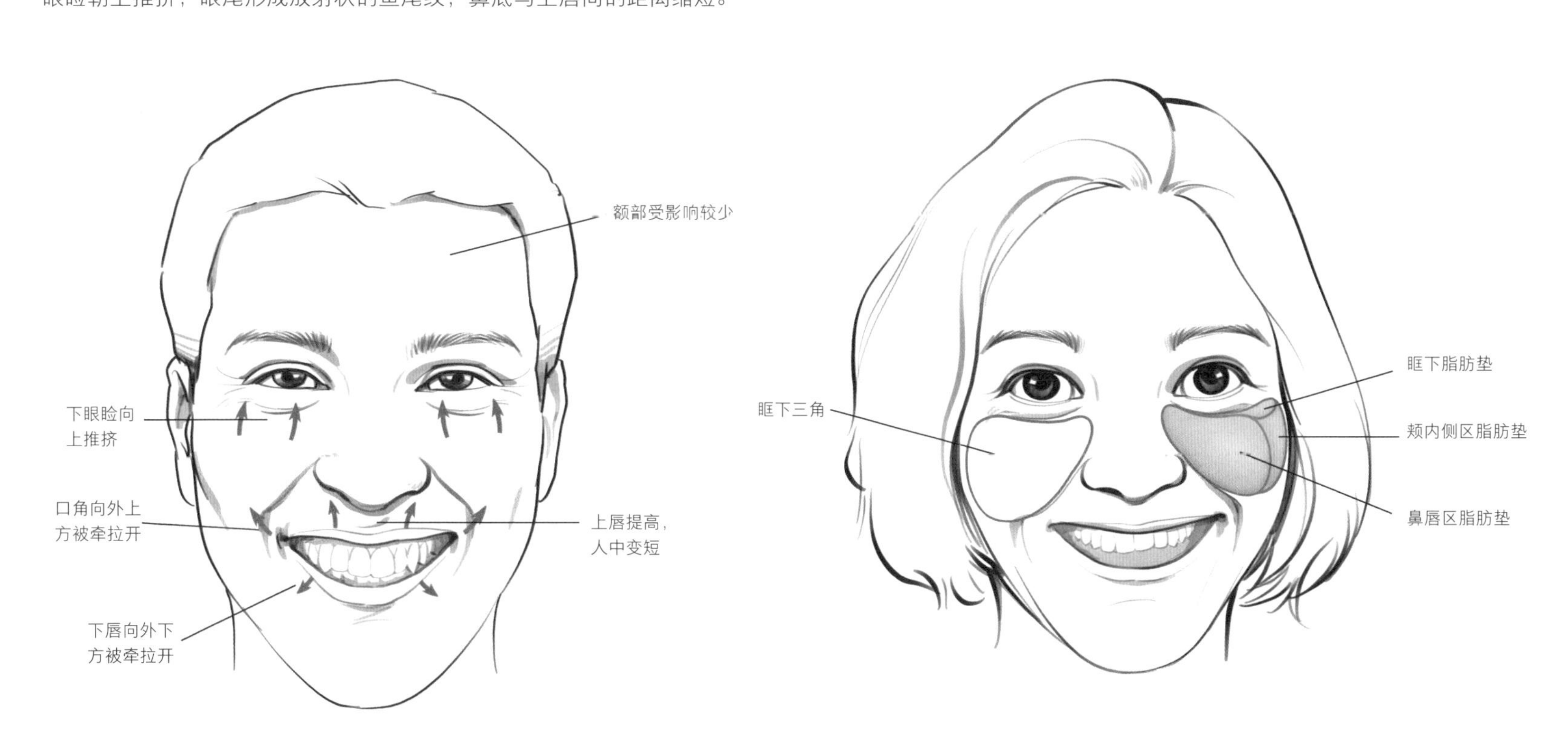

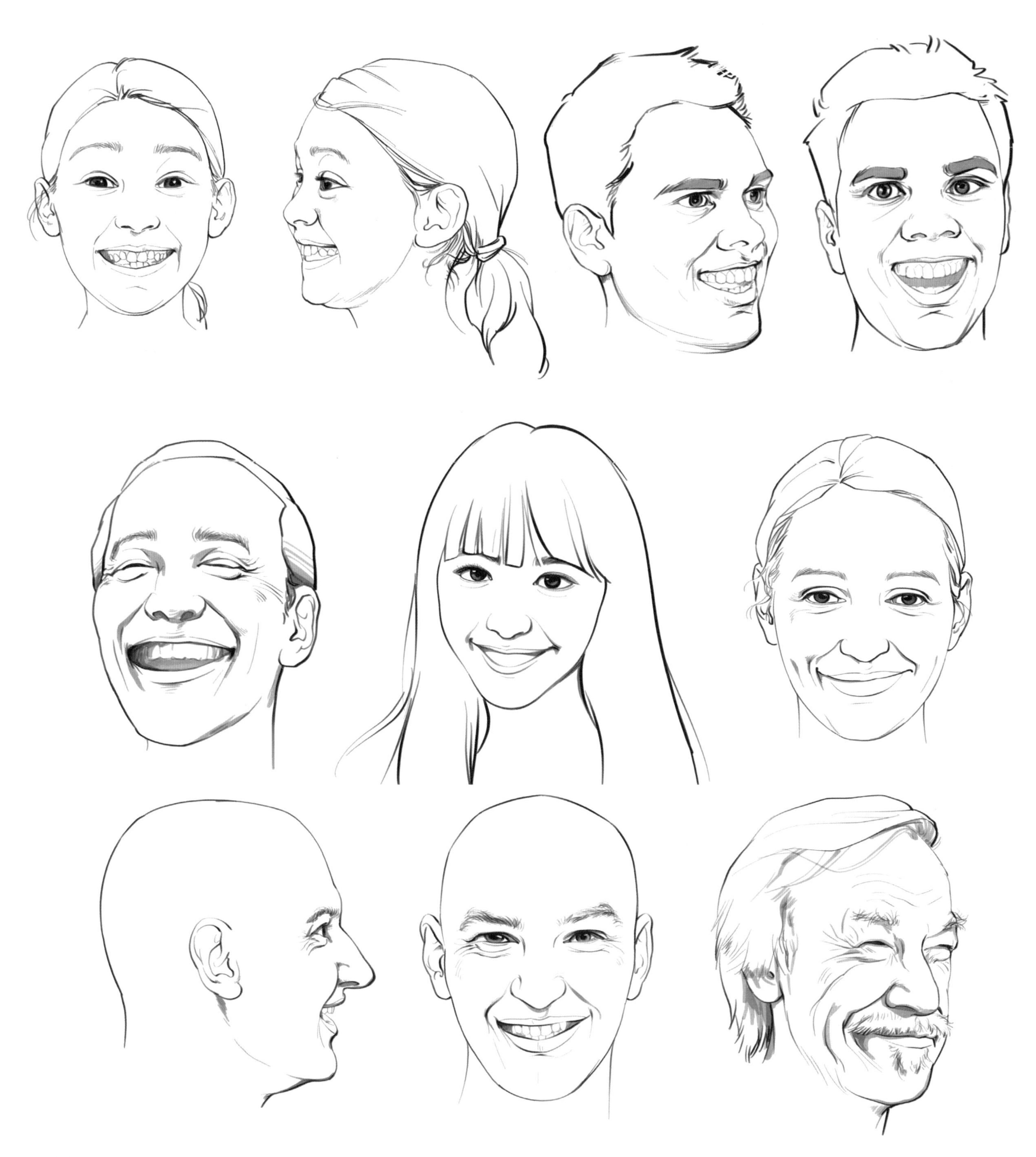

惊讶、惊叹、惊愕、惊异……这类表情的特征是眉毛上提，额肌收缩，形成抬头纹；反应较为强烈时，眼裂会张大，上眼睑会上提，露出整个虹膜和更多的眼白。另外，下颌会下移，口部会微张或大张，形成横向或竖向的椭圆。

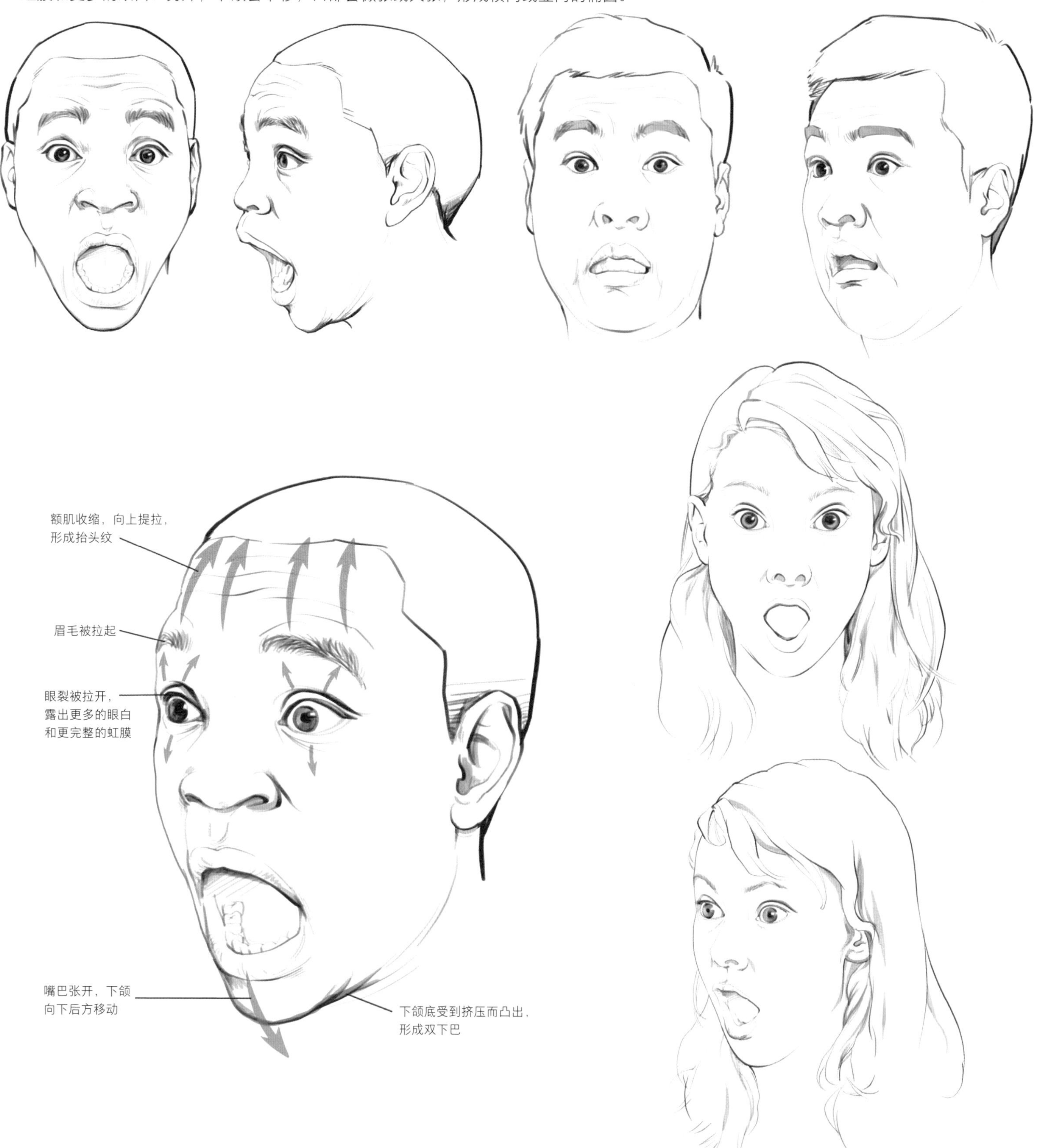

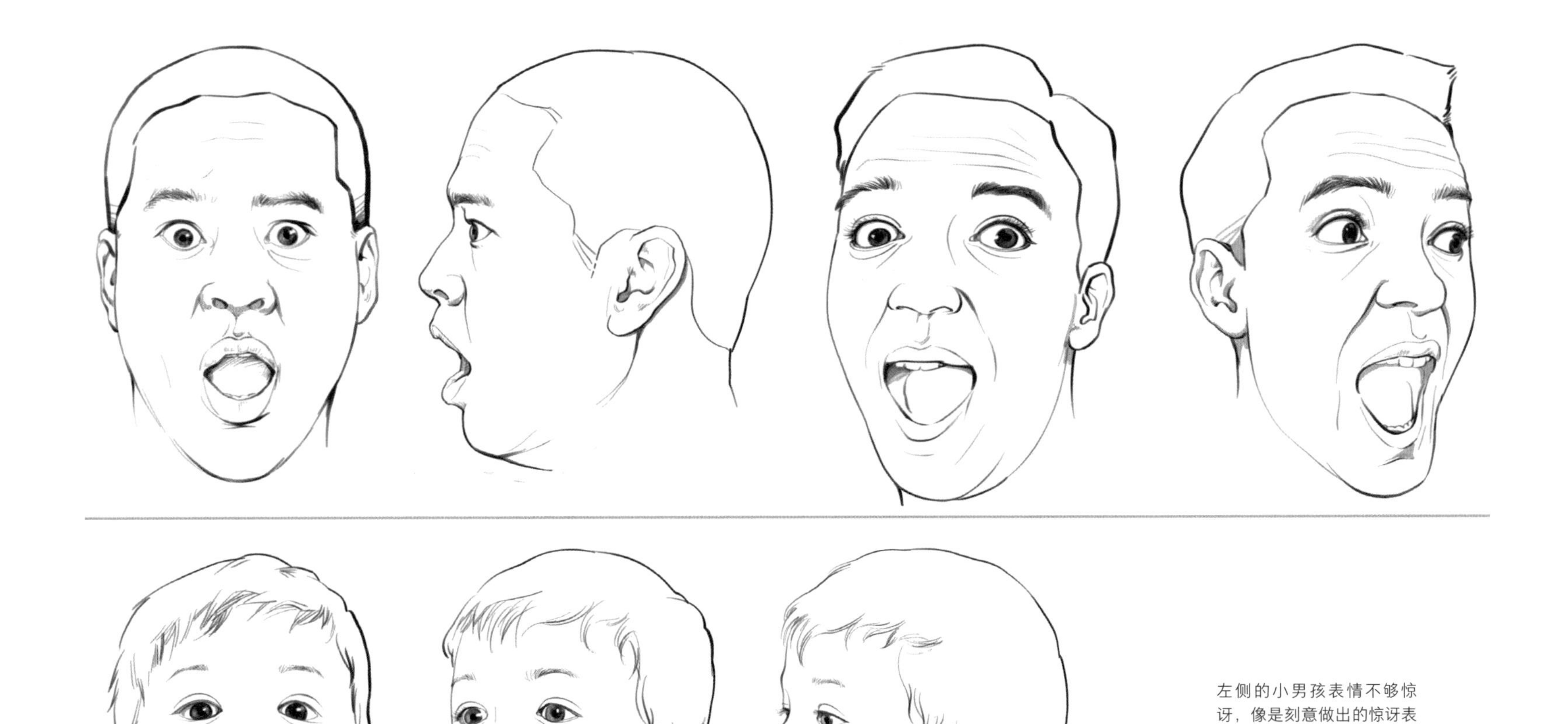

左侧的小男孩表情不够惊讶，像是刻意做出的惊讶表情,原因在于他并没有对面前的事物感到惊讶，他的眼裂没有张大，眼睛没有睁开

愤怒、生气、恼火……这类表情的特征是两眉的内端下拉，彼此靠拢，从而使眉心出现竖向的皱纹。这些特征也会出现在其他表情中，如委屈、厌恶、嫌弃、悲伤、疑惑等。愤怒时人会瞪眼，上眼睑会被压低，形成一条直线，有时鼻翼会上提，使鼻唇沟加深，下唇往往会被向下拉开，呈方形。

委屈时两眉内端向内靠拢并向上推挤，颏肌收缩，下唇向外伸出。

厌恶、嫌弃时眉毛与生气时的特征相似，眼睛会眯成一条缝，上唇微微外翻，类似噘嘴，鼻底和上唇间的距离缩短，同时头部会后缩。

悲伤、忧愁、失落、沮丧时的表情特征是上眼睑、眼盖褶下垂，口角下拉。

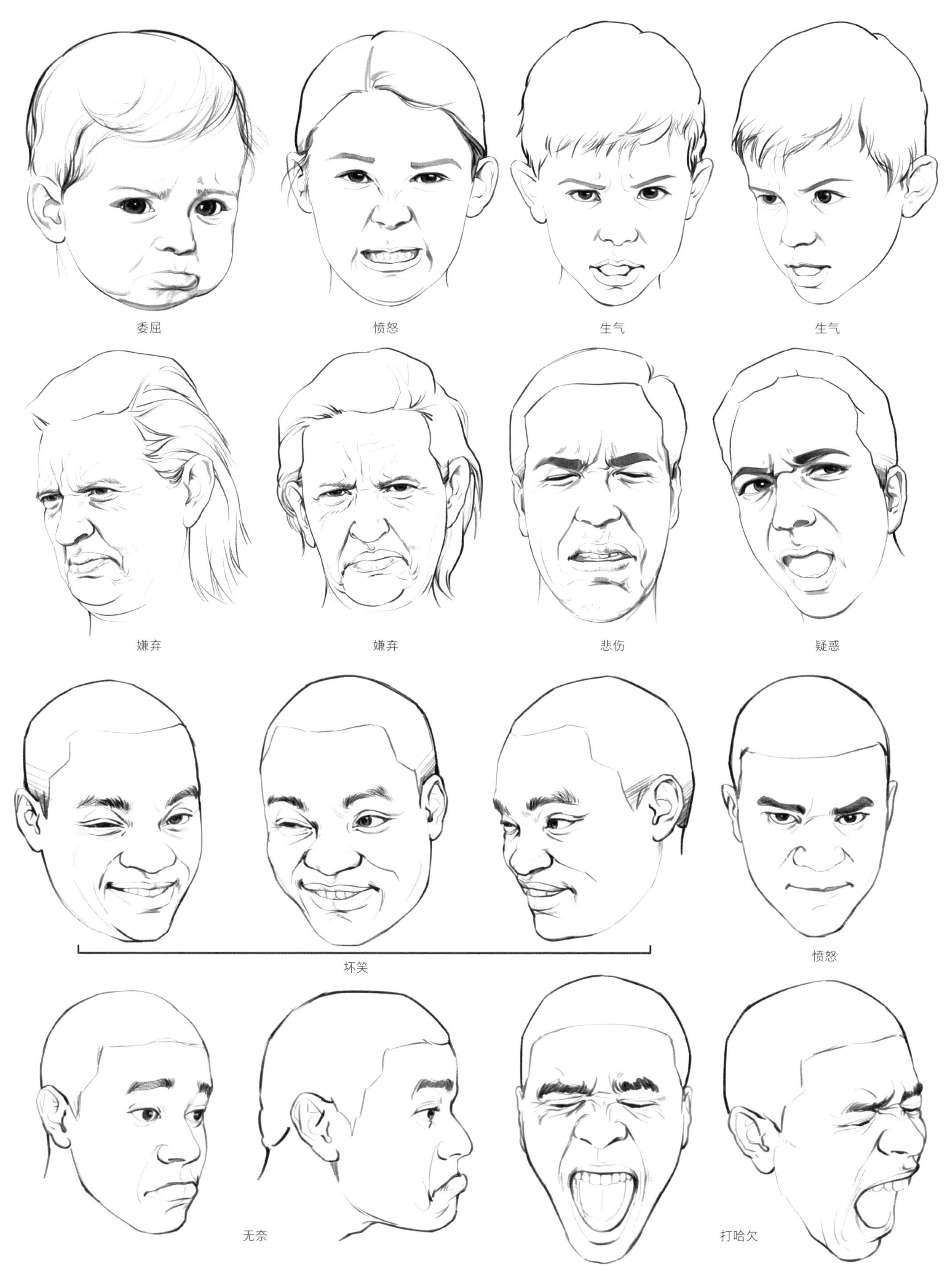
委屈
愤怒
生气
生气
嫌弃
嫌弃
悲伤
疑惑
坏笑
愤怒
无奈
打哈欠

2.5 颈部

颈部是连接头部与胸腔的关键结构，可使头部牢牢地固定在身体上，并且能通过屈、伸、旋转使头部转向各个角度。形态上并不是直上直下一般粗细，而是后高前低、上下略宽、中部略窄的造型，与头部及肩部形成了自然的衔接。颈部不是一个均匀的圆柱形，而是一个后部略平，其他面略圆鼓的柱形。颈部的解剖结构复杂，肌肉组织较多，但是其中大部分都不影响外形，所以可以忽略。影响颈部外形的主要因素有胸锁乳突肌、斜方肌与甲状软骨。

● 颈部区域

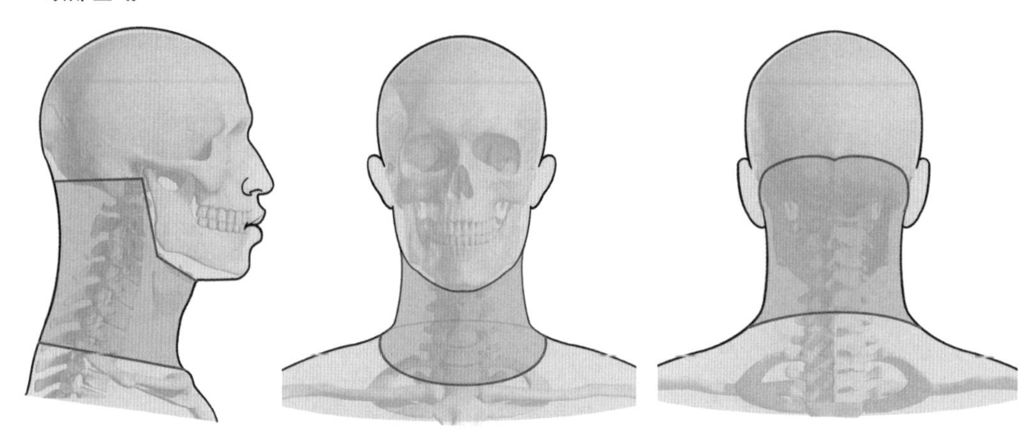

2.5.1 颈椎

颈椎由7块颈椎骨构成，常规状态下颈椎呈向前凸起的弧形，即颈曲，除了第7颈椎的棘突，其他部分都埋在颈中。第7颈椎是显著的骨骼标记。颈椎是整个脊柱中最灵活的部分。

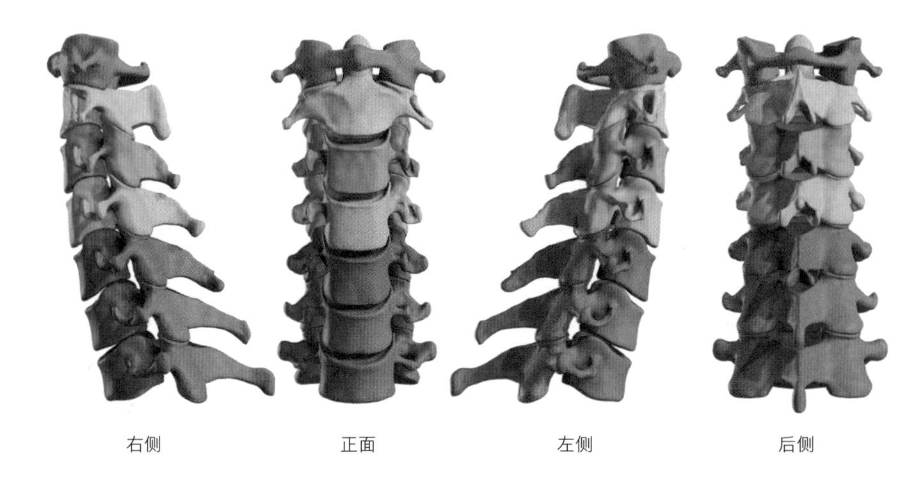

第七颈椎骨骼标记

颈曲，即颈椎的生理弯曲。

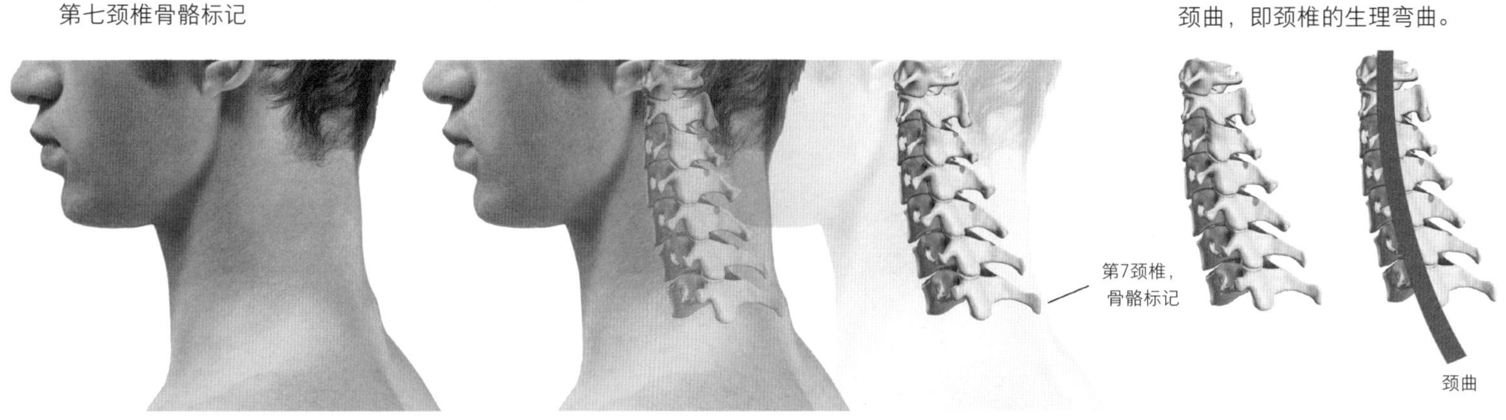

颈椎是脊柱中最灵活的部分，椎体间的活动空间虽然较小，但是组合起来有较大的活动范围，寰椎和枢椎的特殊构造使得它更加灵活，可做侧摆、前屈、后伸与旋转。

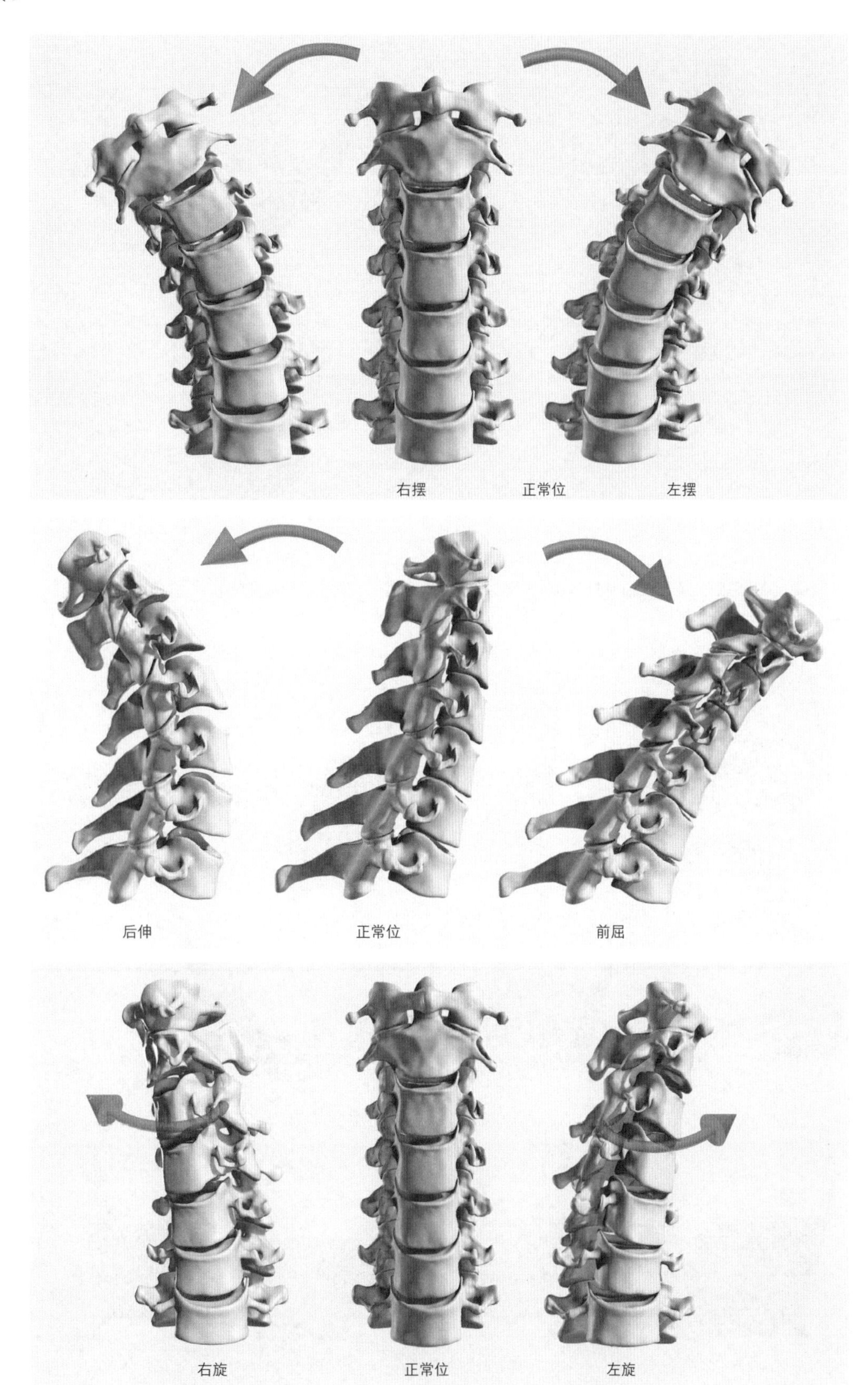

舌骨在下颌底部颈椎的前面，位于下颌与颈部的衔接转折处，舌骨不与其他骨骼连接，处于游离状态，舌骨前侧略厚，两侧较薄，整体呈“U”形。

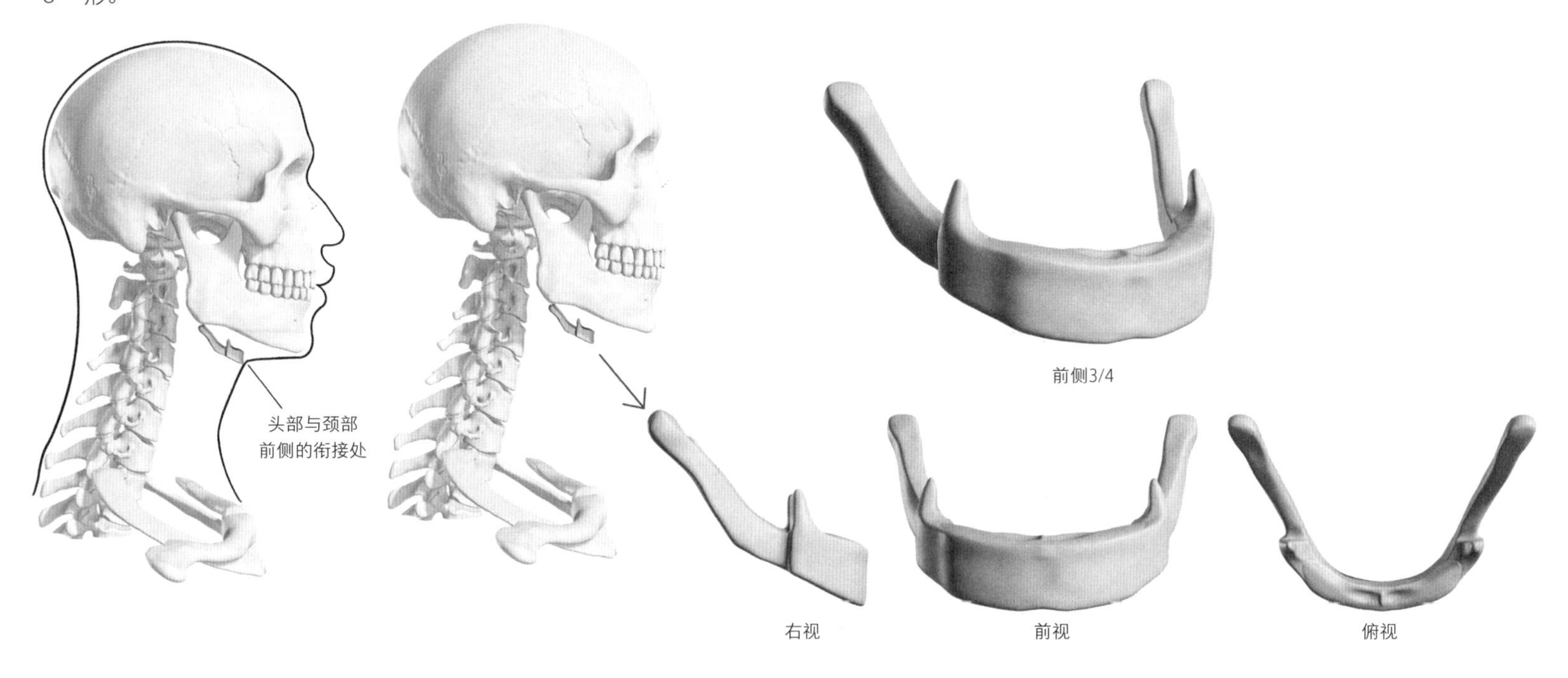

位于舌骨下方的是甲状软骨，甲状软骨是喉部最大的软骨。男性甲状软骨的前端呈偏方的尖角状，体表有明显特征，即喉结；女性甲状软骨呈偏圆的半弧状，体表处不明显。

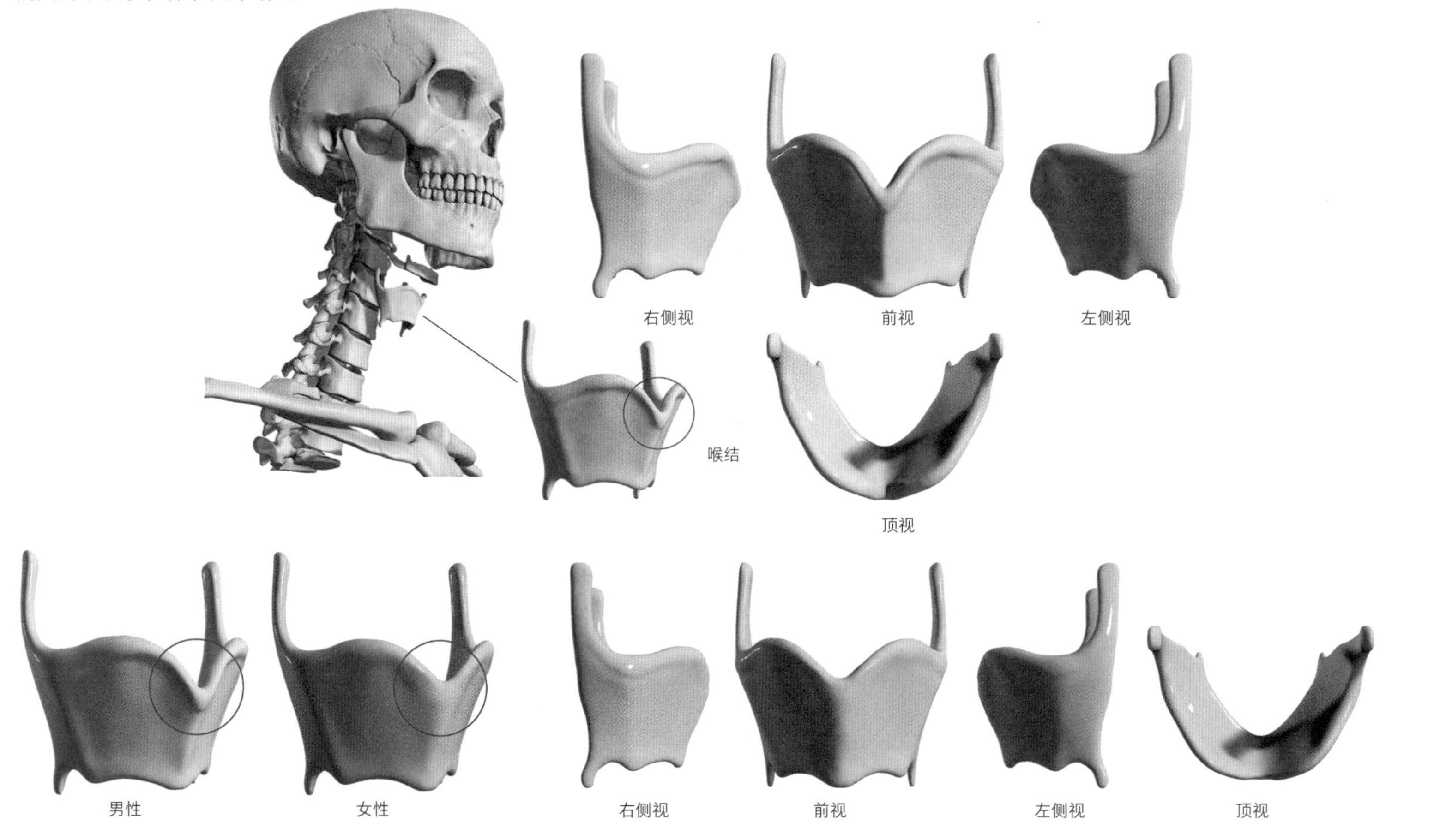

• **喉部气管的结构**

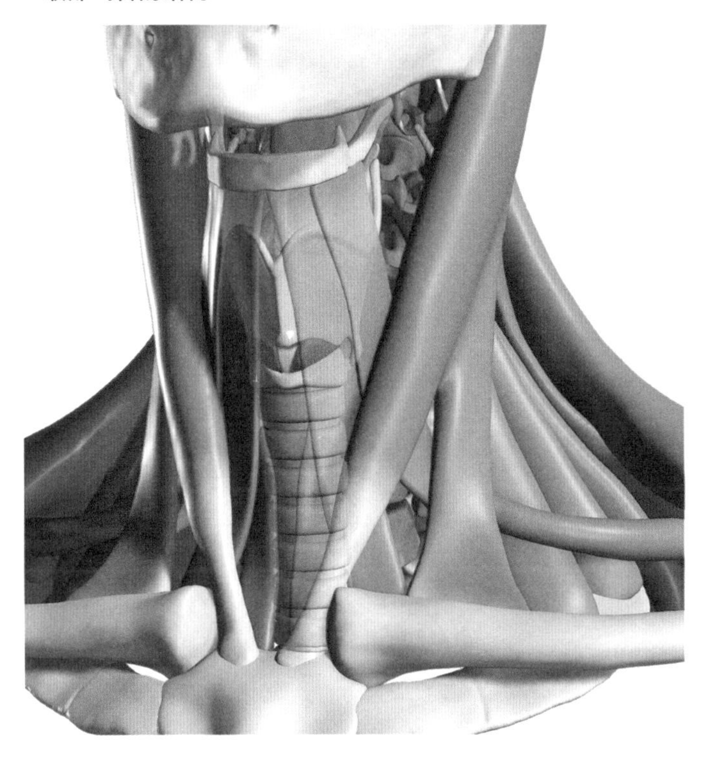

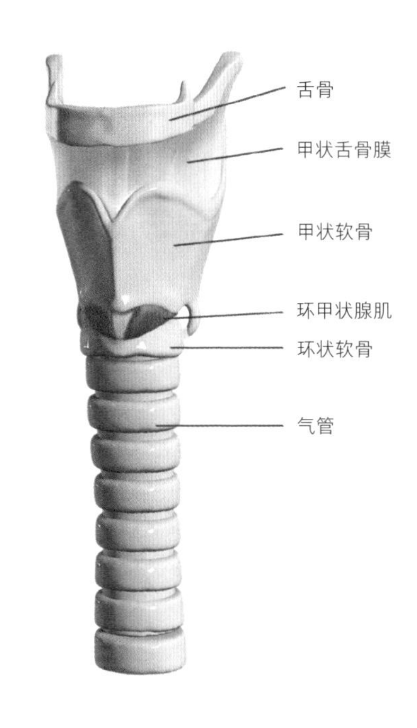

2.5.2 颈部的解剖结构与体块结构

颈部的解剖结构比较复杂，但大多位于深层，对外形没有影响，构成外形的主要有斜方肌和胸锁乳突肌。

斜方肌位于颈部的后方和肩部的上方，胸锁乳突肌位于颈部的侧面和前面。

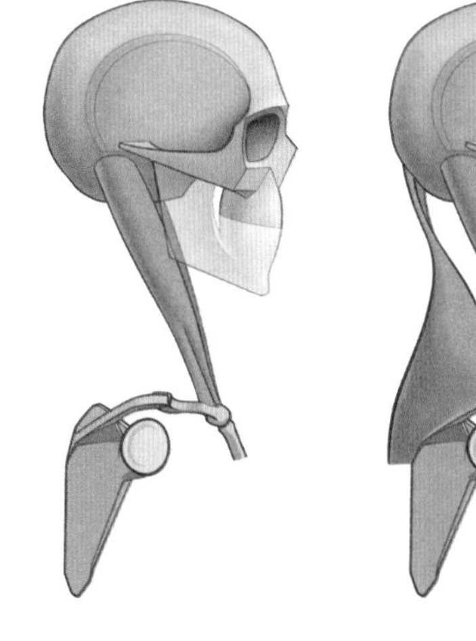

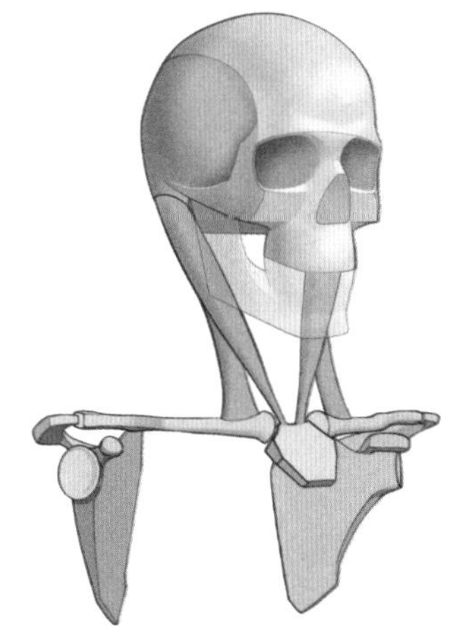

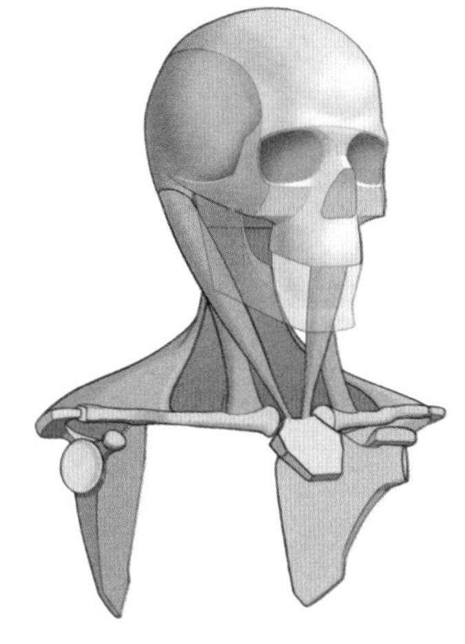

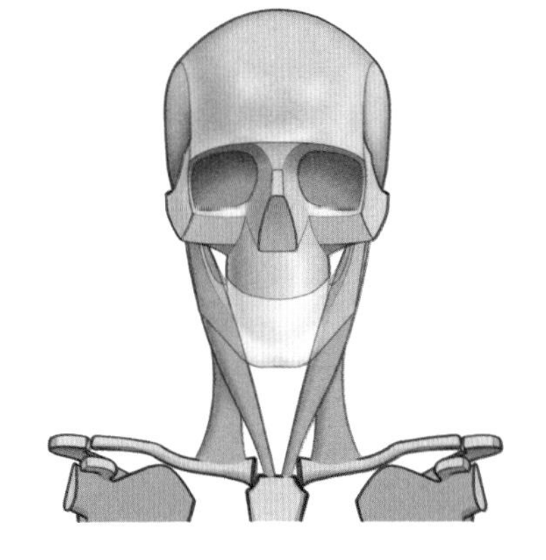

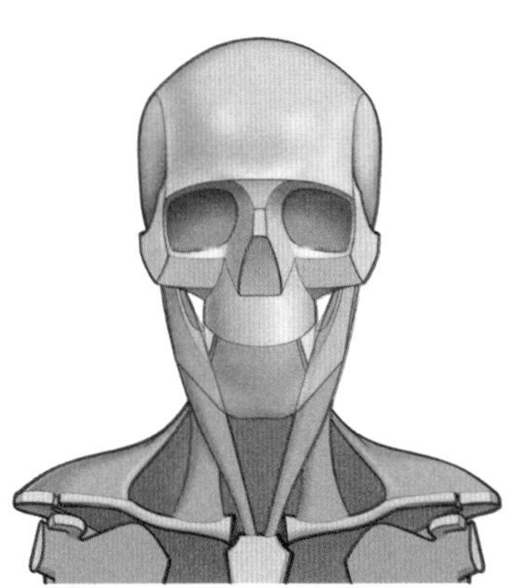

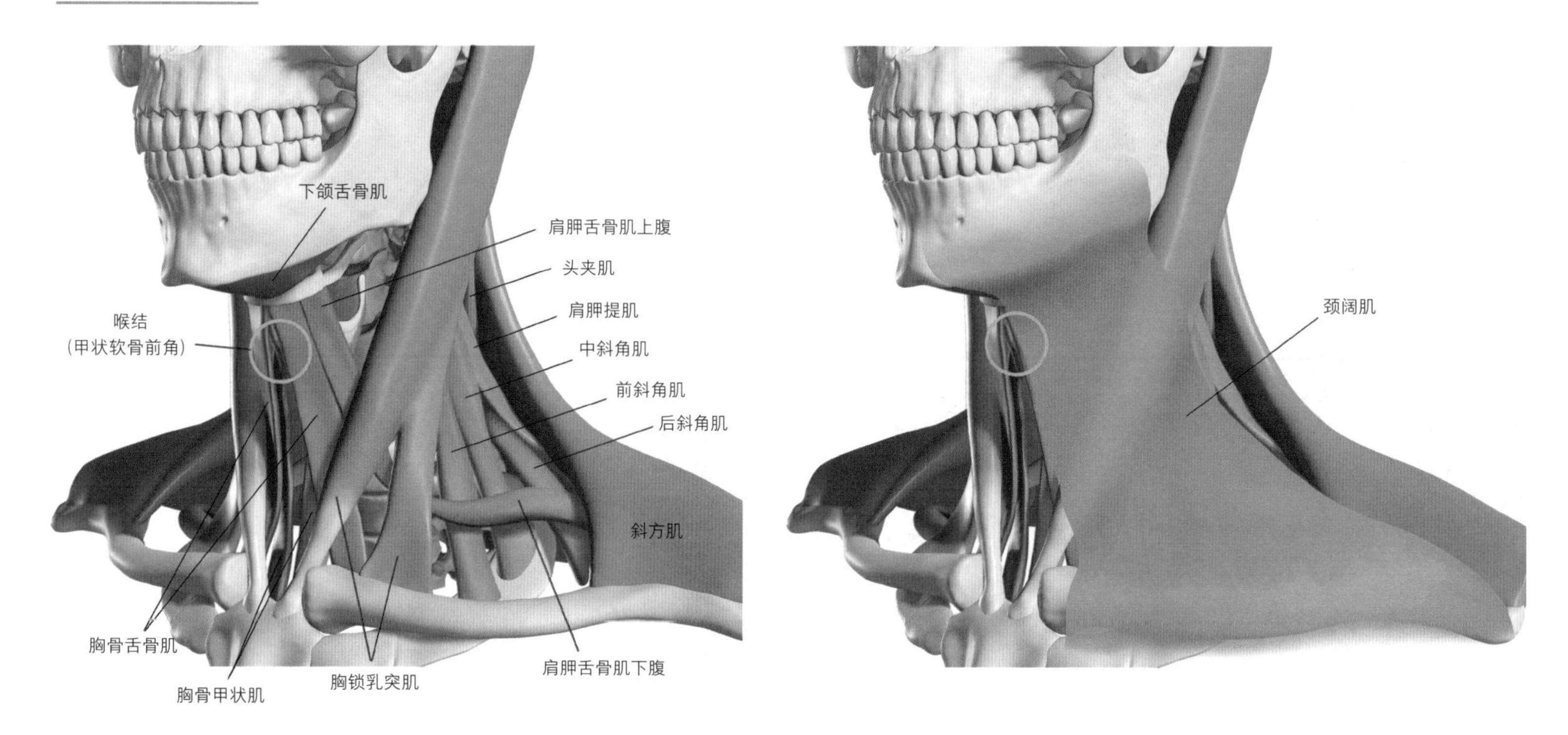
下颌舌骨肌
肩胛舌骨肌上腹
头夹肌
肩胛提肌
喉结
（甲状软骨前角）
中斜角肌
前斜角肌
后斜角肌
斜方肌
胸骨舌骨肌
胸骨甲状肌
胸锁乳突肌
肩胛舌骨肌下腹
颈阔肌

• **颈部解剖结构前侧**

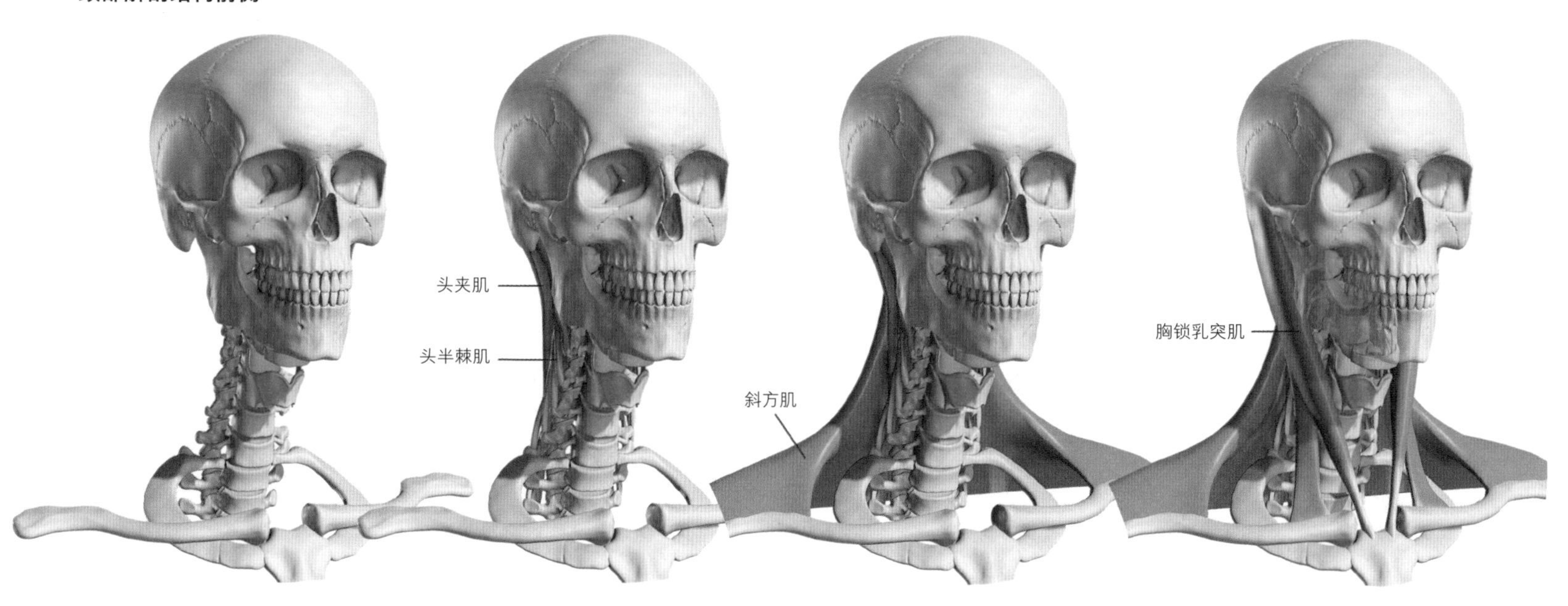
头夹肌
头半棘肌
斜方肌
胸锁乳突肌

• 颈部解剖结构后侧

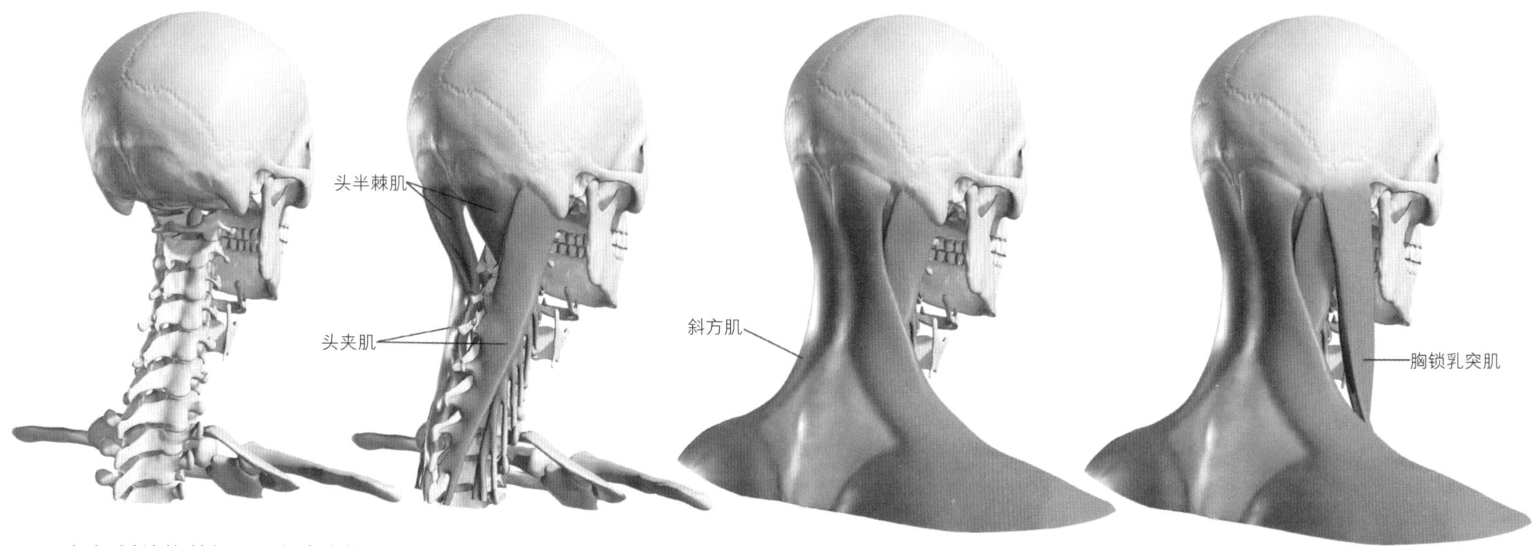

• 颈部解剖结构前视、后视与侧视图

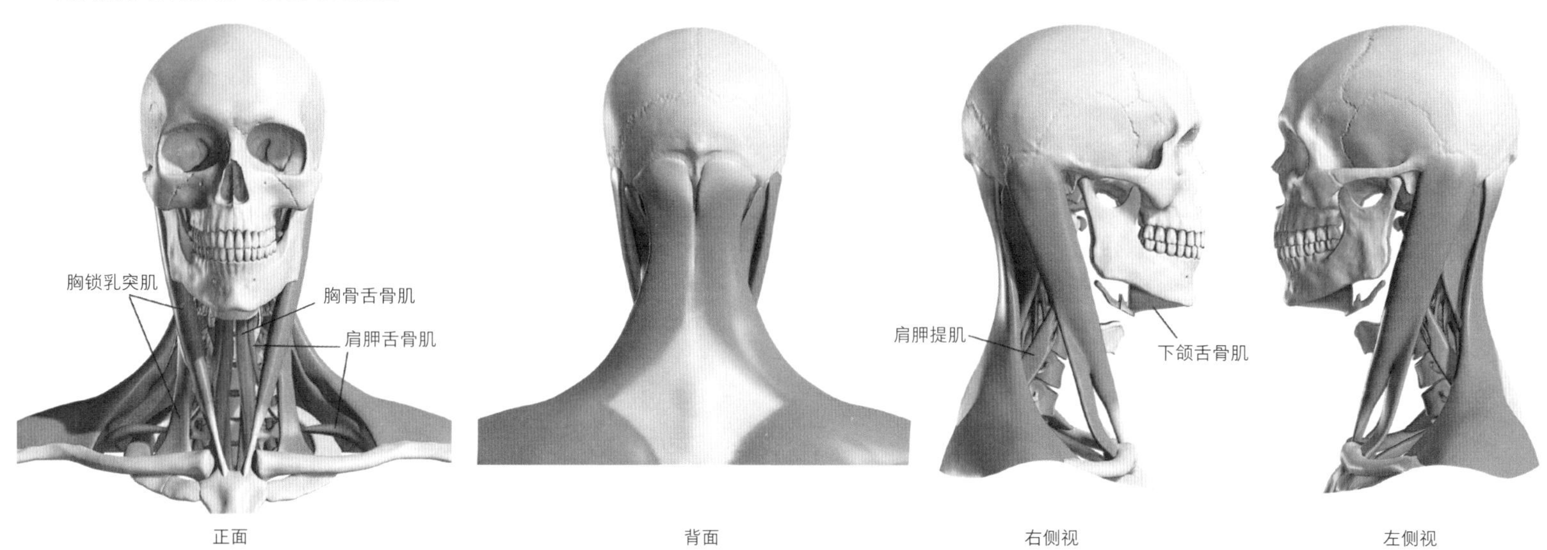

正面　背面　右侧视　左侧视

胸锁乳突肌有3处附着点，分别是乳突（上）、锁骨与胸骨（下）。

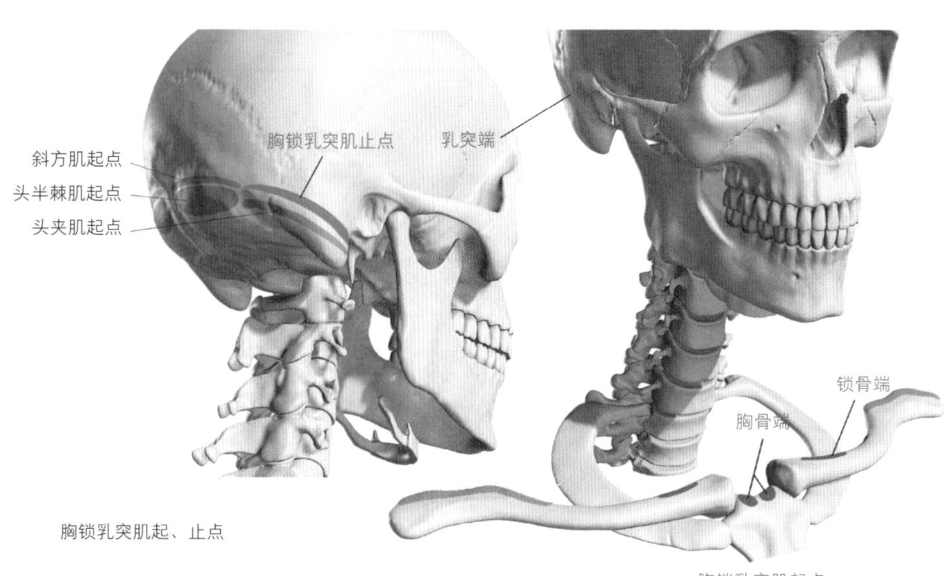

胸锁乳突肌起、止点

胸锁乳突肌起点

胸锁乳突肌整体呈宽阔的带状，中部较厚。胸锁乳突肌的乳突端较为扁平宽阔，后方紧邻斜方肌上端附着点；锁骨端较扁平，向内形成凹窝；胸骨端较细，呈现为一根坚韧的肌腱，体表处形态特征明显。

胸锁乳突肌从乳突向下延伸至胸骨与锁骨，构成颈部的侧面。两侧胸锁乳突肌的内侧缘构成的三角形为颈前三角。

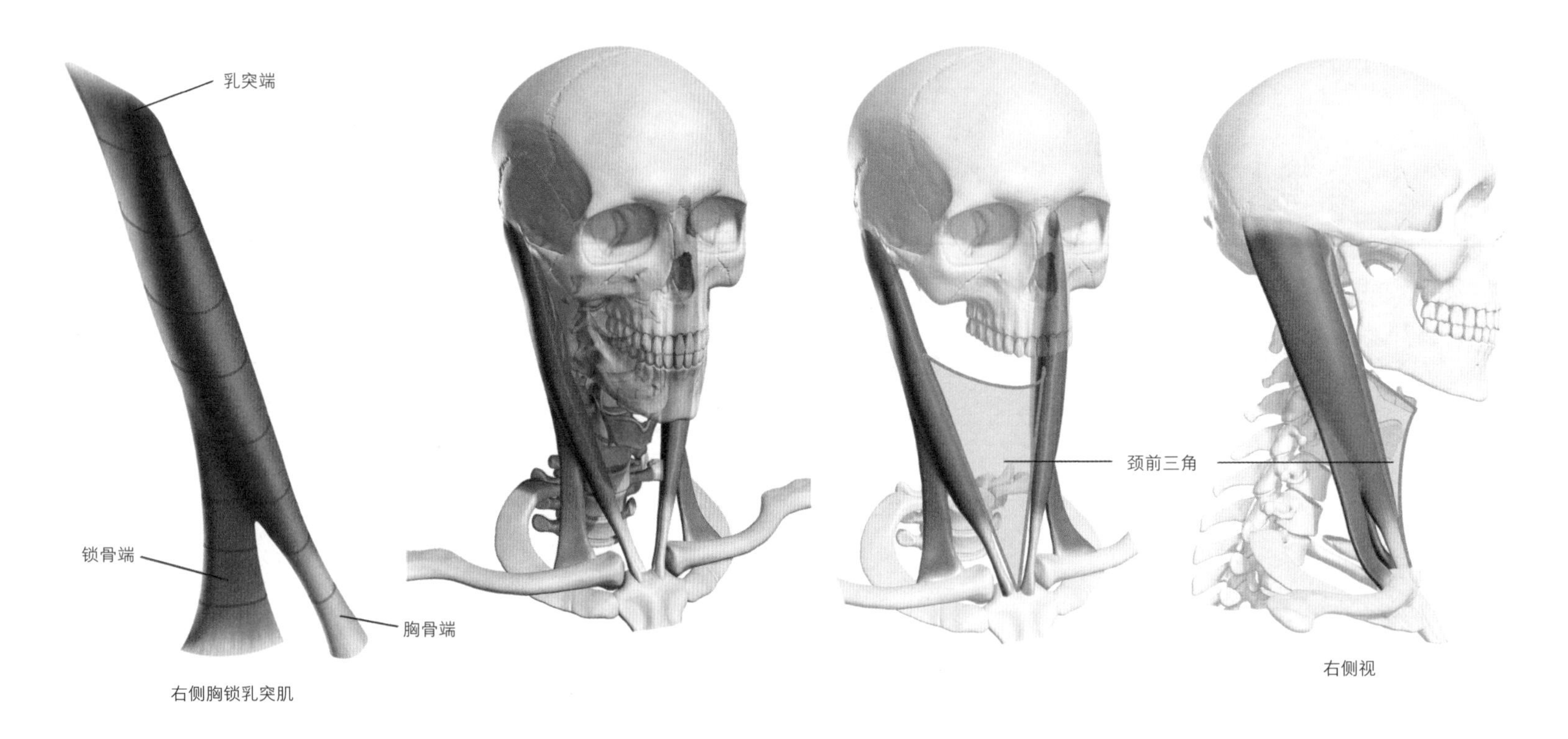

右侧胸锁乳突肌

右侧视

2.颈部静脉

体表上常见的静脉为浅静脉，位于皮下的浅筋膜内，静脉形似树枝，较细的毛细血管汇聚于较粗的静脉，将血液运送至更深的静脉，血液最终流回心脏（图中已将更细的静脉及毛细血管略去）。

颈部的主要静脉有颈前静脉、交通支静脉与颈外静脉。

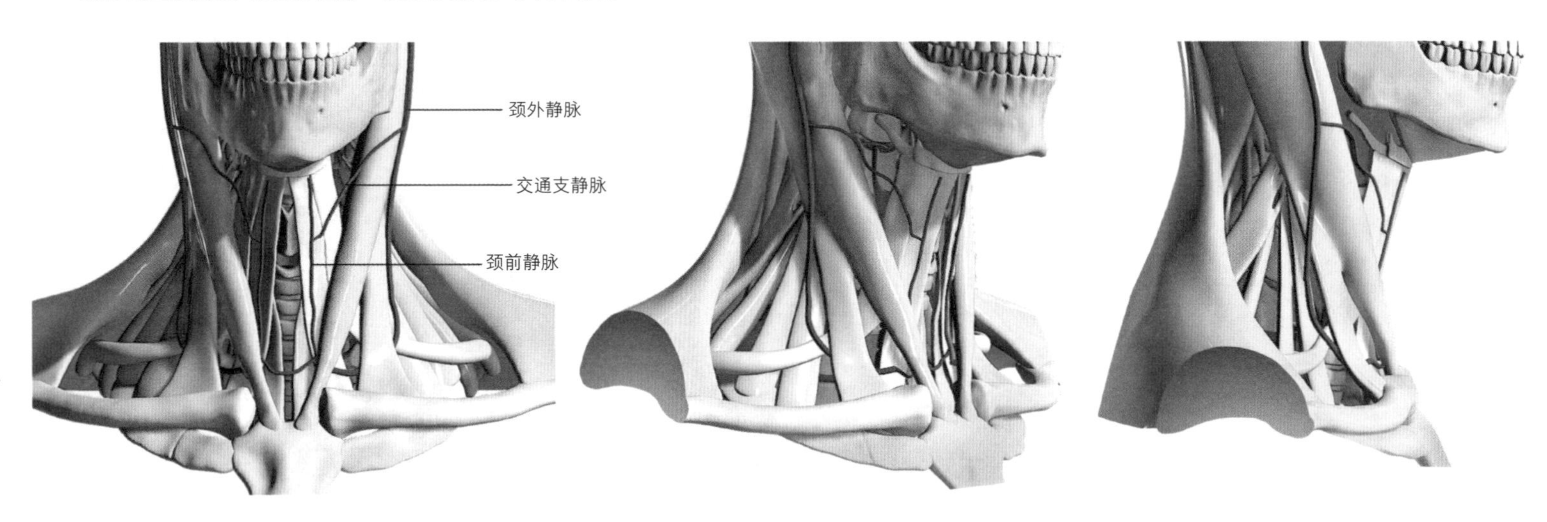

颈前静脉的位置不固定，较为多变，其位于胸锁乳突肌与颈部中线之间，有时在颈的两侧各出现一条，有时在颈的中线上出现一条。

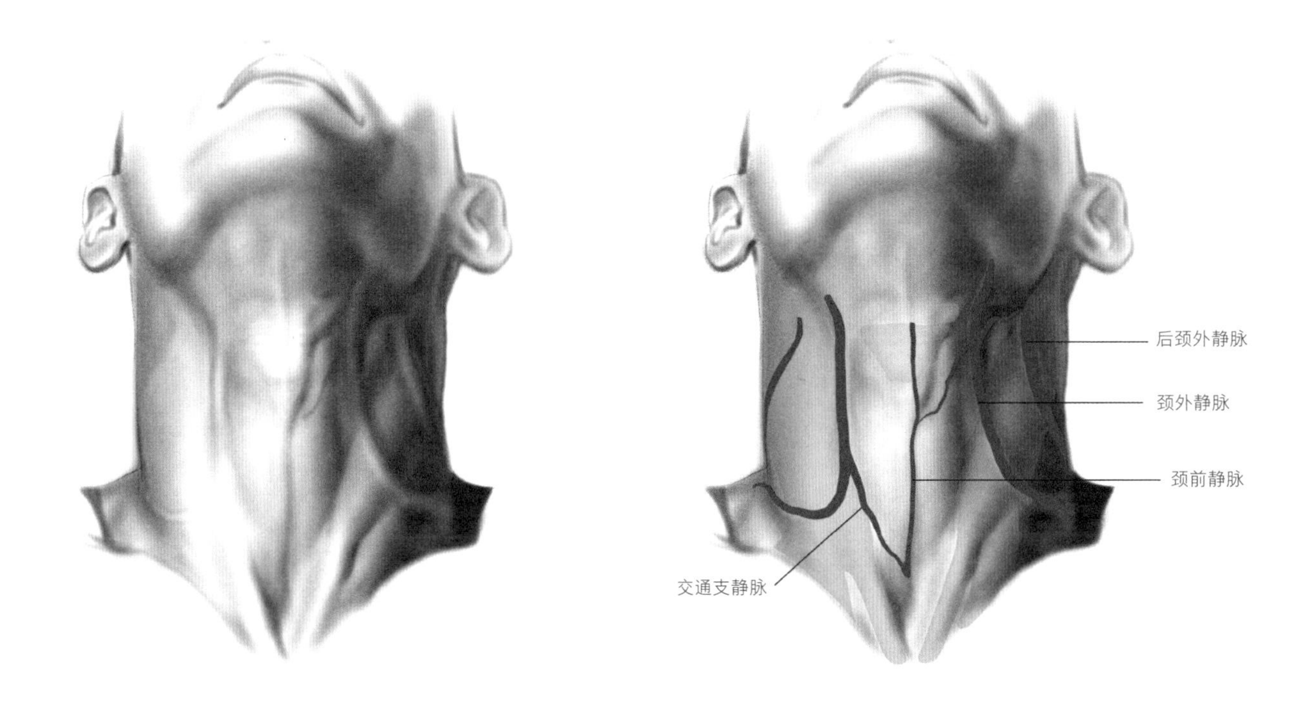

3.颈部的体块结构

颈部主体为一个向前倾斜的圆柱，圆柱的后面是扁平状的斜方肌上端，它起自枕外隆凸和上项线，向下延伸的同时向前扩展，构成肩部顶面。侧面为胸锁乳突肌，它起自耳后的乳突，跨越颈部侧面，向下向前延伸至胸骨与锁骨。

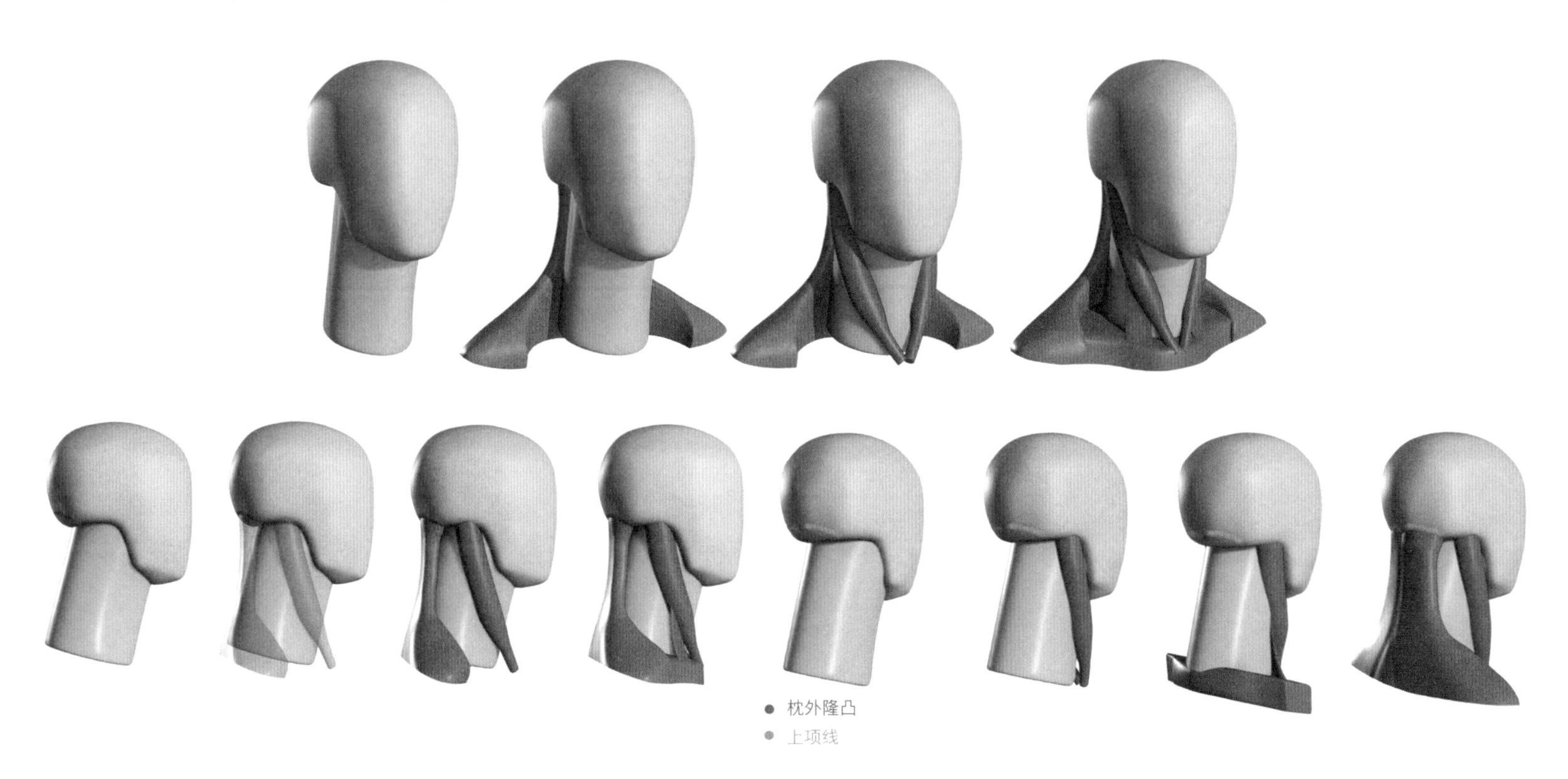

颈部有几处凹窝，胸锁乳突肌与斜方肌之间形成了一条较长的凹窝——从颈部侧面向下延伸至肩部顶面，即肩锁窝和颈侧窝。

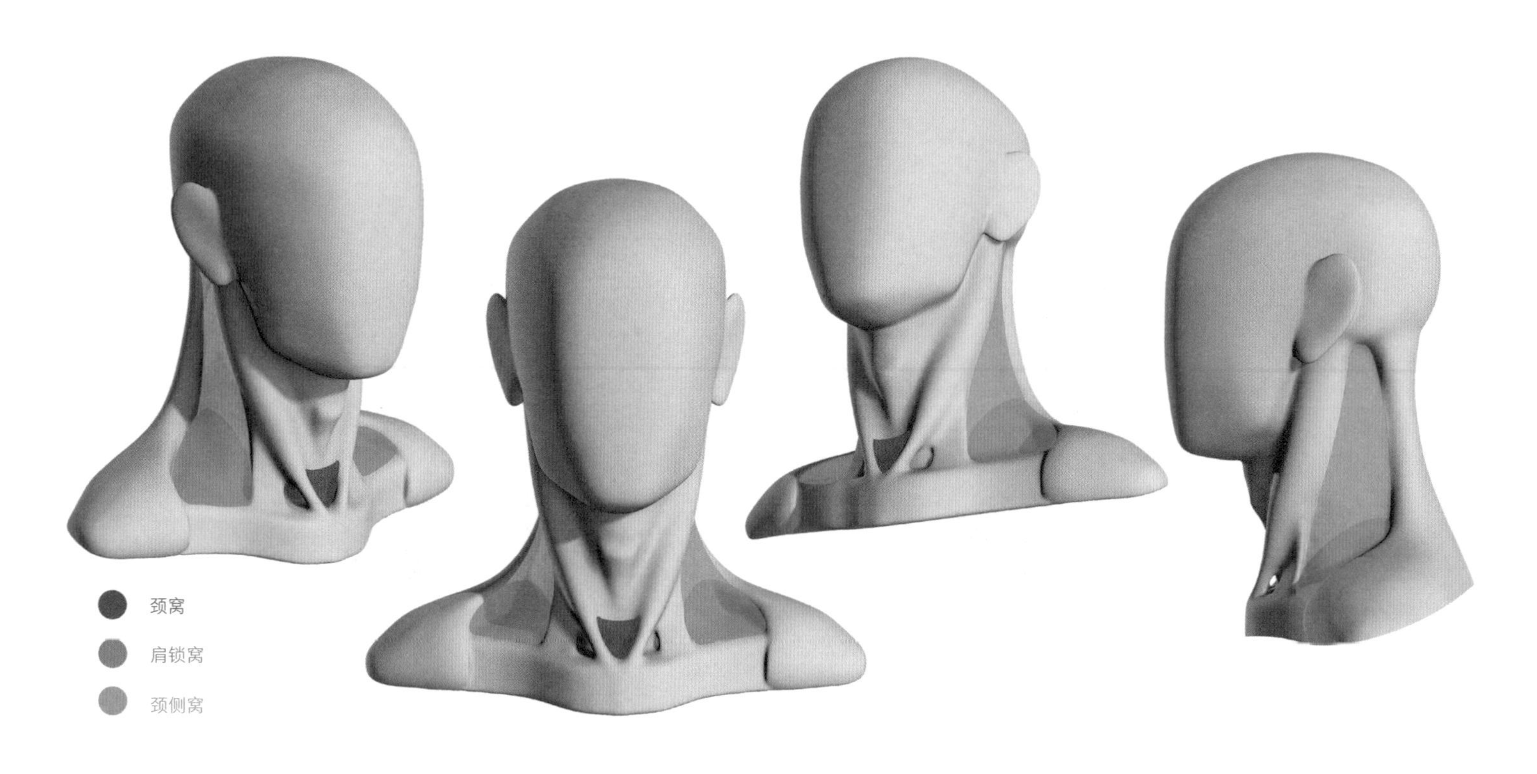

• **颈部截面的造型**

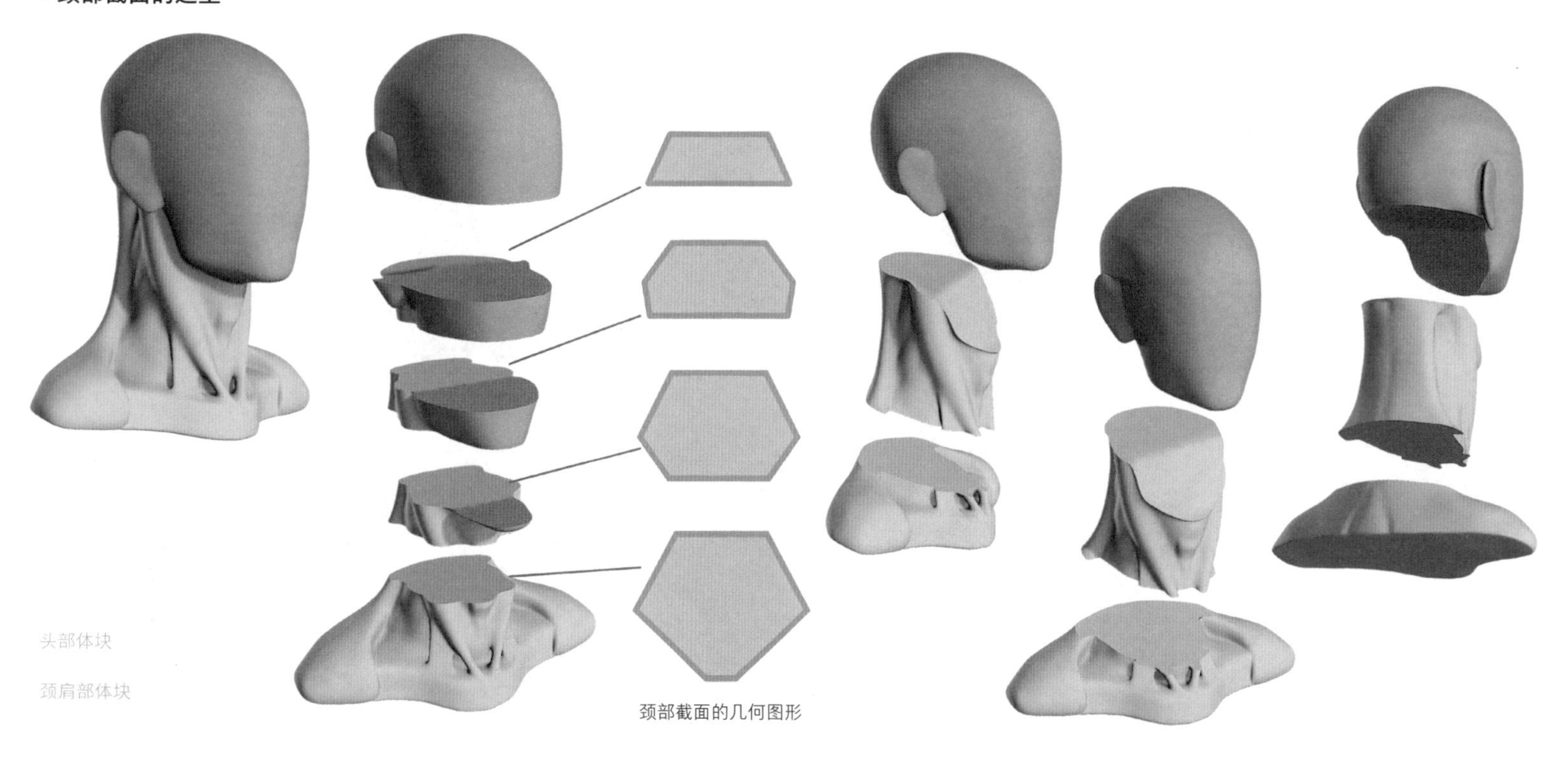

颈部截面的几何图形

2.5.3 头颈部的运动

颈部较高的灵活度使头部能轻松地转向各个角度，形成了丰富的动态。把握好头颈部灵活的动态是使画作自然生动的关键。

• 头颈部的右侧屈与左侧屈

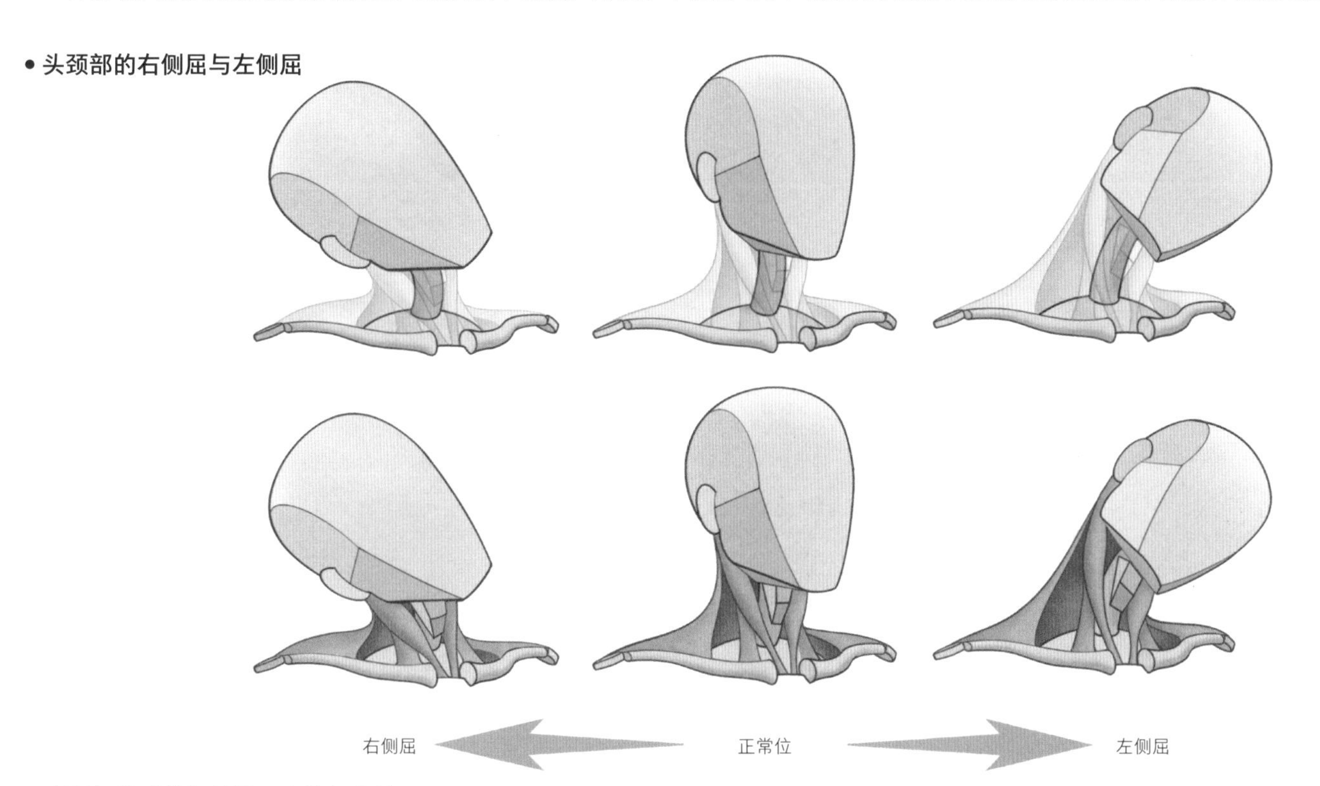

• 头颈部的后伸与前屈、右旋与左旋

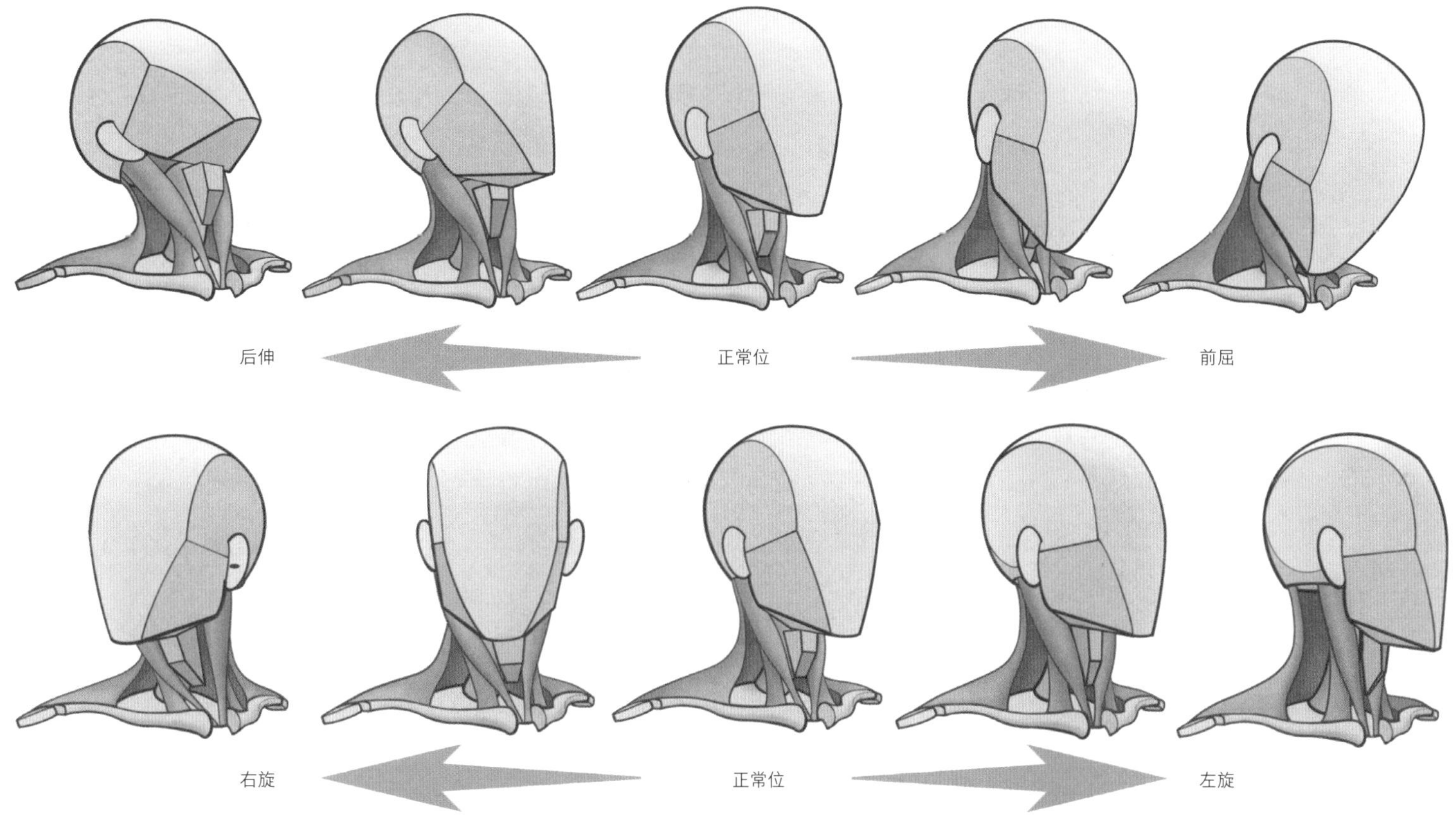

头颈部侧屈与前屈时会相对产生拉伸与挤压，拉伸的一侧肌肉会变得紧绷，挤压的一侧会产生褶皱。

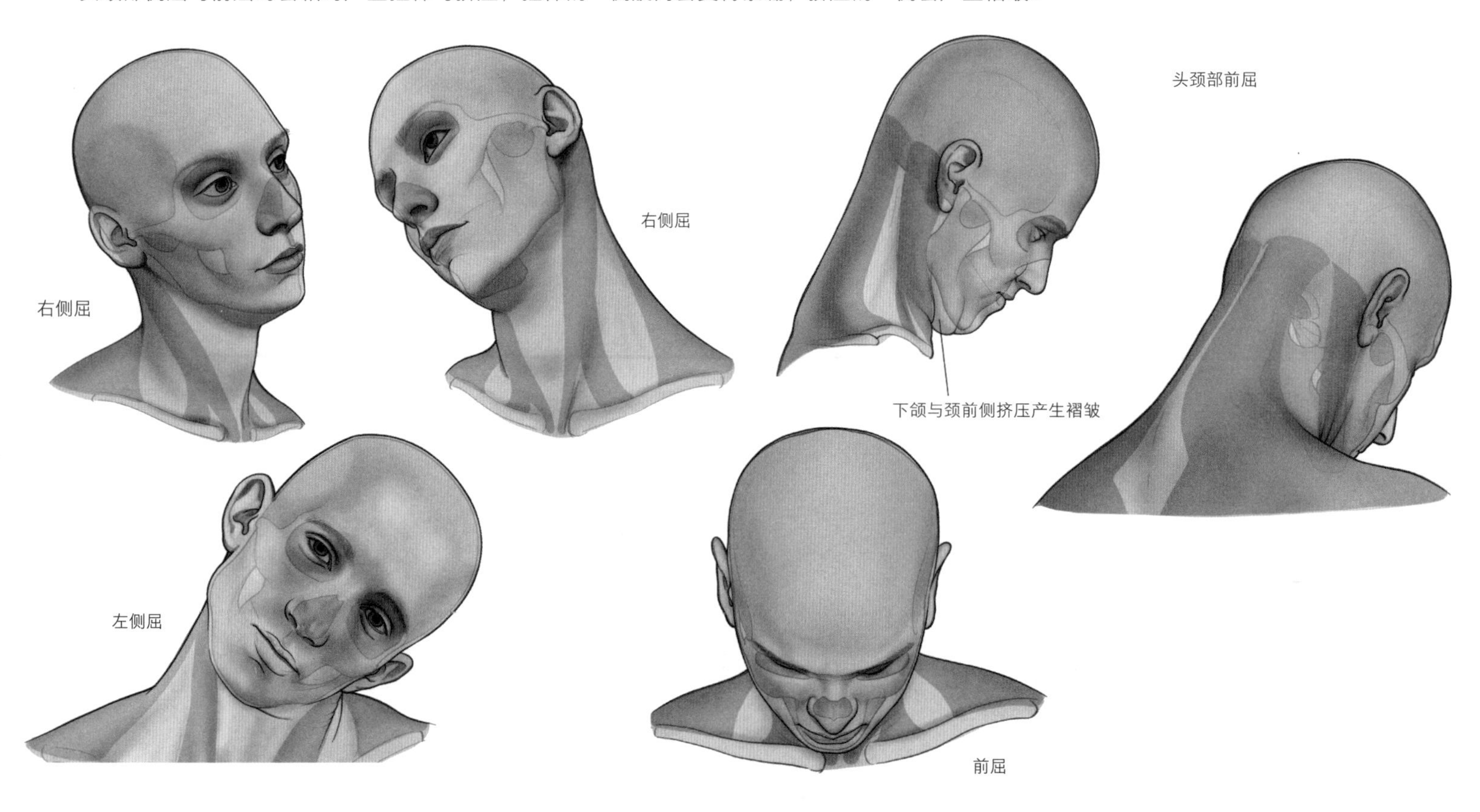

头部旋转时，被拉伸的胸锁乳突肌会与水平线相垂直，被拉伸的胸锁乳突肌胸骨端的肌腱会变得紧绷鼓凸。

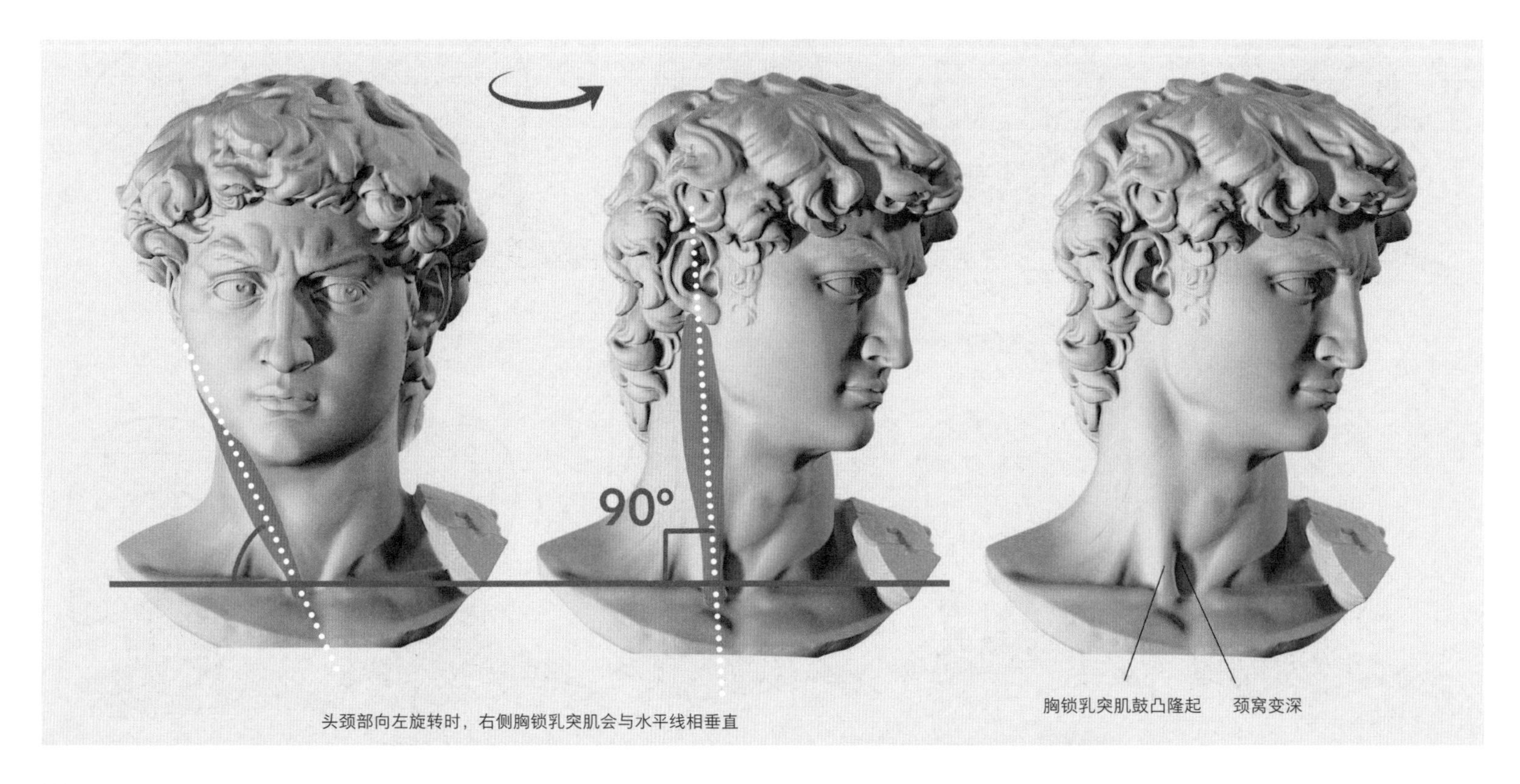

头颈部向左旋转时，右侧胸锁乳突肌会与水平线相垂直

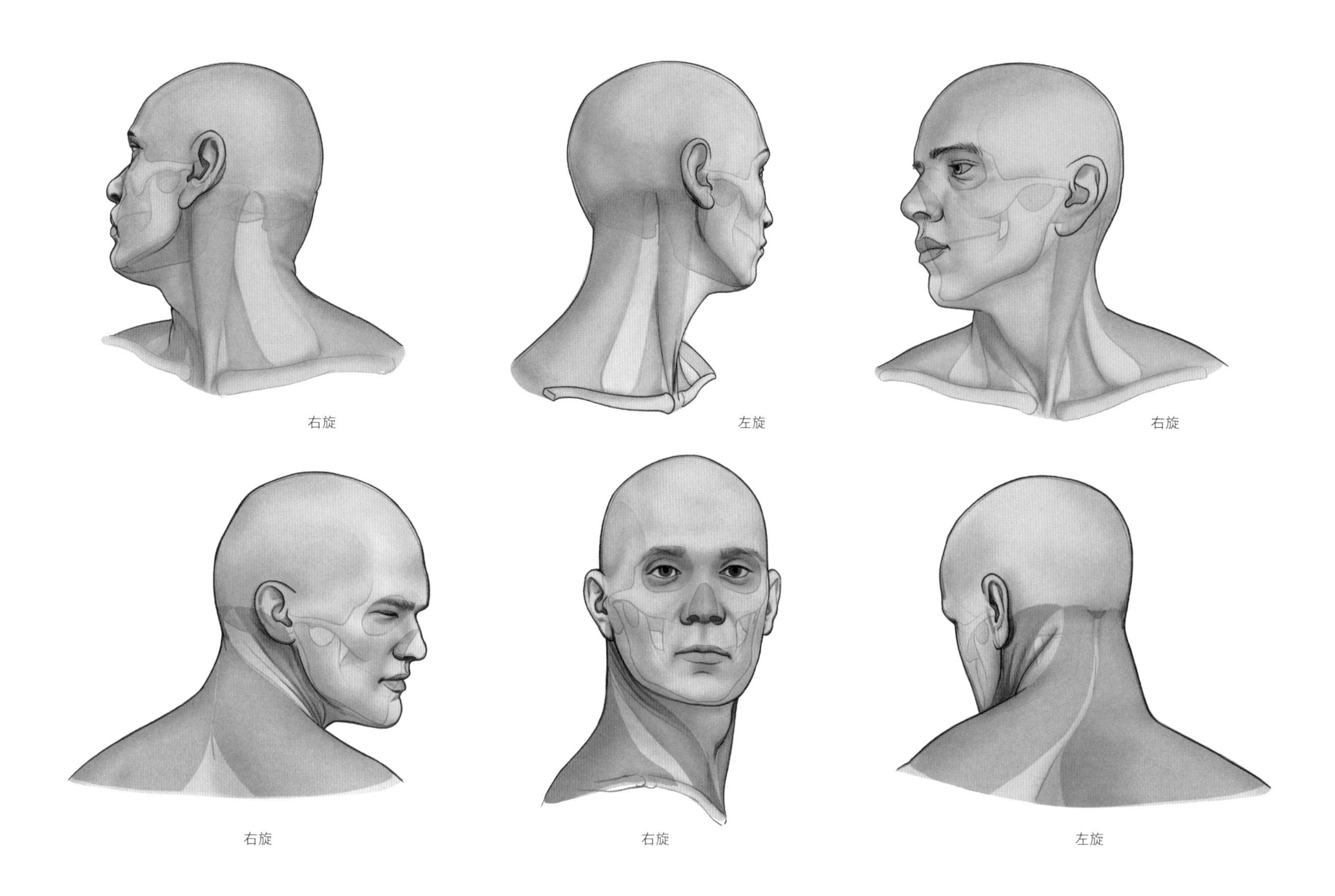

右旋　左旋　右旋

右旋　右旋　左旋

• **头部右旋顶视图**

自然的旋转角度

吃力的旋转角度

头颈部后伸时，下颌颏部抬高，颈前三角拉长，颈后部缩短并产生褶皱。

头颈部后伸

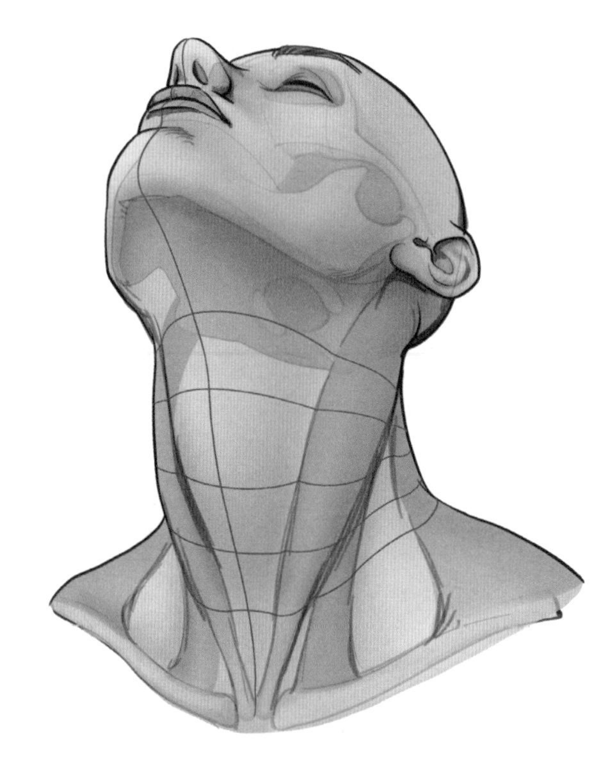

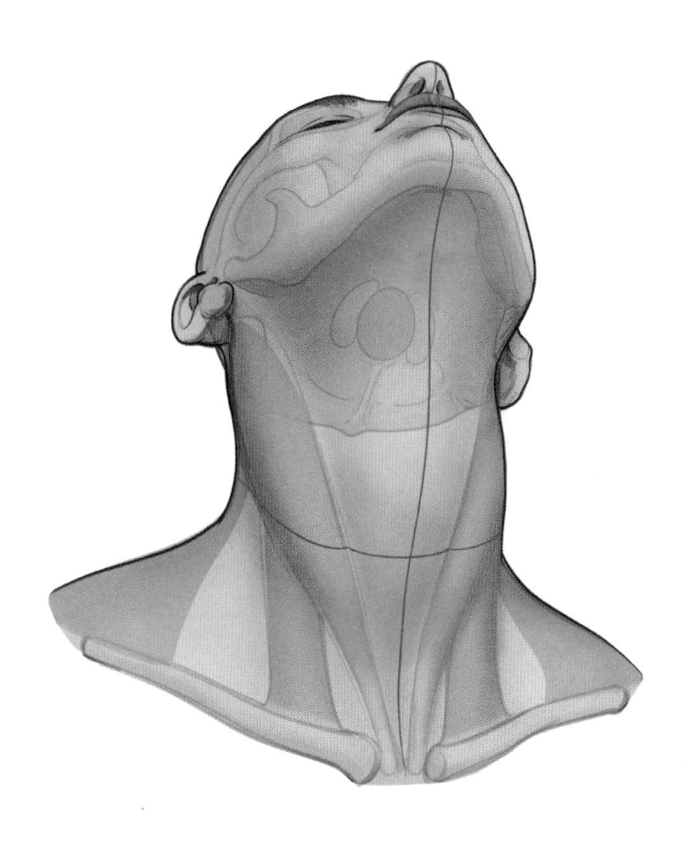

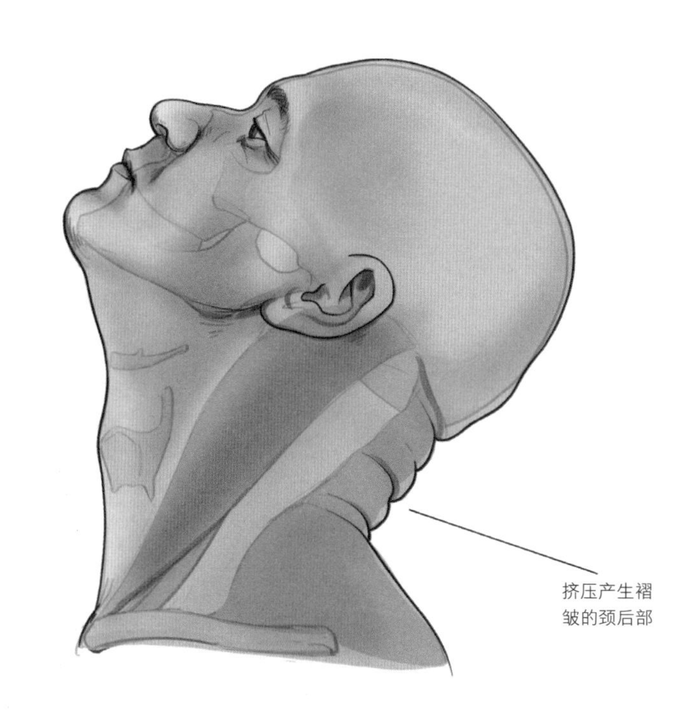

2.5.4 颈部的搭建方法

① 先确定头部体块与颈窝，然后确定下颌前端与颈窝的位置和距离关系。

② 确定胸锁乳突肌的起止点与趋势特征。

③ 绘制出胸锁乳突肌的造型与颈前三角的区域。

④ 将颈部后方向下向外扩展开，并与肩部相连。

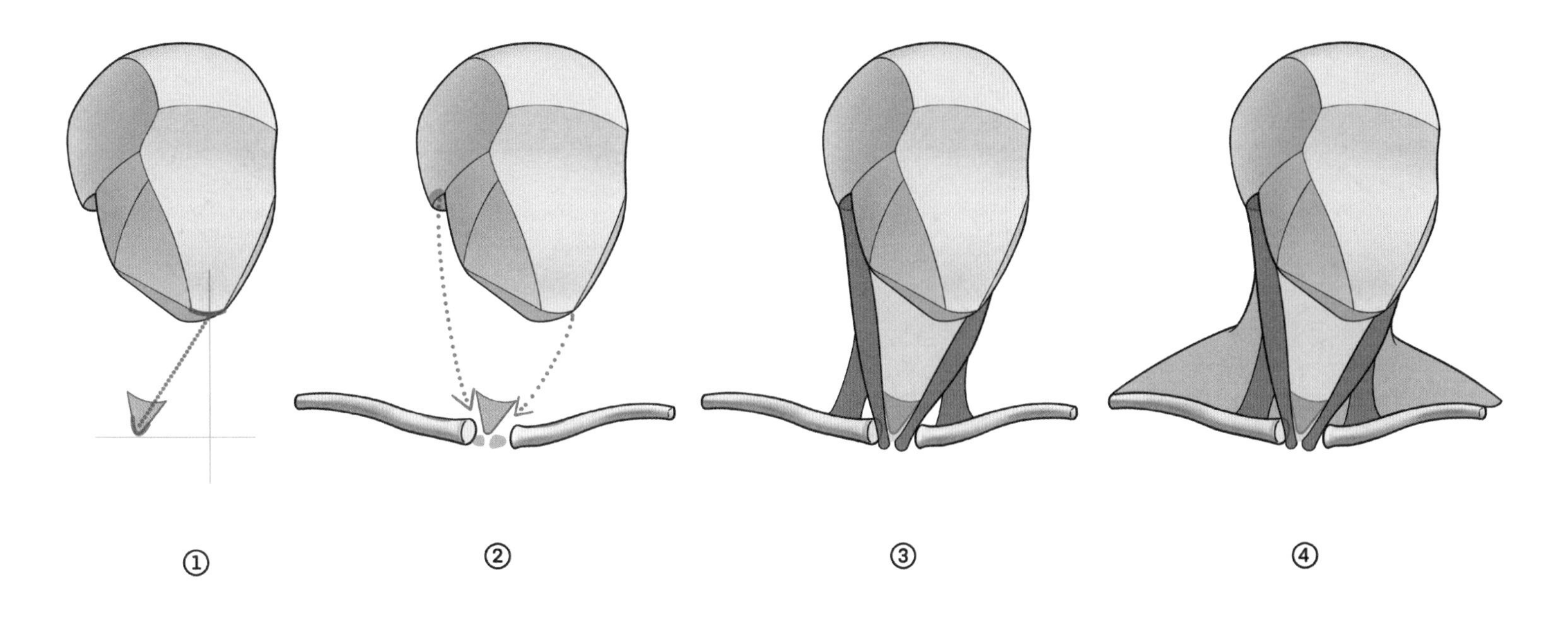

在前方视角下颈部侧面与肩部轮廓都由斜方肌构成，整条轮廓的趋势特征与动态相关，产生拉伸的一侧角度大，过渡圆润；产生挤压的一侧转折明显。

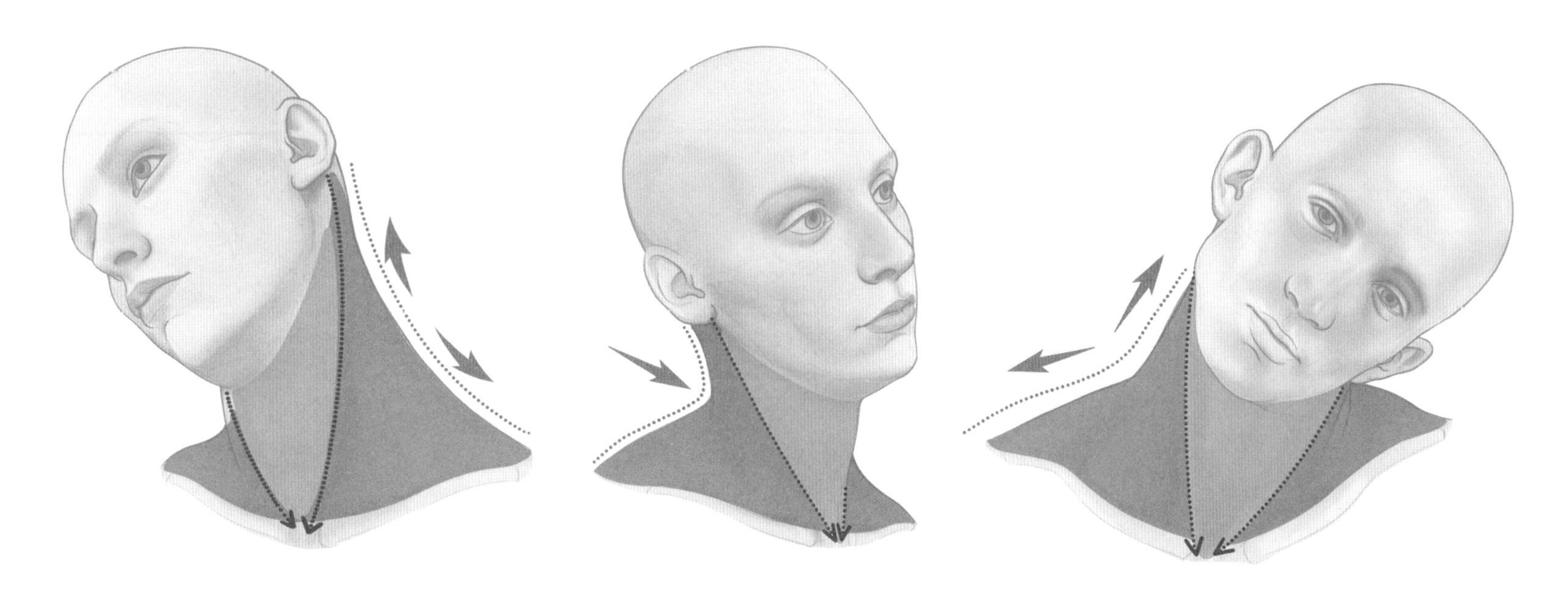

2.5.5 男性与女性颈部差异

男性颈部较粗，从正面与背面观察两侧轮廓较直，颈后部与肩部的轮廓有明显转折（斜方肌较为发达）。上下的宽窄差别并不明显，颈的根部略宽。

女性颈部较细，两侧轮廓有向内凹的弧度。颈后部与肩部的轮廓过渡圆润，转折不明显（斜方肌欠发达）。从正面与侧面观察上宽下窄，从后面观察上窄下宽。

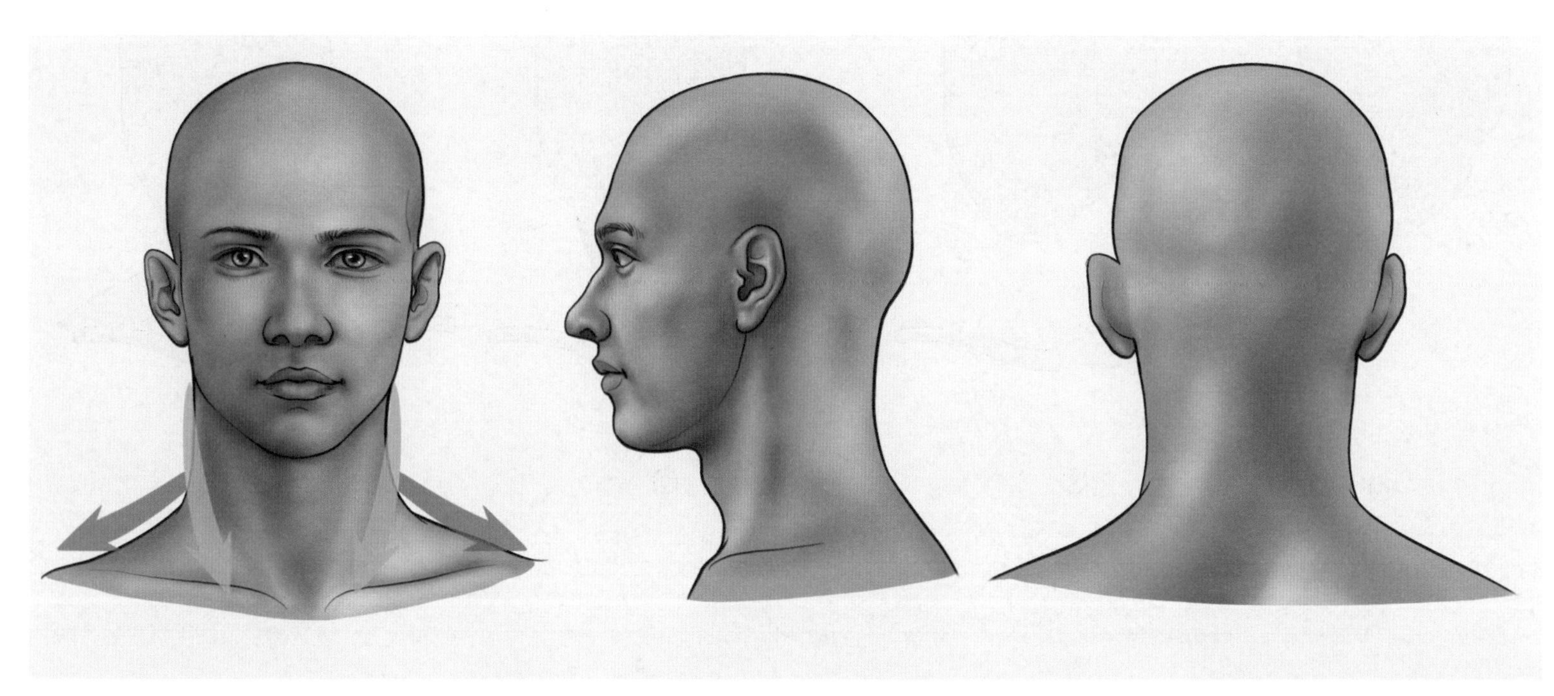

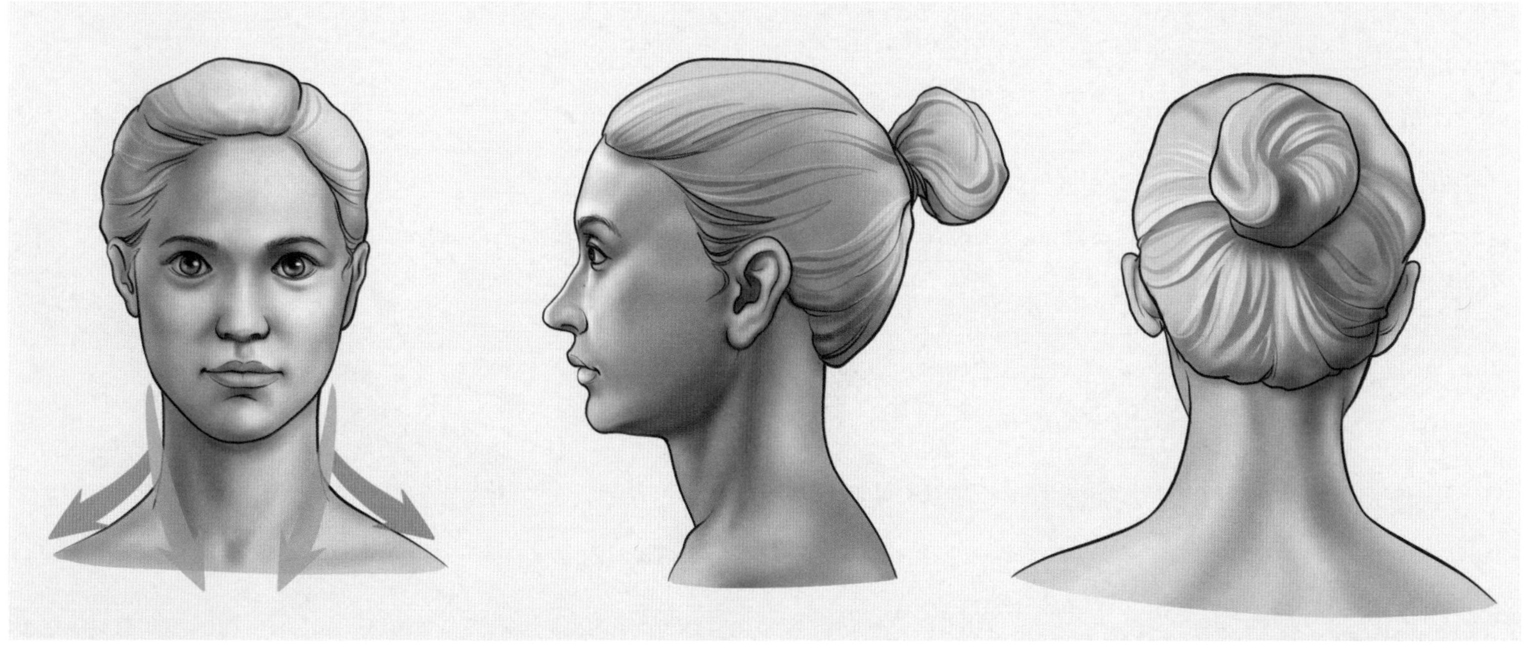

对比男性与女性颈部横断面，男性颈部后平面宽于女性。男性喉结呈较方的角状，略为突出；女性喉结较为圆润。

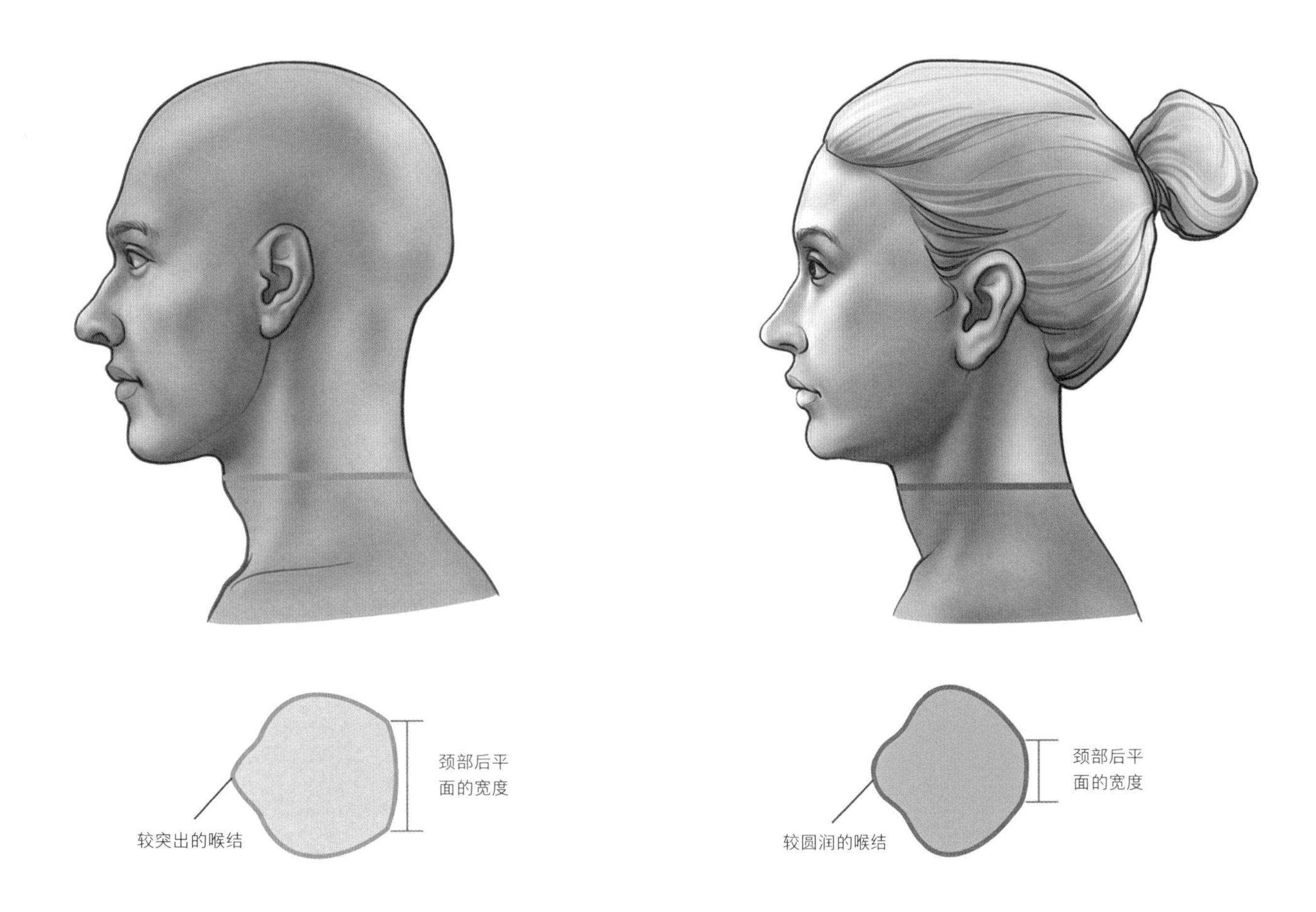

• **男性与女性的颈部**

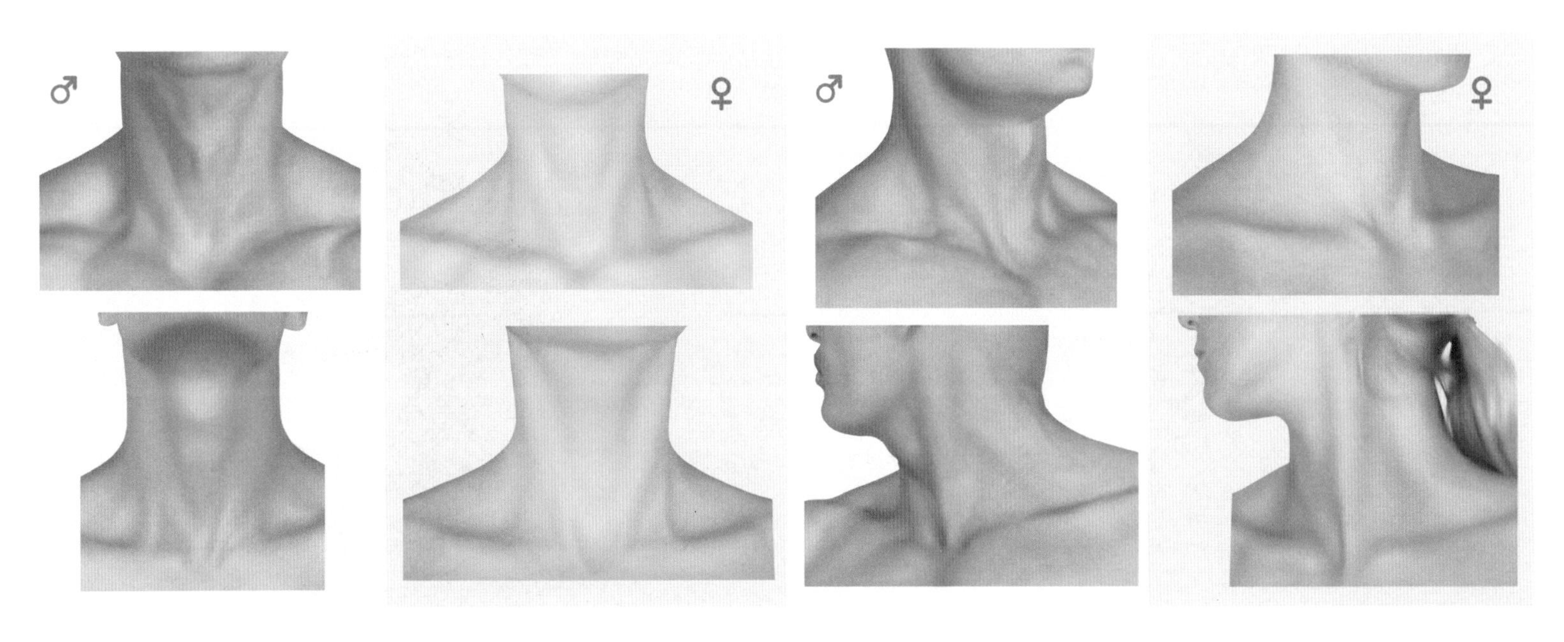

2.6
头颈部整体绘制

第1步：勾勒轮廓，概括基本形，交代出大致的正面与侧面，以及眼部、鼻底、口缝的位置。

第2步：深化轮廓，具体表现其自然形，将五官的基本轮廓交代清楚，并且需要反复进行比较，确保造型大体准确。

第3步：深化其正面、侧面交接处的造型，从造型的角度出发，为暗部添加阴影，使其初具立体感。

第4步：深入刻画其造型，由大到小地将头部造型交代清楚，最终再回归整体，对其进行调整，保证造型严谨统一。头部与颈部的衔接要自然。

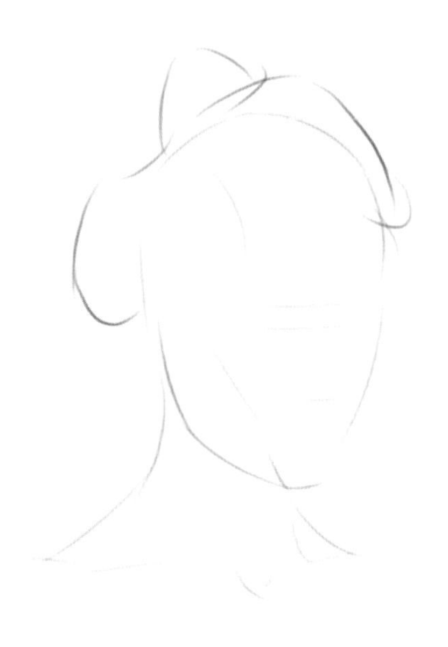

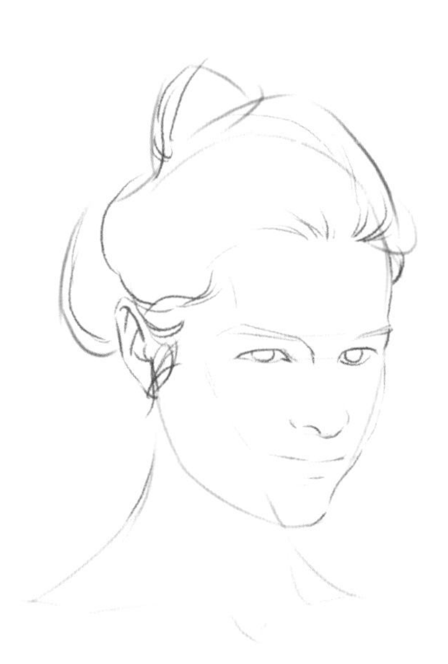

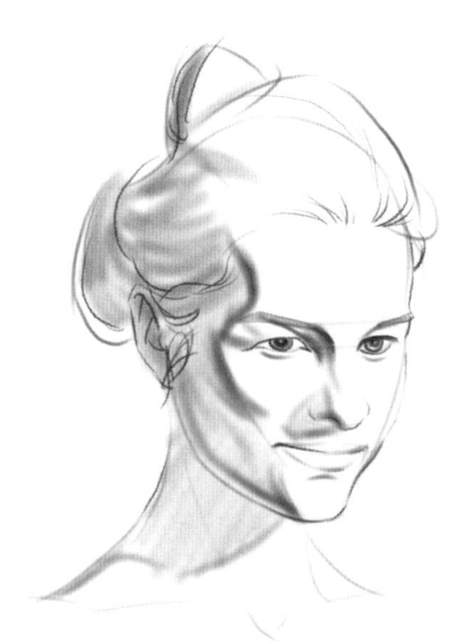

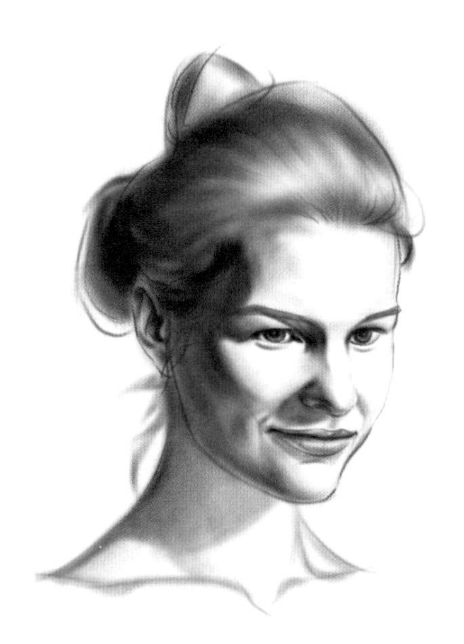

在绘制头颈部整体时，最重要的是头部的朝向及其与颈部的关系，以下巴与颈窝之间的位置关系进行比较，五官的绘制要点在于中线左右两侧能够相互对应，透视关系准确。绘制有动态感的头颈部时要注意胸锁乳突肌的造型特征，是越出表面还是含于其中。

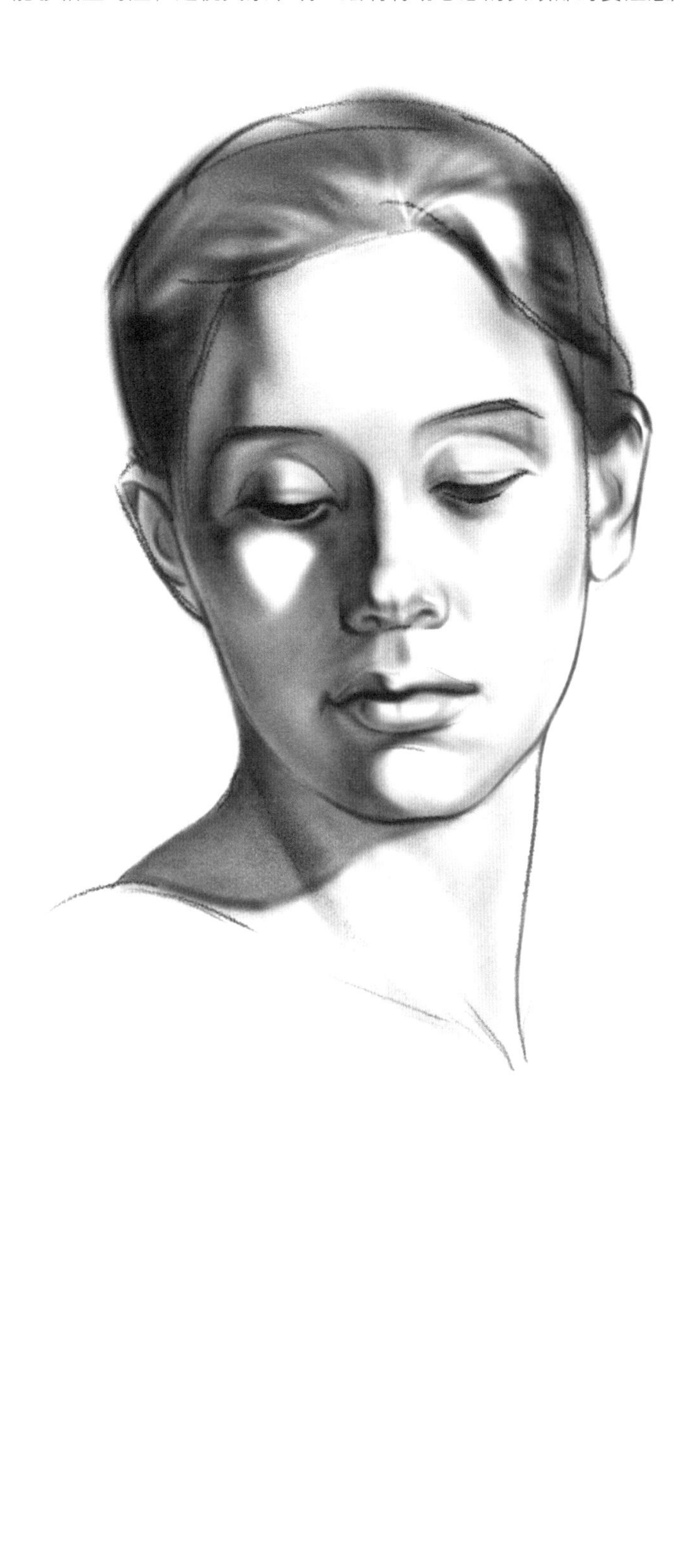

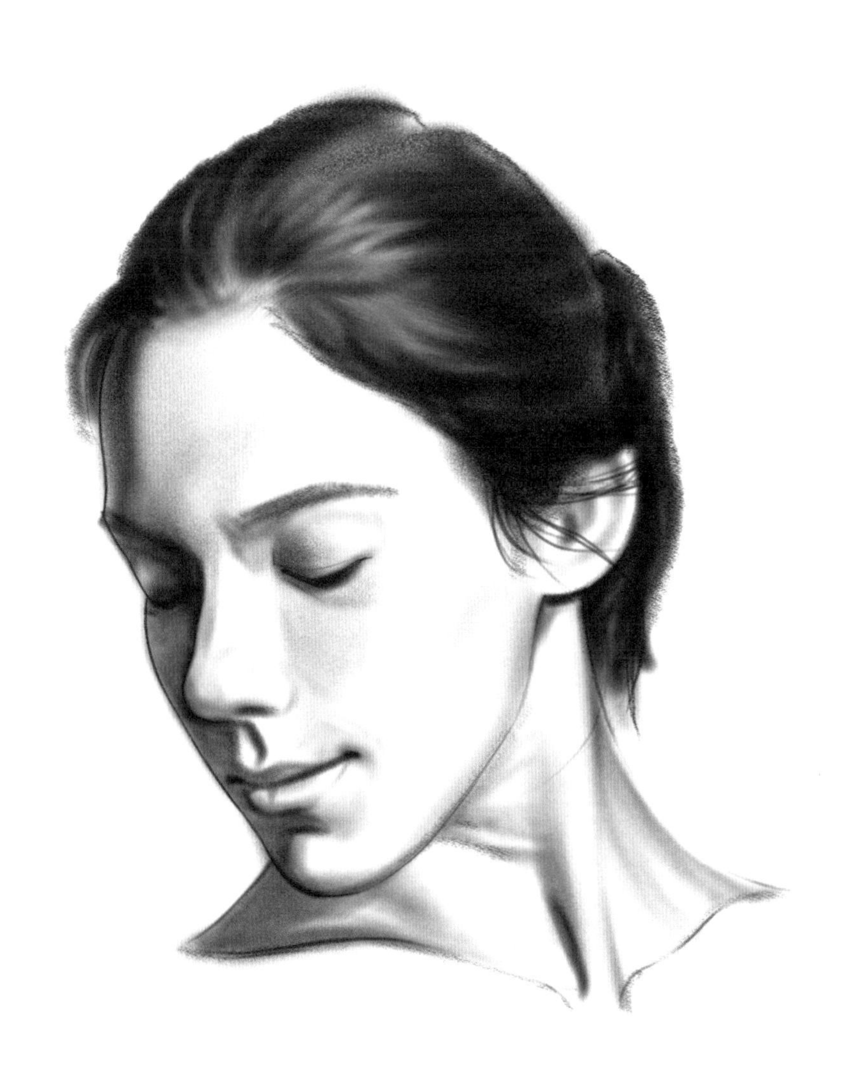

第3章 中轴部

在艺用人体结构中，中轴部是人体除去四肢所剩部分的整体，包括头部、颈椎、胸腔、腰椎与骨盆。头部、胸腔、骨盆在绘画中被称为三大体块，脊柱负责连接与运动三大体块。在中轴部中，头部、胸腔、骨盆为固定造型，在空间中只产生角度和朝向的变化，不会发生形变。负责连接三大体块的颈部和腰腹部拥有柔软的外形，可以通过挤压、拉伸、旋转产生形变。中轴部是人体最大的组成部分，中轴部的运动影响着四肢的运动，因此掌握中轴部是掌握整个人体的关键。

中轴部去除头部后即为躯干，它包括整根脊柱、胸腔、骨盆。不包含头部的躯干仍然具有非凡的魅力，蕴含着人体最重要的形态之美。例如，梵蒂冈博物馆馆藏的古希腊残像《贝维德雷的躯干》，就极富魅力。还有卢浮宫馆藏的《米洛斯的维纳斯》，其在结构上就是中轴加下肢。

中轴部躯干结构

• 贝维德雷的躯干

ROMA - Torso detto del Belvedere - Museo Vaticano
Ripr. Int. - Anderson

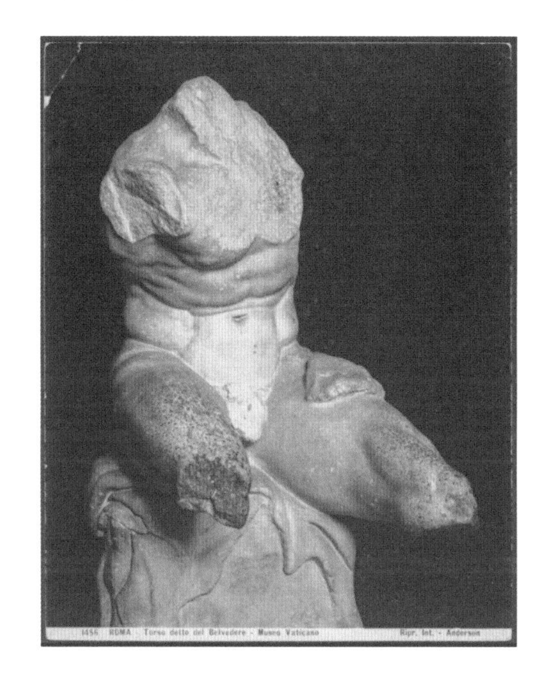

• 躯干部

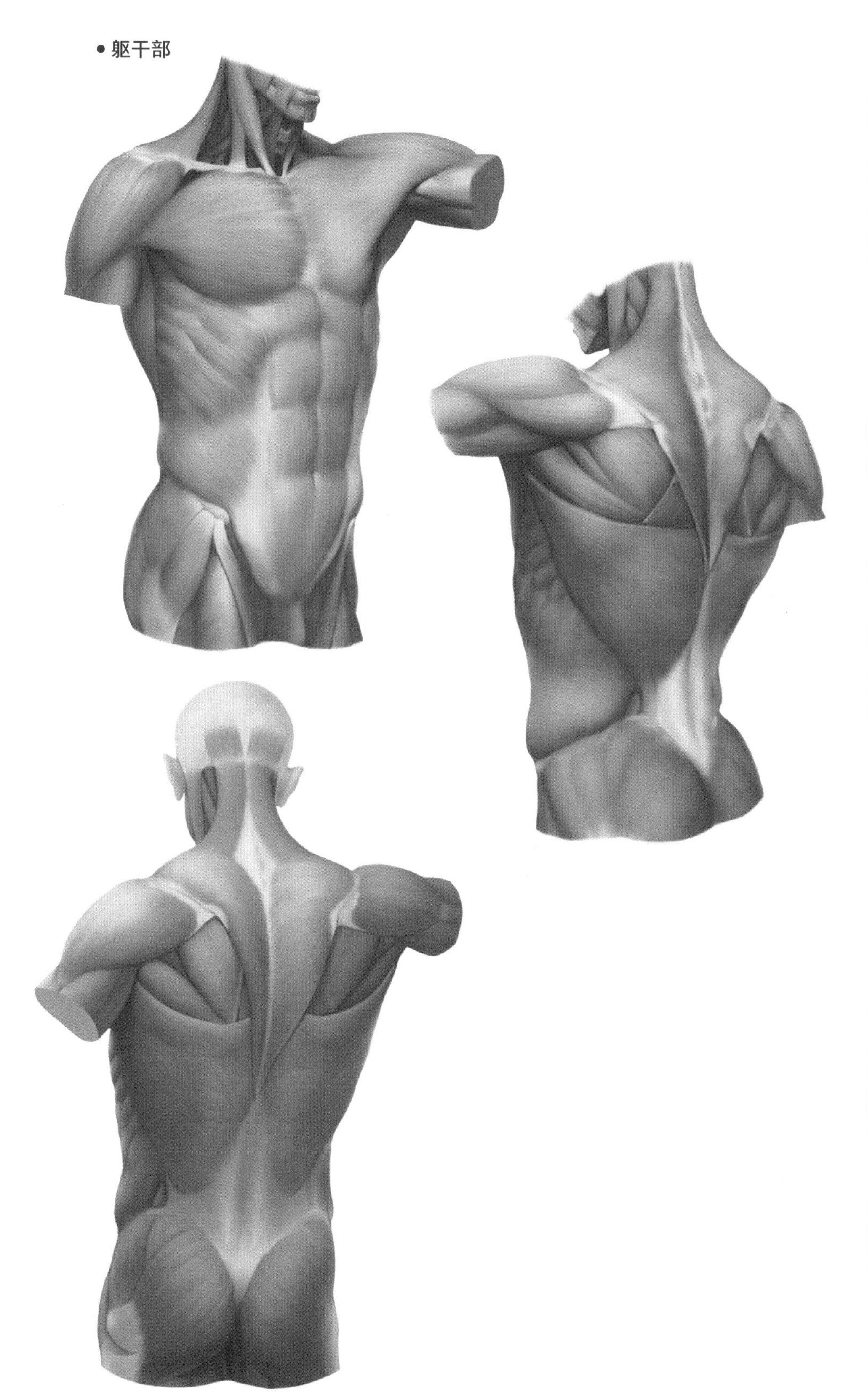

• 中轴部

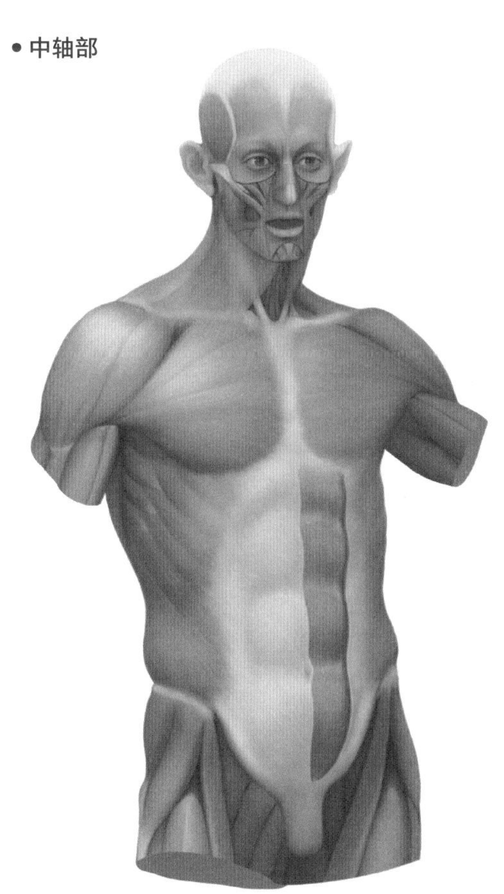

3.1
脊柱

脊柱（脊椎）作为贯穿整个中轴部的关键结构，既连接了三大体块——头、胸腔、骨盆，又使三大体块产生运动，是整个中轴部的支柱，也是人体重要的支撑结构。人类的行为特征与自然环境的影响演化出了人类脊柱独有的造型特征。

3.1.1 脊柱的造型

脊柱为了适应不断增加的重力和体重，自上而下椎体逐渐增大，椎孔逐渐缩小。从侧面观察，脊柱形成了4个部分的弯曲，称生理弯曲，这是人类为了适应双足直立行走的结果，可以对垂直方向上的重力起到缓冲作用。

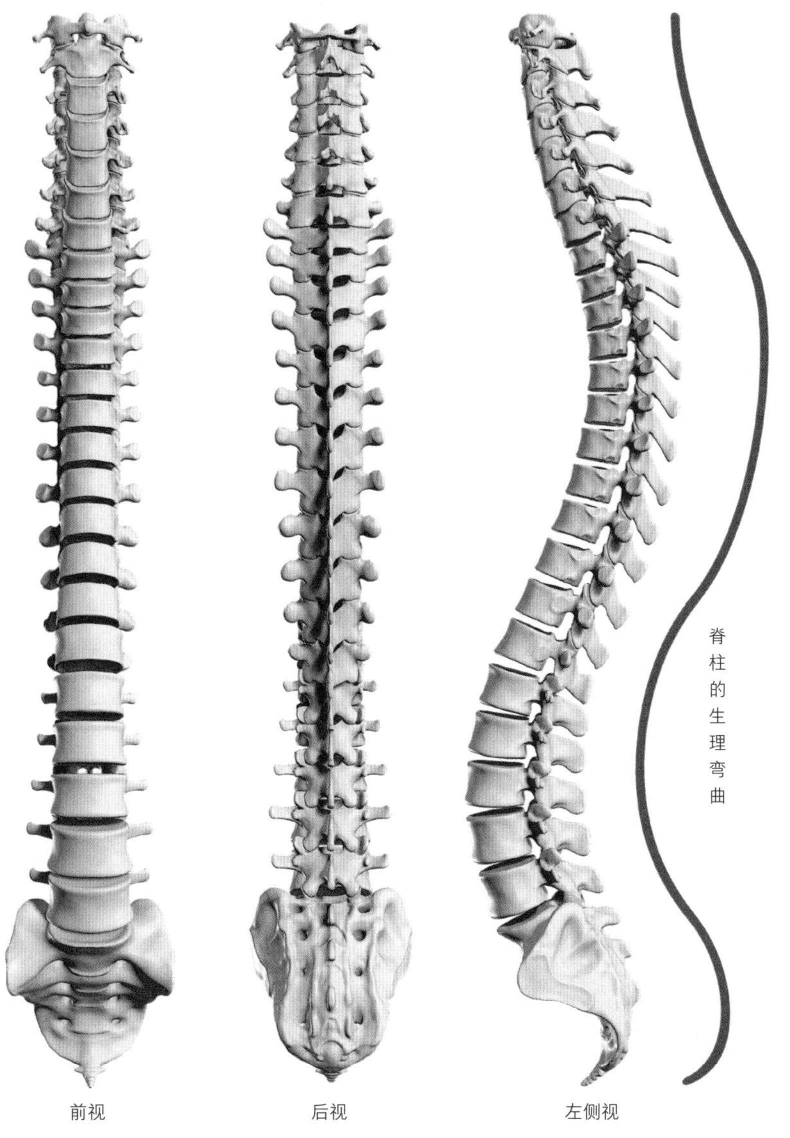

前视　　后视　　左侧视

脊柱的生理弯曲有4个弧度，可使身体保持平衡与稳定。

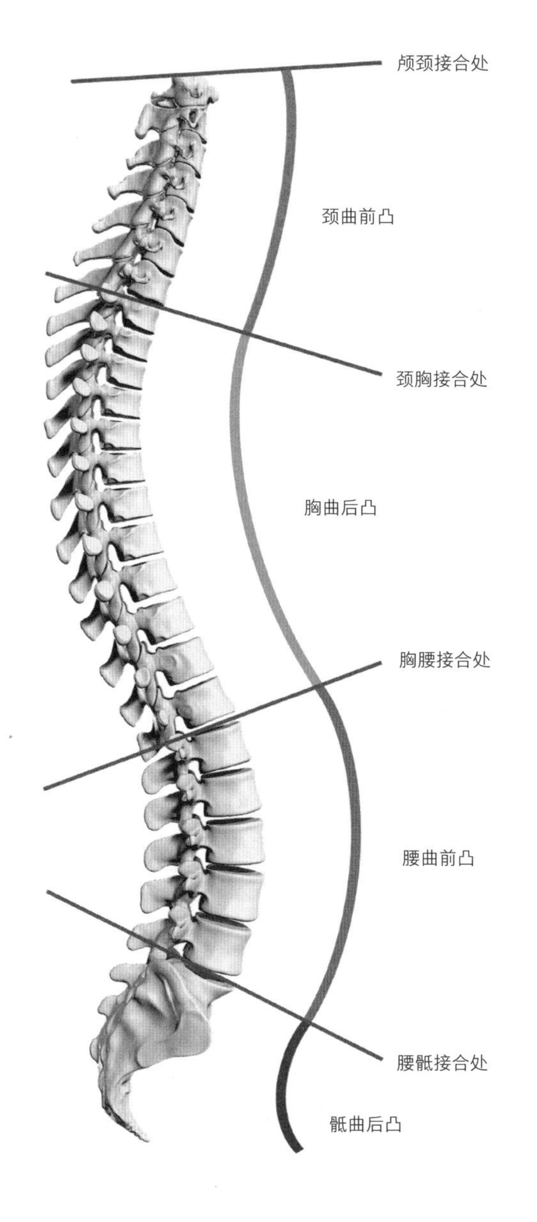

脊柱由颈椎、胸椎、腰椎、骶椎和尾椎构成。

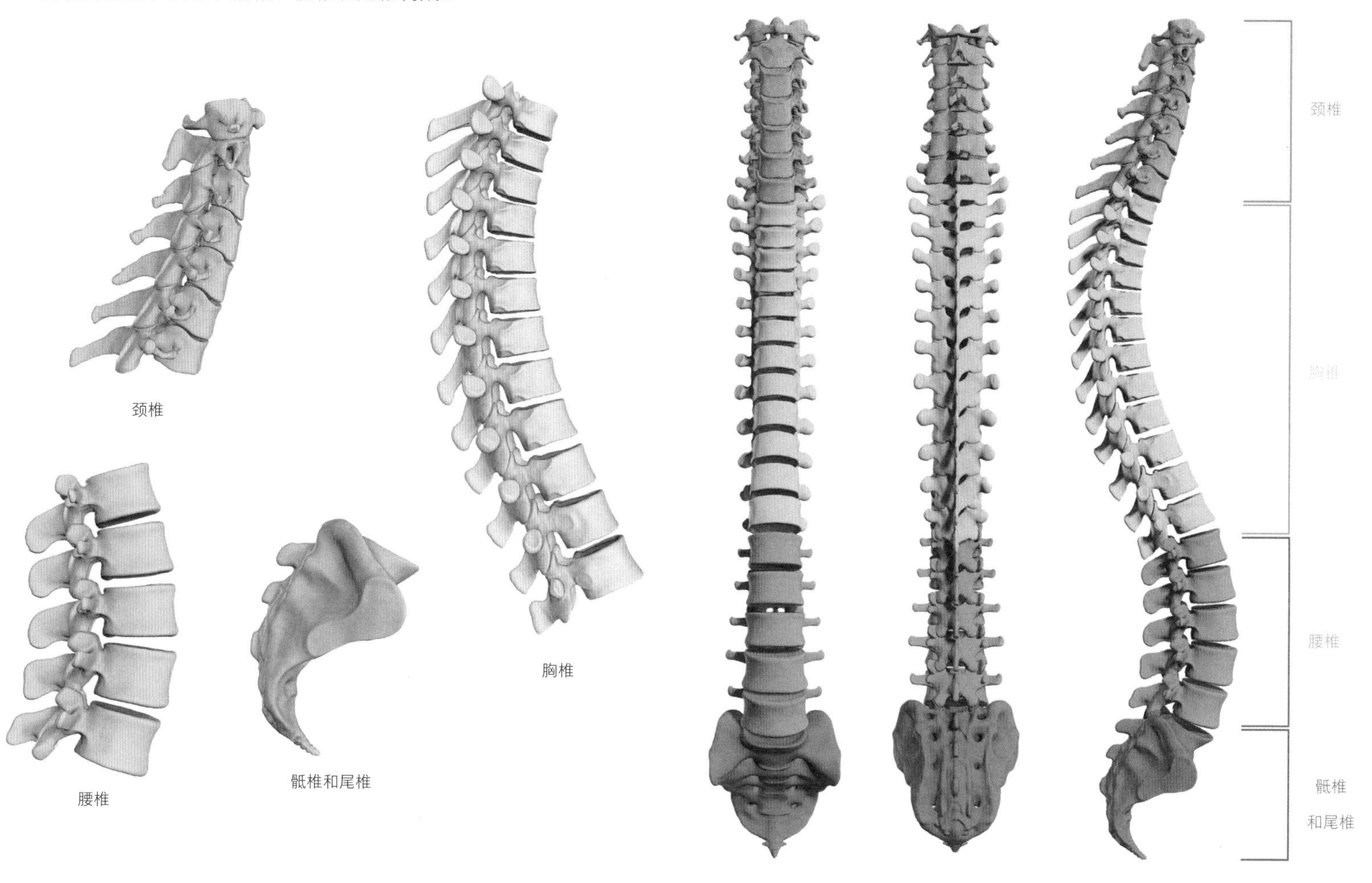

颈椎有 7 块，锥体较小，椎孔较大，棘突较长，椎体间关节面呈鞍状，重力线穿过枢椎齿突、第 7 颈椎（隆椎）前下端。颈椎是最灵活的部位，详见“2.5.1 颈椎”小节内容。

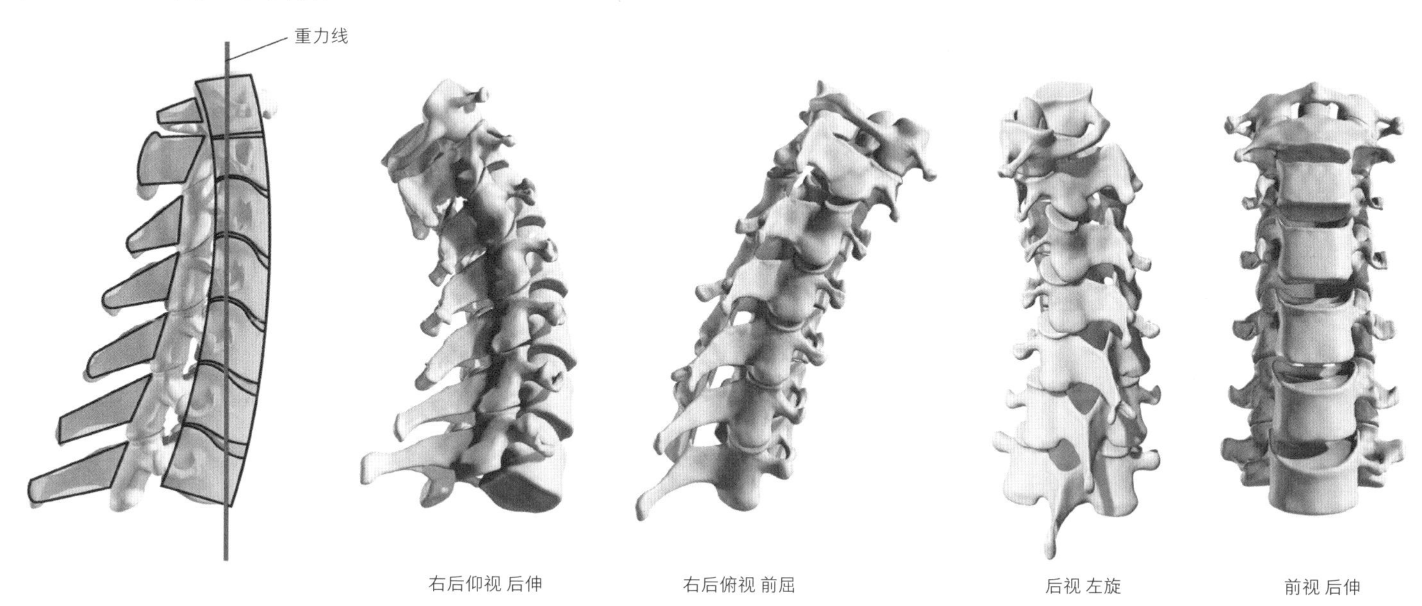

胸椎有12块，椎体逐渐增大，重力线穿过第 1 胸椎和第12胸椎前端。胸椎属于胸腔的一部分，造型相对固定，屈曲、伸展和旋转角度不会太大。胸椎的棘突为骨骼标记，但其造型不常见于体表，胸椎棘突与皮肤相固定，可拽紧皮肤；棘突两侧的肌肉隆起，形成脊沟，在较纤瘦的人体中棘突会显现于体表。

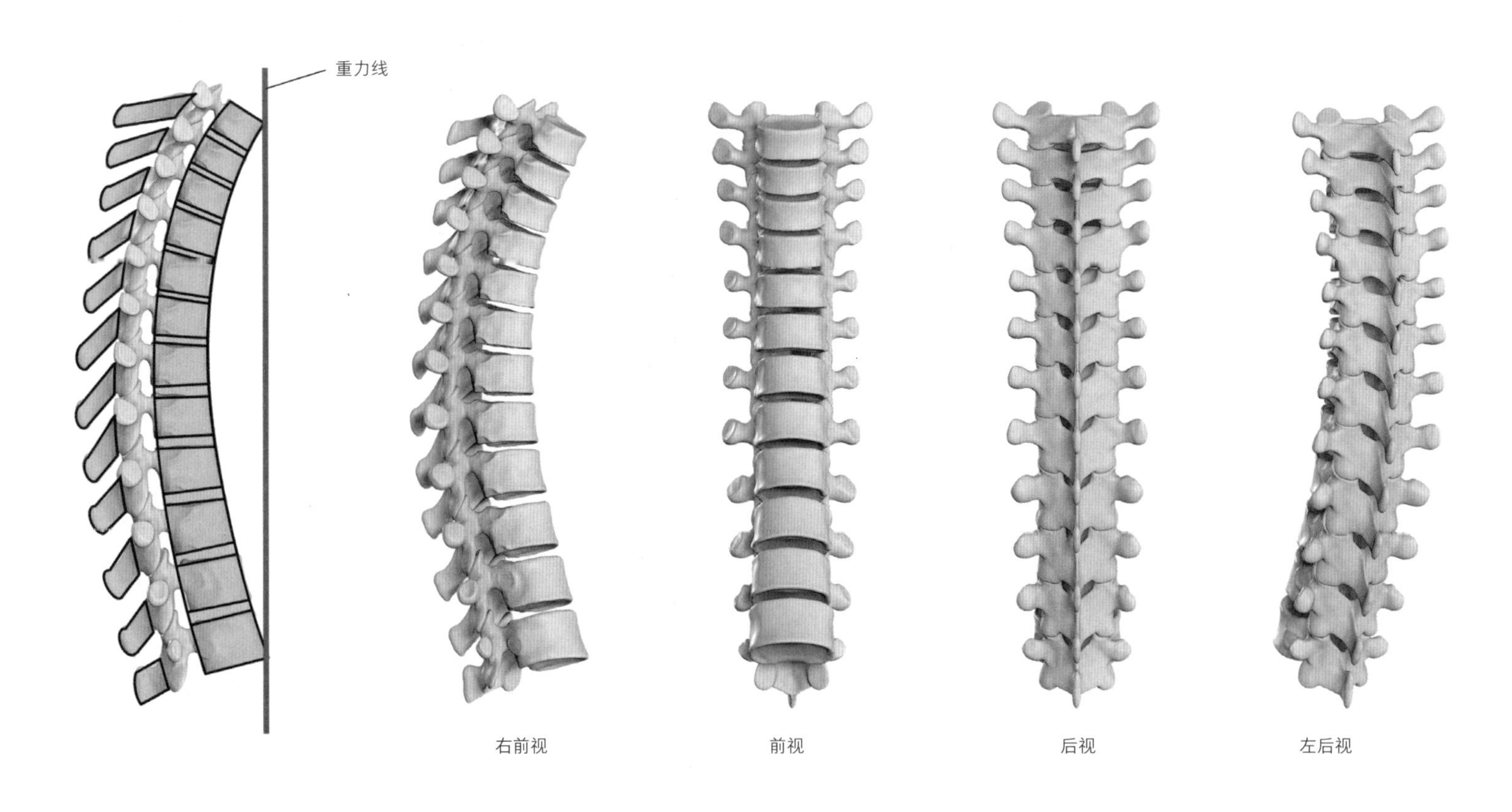

腰椎有5块，椎体较大，椎孔较小，棘突较宽，重力线穿过第1腰椎和第5腰椎的前端。腰椎主要起到承重和稳定的作用。腰椎的活动范围较小，5节腰椎的旋转角度最多只有12°，在后伸的状态下旋转角度可以再大一点。腰椎的主要功能是负重、缓冲震荡与维持平衡。腰椎的棘突一般可见于体表。

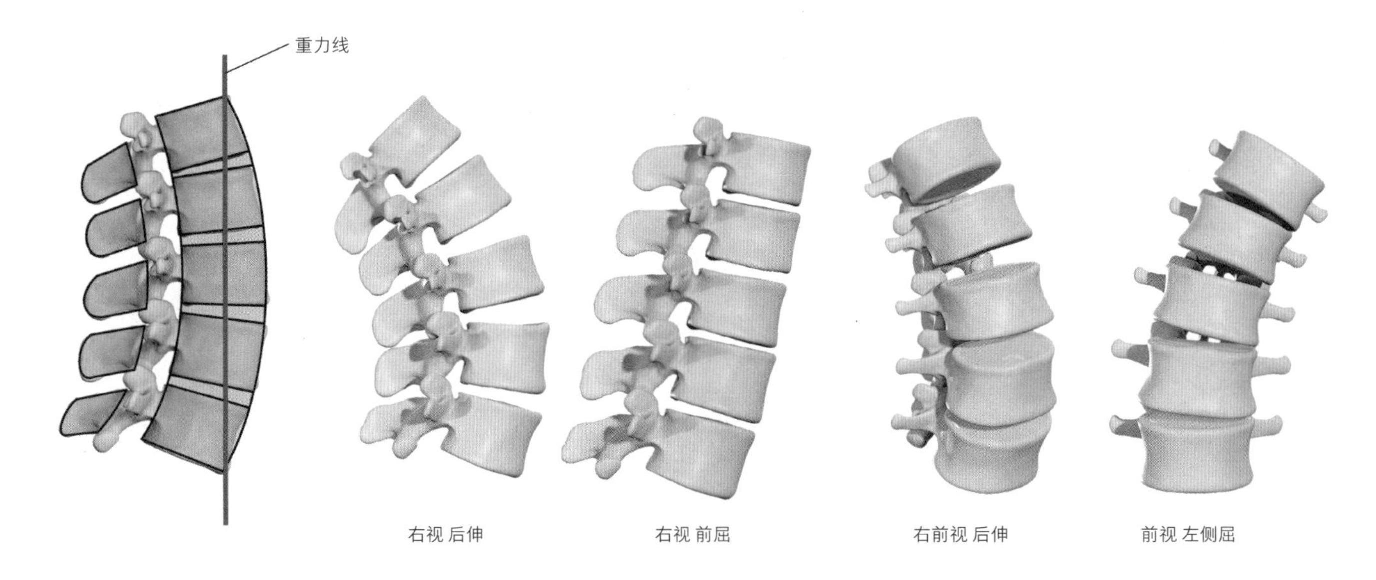

骶椎也称骶骨，幼年时期由5块融合成一块，前视和后视角度下呈三角形，从侧面观察呈弯曲状。尾椎延续了骶椎的弧度，体表不可见。重力线穿过骶骨岬。骶三角（体表标志）是髂后上棘与骶裂孔上端（臀裂的始点）围成的三角形，除骶三角外，骶椎的其他部分埋于体内，体表不可见。

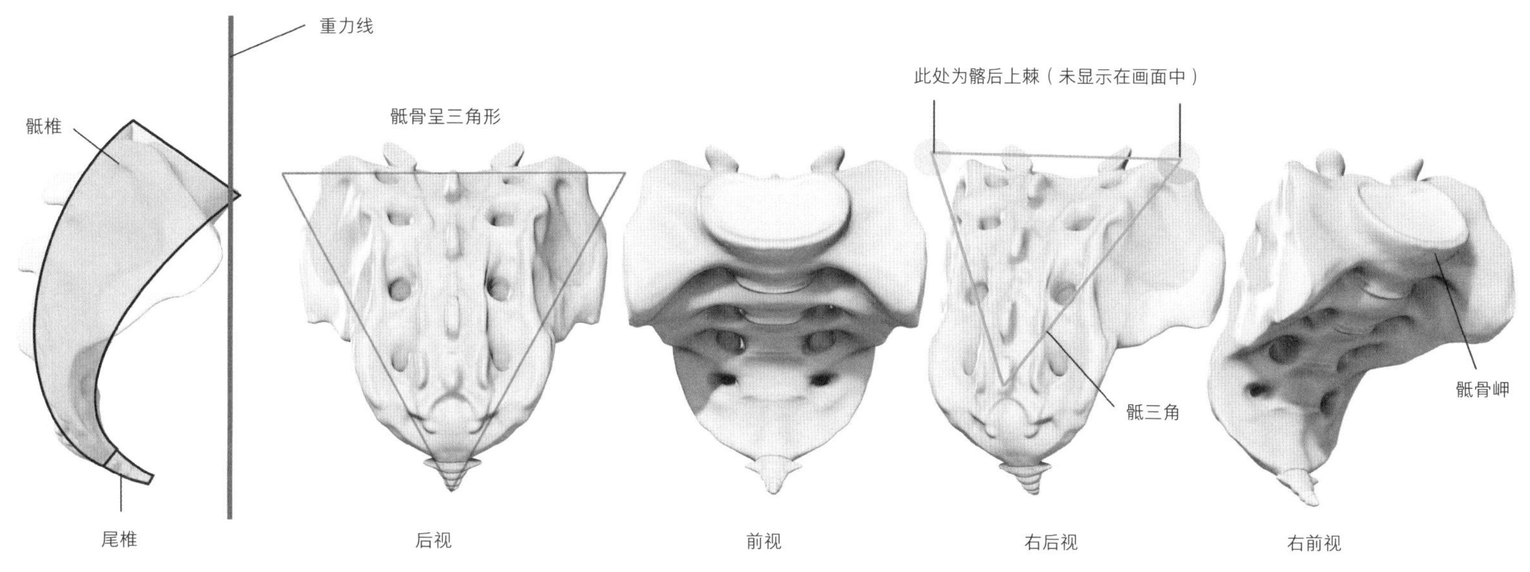

脊椎的椎体之间嵌有一块富有弹性的纤维软骨，即椎间盘。椎间盘既坚韧又富有弹性，可以起到增加脊柱运动幅度的作用，也可以缓冲外力对脊柱的震荡。

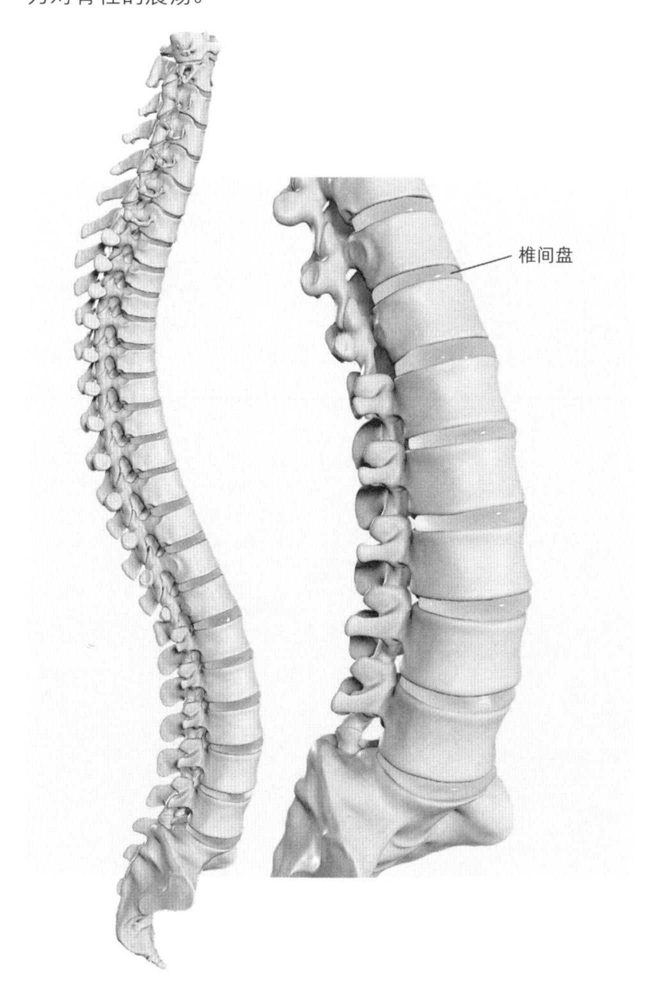

颈椎、胸椎、腰椎合称为骶前（上）脊柱。

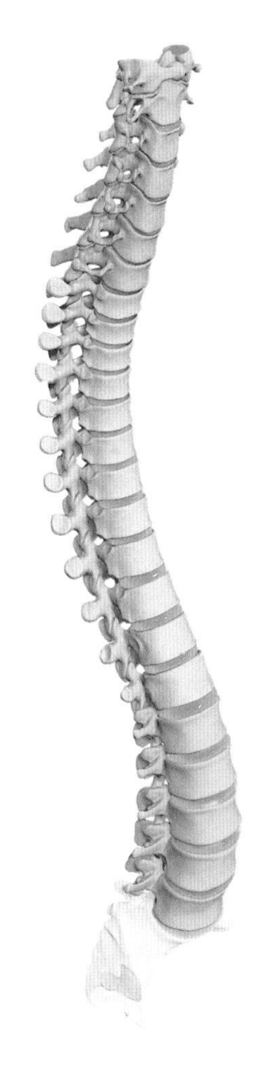

除了寰椎和枢椎，所有椎骨均由相同的基本结构组成，包括1个椎体、1个椎弓、1个棘突、2个横突、4个关节突。

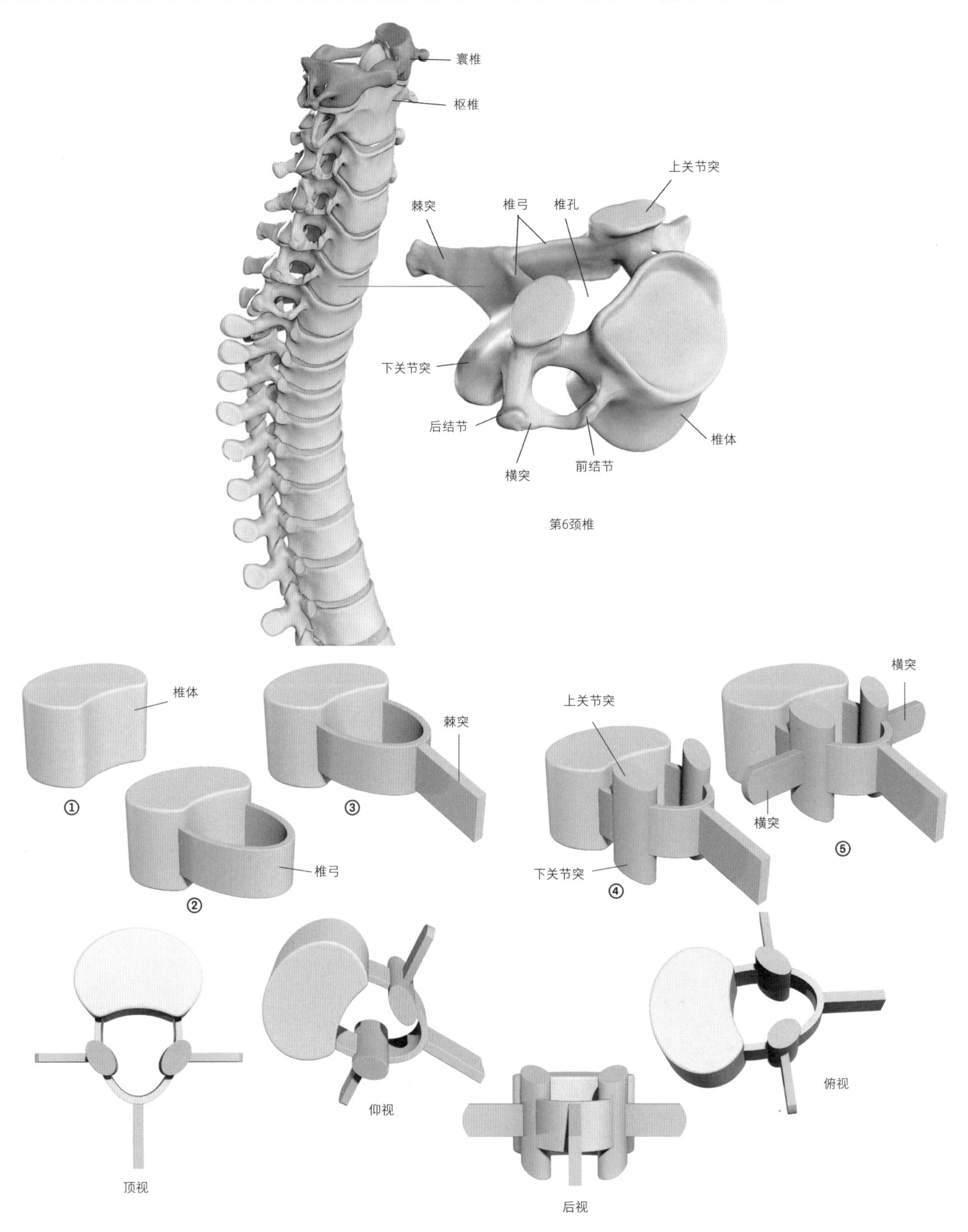

3.1.2 脊柱的运用

脊柱复杂的造型均在人体的内部，体表无法观察到，能被观察到的只有部分棘突，所以对于脊柱来说最需掌握的是它的趋势特征。按照脊柱的造型与生理弯曲，可以将其概括成一根弯曲的圆柱，圆柱上细下粗，以符合脊柱的形态特征。

• 脊柱的概括

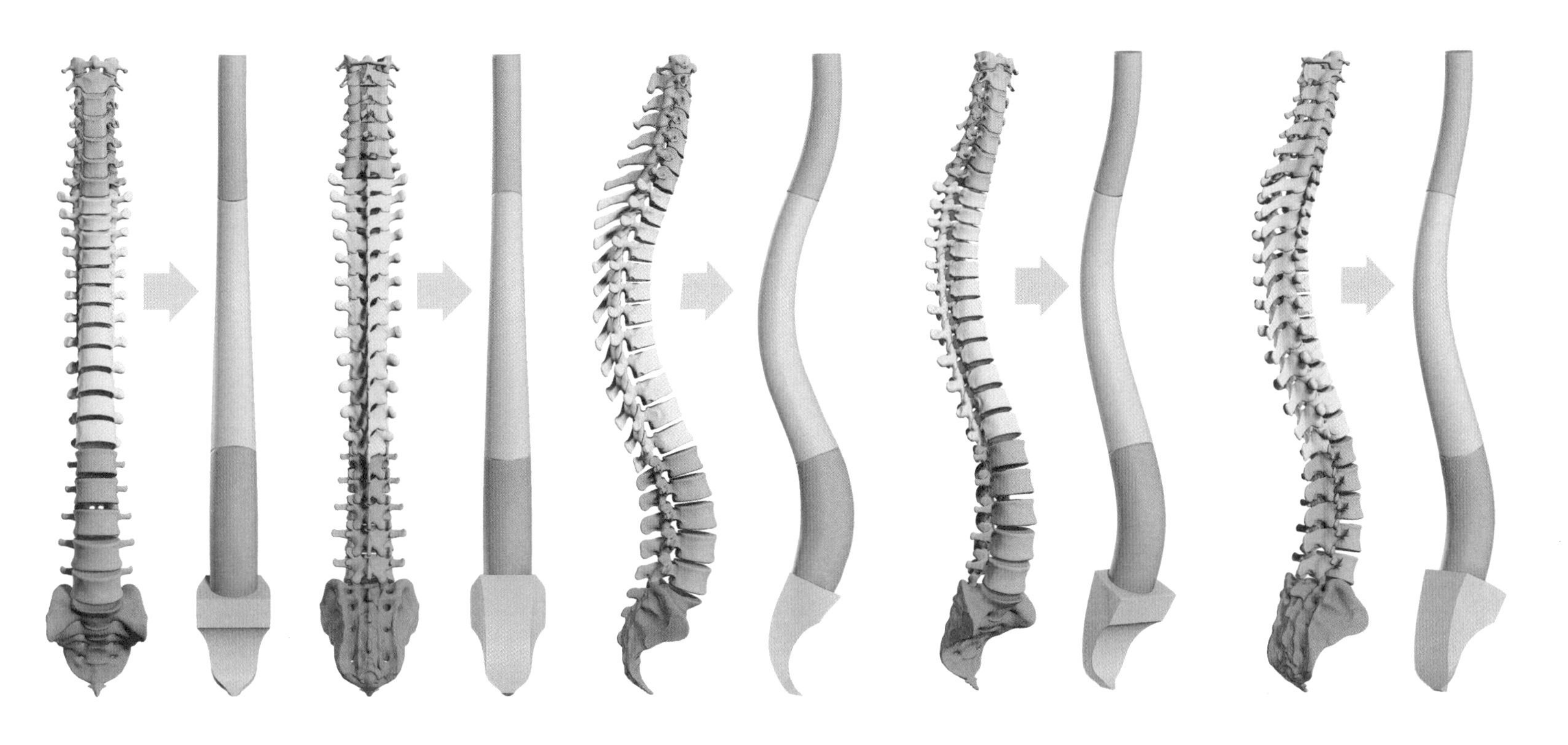

脊柱的生理弯曲使背部自上而下产生了较大的起伏变化。

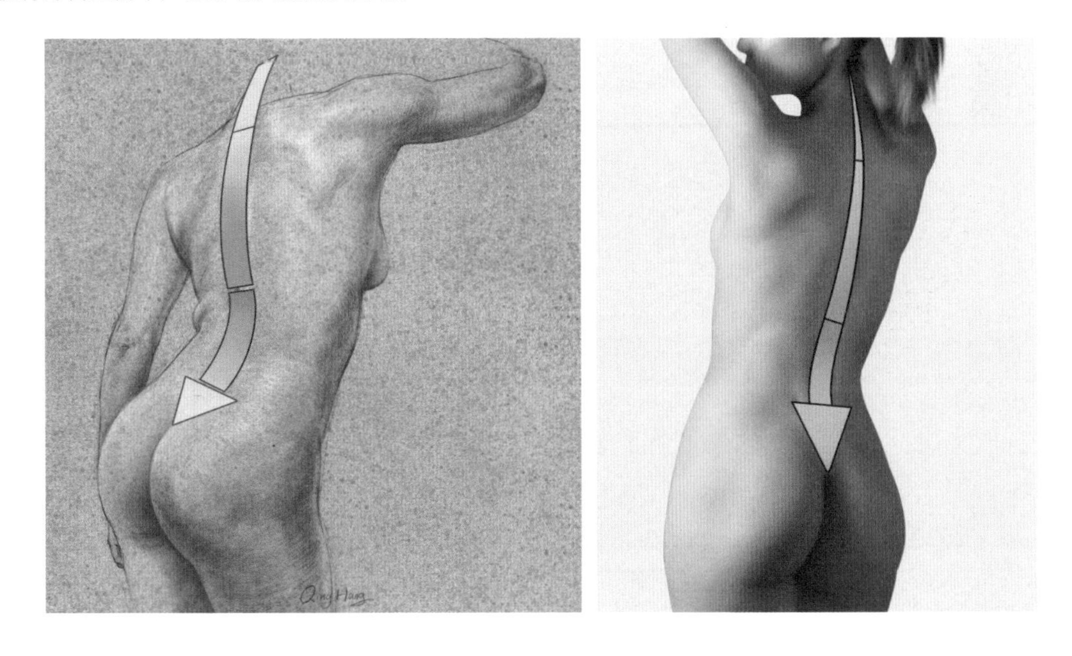

- **脊柱在人体中的状态**

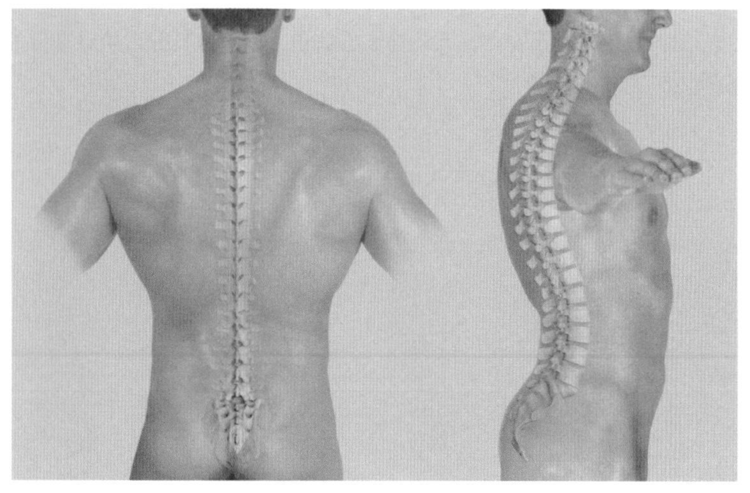

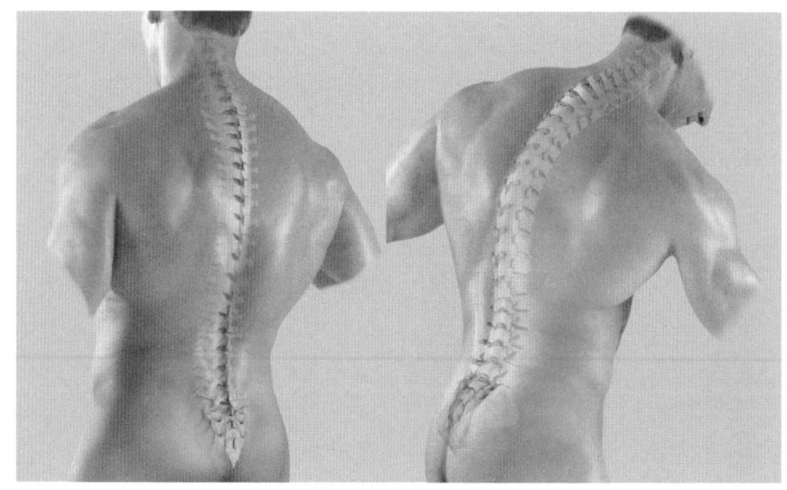

在较瘦的人体中颈椎与腰椎的棘突可见于体表。

脊柱不像锁骨那样有清晰的轮廓造型，一般直立状态下可以视背后的脊沟为骨骼标记。脊柱是背部的中线。

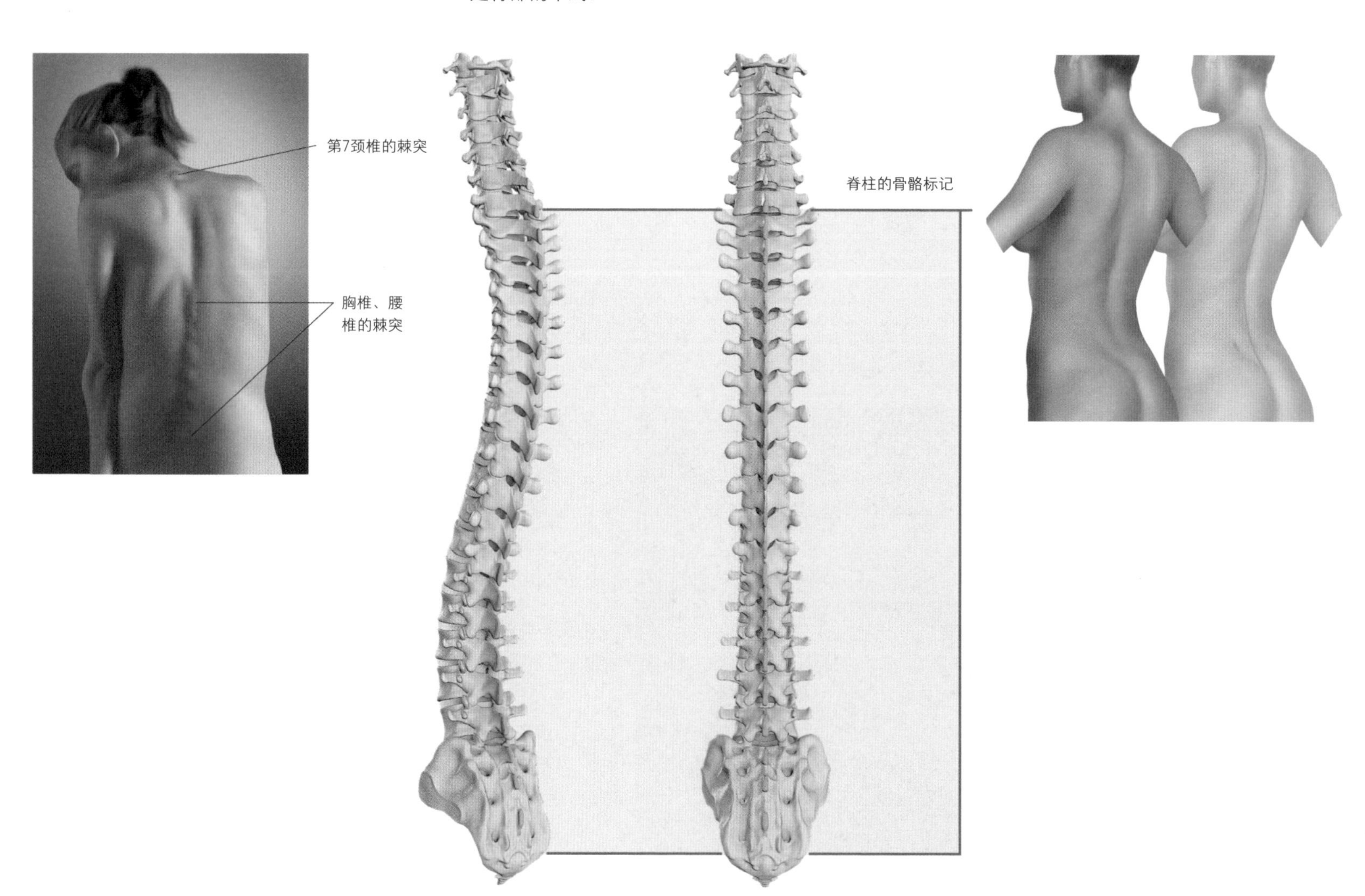

3.1.3 脊柱的运动

颈椎和腰椎在脊柱中属于最灵活的部分。运动曲度范围的大小：颈椎 > 腰椎 > 胸椎。

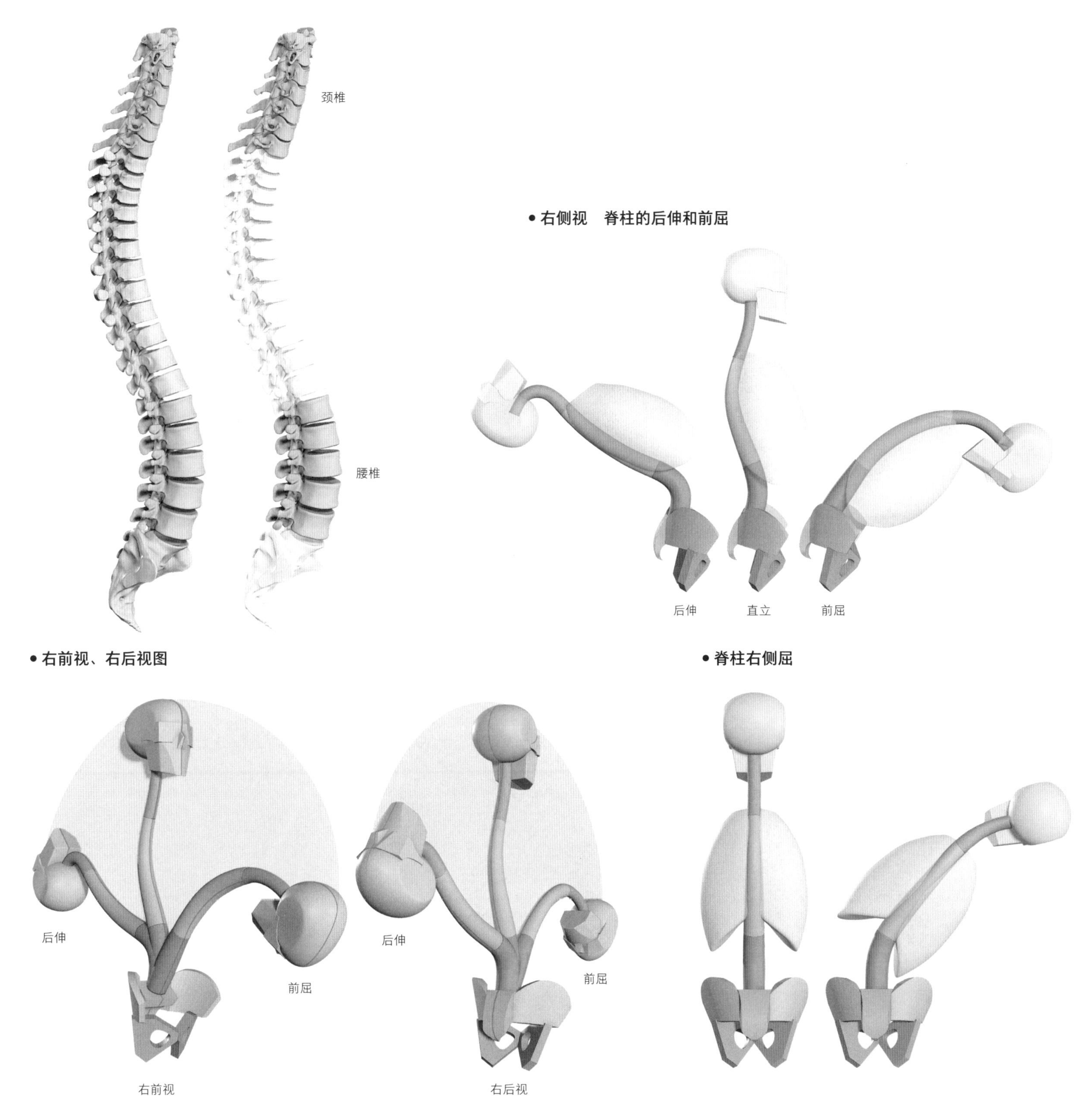

3.2
骨盆

骨盆的造型结构复杂，无法用简单的几何形体将其准确地概括出来，但是好在骨盆几乎都埋于体内，外形上显露的部分并不多。从位置上来看，骨盆大致处于人体的中央部位，可以作为上半身与下半身的分界。从结构上来看，骨盆呈一个稳固的环形，这能够保证其稳定，并且能将躯干的重量传递到下肢。骨盆由下肢骨的附肢骨（髋骨）和骶骨构成。

3.2.1 骨盆的造型

骨盆由髋骨、骶骨、尾骨、耻骨联合构成。

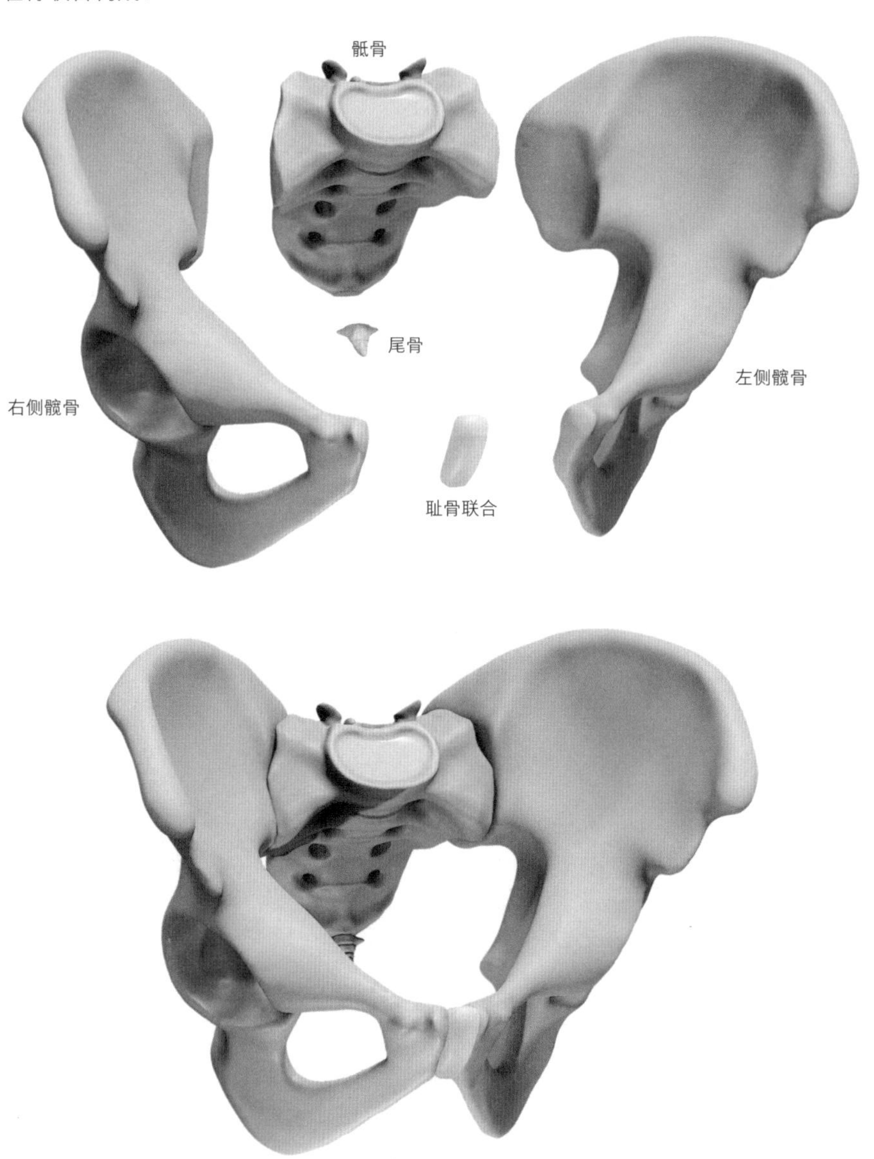

左右各一块的髋骨构成了骨盆的主体，每块髋骨由髂骨、坐骨、耻骨3个部分组成。幼年时期这3个部分就已经融合在了一起，所以在成年人体的骨盆中这3个部分已难分彼此。

髂骨是髋骨上部大块板状骨，左右两侧呈外展状。

坐骨位于骨盆的后下部，坐骨粗隆在人处于坐姿时可以支持身体的重量。

耻骨向前倾斜，呈横向的“Ｖ”形，交会处有一块纤维软骨盘，即耻骨联合。

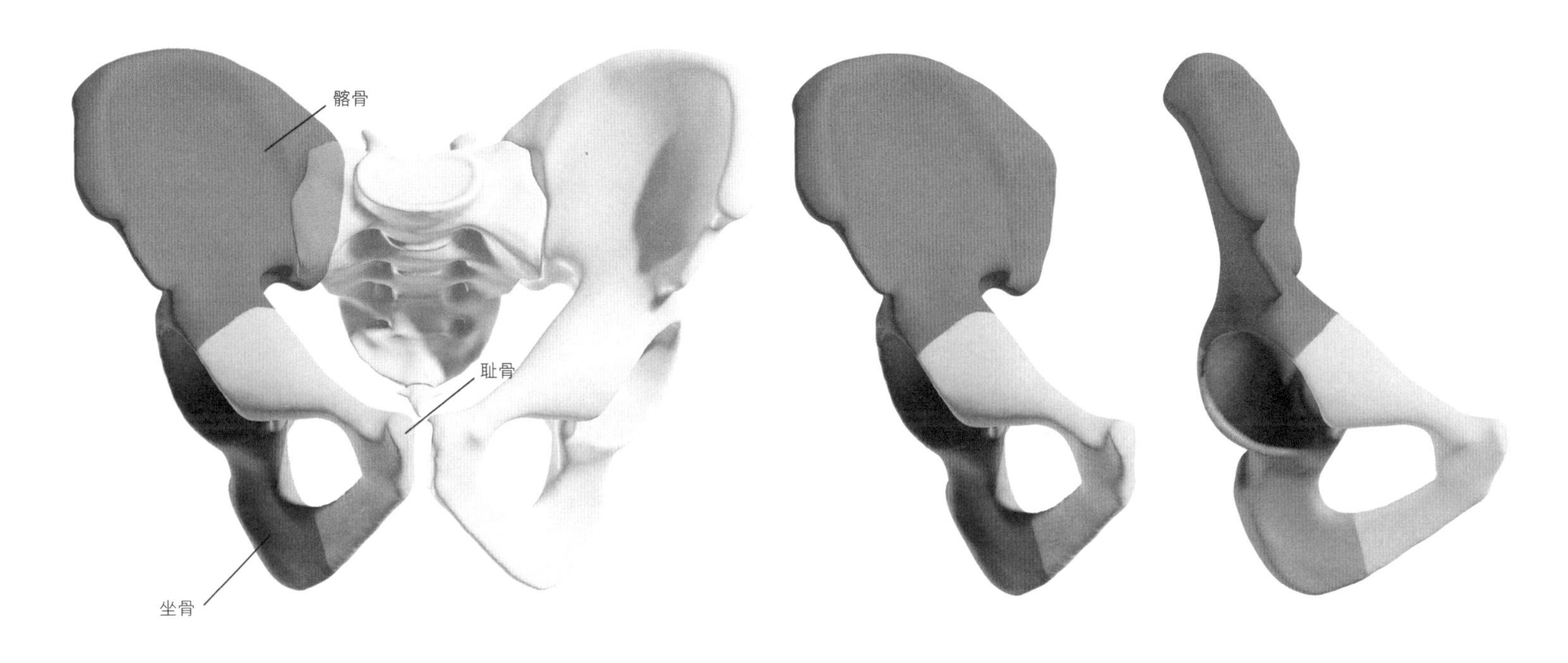

• **右侧髋骨从右侧面转至后面**

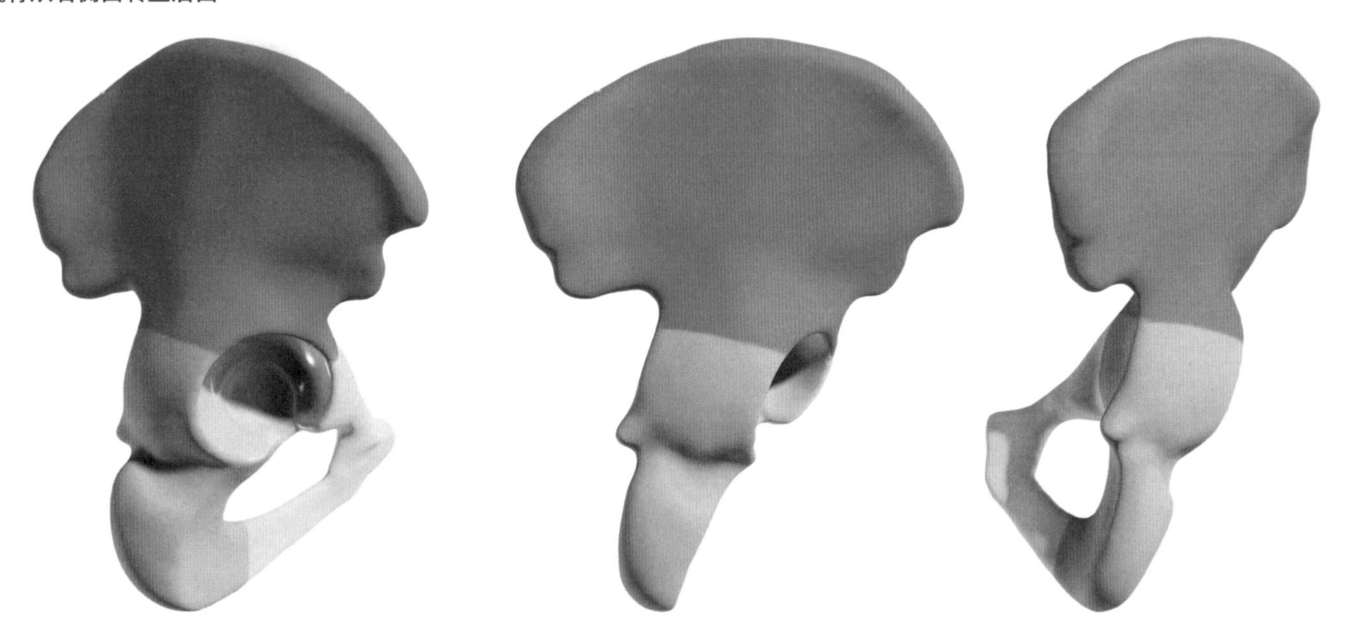

• 骨盆的各角度造型

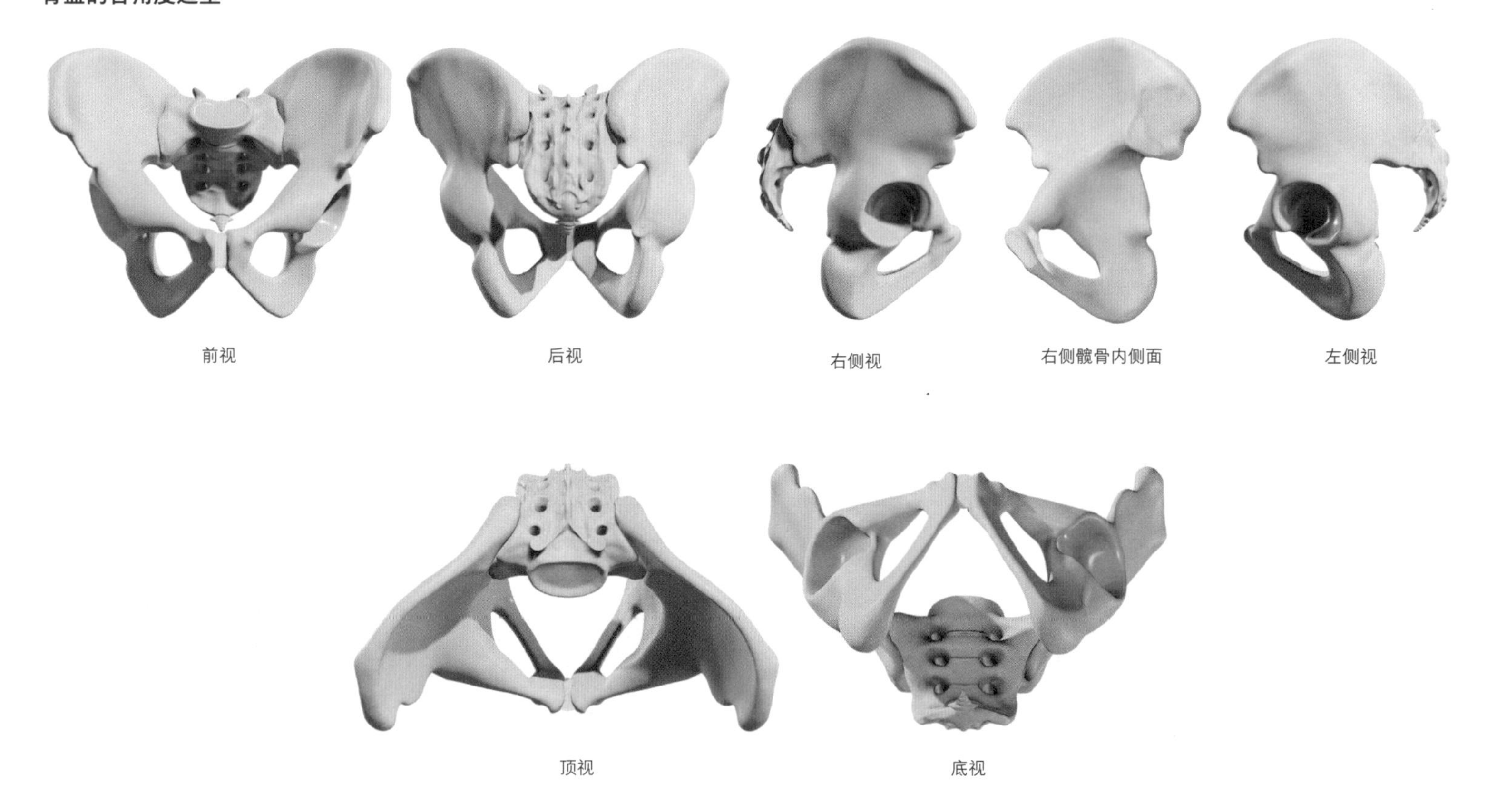

• 骨盆的结构

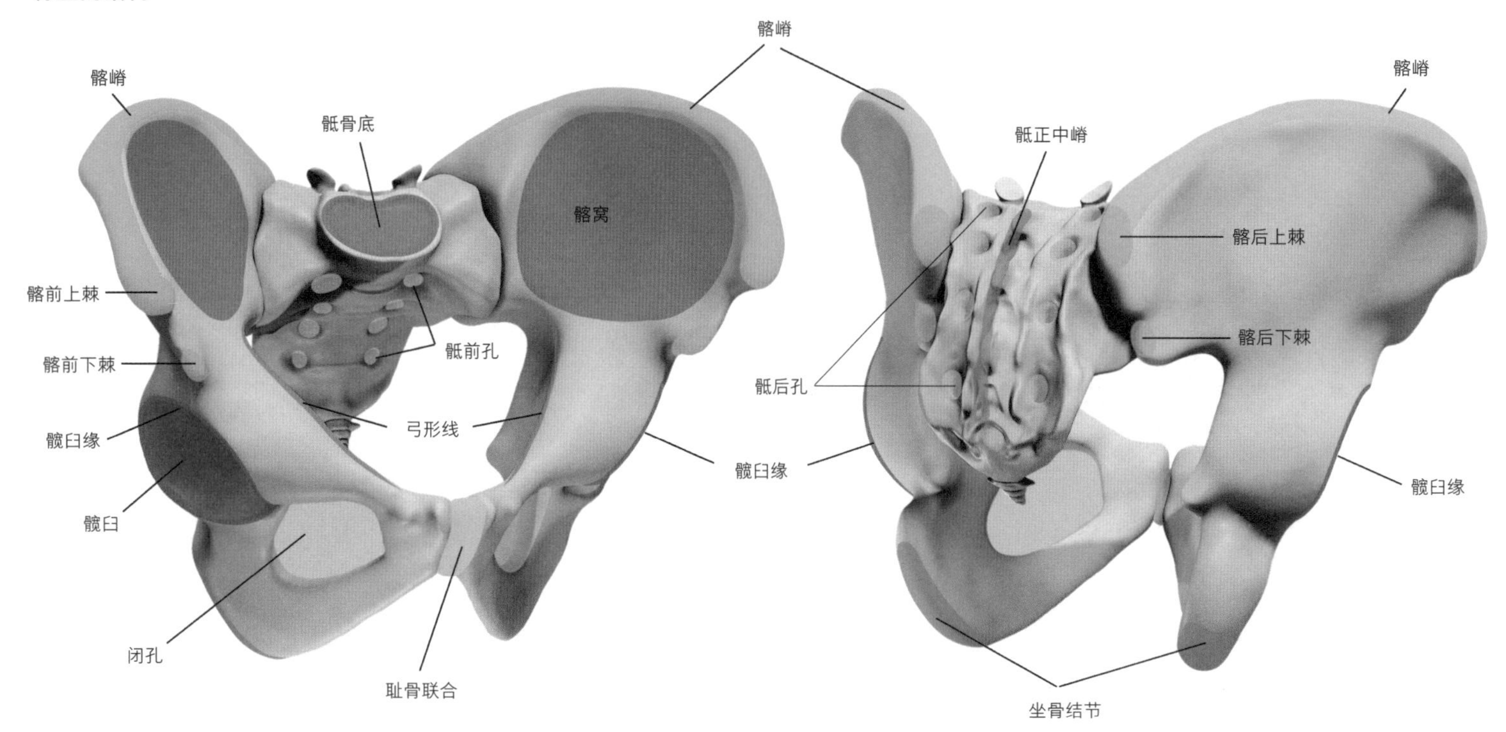

髂嵴为髂骨上缘一条有厚度的嵴，可细分为外缘、中间线与内缘，外缘常见于体表，为骨骼标记。髂嵴的前端为髂前上棘，后端为髂后上棘，整体向上外扩。从顶视角度看呈“S”形，后半段有一个反向的转折，称髂嵴折返角，其大致在髂嵴的后1/3处。髂前上棘为骨盆正面与侧面的分界。两侧髂结节间距是骨盆的最宽处。

髂前上棘和髂后上棘下边分别是髂前下棘和髂后下棘，此两处深埋于体内，对外形无影响。

髋臼是一个半球形的窝状结构，内有一个半月形的月骨面，月骨面中间是髋臼窝。股骨头即嵌在髋臼内，构成杵臼关节。

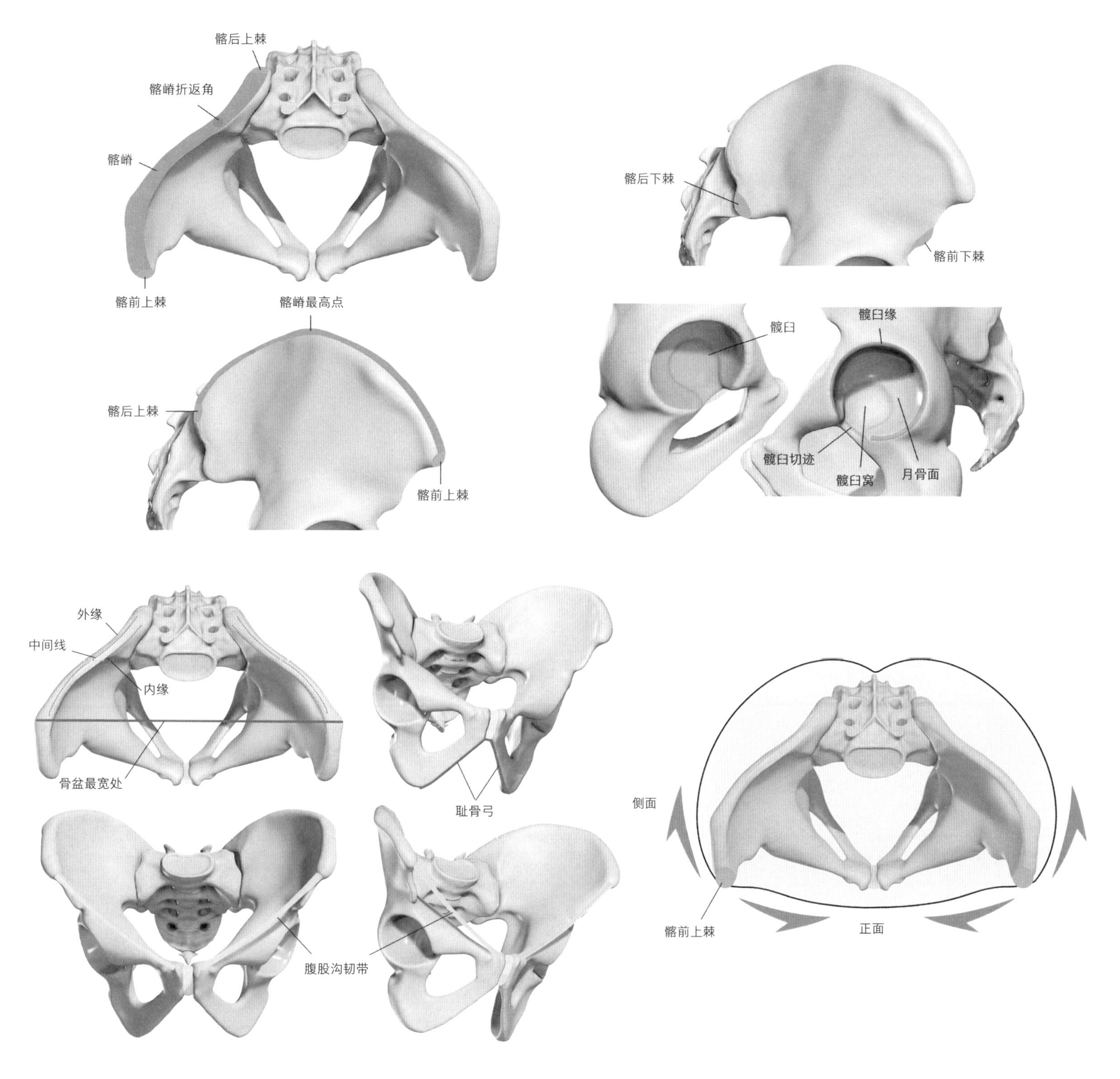

髋臼朝向外下方，从顶视角度看稍稍斜朝前。

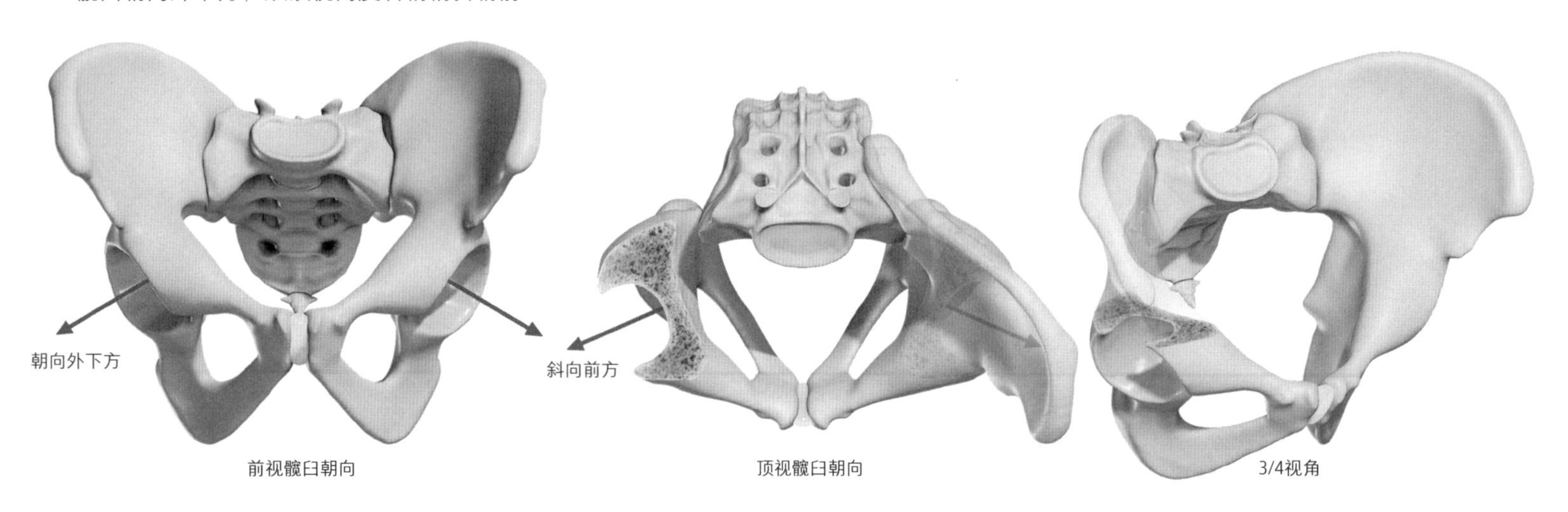

前视髋臼朝向　　顶视髋臼朝向　　3/4视角

骨盆环是由髋骨、骶骨、耻骨联合共同构成的稳固的环形结构，环的中央就是骨盆入口。图中蓝色部分即骨盆环，后图在骨盆中模拟了一个圆环结构，该圆环符合骨盆环的造型与朝向。

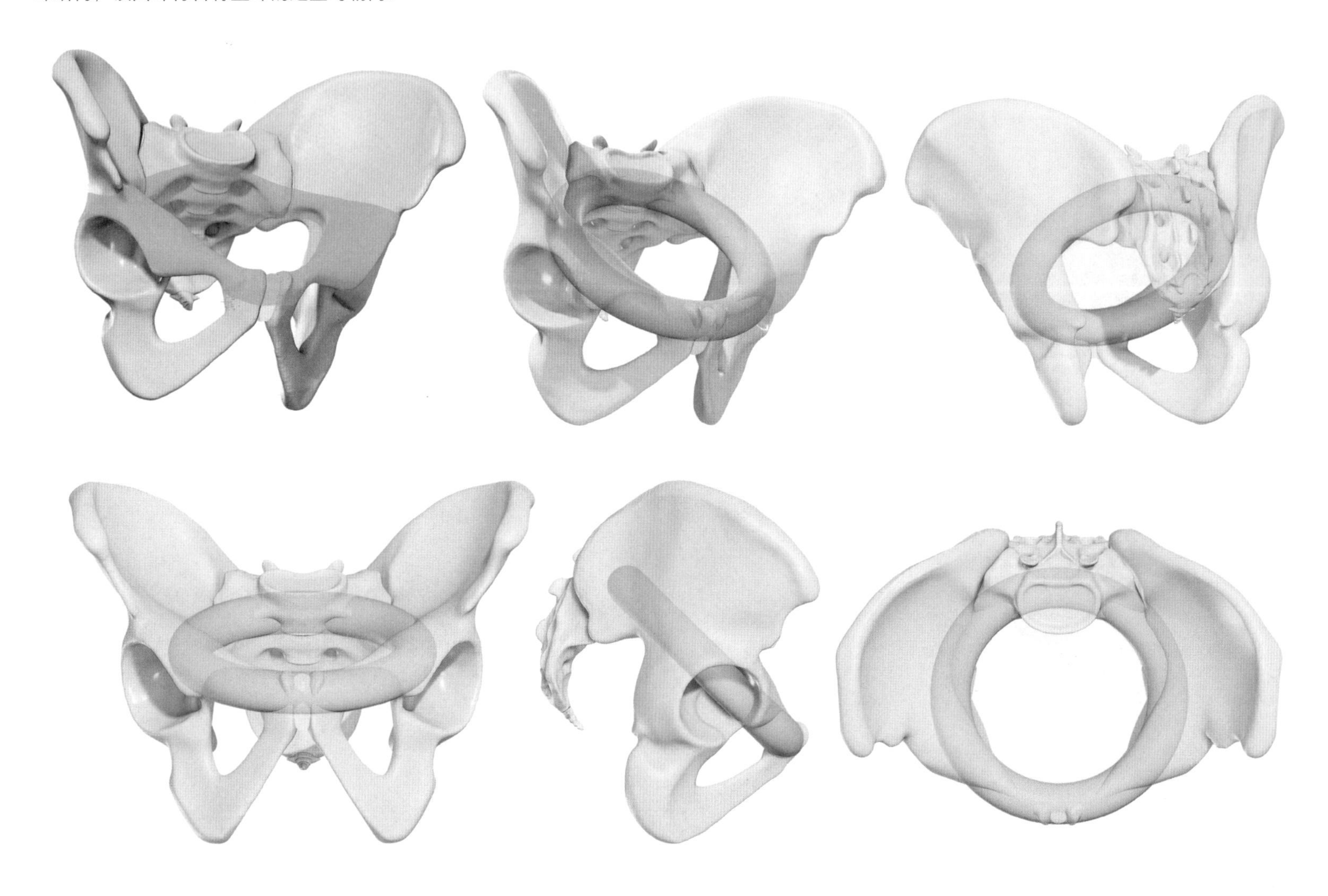

3.2.2 骨盆的体块结构

概括骨盆时常用的就是方体或者圆台，虽然这些体块不能完全契合骨盆的造型，但是可以帮助绘制者快速确定骨盆朝向。

用方体来概括骨盆时使体块前倾，以符合骨盆的倾斜状态，方体可以将整个骨盆包含在内，但是骨盆上的骨点不能落在方体的顶点或边上。

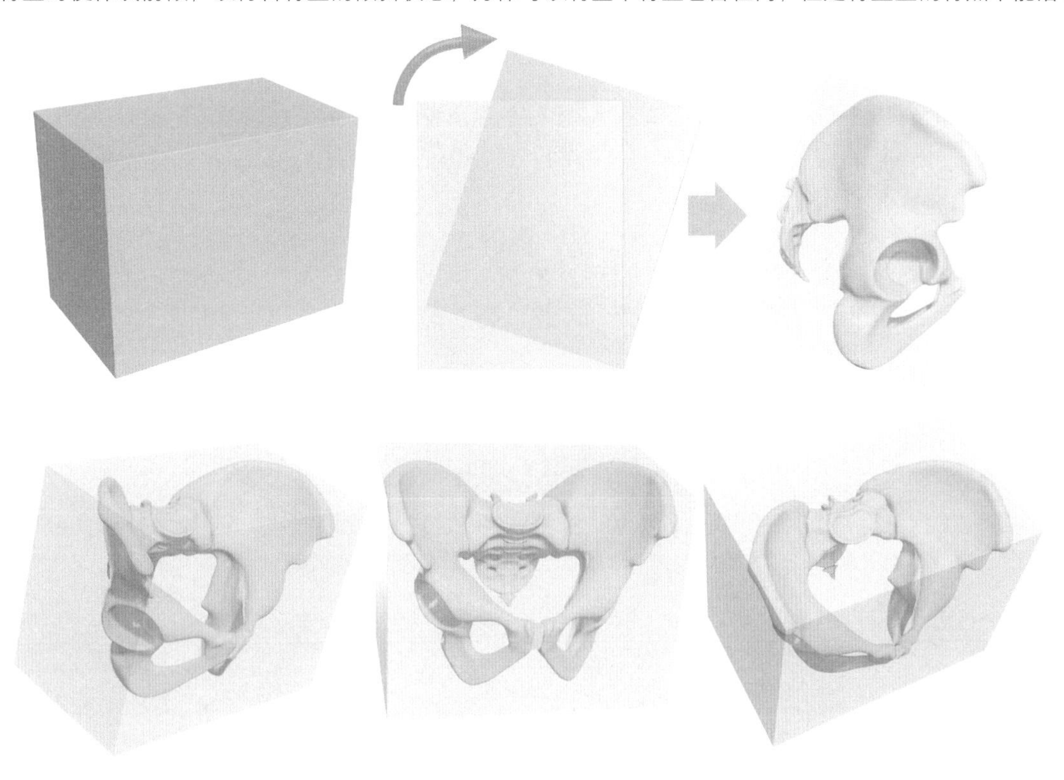

将髂前上棘对应到方体前侧的顶点处，耻骨联合处落在方体的前面。方体不能完全包含整个骨盆，并且后方的骨点不能有所对应。

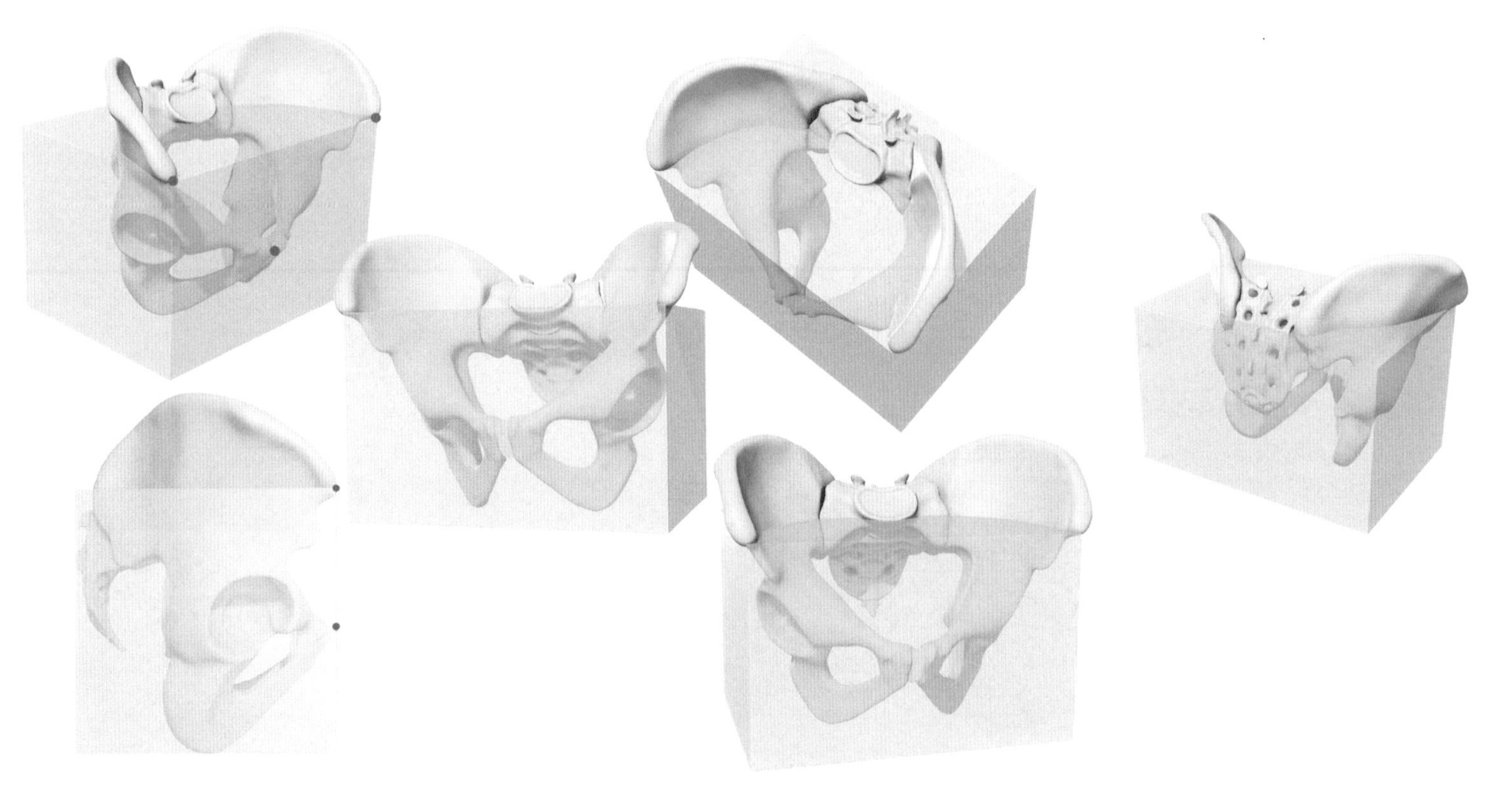

如果用上宽下窄的圆台进行概括，左右宽、前后窄的圆台较符合骨盆的造型。

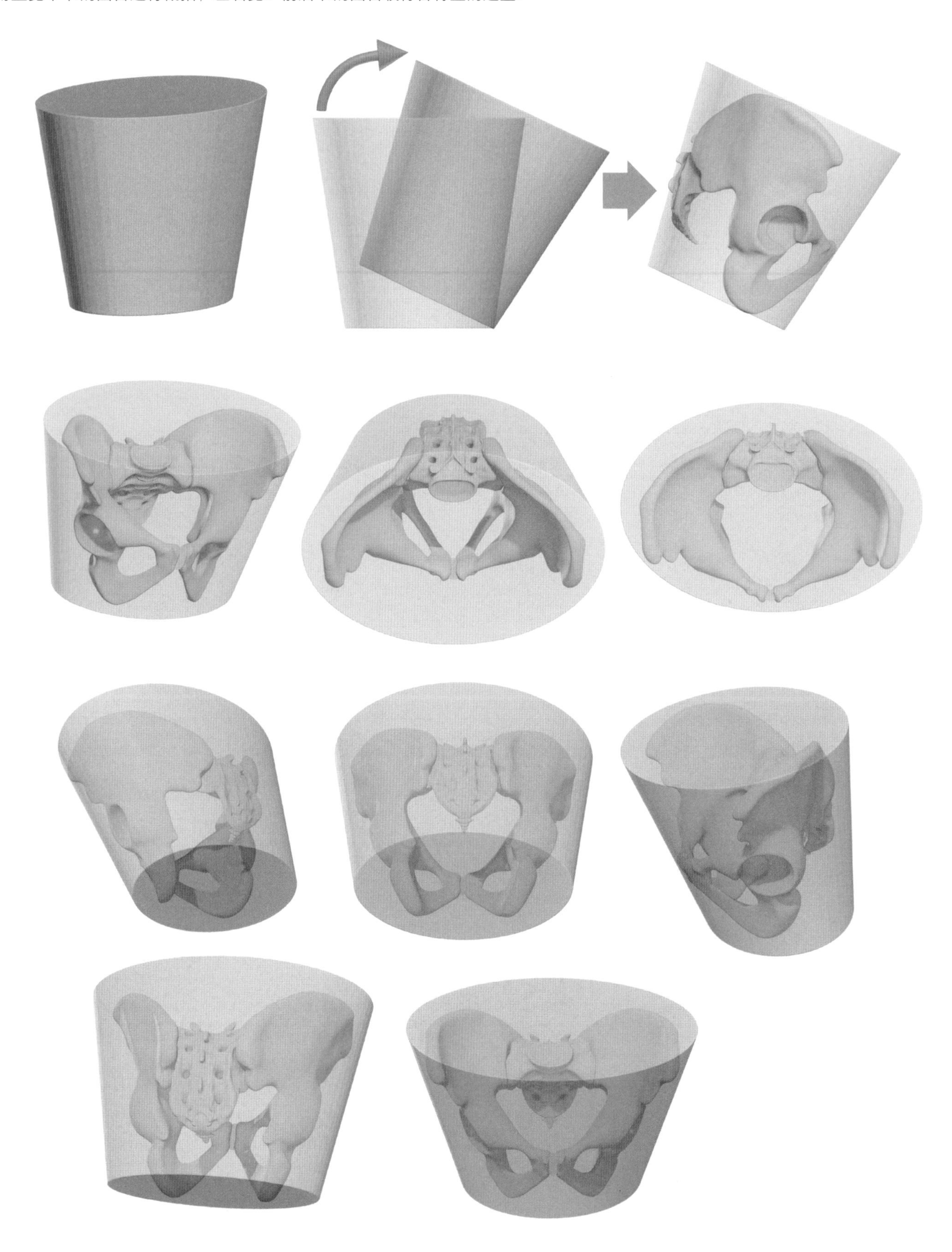

虽然方体与圆台都不能与骨盆高度契合，但是它们对初步概括骨盆起到了不小的作用。

髋骨属于扁骨，类似于将两个不同朝向的骨板交错相接，上半部分呈半弧状的扇形，下半部分类似于切掉角的三角形。

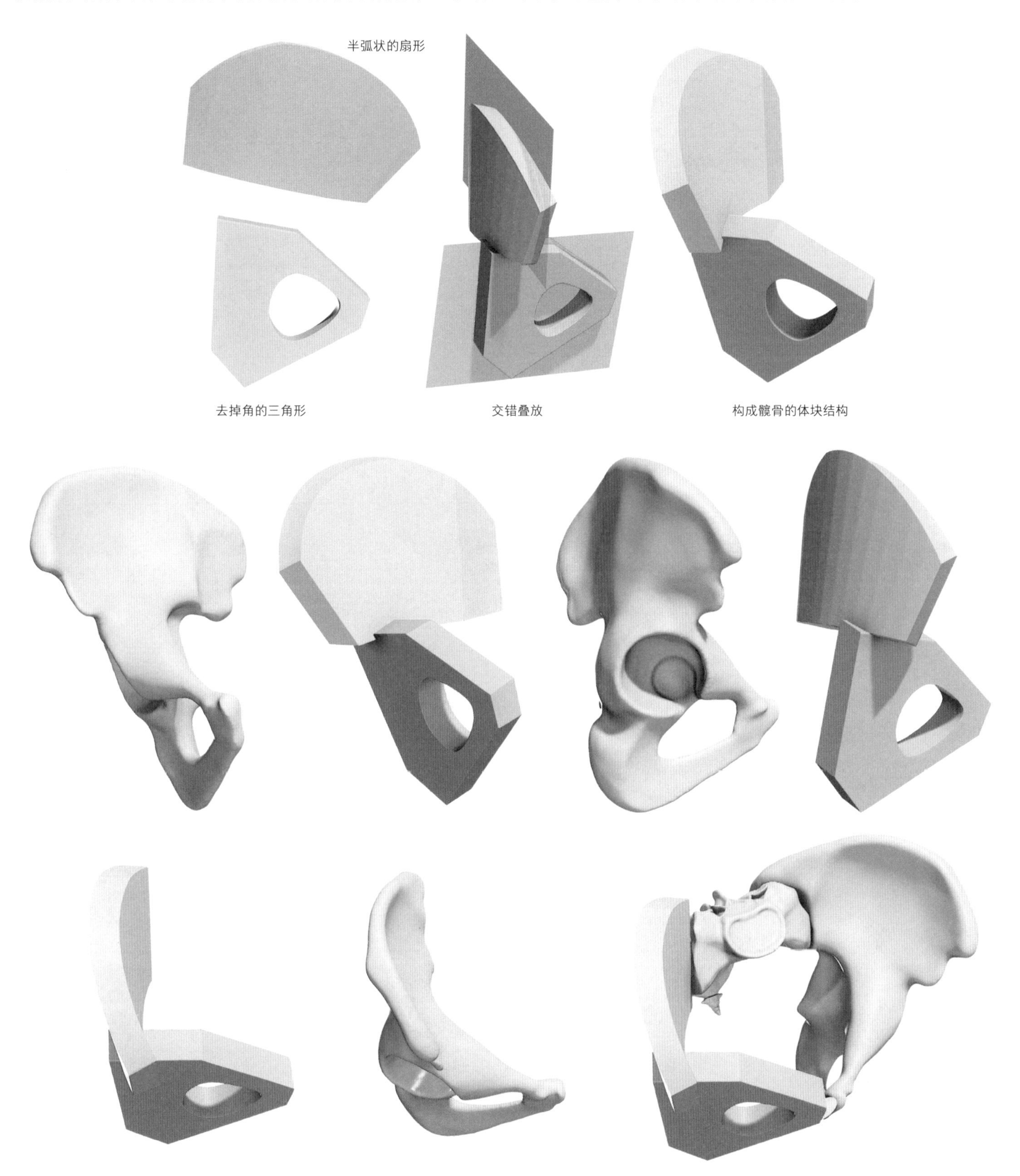

- **骨盆中的髋骨概括**

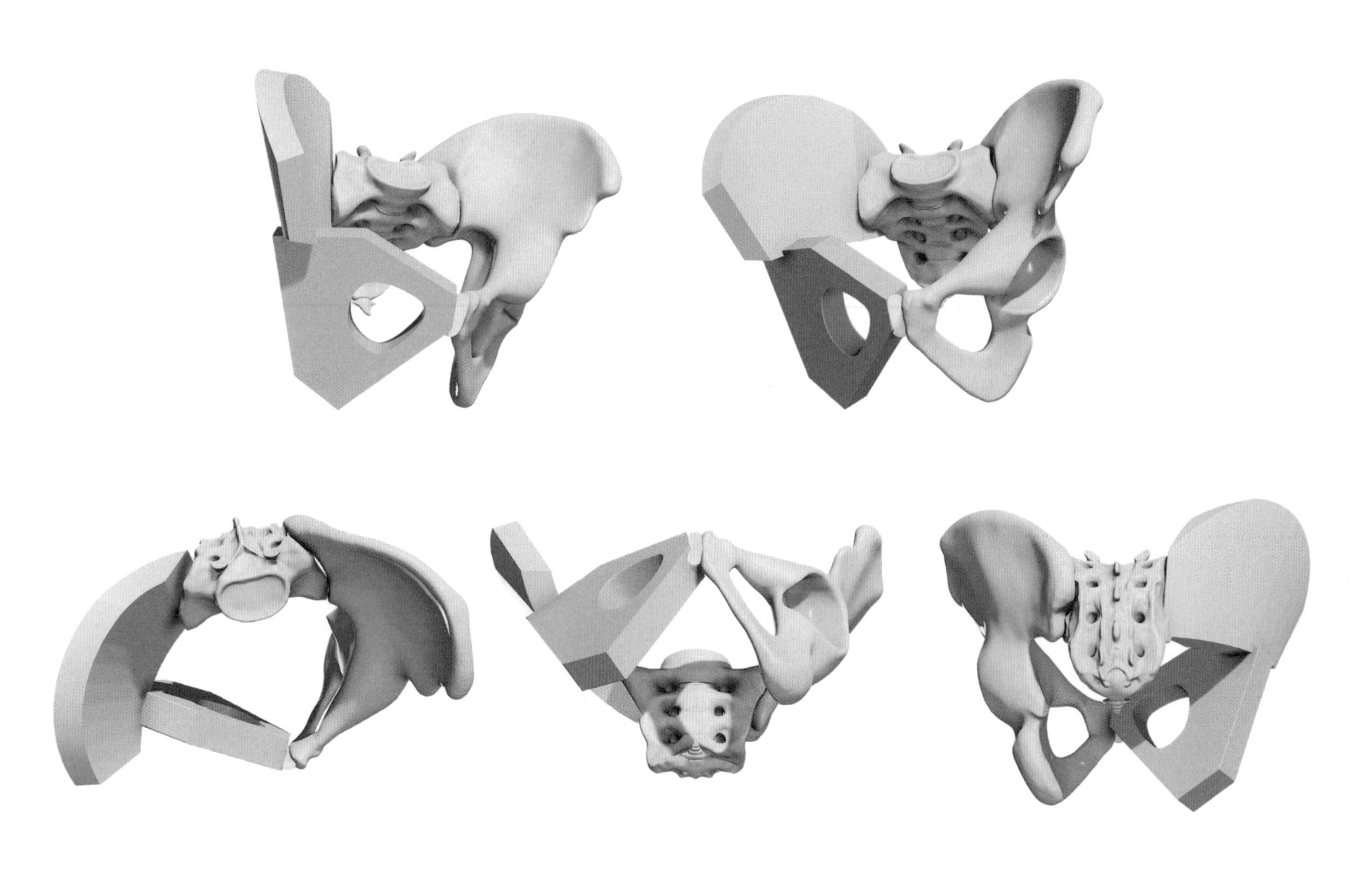

- **两侧髋骨的体块结构**

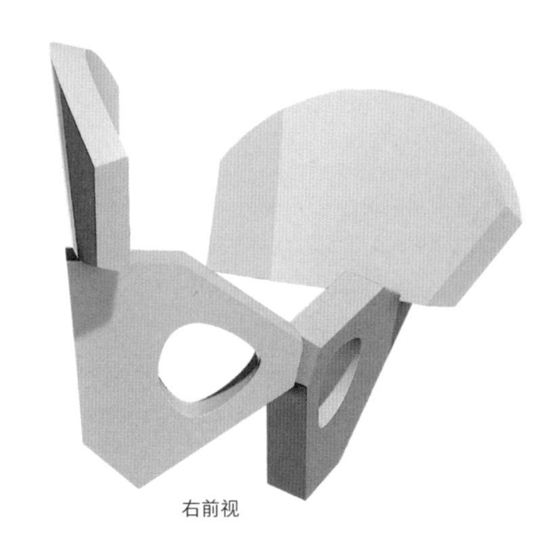
右前视

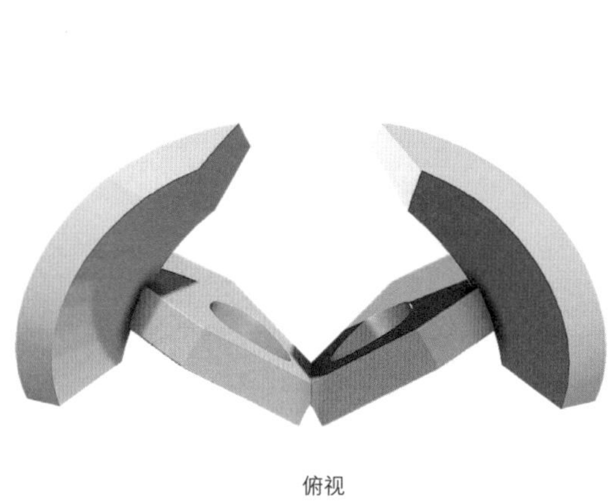
俯视

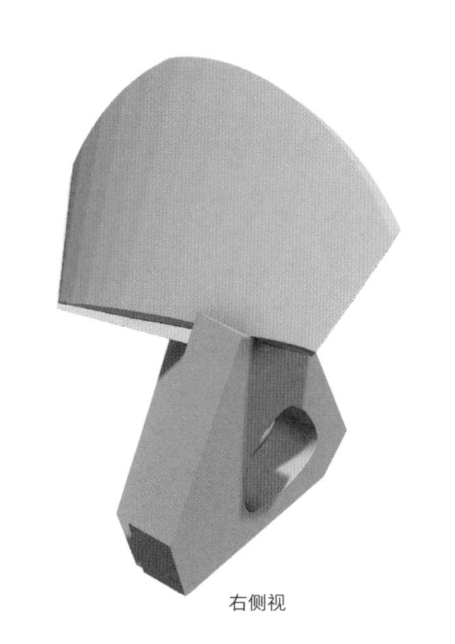
右侧视

骶骨属于不规则骨，从上至下逐渐变窄薄，整体向内弯曲。

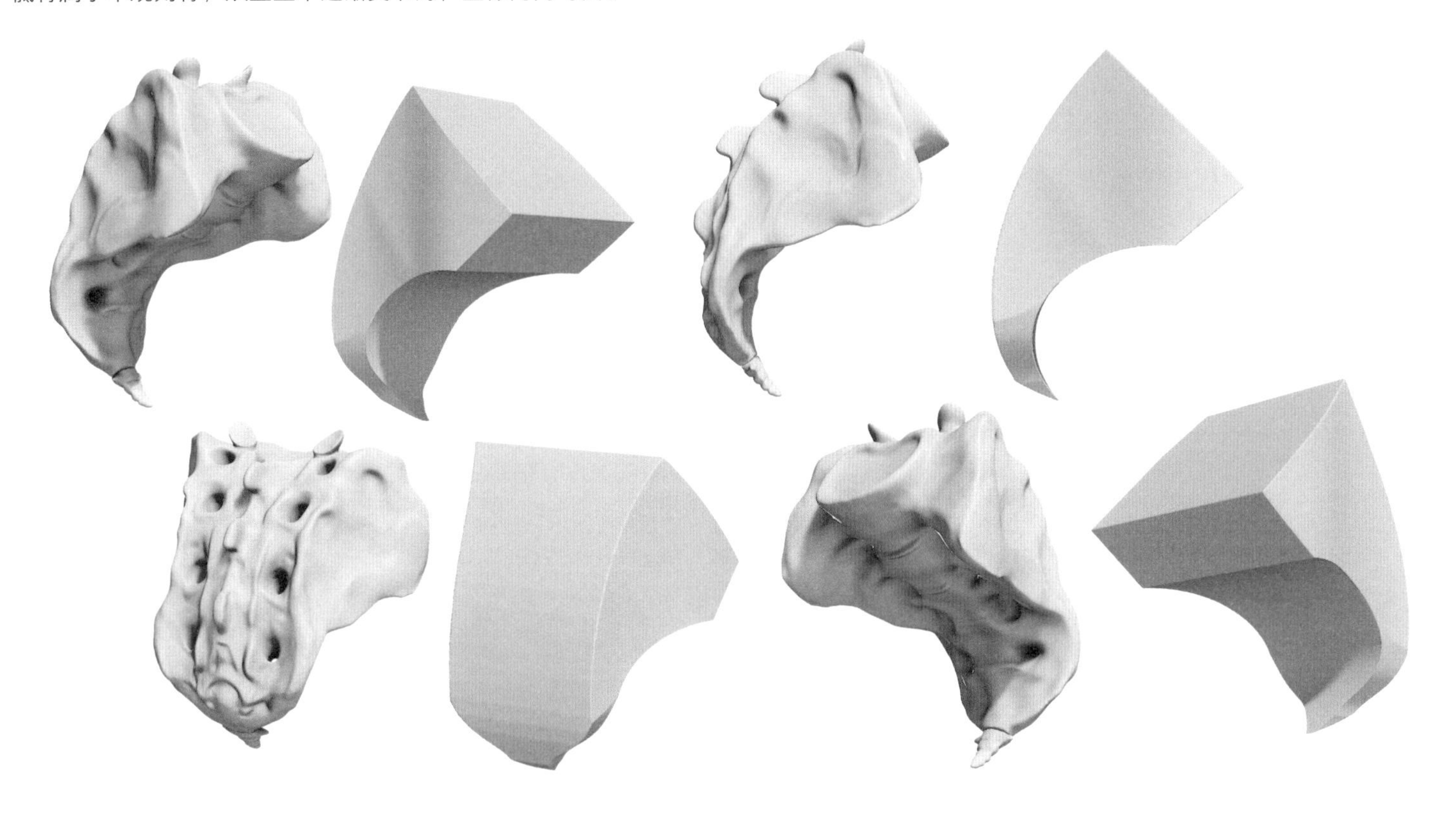

• 完整的骨盆体块结构前视、右侧视、后视图

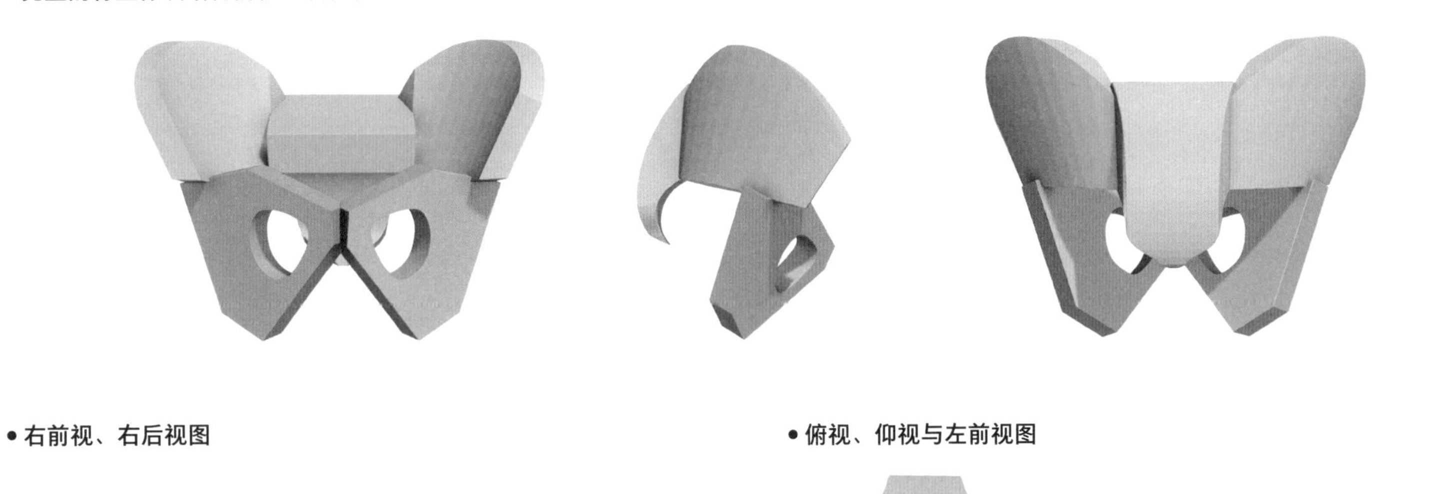

• 右前视、右后视图

• 俯视、仰视与左前视图

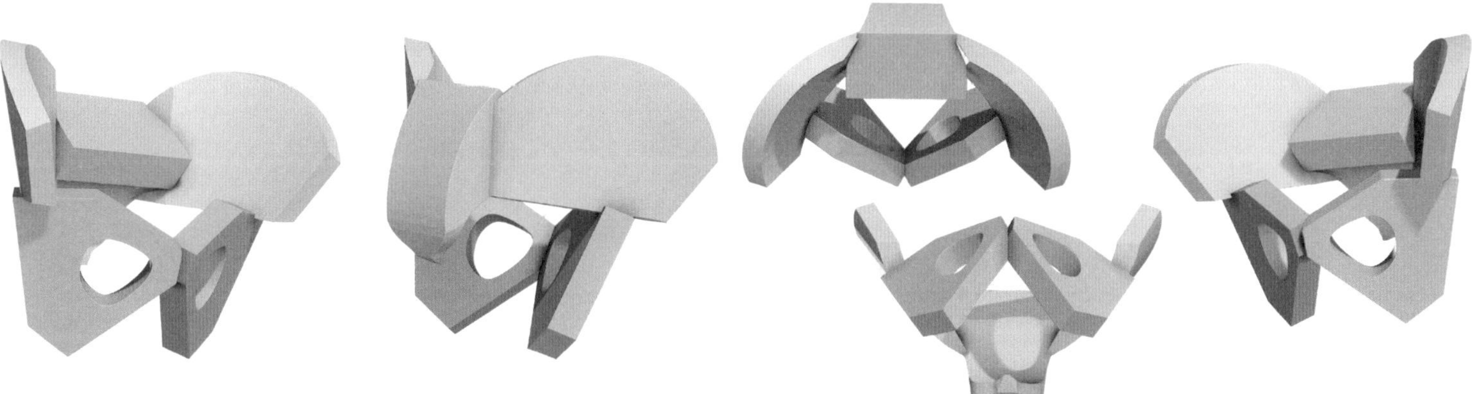

3.2.3 骨盆的比例

髂嵴的最高点在侧面宽度1/2稍后的位置。

尾骨与耻骨联合在同一水平面上，并且大致处在骨盆高度的下1/3处。

髂前上棘在骨盆高度的上1/3处。髂前上棘与耻骨联合在同一竖直面（冠状面）上。髂后上棘在上1/3稍靠上的位置。

• **骨盆右侧视、前视、后视图**

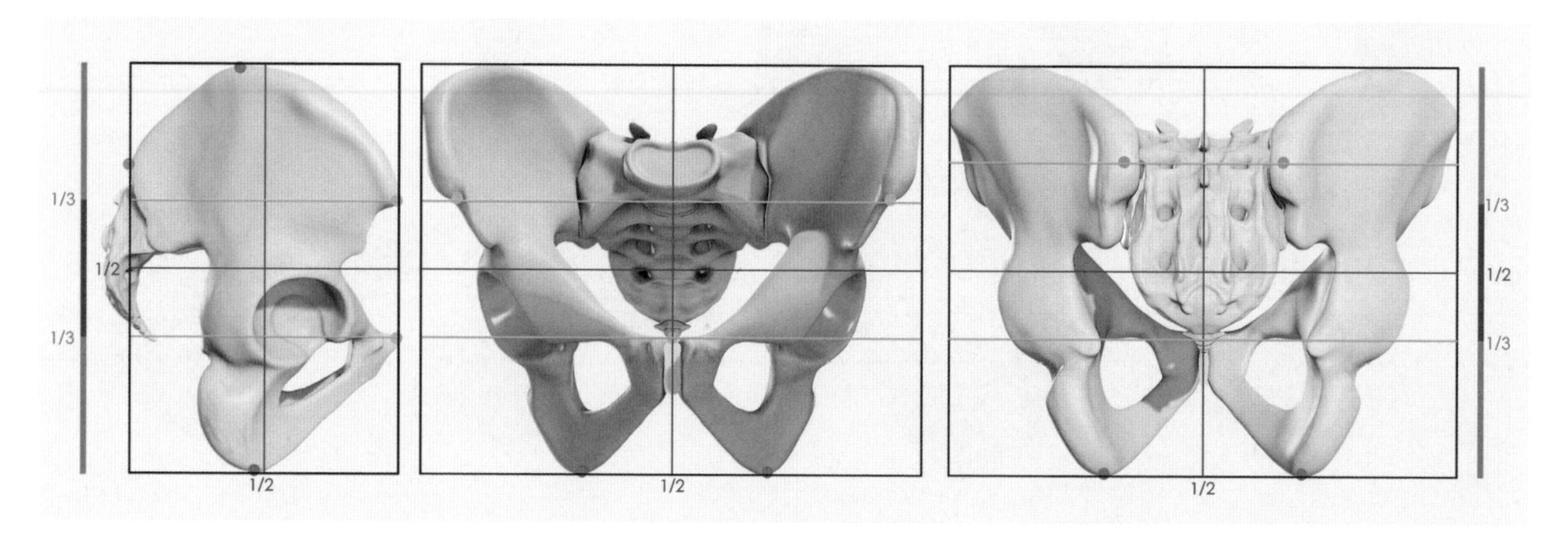

髂嵴折返角大致在骨盆前后宽度的后1/3处。

髂后上棘间的宽度大致等于髂前上棘宽度的1/3。

• **骨盆顶视图**

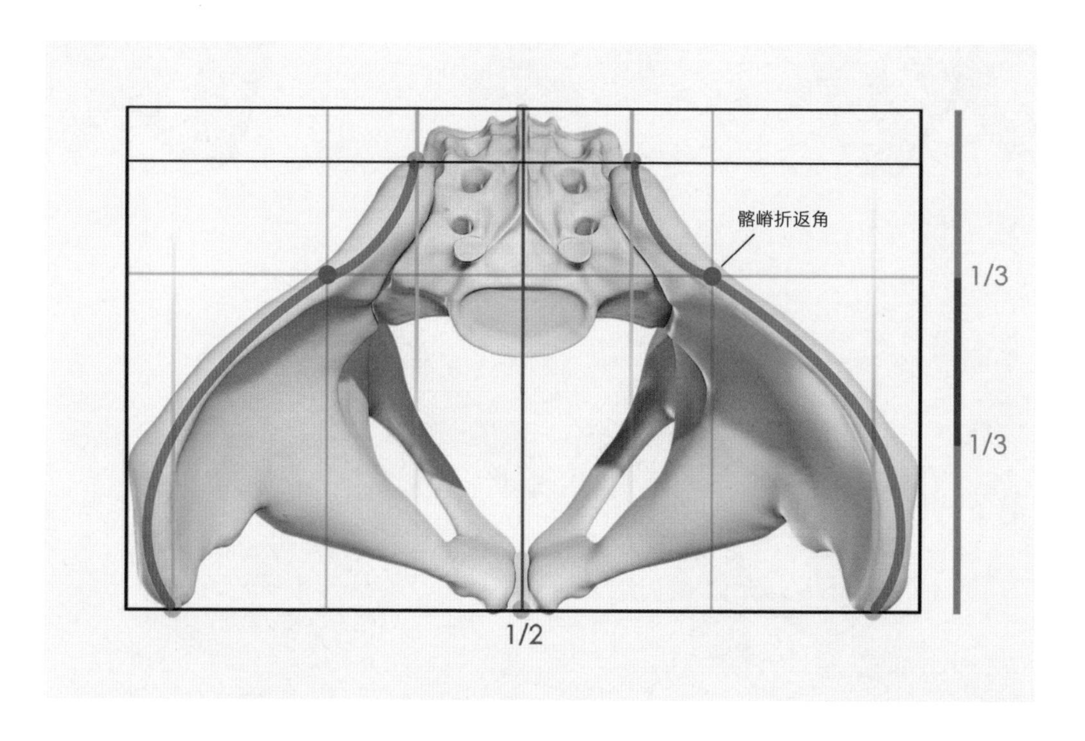

• **骨盆中关键骨点的空间位置关系**

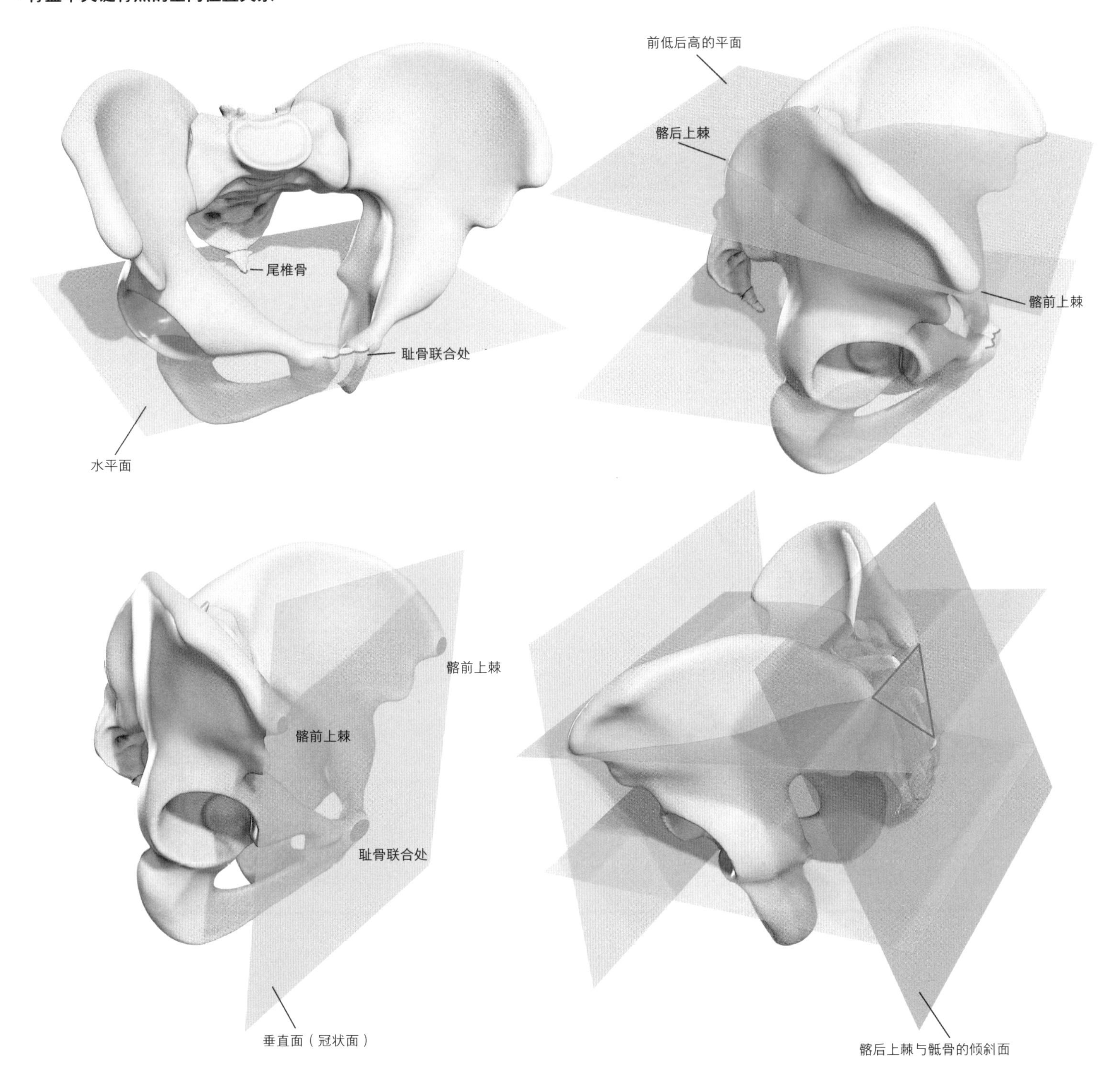

3.2.4 骨盆的骨骼标记

相比骨盆的造型，骨盆的骨骼标记更容易理解和掌握，包括两侧髂嵴、耻骨联合与骶三角。髂嵴的前半段造型在体表处最清晰。

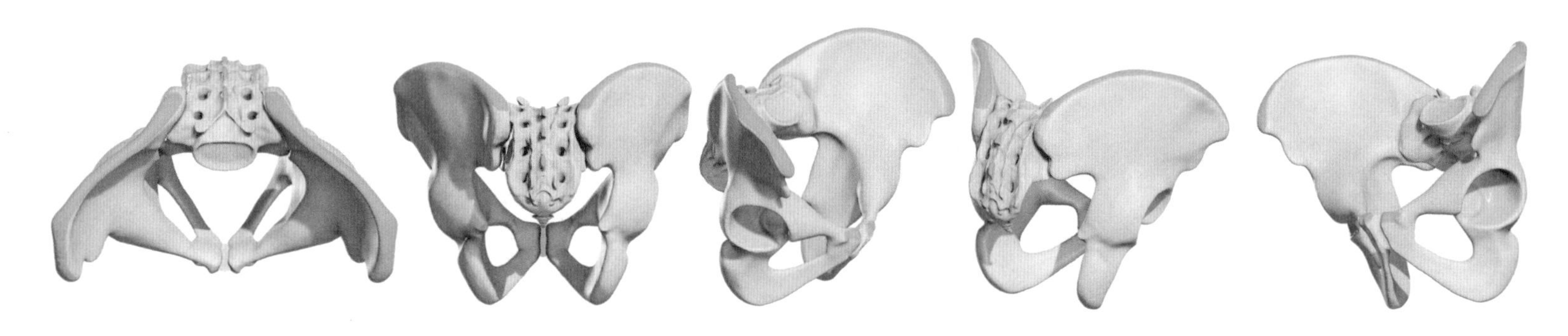

在骨盆的骨骼标记中，髂前上棘最醒目，体表最易寻找。

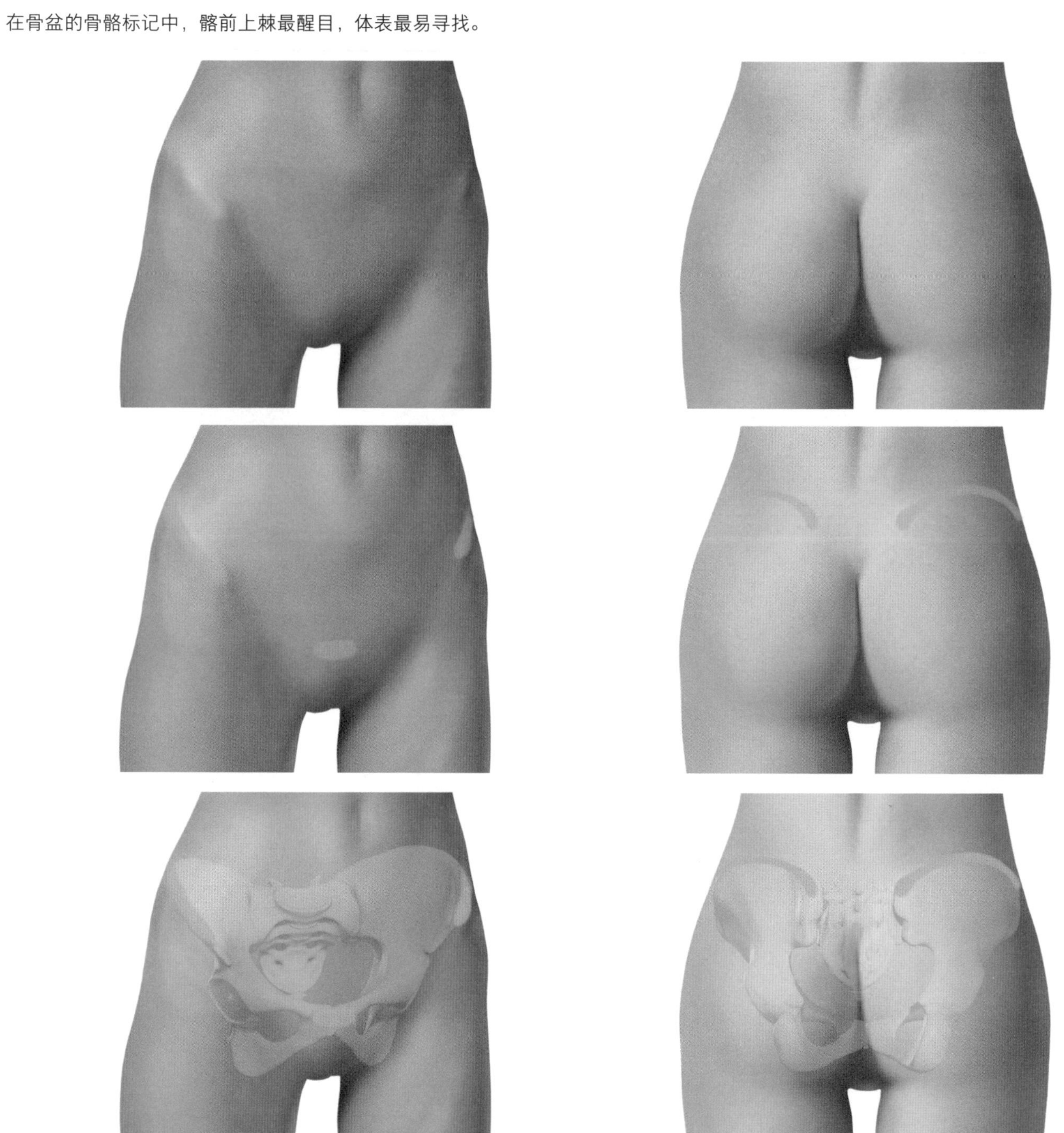

骨盆的确定方法是，髂前上棘与耻骨联合是骨盆前侧的重要标志，先确定这3个骨点的位置，再将其连接，构成髂前三角，再连接髂前上棘与髂嵴，构成骨盆的上平面，再绘制骨盆体块的底部，连接构成一个完整的体块。

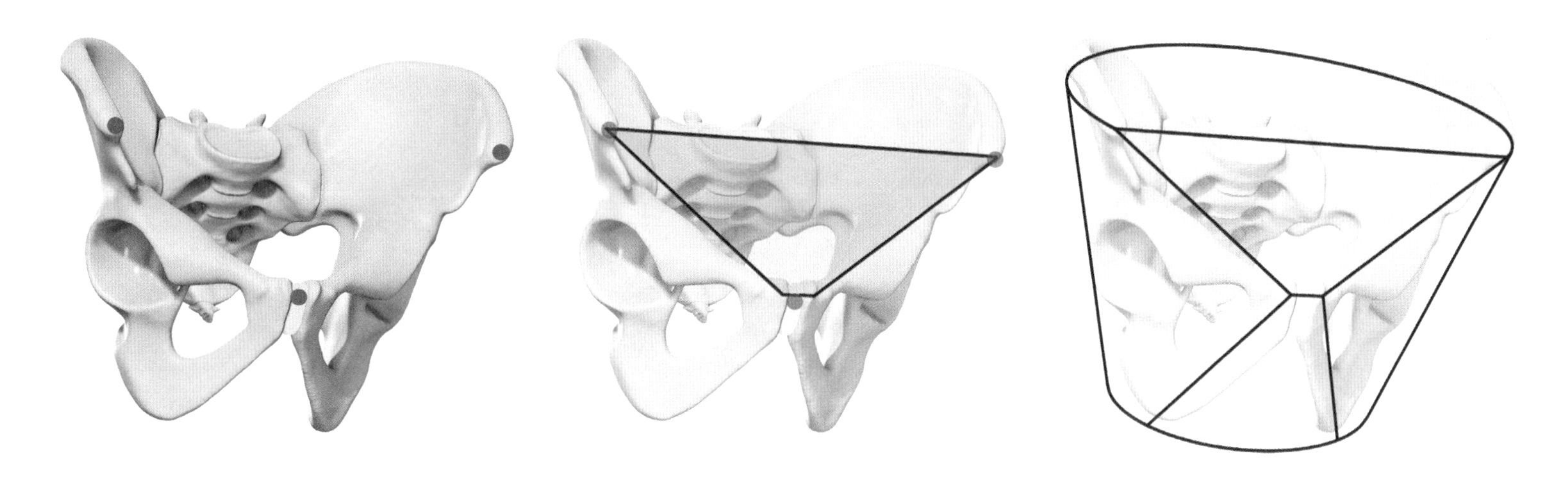

因为骨盆大部分都在身体内部，绘画时并不需要画出骨盆的具体形态，所以只需要确定髂前上棘与耻骨联合的位置即可。

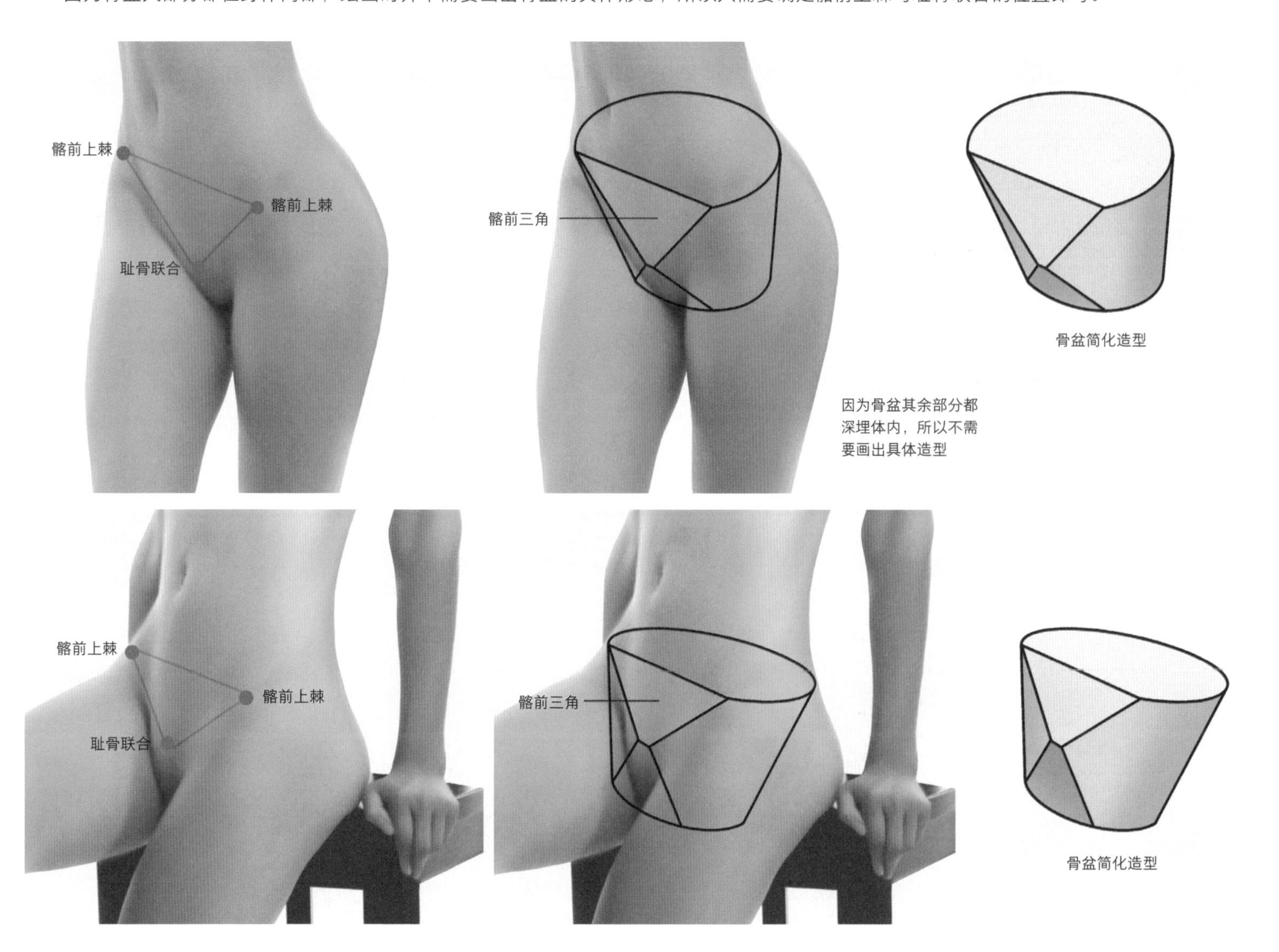

骨盆简化造型

骨盆简化造型

将骨盆上的骨骼标记相连，构成前宽后窄、两侧高、前后低的鞍状面，即上半身与下半身的分界面。

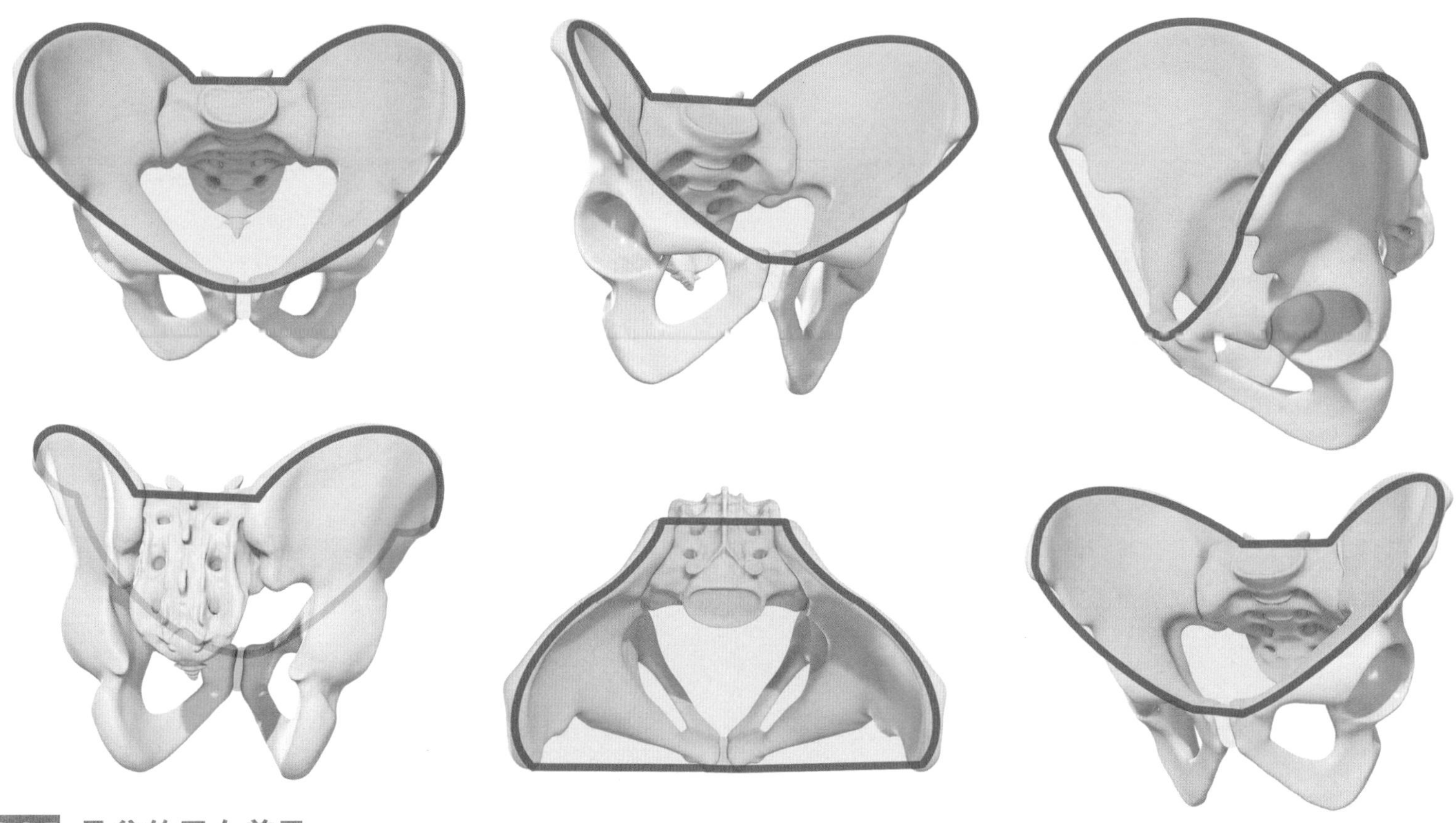

3.2.5 骨盆的男女差异

女性骨盆较大而宽，男性骨盆较高、窄且厚。

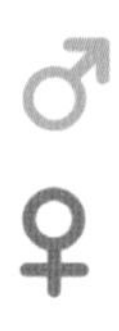

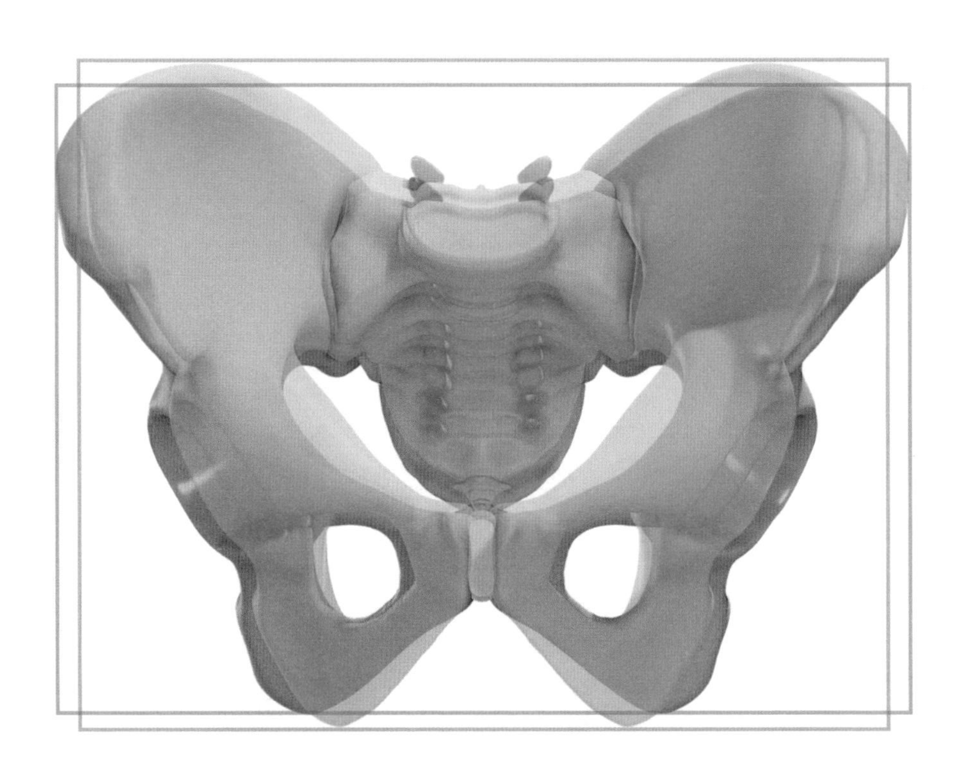

男性骨盆入口较小；女性骨盆入口较大，几乎呈卵圆形。

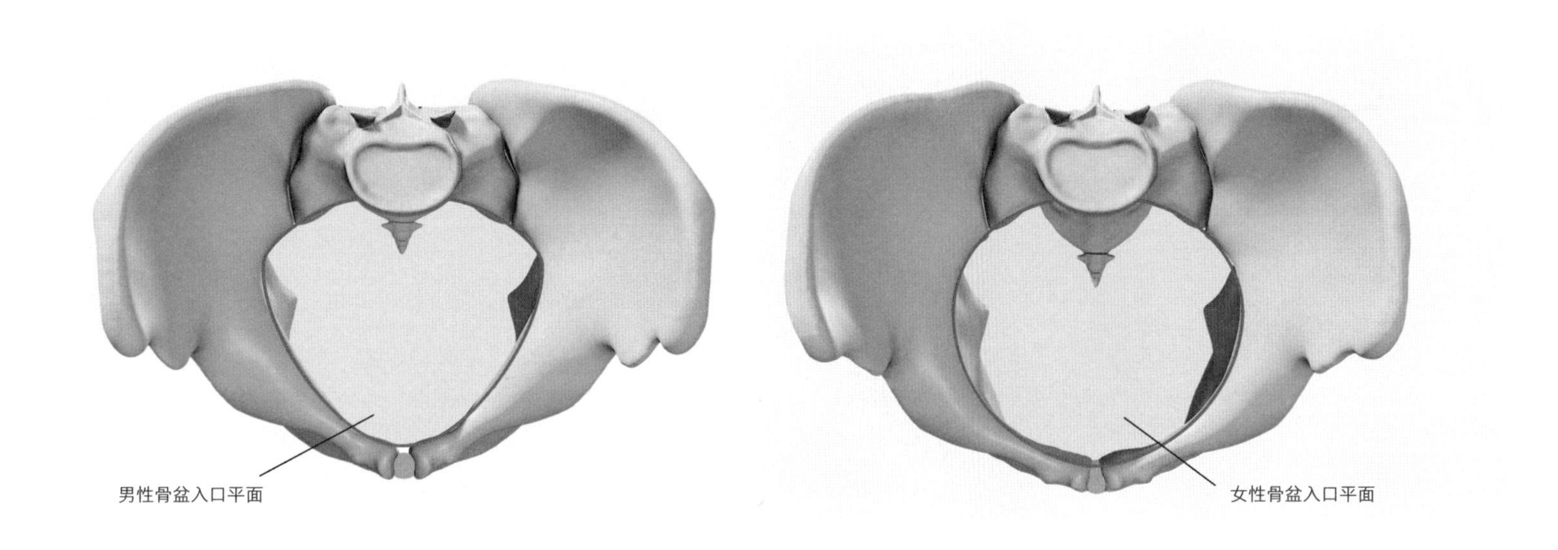

男性耻骨下角的角度小，约70°；女性耻骨下角明显较大，为90°～100°。

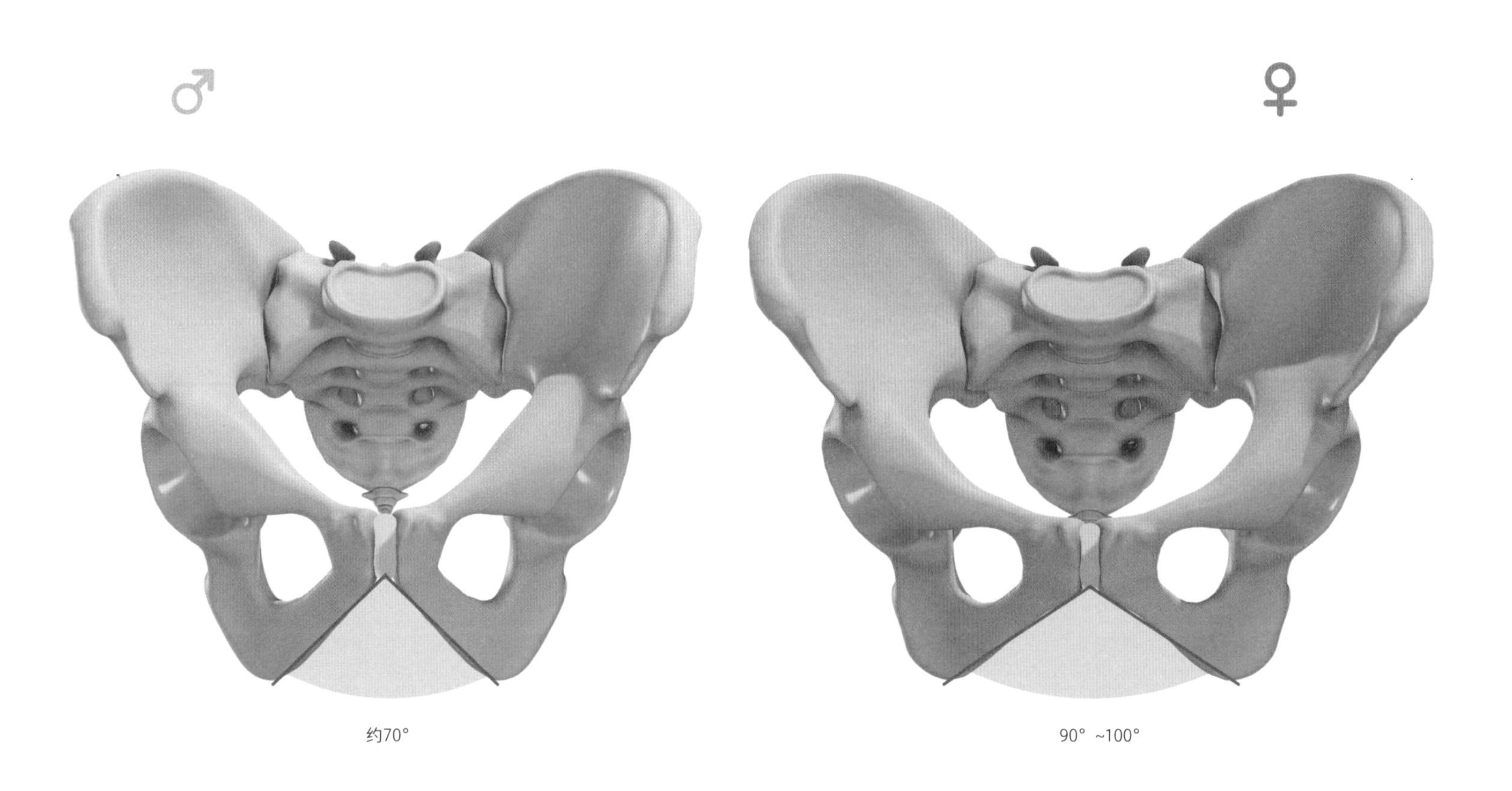

男性骶骨长而窄，曲度相对较平；女性骶骨短而宽，曲度更大。

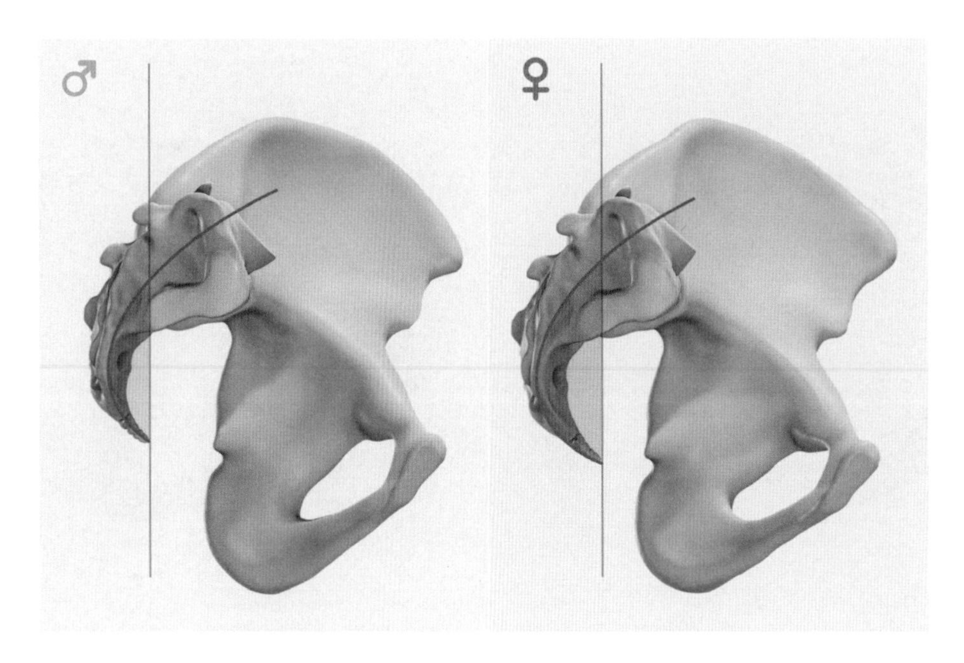

3.3

腰腹部与背部

腰腹部包含胸腔、腰椎、骨盆及腹壁肌（连接胸腔和骨盆两侧与前侧的肌肉）。胸腔与骨盆属于硬质体块，腰腹部是连接两硬块之间的软质体块。

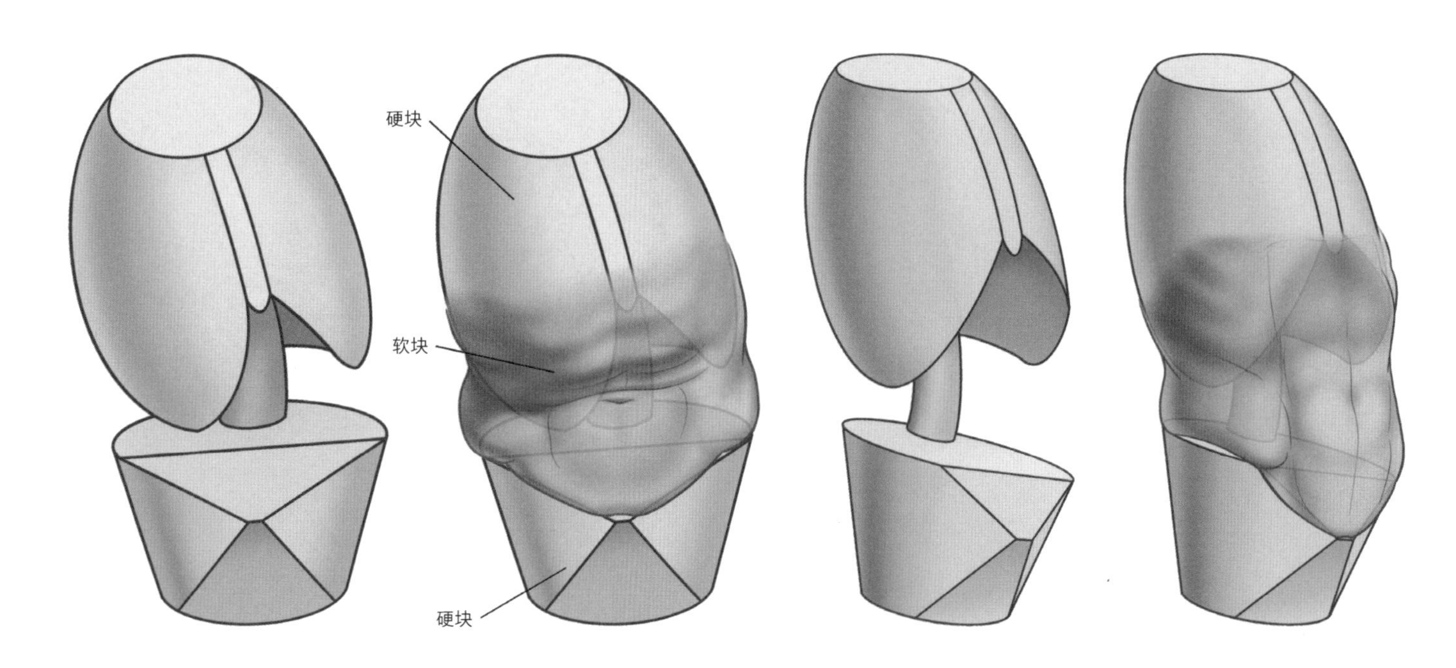

腰腹部骨骼由胸腔、腰椎、骨盆构成。

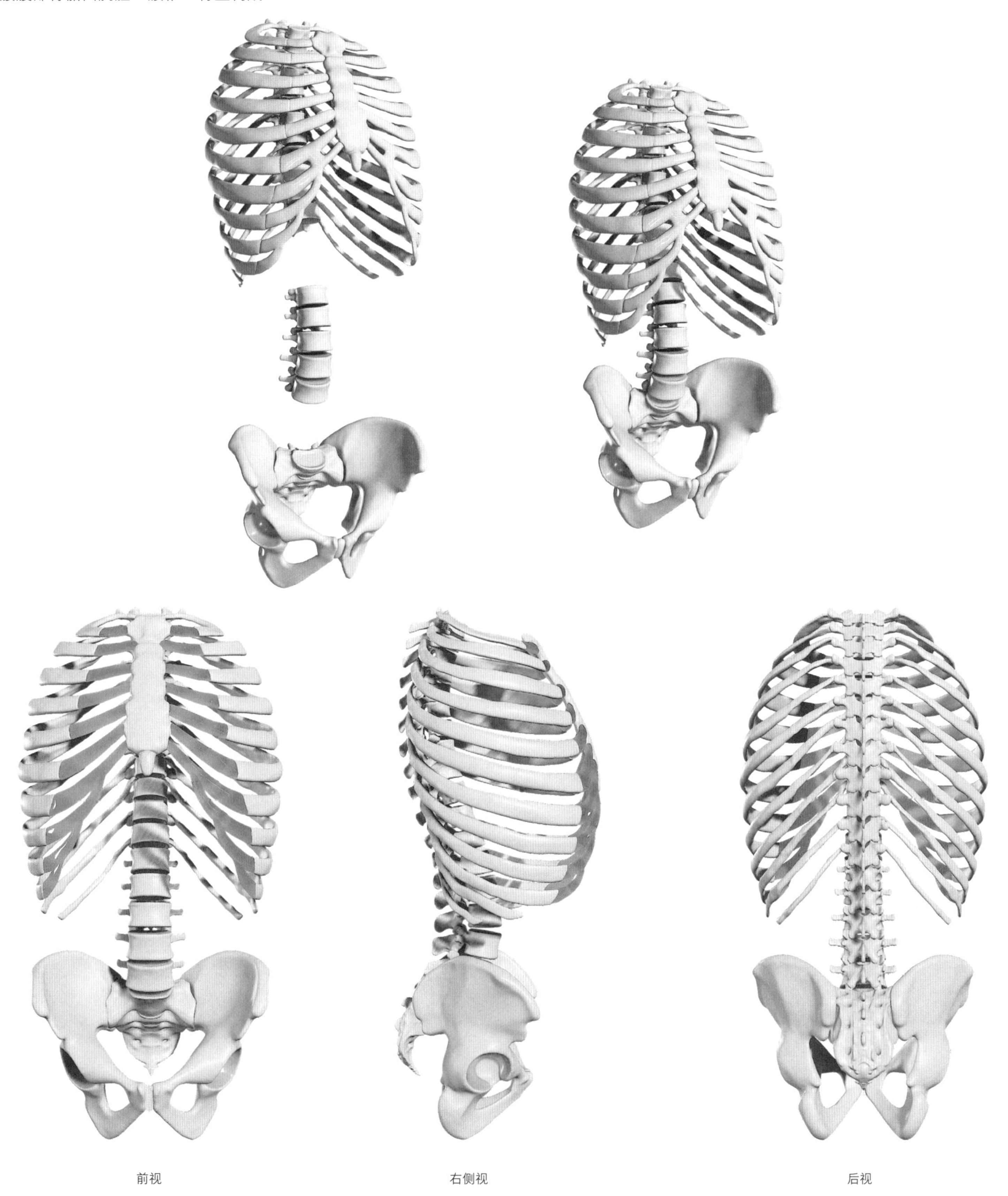

前视　　右侧视　　后视

3.3.1 腹壁肌——腹直肌

腹直肌起于耻骨结节与耻骨联合，止于第5~7肋软骨与剑突前表面，位于腹部前侧，中线左右各一条；腹直肌长而扁，属于多腹肌，肌腹之间横向或斜向的腱线为腱划，两侧腹直肌间的腱线为腹白线（又称白线）。

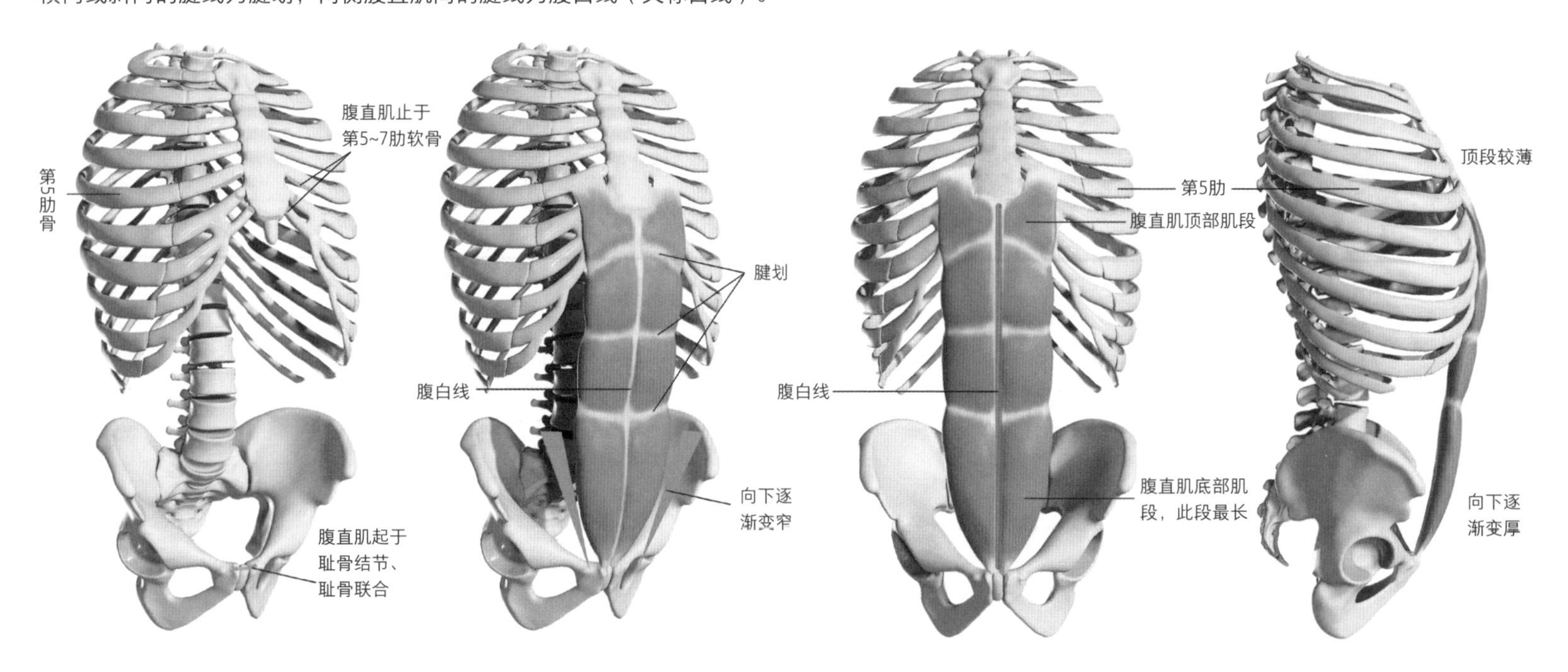

腹直肌两侧的腱划不一定成一条直线，而且一条腱划也不一定是一条直线——会有弯曲的特征，且个体差异较大。

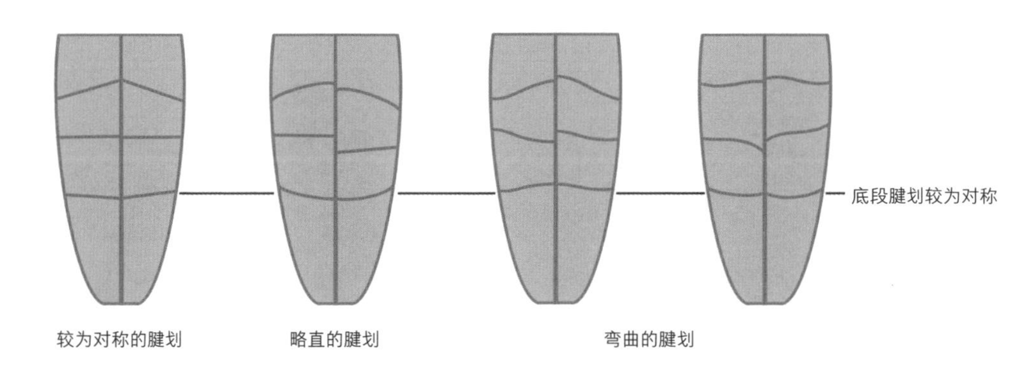

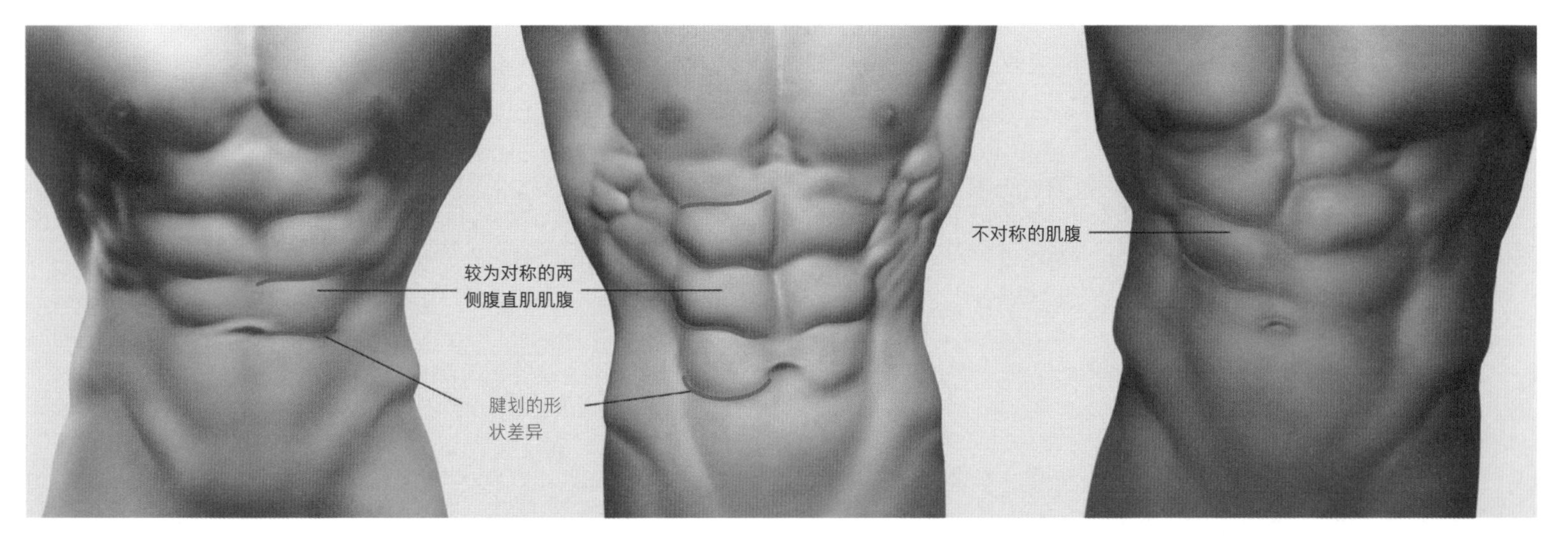

腹白线是腹直肌中央一条竖直向的腱线，从胸骨连接至耻骨。腹肌之间的腹白线呈一道沟，脐上部分较宽，也有整条腹白线都较窄的情况。

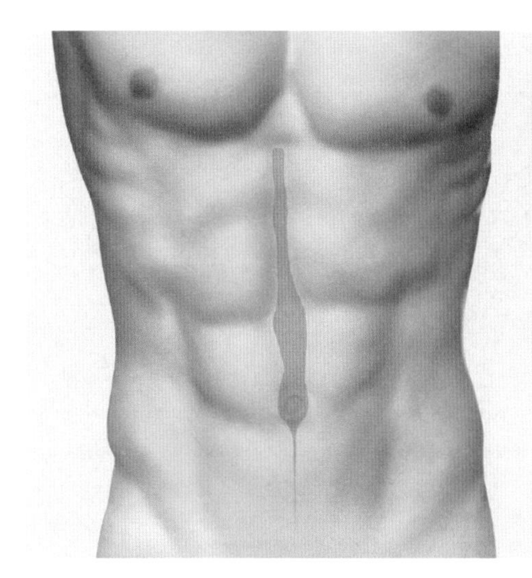

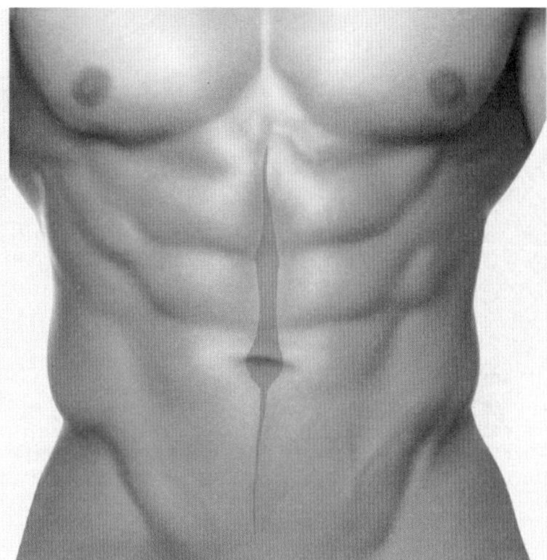

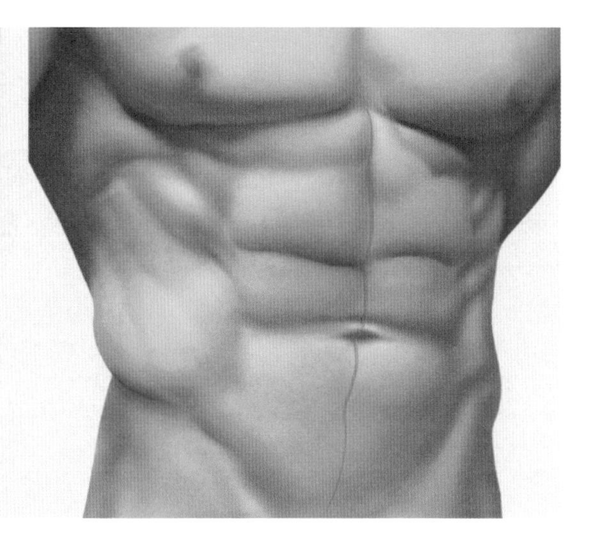

腹直肌长度与腹腔长度有关，腹直肌上段轮廓清晰，下段轮廓模糊，有时上边一对肌腹会被胸大肌遮盖住一部分，因而较短。

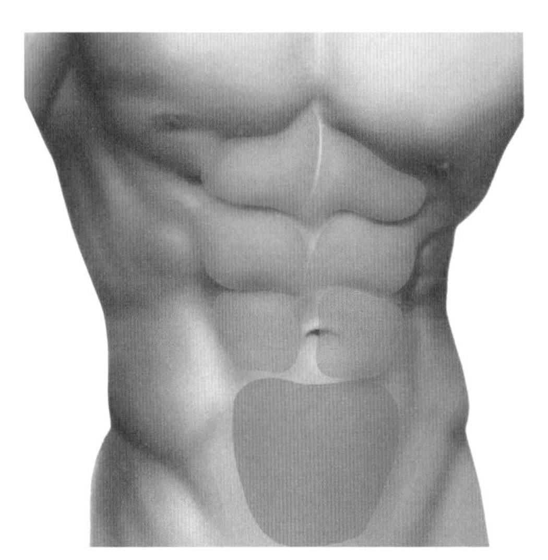

腹腔较长，腹直肌也较长

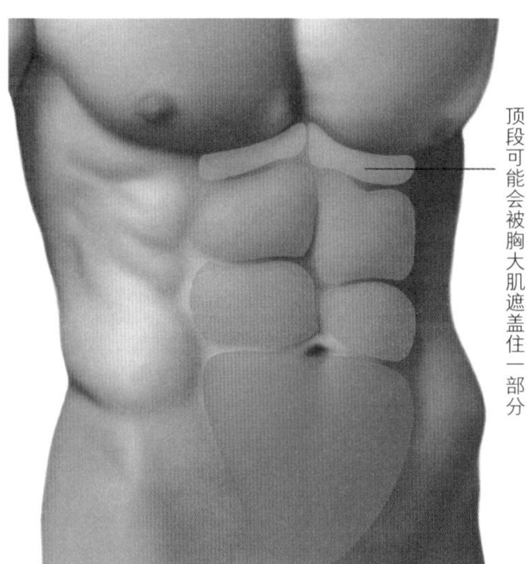

腹腔较短，腹直肌也较短

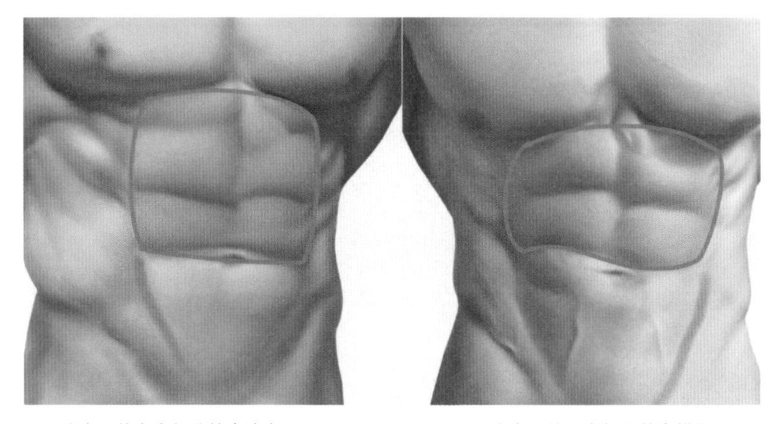

腹直肌的上半部分轮廓清晰，肌腹较为鼓凸

腹直肌的下半部分轮廓模糊，形态略平

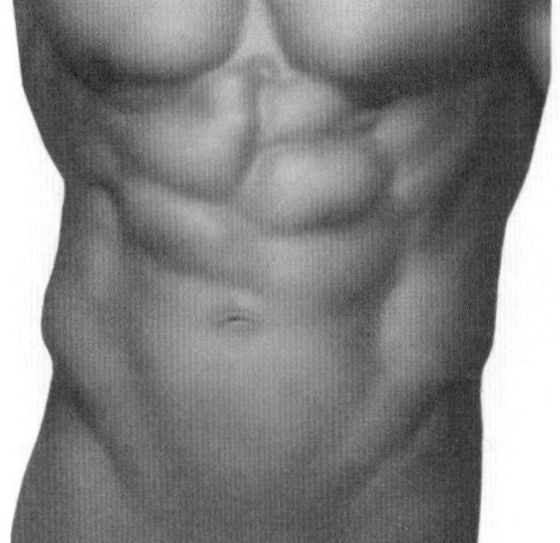

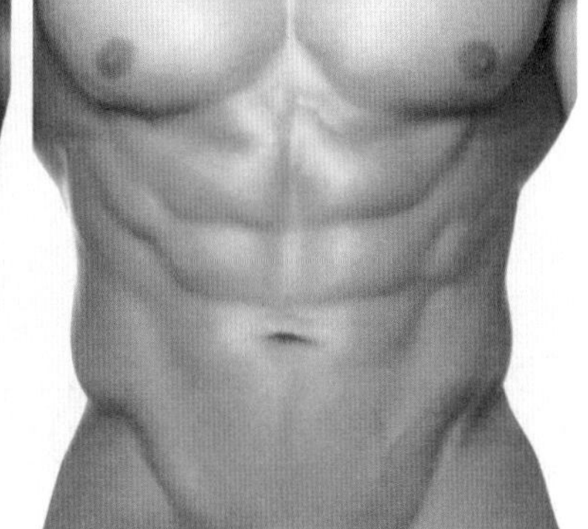

胸腔微微前屈时，腹直肌收缩，肋弓的形态隐藏起来，腹肌的轮廓清晰，造型鼓凸。胸腔后伸时，肋骨的形态清晰可见，而腹直肌的轮廓则变得模糊，肌腹受拉伸而变得扁平。

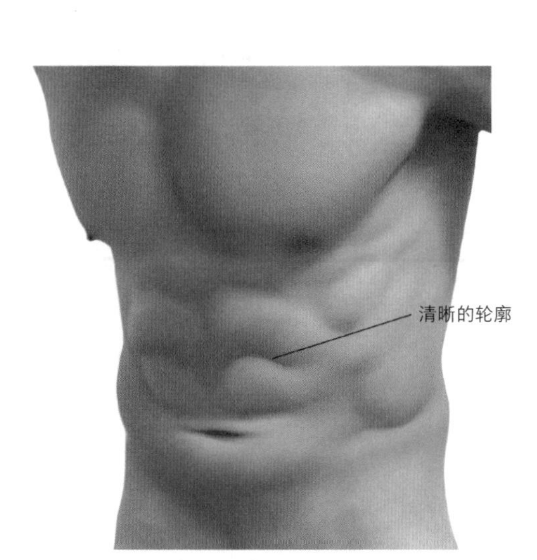

胸腔前屈时腹直肌收缩，
肋弓不明显，腹肌轮廓清晰

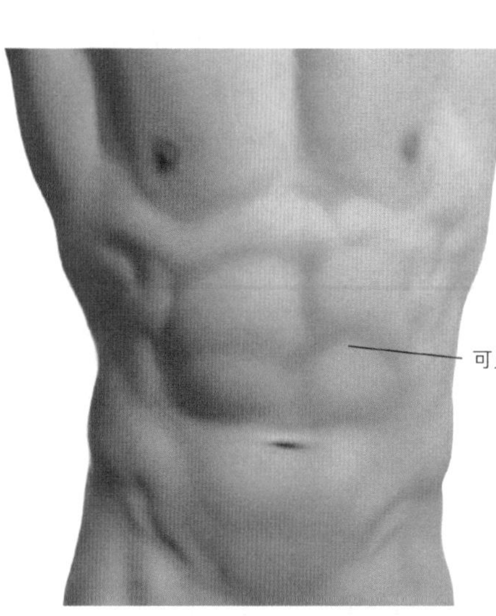

直立状态下可以看到肋弓，
也可以看到腹肌的轮廓，但都不够清晰

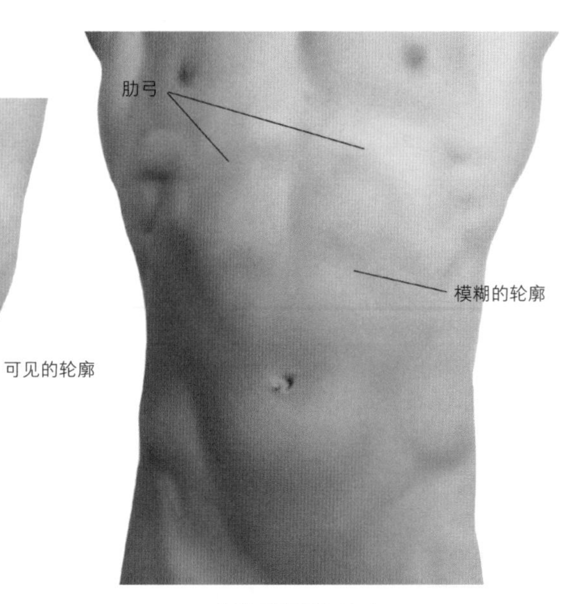

胸腔后伸时肋弓突出，
腹直肌轮廓变得模糊

3.3.2 腹壁肌——腹外斜肌

腹部外侧的肌肉由腹横肌、腹内斜肌与腹外斜肌构成，腹内斜肌与腹横肌在内部，对外形特征无明显影响。

腹外斜肌起于第5~12肋骨外表面与下缘，止于髂嵴前半段、耻骨结节、腹白线。

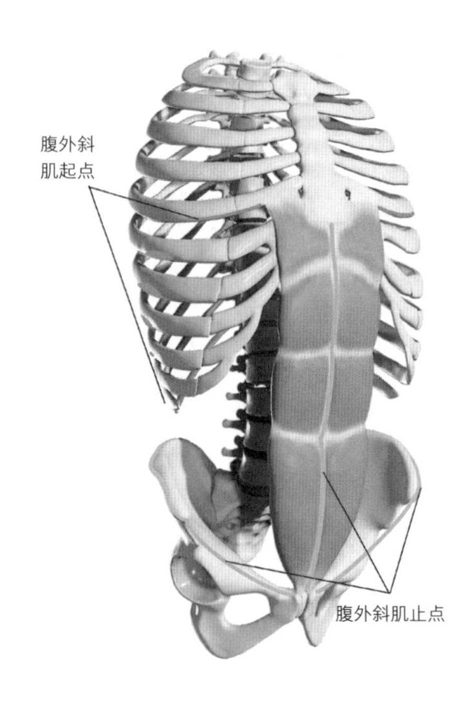

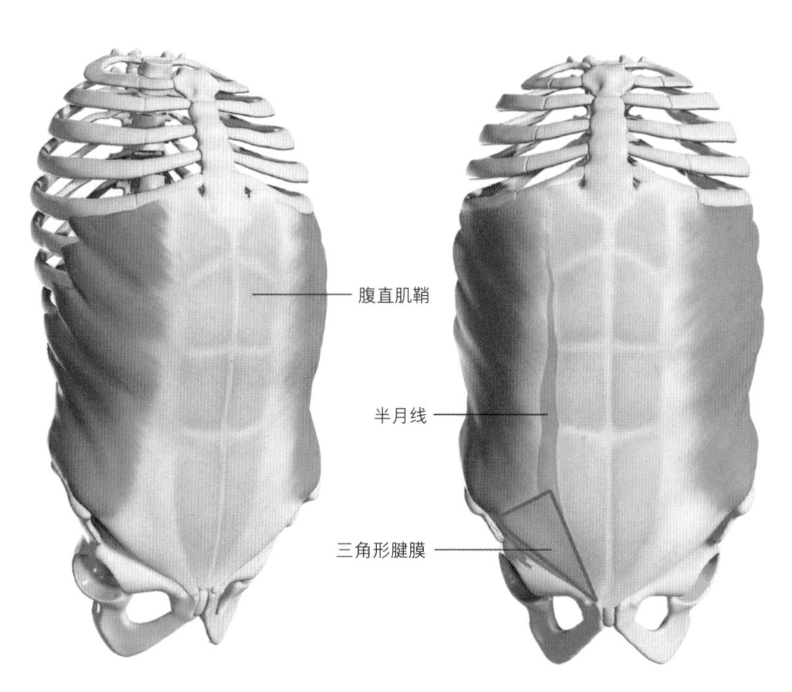

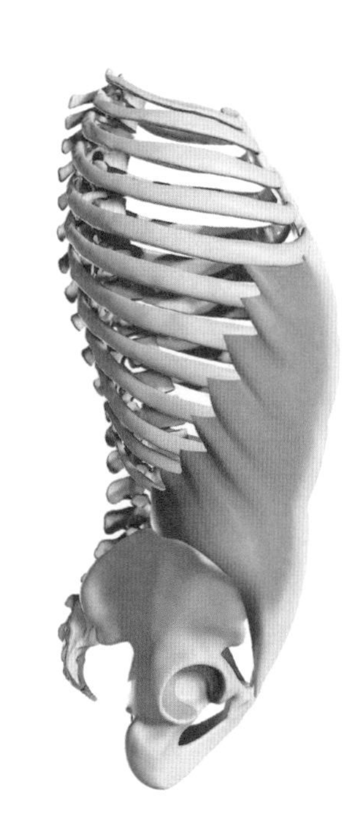

两侧腹外斜肌交会于腹白线，腹直肌的前侧覆盖着腹外斜肌的腱膜，它们与其他腹壁肌腱膜共同形成腹直肌鞘，腹直肌可在鞘内移动。

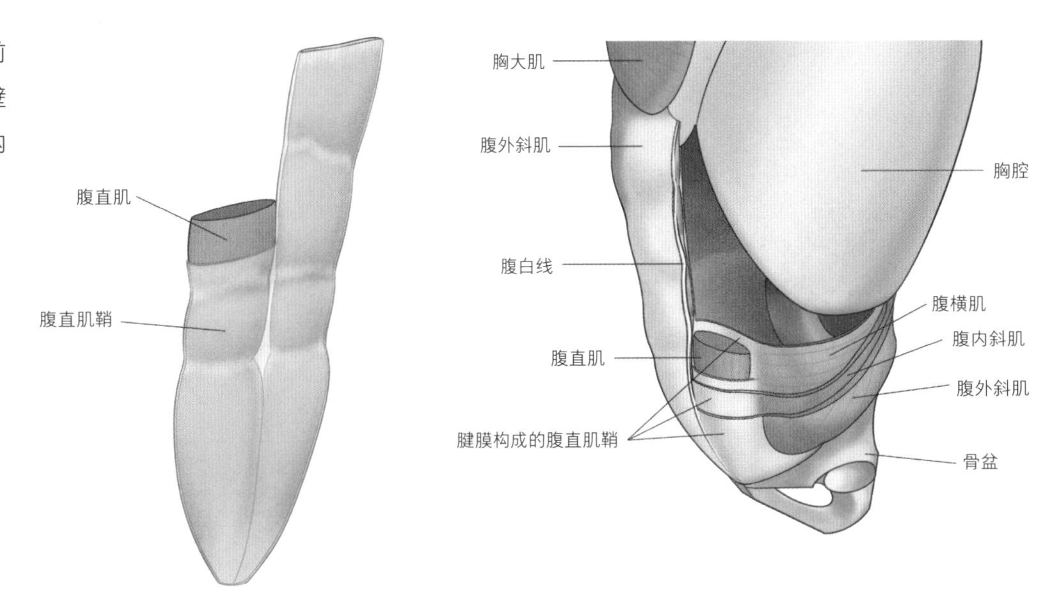

半月线是位于腹直肌外侧缘的一道腱沟，从胸大肌下缘开始向下延伸，大概在与脐同高的位置逐渐变宽，腹直肌下段外侧会形成三角形腱膜。

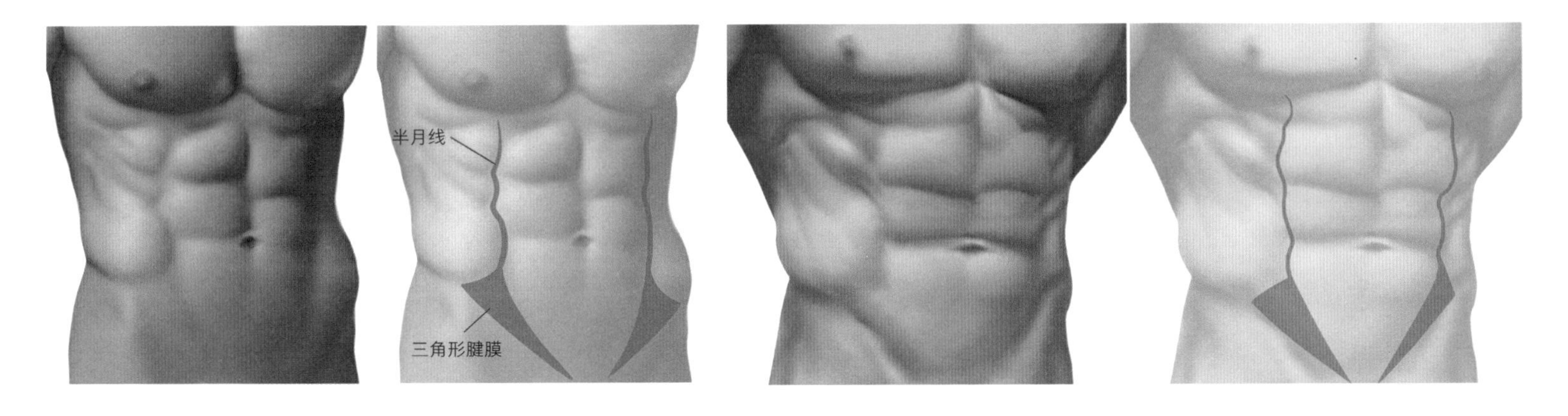

腹外斜肌包裹住胸腔前侧下半段，肌束呈半弧状，倾斜接入半月线与髂嵴。腹外斜肌是胸腔与骨盆侧面的主要形态。

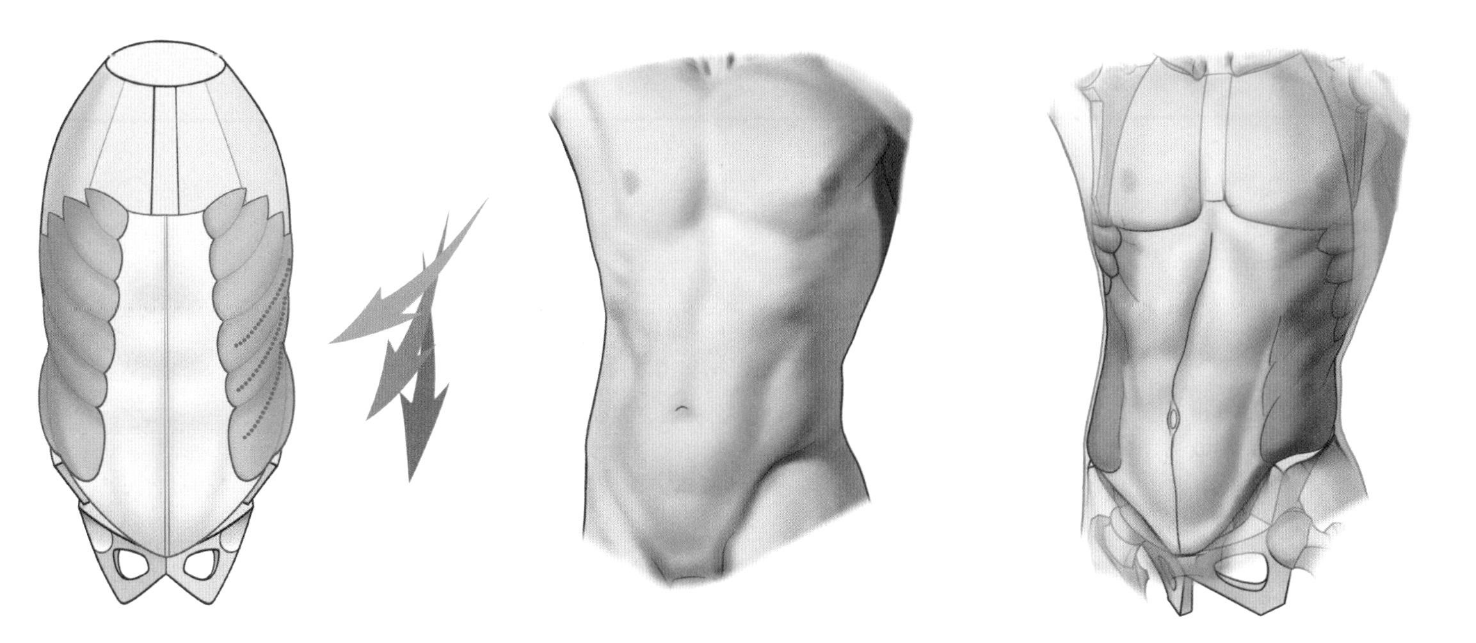

腹外斜肌上段会被胸大肌稍微遮盖住一些，发达的腹外斜肌上部肌束较为突出，常见于体表，腹外斜肌下半部会溢出髂嵴。

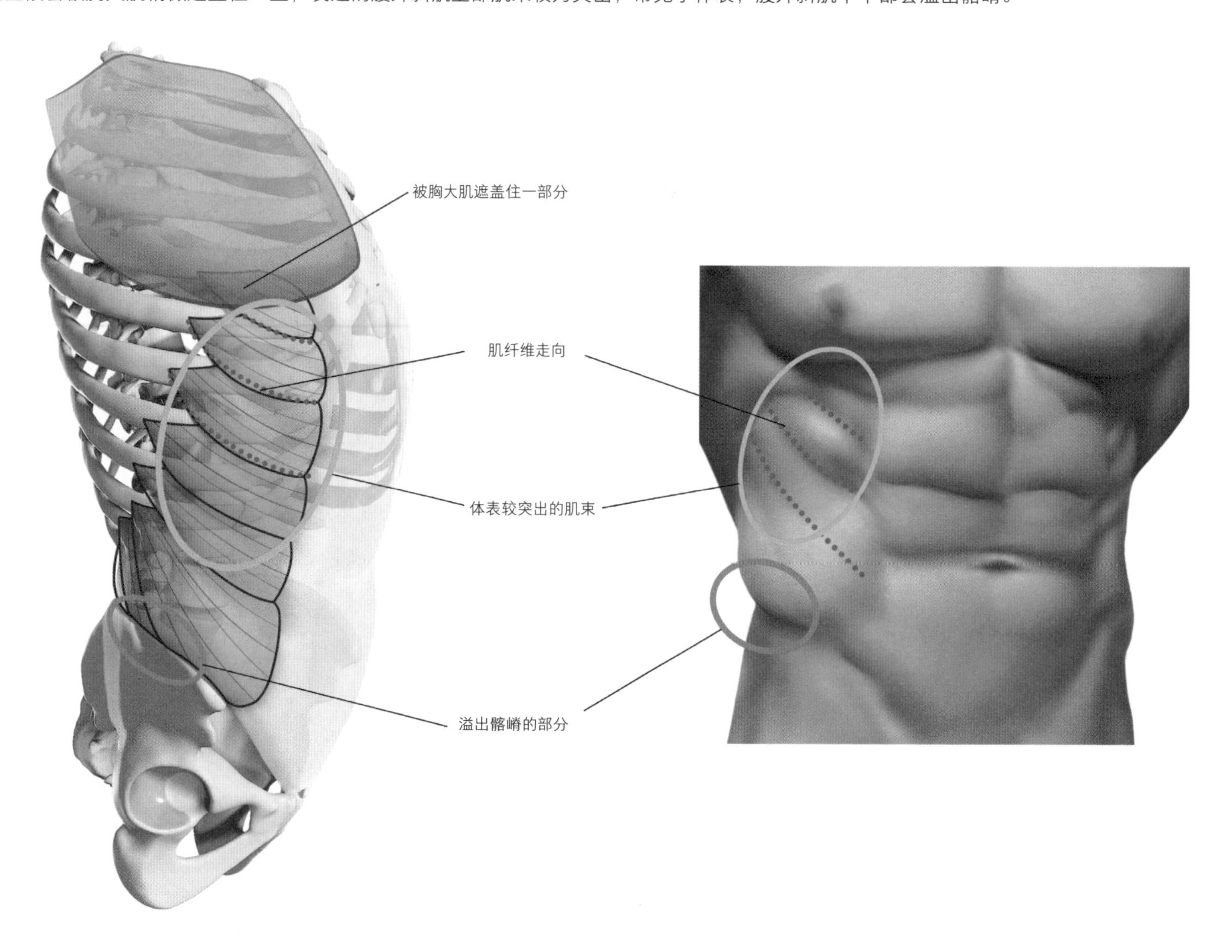

腹外斜肌的肌束轮廓常与腹直肌腱划相接。

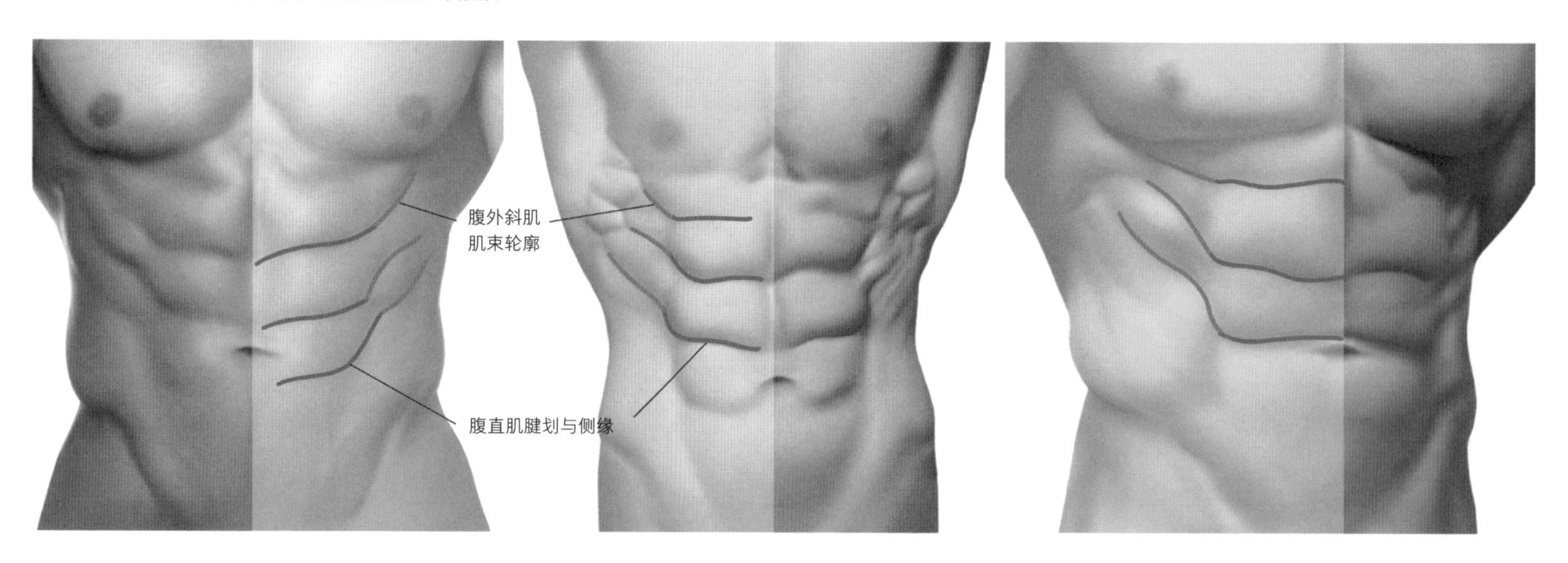

腰腹部肌肉连接着胸腔与骨盆的两侧与前侧，附着在胸腔的部分为肋部，其余才是柔软的腰腹部，可以通过拉伸与挤压发生形变。

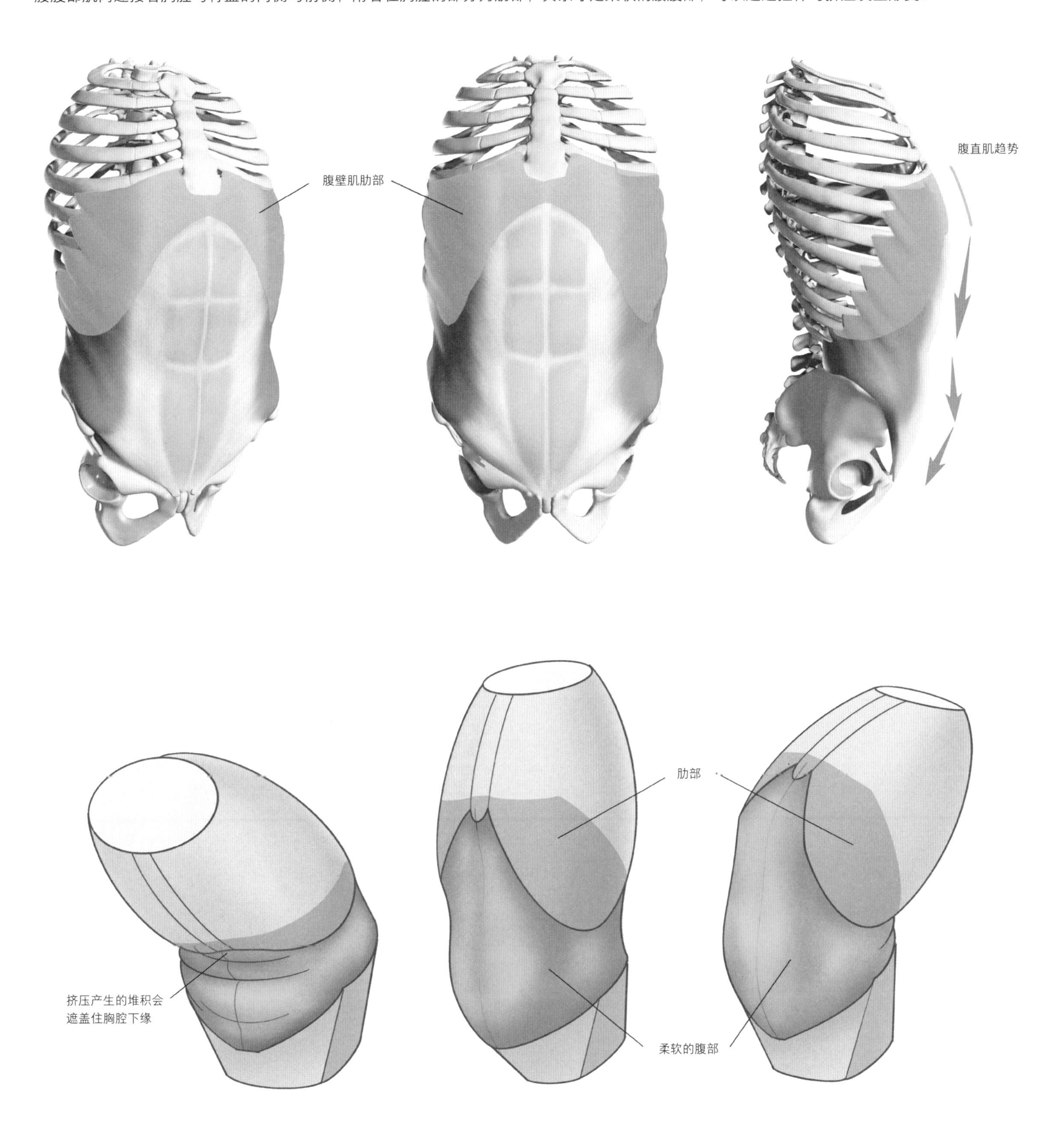

腰腹部横断面呈前后窄、左右宽的椭圆形，半月线略向内凹。

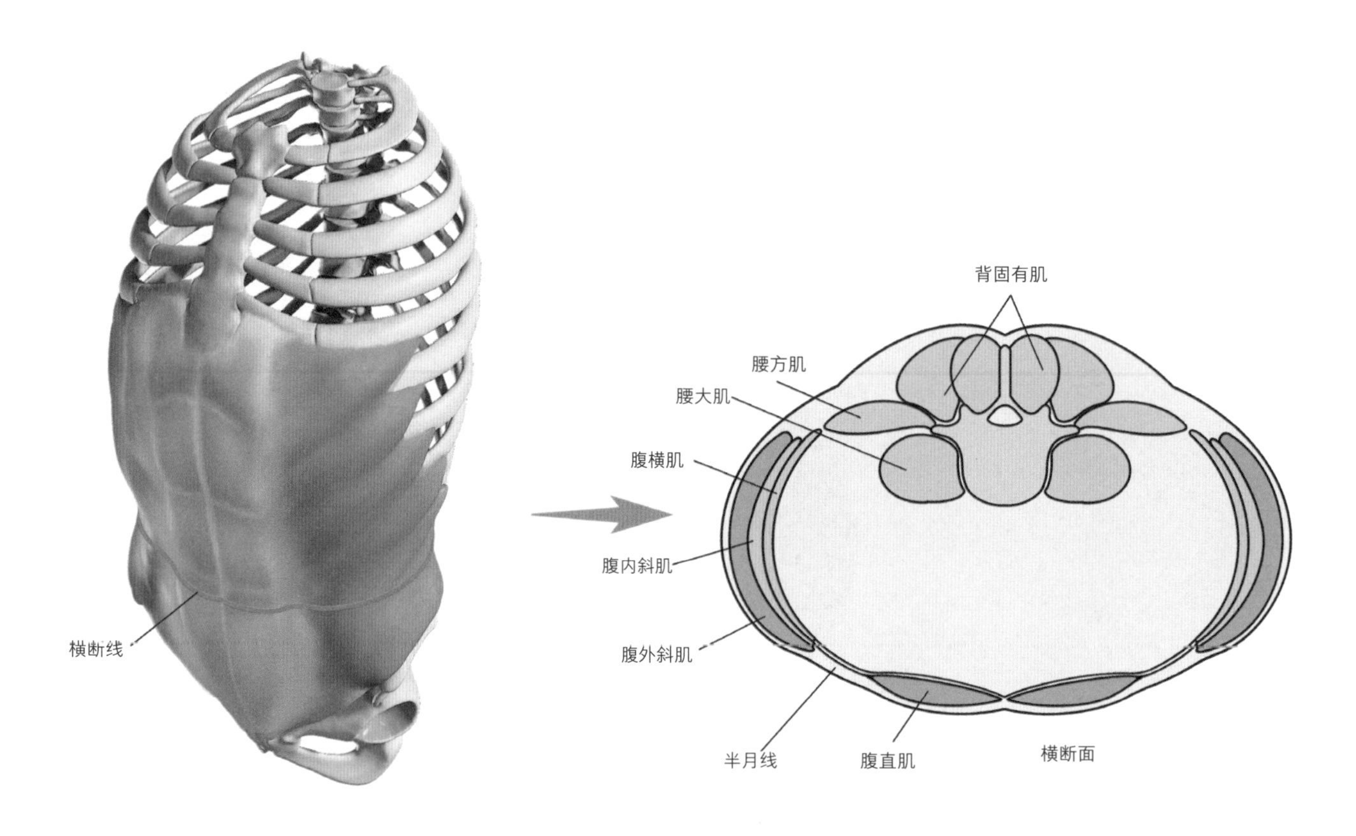

女性的胸腔窄，骨盆宽，胸腔与骨盆之间的距离略大，所以女性的腰腹看起来更纤细修长。

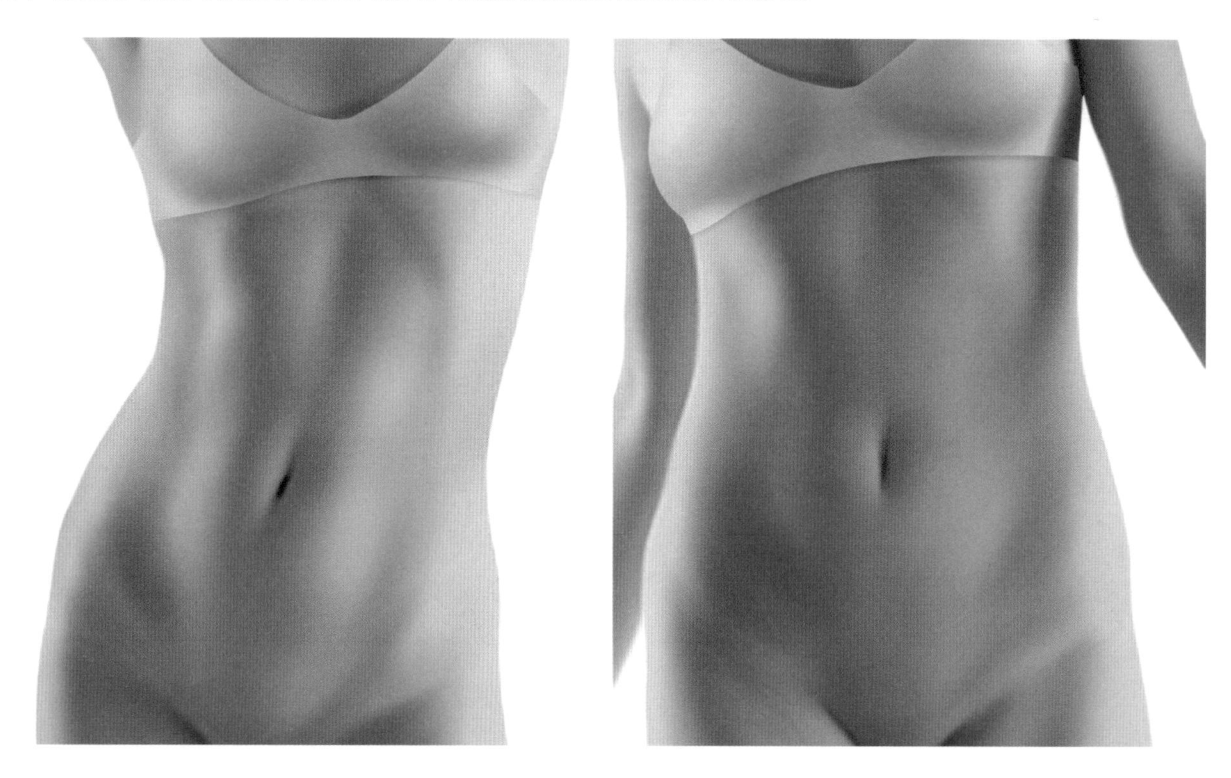

肌肉线条不明显，肋弓的造型较为明显，中间有一道竖直方向的凹沟，即腹白线处。

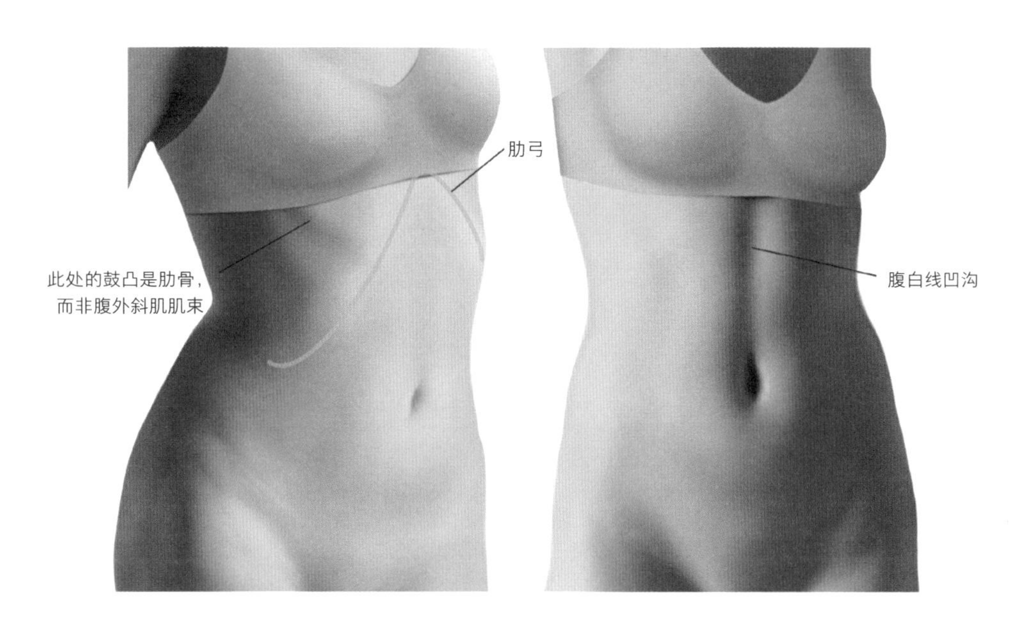

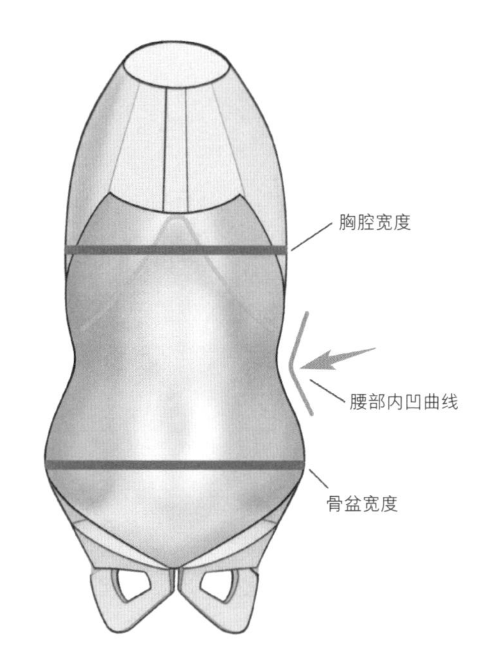

肚脐周围有一圈隆起的鼓凸，称腹隆凸，类似于甜甜圈的造型。

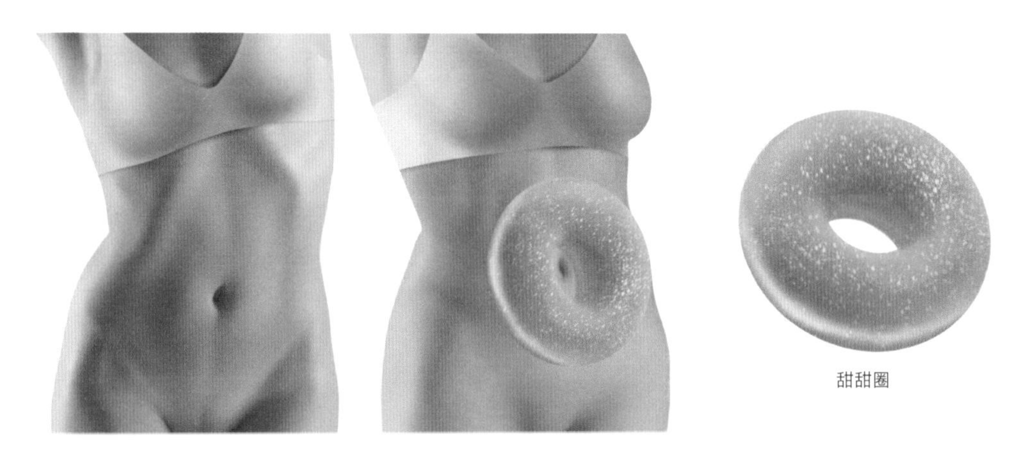

女性腰部曲线有微妙的转折变化，并非一条顺滑的曲线，内凹的弧度较窄小。

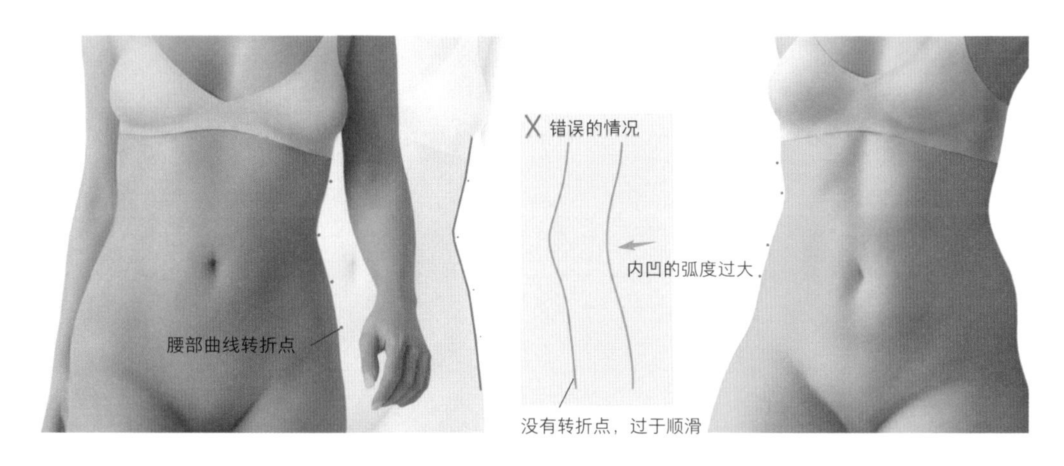

3.3.3 背部肌肉——竖脊肌

竖脊肌是构成背部形态的主要肌肉，虽位于深层，但影响着体表的形态。它从头部连接至骶骨，也叫骶棘肌。它包含若干肌肉组合，从骶骨开始，向上延伸至颅底。

竖脊肌从结构上可分为三竖列，内侧为棘肌（颈棘肌、胸棘肌），中间列为最长肌（头最长肌、颈最长肌、胸最长肌），外侧为髂肋肌（颈髂肋肌、胸髂肋肌、腰髂肋肌）。

竖脊肌从造型上可分为上中下三段，上段较薄，续于斜方肌下方，外形不可见；中间段从髂骨后侧缘到肩胛下角，呈斜向外下方的趋势，较宽而略鼓；下段为腱膜，有明显的肌柱轮廓，形态由位于深层的多裂肌构成。

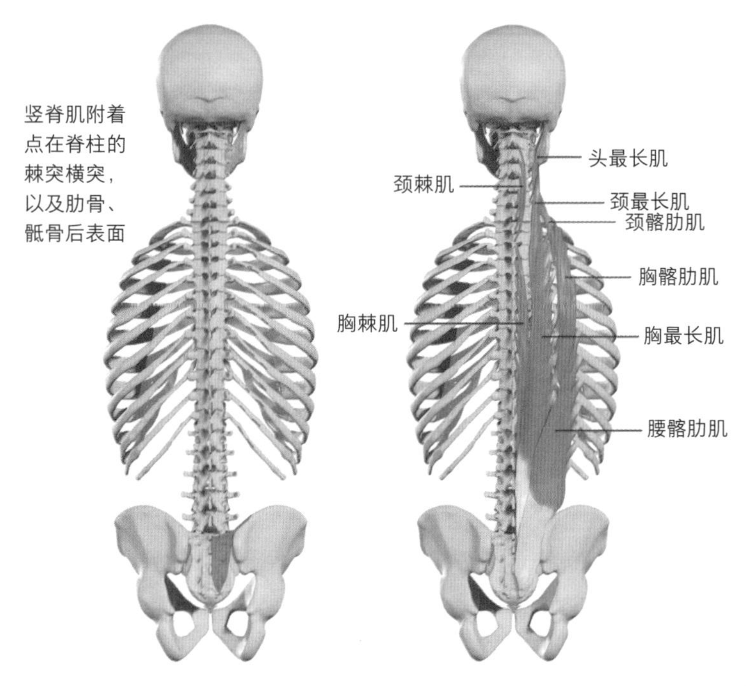

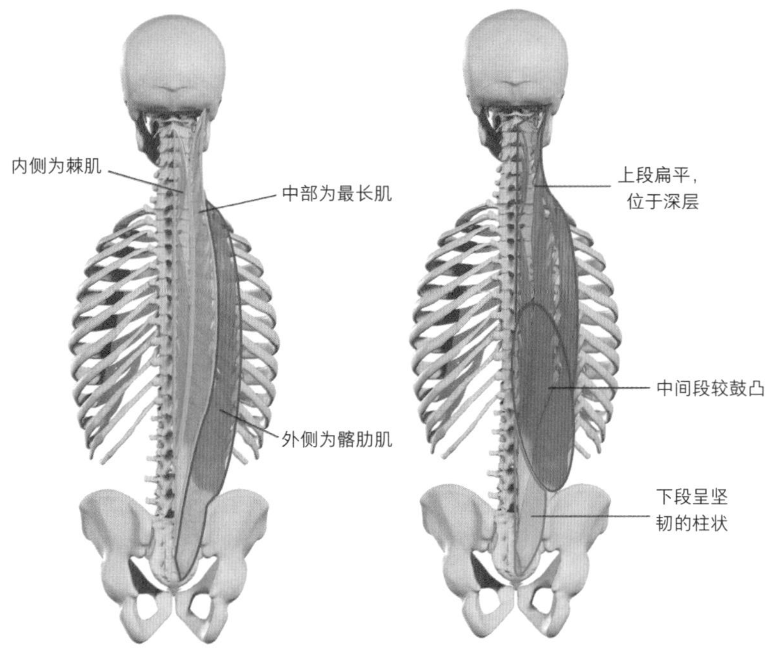

竖脊肌从造型上还可以分为外侧列与内侧列，上段与中段合为外侧列，外侧列的侧边还有一块最薄的部分，对外形无影响。

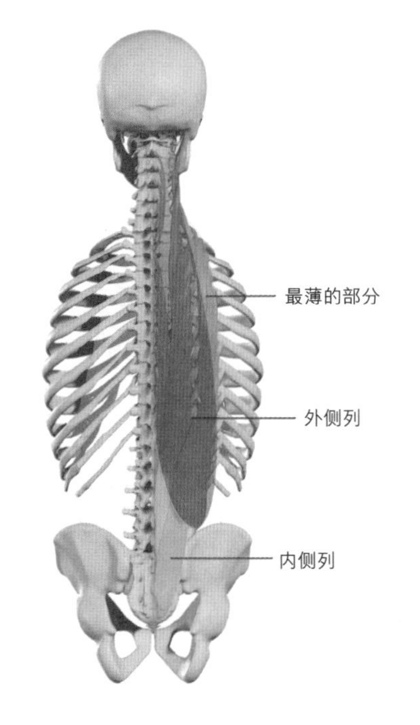

竖脊肌的中段与下段突出，构成了体表形态；上段偶尔可见于体表。

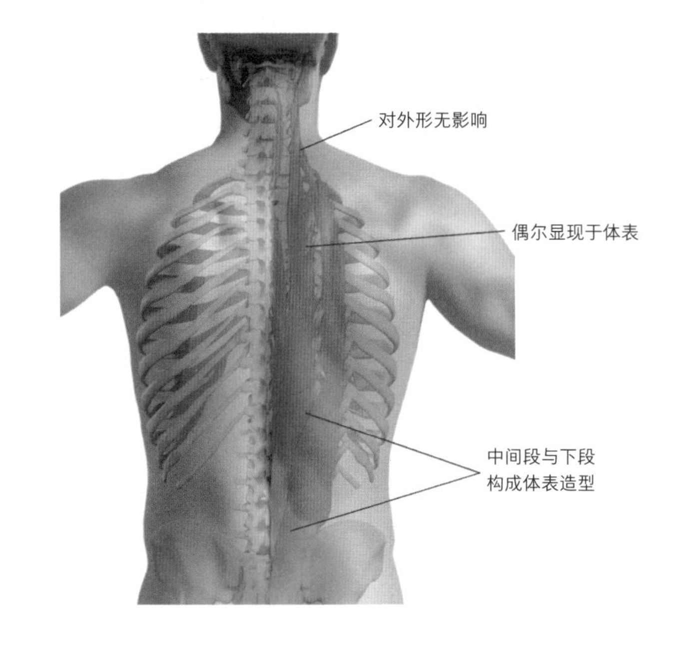

胸廓后侧呈向下的斜面，骨盆后侧呈向上的斜面，竖脊肌在两平面之间形成过渡。

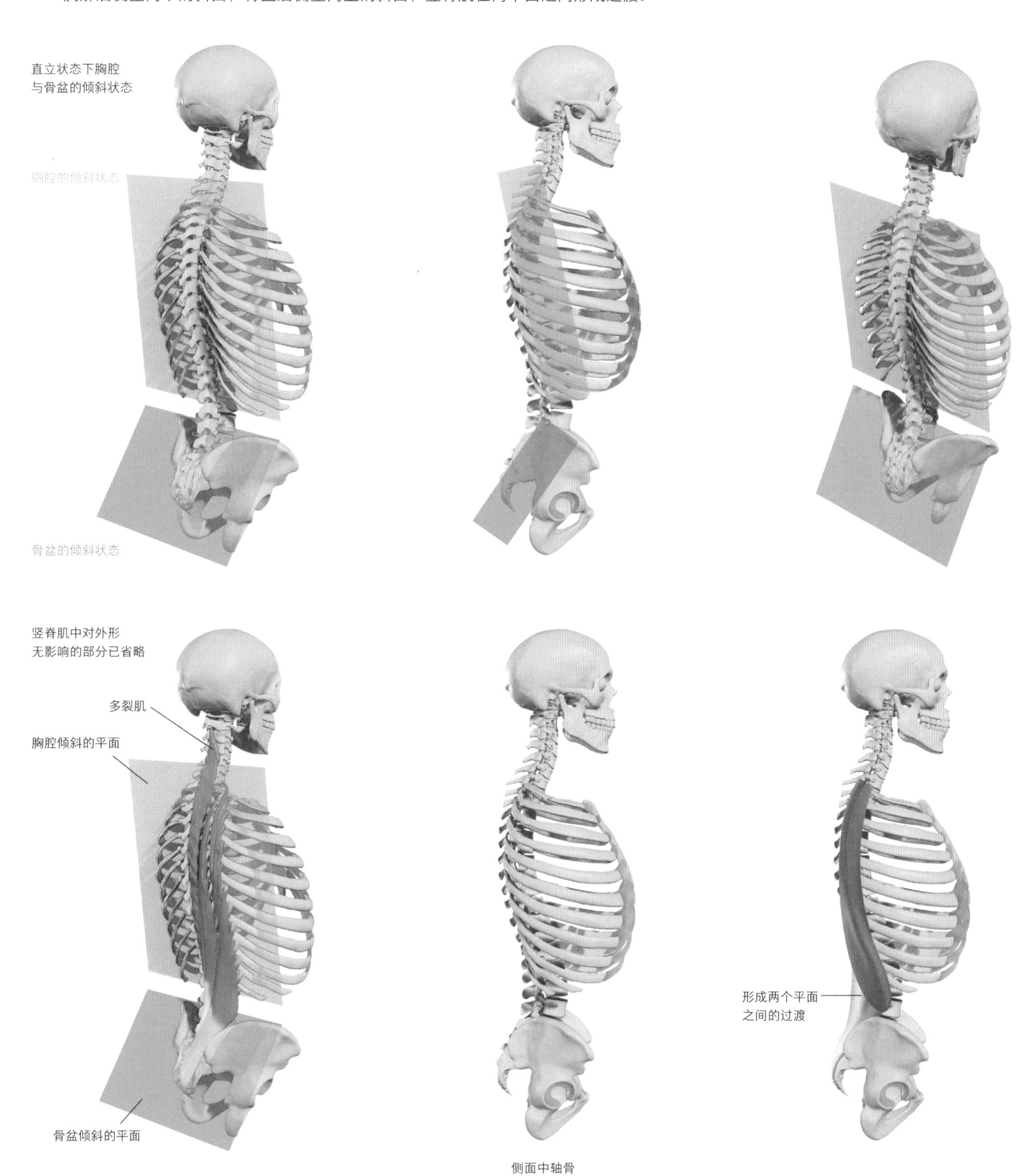

侧面中轴骨

多裂肌位于竖脊肌的深面，沿着整条脊柱将棘突两侧的沟槽填满。上部较薄，向下逐渐变厚变宽。在腰椎和骶骨区域，只有竖脊肌的腱覆盖在多裂肌上。

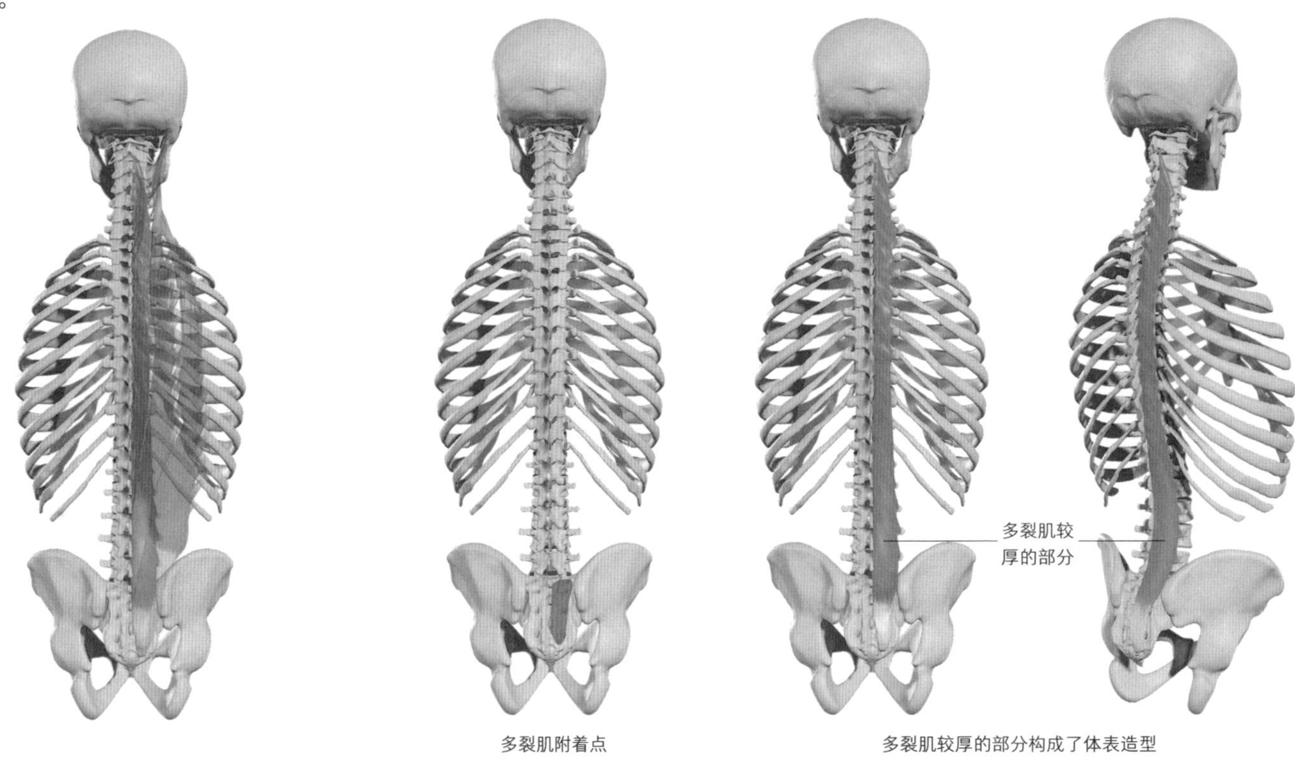

多裂肌附着点

多裂肌较厚的部分构成了体表造型

竖脊肌与多裂肌向上逐渐变薄，从肩胛下角开始从菱形肌和斜方肌下方穿过。

竖脊肌与多裂肌的横断面。

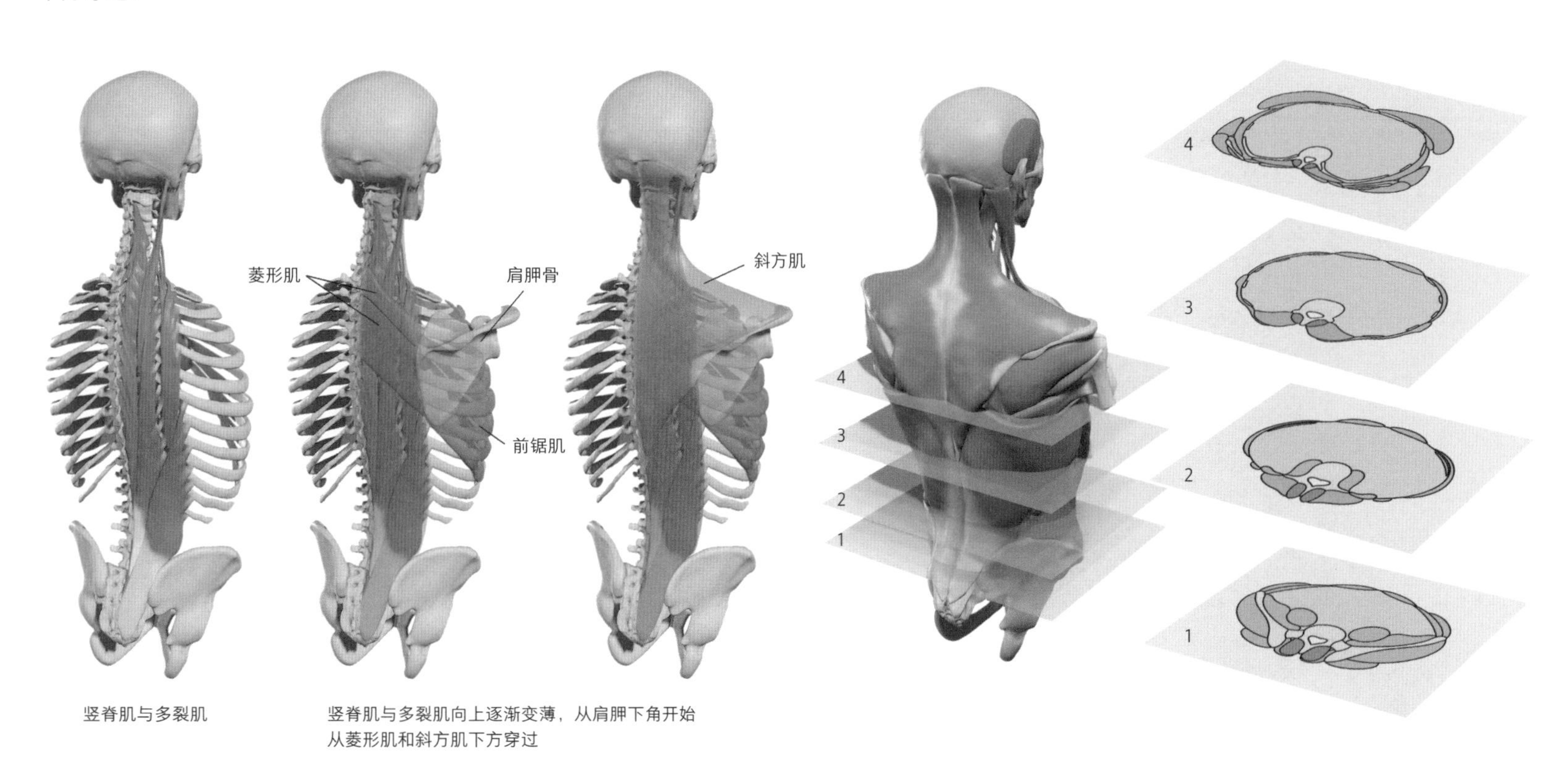

竖脊肌与多裂肌

竖脊肌与多裂肌向上逐渐变薄，从肩胛下角开始从菱形肌和斜方肌下方穿过

直立状态下或者胸腔后伸时，两侧竖脊肌中间会形成一道脊沟，它位于背部中线上，腰椎后侧脊沟较深。

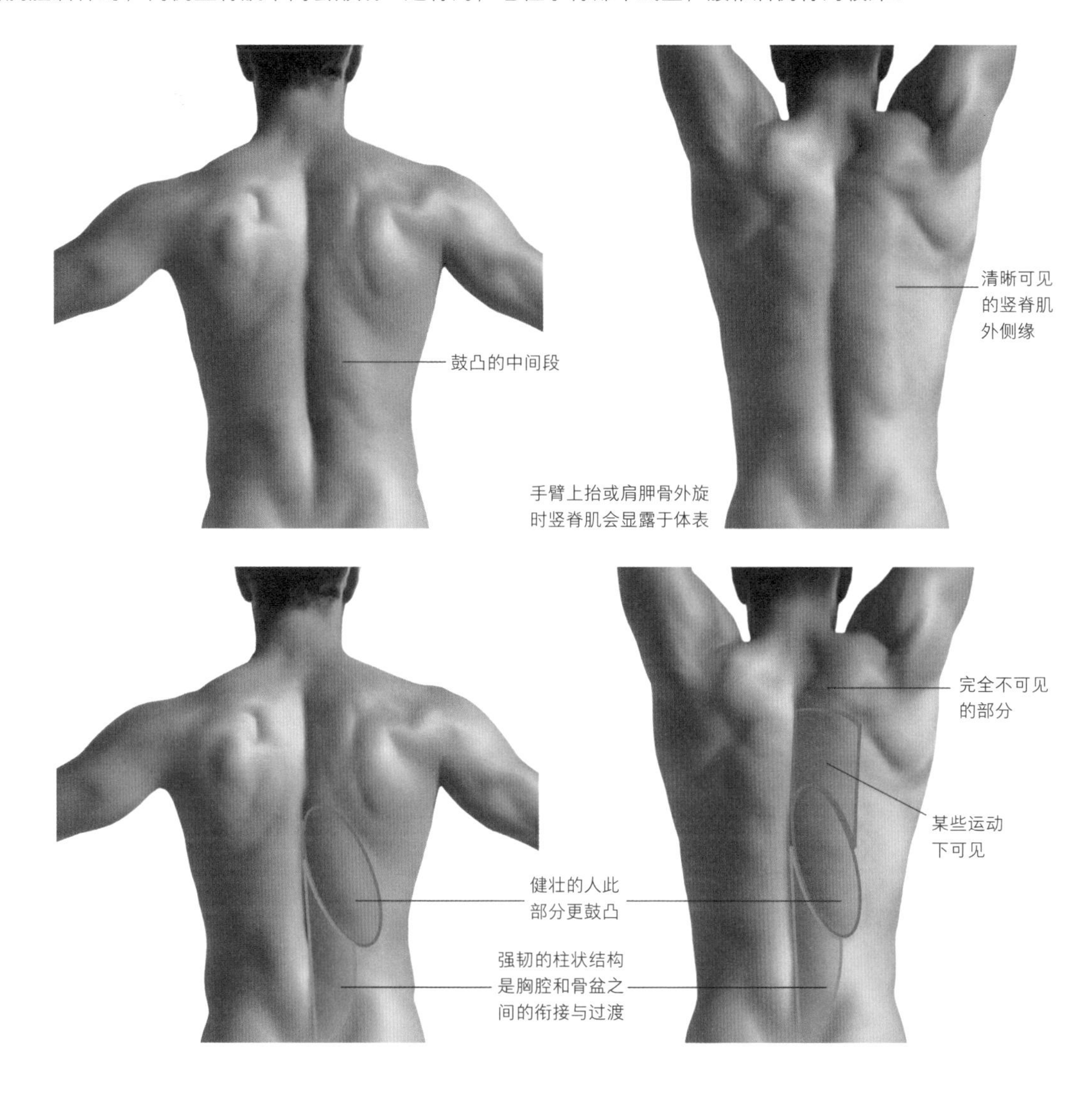

• **在不同人体中竖脊肌的形态特征**

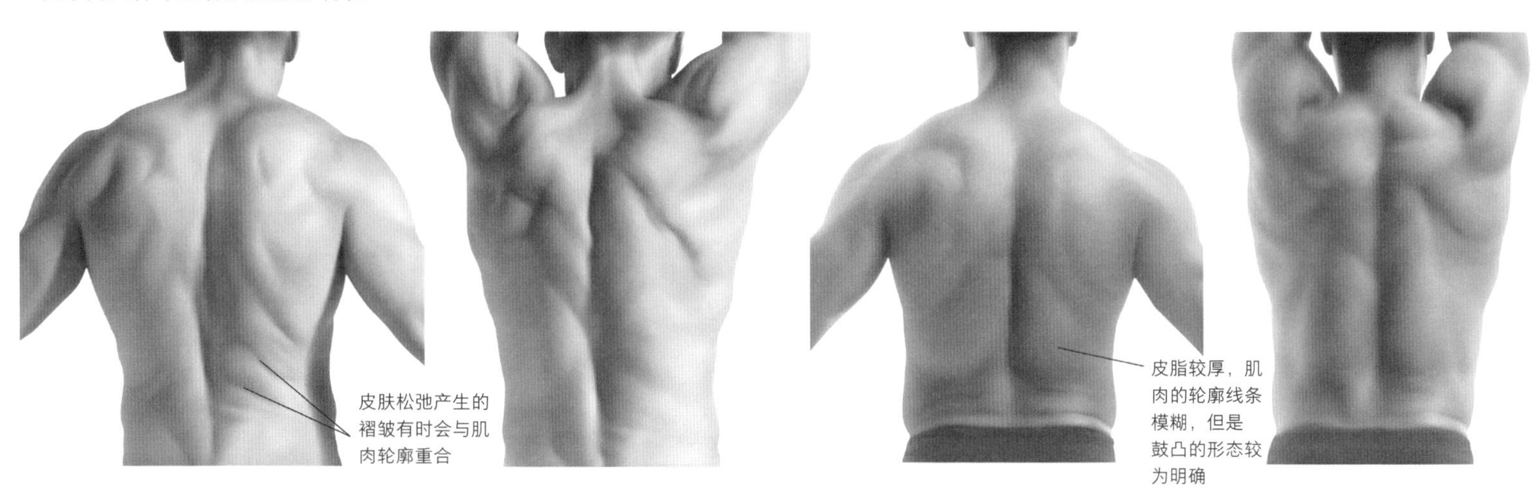

在女性人体中，竖脊肌没有清晰的轮廓，为两条鼓凸的肌柱，中间段与下段没有明显分界。

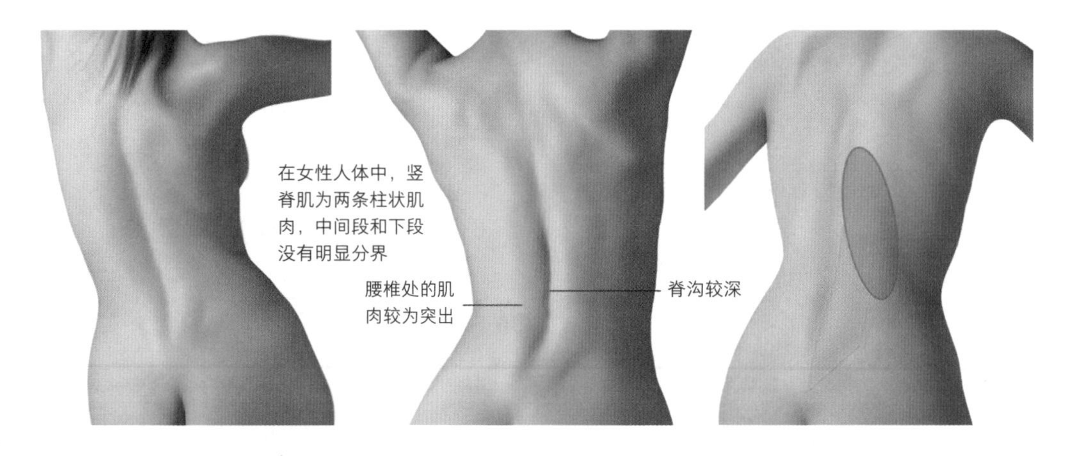

竖脊肌向上延续至肩胛下角时，外形便不可见了。

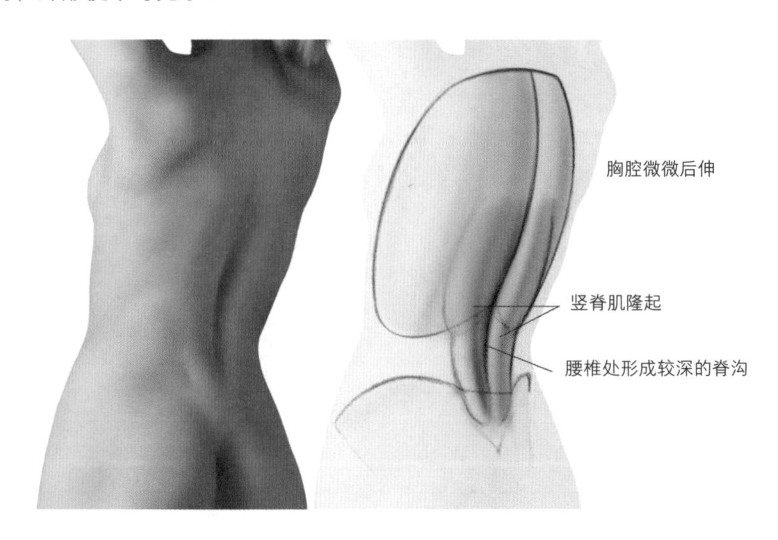

胸腔屈曲时，竖脊肌被拉伸，柱状变为扁平状，脊沟消失不见，棘突凸出表面。

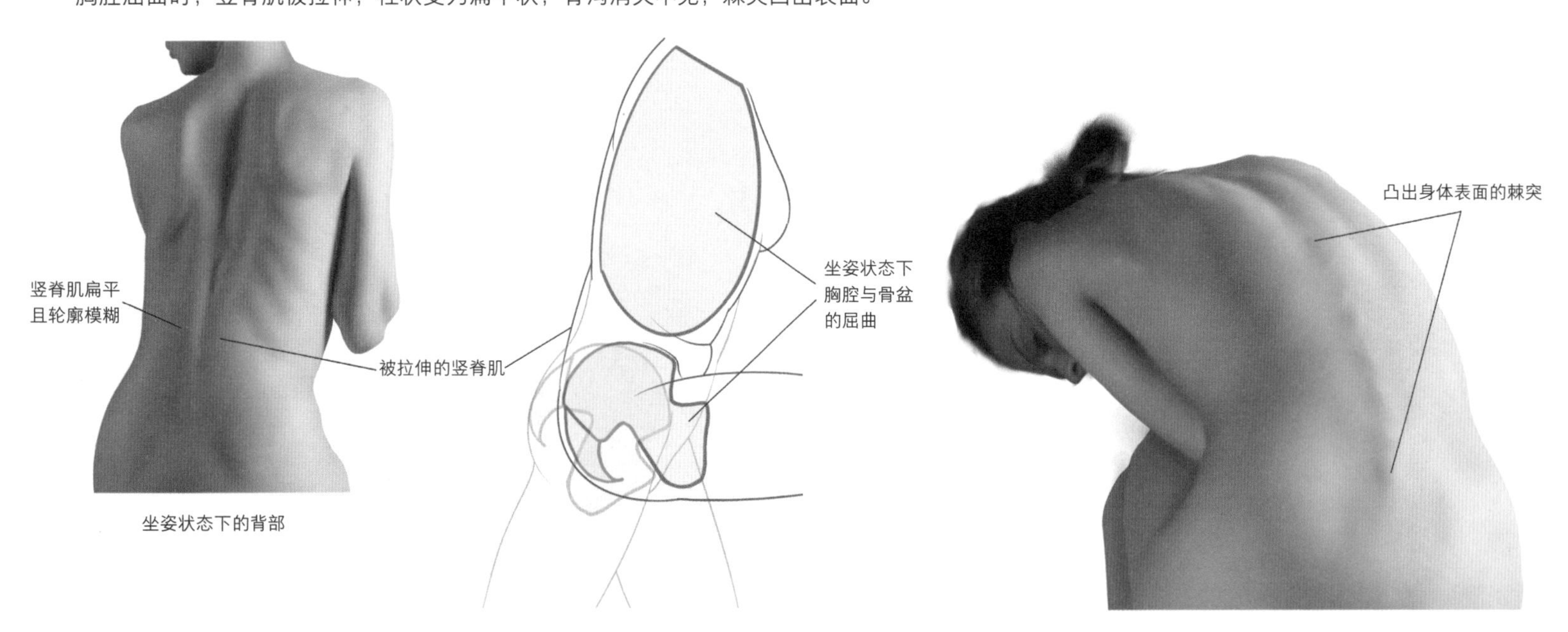

坐姿状态下的背部

3.3.4 前锯肌

前锯肌位于胸腔侧面与肩胛骨之间，呈半弧状，裹在胸腔的侧面。起自第1~9肋骨外表面，止于肩胛骨深面内侧缘。肩胛下角处肌纤维呈放射状向前展开。

前锯肌在肋骨的附着处构成若干指状突。

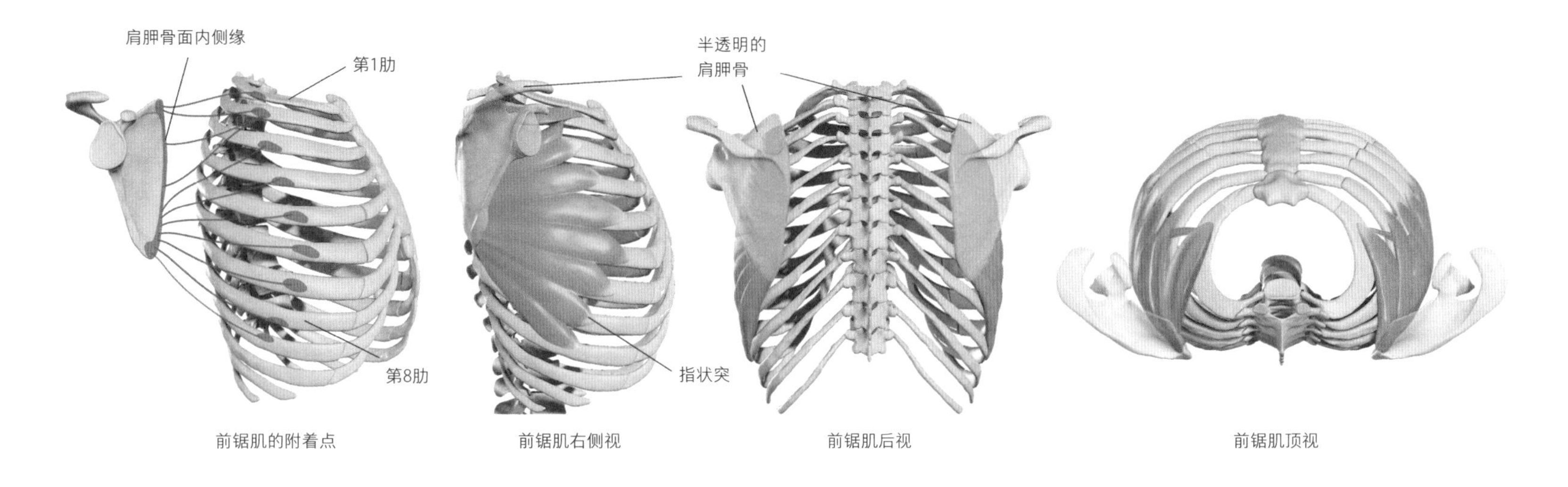

前锯肌的附着点　　前锯肌右侧视　　前锯肌后视　　前锯肌顶视

前锯肌大部分处于深面，仅胸大肌、背阔肌、腹外斜肌之间的部分可见于体表。可见部分的前锯肌肌束沿水平方向向下呈放射状分布，腹外斜肌向下倾斜，角度更大。

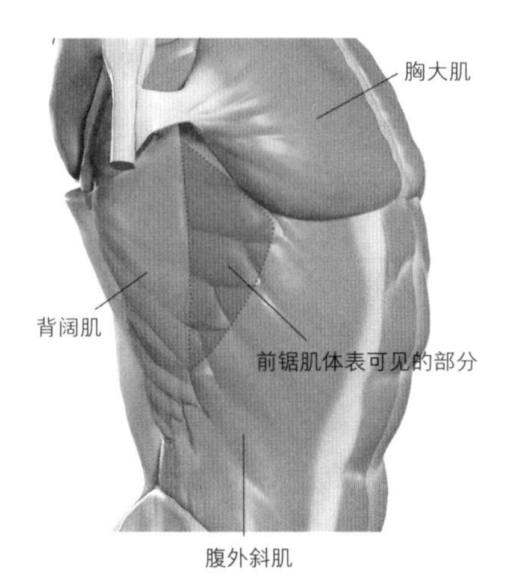

腹外斜肌

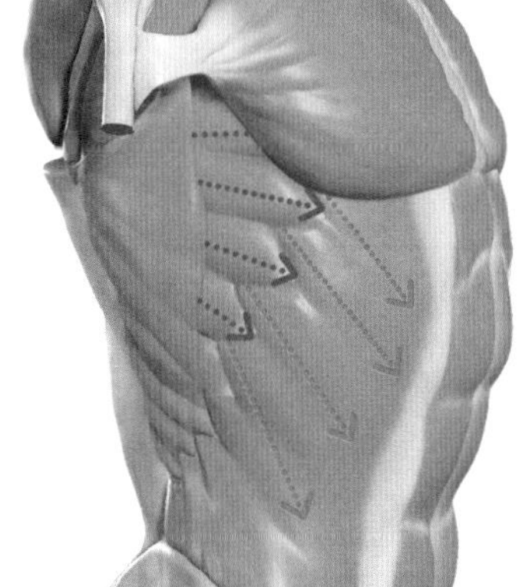

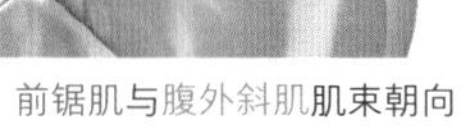

前锯肌与腹外斜肌肌束朝向

前锯肌的形态与在体表显露的部分。

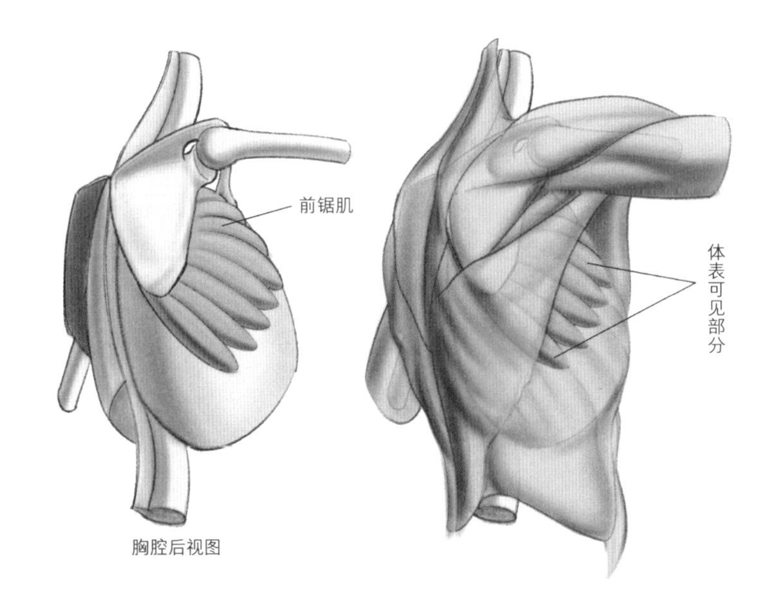

胸腔后视图

手臂上抬时前锯肌的体表可见部分更多一些。

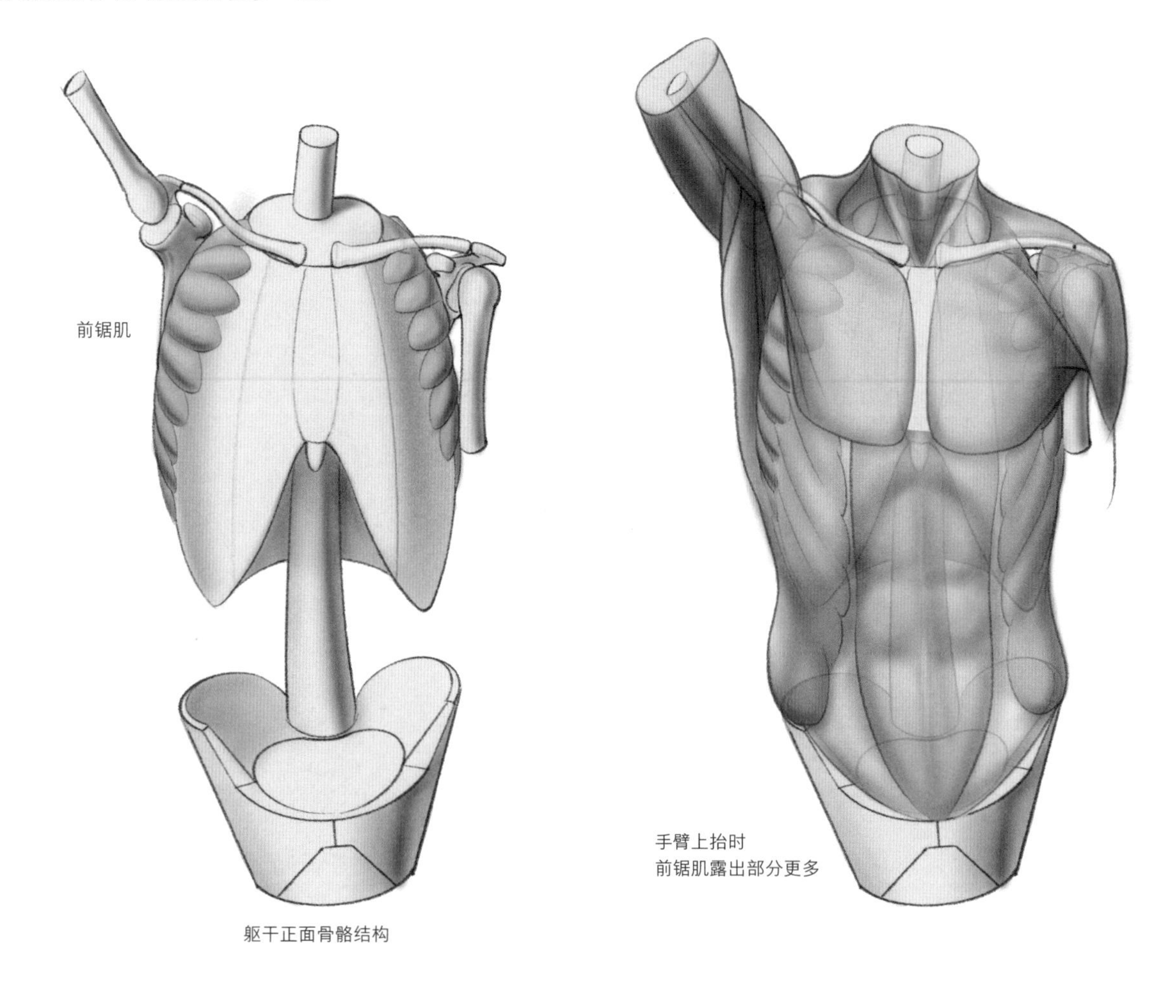

前锯肌的肌束更鼓凸，腹外斜肌的鼓凸感要弱一些。前锯肌与腹外斜肌的指状突呈锯齿状咬合在一起。

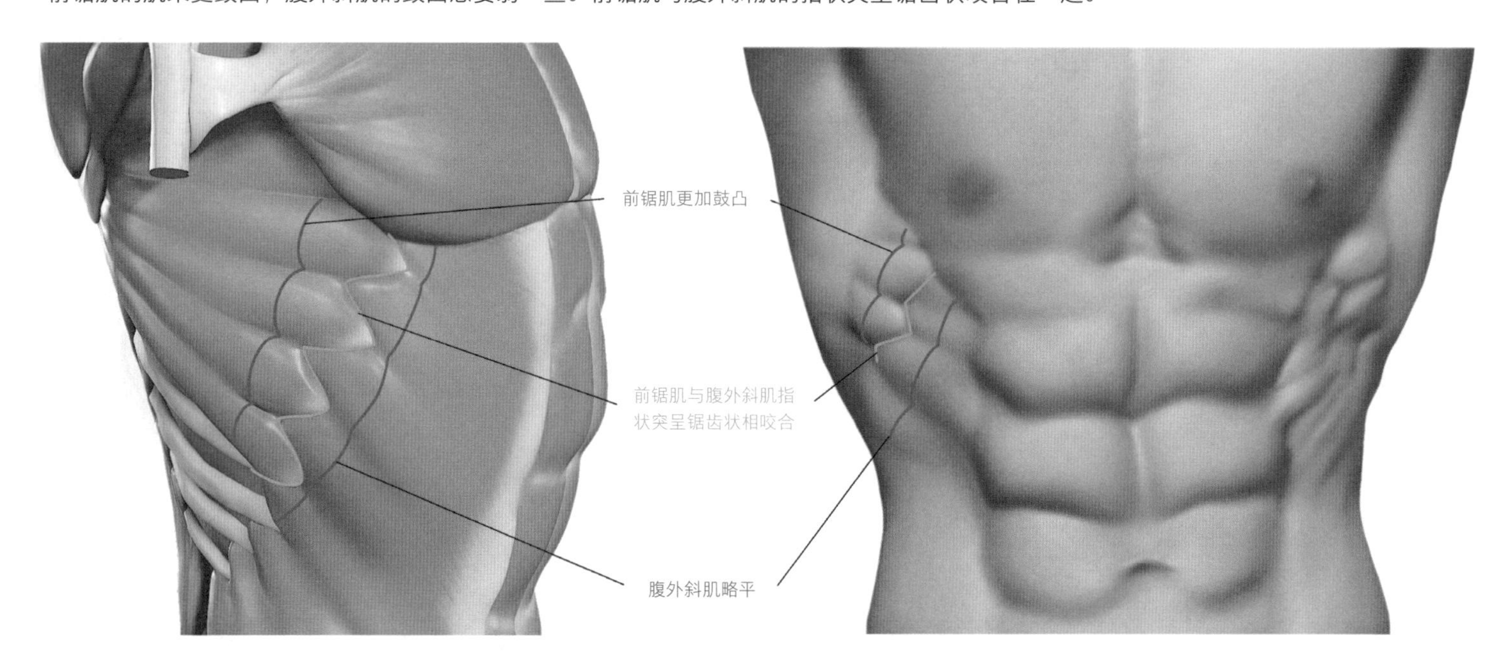

即便是在肌肉欠发达的人体表面，前锯肌也较为鼓凸，而腹外斜肌则失去形态特征，从而显露出肋骨的造型。

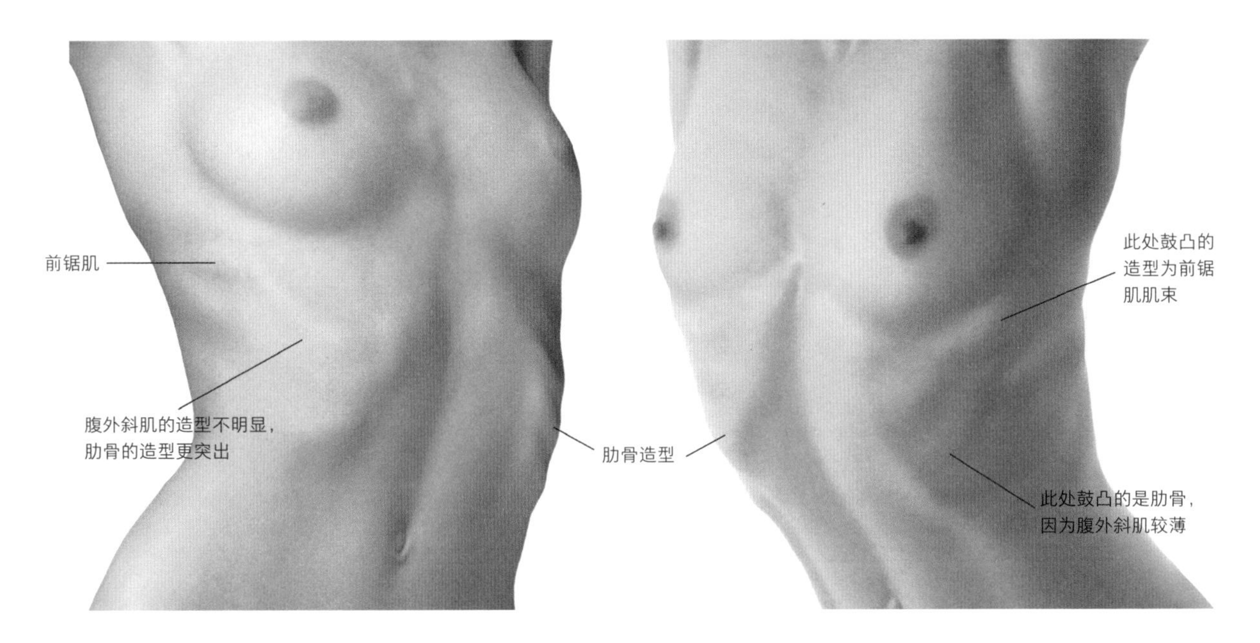

3.3.5 背部肌肉——背阔肌

背阔肌起自第7节胸椎到骶椎的棘突、髂嵴的后1/3处、第9~12肋骨。止于腋窝内侧肱骨上端。

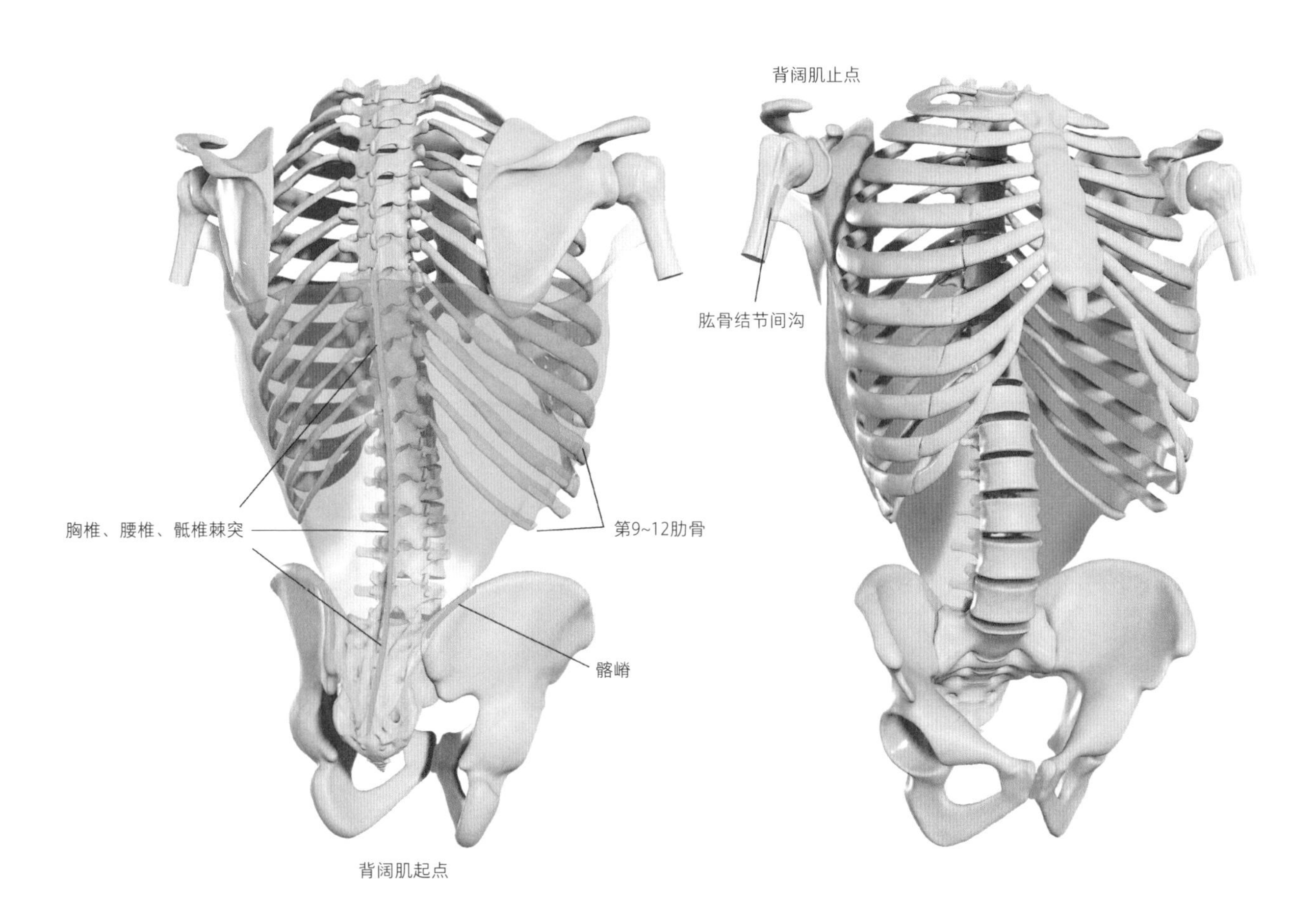

背阔肌呈宽大的三角形，位于背部的下半部，向前包裹到胸腔的侧面，结束于肱骨。

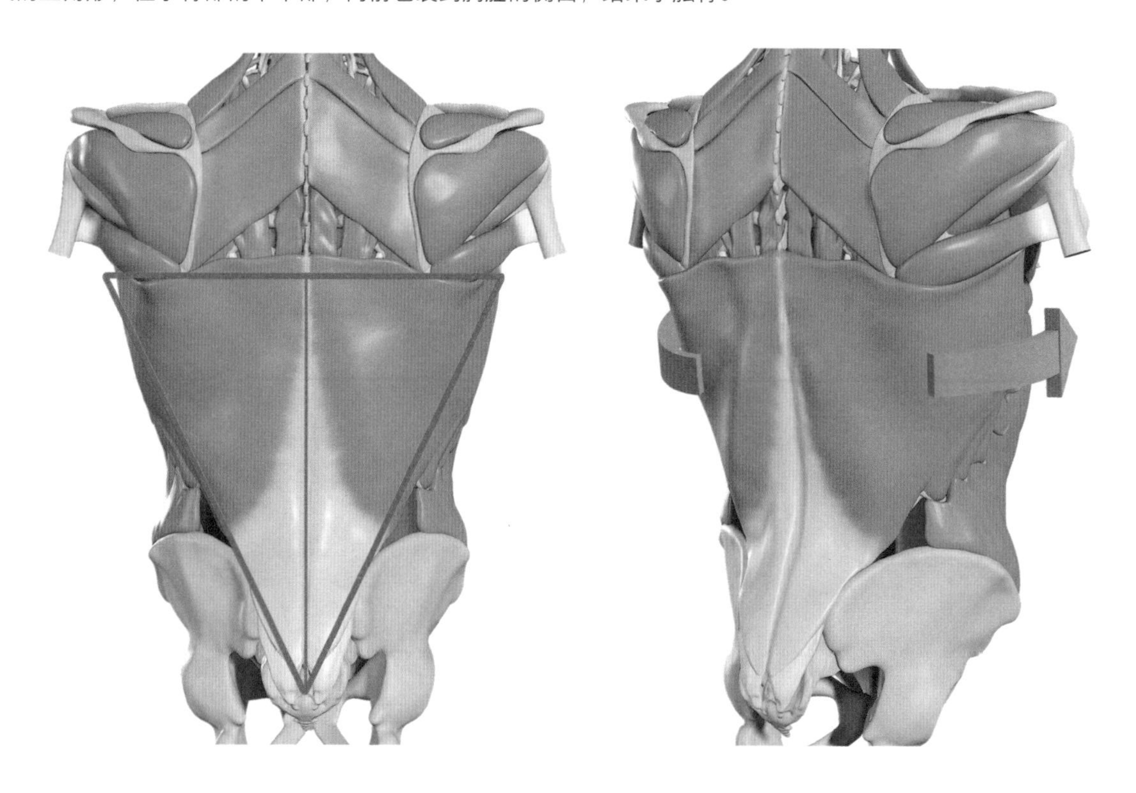

背阔肌起点的肌腱为胸腰筋膜，肌纤维的起点连接成了一条线，即背阔肌的内缘，这条线的造型在不同个体中有差别。体表不常见，肌肉收缩时偶尔可见，有时与竖脊肌的轮廓重合。

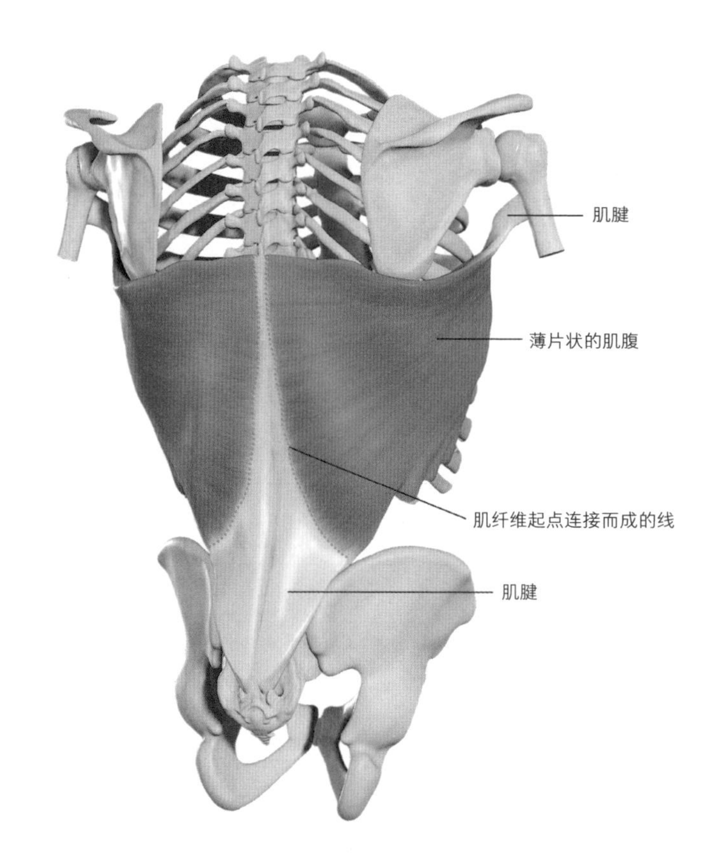

观察背阔肌的横断面，可以发现背阔肌的厚薄并不是均匀的，整体较薄，外侧缘到腋窝处较厚。外部造型均由深层结构决定。

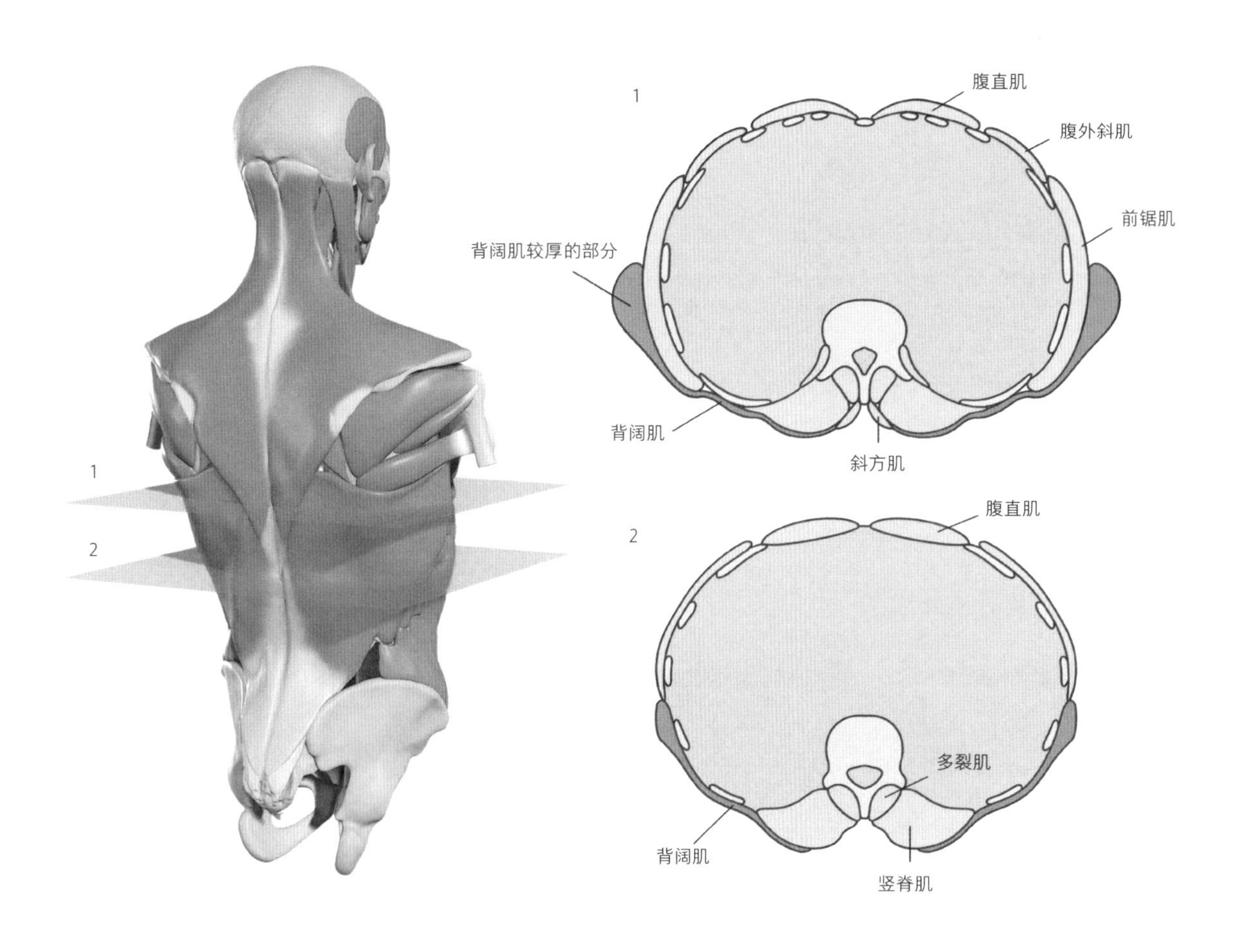

背阔肌上缘从斜方肌下方穿出，覆盖肩胛下角，越过大圆肌，然后从大圆肌下方穿过，再向上延伸，呈纽带状接入止点。

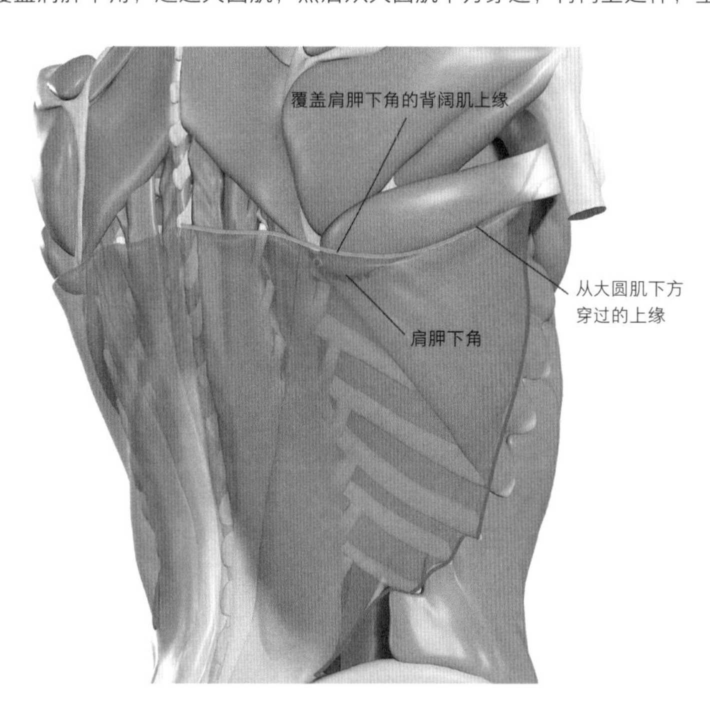

从侧面观察，背阔肌的外侧缘向前弯曲。

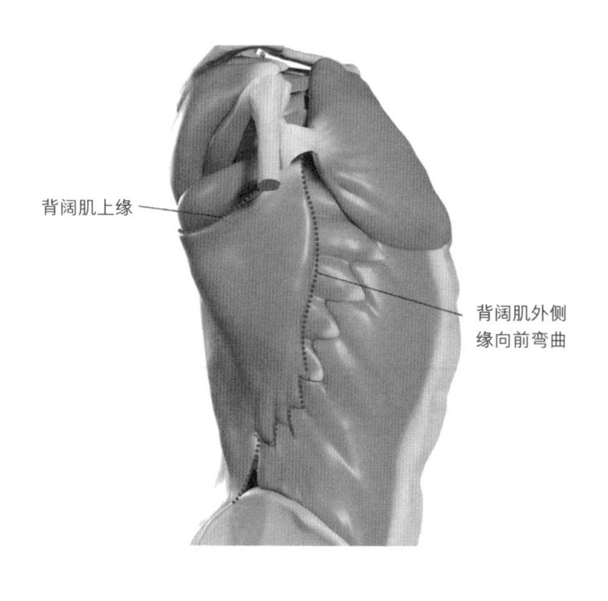

背阔肌在身体前侧可观察到的部分。

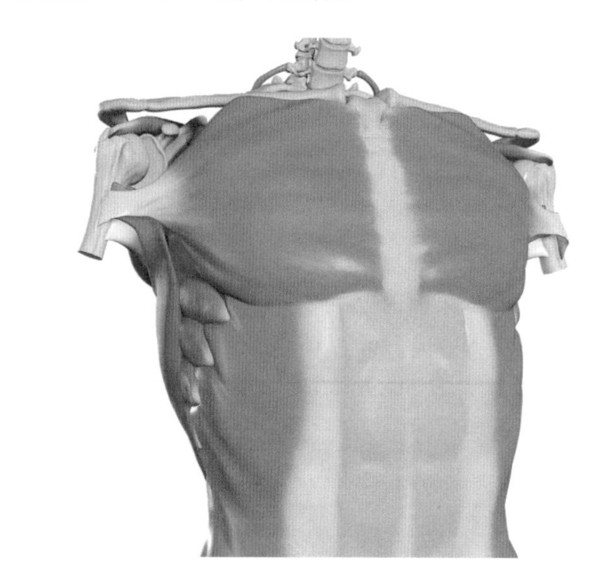

背阔肌上部在人体中的位置如下图所示。

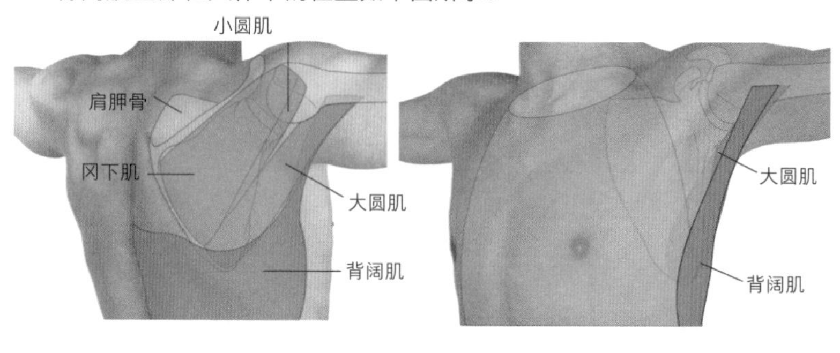

拉伸状态下，背阔肌变薄，背阔肌覆盖的肋骨与前锯肌的造型会显露出来。

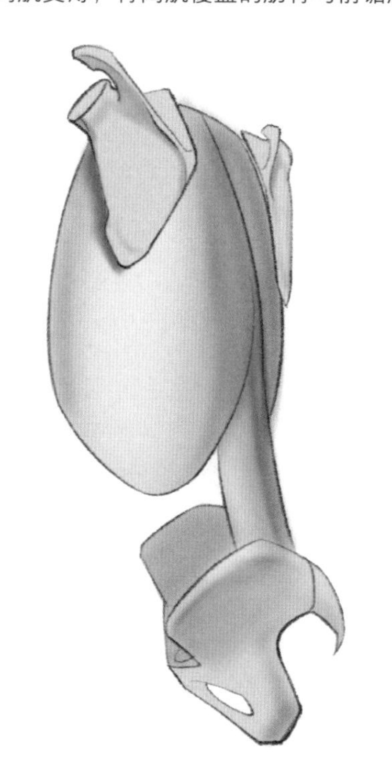

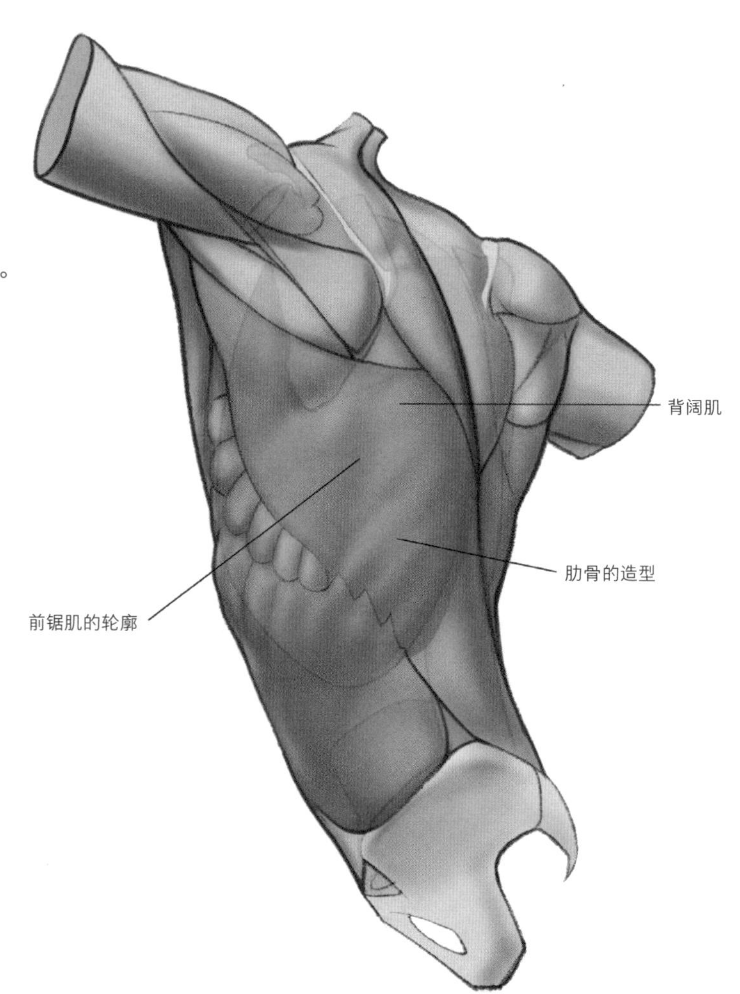

3.4

中轴部整体

解剖学中的中轴骨是不包含髋骨的，但在艺用中骨盆与胸腔关系密切，常作为相互比较的体块，所以将骨盆也归入中轴部中。中轴部作为整个人体中的主体，掌握其造型特征、结构特征与运动规律是核心。将头部、胸腔和骨盆视为一个整体，它们之间的位置关系、朝向关系、角度关系是使画作准确的依据。中轴部中的三大体块彼此相连，又可独立活动，处理好它们之间的关系即可创造出和谐流畅、自然舒适的人体造型。

3.4.1 中轴骨的运动

躯干骨与中轴骨的关系：躯干骨 + 头骨 = 中轴骨。

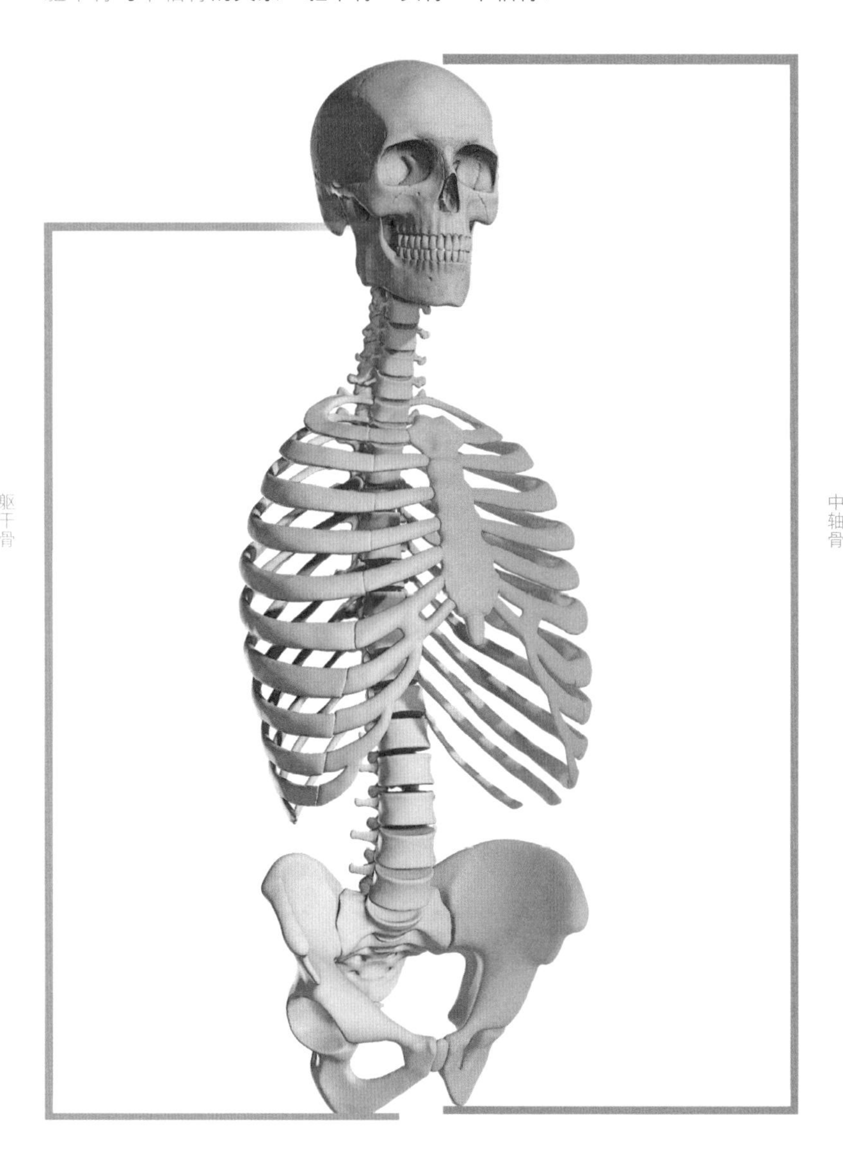

• 中轴骨正面、左侧面、背面、右侧面

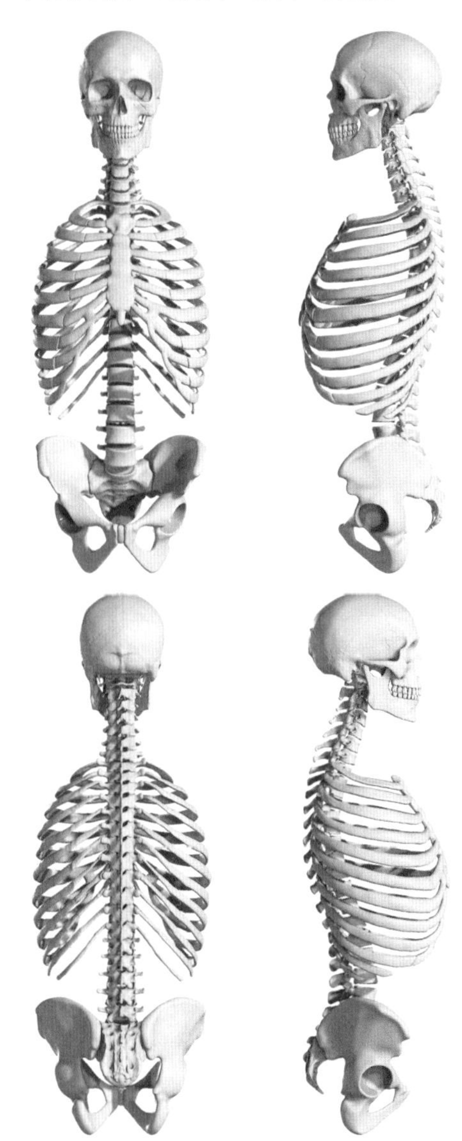

• **中轴骨的后伸与前屈**

• **中轴骨的右侧屈与左侧屈**

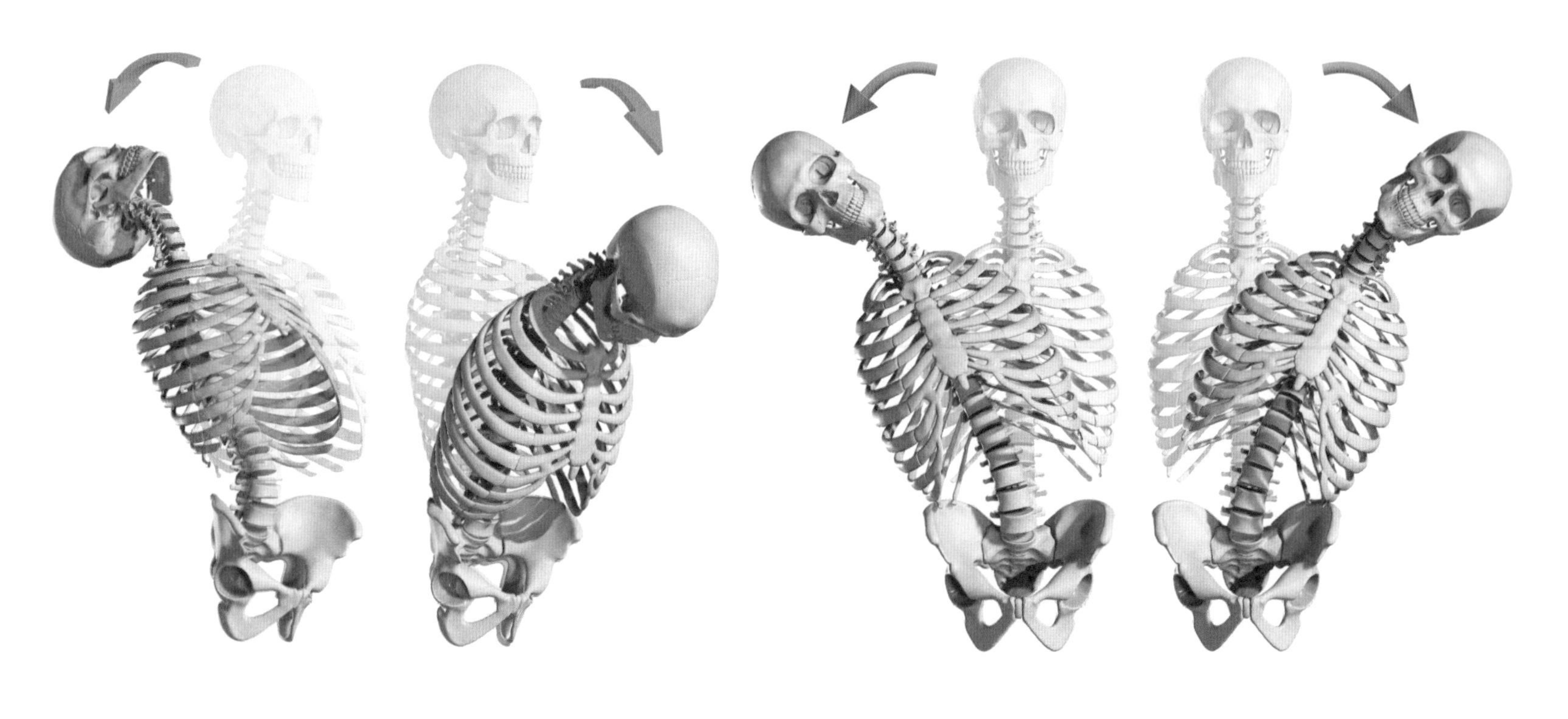

• **中轴骨的左旋**

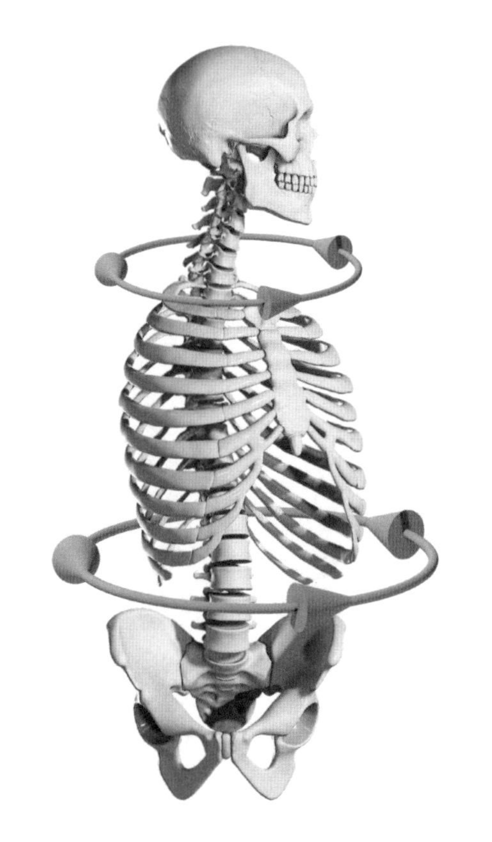

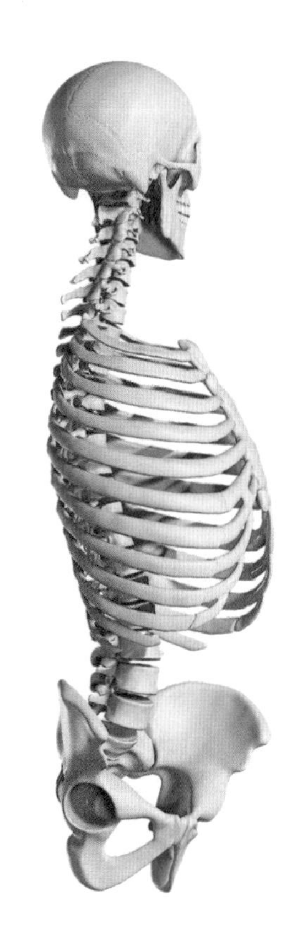

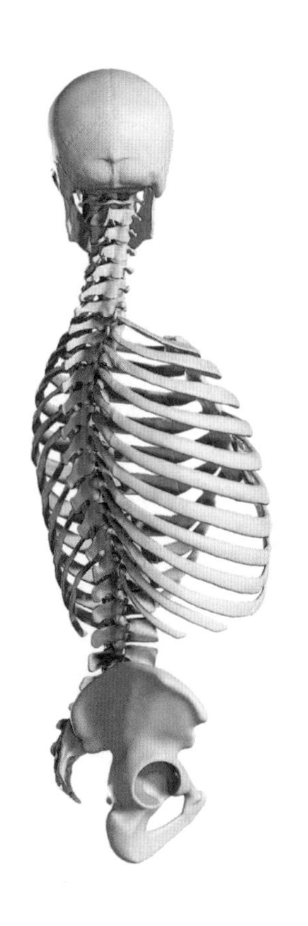

- 中轴骨的简化体块在人体中的状态

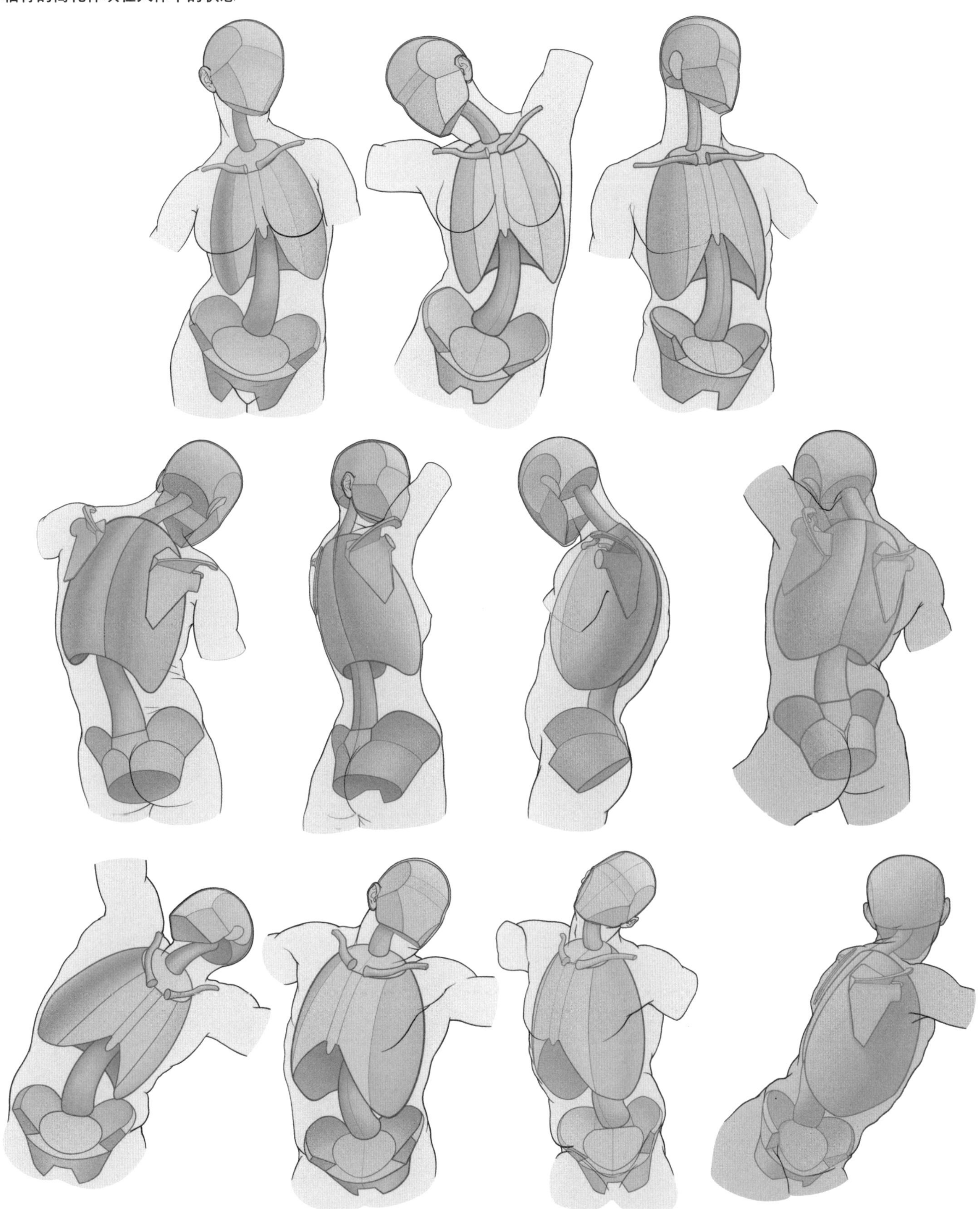

3.4.2 中轴部体块与运动

将头部、胸腔、骨盆概括成三个方体，便于确定各个体块在空间中的朝向。

胸腔体块与骨盆体块在直立状态下会形成夹角，非平行关系。

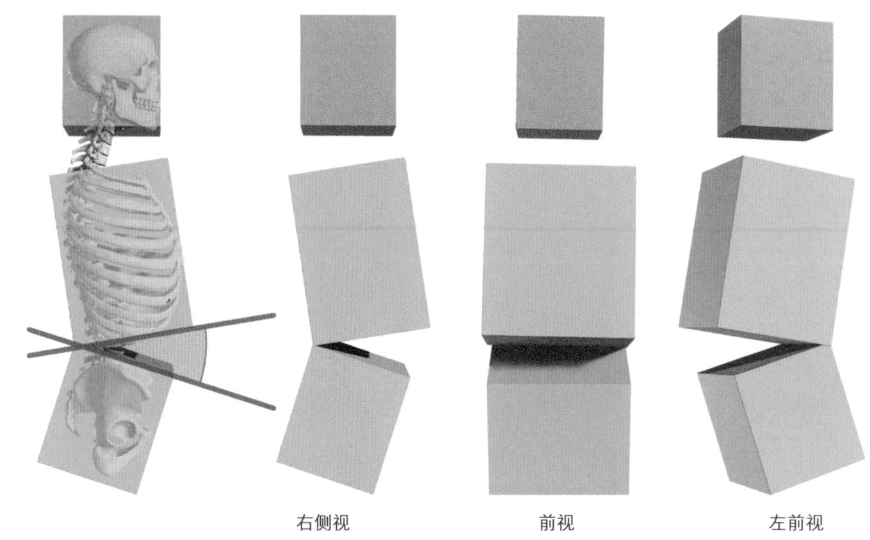

• 中轴体块直立状态下右侧视、右前视、俯视、仰视

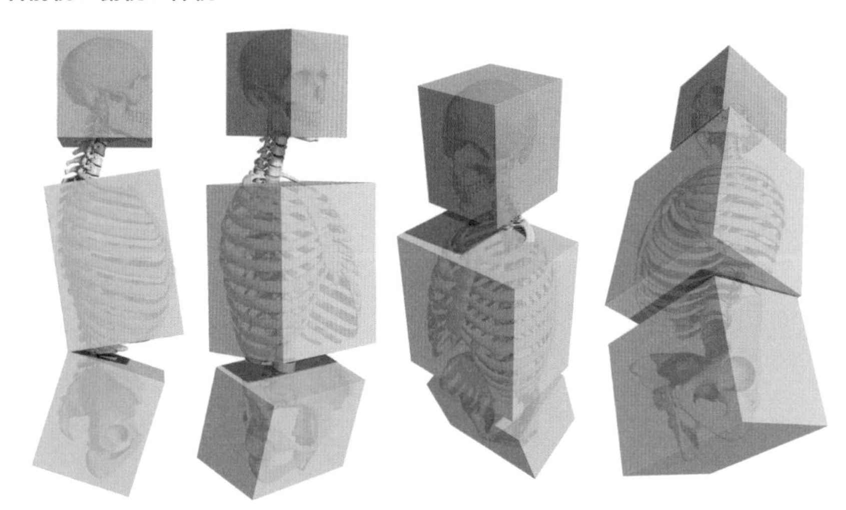

• 中轴体块后伸右前视、左侧屈前视、左侧屈左视

• 中轴体块左旋前视、左旋后视、前屈左前视

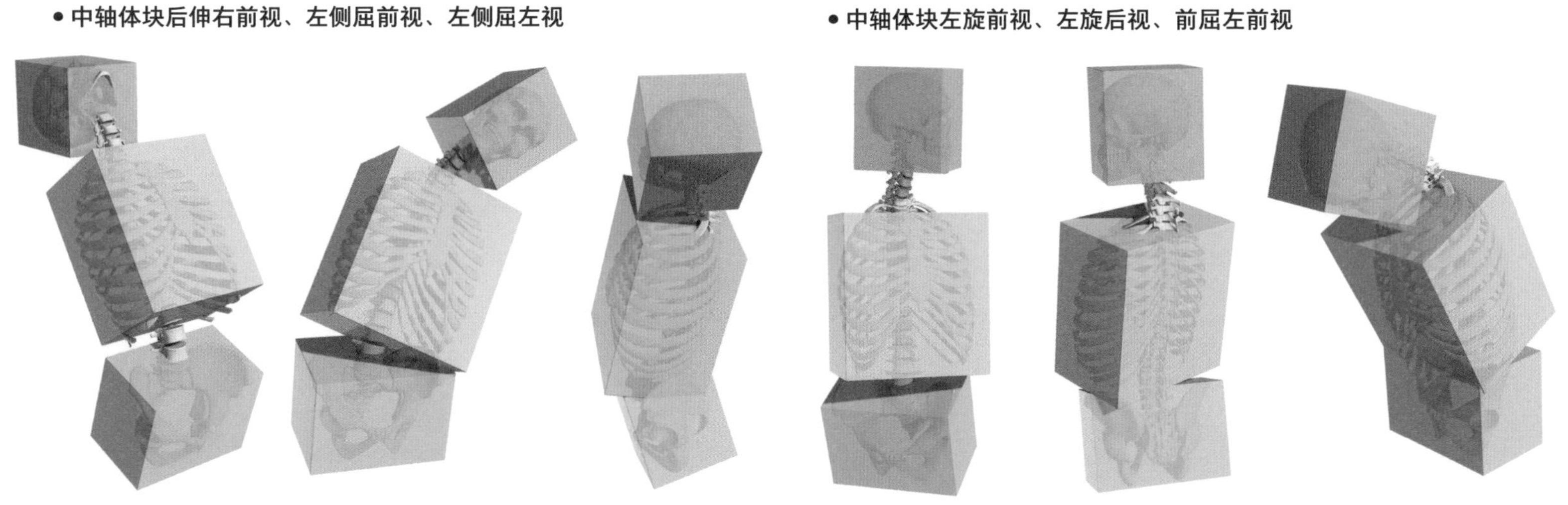

3.4.3 中轴部形态结构与运动

体块在伸、屈、旋转运动下，会产生拉伸、挤压、扭绳状（螺旋状）的造型特征。在形体折叠运动中，拉伸与挤压是永远相对且相伴的，一侧产生拉伸，另一侧就必然产生挤压。

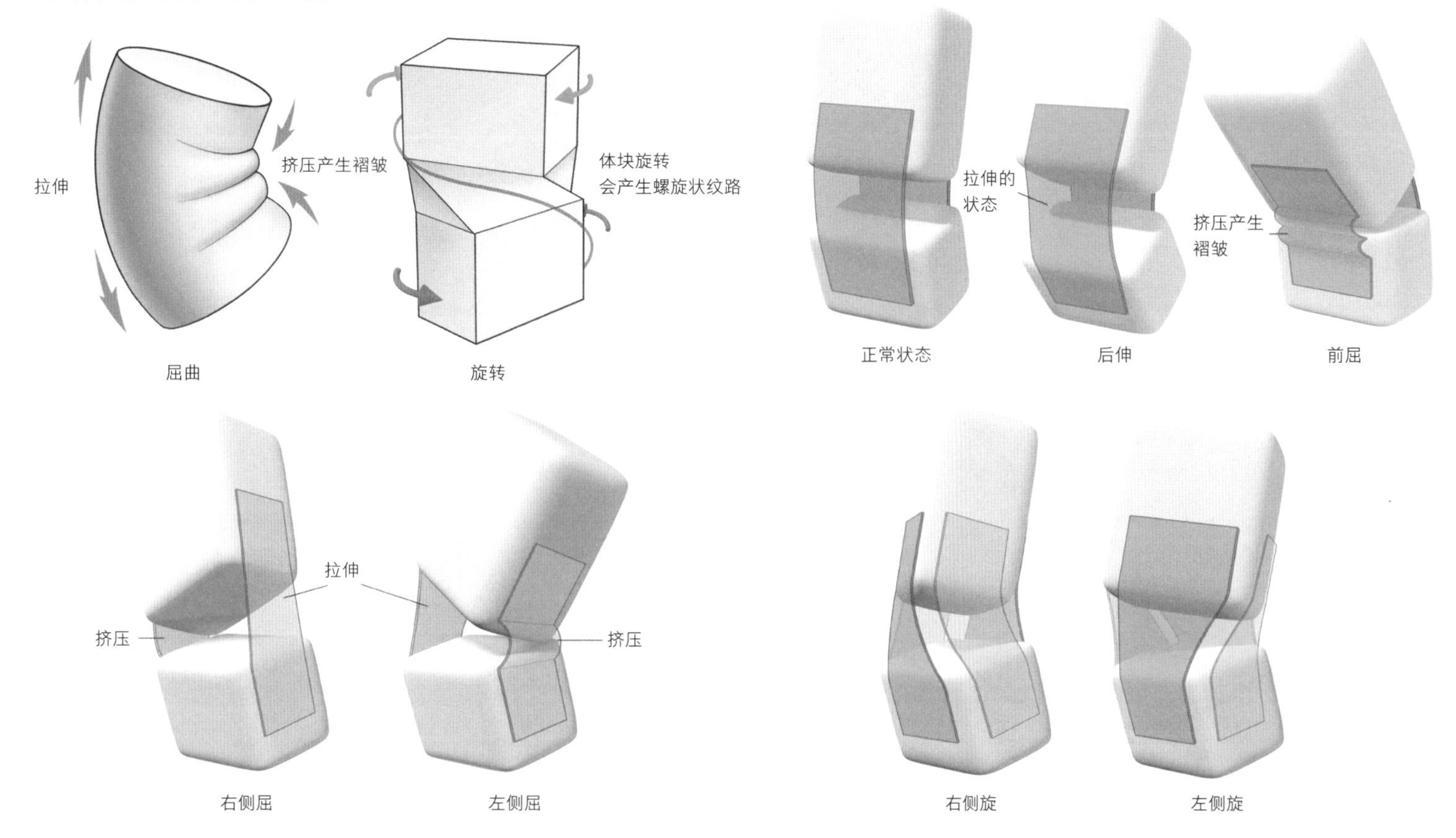

每一处关节的灵活度不同，活动范围也有差别，在复合运动中体块的运动角度因叠加而产生新的范围，超过活动范围会使人体造型过于夸张甚至出错。柔韧度较高的人体运动范围会超过常人。

- **腰椎与颈椎的左旋角度**
- **腰椎和颈椎的后伸角度**

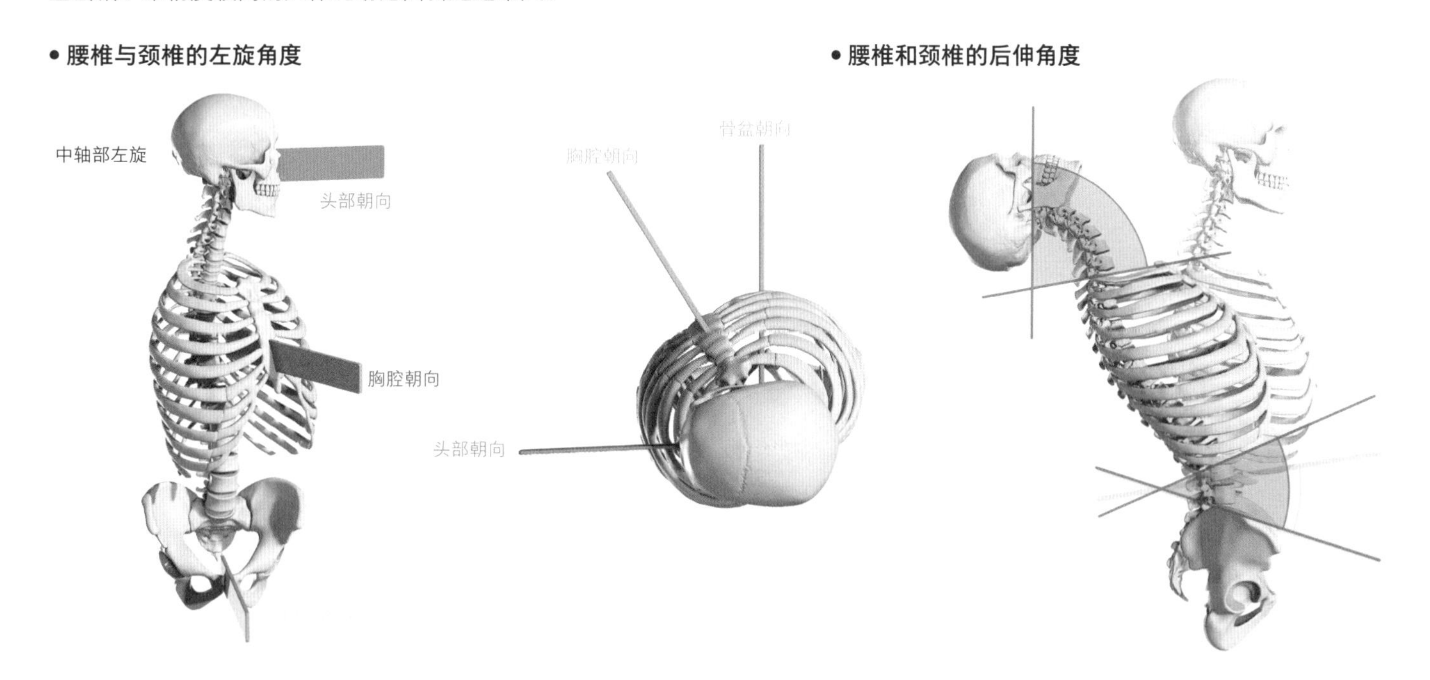

• 腰椎与颈椎的侧屈角度

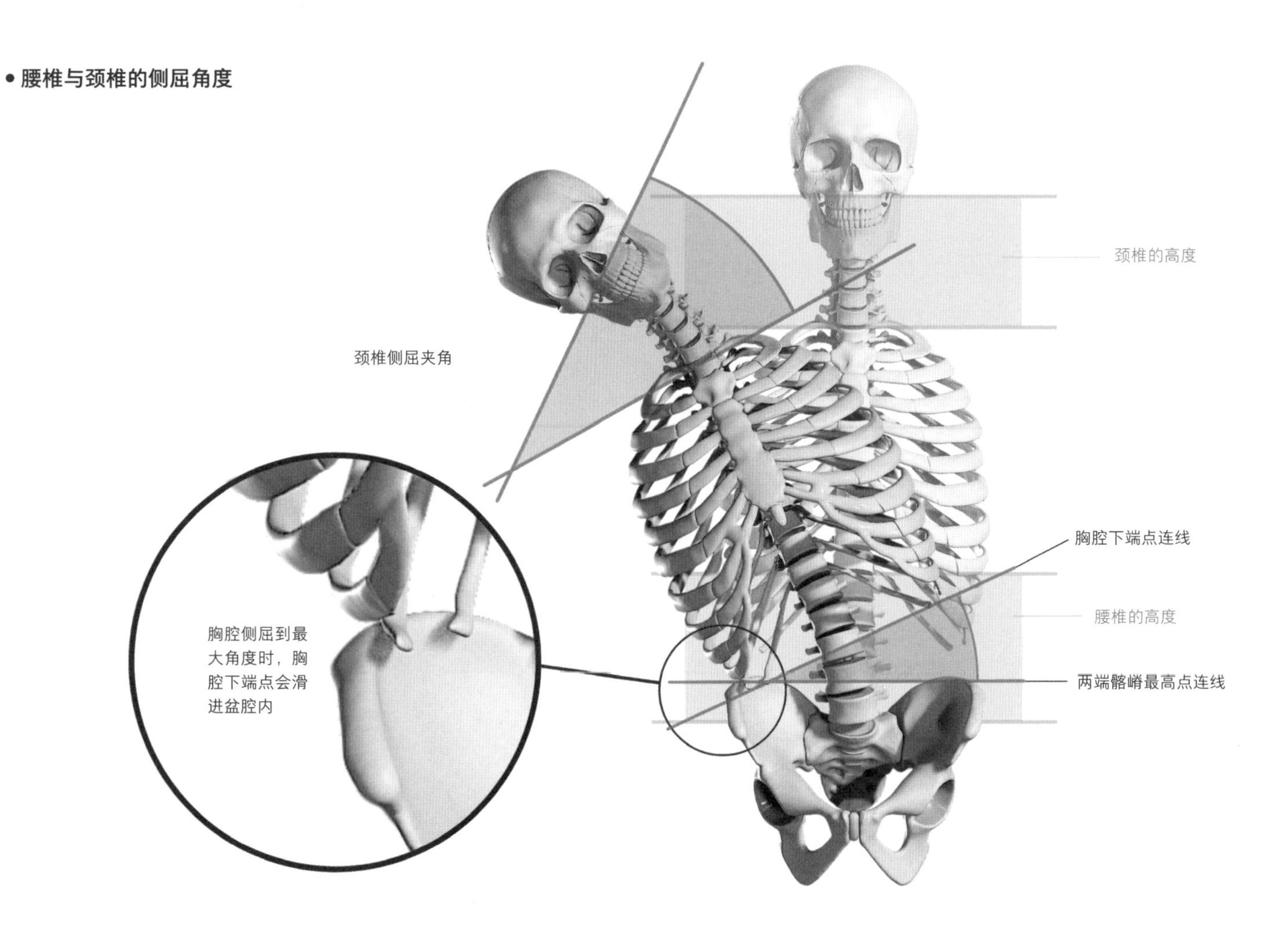

人体的运动往往是复合的，而非单一的屈、伸、旋转。屈、伸、旋转往往同时产生，这会使人体的运动更加自然。中轴部中头颈部较为灵活，动态较为丰富。

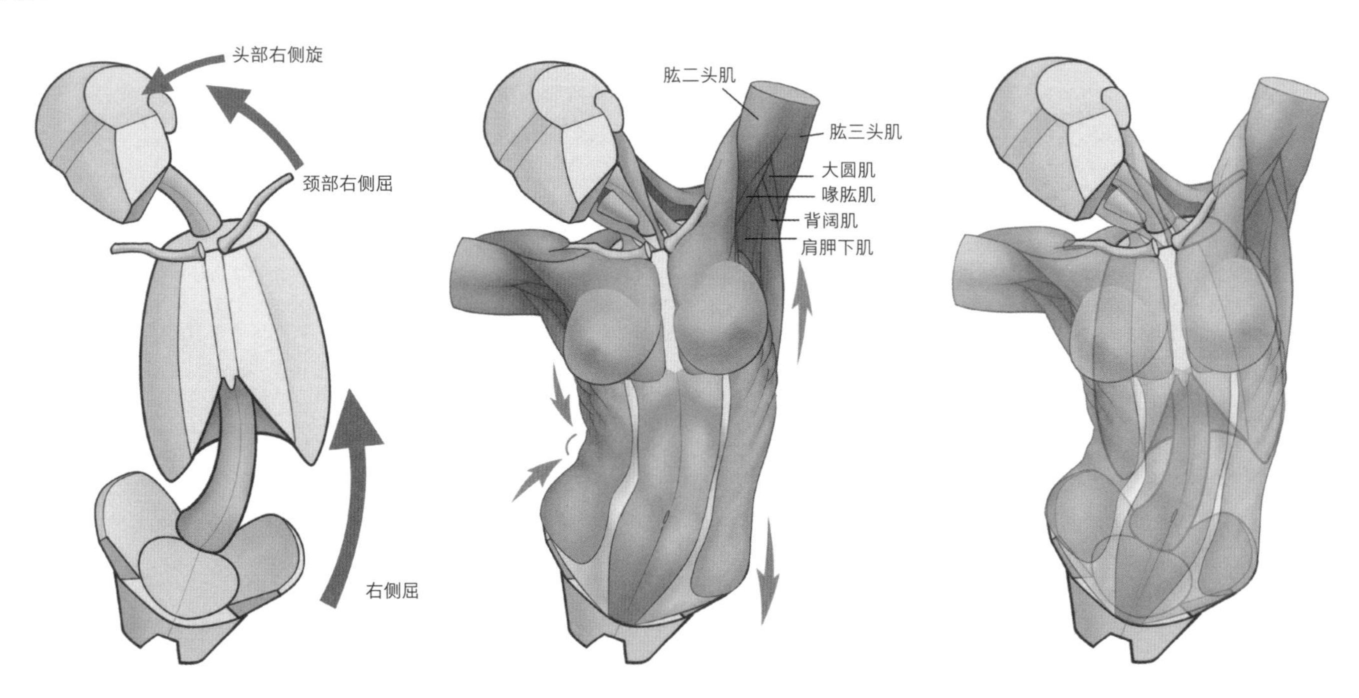

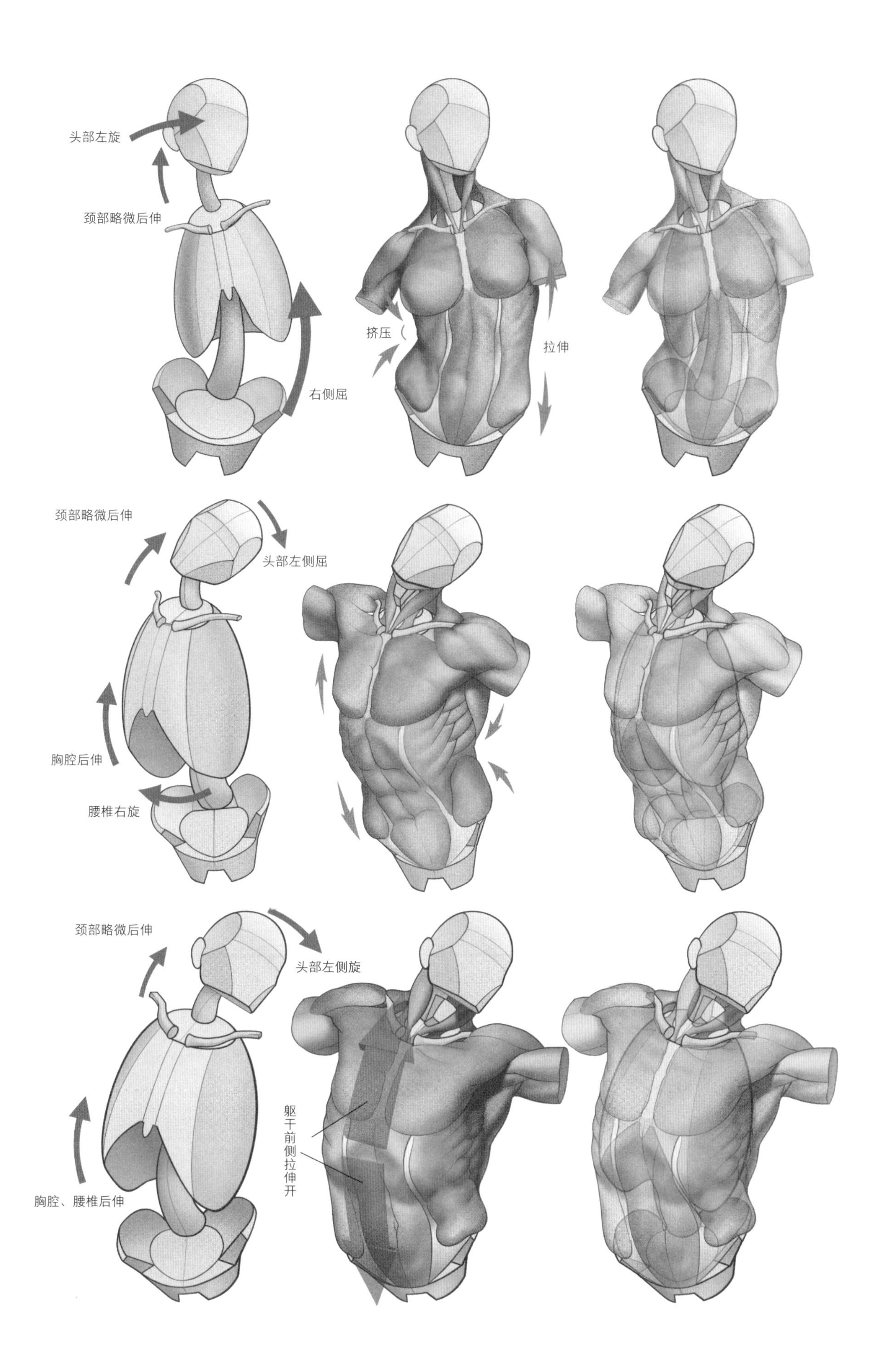
头部左旋
颈部略微后伸
挤压
拉伸
右侧屈
颈部略微后伸
头部左侧屈
胸腔后伸
腰椎右旋
颈部略微后伸
头部左侧旋
躯干前侧拉伸开
胸腔、腰椎后伸

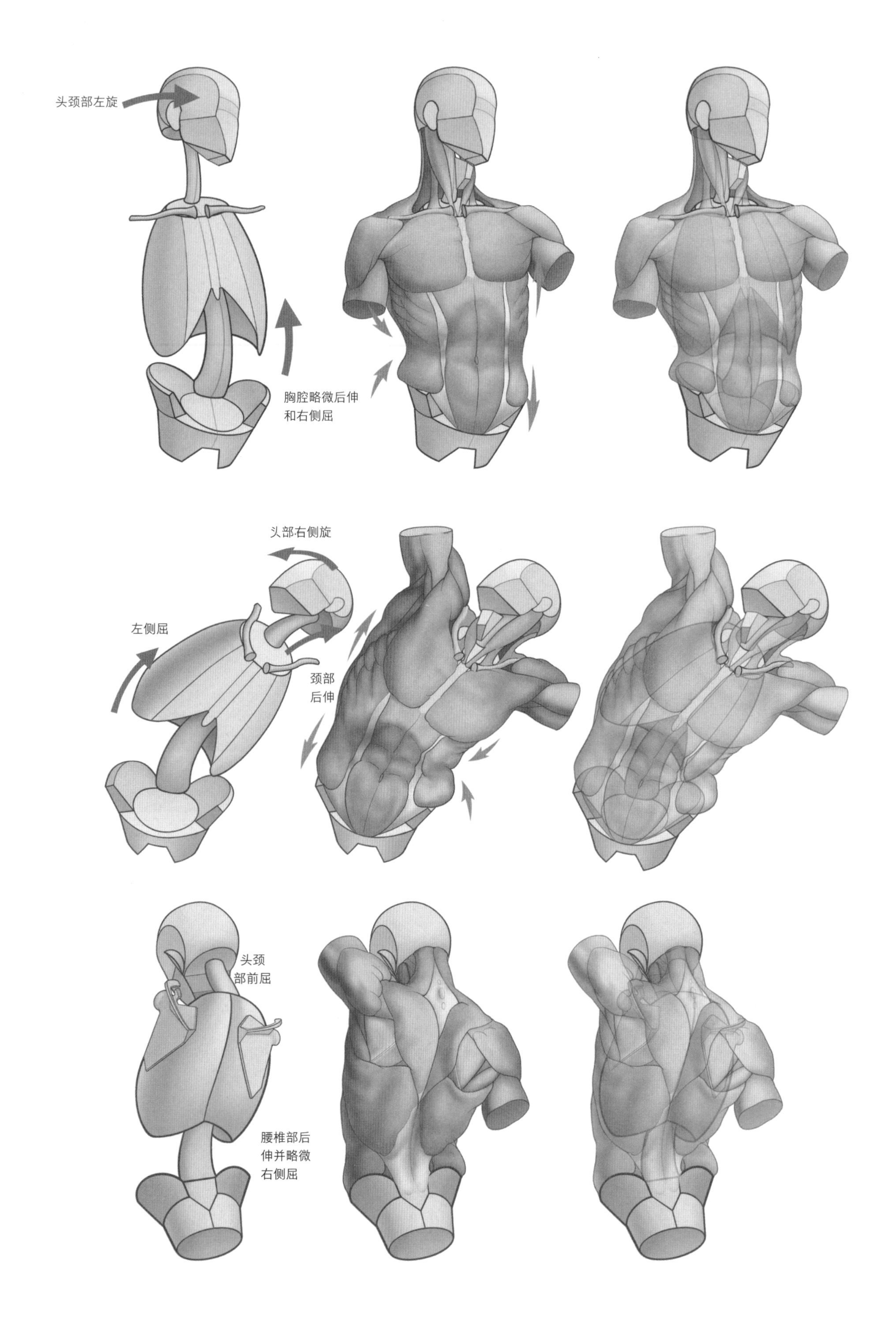
头颈部左旋
胸腔略微后伸
和右侧屈
头部右侧旋
左侧屈
颈部
后伸
头颈
部前屈
腰椎部后
伸并略微
右侧屈

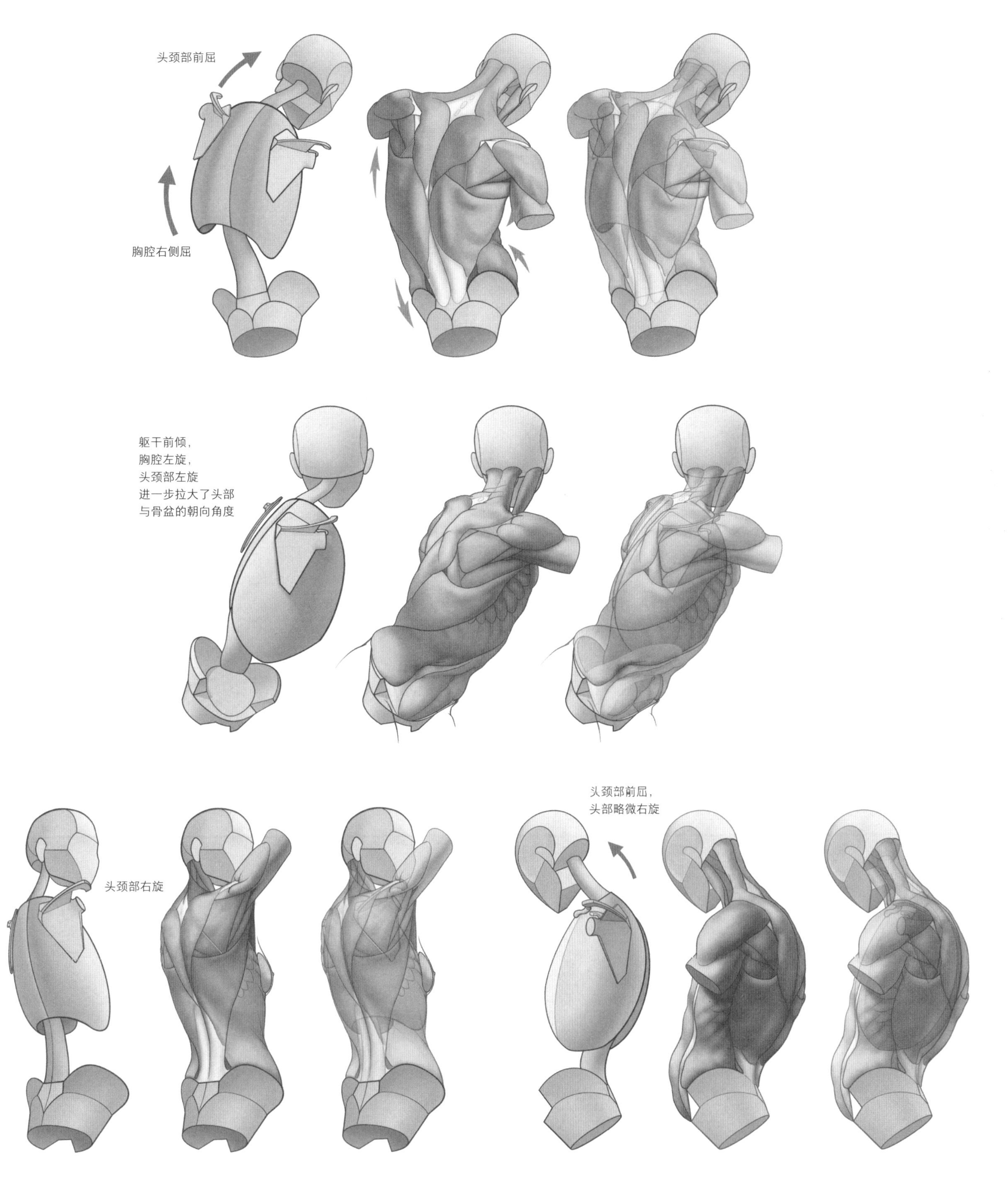
头颈部前屈
胸腔右侧屈
躯干前倾，
胸腔左旋，
头颈部左旋
进一步拉大了头部
与骨盆的朝向角度
头颈部右旋
头颈部前屈，
头部略微右旋

第4章 上肢

毫不夸张地说，人类用双手创造了文明。摆脱四足行走而站立起来，使双手得到了更大的开发与锻炼的机会，从而有了更大的创造力与可能性。灵活的肩部可以使手臂上抬得更高，灵活的肘部可以将食物轻松送入口中，灵活的手部可以制造与抓握工具，灵活的手指可以完成一系列精细的操作。这些看似平常的动作是其他动物所无法完成的，所以人类被称为万物之灵长。

米开朗琪罗笔下的手臂结构

灵活的手臂不仅创造了文明，也使人的肢体语言丰富而优美。对于艺术家来说，想表现人体美，手臂是不可或缺的。

这些是米开朗琪罗的素描手稿，他惟妙惟肖地描绘出了肢体的准确性与生动性，描绘出了精巧的结构与运动的美感相结合的画面。

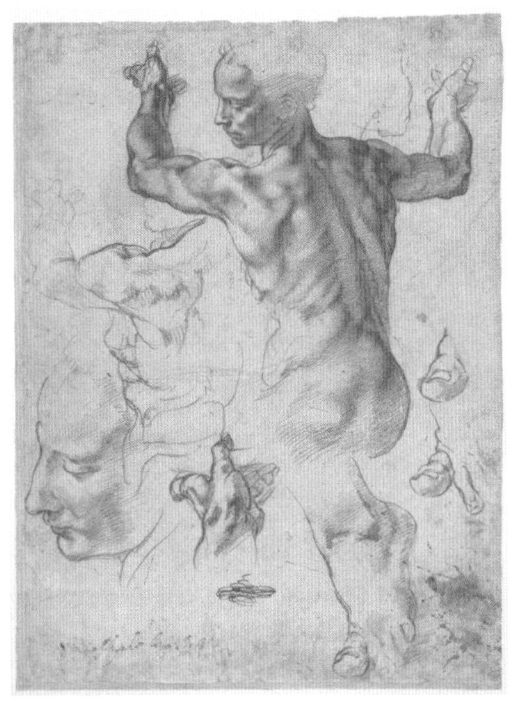

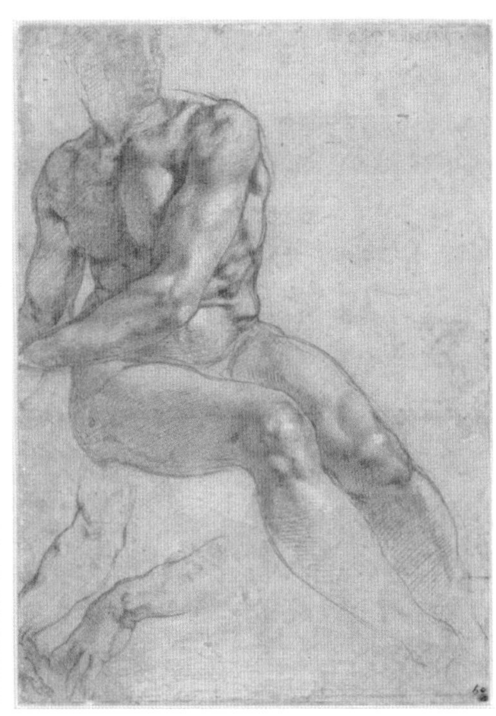

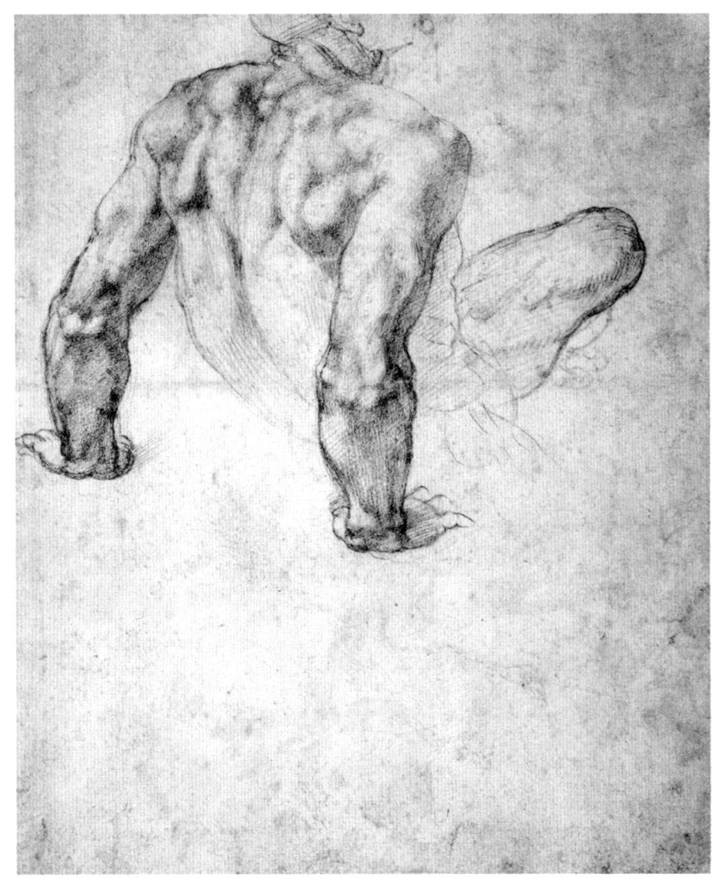

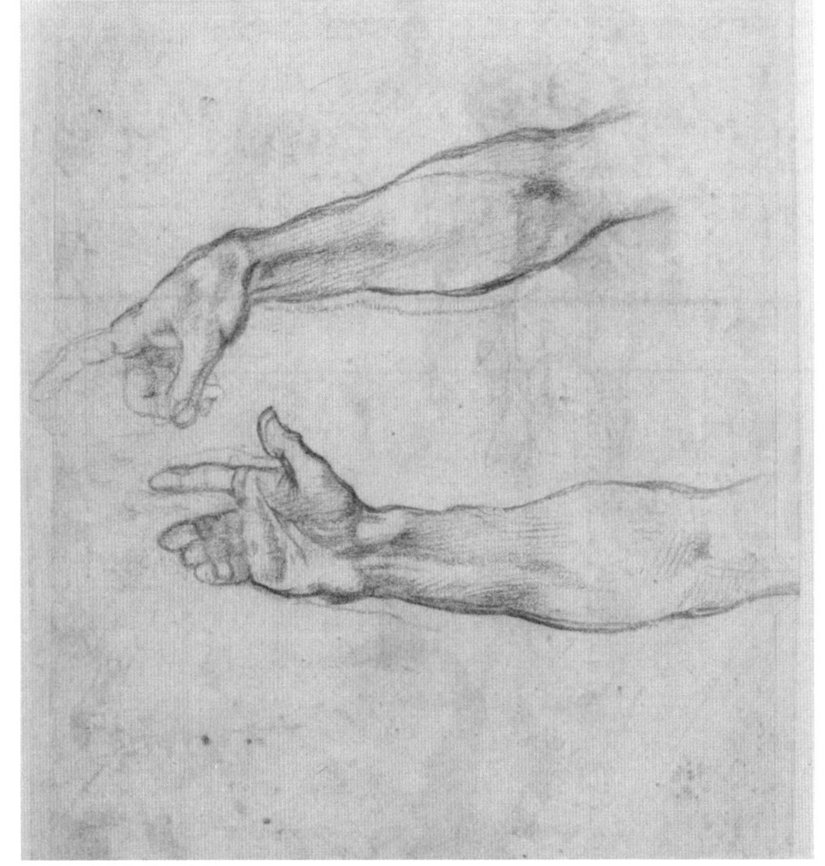

4.1 上肢骨

上肢骨是上肢中的骨骼，埋于手臂内，关节处对外形有影响，越是到肢体的末端，骨骼的造型越会显现于体表。

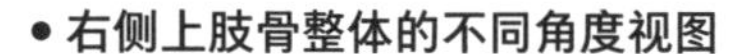

● 右侧上肢骨整体的不同角度视图

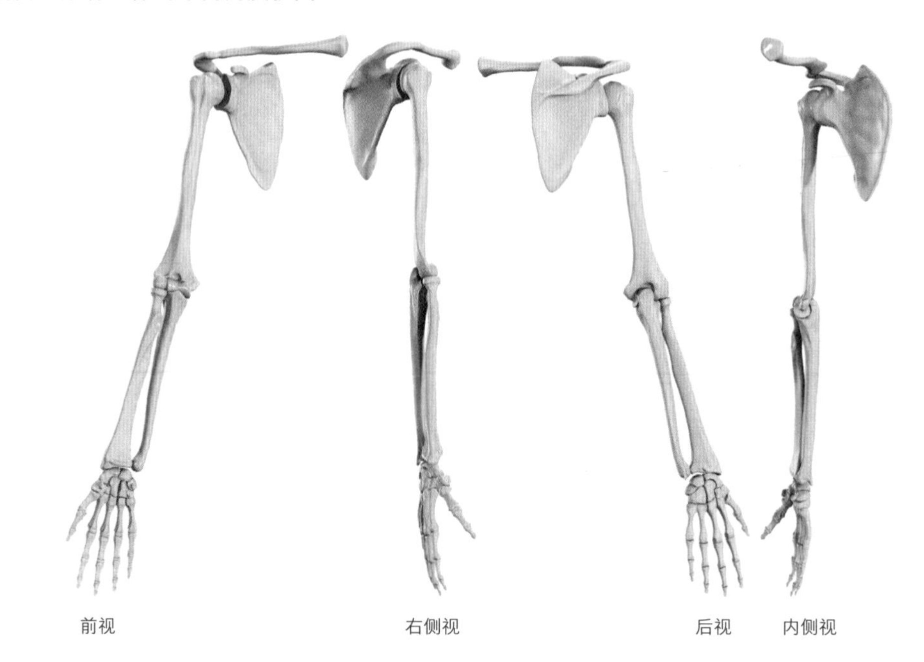

上肢骨由手骨、臂骨、上肢带骨构成。

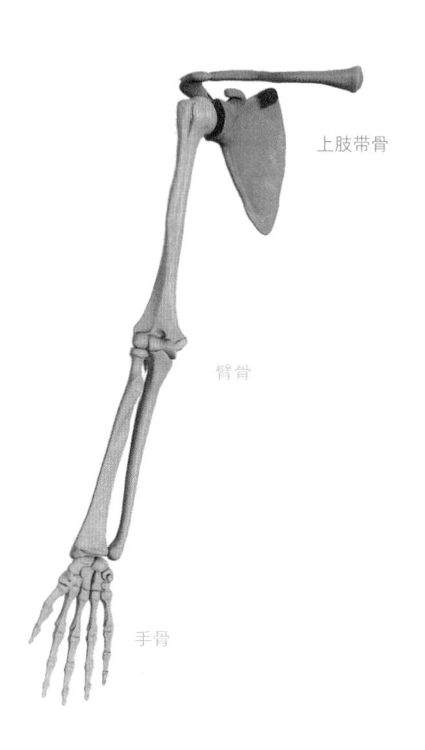

其中上肢带骨包含锁骨与肩胛骨，锁骨与肩胛骨在形态结构中又属于肩胸部，因为其既与胸腔、头颈有关联，又与手臂有关联，所以无法将它与任意一方割裂开。作画时它是用来定位头颈部、胸腔与手臂部之间关系的关键性结构，是使各部分体块构成一个整体的关键所在。

● 上肢带骨不同角度的视图

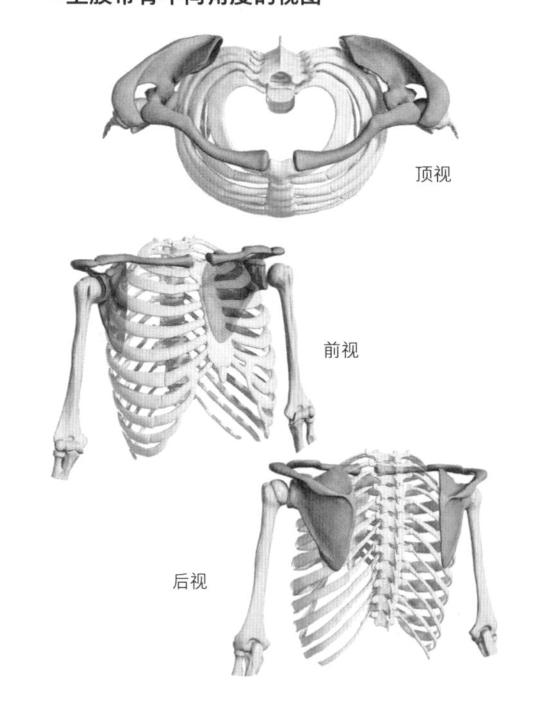

臂骨包含肱骨、尺骨、桡骨。臂骨分为近端与远端。在臂骨中，距离上肢根部较近的为近端，距离上肢根部较远的为远端。与躯干相连的部分为手臂根部。

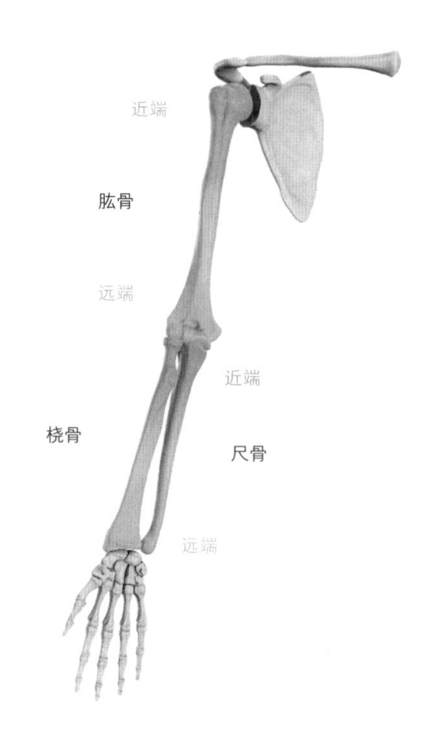

4.1.1 肱骨

肱骨是上肢骨中最粗且最长的骨骼，两端略大，中间基本呈圆柱形。肱骨基本在手臂的中部，上端肱骨头对外形稍有影响，下端的内外上髁构成肘关节的宽度。

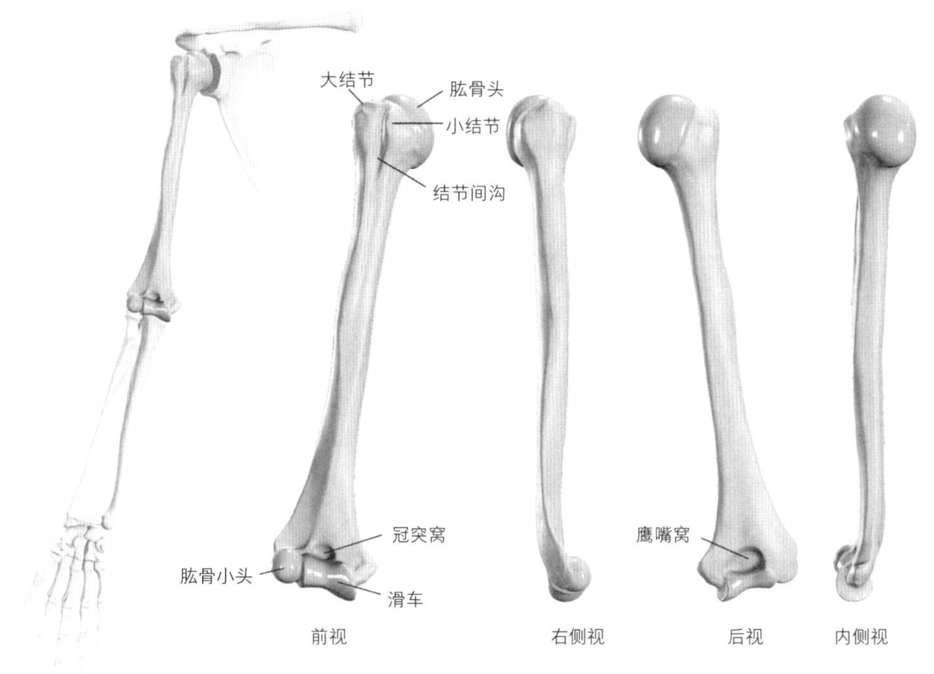

肱骨（右臂）上端由半球形的肱骨头和膨大的结节构成，结节分为大结节与小结节，大结节、小结节向下延伸出两道隆起的嵴，两道嵴之间为结节间沟。肱骨体上端形似圆柱，下端形似三棱柱。

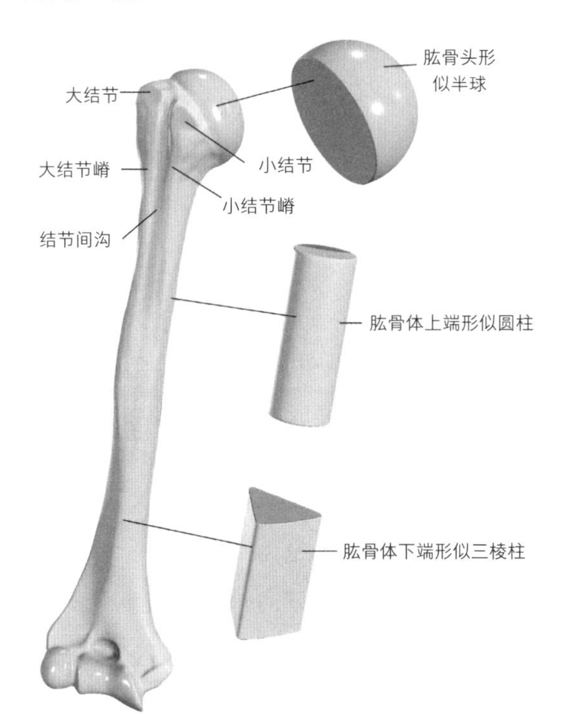

肱骨头朝向内上后方，可以通过与冠状面（沿左右方向并与水平面相垂直的面）的比较观察肱骨头的朝向。

• 顶视图

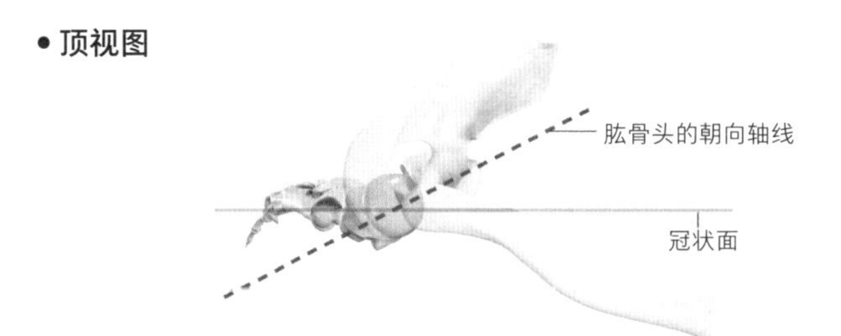

• 右前视图

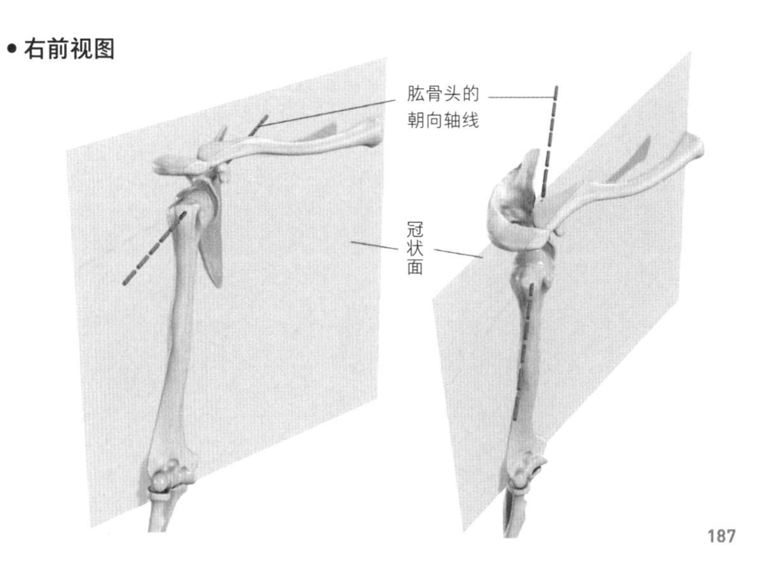

肱骨下端较扁，从侧面观察向前弯曲。两侧各有一个骨性突起，称外上髁与内上髁。外上髁向上的边缘为外上髁嵴，内上髁向上的边缘为内上髁嵴。从前面观察内上髁比外上髁大。下端向前延伸出两个结构：肱骨小头（与桡骨相关节）与肱骨滑车（与尺骨相关节）。

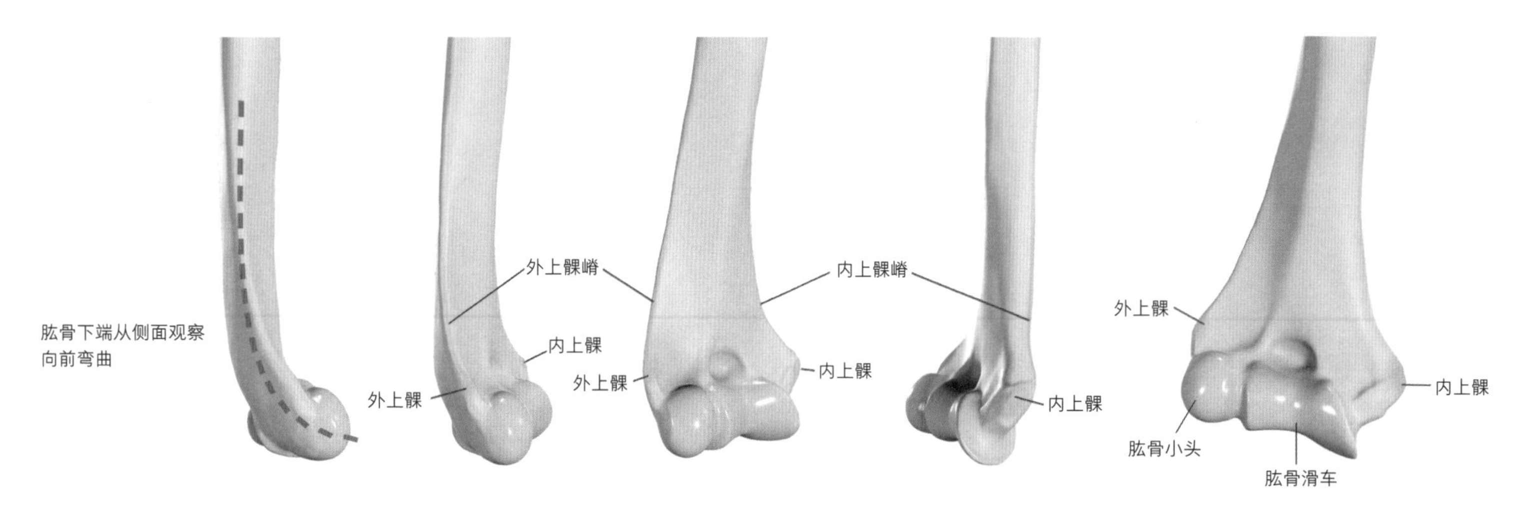

屈臂时，外上髁在体表的造型并不突出，但是可以通过触摸来确定。

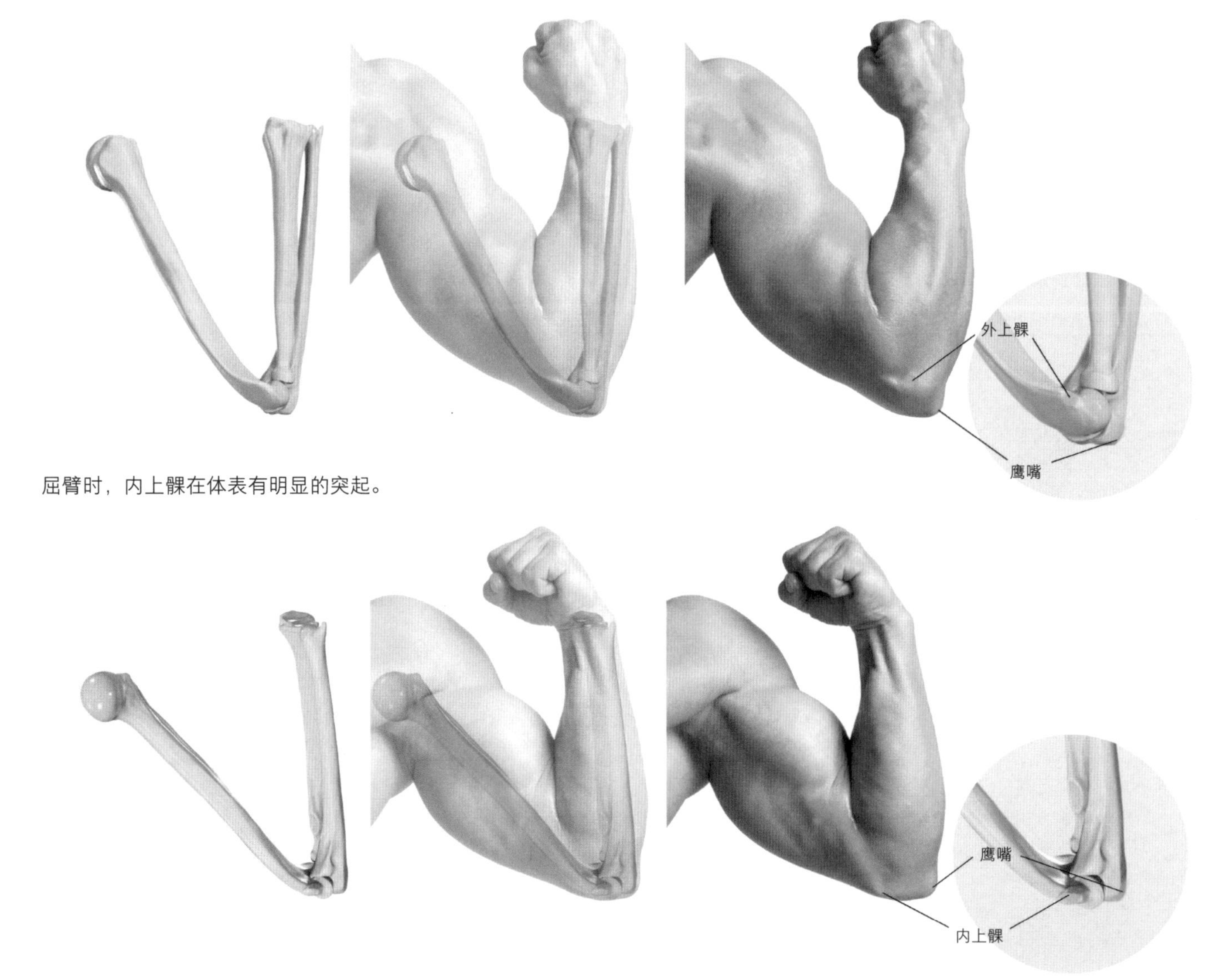

屈臂时，内上髁在体表有明显的突起。

4.1.2 尺骨

尺骨位于前臂内侧，整体呈三棱柱。

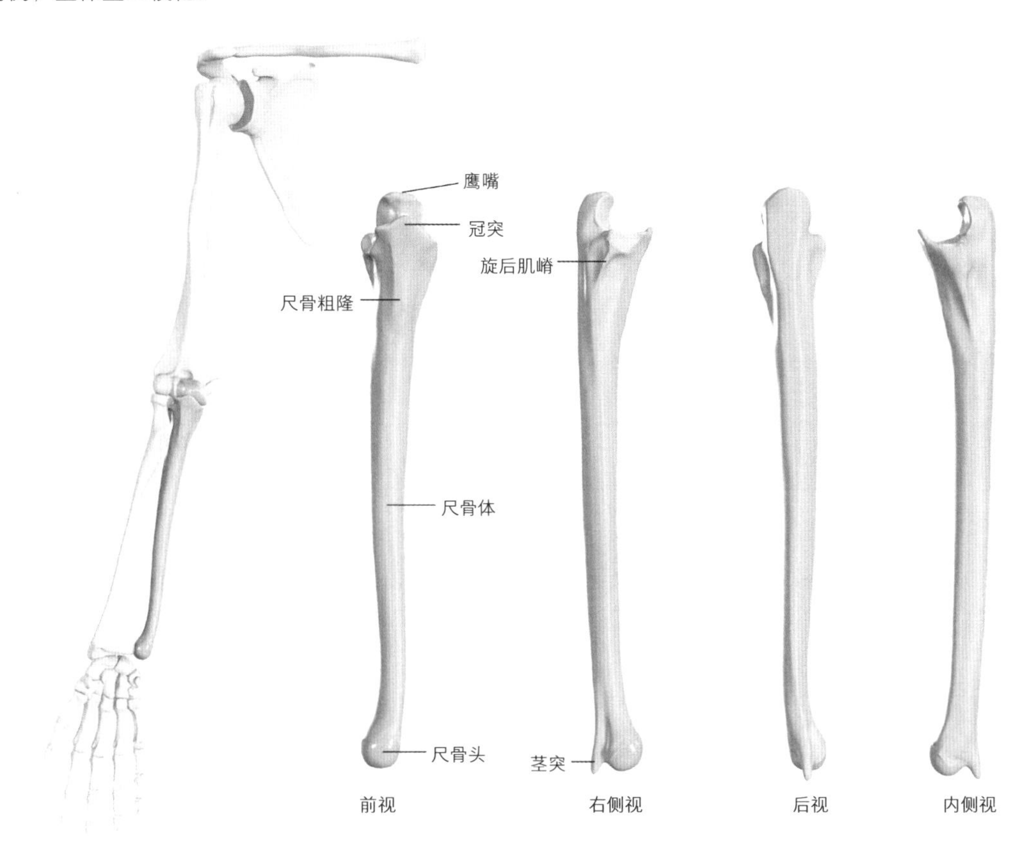

从后面观察，尺骨呈弯曲状。尺骨近端大，远端小。上端有一个半圆形深凹，称滑车切迹（与肱骨滑车相关节）；切迹后方的突起为尺骨鹰嘴，屈臂时体表清晰可见，为重要骨骼标记；切迹前方的突起为冠突，冠突下方的粗糙隆起为尺骨粗隆。下端较细，下方有两个小结构：半球形的尺骨头和椎状突起的尺骨茎突。

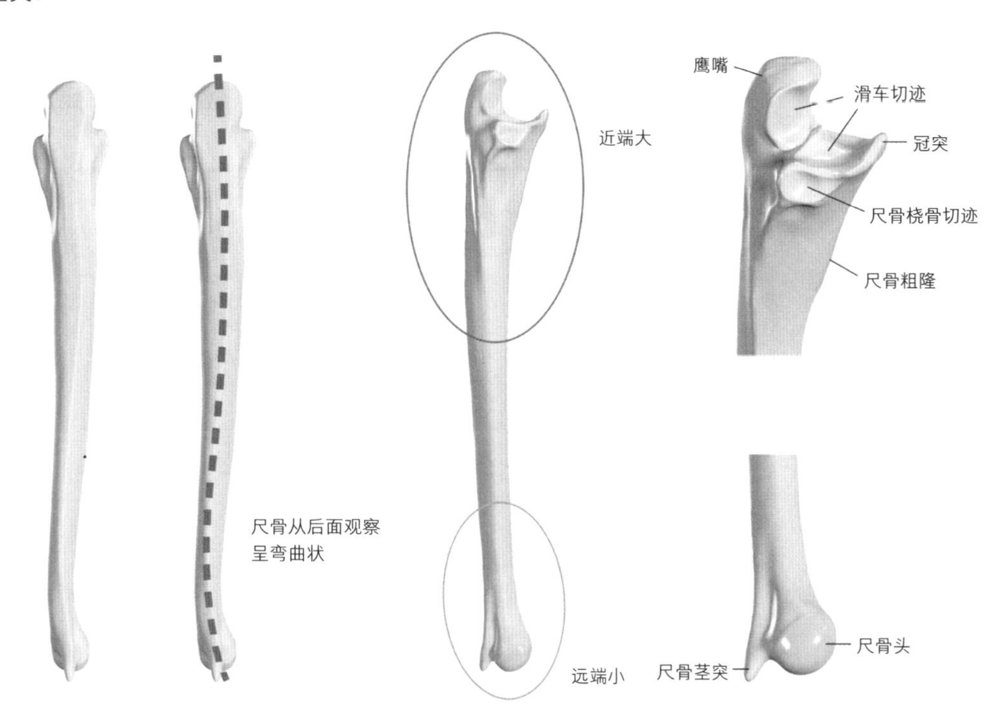

尺骨与肱骨构成的关节是典型的滑车关节（屈戌关节），该关节仅可做屈伸运动。肱骨滑车的内侧较大，滑车轴呈倾斜状，肱骨与尺骨成一定夹角，而非在一条直线上。

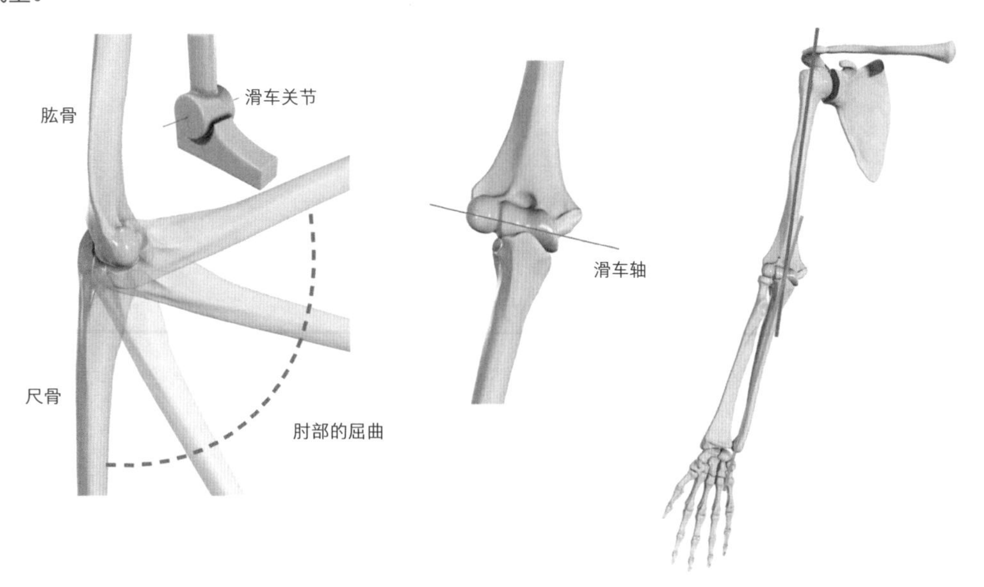

尺骨鹰嘴在屈手肘时会凸出体表，绘画时常将其概括成小方块，以便确定其朝向。尺骨鹰嘴的朝向与肱骨相一致。伸手肘时内外上髁与鹰嘴在一条水平线上，屈手肘时尺骨鹰嘴的位置下移。

右臂手肘骨

内上髁 尺骨鹰嘴 外上髁

尺骨鹰嘴下移

外上髁

尺骨鹰嘴

后视

右侧视

尺骨运动时
尺骨鹰嘴与肱骨朝向相一致

鹰嘴在手臂中的状态如下。

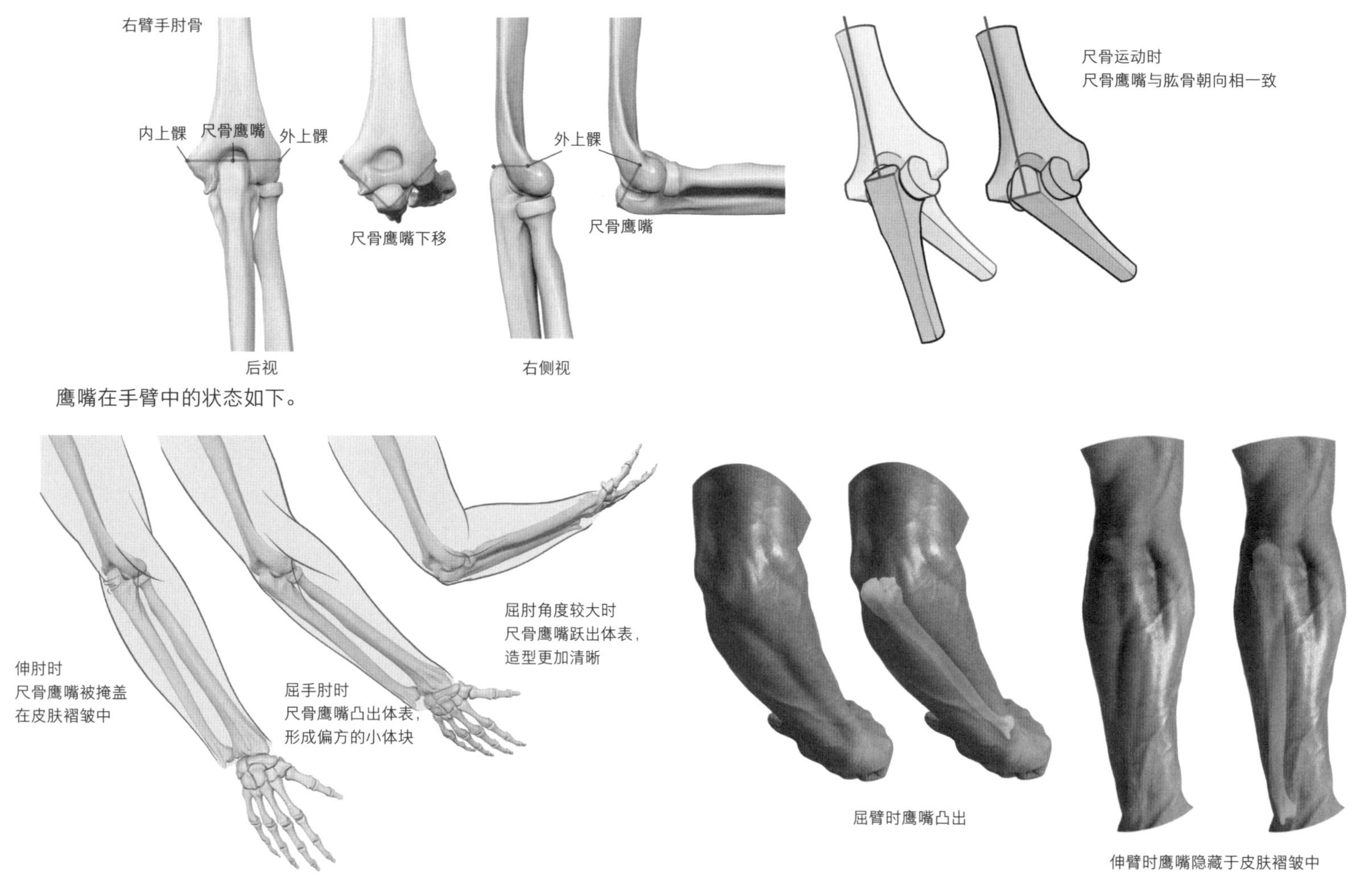

4.1.3 桡骨

桡骨位于前臂外侧，上端呈圆柱形，下端略扁宽。

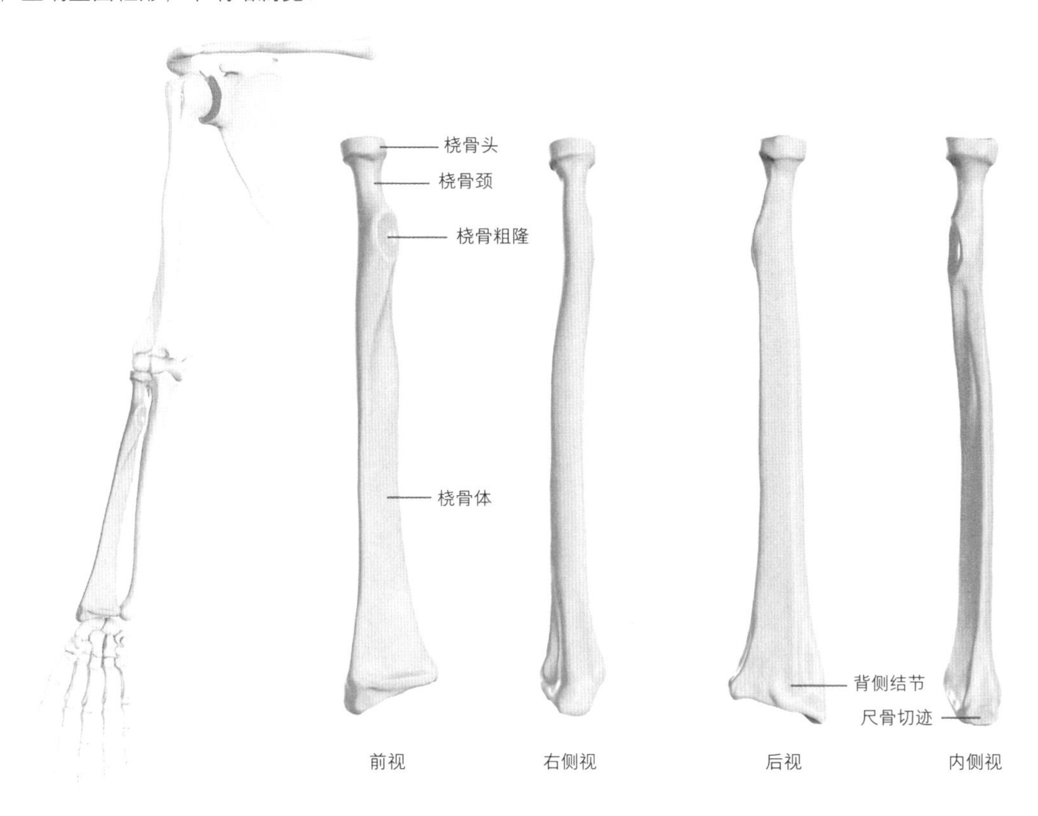

桡骨近端小，远端大。近端为带凹面扁圆柱形，即桡骨头，与肱骨小头构成关节。桡骨头的旋转可以使前臂前旋与后旋，肱桡关节（球窝关节）可以跟随肱尺关节（滑车关节）进行屈曲和伸展。

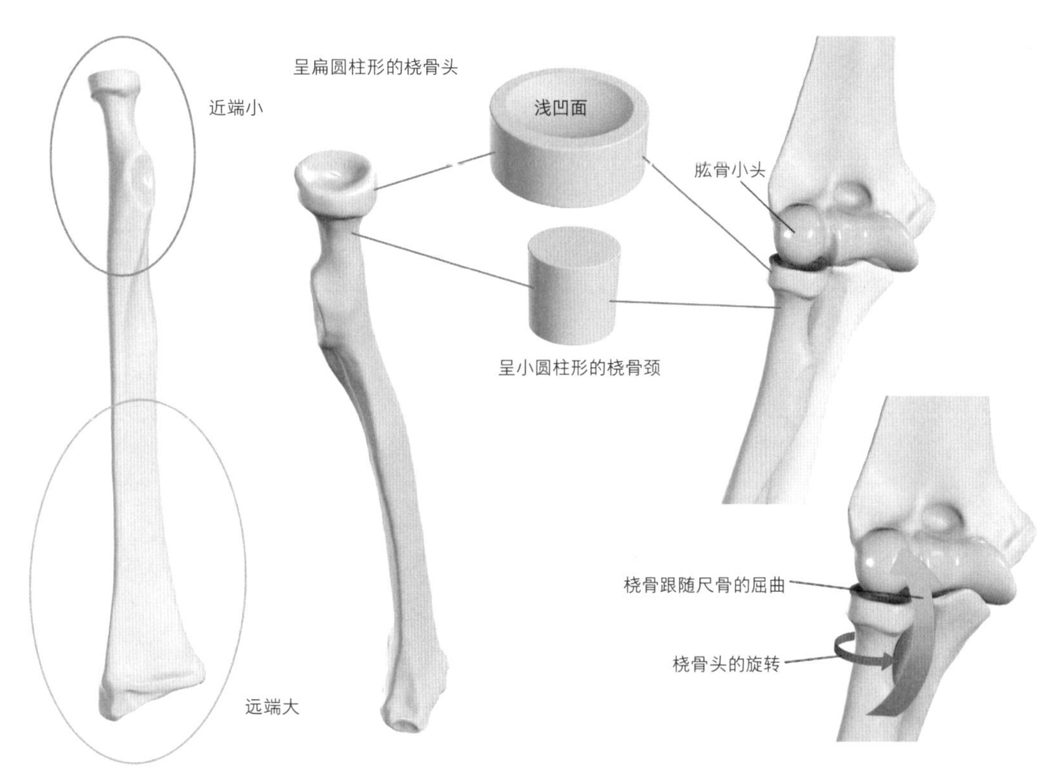

手臂伸展时，肘关节后侧会形成一个较大的凹窝，即肘窝。桡骨头与肱骨小头构成的关节就在这个窝内，可以用手触摸到。

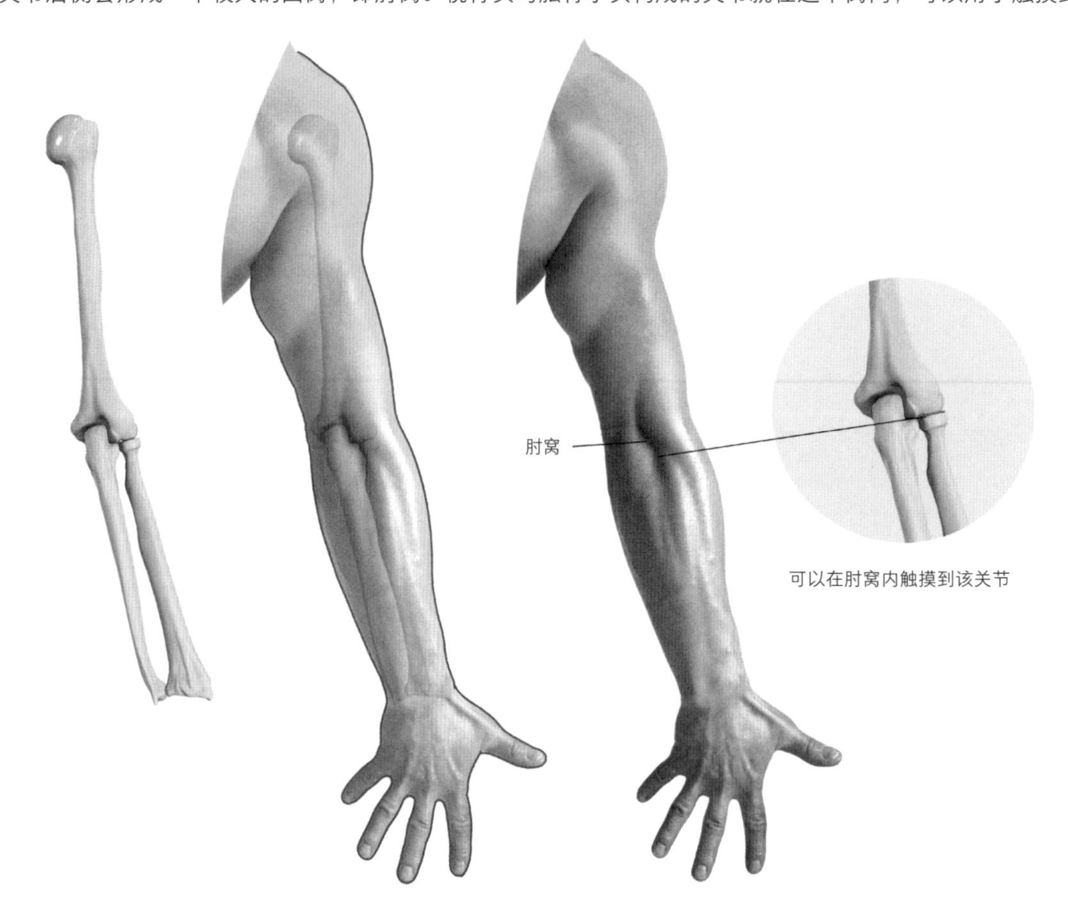

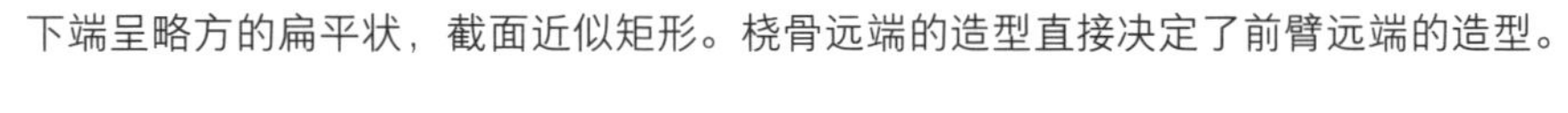

下端呈略方的扁平状，截面近似矩形。桡骨远端的造型直接决定了前臂远端的造型。

桡骨在活动时，近端总是位于肘关节外侧，远端绕尺骨头旋转。

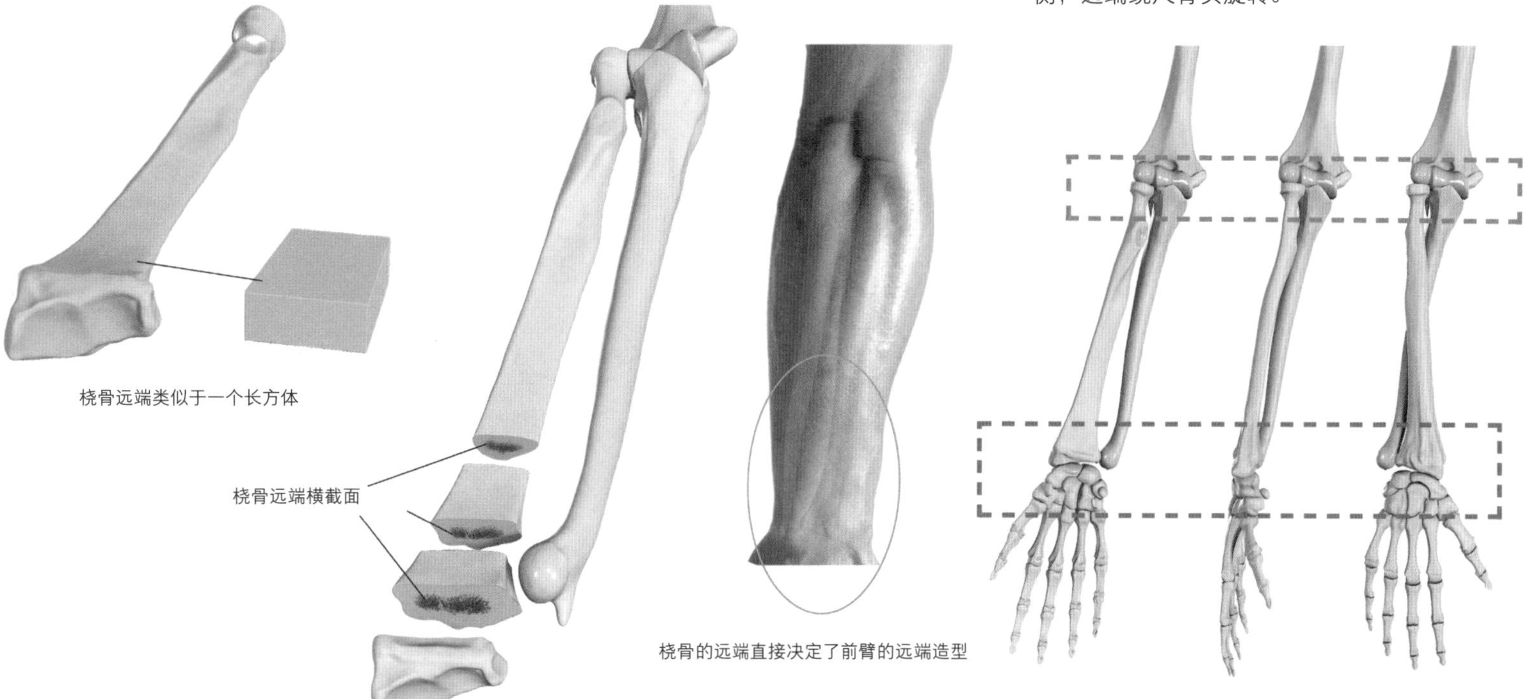

上肢骨的运动规律

用一张纸就可以模拟出上肢骨的运动方式，用长方形代替肱骨与前臂骨（尺骨、桡骨），肱骨与前臂骨倾斜相接，相接处为肘关节的运动轴。在前臂骨上做一条对角线，模拟桡骨的运动轴。

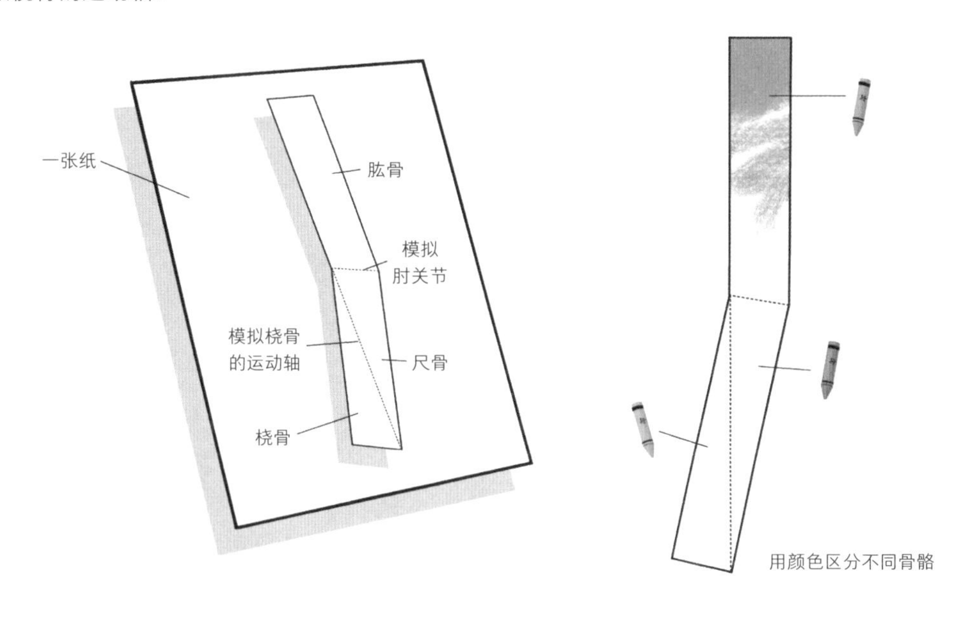

• 右臂骨前视伸臂与桡骨前旋示意图

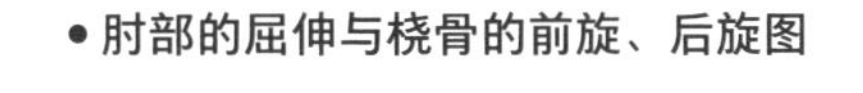

• 肘部的屈伸与桡骨的前旋、后旋图

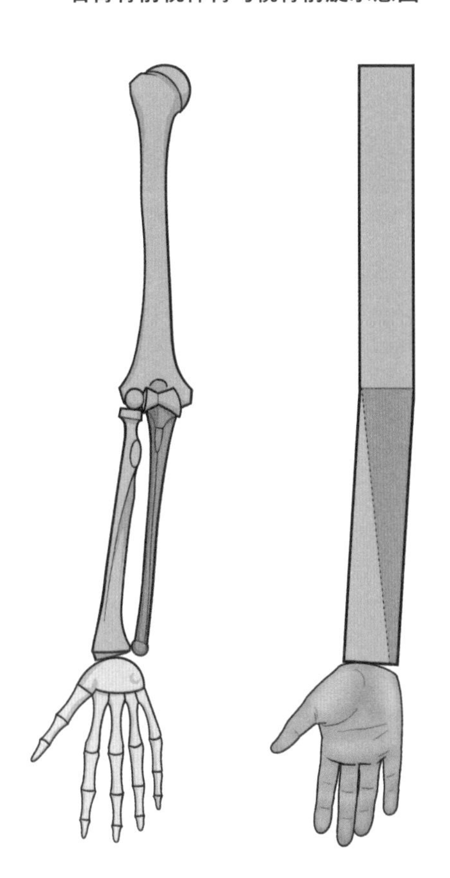

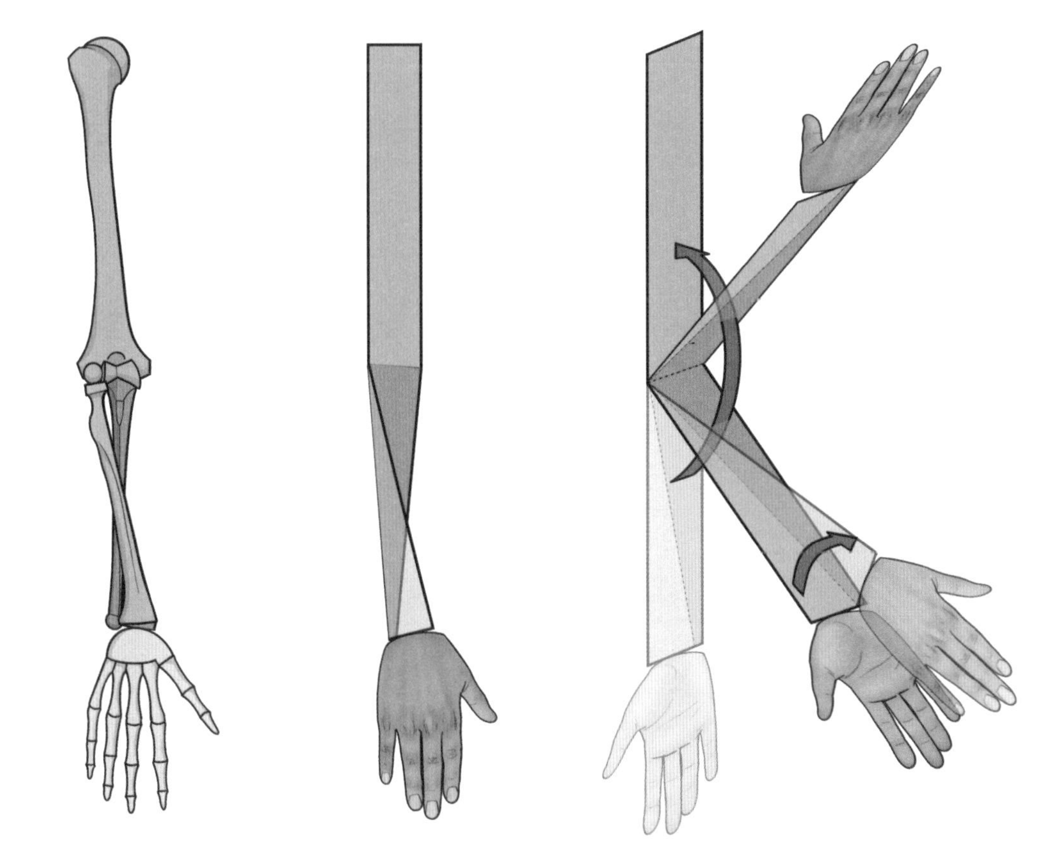

4.1.4 手骨

手部是人体结构中最复杂的一个部分，其不仅拥有复杂的造型，还有多变的运动规律，可以负责精巧细致的工作。手部造型基本由手骨决定，尤其是手的背部，骨骼的造型尤为明显。手骨由腕骨、掌骨、指骨构成。

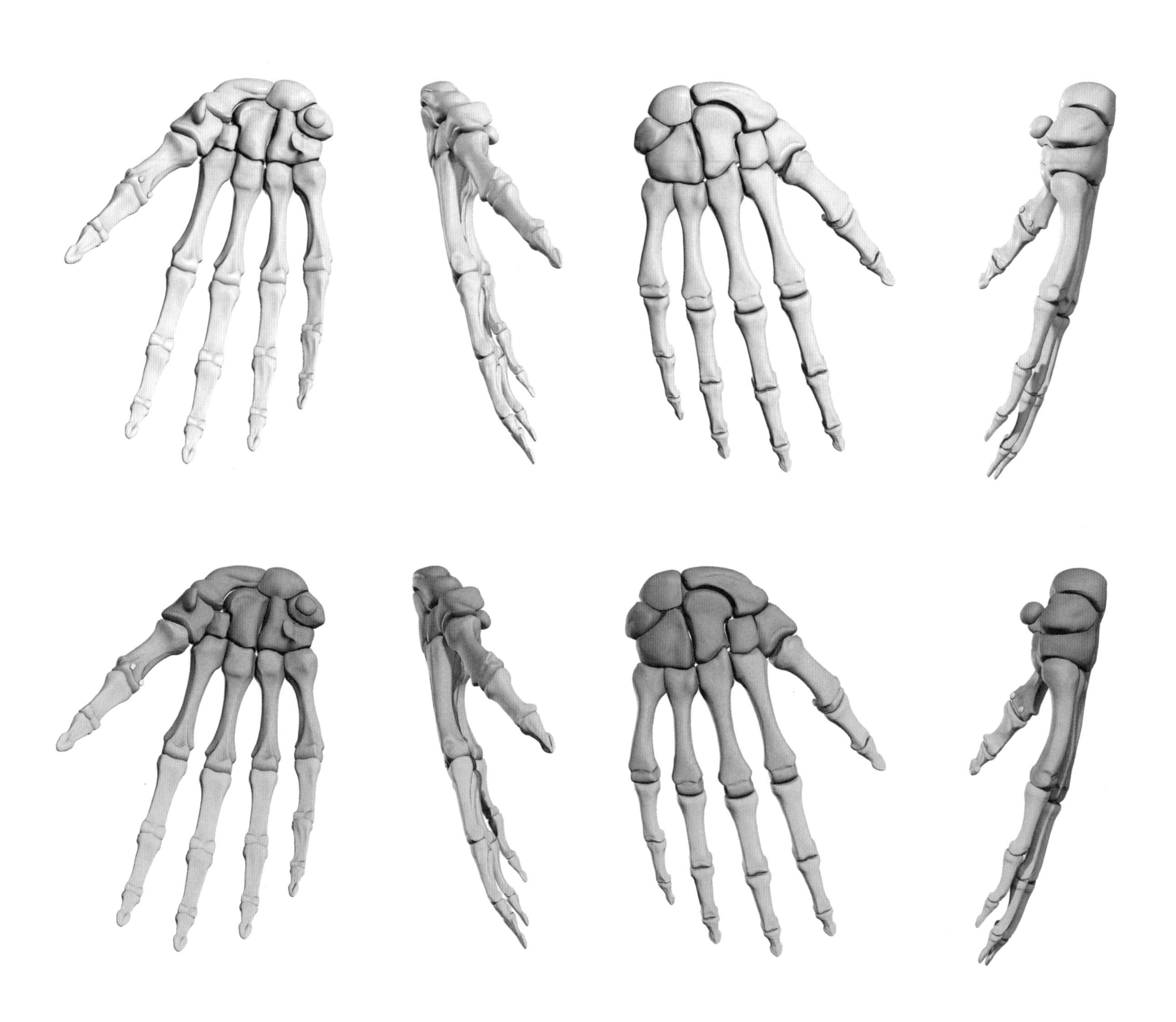

手部骨骼形成了几个弓形，腕骨的弓形称为腕弓，弧度较大，在掌心一侧形成腕管，供手臂的屈肌腱通过。掌骨处的弓形称掌弓，具有微微的弧度。整个手掌从手腕到指尖的弓形称纵弓，这是手骨在自然状态下形成的弓形，会随着手部的屈伸而变化。

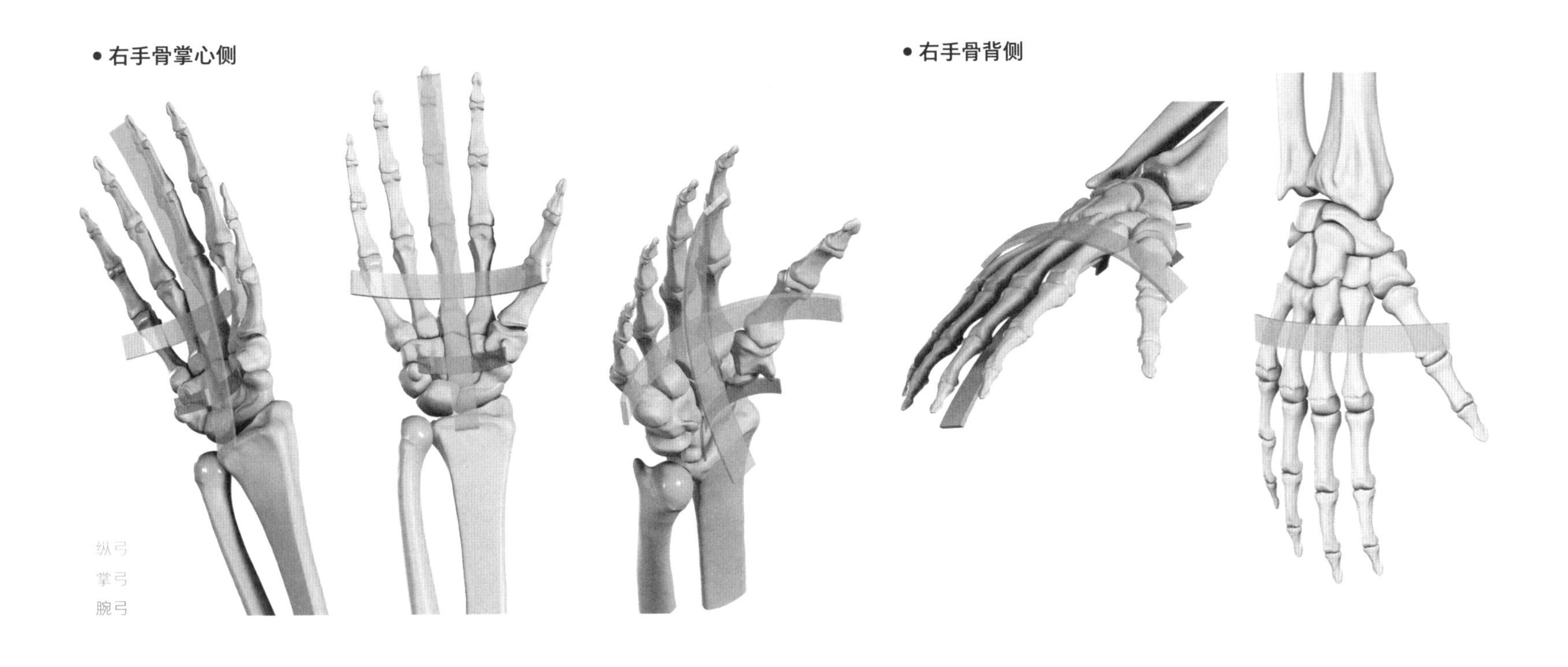

腕骨由 8 块不规则小骨构成，上下共两排，整体构成一个半月形半管状体块。

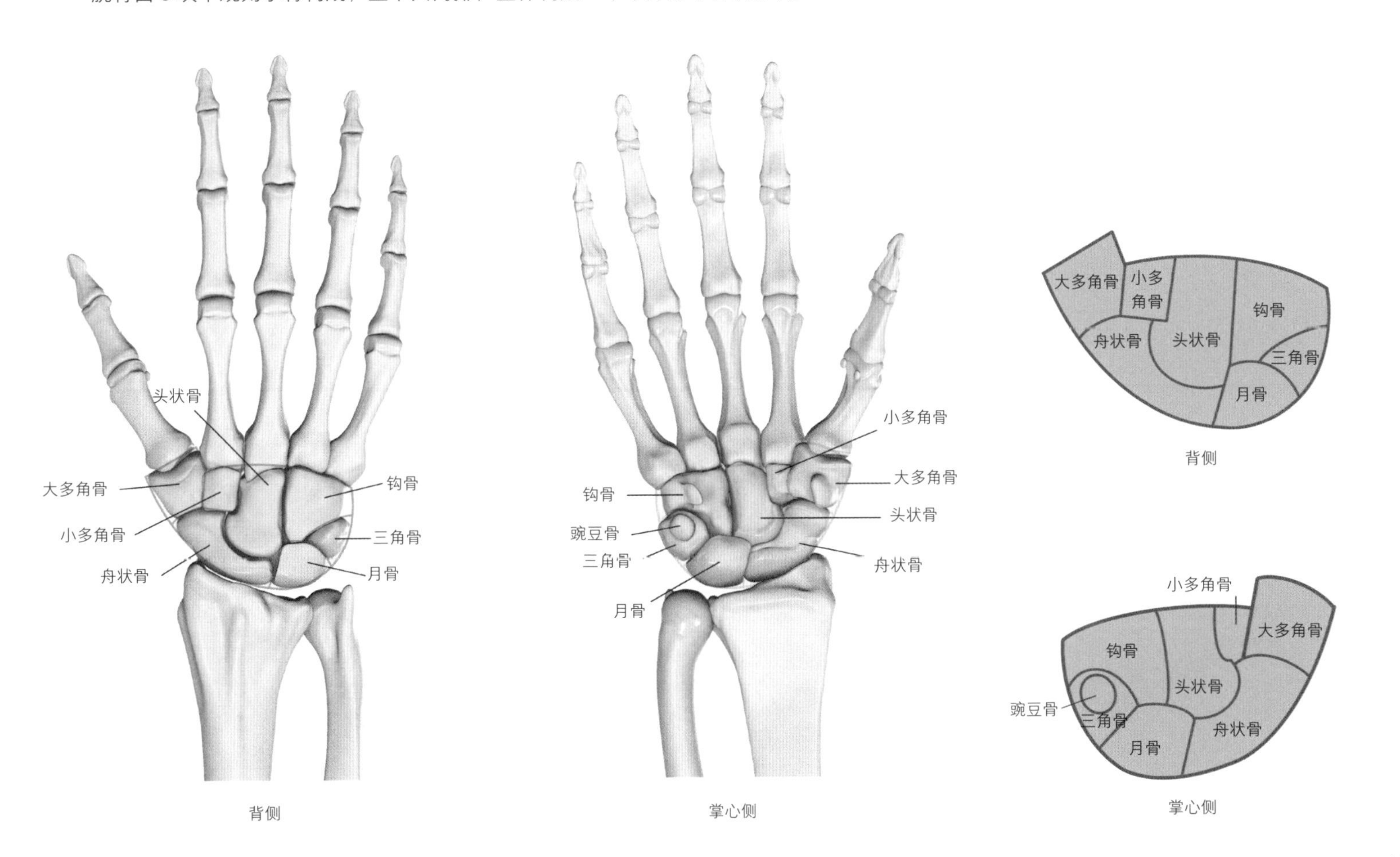

• **腕骨的体块（右手骨）掌心侧、背侧**

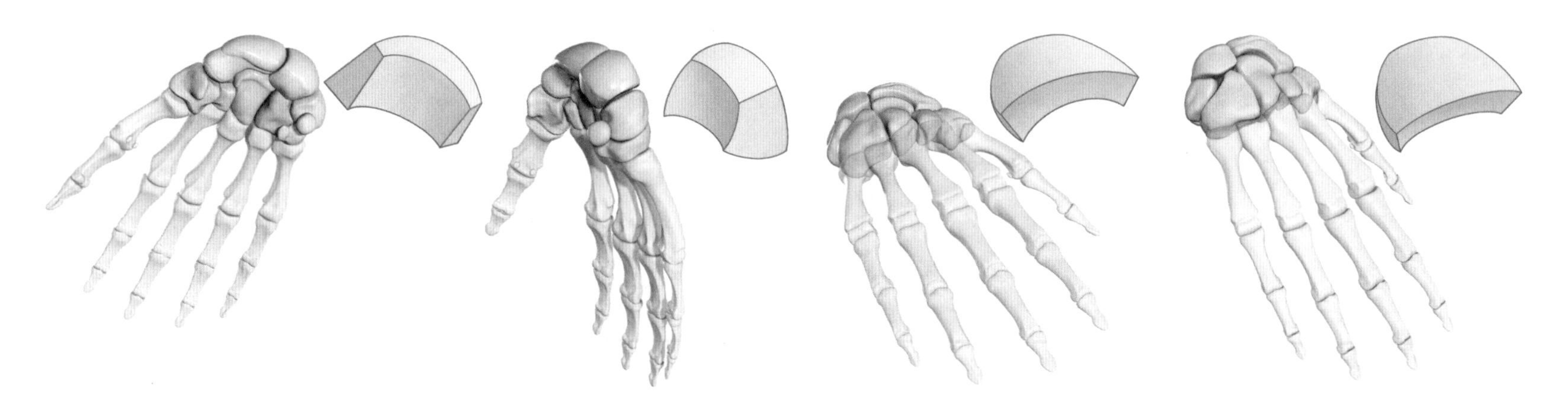

腕骨与桡骨之间的关节为桡腕关节，这是使手部屈伸的关节，属于椭圆关节。两排腕骨之间有一处关节，称腕中关节，此关节不运动。

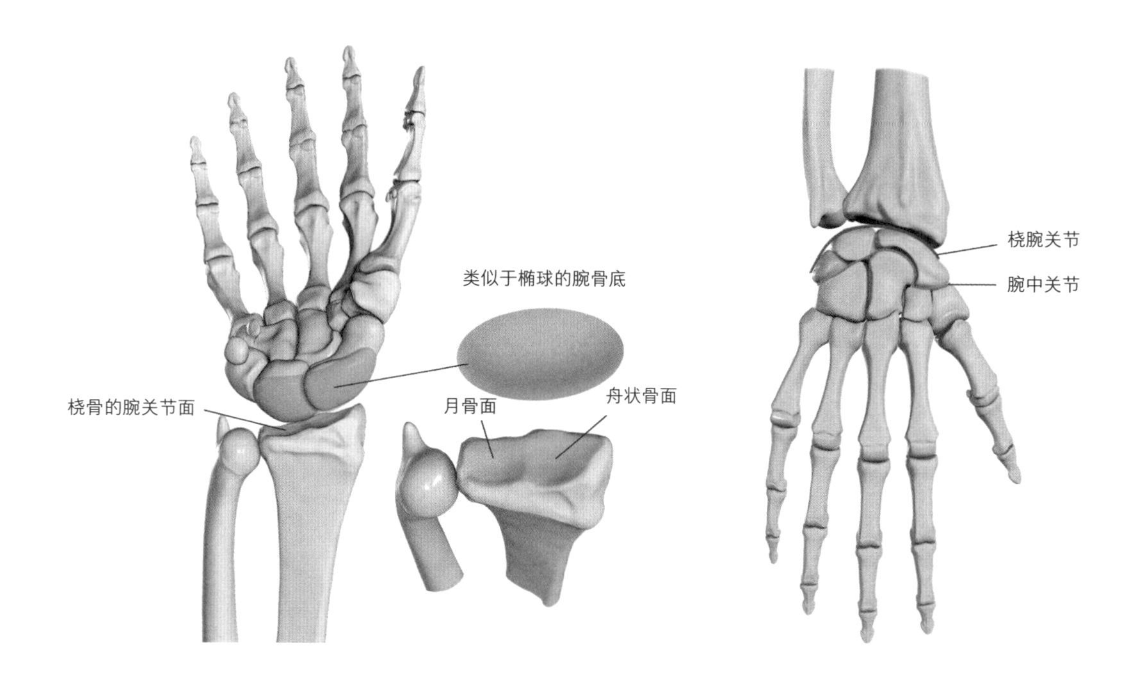

腕中关节处有一道浅凹，屈手腕时可以在体表观察到。

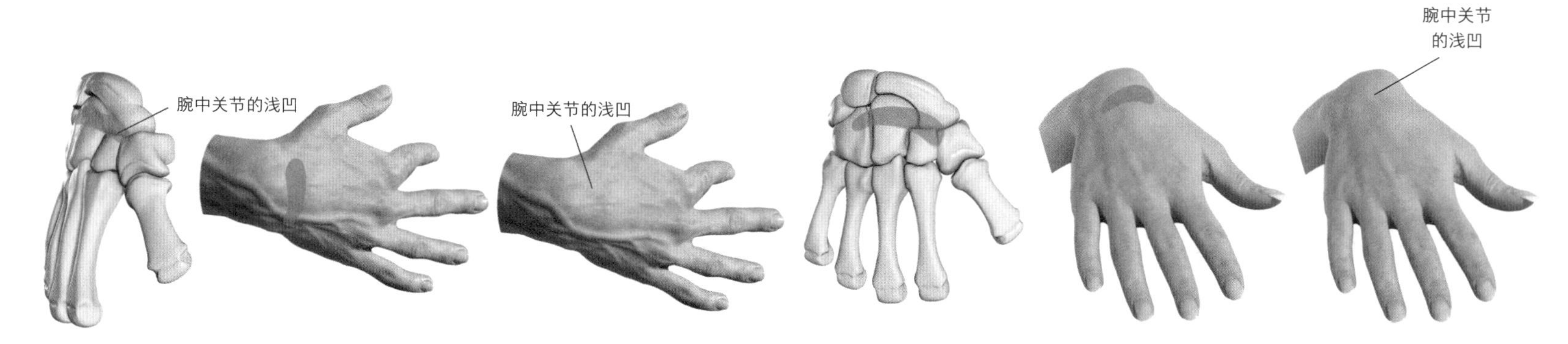

• **腕骨与掌骨的体块归纳**

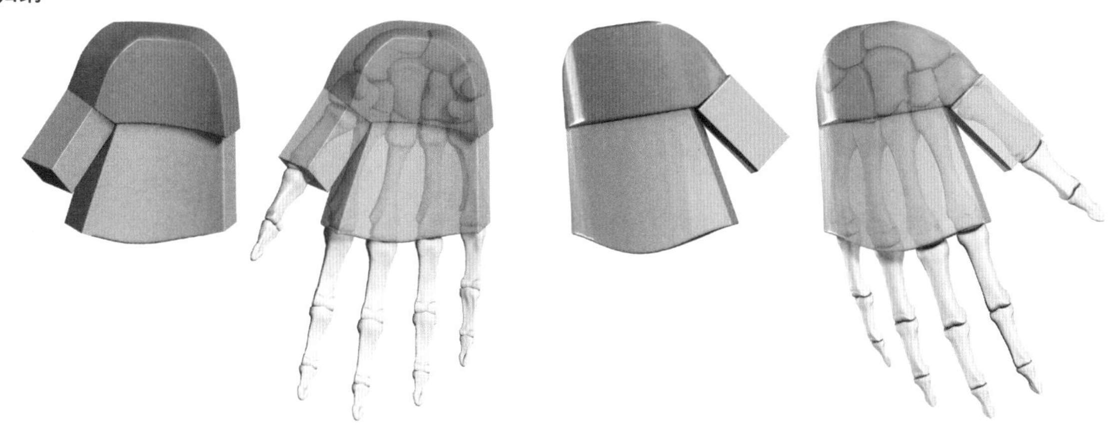

掌骨呈放射状排列，长短不一，由长至短依次为第 2 掌骨、第 3 掌骨、第 4 掌骨、第 5 掌骨、第 1 掌骨。图中序号表示掌骨的长度次序。

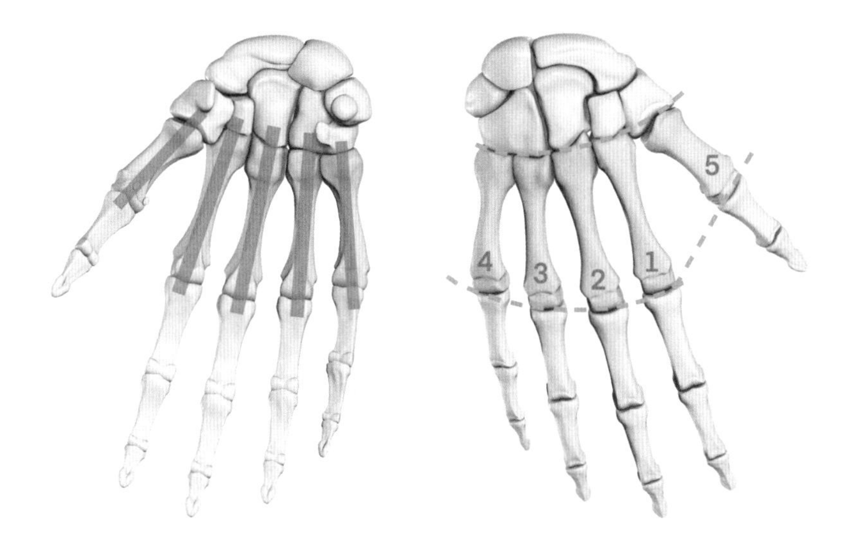

掌骨底略呈方体，掌骨头略呈圆柱，从侧面观察掌骨背侧略平缓，掌心侧略向内凹。

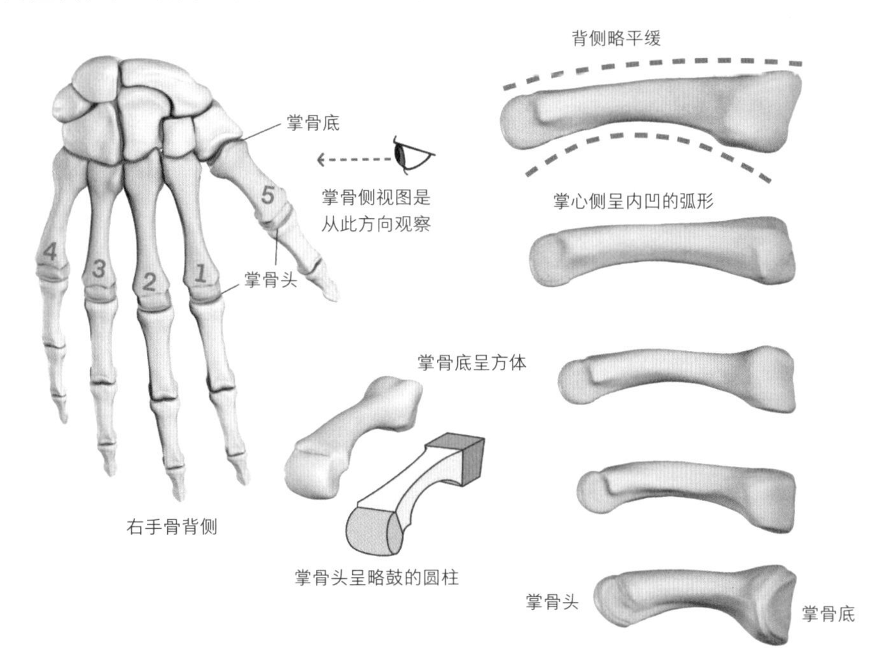

第2~5掌骨并列构成一个向掌背部弓起的弧度，第1掌骨（拇指掌骨）朝向掌心内。

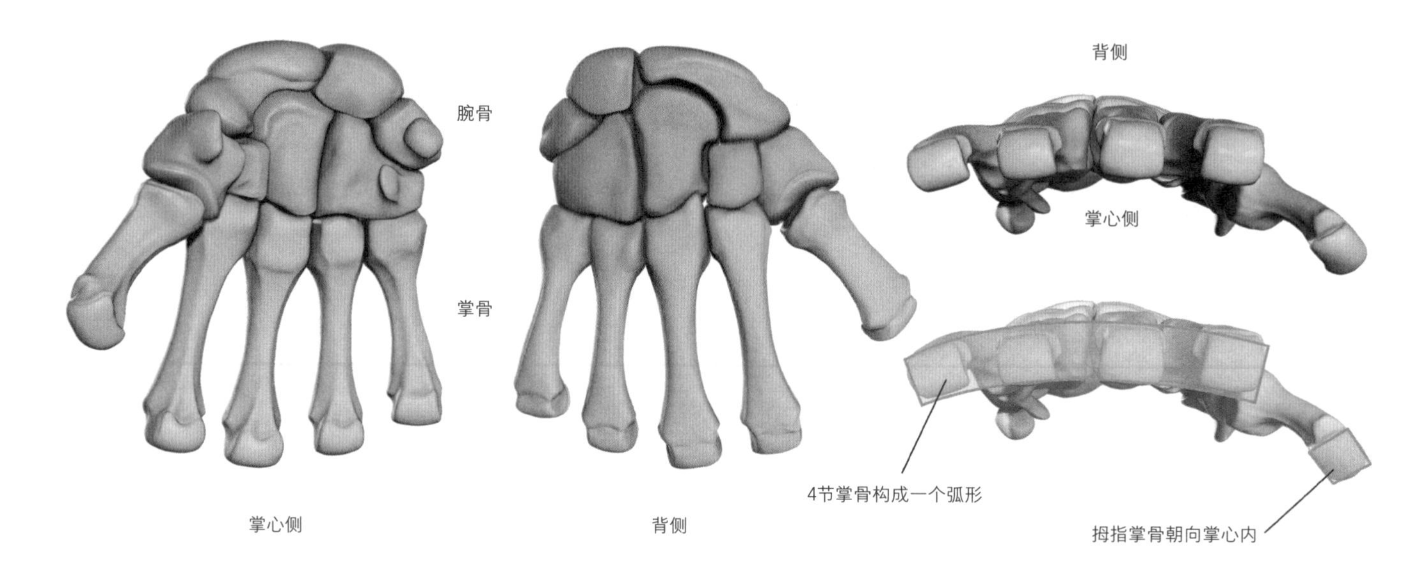

第2~5掌骨与腕骨之间是平面关节，该关节属于微动关节。第1掌骨与大多角骨之间是鞍状关节，该关节比较灵活，是使手部抓握物体的关键。

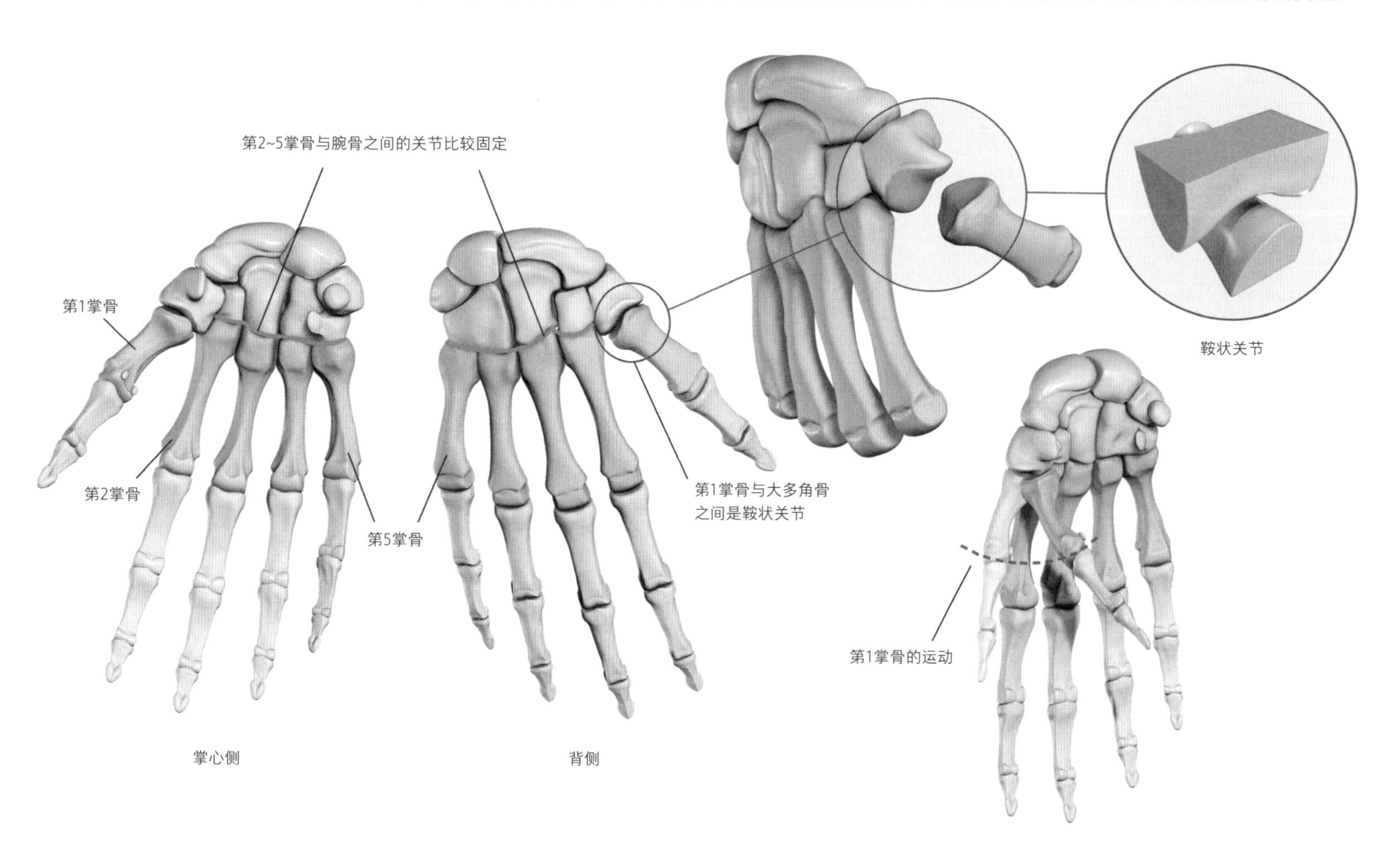

指骨一共有14节，除拇指外，每根手指有3节，仅拇指有两节。指骨骨块细小且多，可以使手部进行较灵活的运动。

同位关节相连形成弧线，越向指尖，弧线的弧度越大。

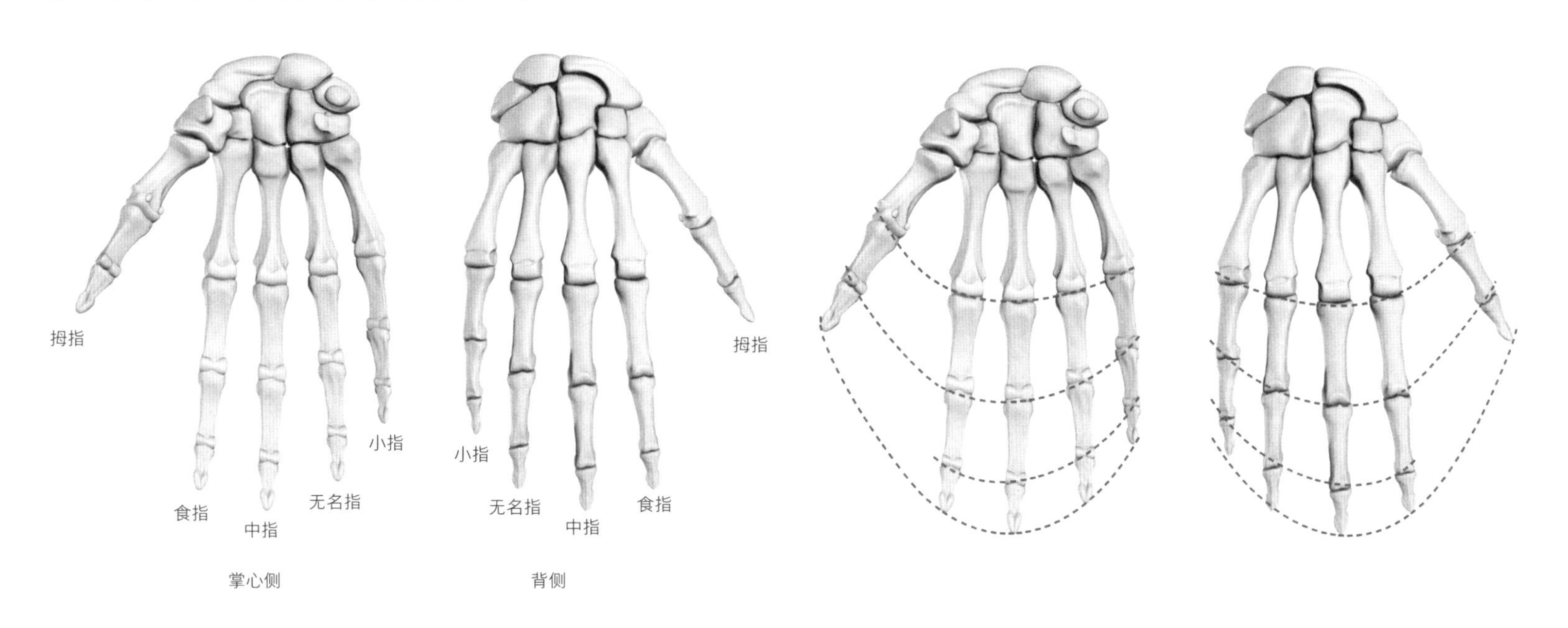

指骨较掌骨略细，并且越靠远端越细，关节处较粗。近节指骨的长度等于中节指骨加远节指骨的长度。

手背部的造型基本由手骨决定，掌心侧观察不到骨骼，能触摸到的只有手掌底部的豌豆骨、大多角骨结节及指骨的关节。

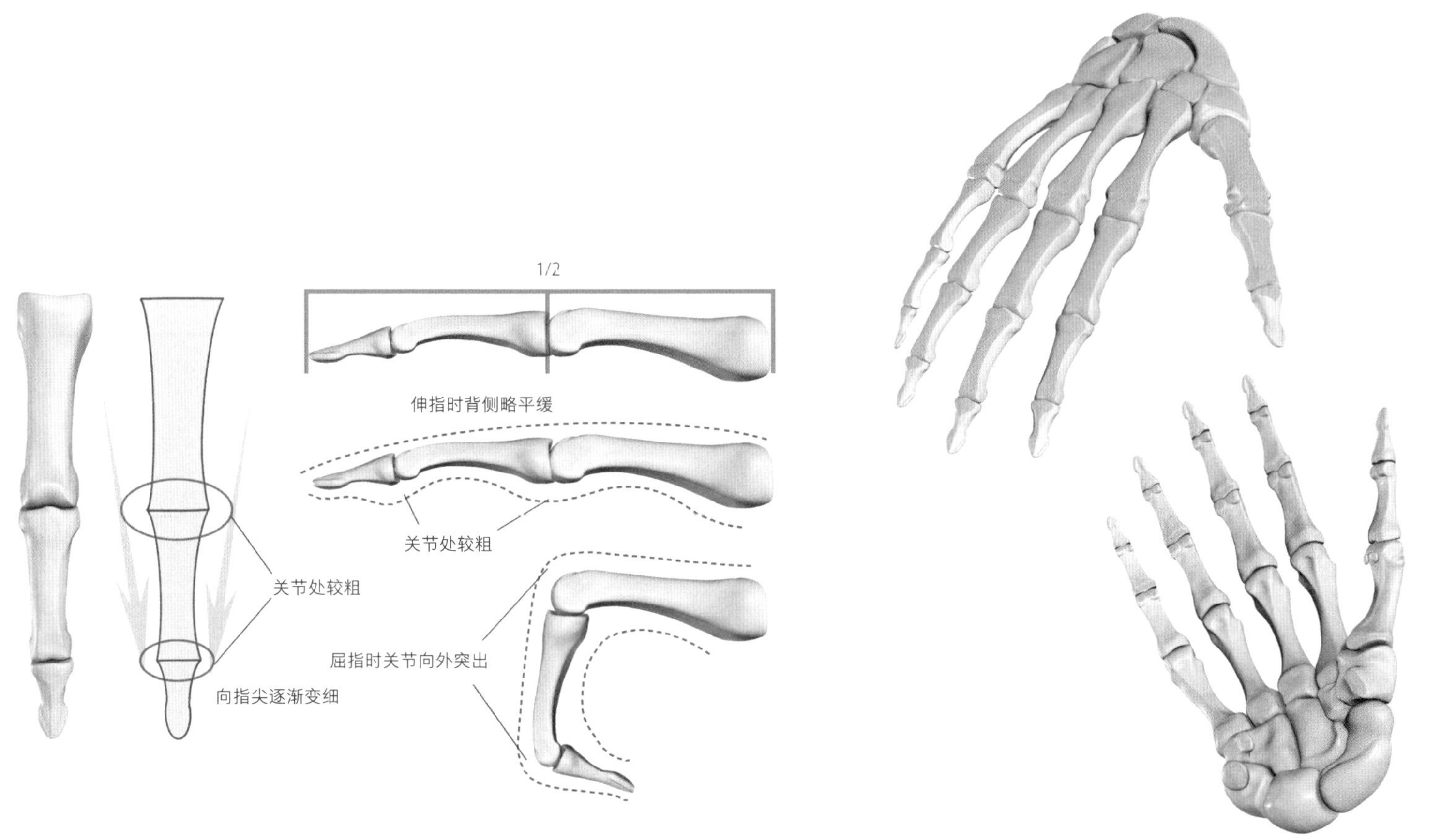

4.2
上臂

上臂常常被概括为一个扁圆柱体或者长方体，较宽的面为侧面。其实这个体块前后宽度并不一致，因为上臂后侧的肌肉（肱三头肌）较厚实、较宽，前侧肌肉（肱肌、肱二头肌）较窄，所以上臂具有后宽前窄的特征。

• 用方体概括上臂

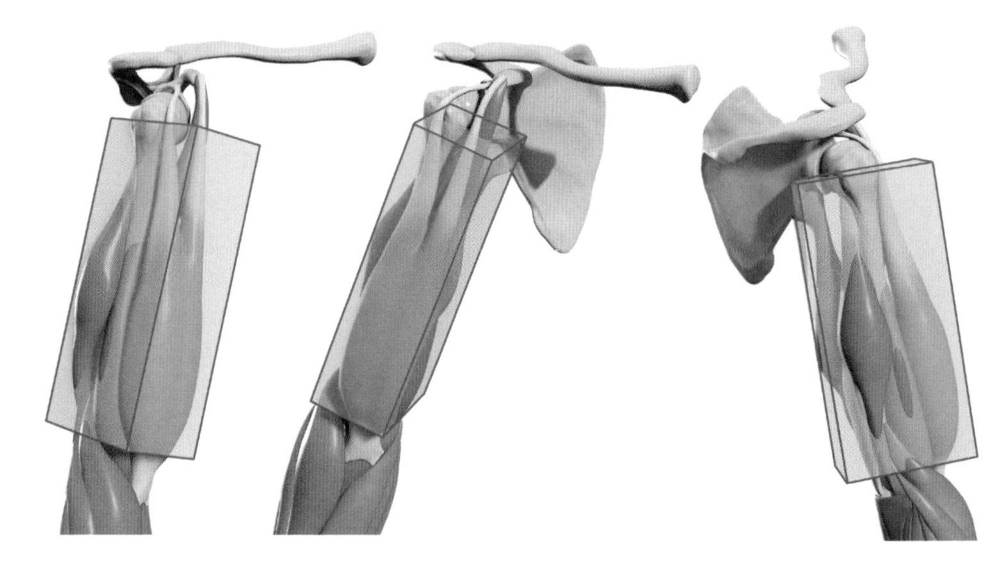

观察上臂横断面可知，后面宽，前面窄。

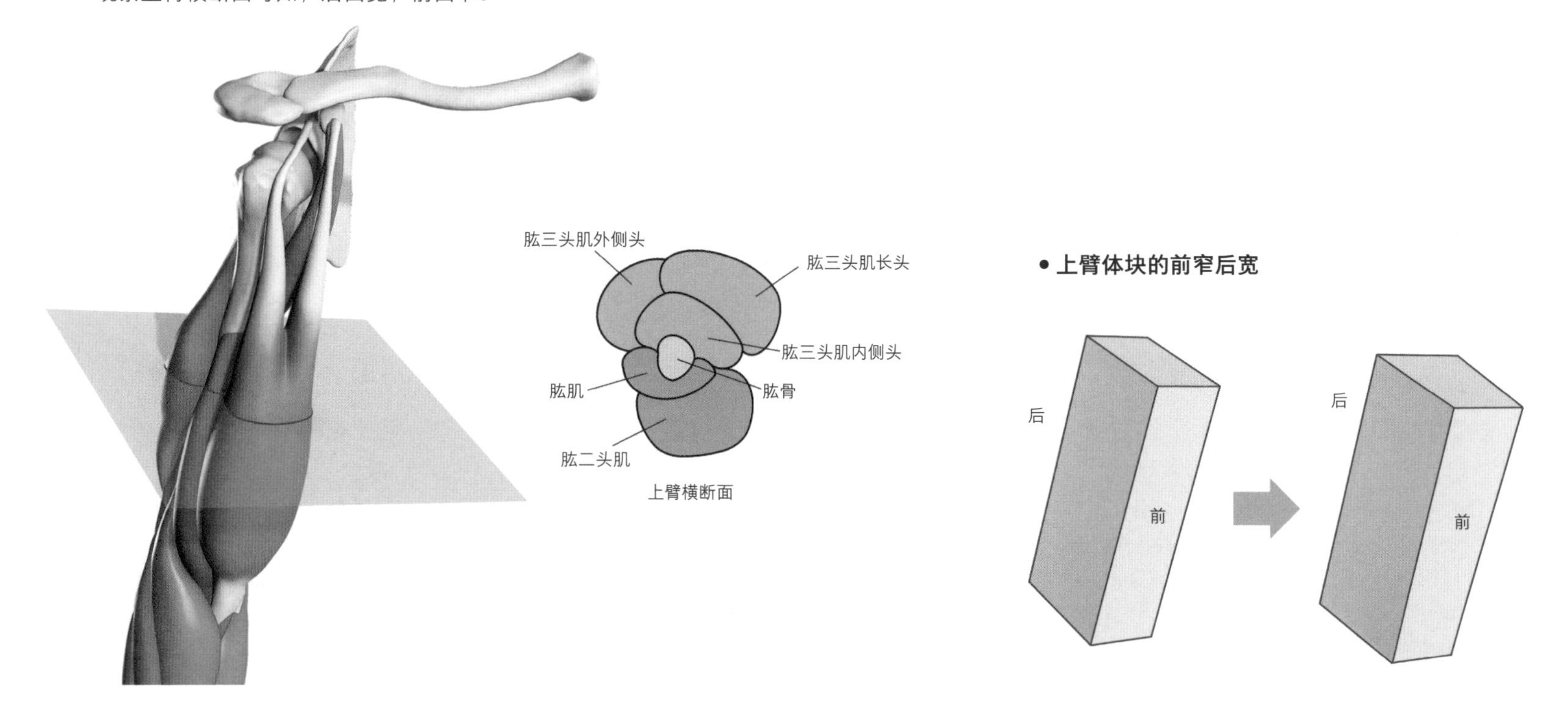

上臂的外部造型主要由肱肌、肱三头肌、肱二头肌构成，外形上分别位于后侧、外侧、前侧。

• 右臂上臂肌肉前视图

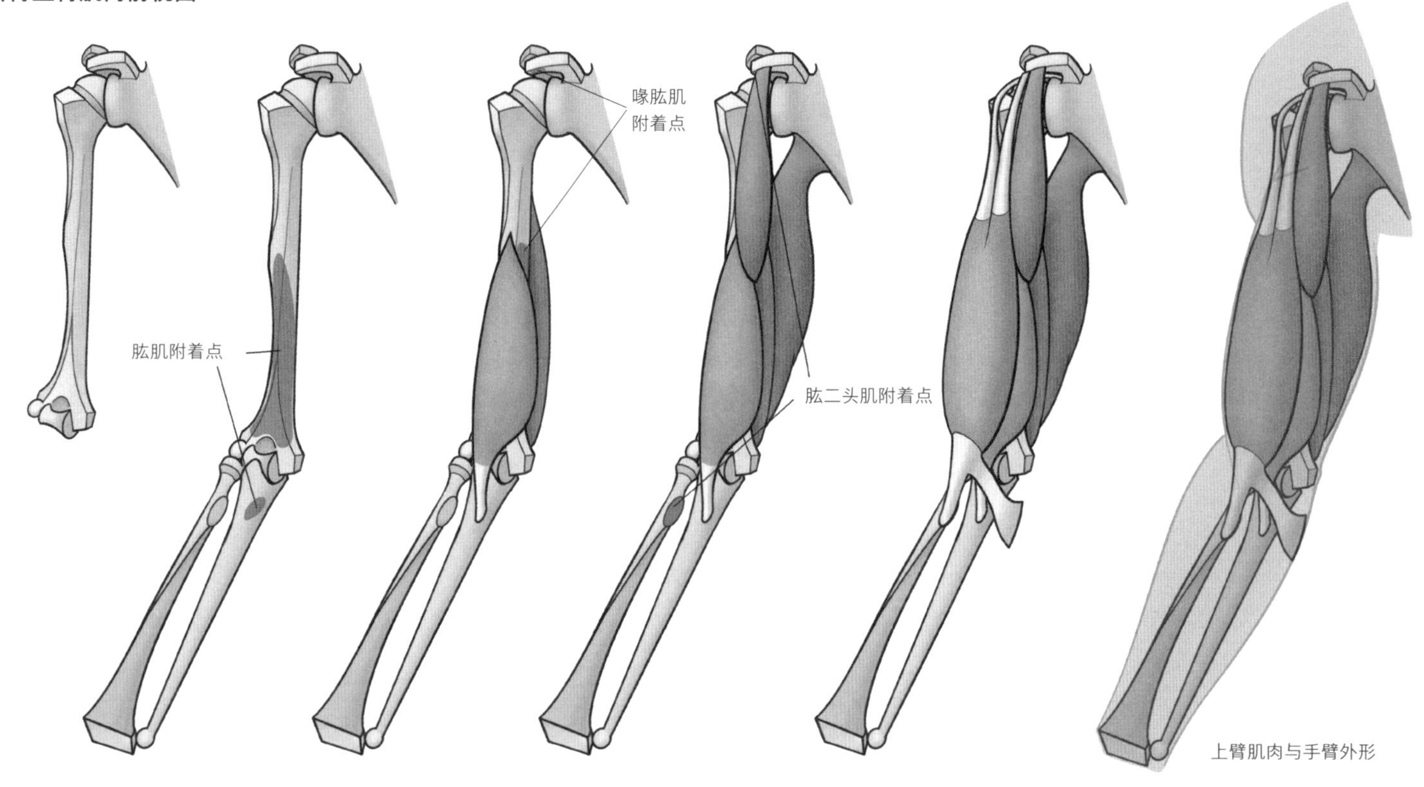

上臂肌肉与手臂外形

• 右臂上臂肌肉后视图

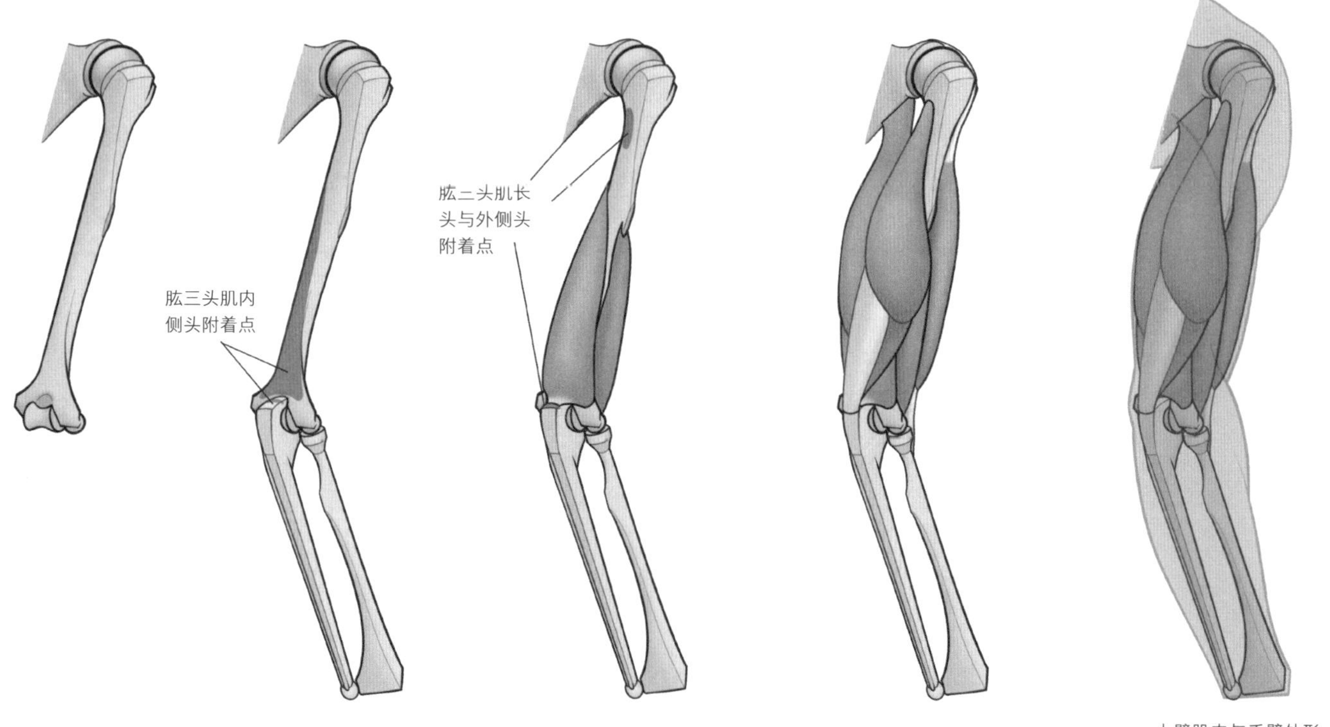

上臂肌肉与手臂外形

4.2.1 肱肌

肱肌位于肱骨前表面下半段，跨越肘关节，止于尺骨粗隆与冠突，位于肱二头肌的下面。

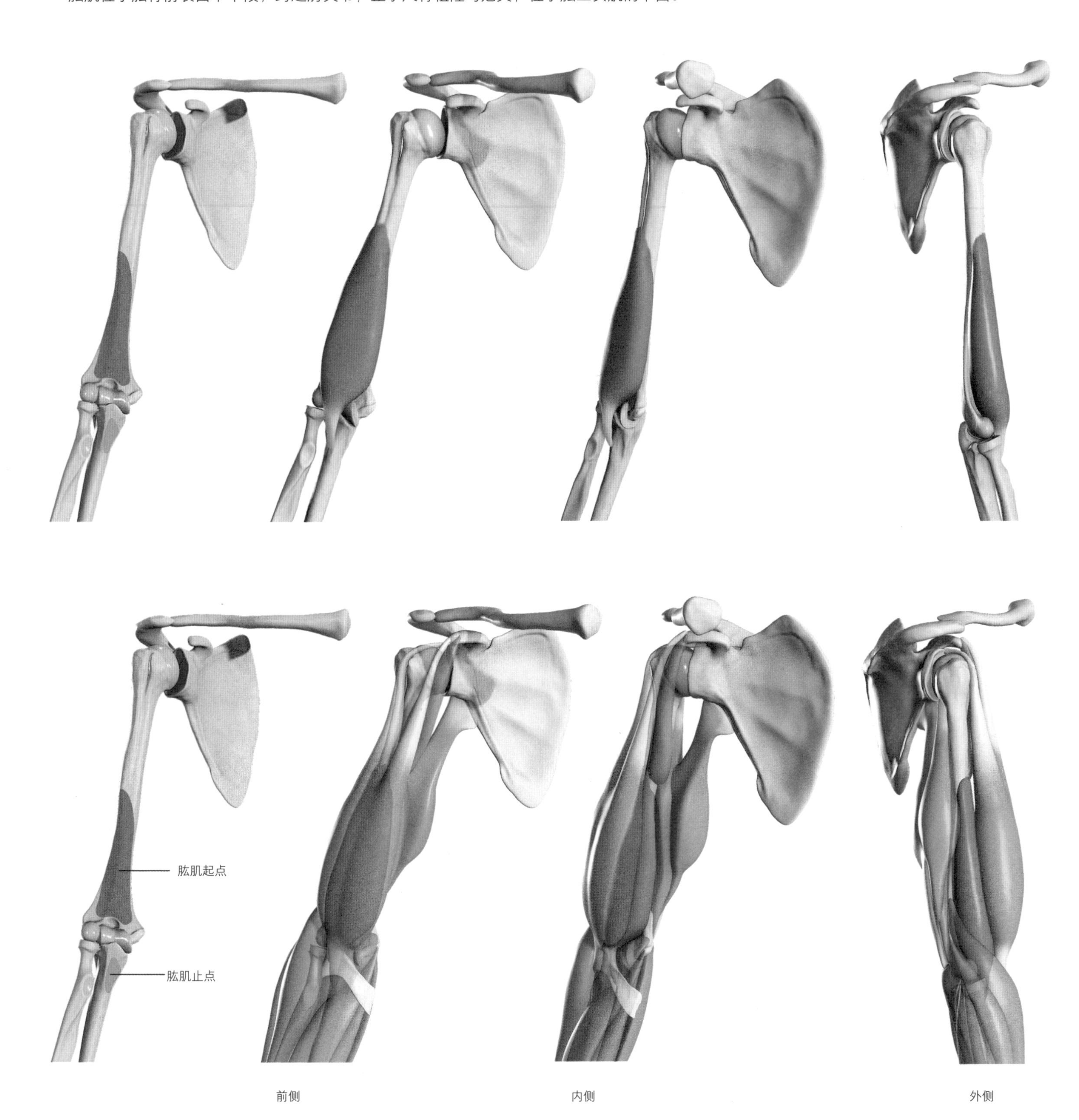

前侧　　内侧　　外侧

肱肌是一块神秘的肌肉，它并不小，这一点可以从横截面看出来，但是露在外面的部分不多，从体表观察不到太多它的造型。

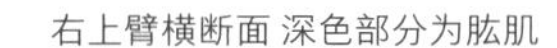

右上臂横断面 深色部分为肱肌

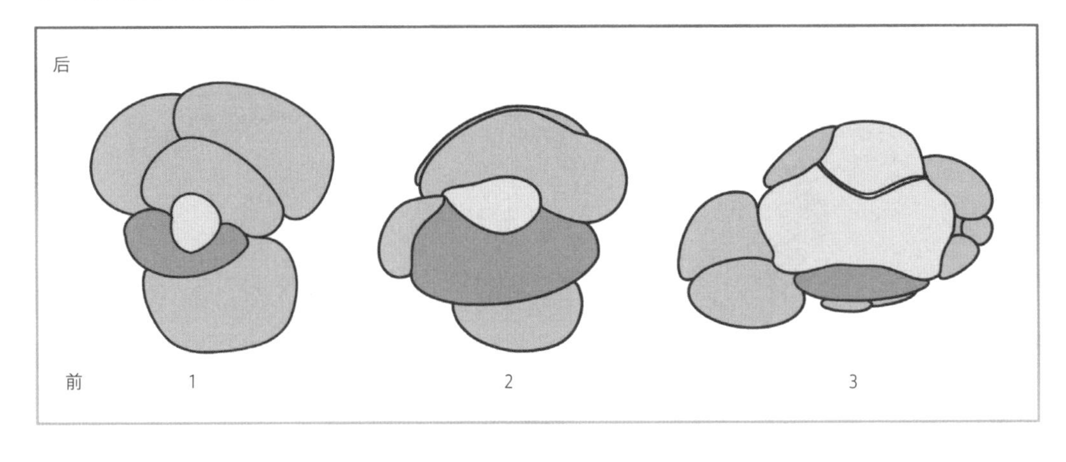

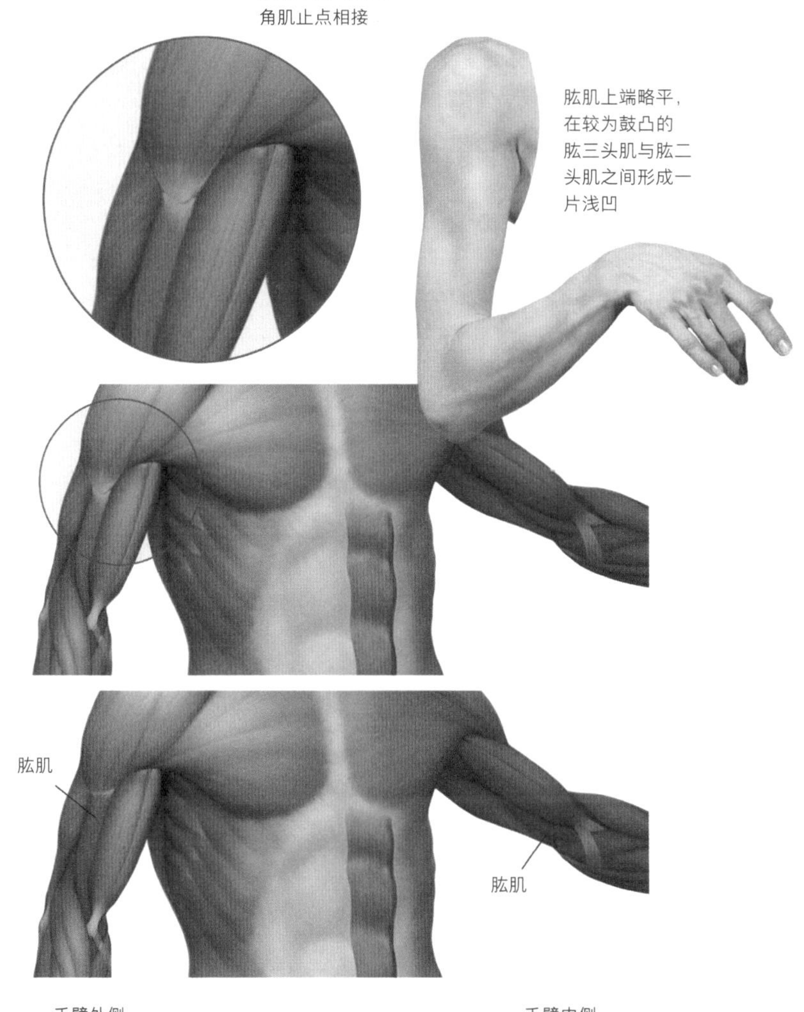

肱肌的起点与肩三角肌的止点相接，并包围着肩三角肌的止点。肱肌上端较薄，前方的肱二头肌和后方的肱三头肌较厚实鼓凸，肱肌上端的外侧因而形成一片浅凹。

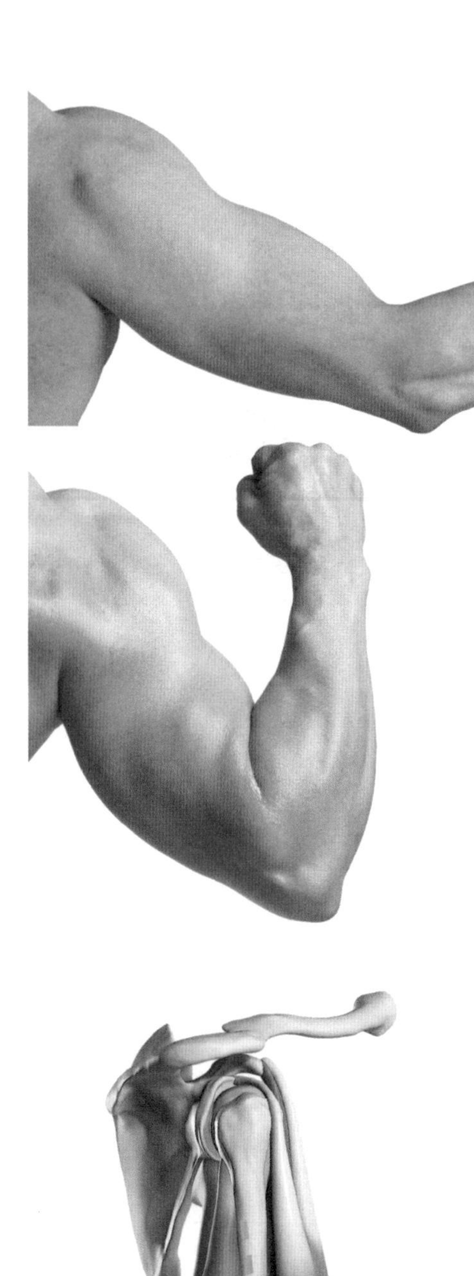

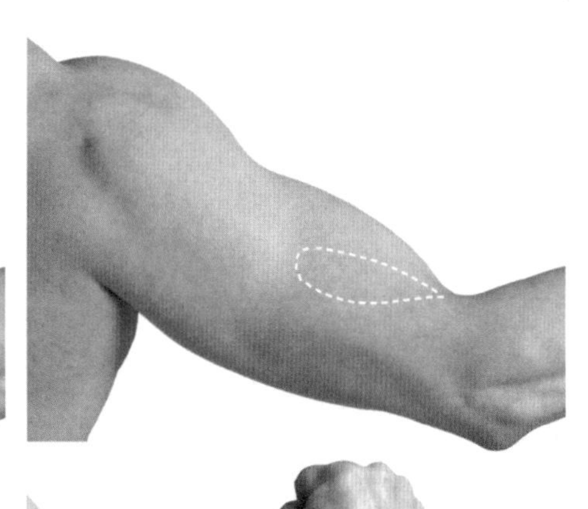

伸臂和屈臂时的肱肌造型特征不同。伸臂时，肱肌处于伸展状态，体表无明显特征，会将肱二头肌下端顶出。屈臂时肱肌收缩，上臂外侧呈鼓凸的卵圆形，但是依然没有清晰独立的边界，上臂内侧依然略平，没有明显的边界。

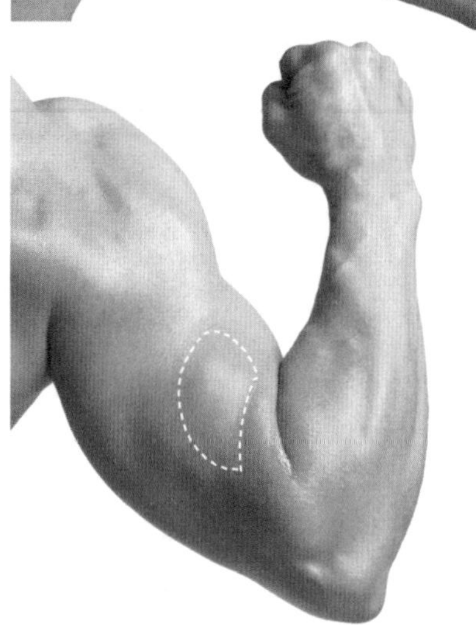

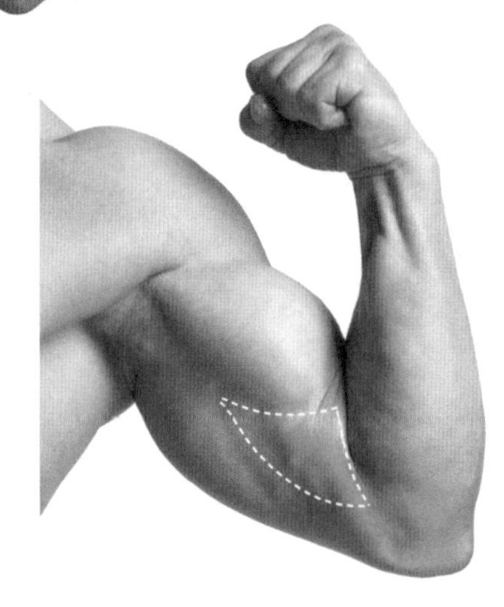

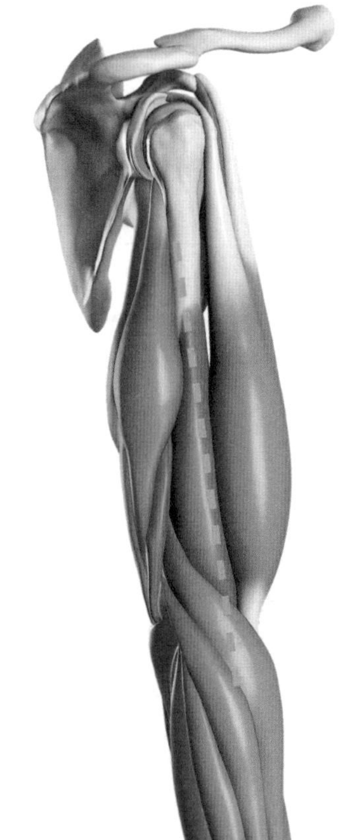

从外侧观察，肱肌向手臂前方倾斜，屈臂可使这一特征更加明显。

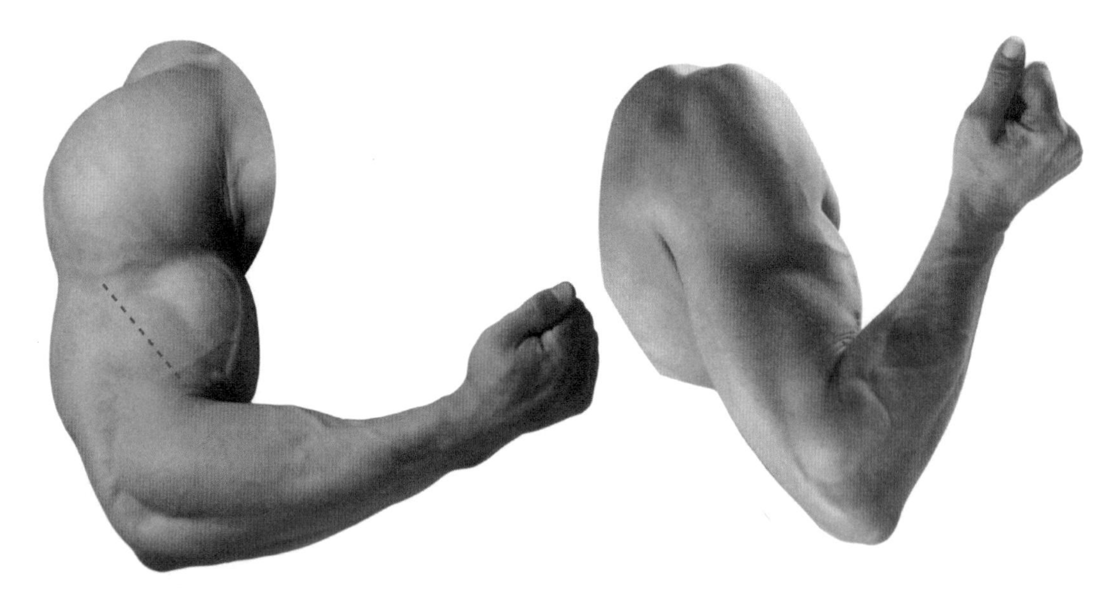

肱肌在肌肉发达的手臂中较鼓凸，这可以被清楚地观察到，但是轮廓依然较为模糊。即便是肌肉很发达的手臂，也观察不到内侧清晰的肱肌轮廓。

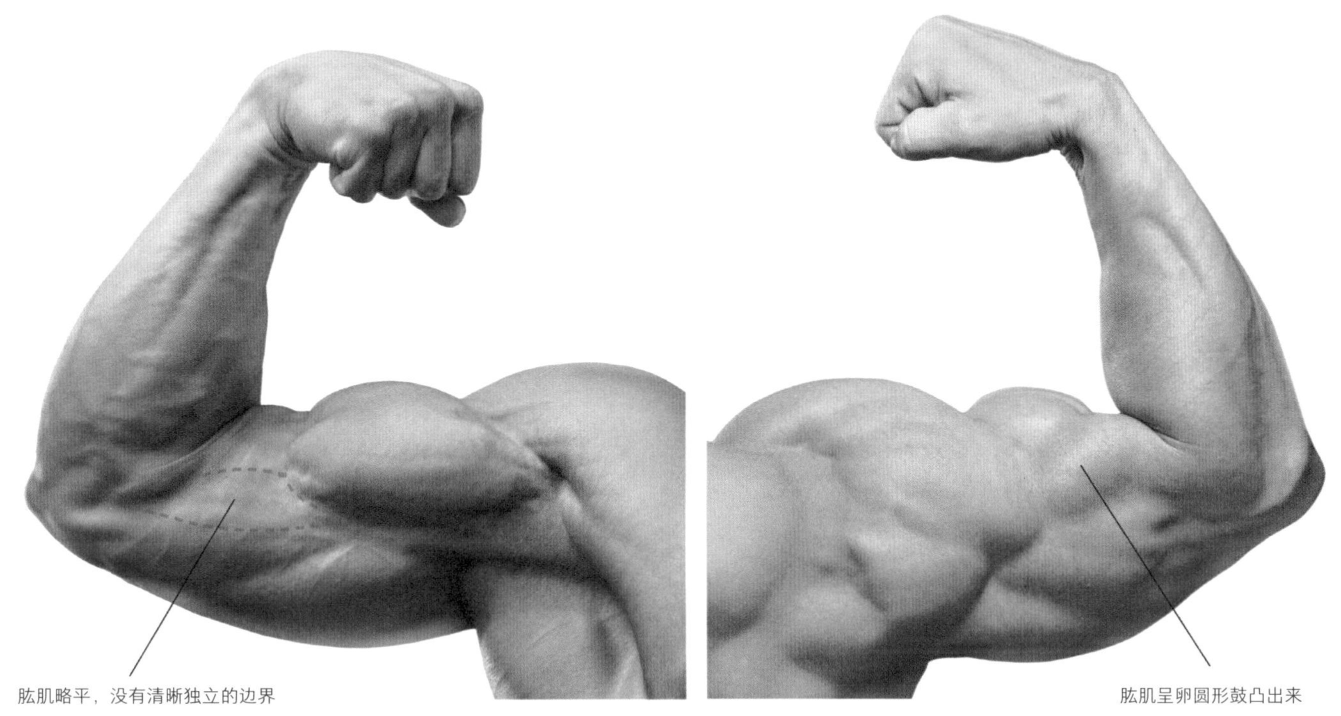

在皮下脂肪较厚、肌肉欠发达的手臂上肱肌几乎无法被观察到，在较瘦且皮下脂肪较薄的手臂上可以观察到肱肌的特征，但是比较弱。手臂内侧依然没有独立的造型特征。

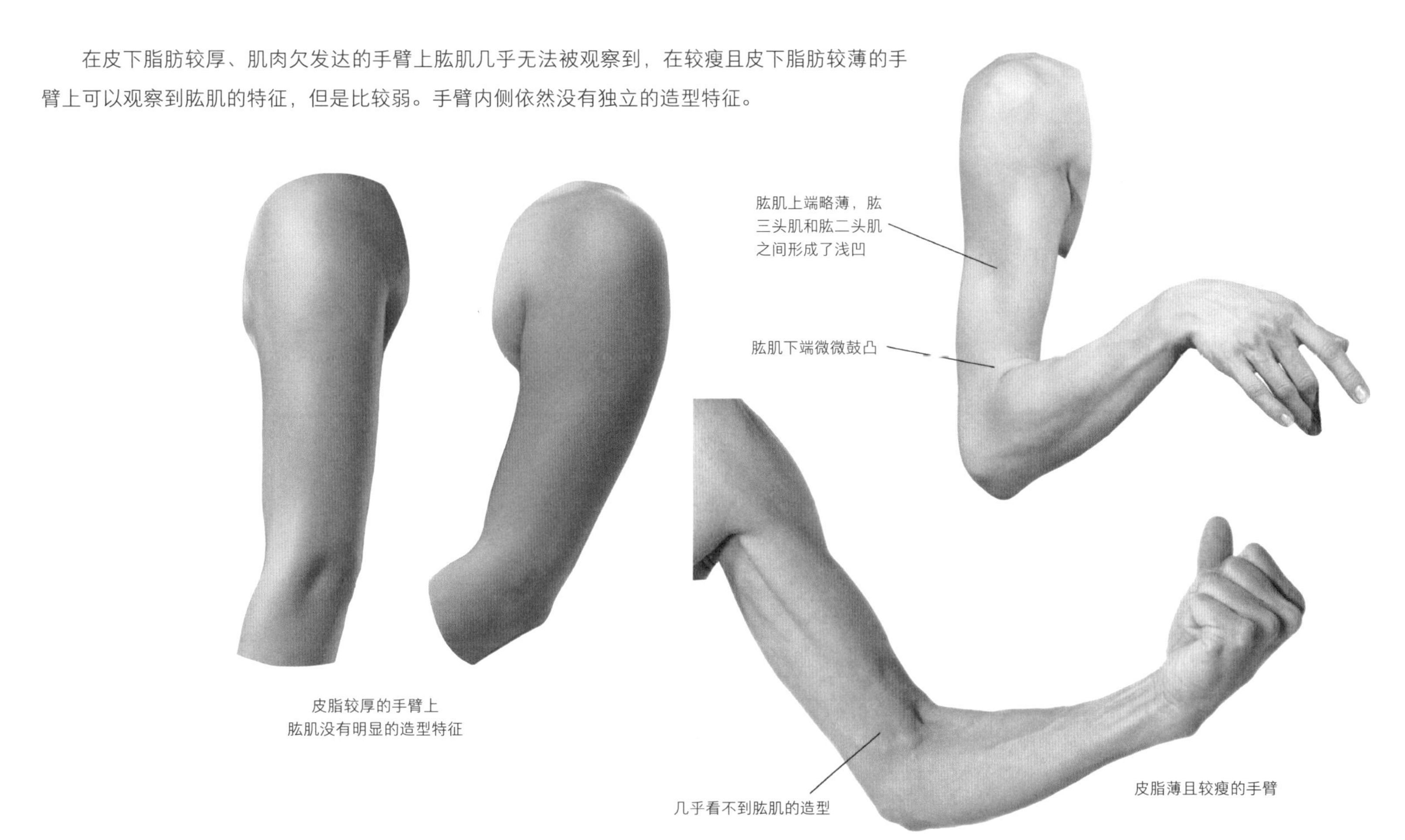

4.2.2 肱二头肌与喙肱肌

肱二头肌位于上臂前侧，它构成了上臂前侧的主要形态。肱二头肌起点共有两个头，长头起自肩胛骨盂上结节，短头起自肩胛骨喙突顶点。止于桡骨粗隆。整体呈梭形（两头细中间粗的形状），肱二头肌短头的下方更长。

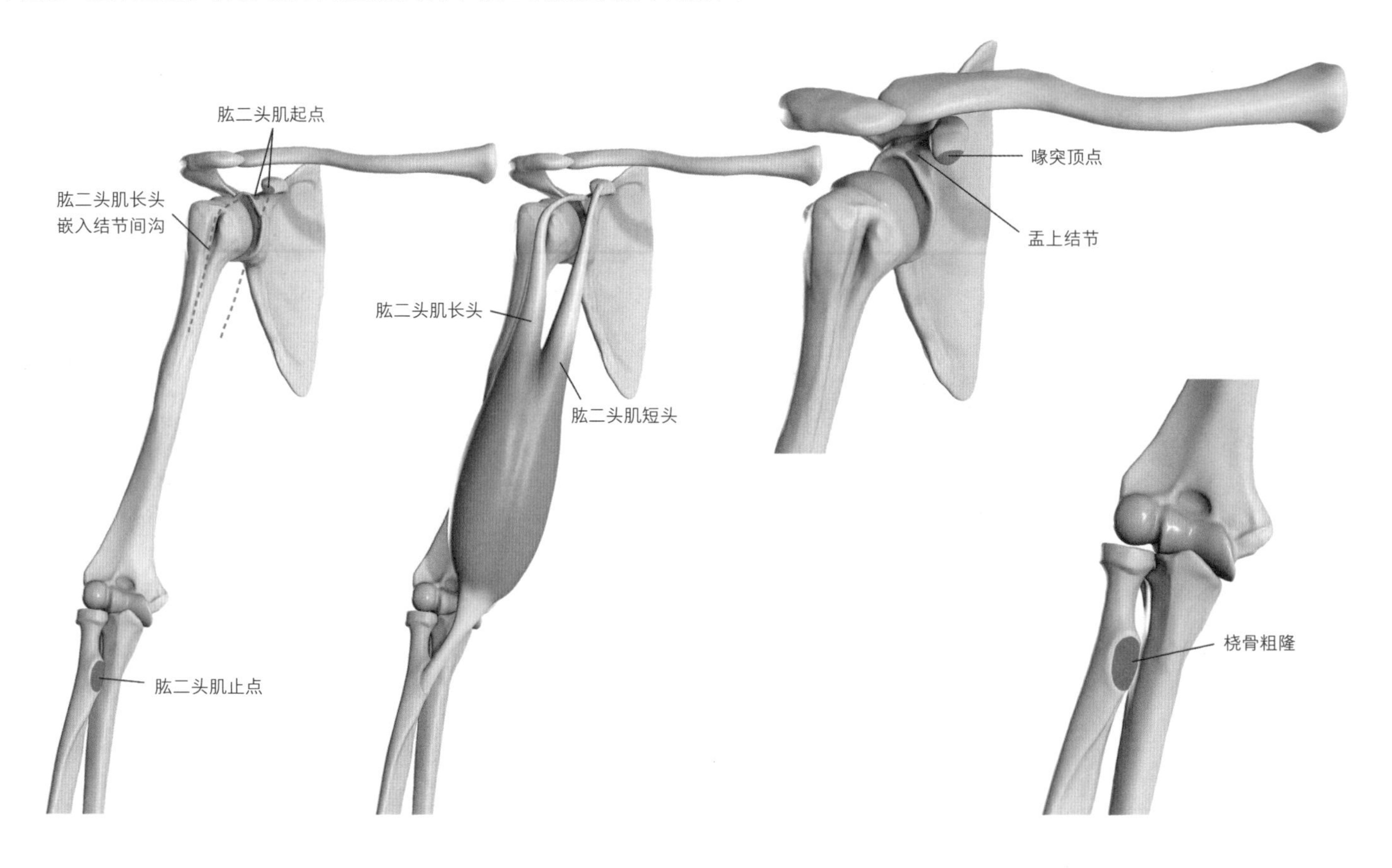

肱二头肌构成了上臂前侧的主要形态。

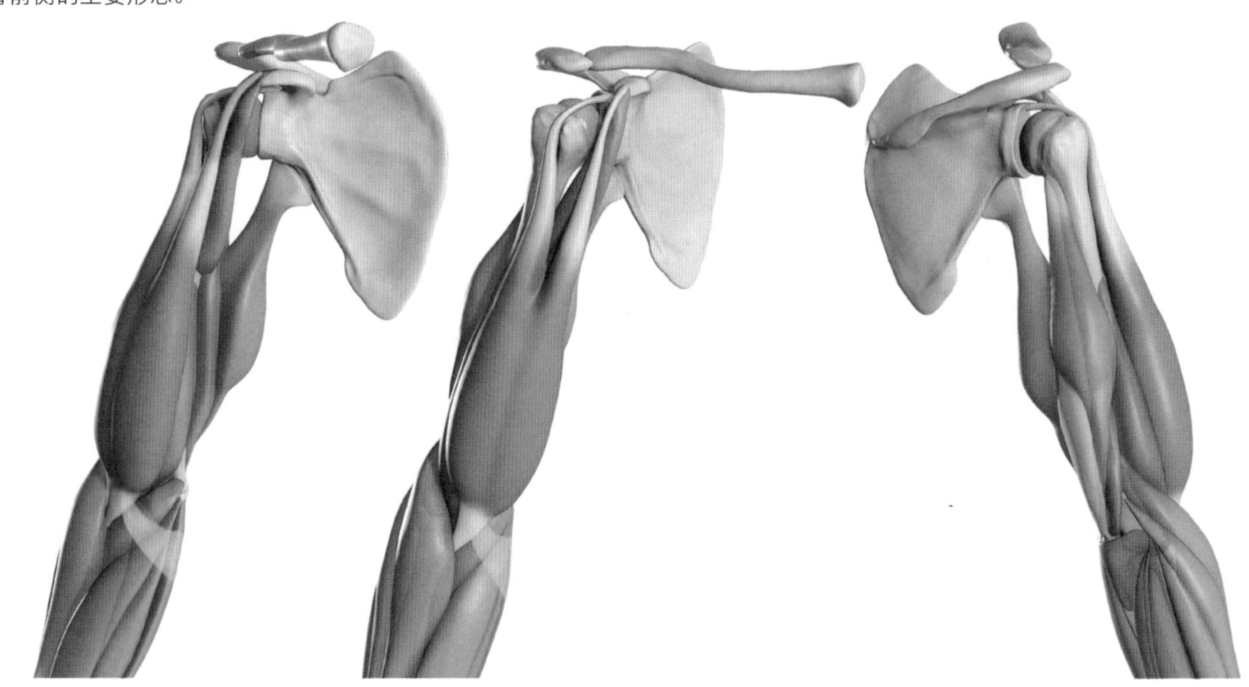

• **右上臂横断面**

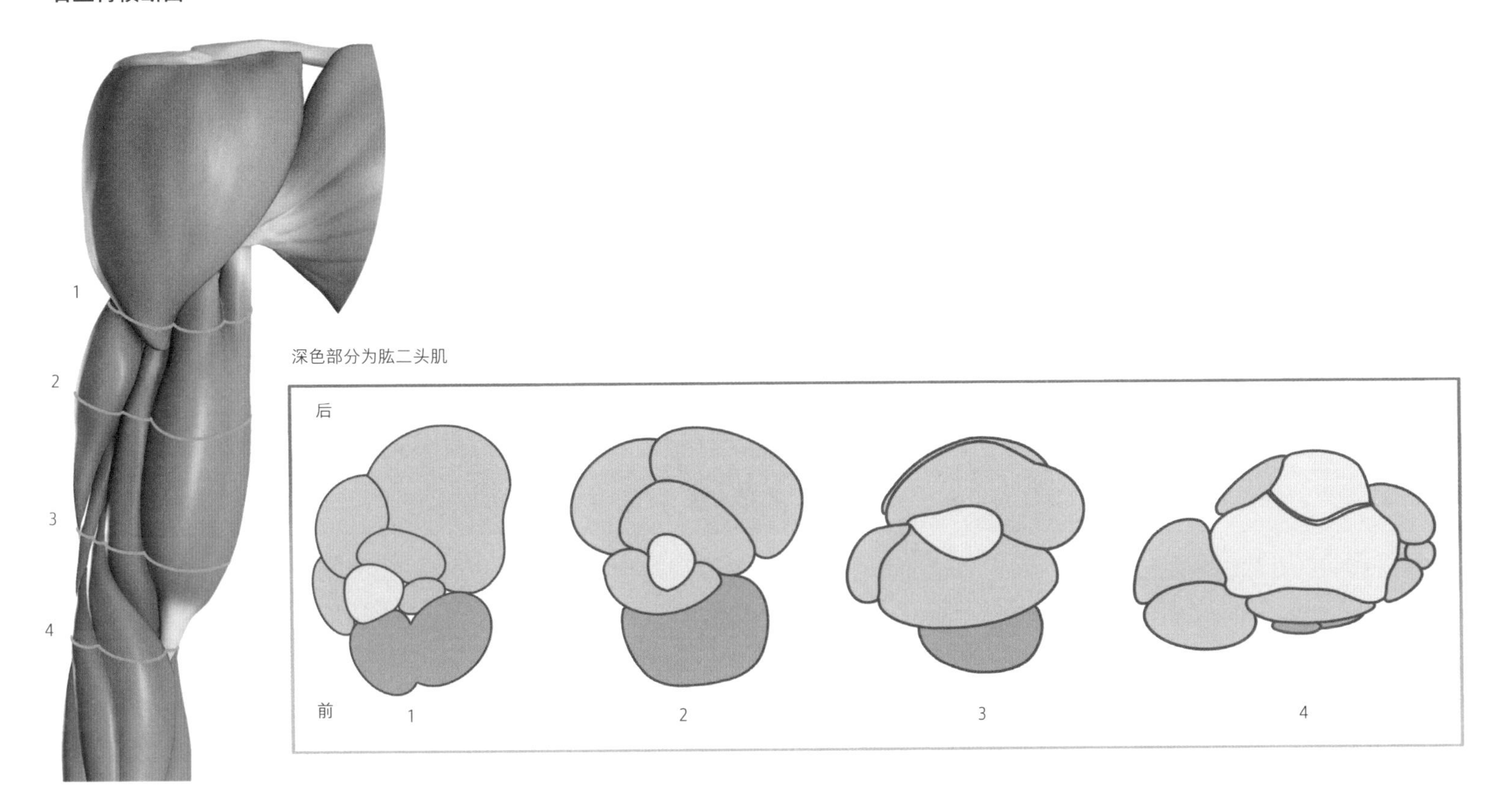

肱二头肌上端肌腱被胸大肌肌腱包裹并束缚住，肩三角肌将肱二头肌与胸大肌肌腱遮盖住，体表几乎观察不到肱二头肌上端肌腱。

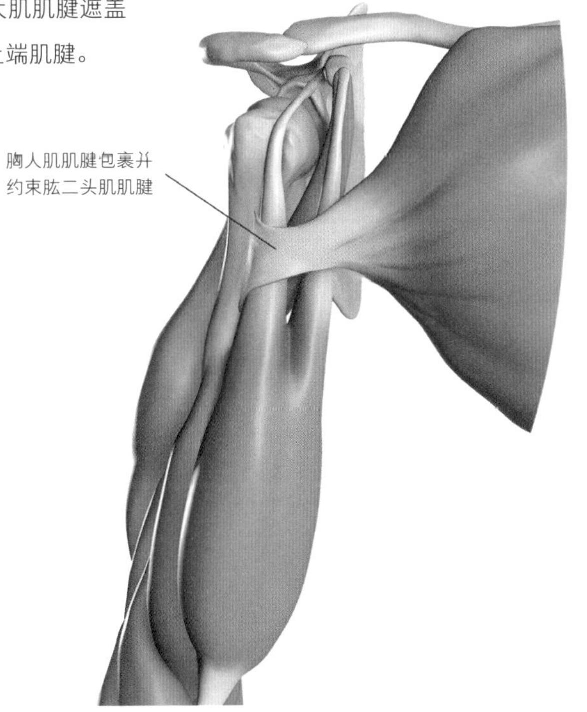

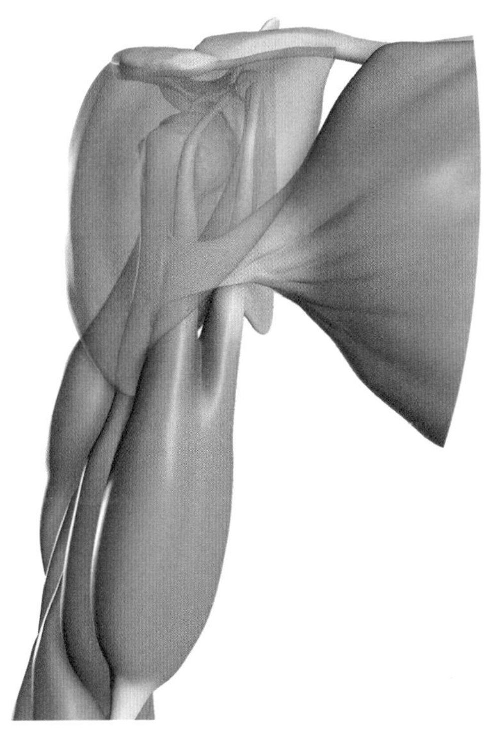

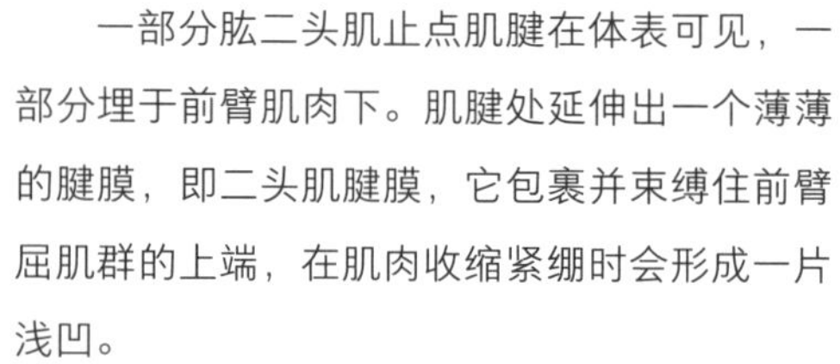

一部分肱二头肌止点肌腱在体表可见，一部分埋于前臂肌肉下。肌腱处延伸出一个薄薄的腱膜，即二头肌腱膜，它包裹并束缚住前臂屈肌群的上端，在肌肉收缩紧绷时会形成一片浅凹。

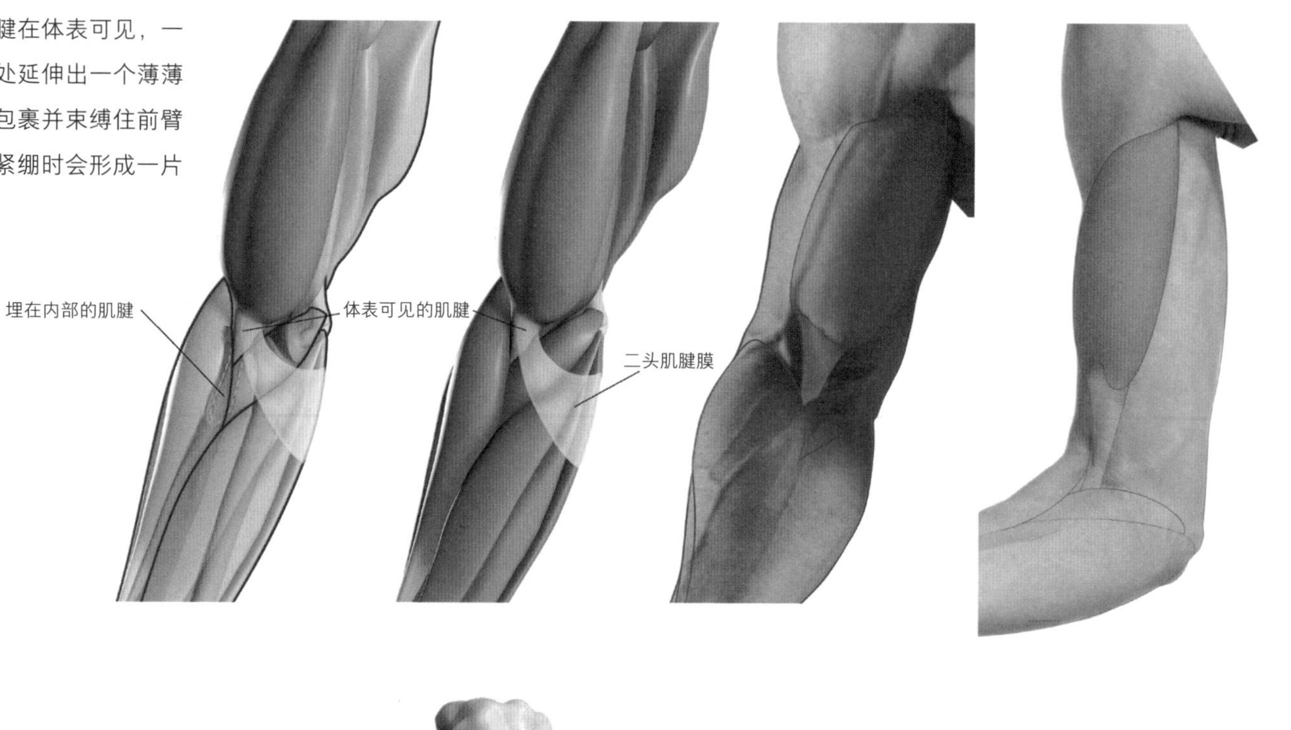

手肘屈曲时肱二头肌会收缩成椭球形，手臂内侧可以观察到整个肌腹的形状，手臂外侧显露较少。肌腹下端可见一根强健的二头肌腱。

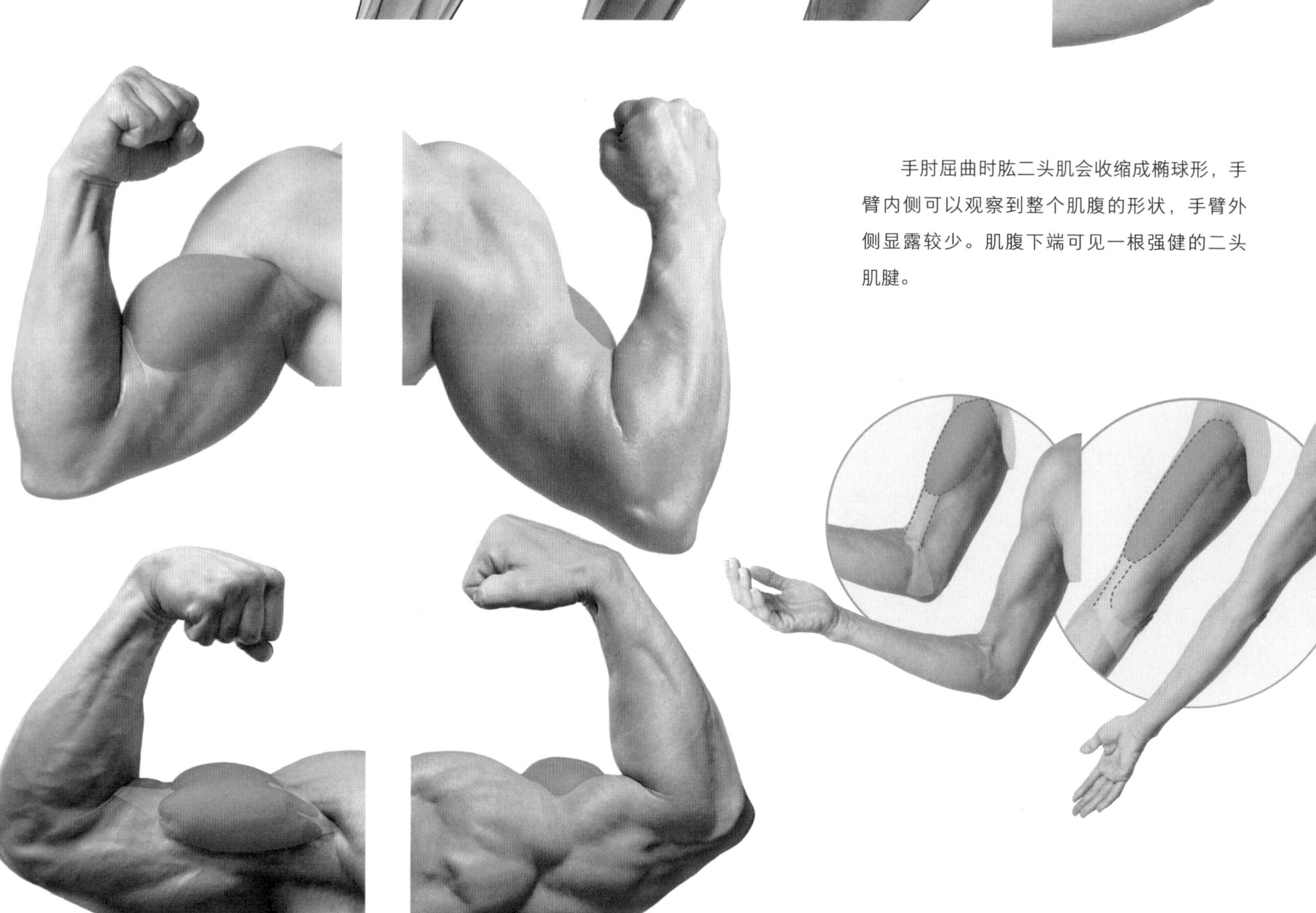

手肘伸展时，肱二头肌会舒张拉长，变得较扁平，肱二头肌肌腹与下端肌腱衔接处有明显的阶梯状特征。

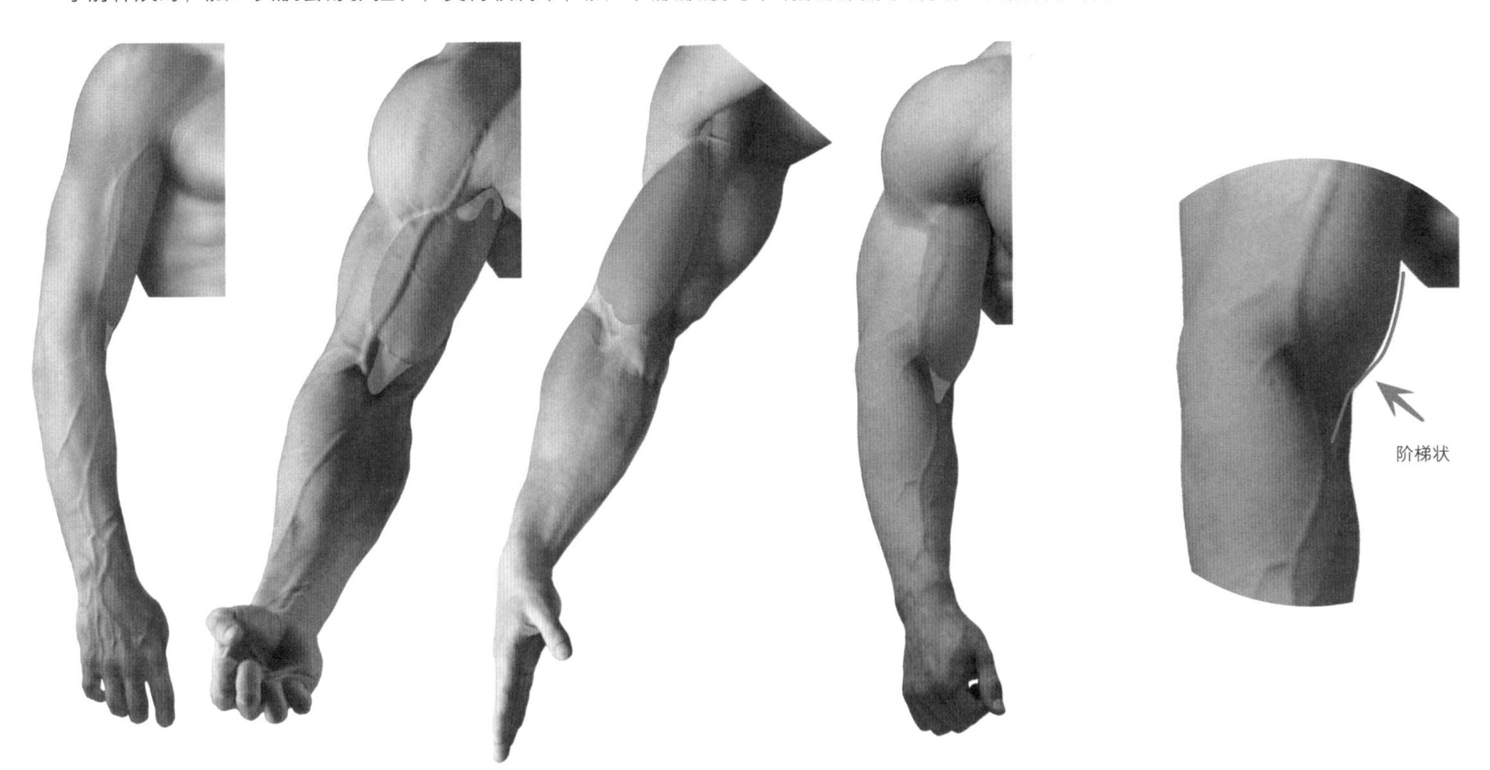

皮脂较厚、肌肉欠发达的手臂根部有脂肪堆积，二头肌轮廓模糊，上端微微鼓凸。较瘦的手臂脂肪含量少，肌肉欠发达，二头肌上端向肌腱发展逐渐变细，外部轮廓呈现微微内凹的形状。

喙肱肌起自肩胛骨喙突前端，止于肱骨上1/3内表面，呈现为细长的圆柱形，位于肱二头肌短头后方。

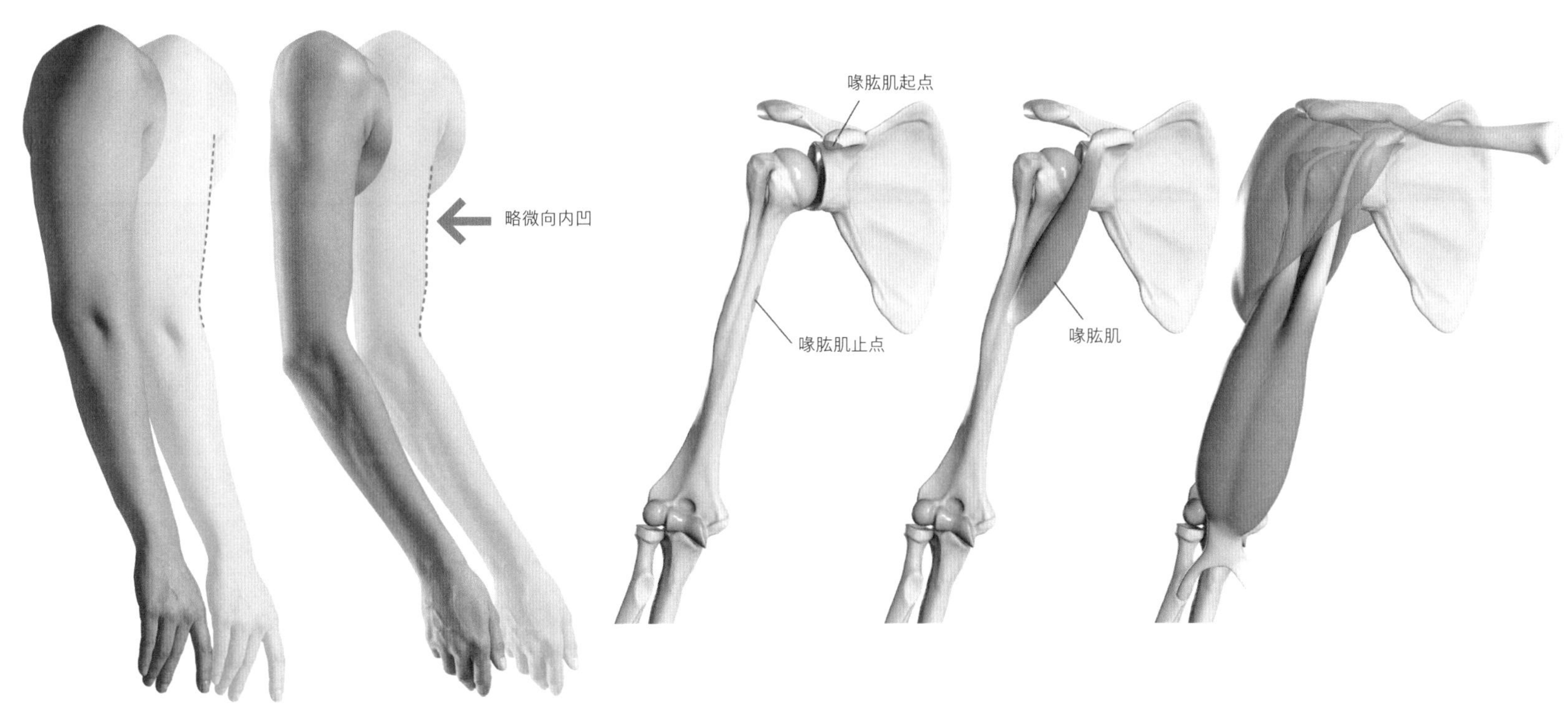

手臂上抬时，上臂内侧靠近腋窝的位置部分喙肱肌呈三角形显露于体表，向下插入肱二头肌下方。

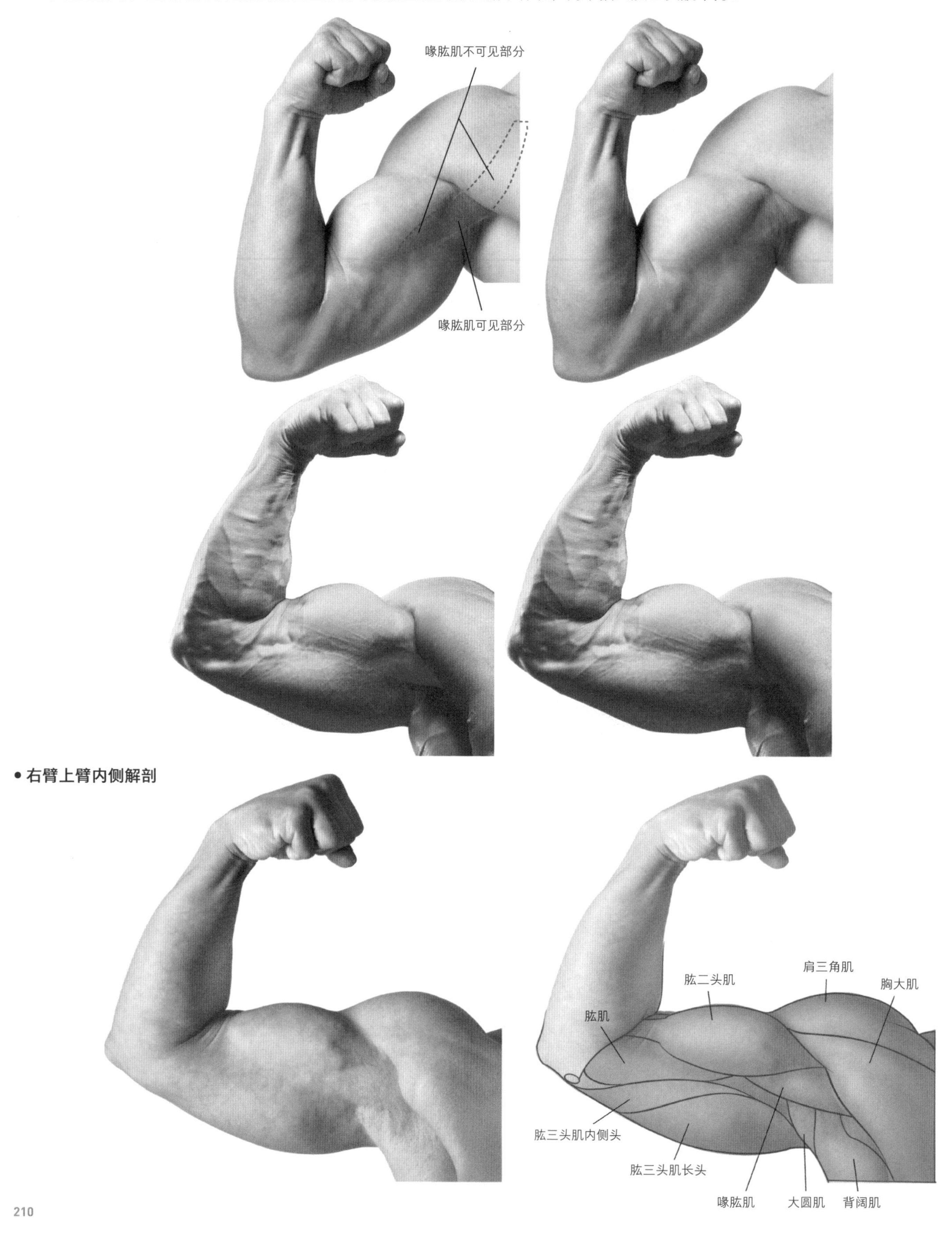

4.2.3 肱三头肌

肱三头肌位于上臂后方，分为3个部分，即内侧头、外侧头与长头，止于尺骨鹰嘴。肱三头肌是手臂中最厚实的肌肉。肱三头肌的内侧头呈扁平的梭形，上端略尖，下端略圆，它包裹着肱骨后侧下半部分。其大部分都被长头与肌腱遮盖，只有上臂内侧下半部分显露于体表。

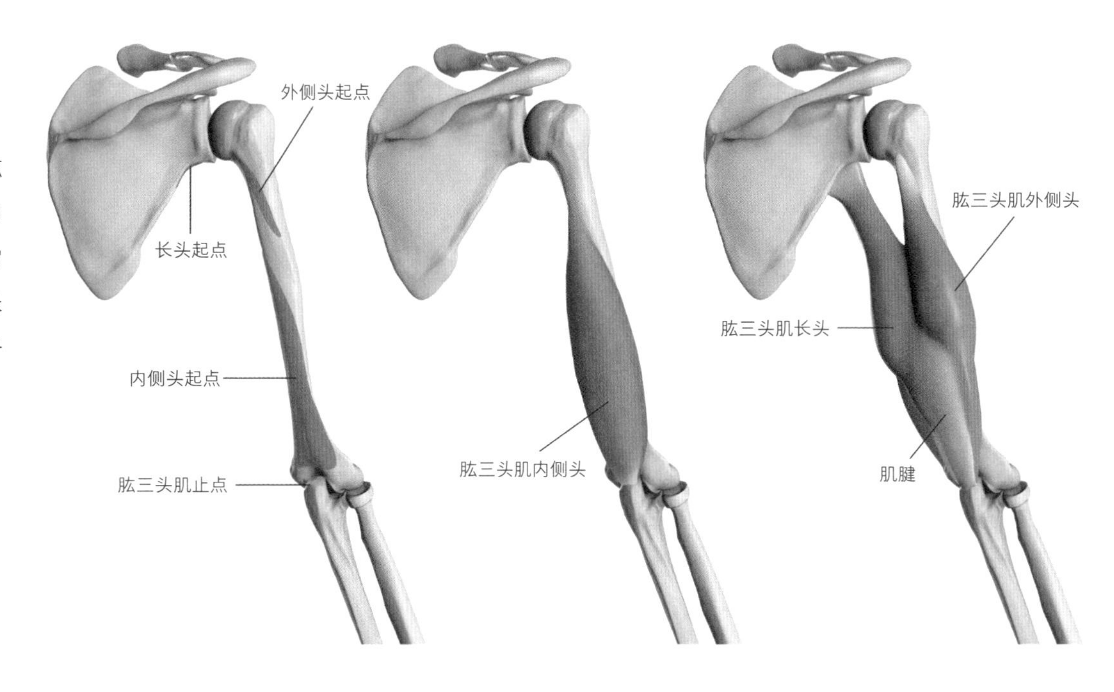

肱三头肌长头是整个三头肌中最大的一块，它位于上臂后方内侧，较为鼓凸。上端止点从大圆肌与小圆肌之间穿过，消失于肩三角肌下方，止于肩胛骨下结节。

• **右臂肱三头肌**

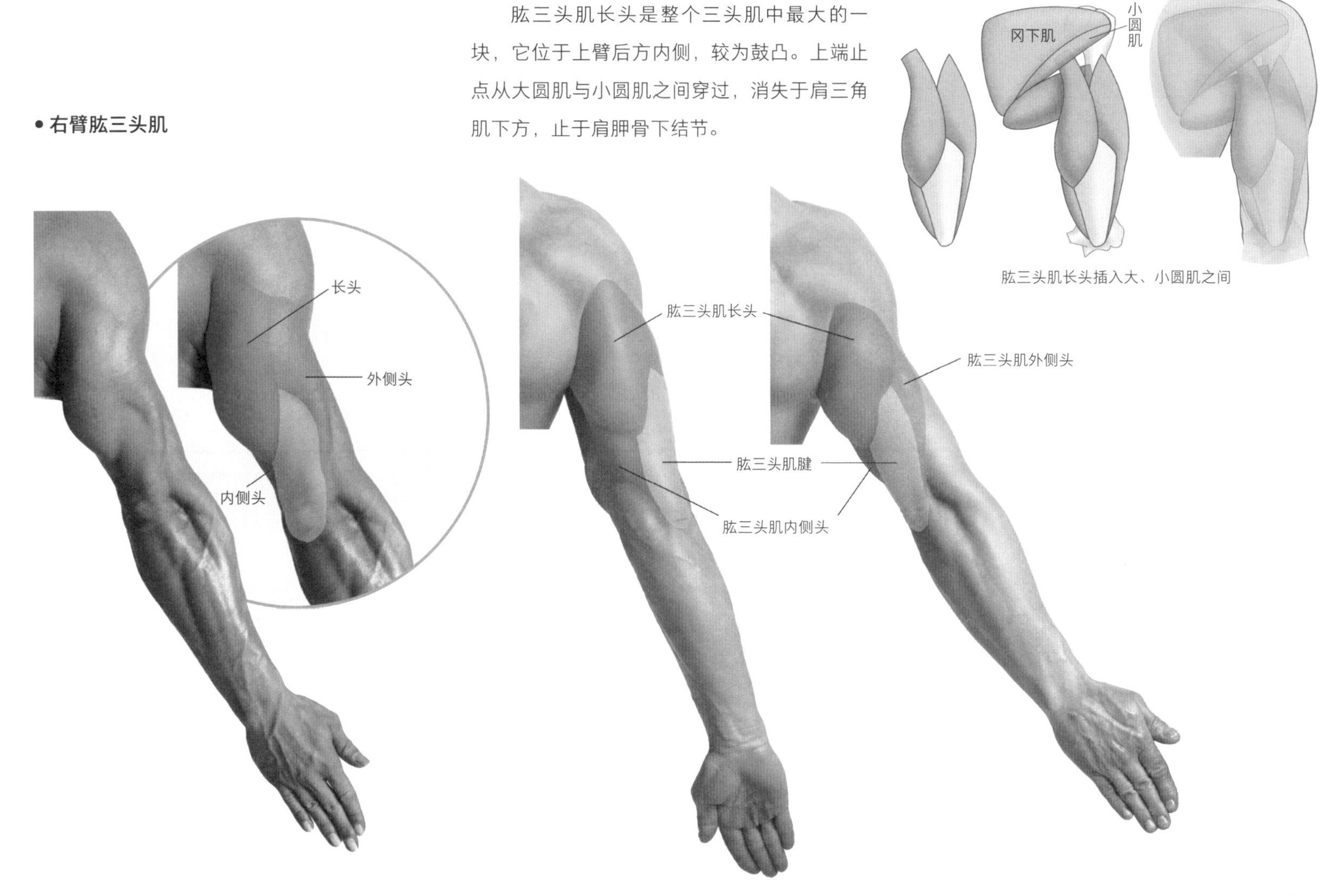

肱三头肌长头插入大、小圆肌之间

肱三头肌腱的长度大约占了上臂后侧长度的一半，其上端略宽，下端略窄，肱三头肌在收缩时，肌腱呈略平的弧形，周围肌肉膨大隆起，肌腱的边缘会形成清晰的边界。

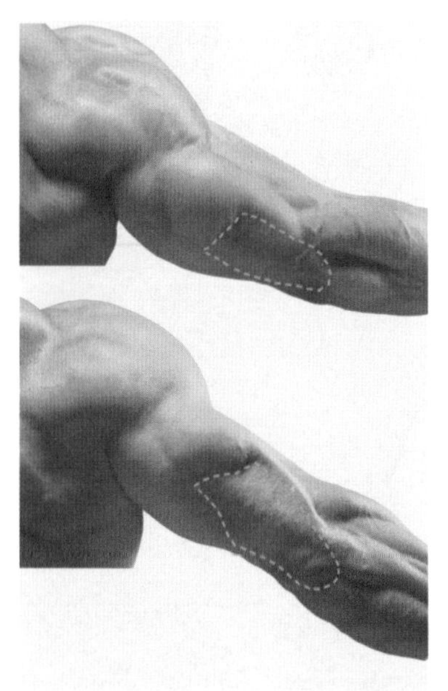

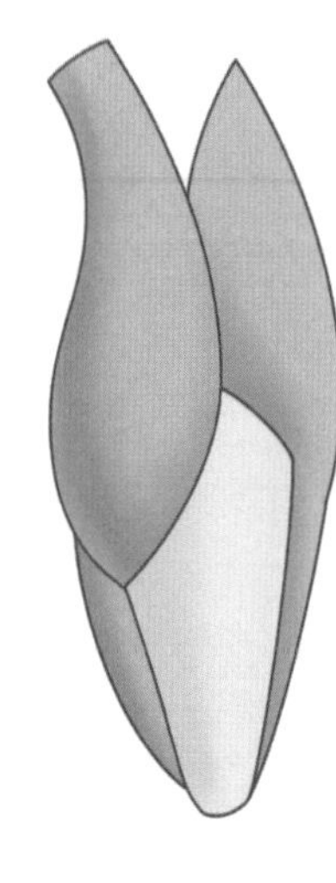

• 肱三头肌横断面

深色部分为肱三头肌

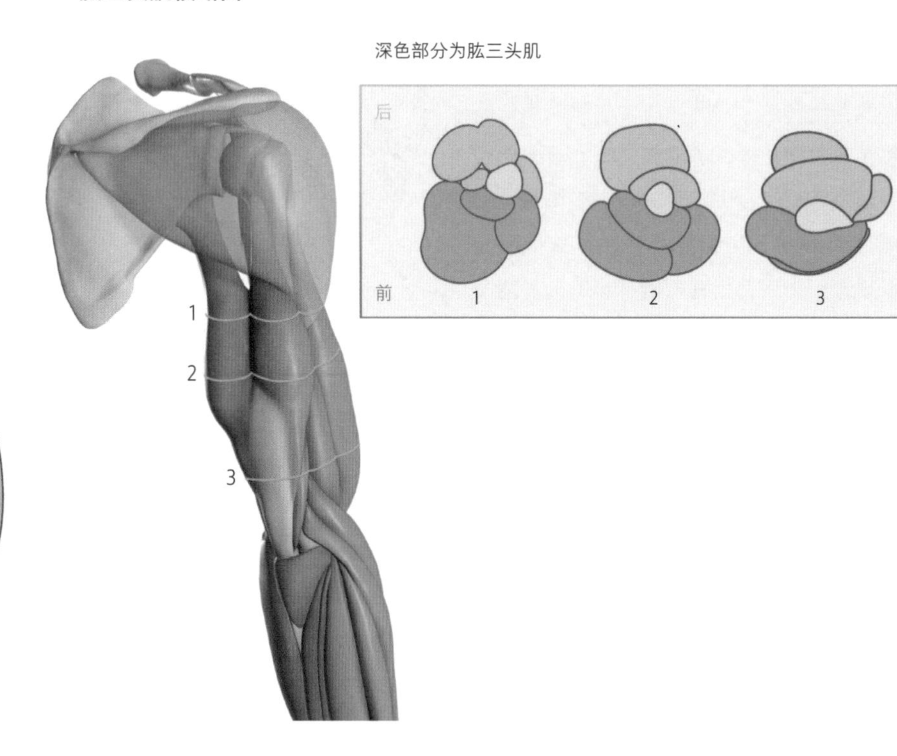

从手臂内侧观察，肱三头肌长头与内侧头前缘呈向前的弯曲状。

肱三头肌长头前缘

肱三头肌内侧头前缘

皮脂较厚、肌肉欠发达的手臂根部会有脂肪堆积，形成鼓凸，其相比肱三头肌的鼓凸更加圆润，且没有清晰的边界。较瘦的手臂结构清晰，形态纤细修长，骨骼的造型比较突出。

此处为脂肪的鼓凸，而非肱三头肌

皮脂较厚的手臂肌肉的轮廓模糊，手臂整体显得圆润

较瘦的手臂肌肉的轮廓较为清晰

上臂前侧斜朝向内，肩头斜朝向外。

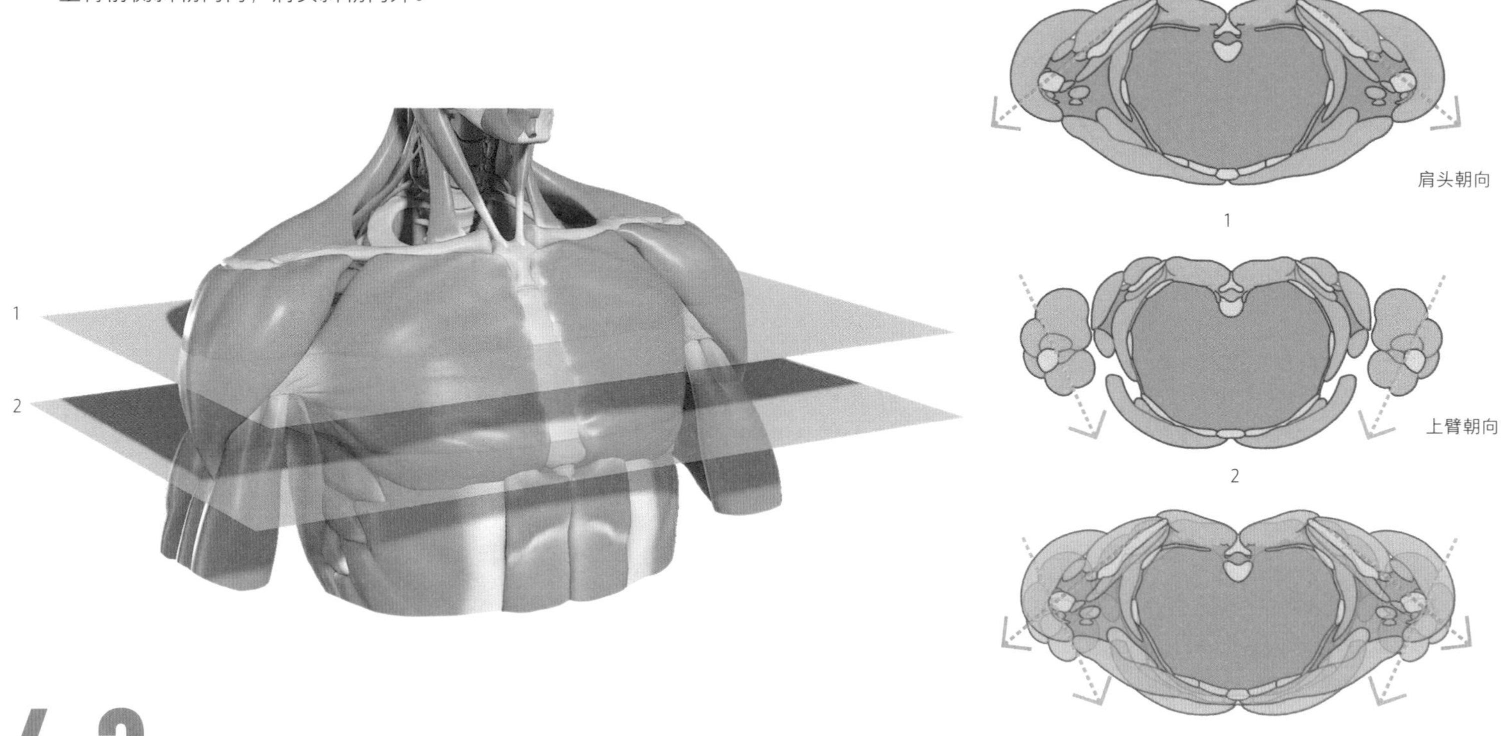

4.3 前臂

前臂又称下臂（近头者为上，近足者为下），其肌肉组织较为复杂，主要负责手腕及手指的屈伸，属于绘画中的难点——难点在于复杂且多的肌肉与桡骨运动下肌肉形态的变化。从造型结构的角度将前臂的肌肉按照功能、位置及形态进行归纳划分，可划分为3个部分：肱桡部、伸肌部与屈肌部，这样便于理解和掌握。整个前臂的造型具有明显特征，前臂整体略扁，与上臂相错咬合，靠近手肘一端肉质丰满，较为圆润；靠近手腕一端扁平骨感，呈略扁的方块。

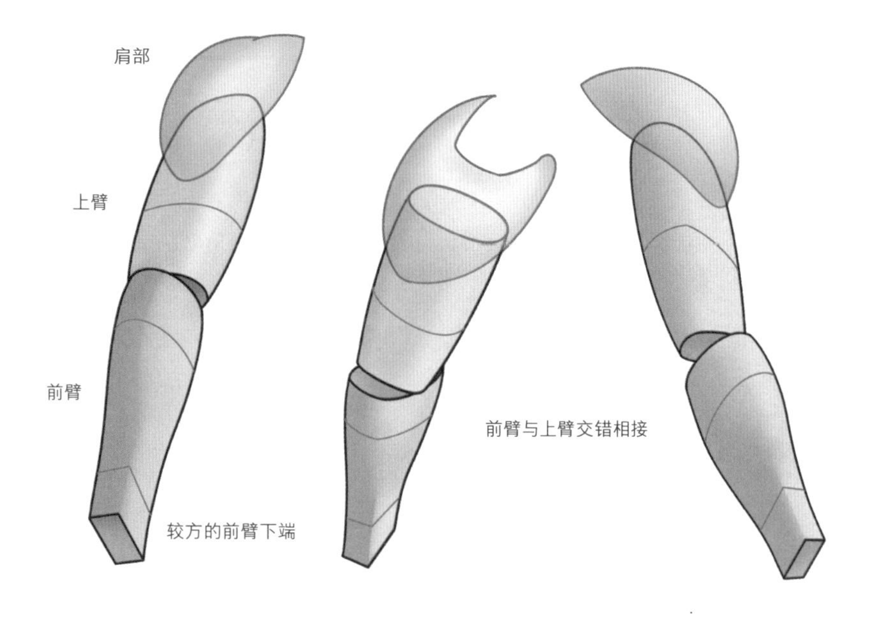

- **右臂前臂前侧与背侧解剖示意图**

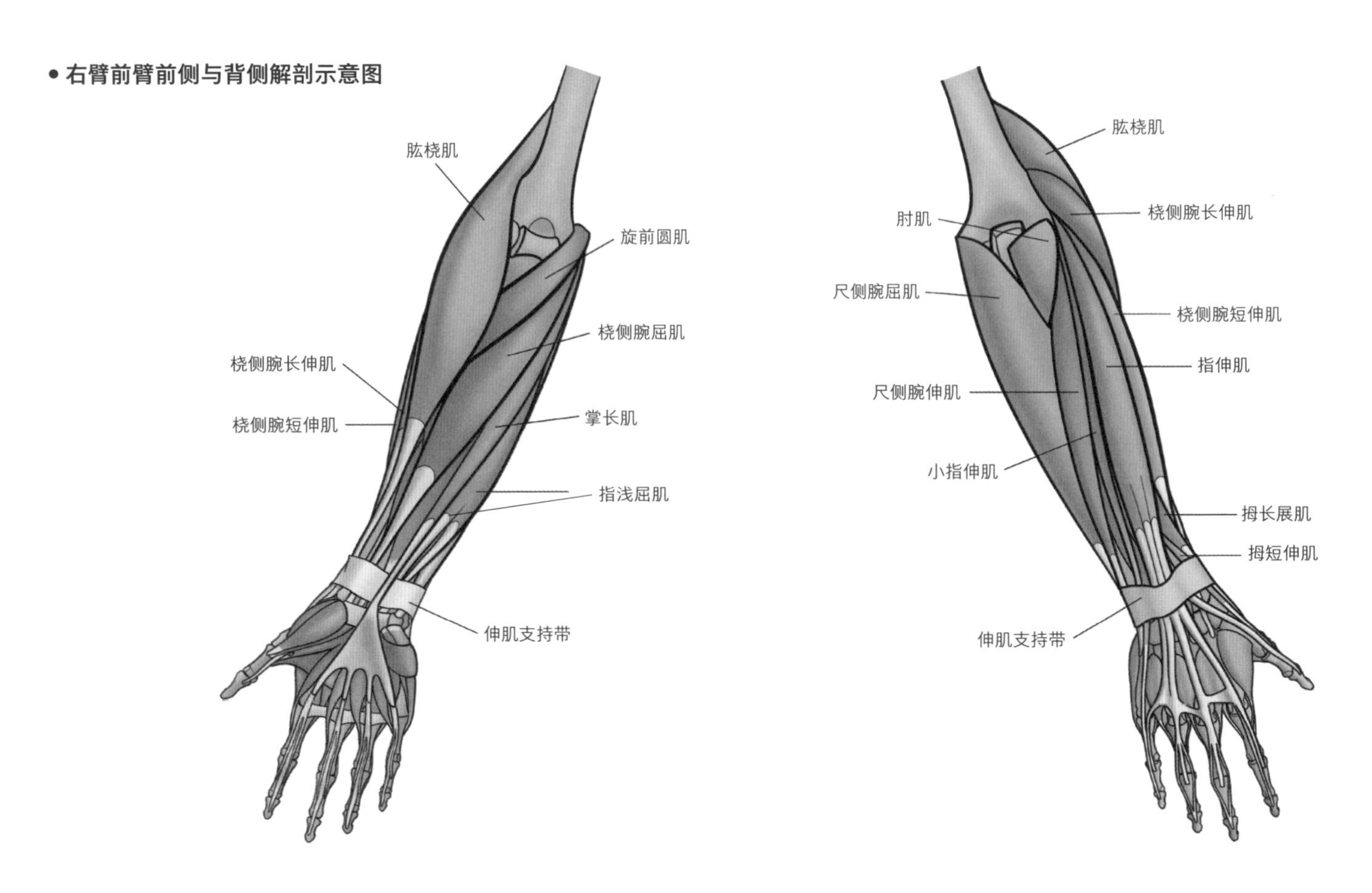

从横断面（断面的上方为背侧，下方为前侧）可以看出前臂肌肉较多显复杂，但艺用所需掌握的只是其基本形态特征与运动特征，所以本节不会对深层肌肉进行分析。

- **右臂前臂横断面**

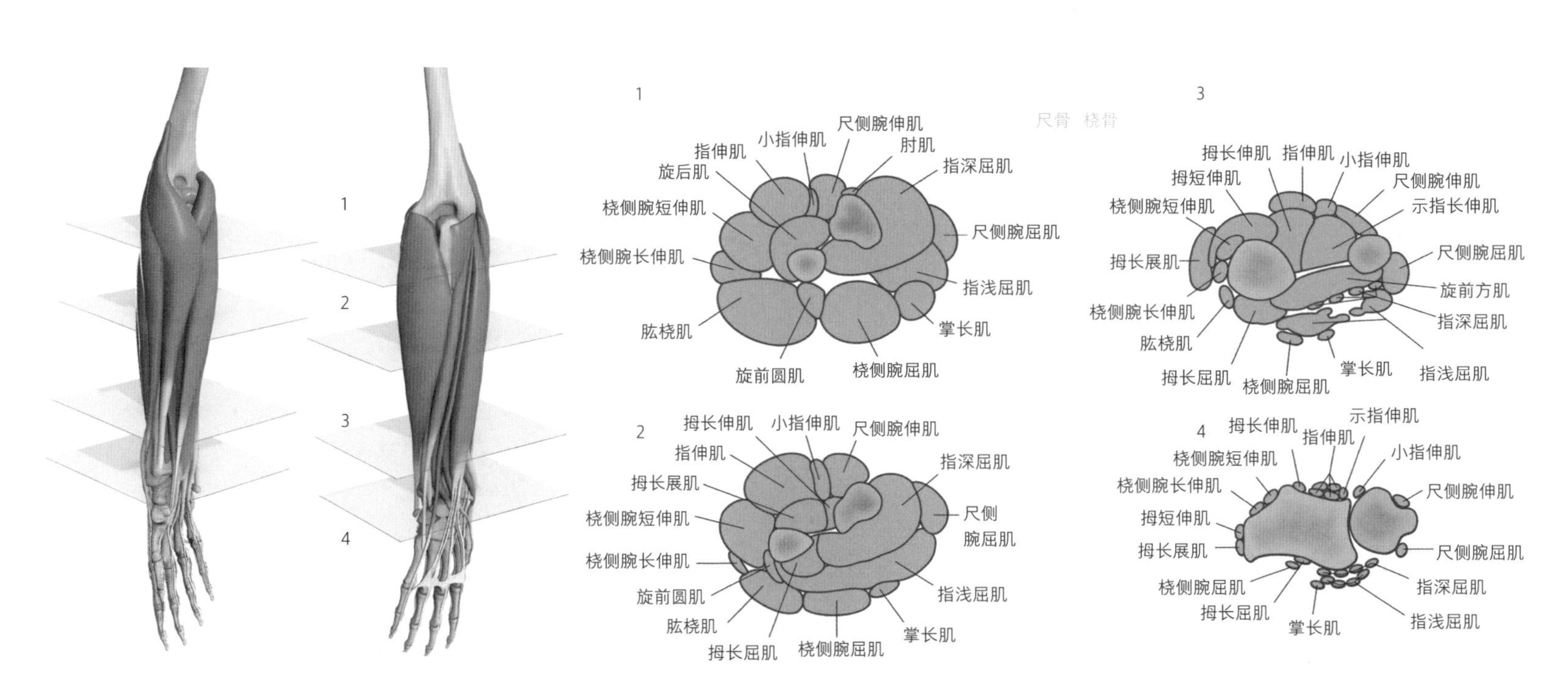

• 前臂的肱桡部、伸肌部、屈肌部

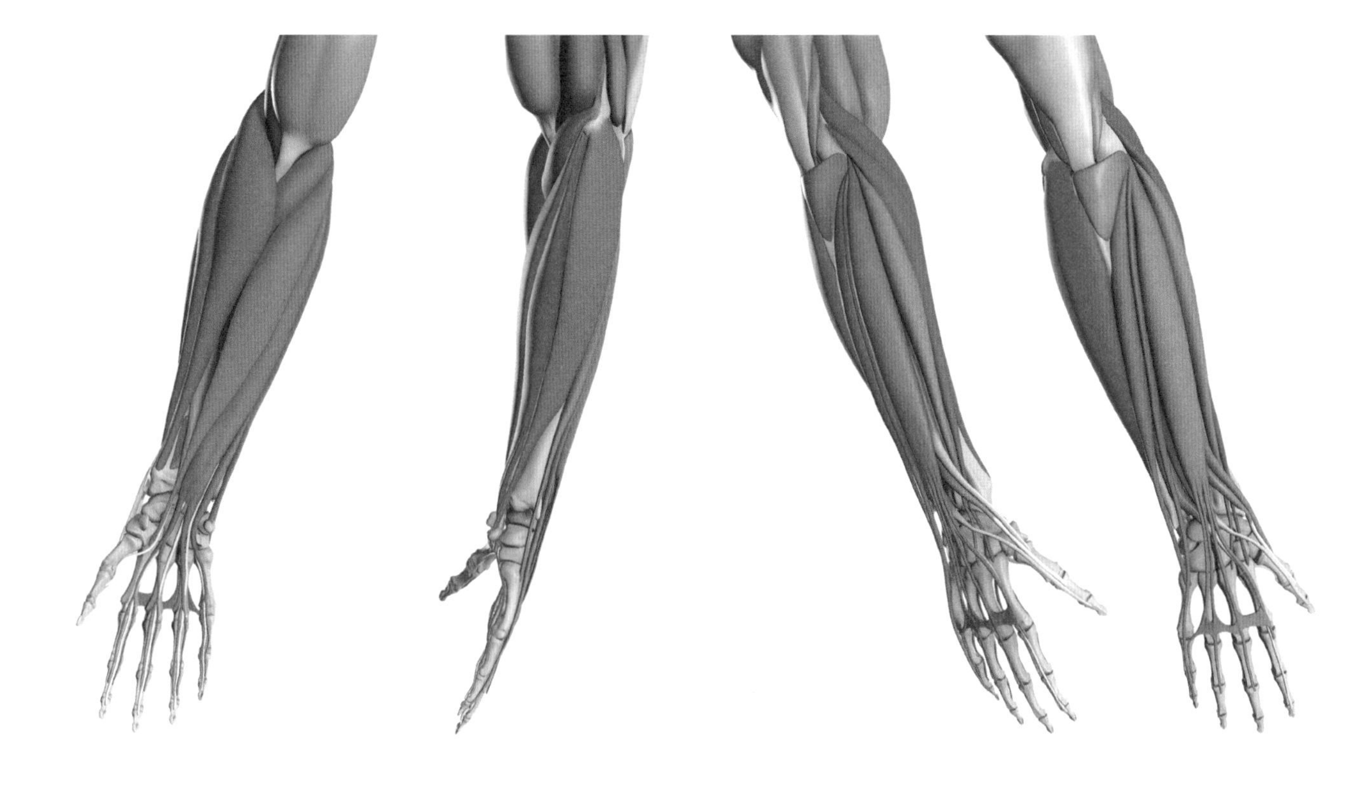

• 经过归纳的右臂前臂示意图

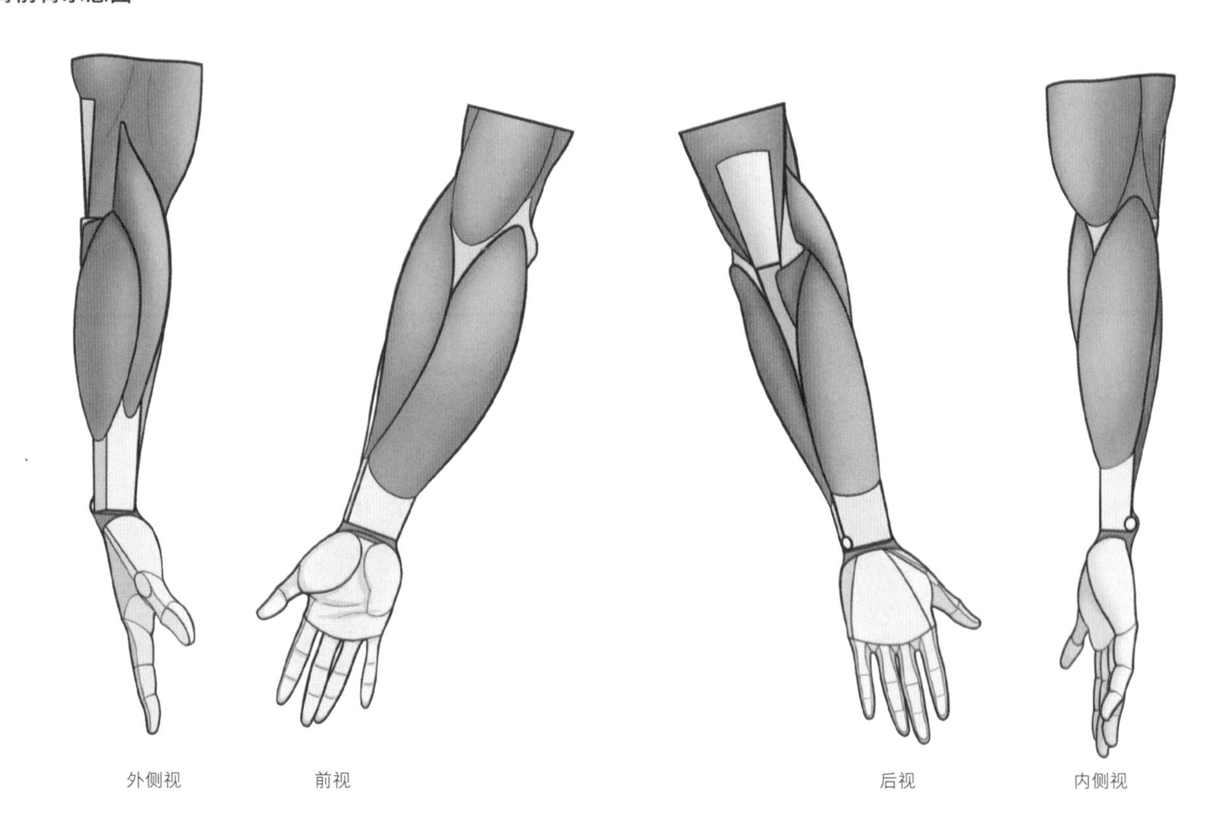

4.3.1 肱桡部

肱桡部包含肱桡肌与桡侧腕长伸肌两块肌肉，因其形态难分彼此，同时都起自肱骨外上髁嵴，都跨越肱骨与桡骨，所以暂且将其称为肱桡部。艾略特·古德芬格的《牛津艺用人体解剖学》中称其为嵴肌，因为这两块肌肉都起自肱骨外上髁嵴。

肱桡肌起自肱骨外上髁嵴，止于桡骨茎突外侧面（腕部前面与外侧面的交会处）。桡侧腕长伸肌起自肱骨外上髁嵴，止于第2掌骨底（腕部背面与外侧面交会处）。肱桡部上端两肌腹紧挨在一起，下端肌腱分别去向侧面的两个转折角。

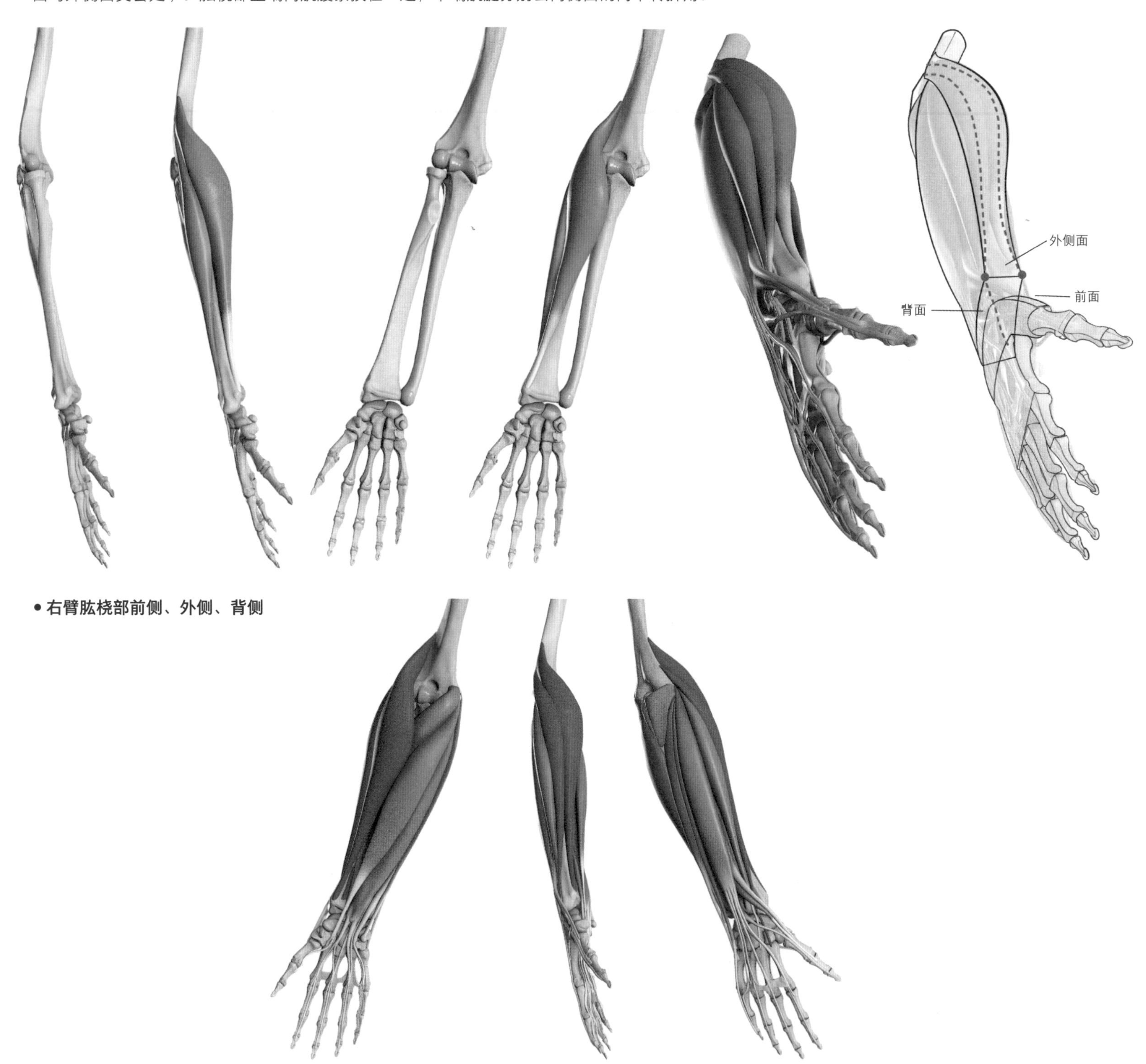

• **右臂肱桡部前侧、外侧、背侧**

手腕在伸展时，偶尔可见两块肌肉之间略有分离。肱桡部位于前臂外侧，下端（靠近腕部一侧）与拇指一侧相接，桡骨旋转时此关系亦不改变。

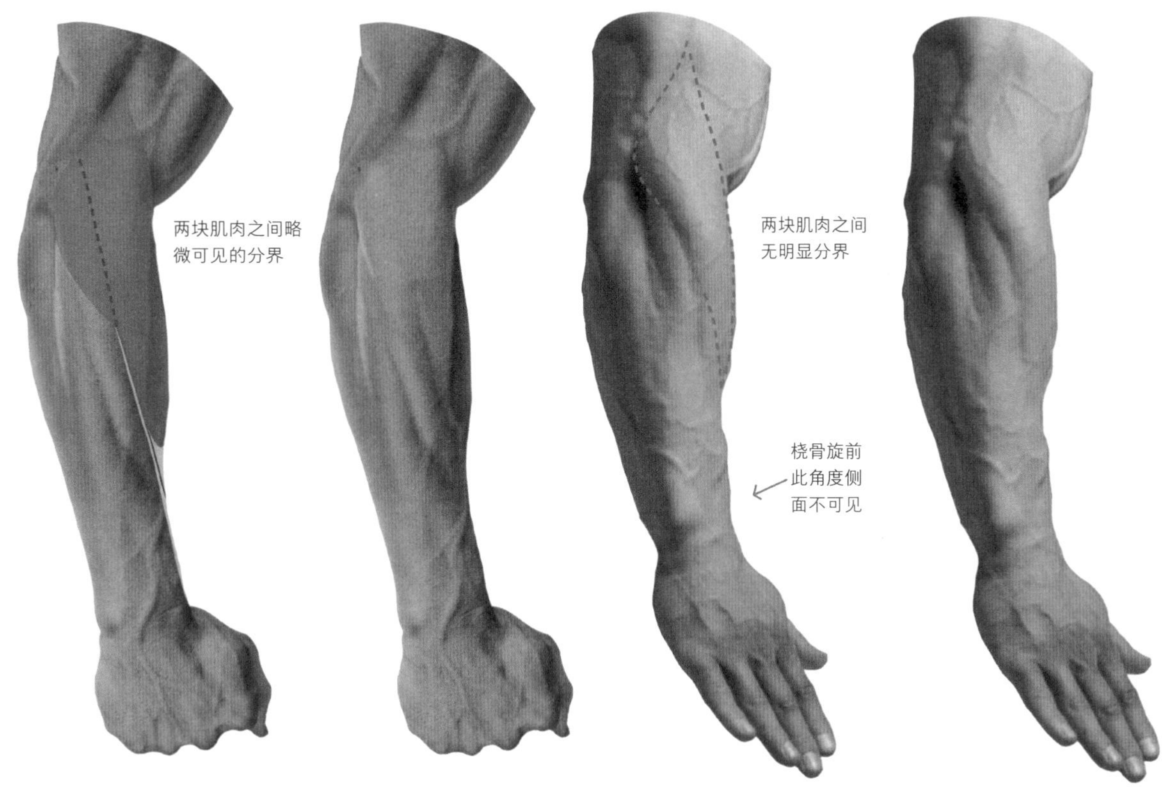

手肘伸展时，肱桡部突出，位于肘部外侧面。

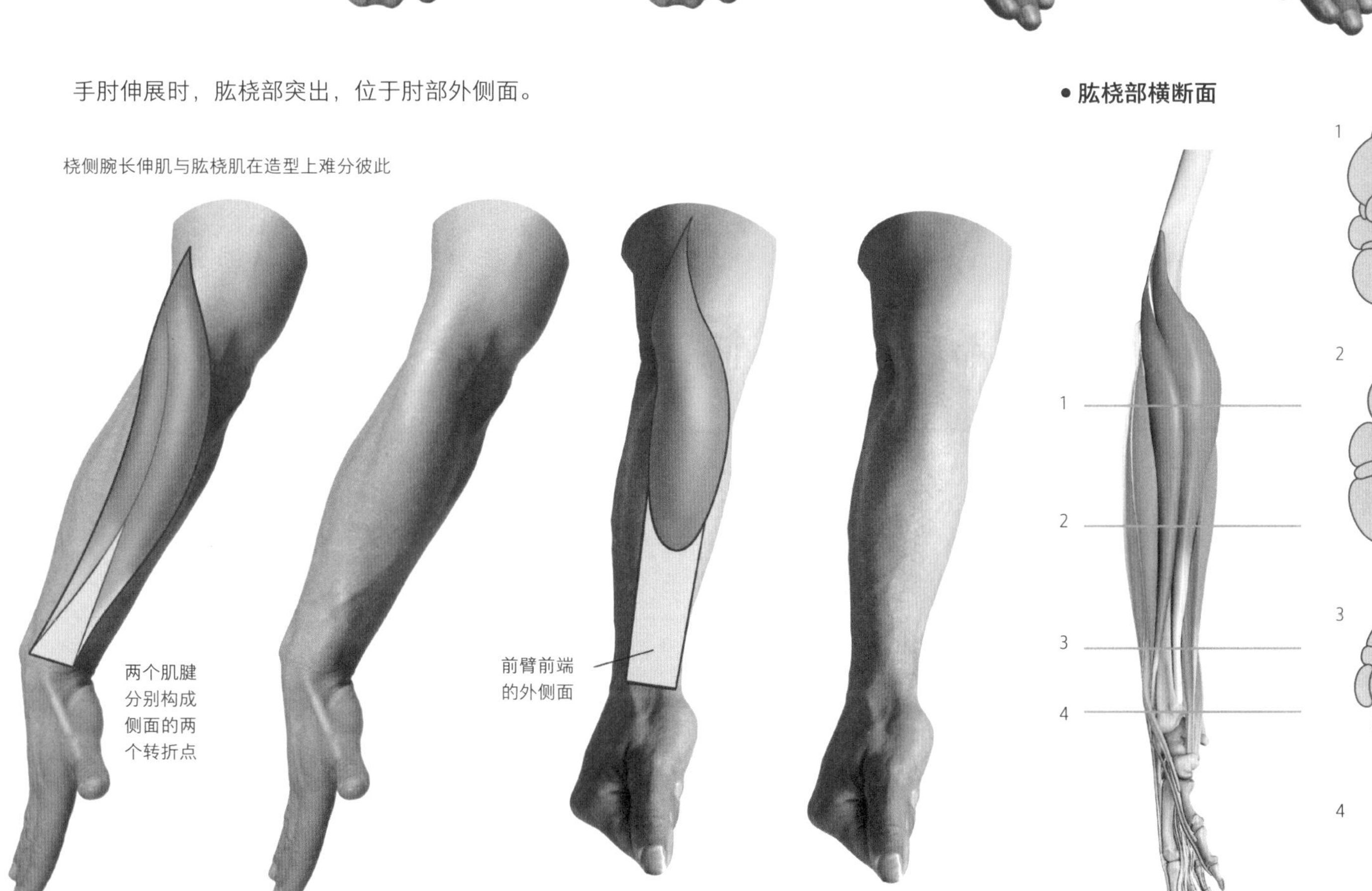

• 肱桡部横断面

1

2

3

4

4.3.2 伸肌部

伸肌部位于前部背侧，表层包含尺侧腕伸肌、小指伸肌、指伸肌、桡侧腕短伸肌。从起止点来看，它们有共同的起点位于肱骨外上髁，止点都结束于手背部；从功能上来看，它们都属于伸肌，功能是伸展手腕与手指。

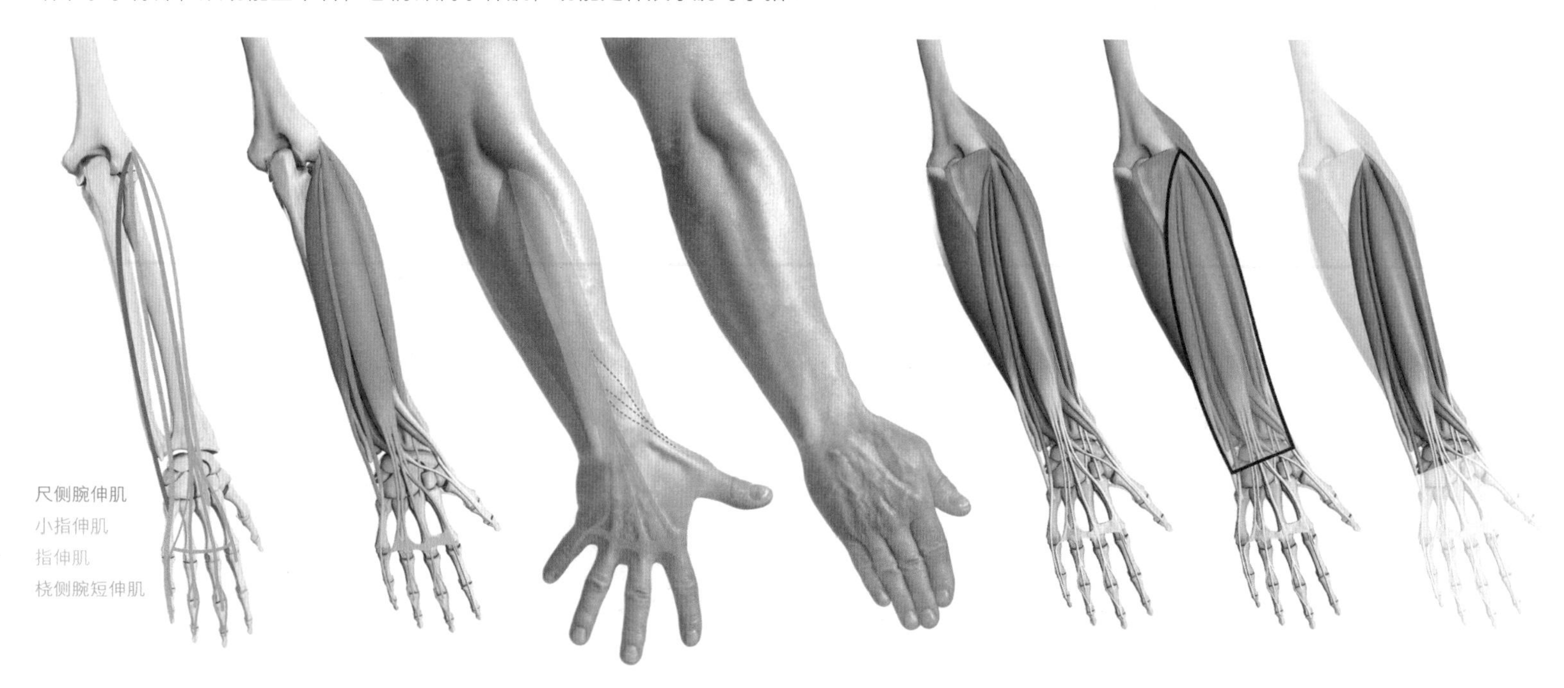

尺侧腕伸肌整体向尺骨头方向倾斜，略带弯曲，与尺侧腕屈肌之间有一道凹沟，称尺骨沟，尺骨沟向下延伸至尺骨头，尺骨头突出体表。尺侧腕伸肌肌腱穿过尺骨茎突外侧沟槽，跨越腕部连接至第5掌骨底背侧。

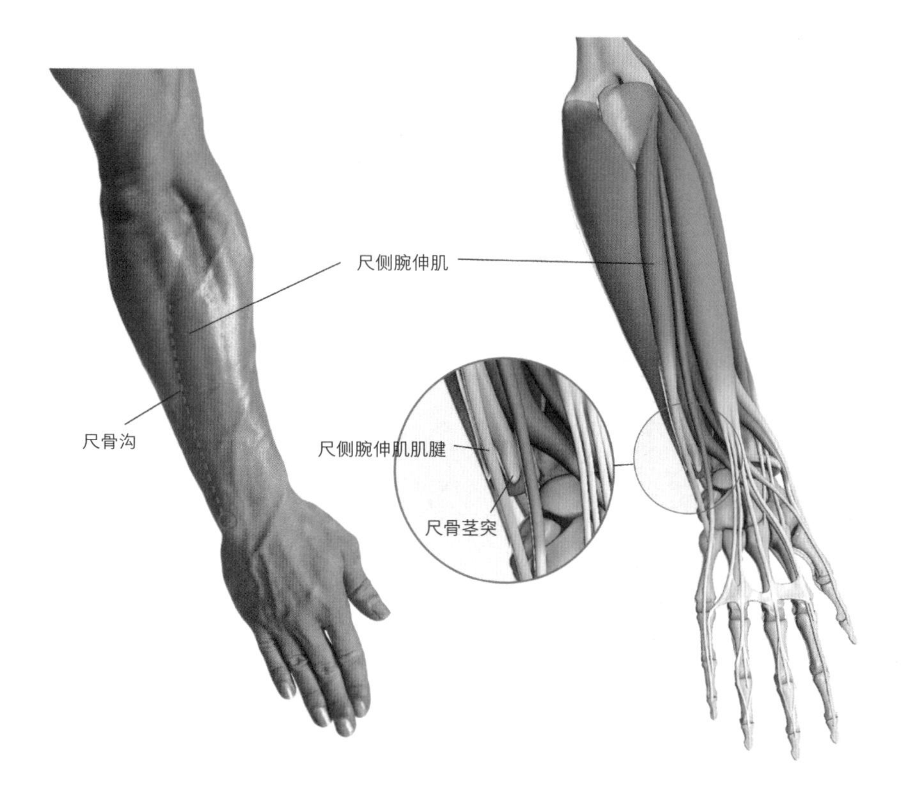

小指伸肌是一条既窄小又容易被观察到的肌肉，它的起始端往往会被遮盖住，在前臂外侧上端约1/3的位置开始显露于体表，止于小指指背。

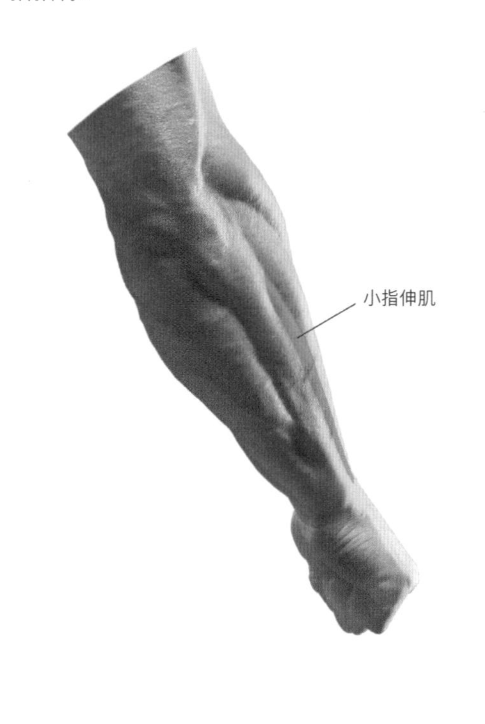

指伸肌是前臂背侧最宽阔的一条肌肉，邻近腕部衍生出4条肌腱，分别对应4根手指，可使手指伸展，指伸肌肌腹在体表有清晰独立的外形，下端的四条肌腱并列，使腕部略显平坦，伸手指时，掌指关节处的腱会跃出体表，清晰可见。

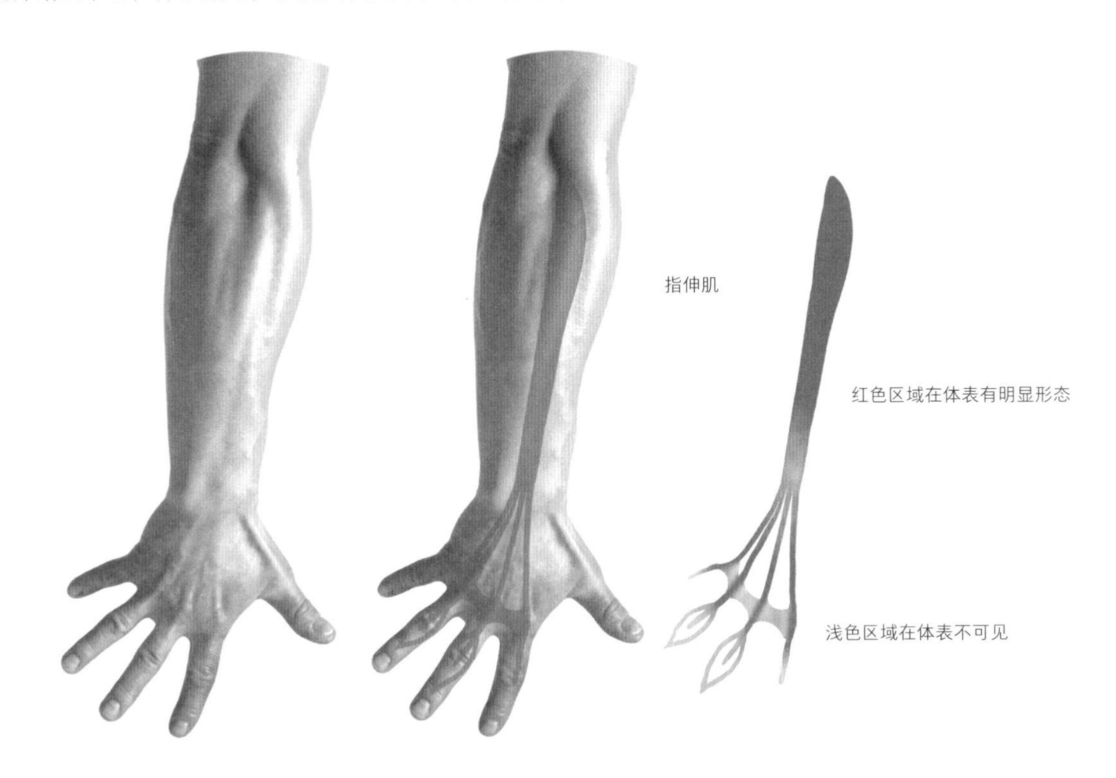

桡侧腕短伸肌位于伸肌群的外侧，肌腹鼓凸，肌腱较长，从拇指的肌腱下方穿过。

伸肌群位于前臂背侧，靠近手肘一端的肌腹较为鼓凸，外形上各条肌肉有较为独立的外形，体表容易观察。但是下端的肌腱较为模糊，难以分辨彼此，整体在一个略平整的面内。

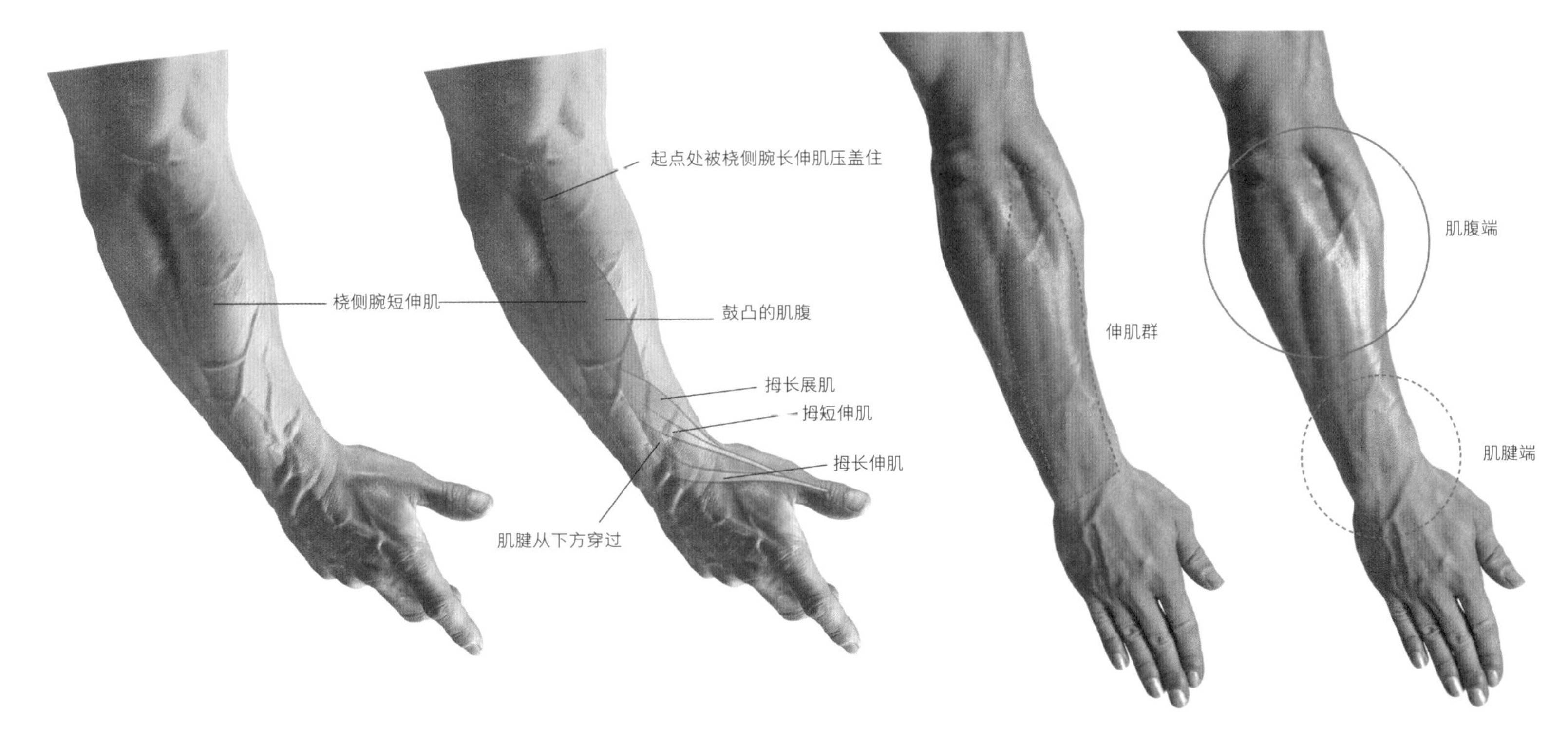

• **伸肌部横断面**

位于前臂背侧的伸肌部与掌背相接（桡骨旋转时此关系亦不改变），上方从肱桡部穿出，即肘窝的位置。

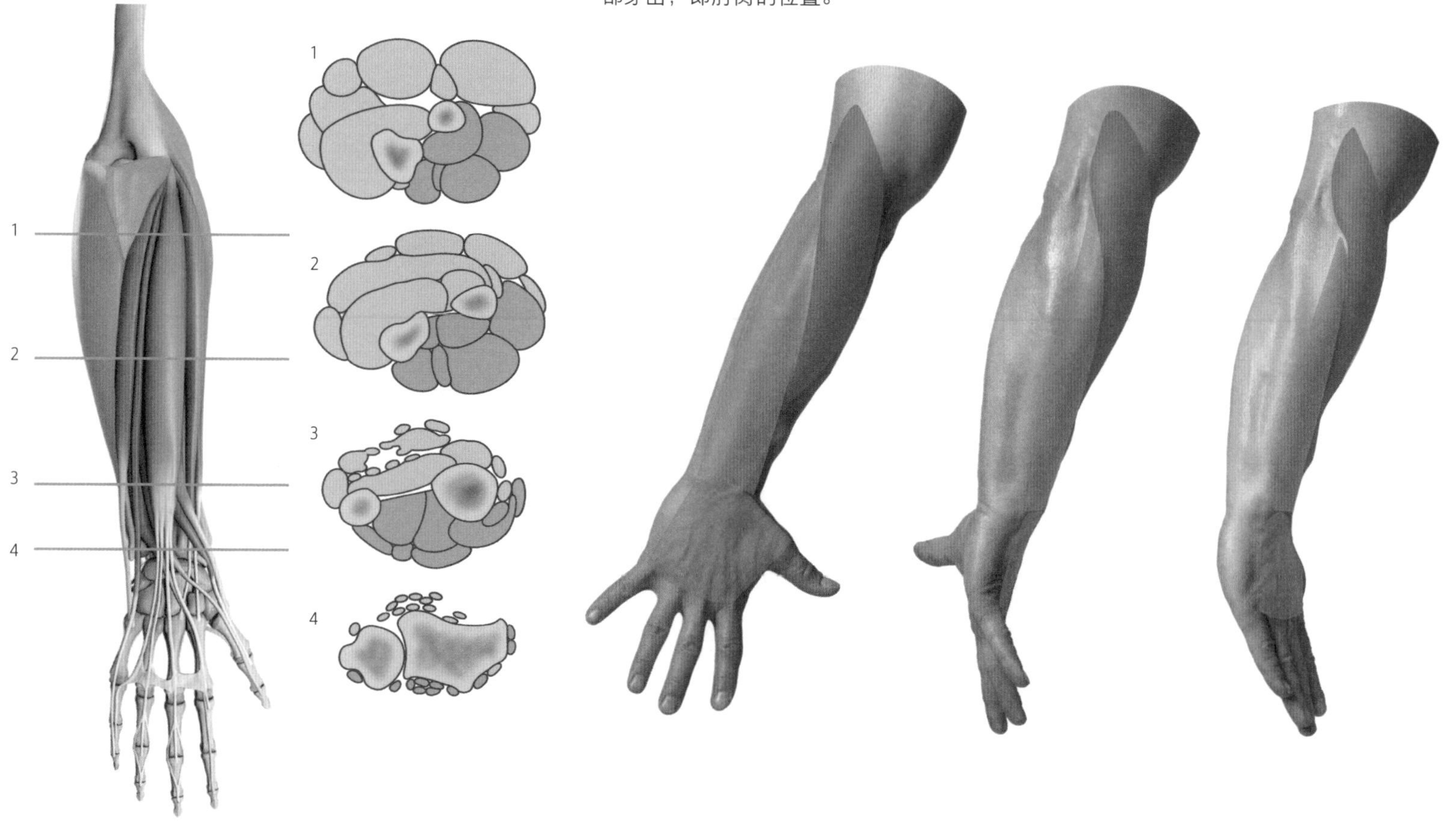

4.3.3 屈肌部

屈肌部位于前臂前侧与内侧，起点位于肱骨内上髁，部分深层肌肉起于尺骨和桡骨表面。主要功能是屈手指。旋前圆肌的功能是使桡骨旋前，它没有独立清晰的外形，与屈肌肌群相融，归为一体。

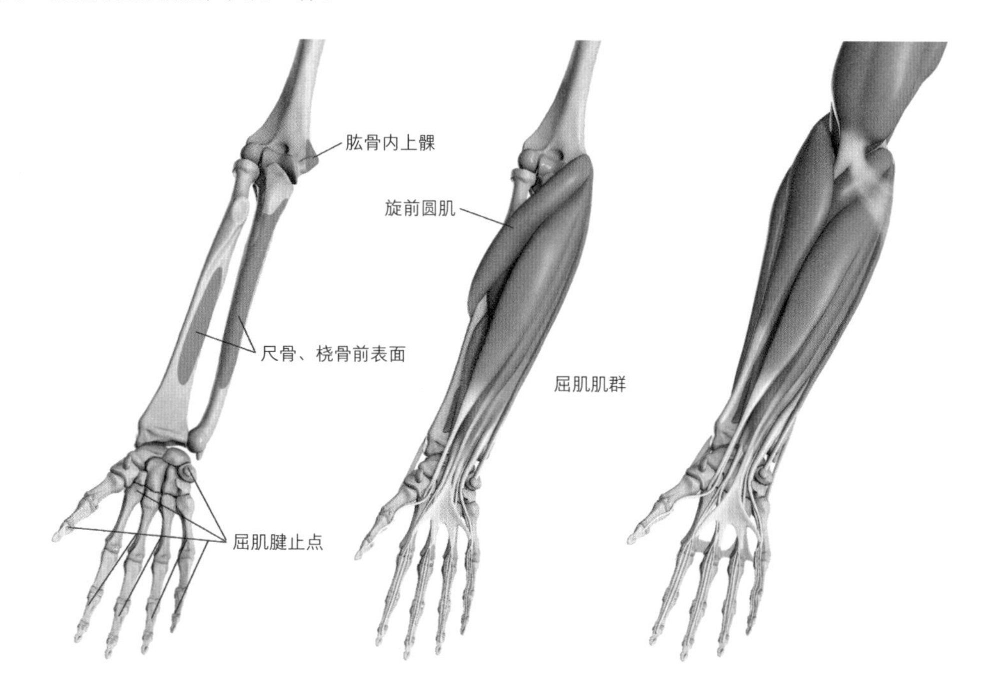

屈肌部形态比较简单，肌腹之间无明显分离，故此将其归纳为一块。但是靠近手腕一端的肌腱较为清晰，此处与伸肌部特征相反。屈肌部整体体块更大、更鼓凸，尤其是在握拳时。手臂前侧造型的另一部分由肱桡肌构成，由于肱桡肌起点位置更高，所以肱桡部体块的位置更高。

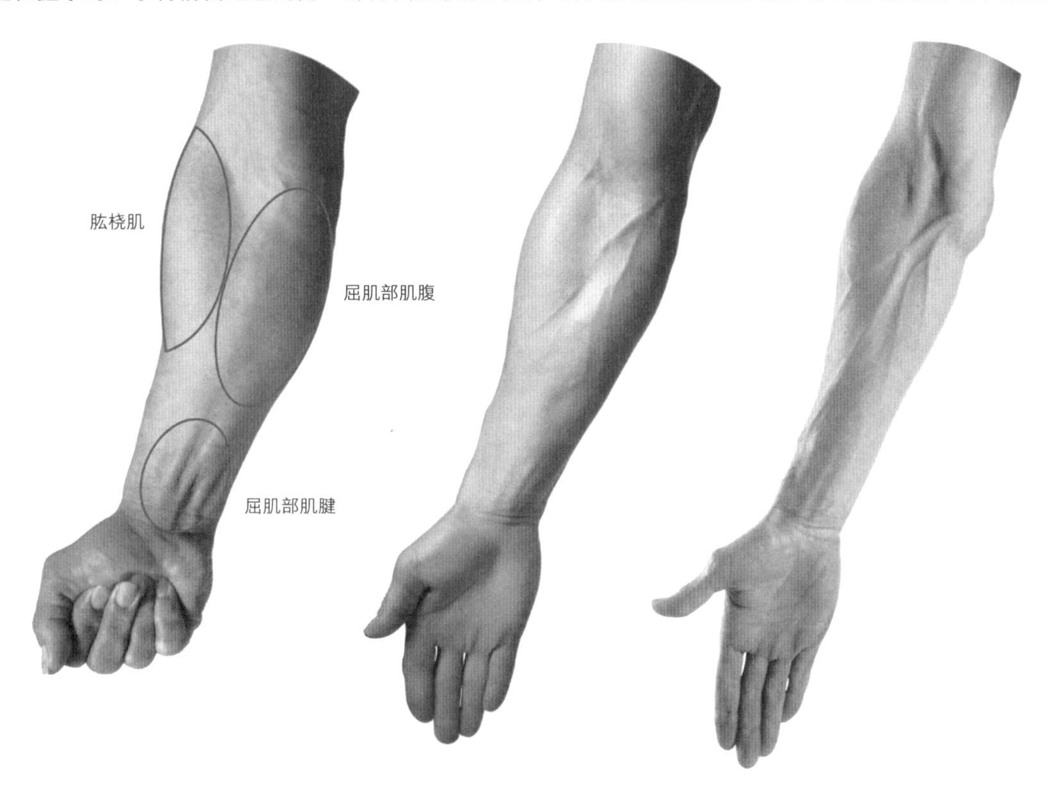

前臂前侧下端常见两根凸出的肌腱，接入掌中央的为掌长肌的肌腱，接入拇指根部的为桡侧腕屈肌的肌腱。

• **屈肌部横断面**

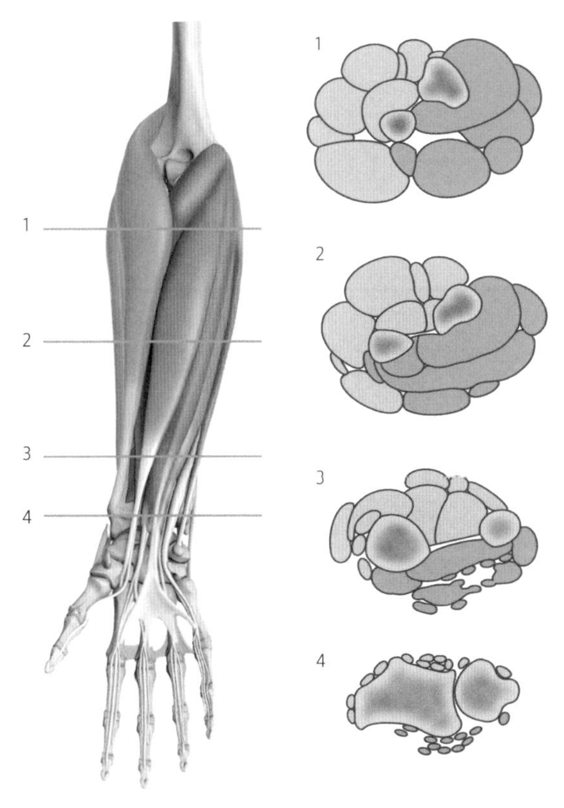

4.3.4 前臂的运动

前臂的运动是桡骨绕其运动轴旋转形成的旋前与旋后的运动，因为桡骨与手骨相固定，所以手部是跟随桡骨的旋前与旋后运动而运动的。

桡骨的运动轴线是贯穿桡骨头与尺骨头的一条线，桡骨绕这条轴线做旋前与旋后运动。

桡骨在旋前与旋后时尺骨位置固定。

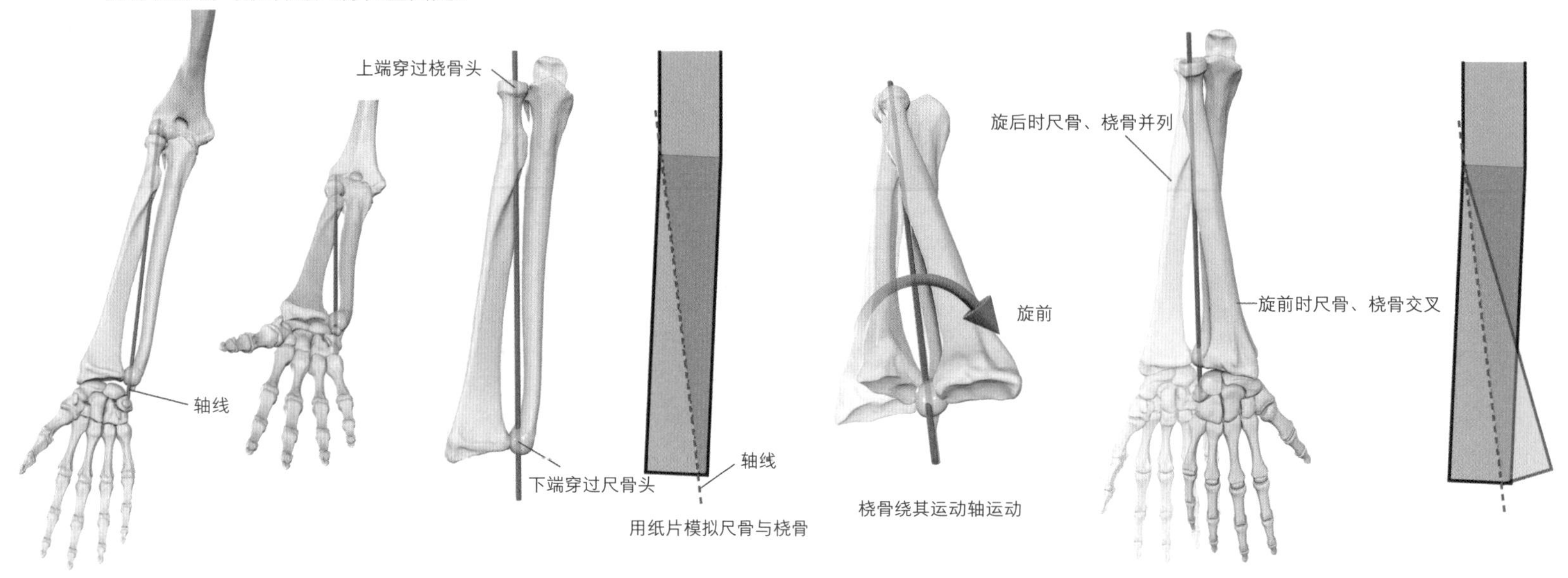

屈肌群与伸肌群分别结束于手掌前侧与后侧，旋前时伸肌群上端仍位于前臂外后方，下端则跟随桡骨与手骨转到身体前侧，此时前臂肌群呈螺旋状。

右臂右侧视如下，图1展示的是伸肘部，前臂旋后，手部握拳。图2展示的是伸肘部，肩关节半内旋，前臂半旋，手部握拳。图3展示的是伸肘部，肩关节内旋，前臂旋前。从图1到图3腕部几乎旋转了180°，其中桡骨的旋转角度约为90°，因为肩关节参与了旋转，尺骨鹰嘴虽然标出，但实际未凸出体表。

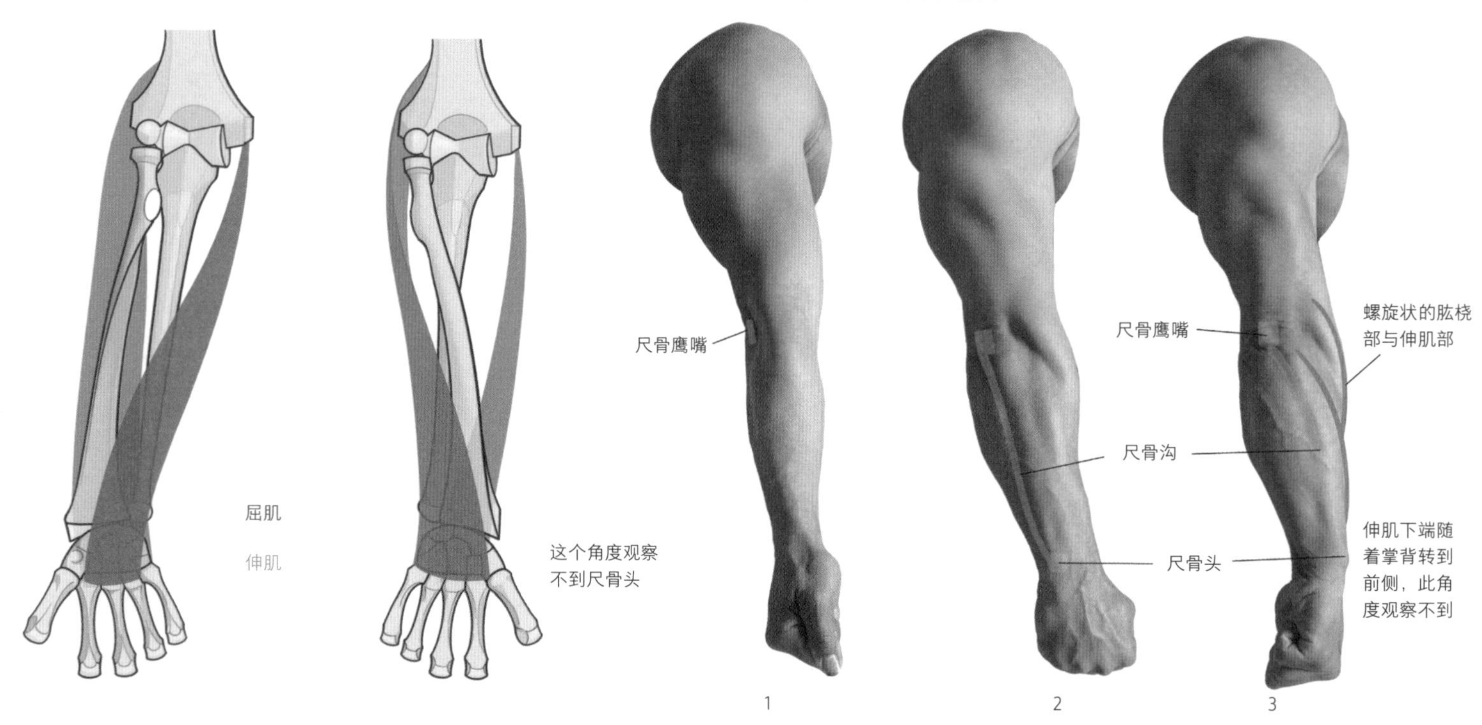

从前侧观察伸肘时的状态，前臂从旋后到旋前的过程中，肩关节也参与了旋转。

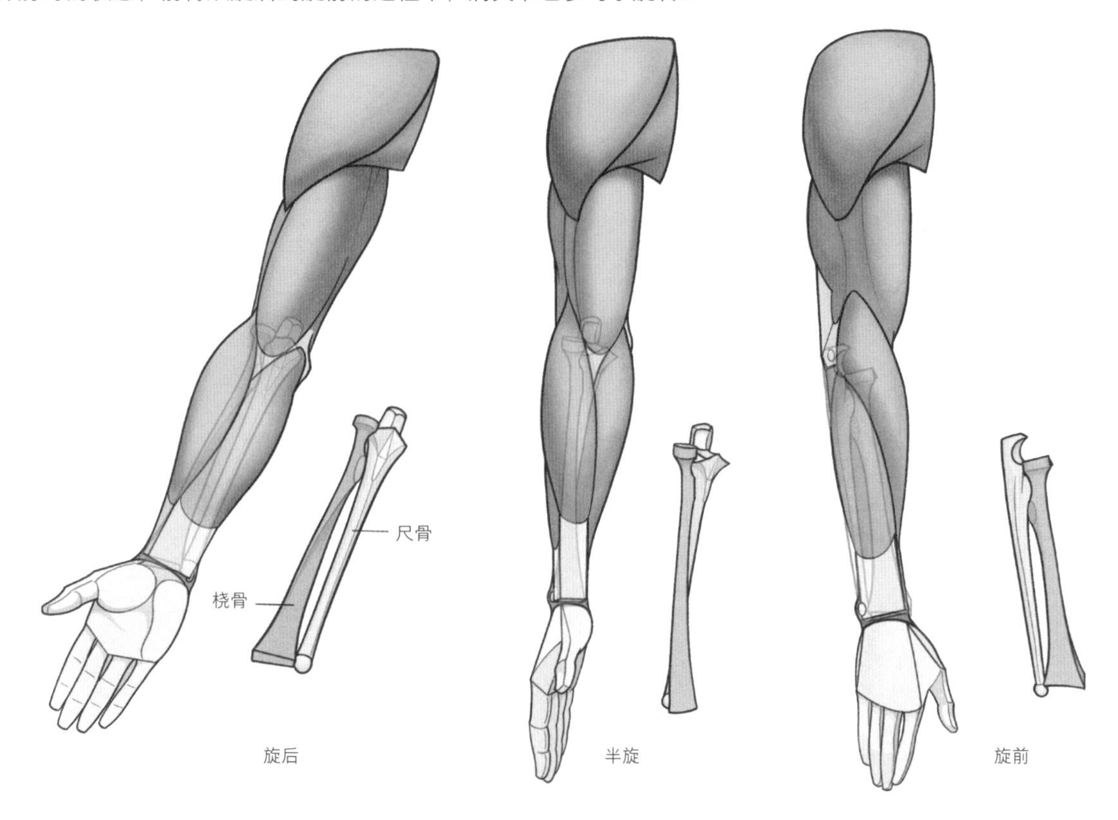

前臂肌群下端与手部相固定，旋前与旋后时固定关系不会改变，因此可以根据手部的朝向来判断前臂的运动。

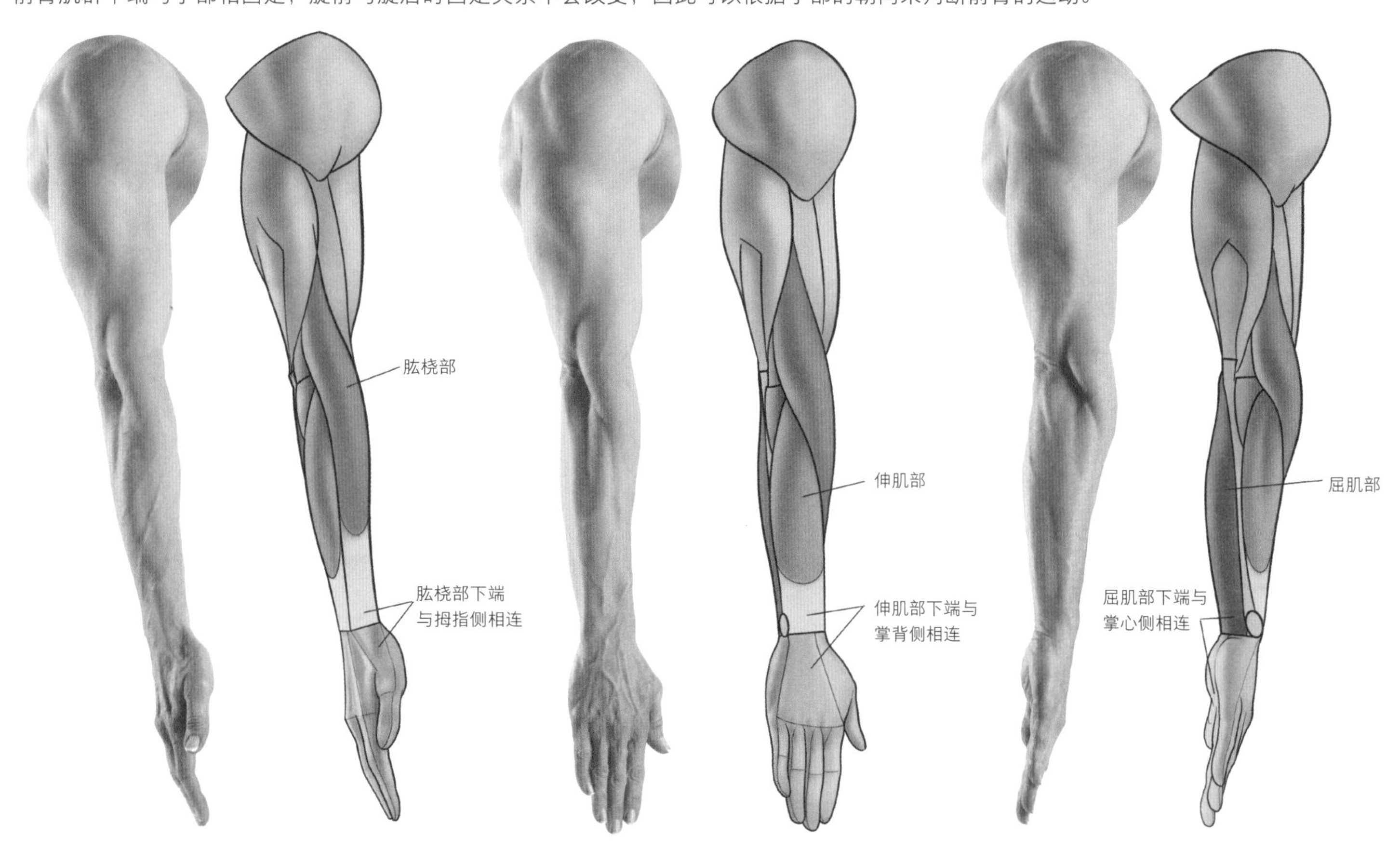

第一视角观察前臂的旋转，肘部的变化并不大，旋前运动使掌心朝下，肱桡部与伸肌部呈螺旋状。

屈肘状态下桡骨的旋转与伸肘状态下特征基本一致，只是屈肘时尺骨鹰嘴会凸出。

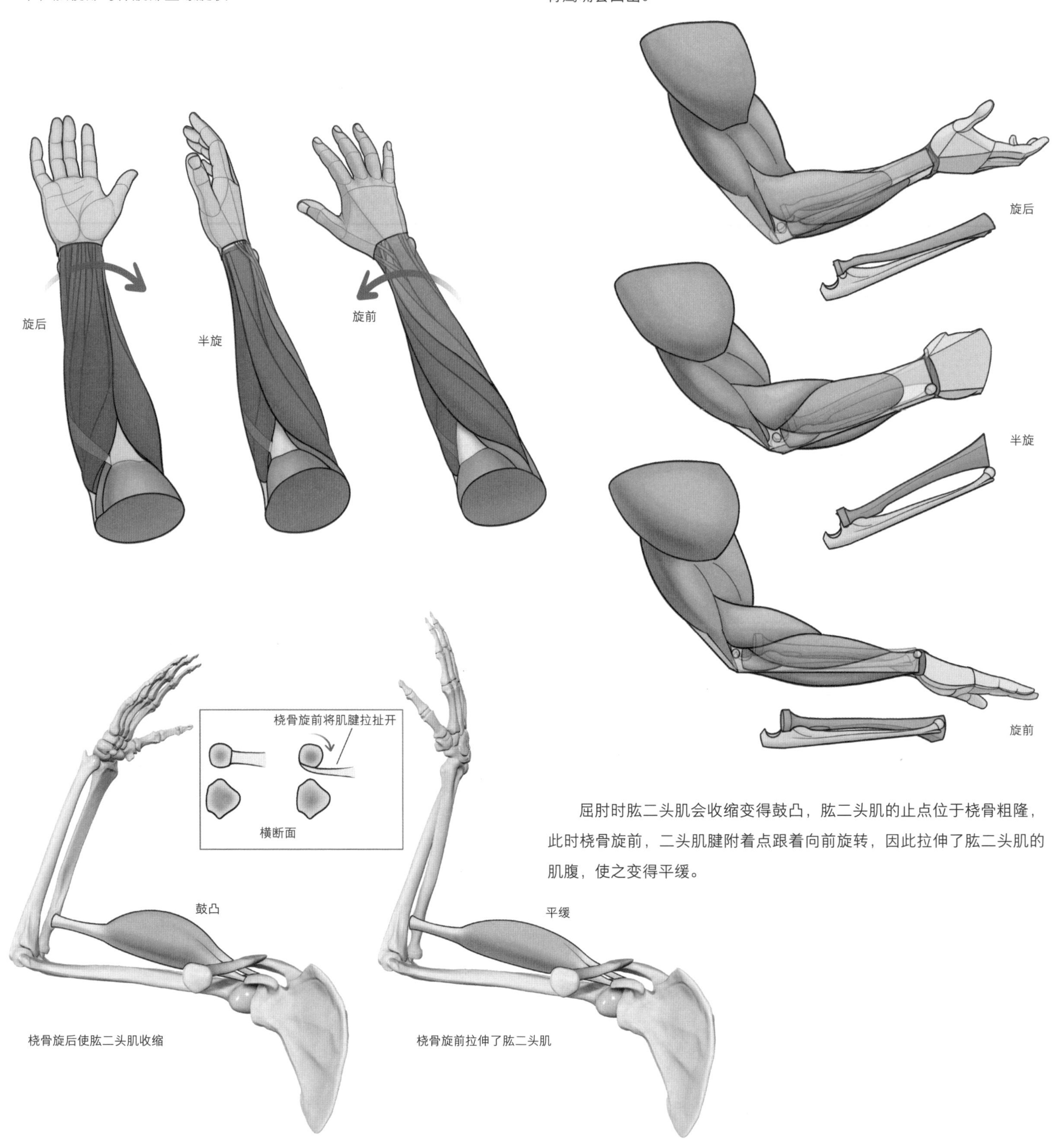

桡骨旋后使肱二头肌收缩

桡骨旋前拉伸了肱二头肌

屈肘时肱二头肌会收缩变得鼓凸，肱二头肌的止点位于桡骨粗隆，此时桡骨旋前，二头肌腱附着点跟着向前旋转，因此拉伸了肱二头肌的肌腹，使之变得平缓。

前臂旋前时屈肌群略微被拉伸，前臂旋后时屈肌群收缩。

伸腕时，伸肌群收缩，屈肌群拉伸；屈腕时，伸肌屈拉伸，屈肌群收缩。

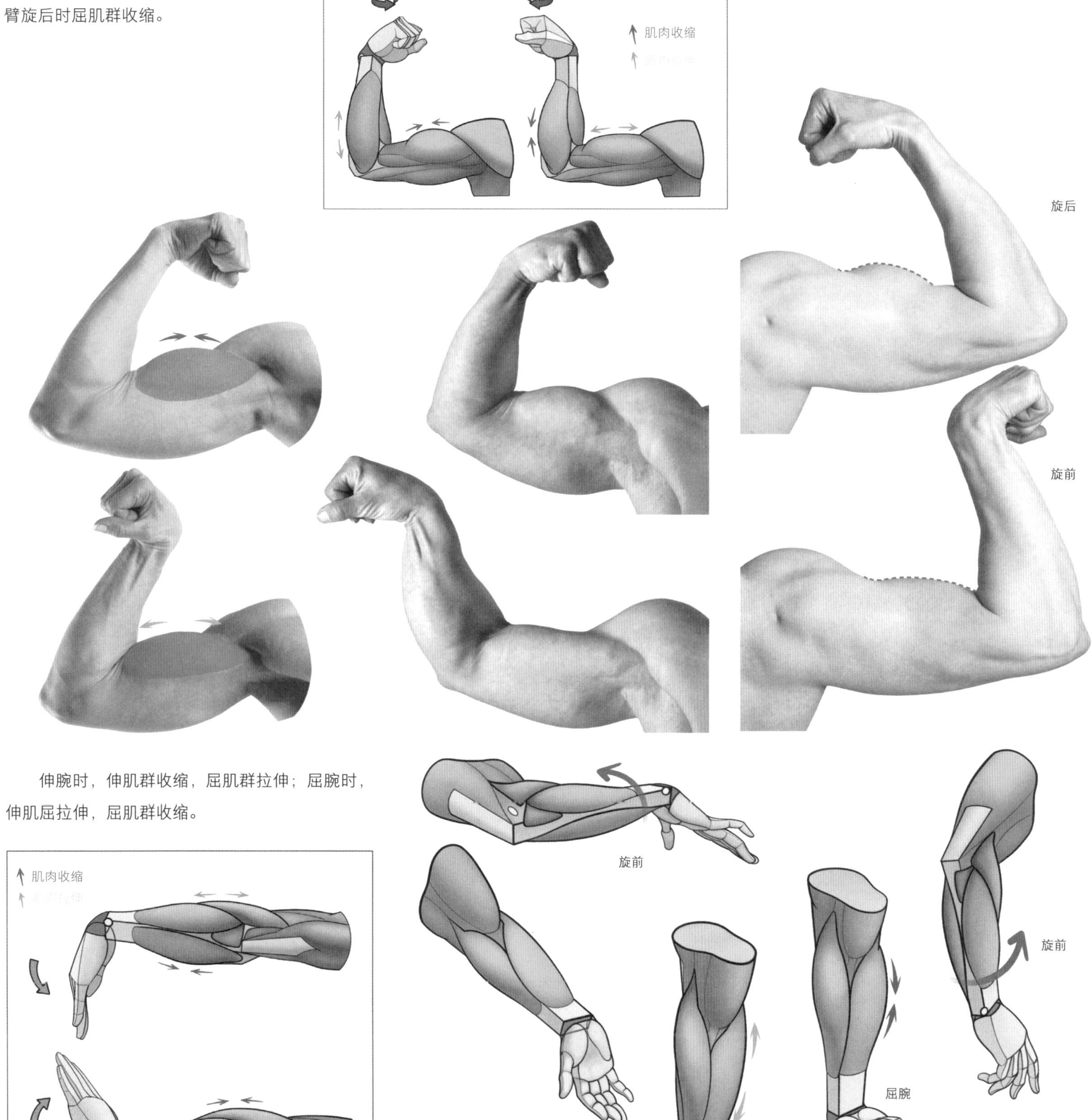

4.4
手部

手部是人体最灵活的部位，它灵活的功能源于它复杂的结构，在绘画中手部是一个难点，它复杂的结构、灵活多变的动态与角度、方圆结合的造型特征等都增加了它的绘制难度。对于手部，应该适当了解其解剖结构，从外部形态着手，掌握手部的造型特征与运动特征。

• 右手手部解剖与外部造型掌心侧、掌背侧

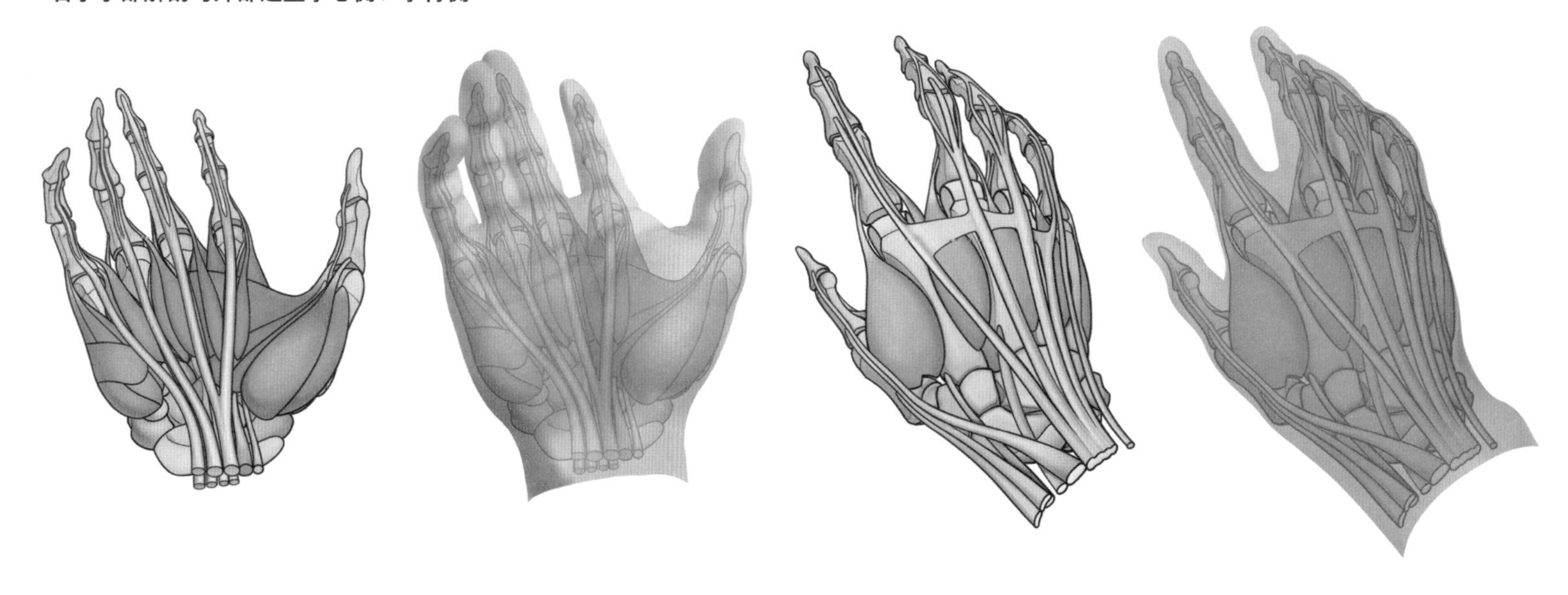

• 右手手部形态结构

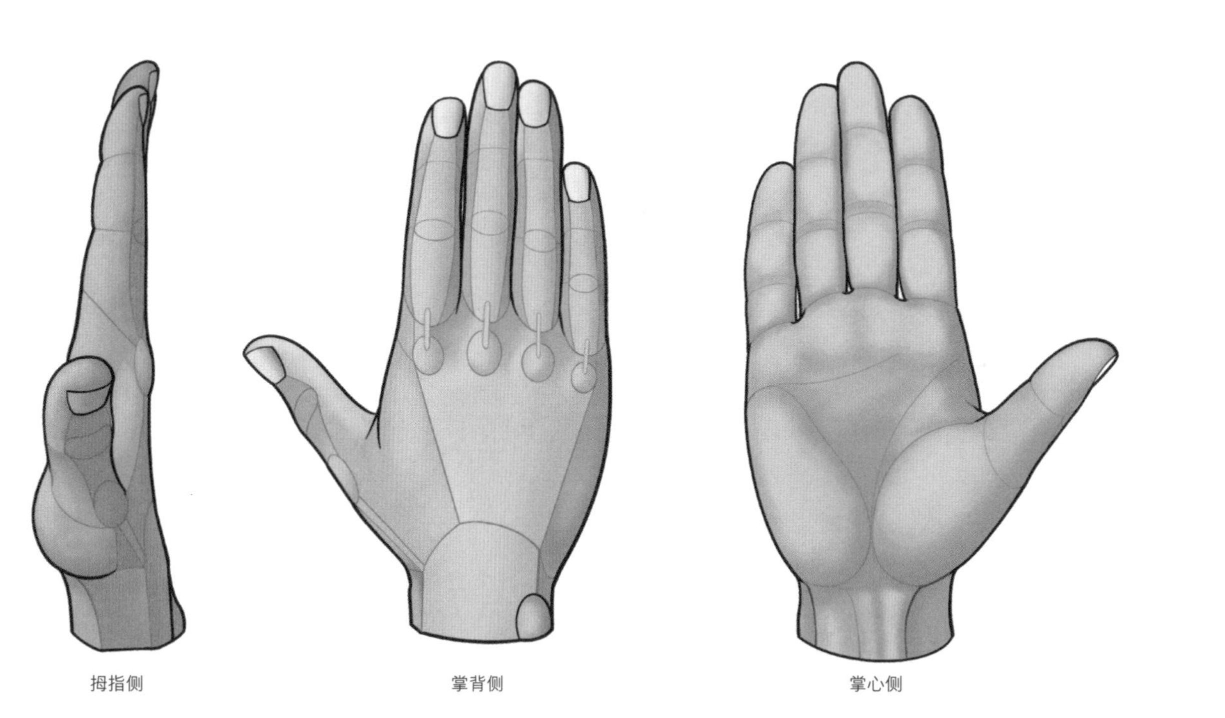

拇指侧　　掌背侧　　掌心侧

4.4.1 解剖结构

手部的骨骼与伸肌腱决定了手背的基本造型，手部的肌肉与脂肪垫决定了掌心的造型。

掌心的肌肉较多，为了避免知识点过多，图中肌肉未全部标注名称。

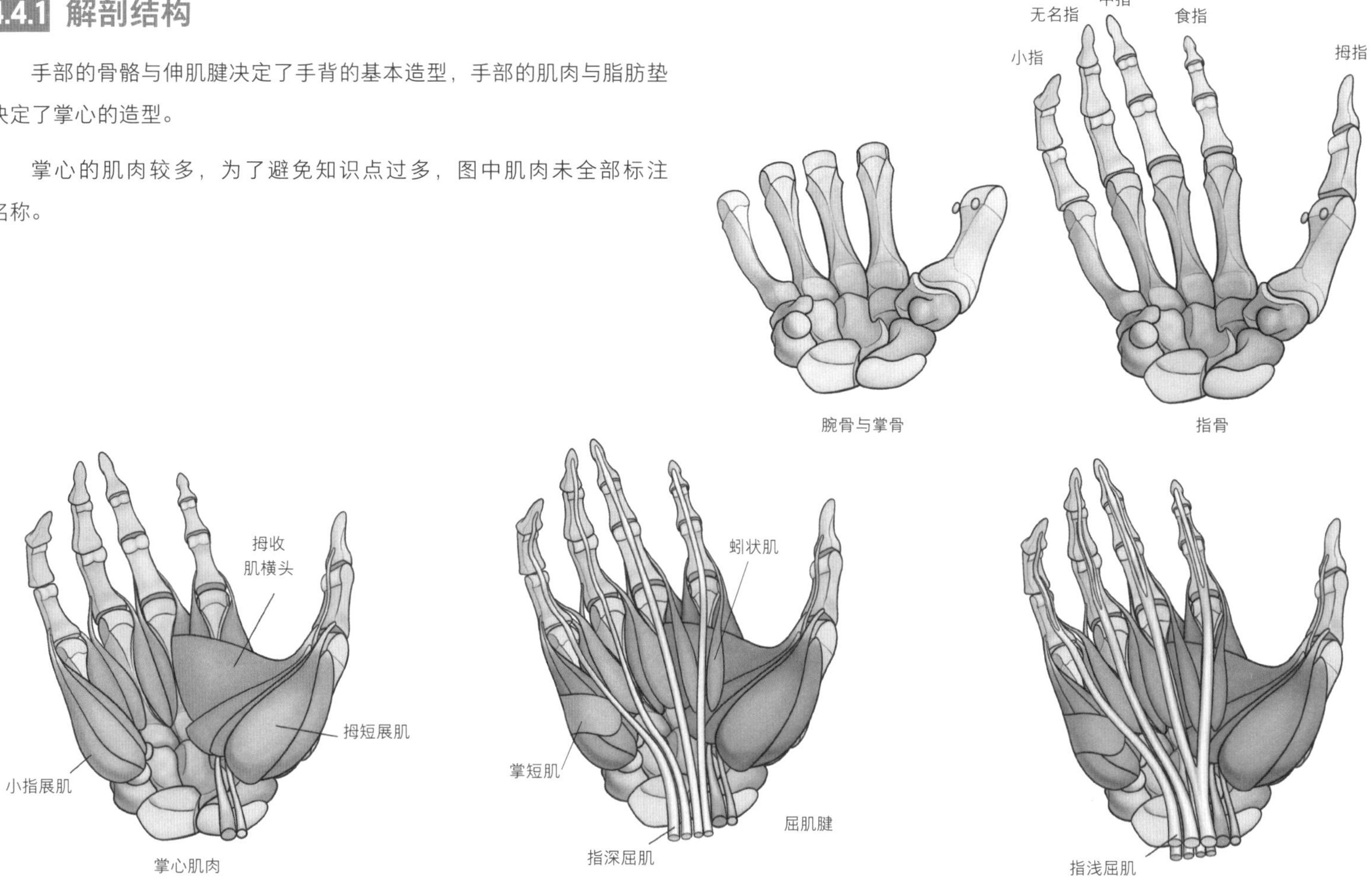

腕骨与掌骨　指骨

掌心肌肉

手背部肌肉较少，骨骼与前臂伸肌肌腱为主要形态特征。

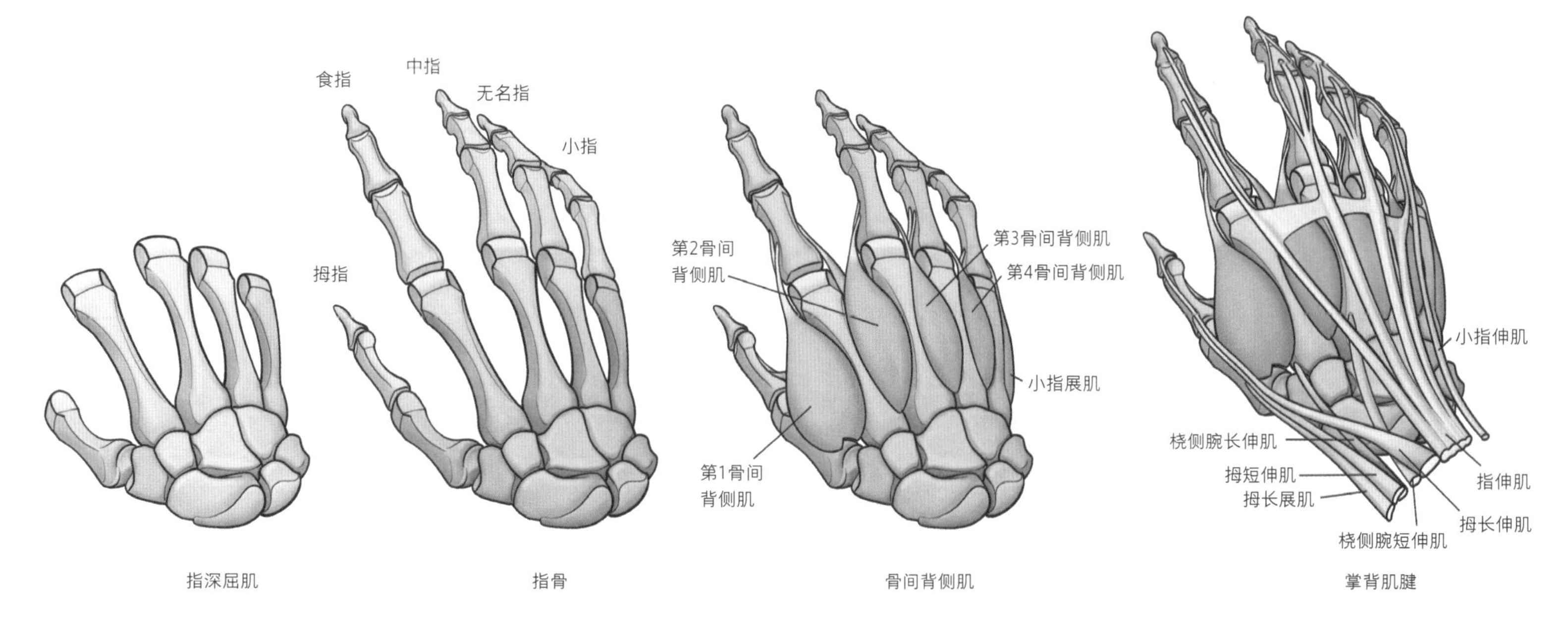

指深屈肌　指骨　骨间背侧肌　掌背肌腱

左手手掌与横断面，绿色部分为指伸肌肌腱。

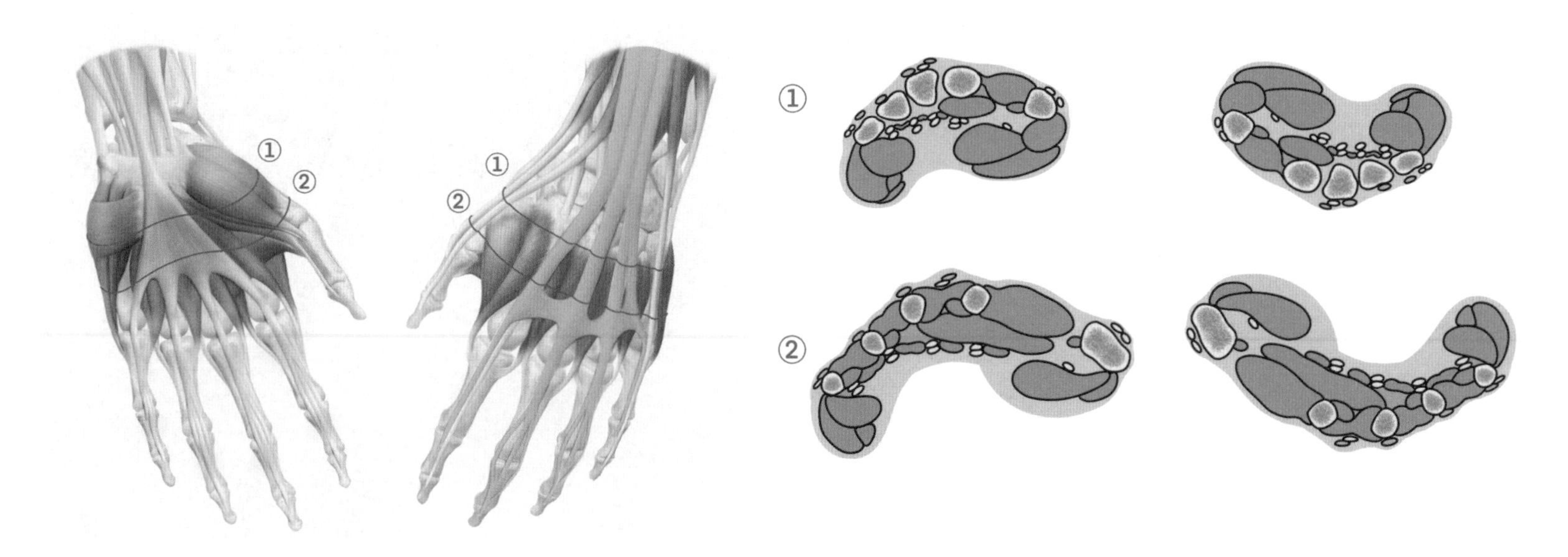

4.4.2 掌部与腕部

因为掌骨与腕骨相固定，下面提到的掌部包含腕骨部分，它们共同称掌部，腕部的活动是由腕骨底与桡骨构成的椭圆关节决定的。

下图所示为右手掌背部结构，掌背侧的掌骨头有明显隆起，其中第3掌骨头（即中指所对应掌骨）最大，第2掌骨头其次，第5掌骨头较小，第4掌骨头（即无名指所对应掌骨）在伸手指时最不明显。

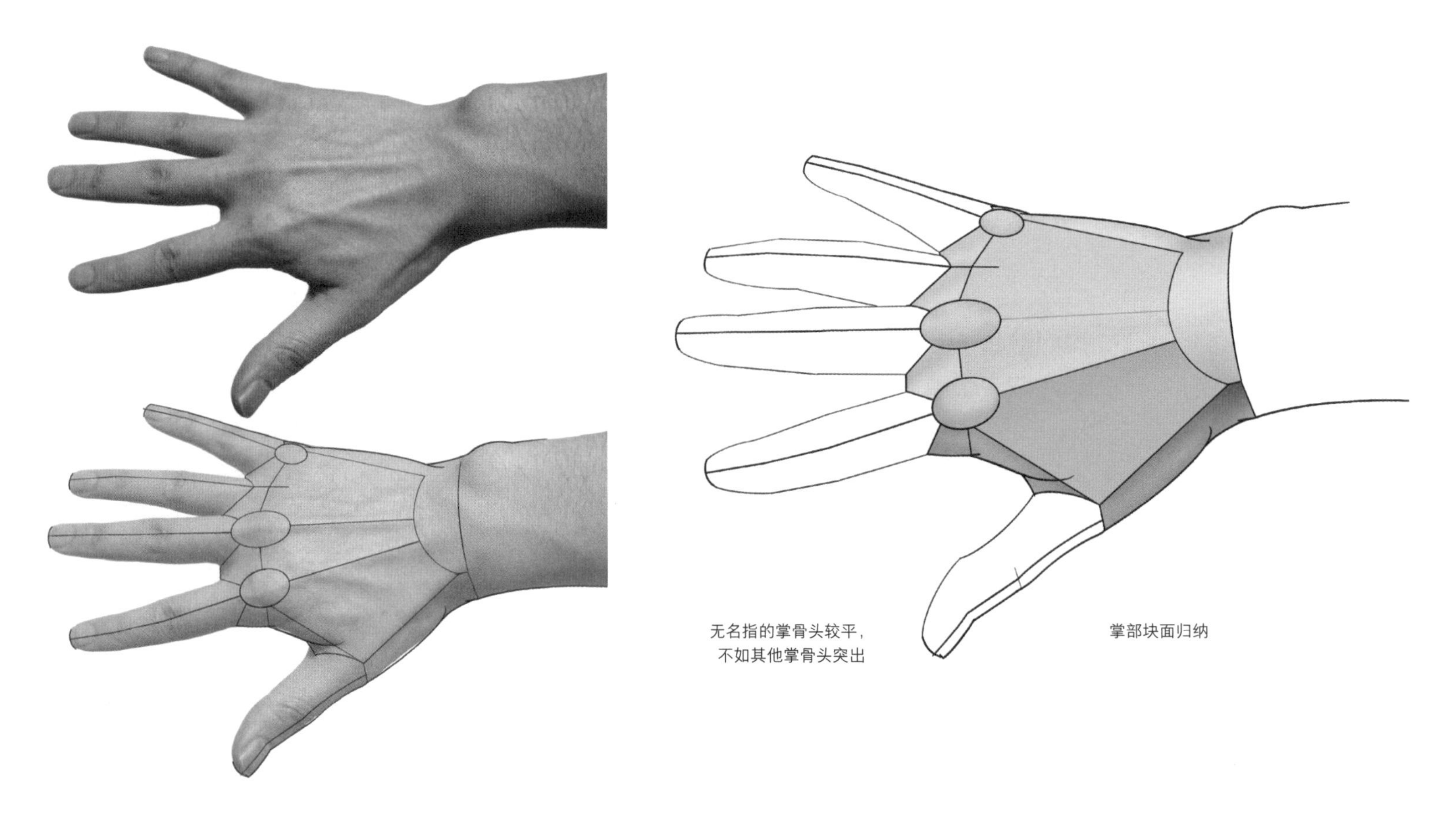

掌背侧不是一个平面，而是一个略微呈弧形的面，以肌腱为界，可以分为两个不同的朝向面：背面与斜侧面，其中斜侧面的朝向还会根据拇指的内收与外展而改变，与背面最大可成90°。背面亦不是平面，而是一个略微有弧度的面。手掌的背部与前臂的接合处还有一个斜坡面，此特征从侧面观察最为明显。

说明了基本朝向面的特征，再讲解一下肌腱与肌肉对形态的影响（下图中指伸肌肌腱的手指部分未完全画出）。肌腱对外形的影响程度不同，中指的肌腱最为突出，其次是食指。在拇指与食指之间有一块凸出的造型，由第1骨间背侧肌构成，它是手背侧唯一一块由肌肉构成的造型。

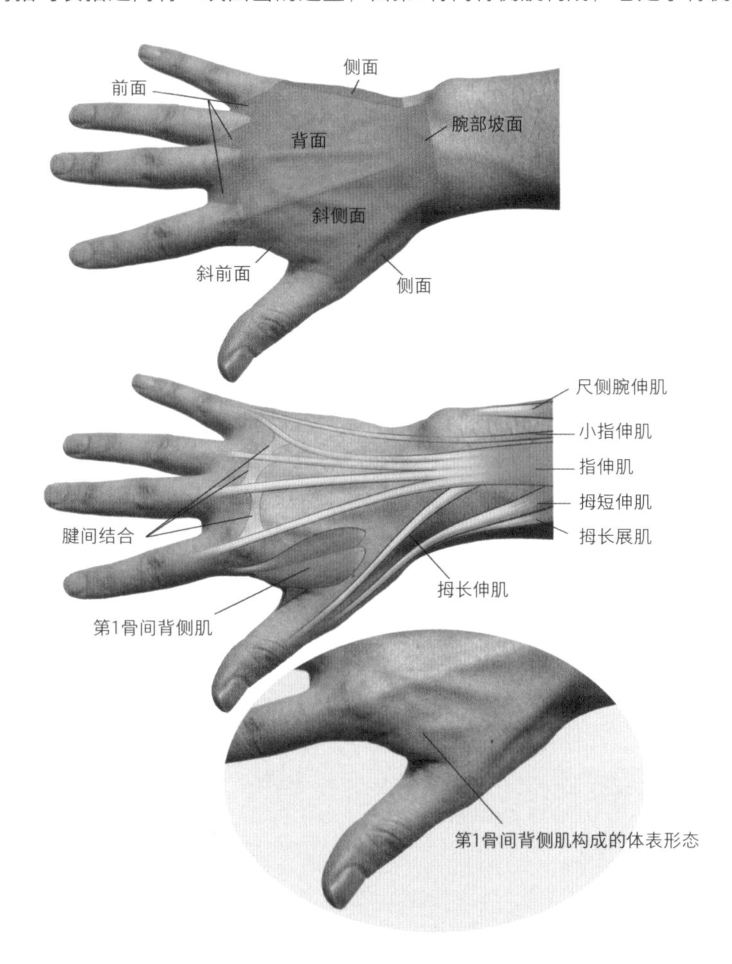

从正后方观察，掌背呈五边形，两边缘有掌心侧的肌肉形态鼓凸出来。拇指内收时，五边形变成四边形。

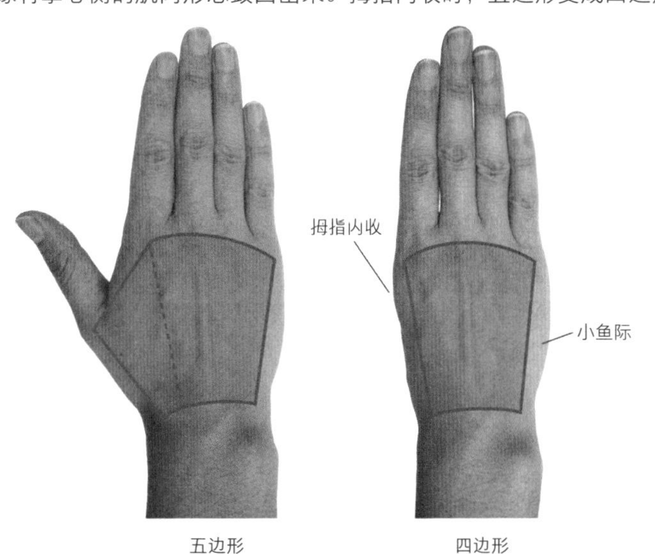

在掌心中央有一水滴形凹窝，周围为肉质隆起构成的掌心造型。掌心一侧肌肉较多，但是都没有独立的外形与轮廓，拇指与小指对应的位置形成了两大块隆起，分别为鱼际与小鱼际。都呈尖端朝向手指的水滴形，鱼际宽，小鱼际长。在鱼际与掌心之间还有一个斜坡过渡面，由拇收肌横头构成。

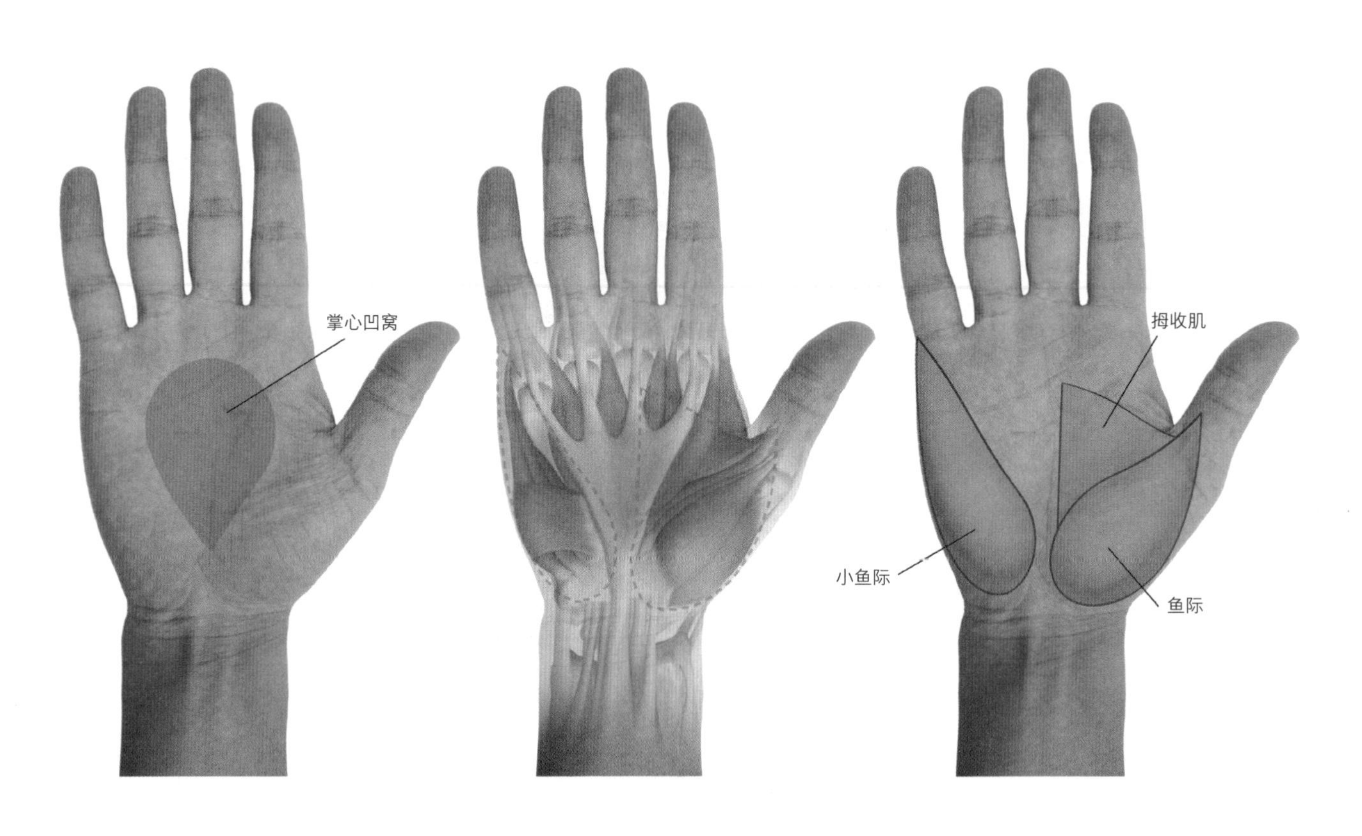

虎口处基本呈三条线的交叠，中间一条略直。

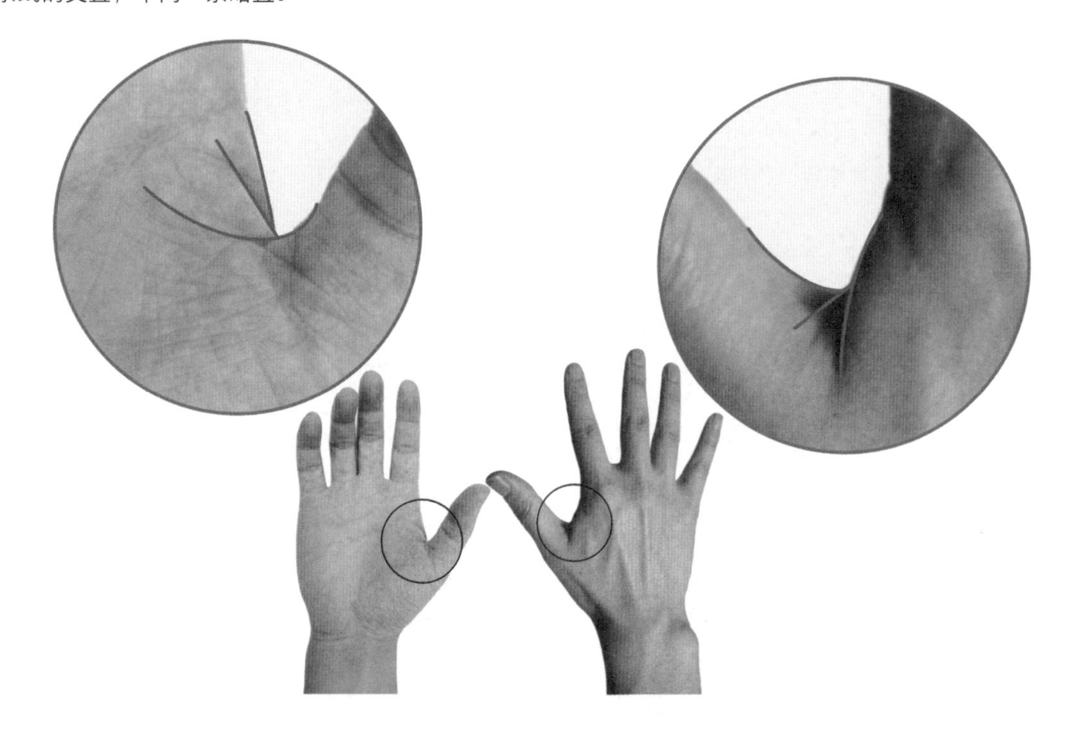

小指外展时，小鱼际上会形成多条斜向外下方的褶皱，褶皱外侧结束点会形成一道竖向的褶沟，褶沟外侧为紧绷而鼓凸的小鱼际。

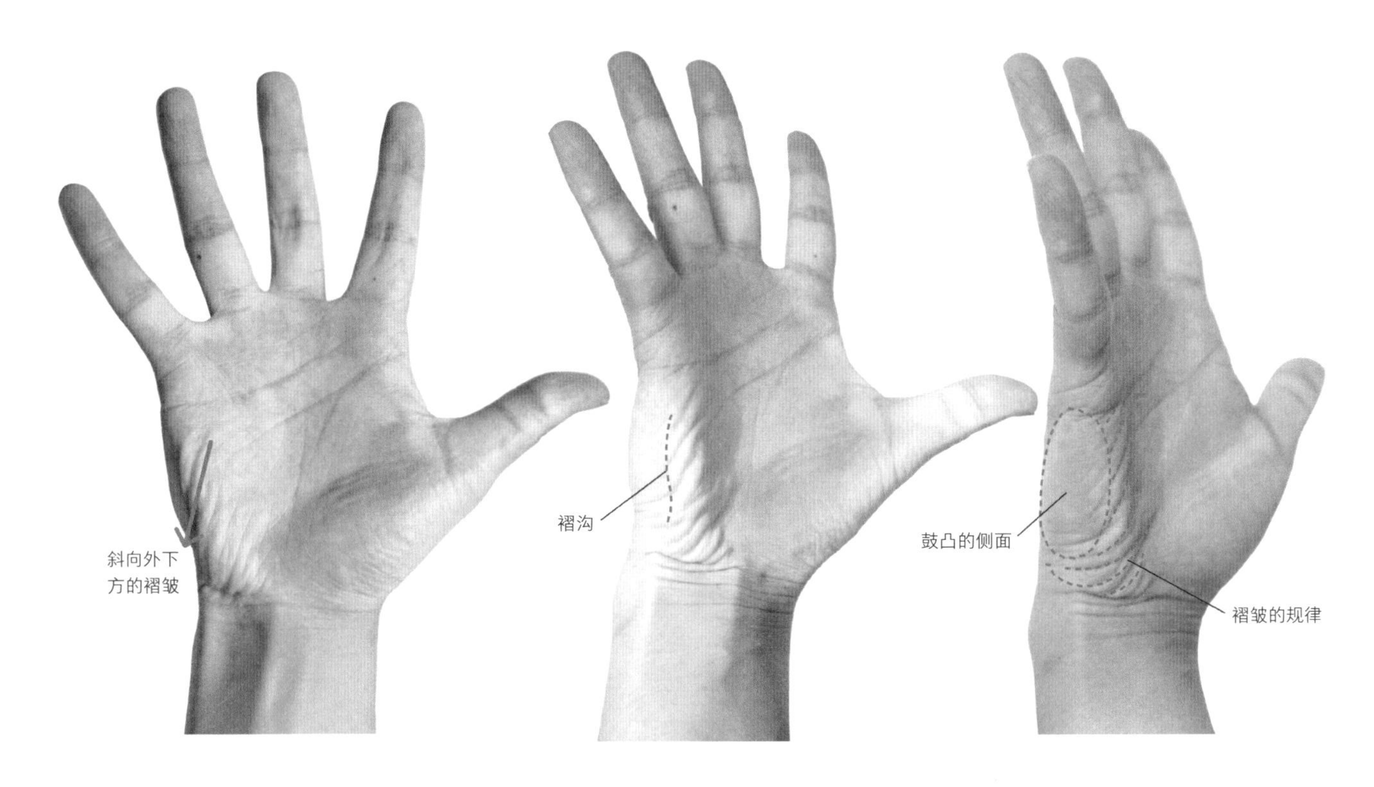

拇指内收时，鱼际会向内挤压隆起并形成有弧度的放射状褶皱。

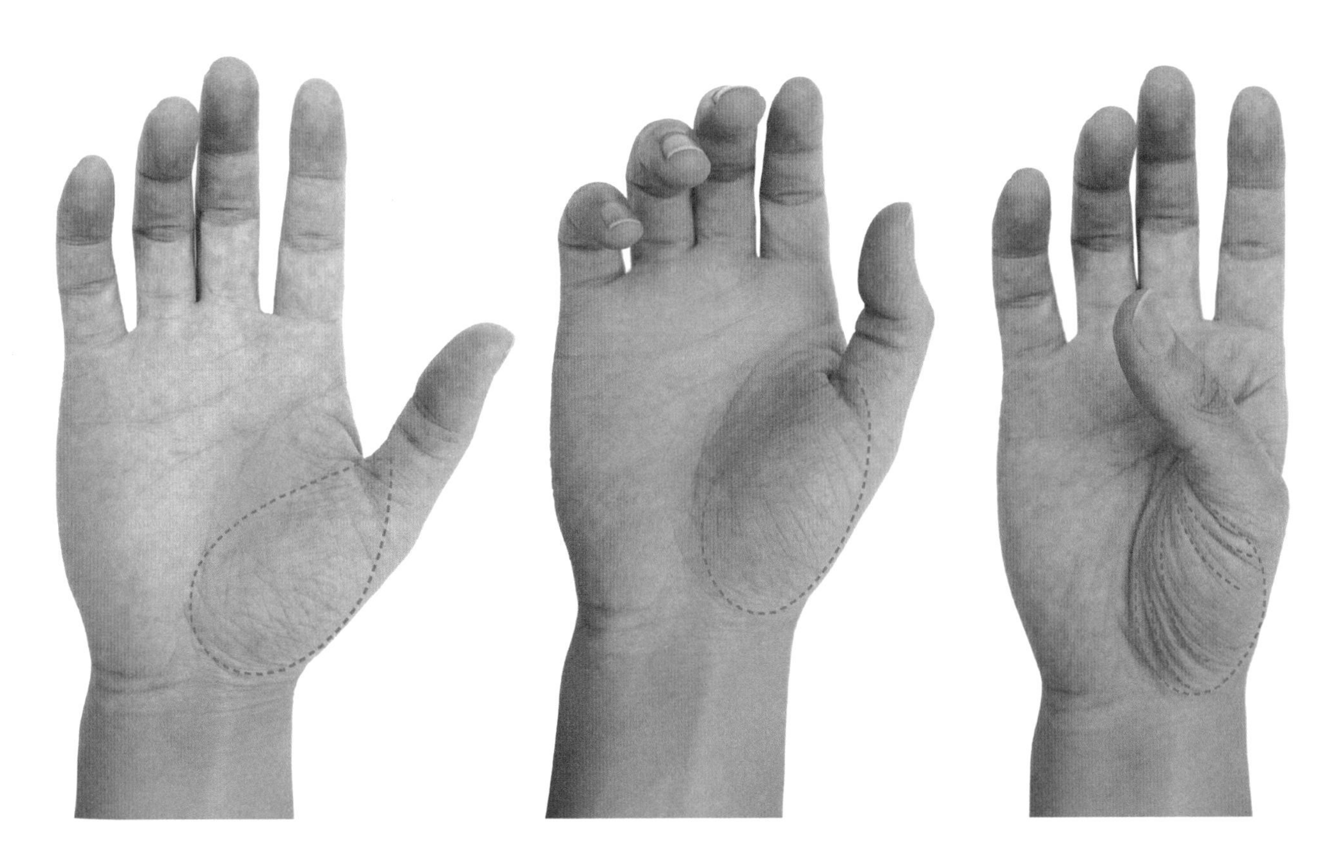

手掌的根部是手部最厚的地方，鱼际与小鱼际底部呈两条弧形，中间由屈肌支持带连接。中间隆起的两条肌腱是掌长肌（靠近中间）和桡侧腕屈肌（靠近拇指）的肌腱，在肌腱的左右两侧分别有一处浅凹。腕关节左右两侧呈向内凹的造型特征。

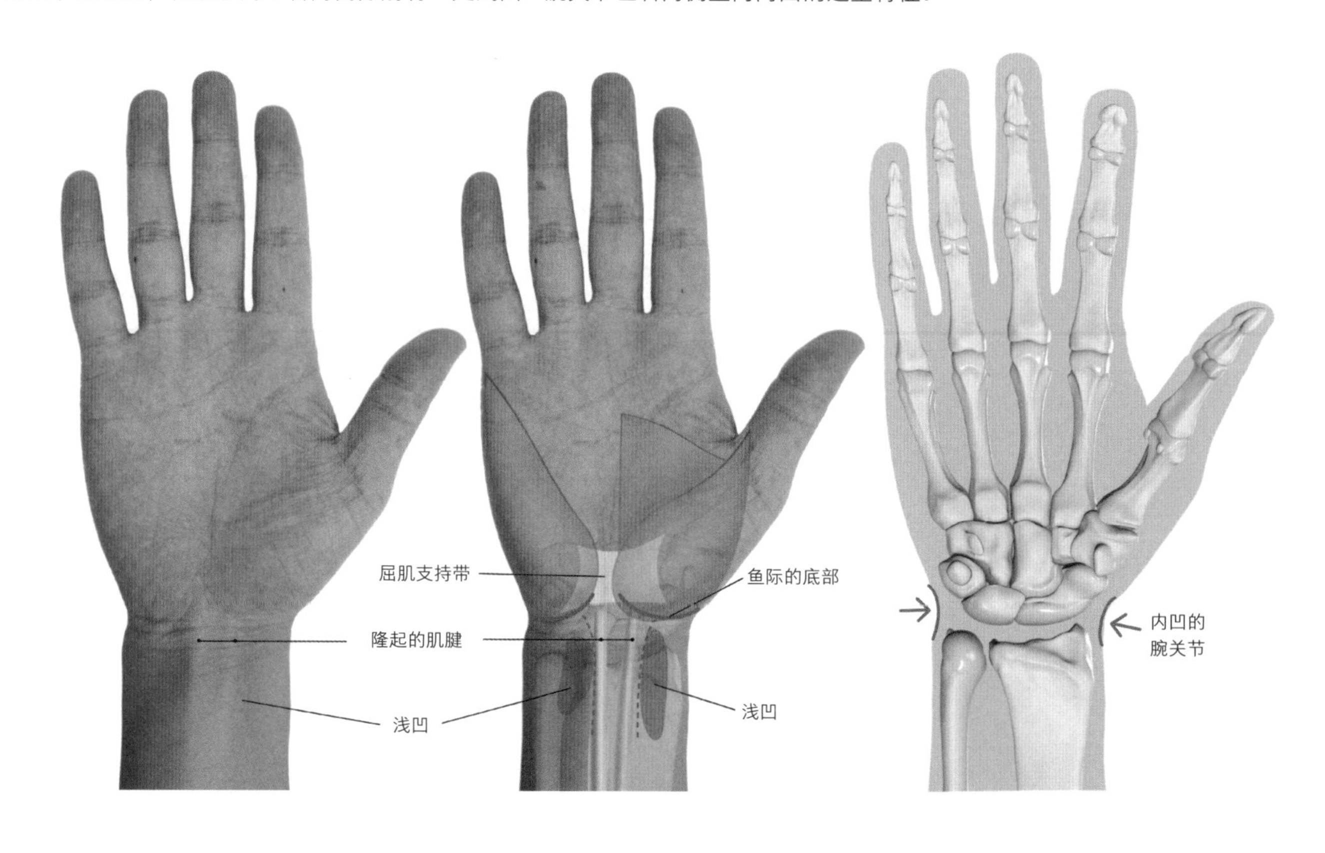

从侧面观察，掌部与前臂斜向相接，腕背侧呈一斜坡。在拇指外展的状态下，拇指底的侧面形成了一处凹窝，即解剖鼻烟窝（解剖鼻烟壶）。

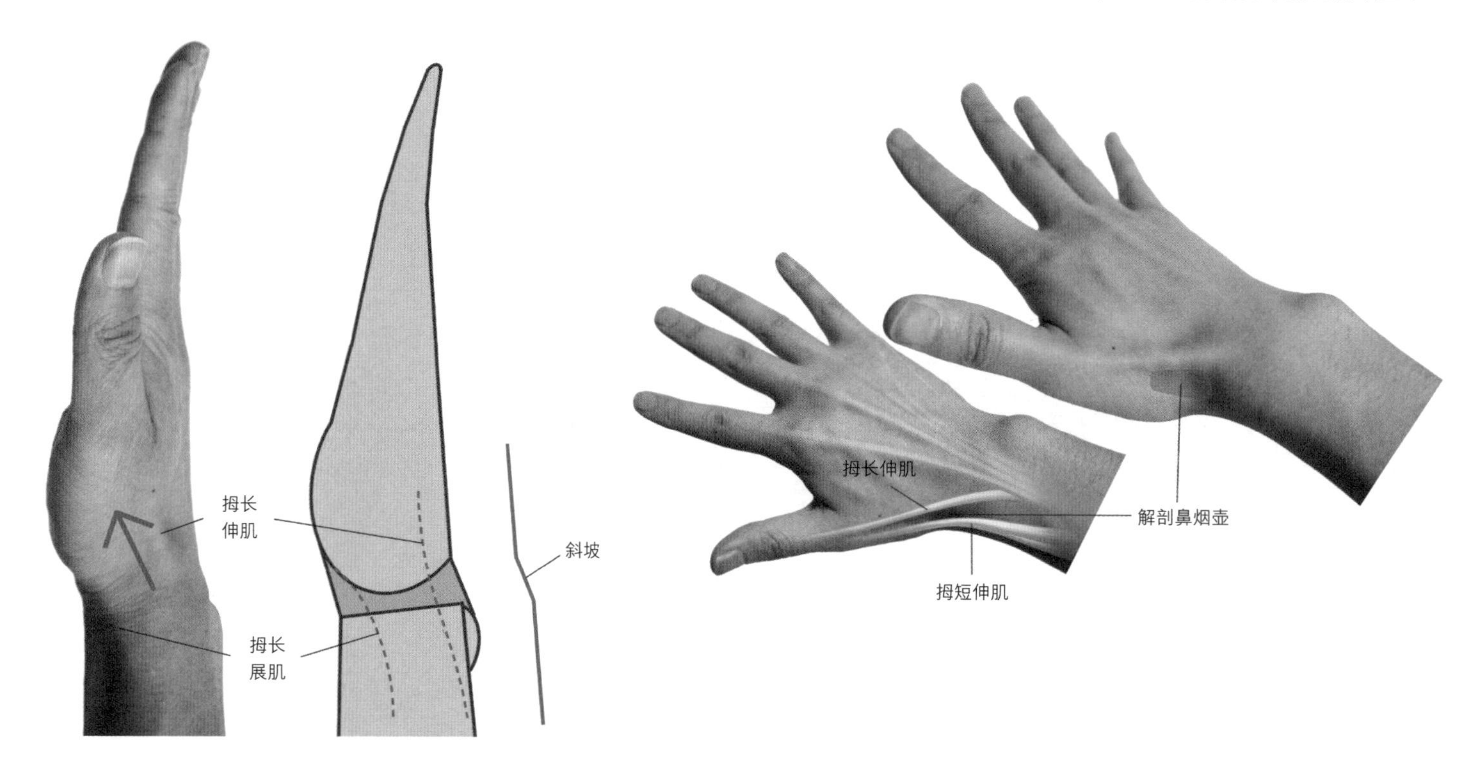

腕关节的运动

桡侧屈的最大角度较小，约为20°。尺侧屈最大角度为30°~40°。屈曲最大角度约为80°，伸展最大角度约为60°。

屈腕时腕前侧会形成多道横向的褶皱。

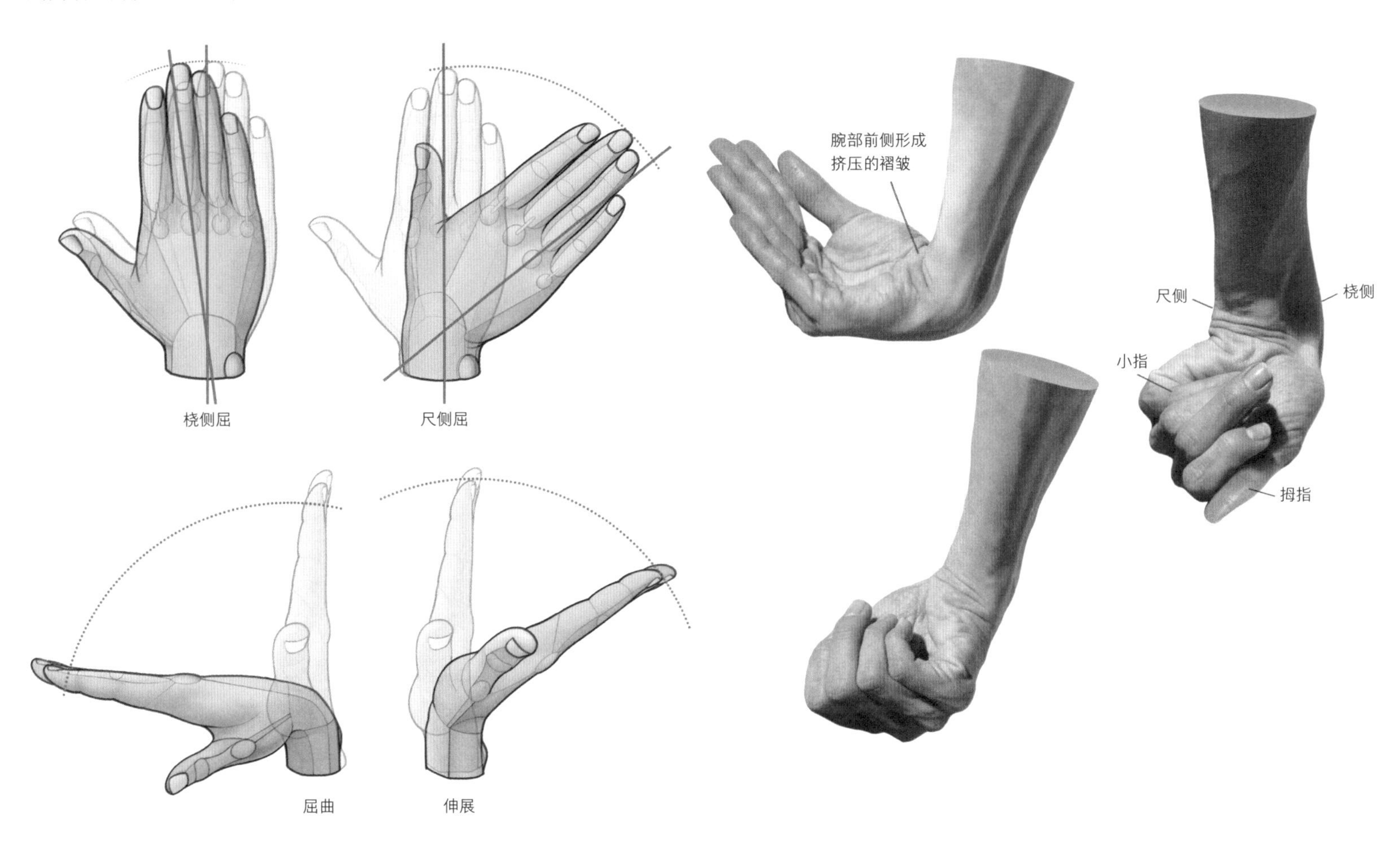

屈腕时腕部背侧的隆起由腕骨底突出形成。

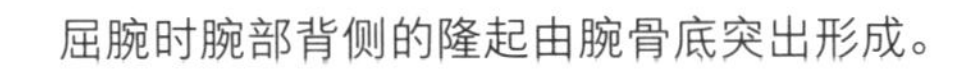

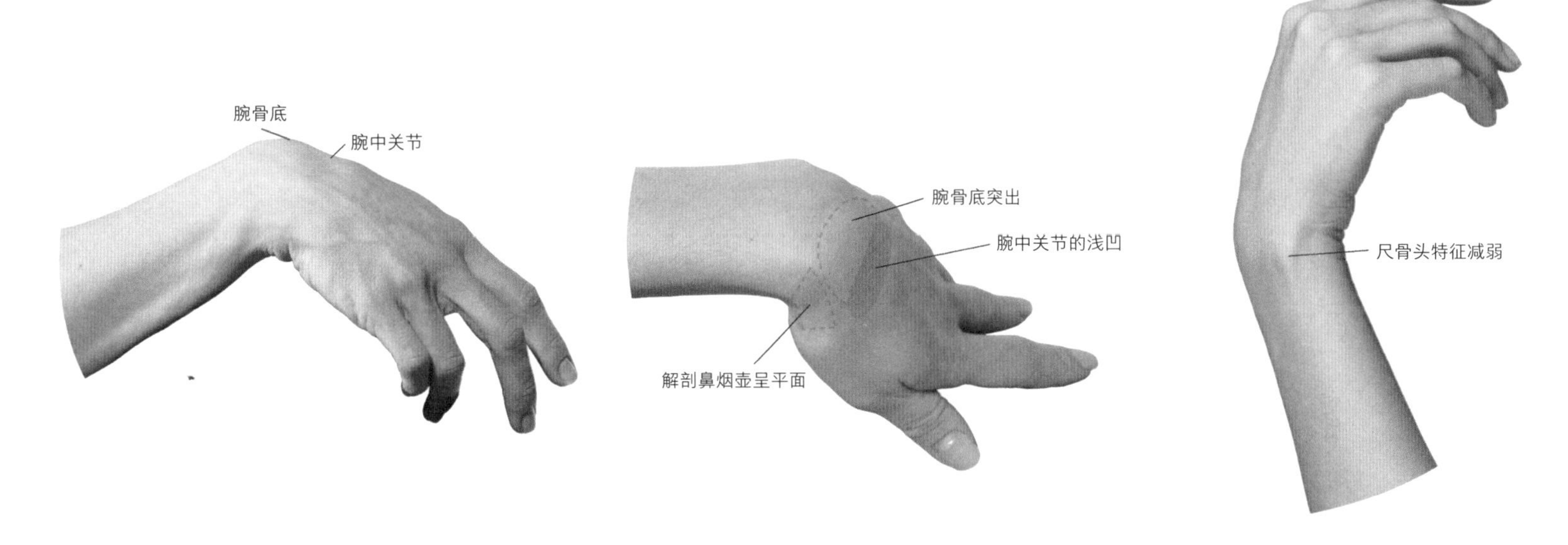

伸腕时从侧面观察，腕关节前侧轮廓上会形成一个凹窝，从前面观察可以看到两个突出的骨骼造型，拇指侧为大多角骨，小指侧为豌豆骨，两骨突之间有一道凹沟。伸腕时腕背侧褶皱较少，因为背侧主要由肌腱构成，较薄且坚韧，只有皮肤会被挤压出少量褶皱。

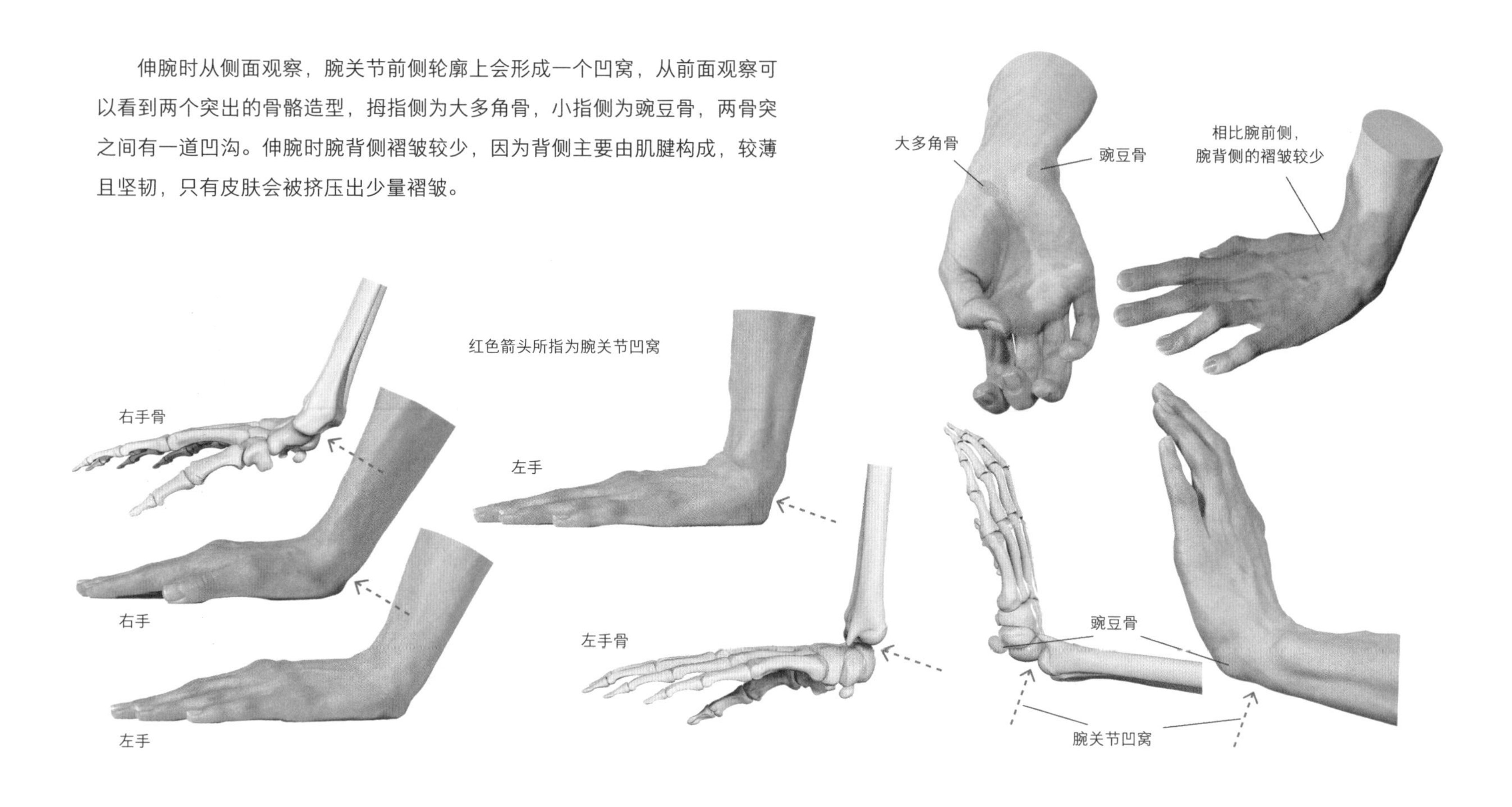

手掌前端的骨性突起为掌骨头，屈手指时其较为突出。

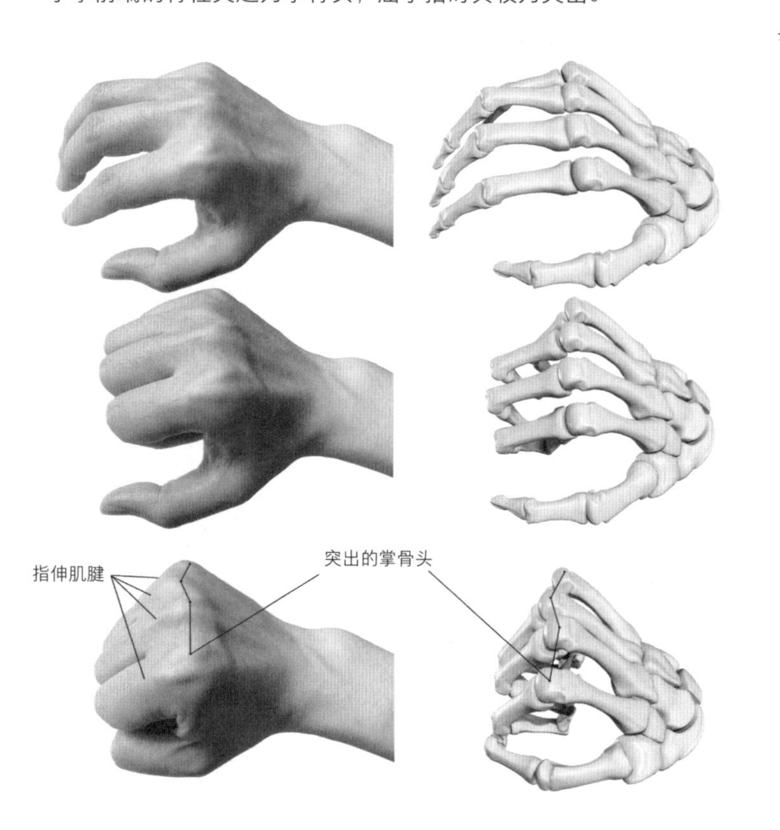

突出的掌骨头与指伸肌腱共同构成了掌指关节的形态特征，掌指关节呈尖角朝向手指的三角状。

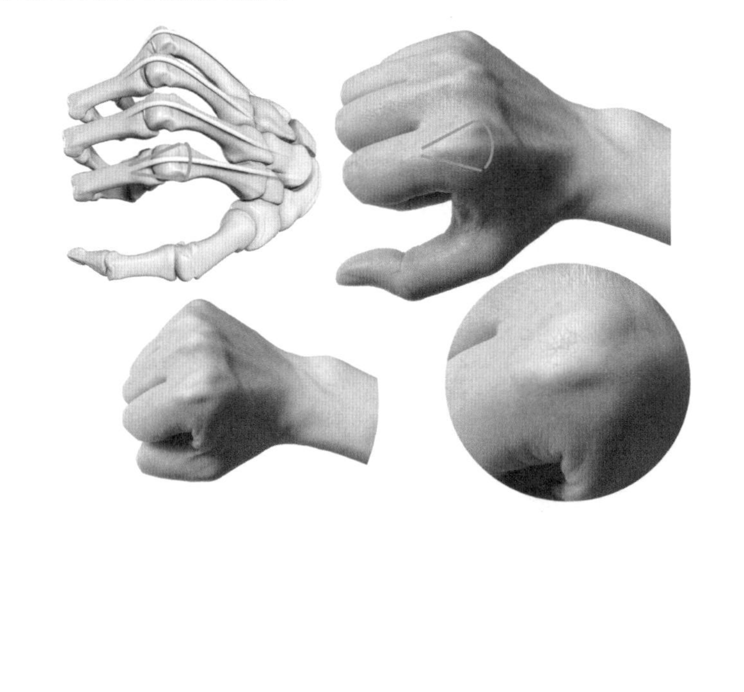

掌部前侧与手指相接的面为斜面，所以掌背比掌心在视觉上要短一点。掌部的前面与手指的接合处有一过渡面，指伸肌腱突起能起到连接与过渡的作用。

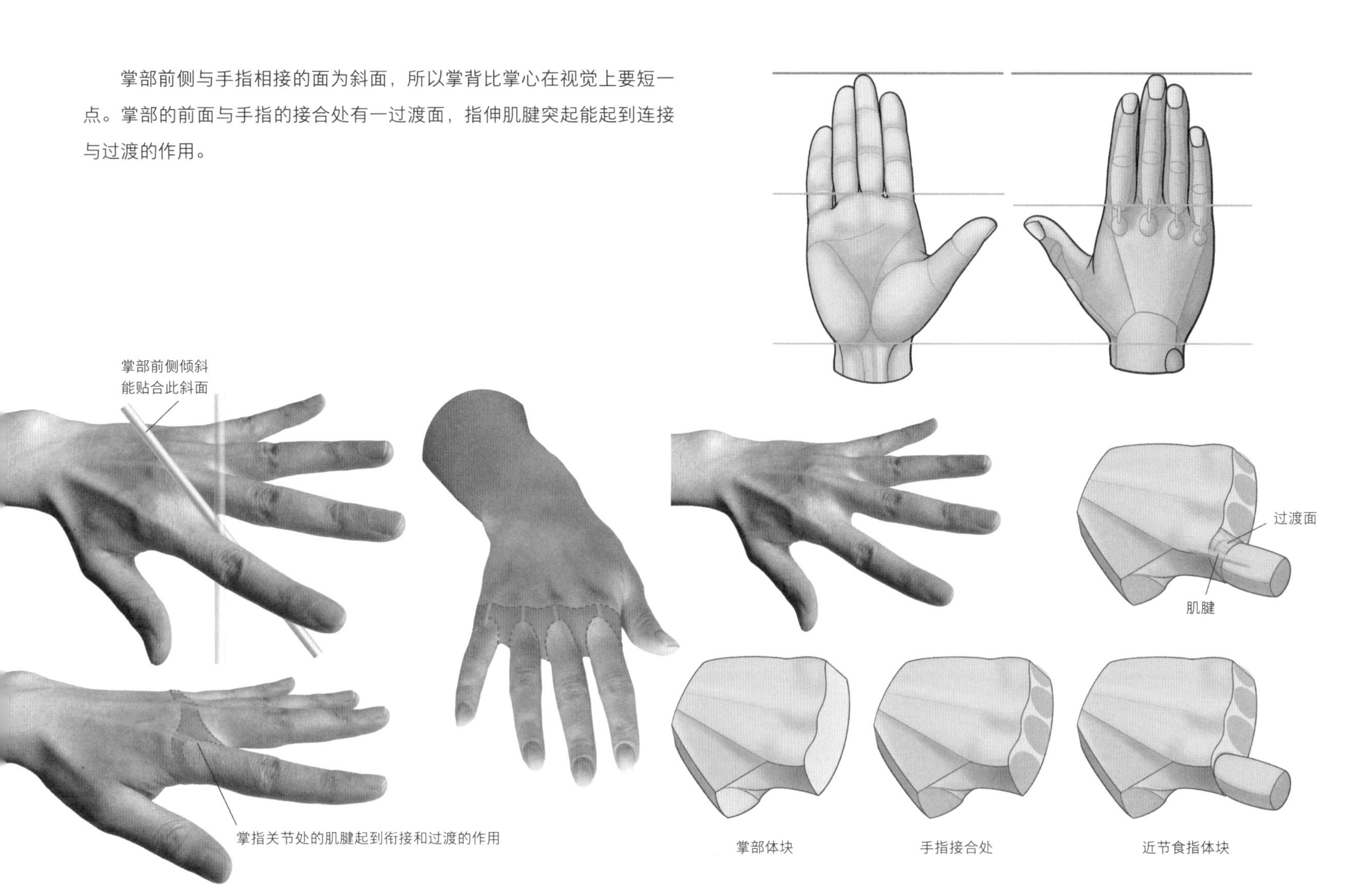

4.4.3 手指部

手指整体呈略长的圆柱形，指背侧略平，指前侧略鼓凸，指尖略圆，指尖的背侧有硬质半弧形指甲。拇指有两节，分为近节与远节；其余手指有三节，分为近节、中节与远节。

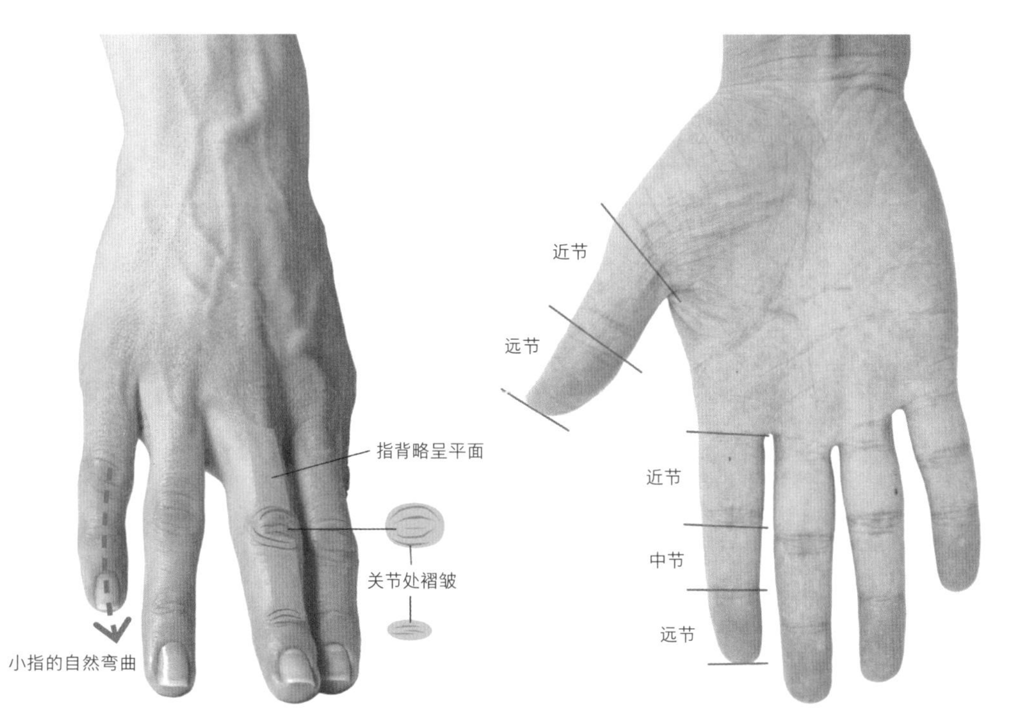

从前侧或者背侧观察，食指与小指根部向指尖部逐渐变细，中指与无名指根部略细，第1指关节处略粗。从侧面观察，拇指从根部到指尖逐渐变细。从指背或指前侧观察，指关节处较粗。

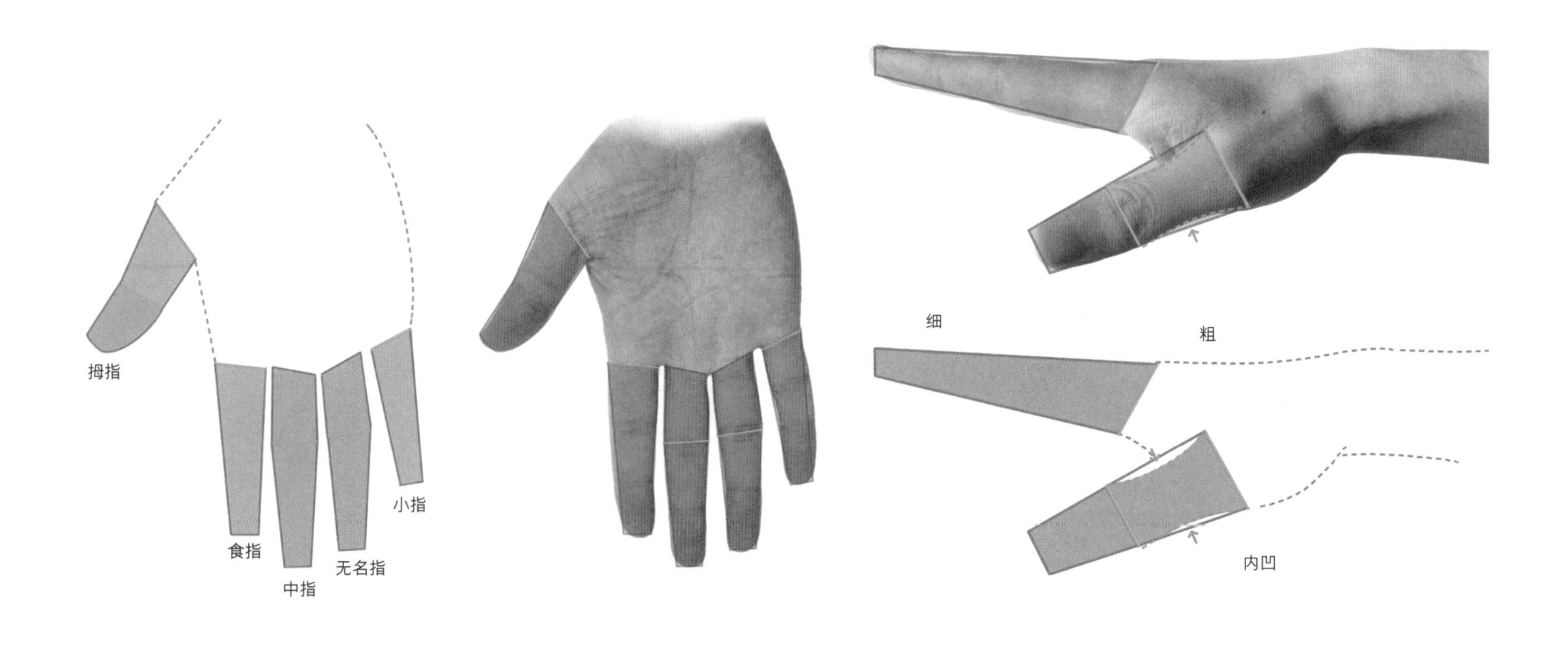

手指背侧的造型由骨骼决定，屈手指时骨骼特征明显，一个关节有两个突出的骨点。指背侧略平；前侧略圆鼓，形似球体，为手指的脂肪垫。

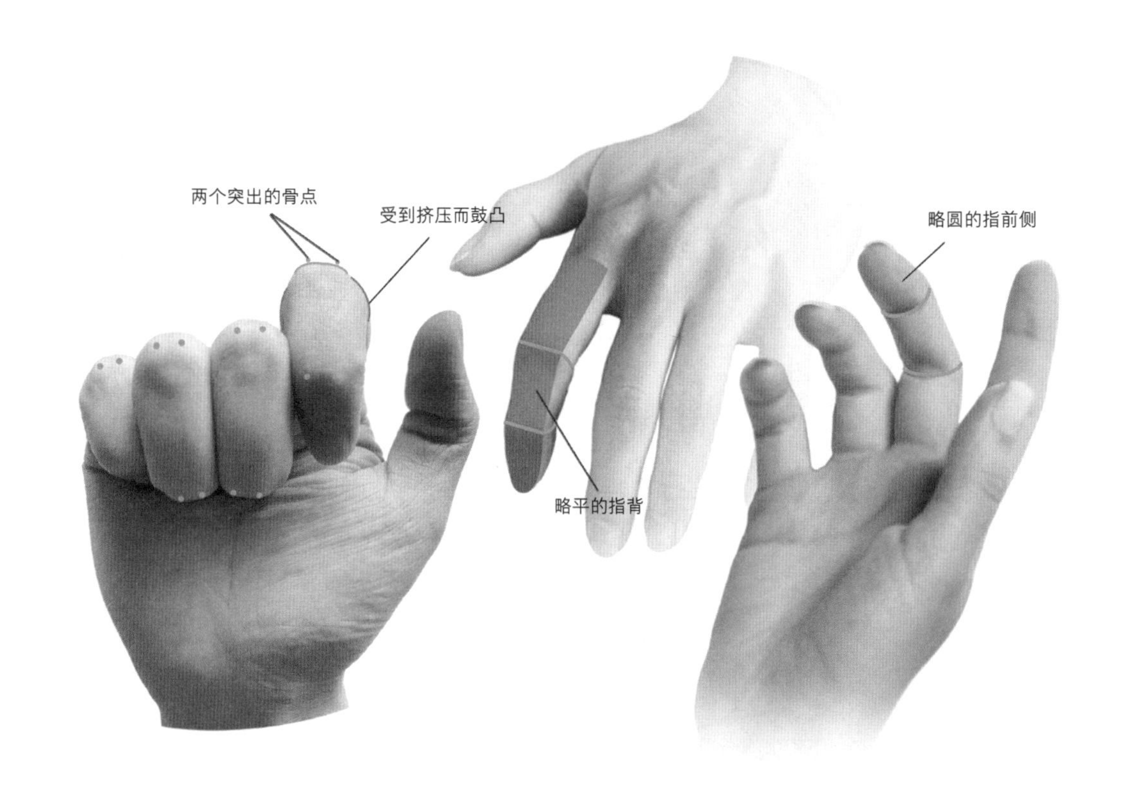

拇指的远节有明显的弯曲特征。在伸手指的状态下指关节背侧有堆积的褶皱，屈手指时这些褶皱逐渐被拉伸开，显露出骨骼的造型。完全屈曲时，食指近处指关节约呈70°，远处指关节约呈110°。

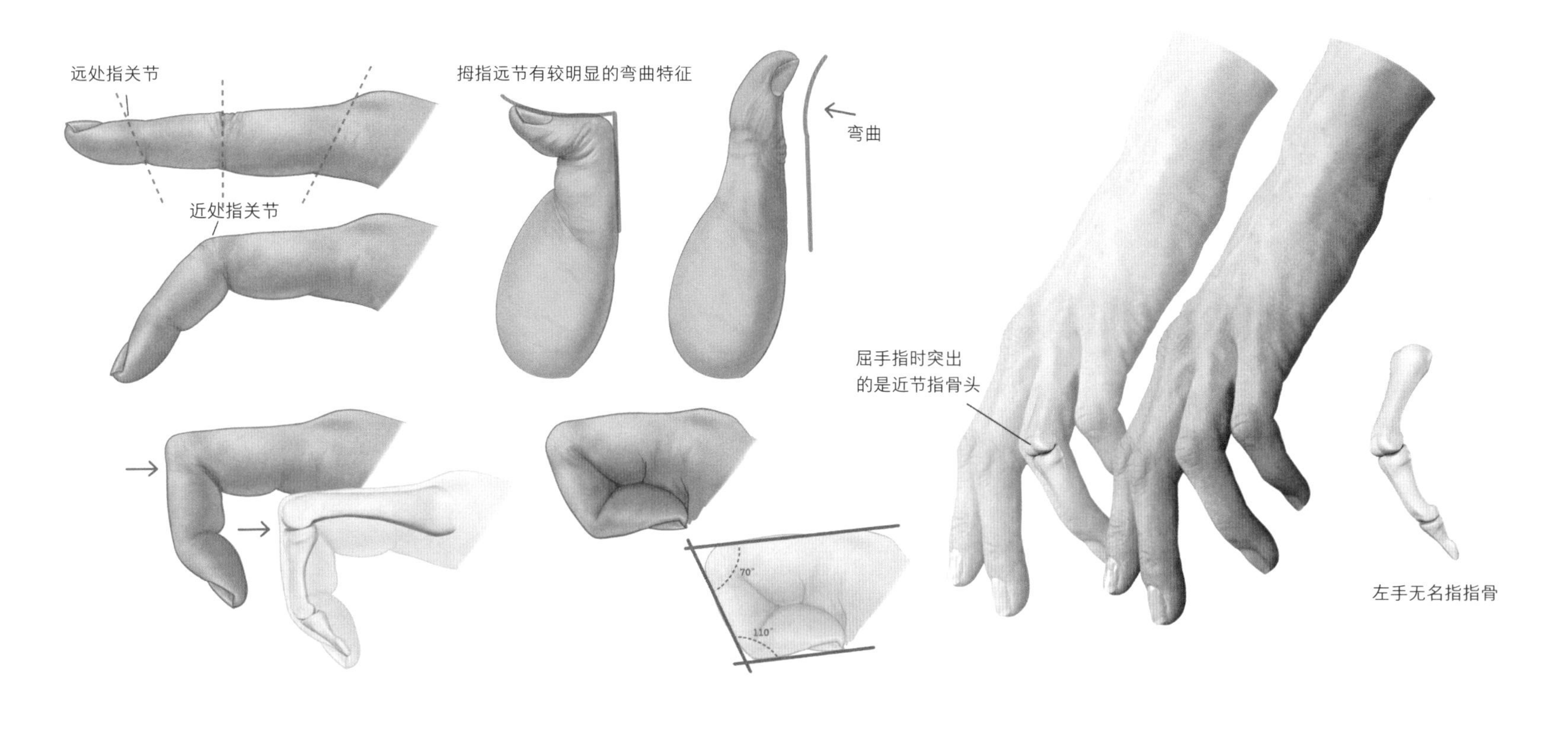

手指头略呈椭圆形，因个体差异也有略尖或略扁平的；露于体表的指甲为甲板，位于指尖背侧甲床上，侧缘和后缘都嵌在皮肤里，前缘凸出向前，侧缘与皮肤之间有一道凹痕，后缘与皮肤的衔接处略平。指甲根部有半月形白色痕迹，称半月痕，属于非固定特征。

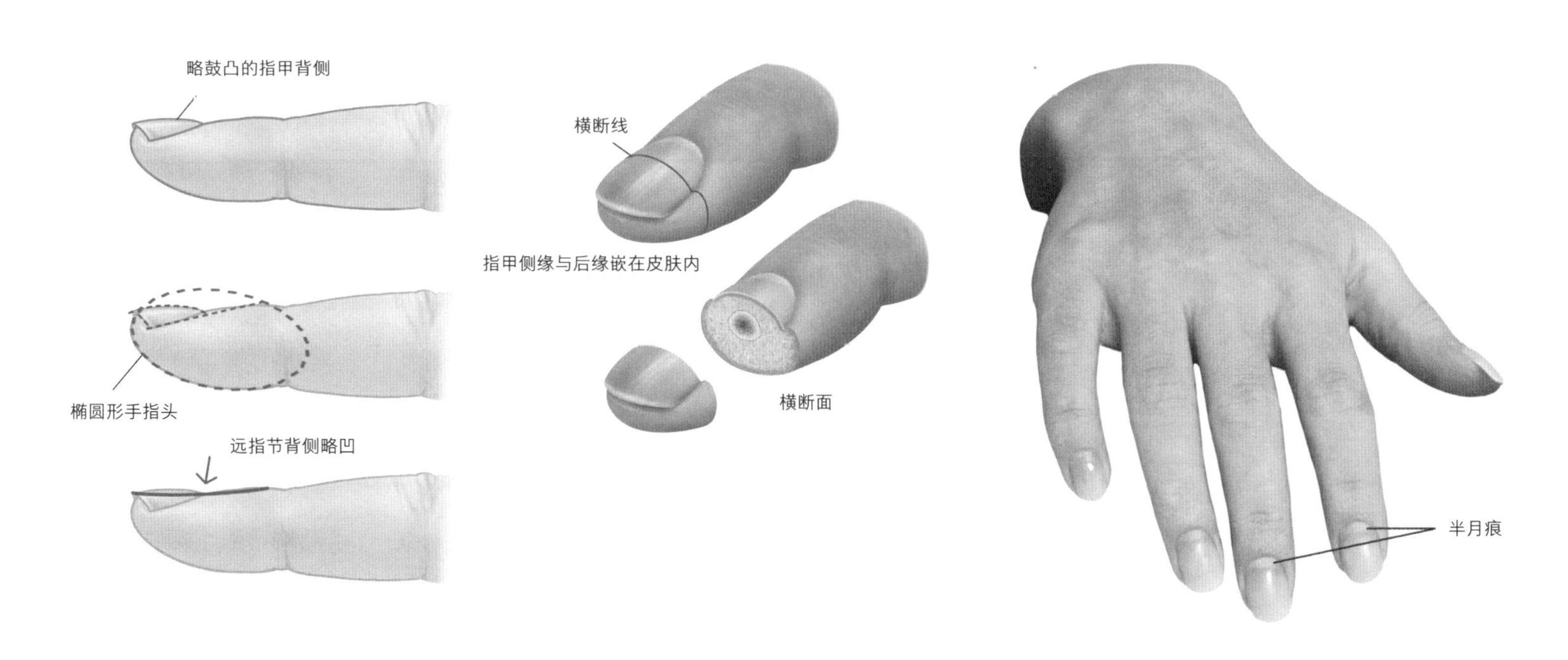

• 不同的右手食指指尖

指甲呈圆弧形鼓凸状。前缘宽，后缘窄。指甲的造型可以从扁圆管中截取出来，但中部要略鼓，此特征从侧面观察时较为明显。

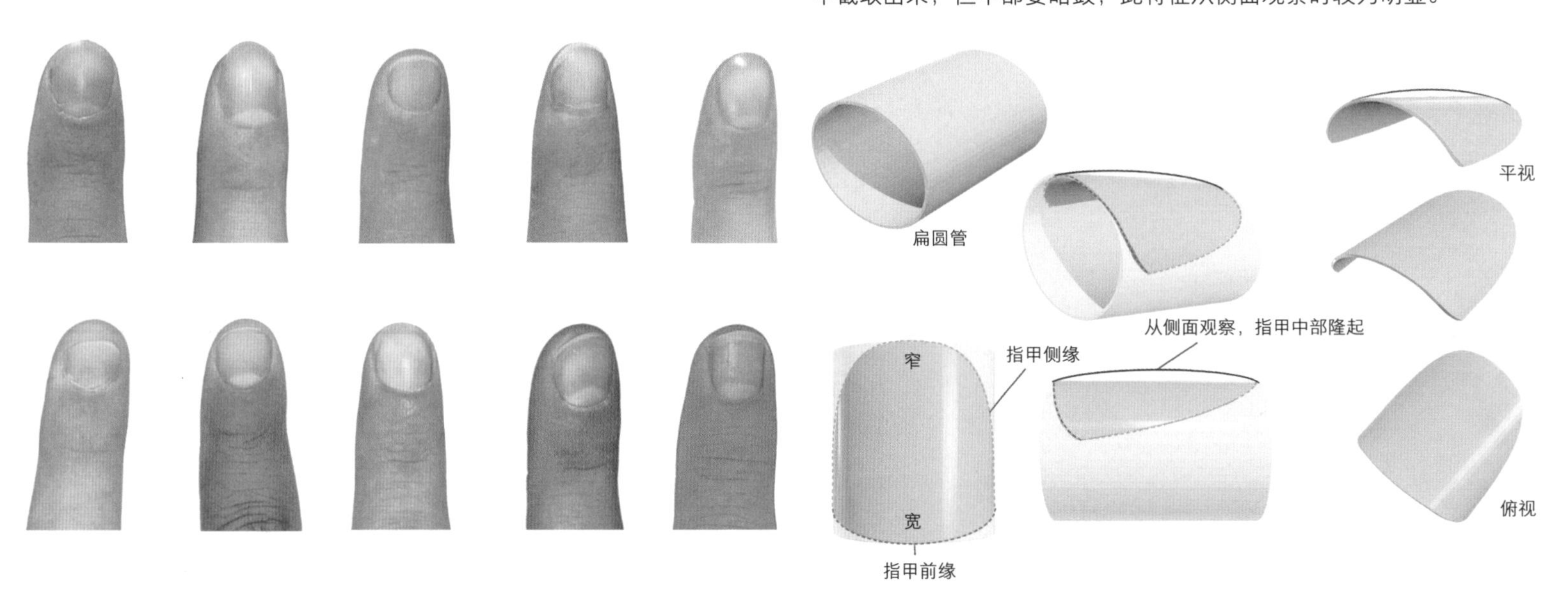

4.4.4 手部整体

手部整体的绘制要点在于掌部与指部的比例关系，各个手指间的比例关系，掌背与掌心的形态特征，以及各关节的形态特征。

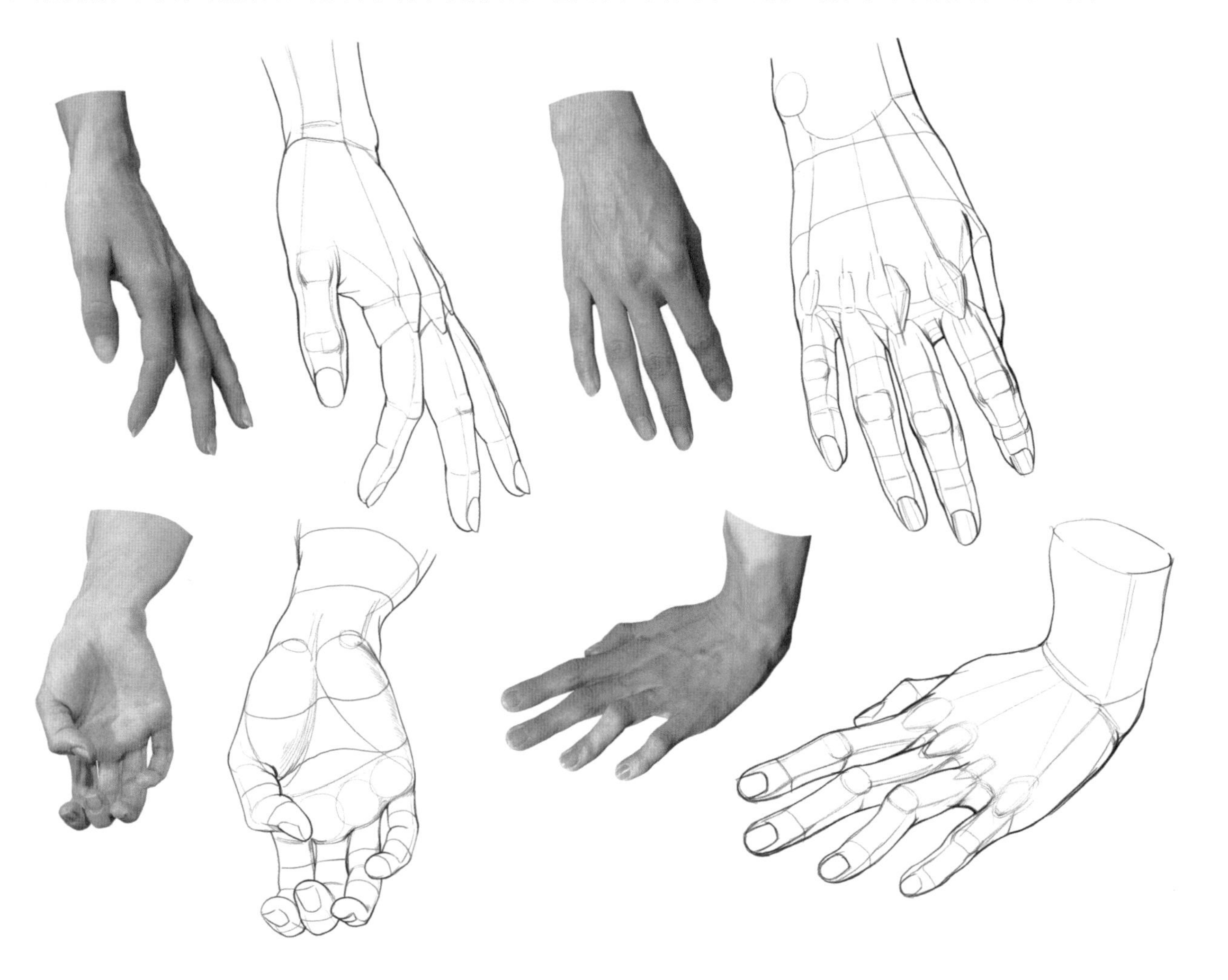

手部向下按压，受挤压鼓凸出的小鱼际与第1骨间背侧肌。

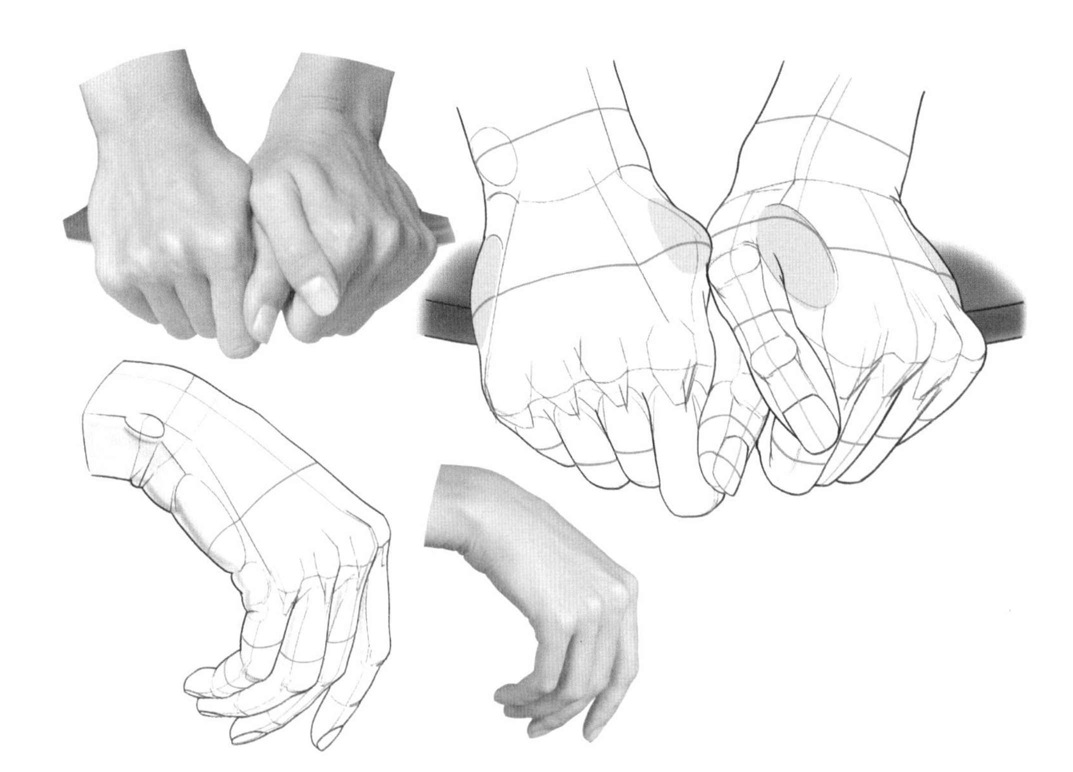

- **屈手指时突出的骨骼及肌腱特征**

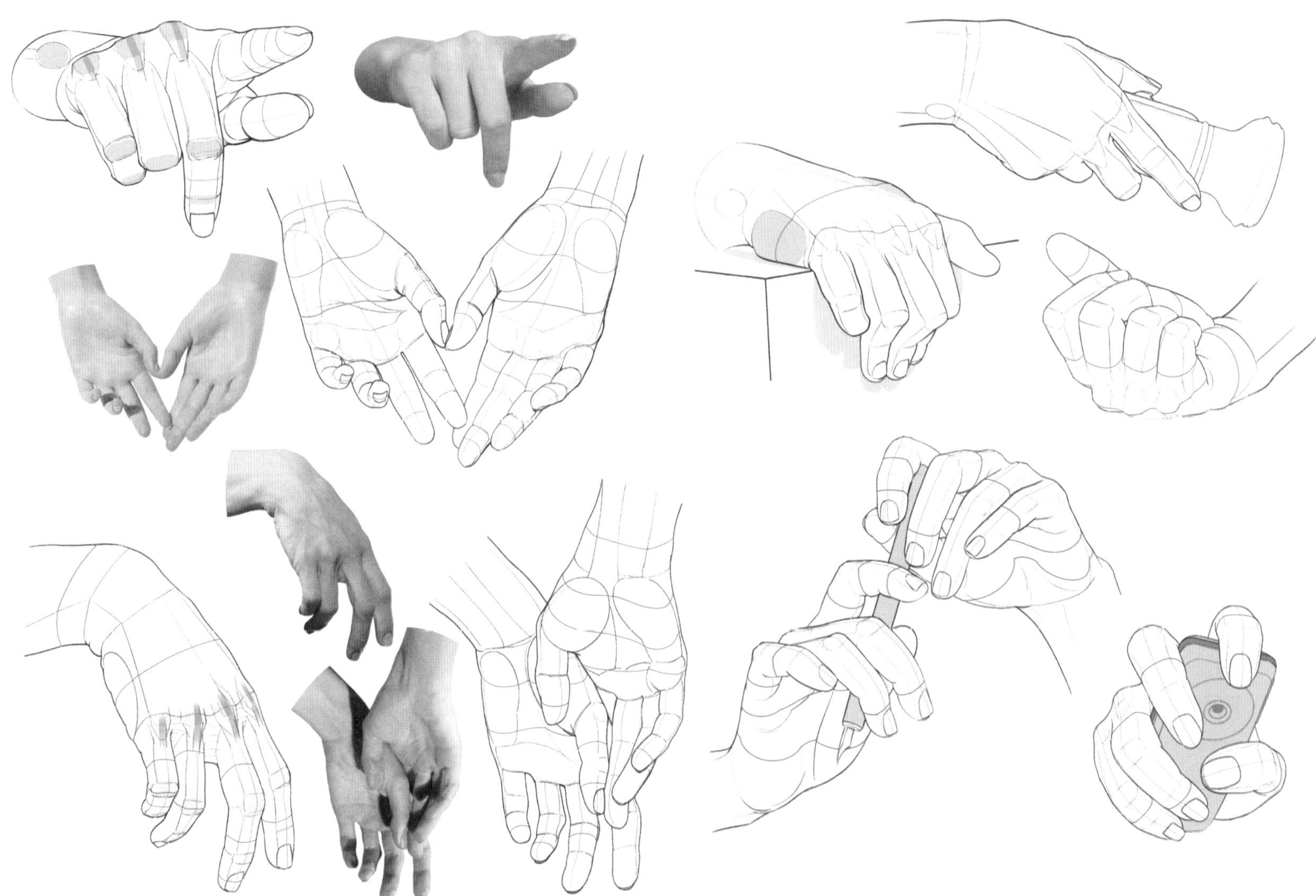

4.5

手臂静脉

人体体表处可以观察到浅静脉，浅静脉是人体造型的一部分，有时浅静脉会突出体表，形成弯曲的绳状或网状交织，这在肌肉发达与较瘦的人体中较为常见。一根静脉往往不会整根显现于体表，偶尔会有部分可见，不同个体间差异较大。静脉中血液含氧量较低，体表处呈蓝紫色。一般前臂与手背部较容易观察到。

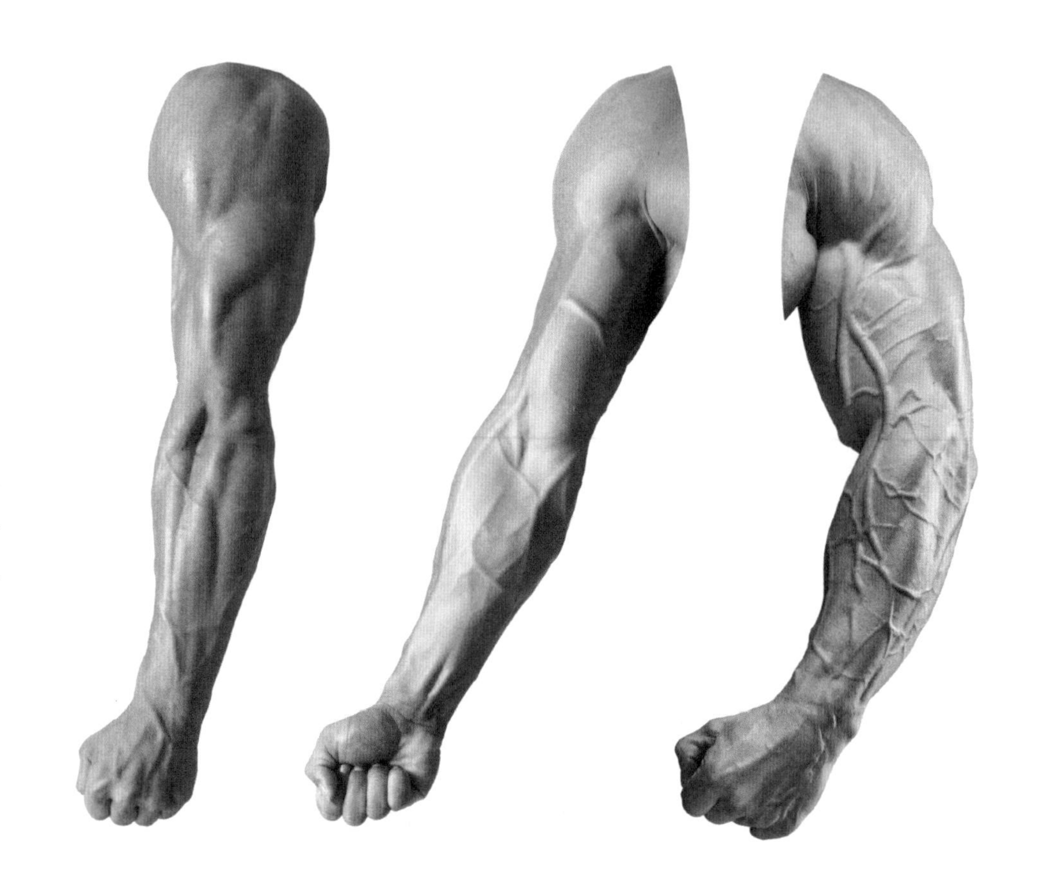

4.5.1 臂部静脉

头静脉：起自手背静脉网的桡侧，沿前臂下部的桡侧、前臂上部和肘部的前面及肱二头肌外侧沟上行，再经三角肌与胸大肌间沟行至肩窝，注入腋静脉或锁骨下静脉。在肘窝处通过肘正中静脉与贵要静脉相接。

贵要静脉：起自手背静脉网的尺侧，沿前臂尺侧上行至肘部并转至前侧，在肘窝处连接肘正中静脉，再经二头肌内侧沟注入肱静脉。

肘正中静脉：短粗且变化较多，在肘窝处连接头静脉与贵要静脉。

前臂正中静脉：起自手掌静脉丛，沿前臂前侧上行注入肘正中静脉。前臂正中静脉有时会分叉，分别注入头静脉和贵要静脉。

副头静脉：位于头静脉外侧，起自手背静脉网，沿前臂上行。

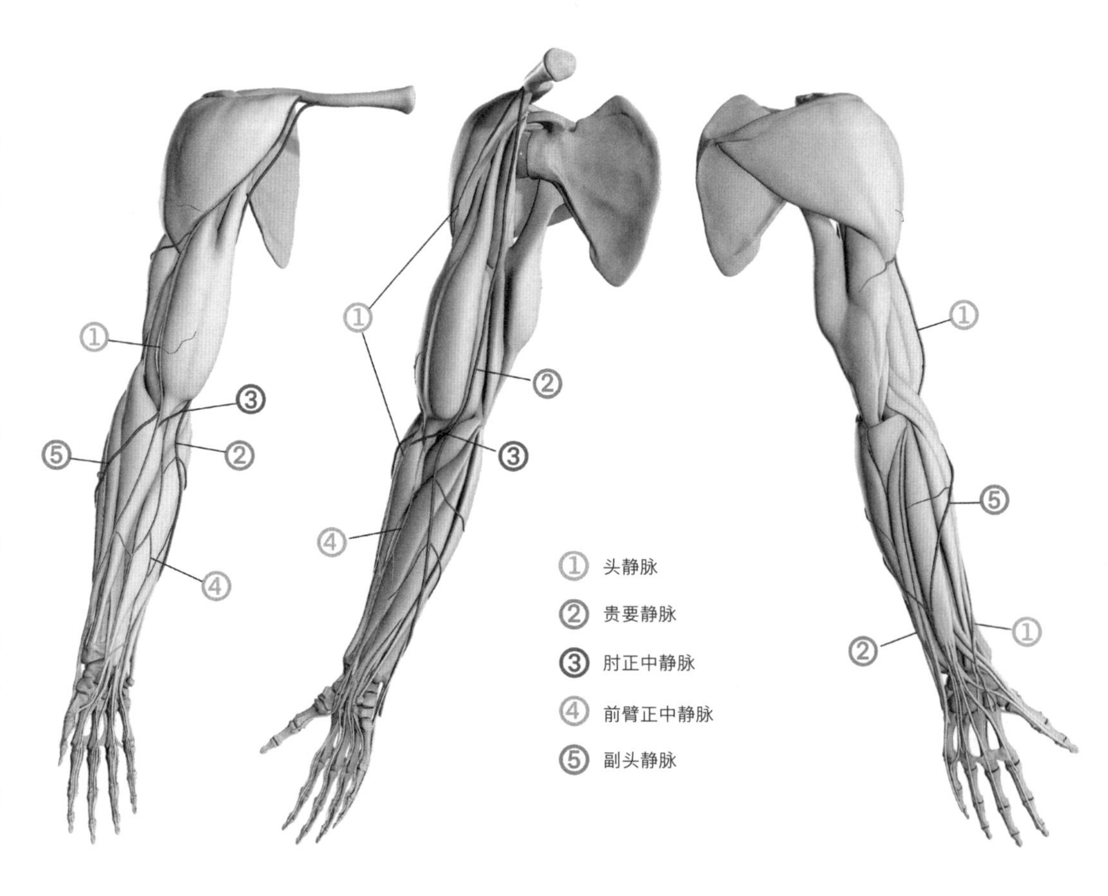

4.5.2 手背静脉

手背部浅静脉丛的分支模式变化较多，个体差异较大。

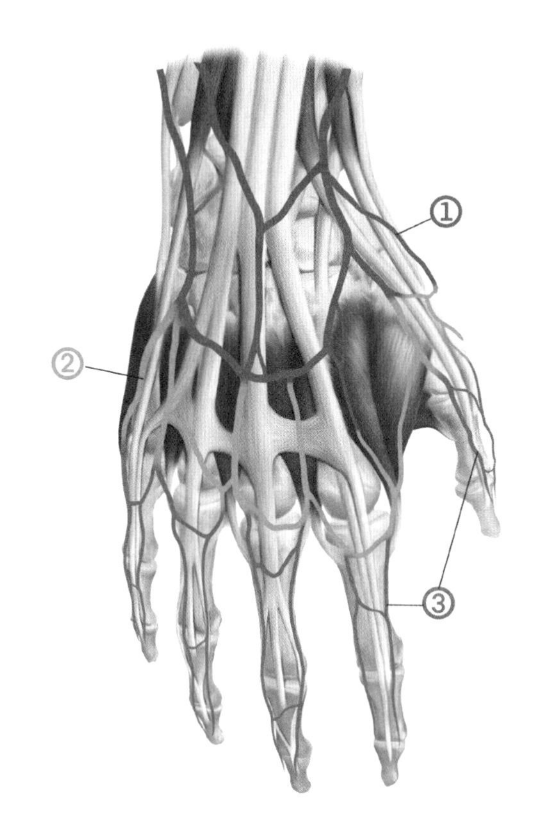

① 手背静脉

② 掌背静脉

③ 指背静脉

• **手背部静脉丛**

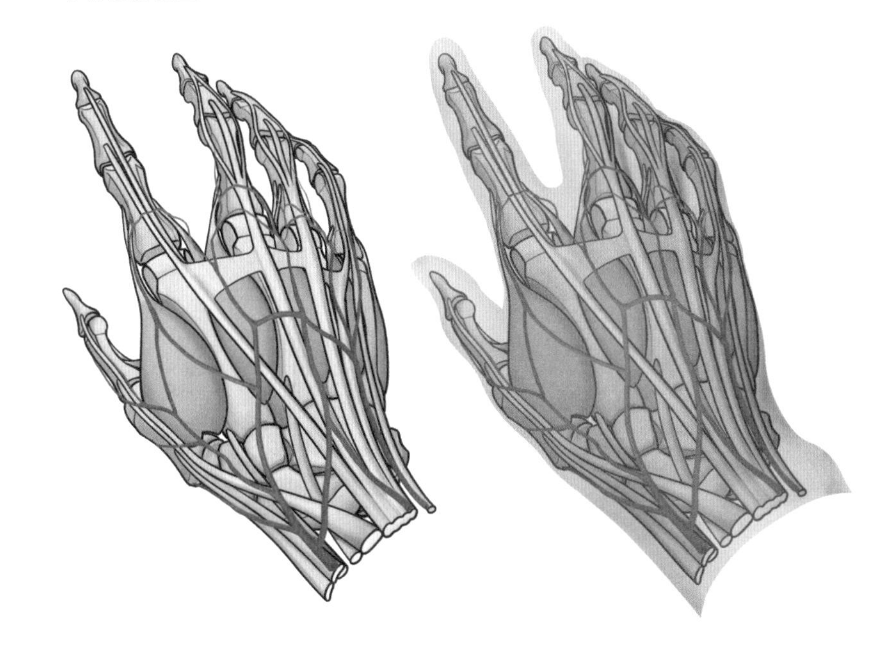

• **不同手背部静脉**

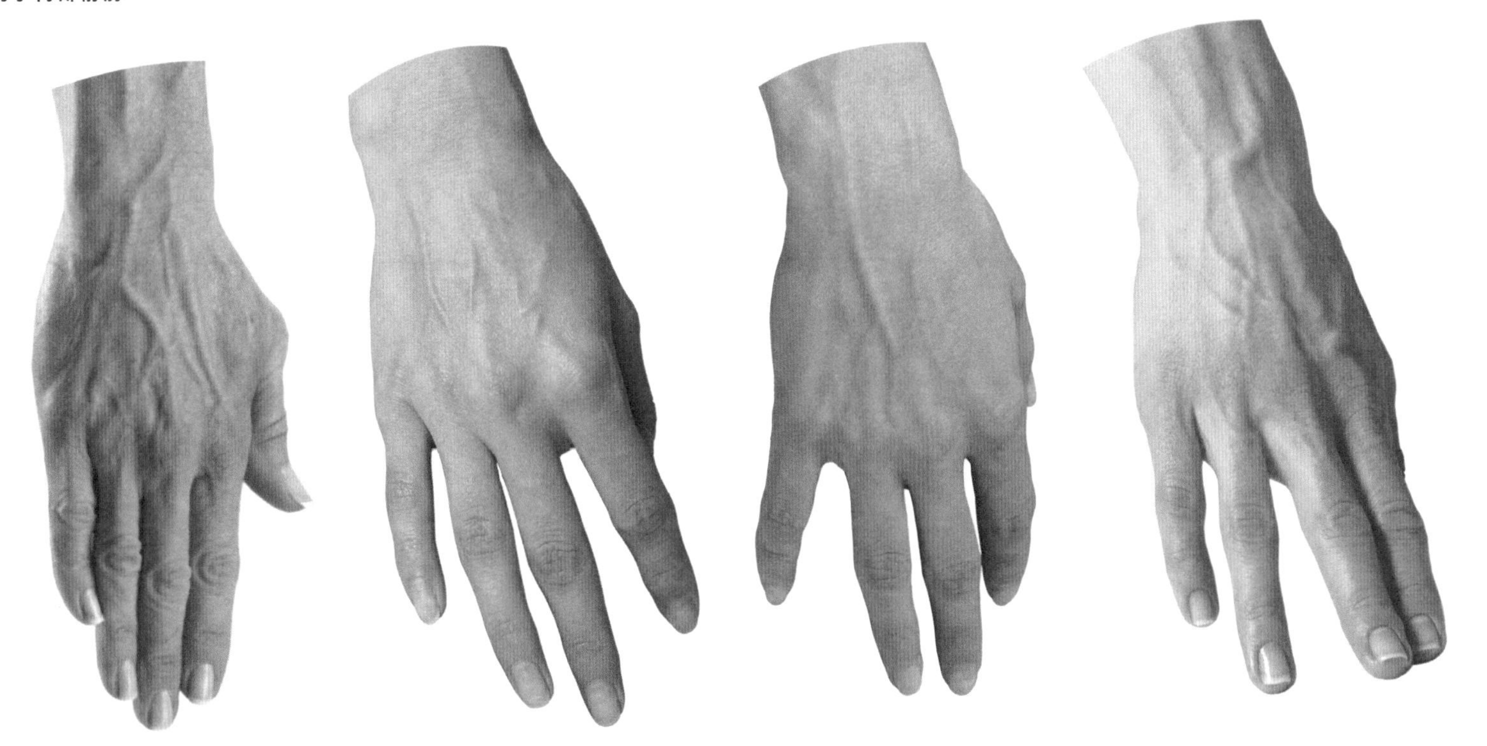

4.6

手臂整体

上臂与前臂呈“U”形相互咬合。

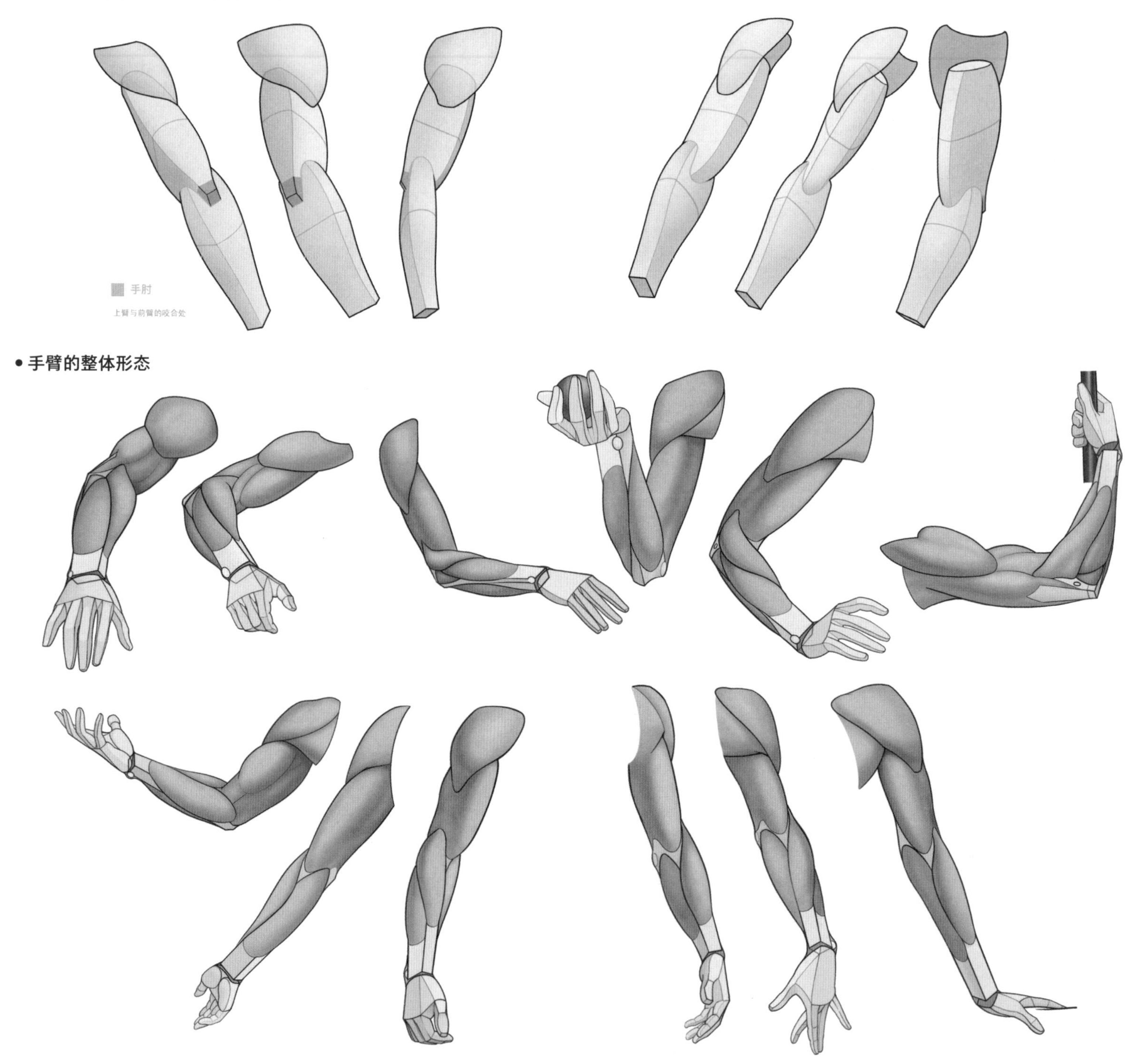

对手臂复杂结构进行归纳时，应该注意其在不同动态下的自然特征。例如，屈手肘时尺骨鹰嘴会凸出。

肱桡部的肌腹部分在屈手肘时会受到挤压而产生折痕，此时肱桡部的肌肉轮廓会变模糊，形成卵圆形鼓凸。

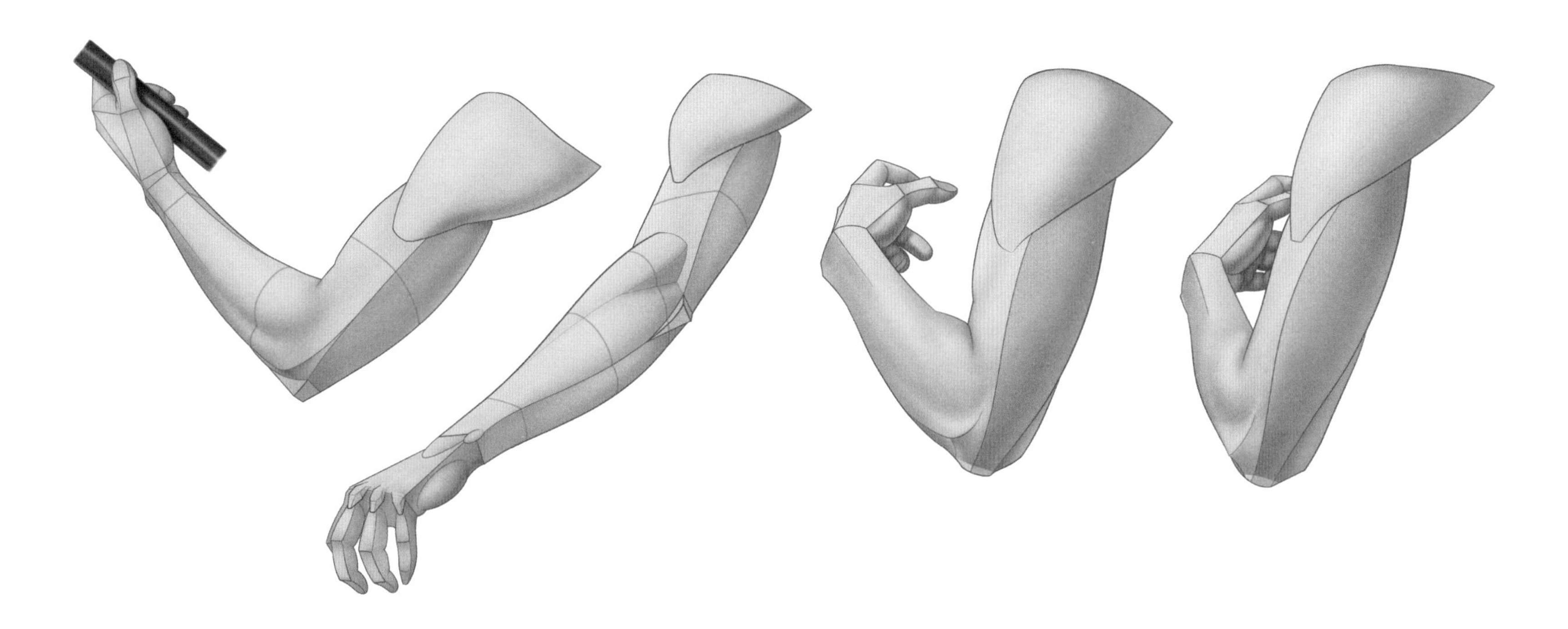

前臂旋前时尺骨头凸出体表的部分会变小。

相比男性手臂，女性的手臂肌肉普遍欠发达，所以结构不清晰，而更类似于圆柱。

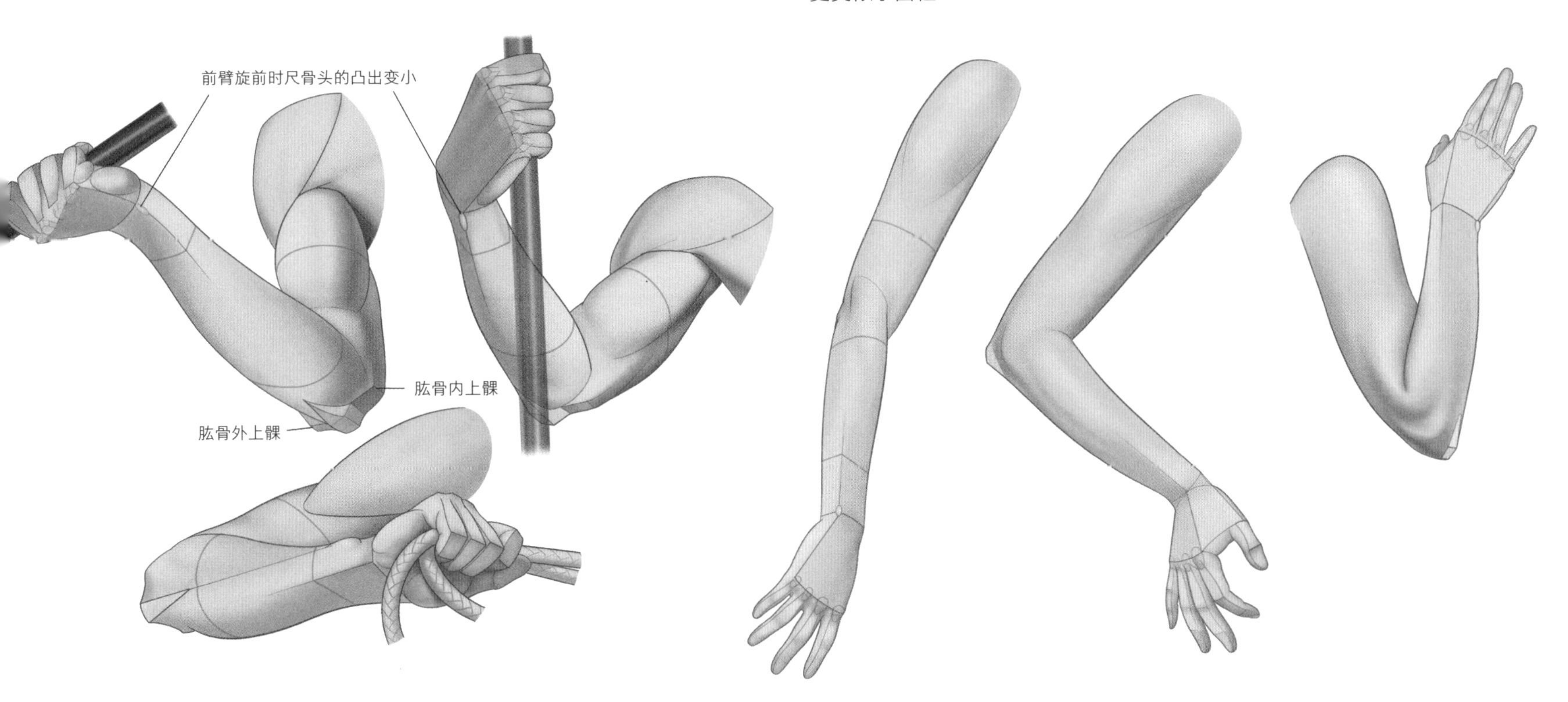

第5章 下肢

下肢是人体较大的一个部分，占据了整个人体长度的1/2，人类下肢长且有力，这是人类适应直立行走而进化出的结果，下肢既具有承载人体重量、保持人体平衡的作用，也具有产生动态使人体运动的作用。这就意味着在表现下肢时，既要保证其结构准确，又要兼顾其平衡性与稳定性，这样才能描绘出生动自然的人体。

下肢与上肢结构类似，大腿对应上臂，小腿对应前臂；骨骼部分都是由长骨构成的，关节处骨骼造型决定外形，骨体基本上被包裹在内部，胫骨前缘类似于尺骨后缘，均为体表骨骼标记。不同的是，腿部的肌肉比手臂肌肉更加饱满厚实，更加粗壮有力；还有小腿的胫骨与腓骨相固定，不可旋转，而桡骨可以绕尺骨旋转。下肢的绘制难点在于大腿与胯部的衔接（臀胯部）、膝关节的造型、足部与脚踝形态。

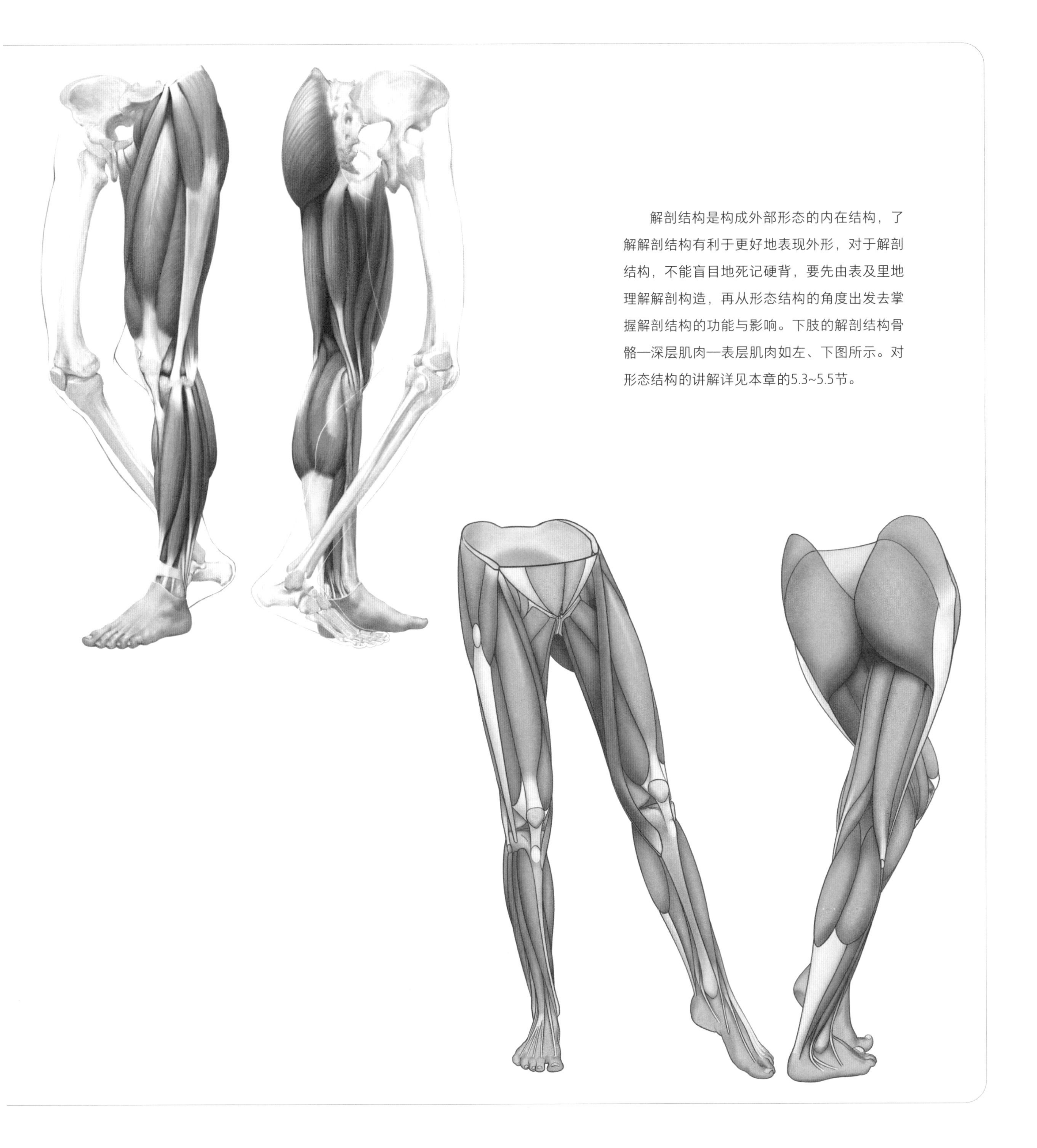

解剖结构是构成外部形态的内在结构，了解解剖结构有利于更好地表现外形，对于解剖结构，不能盲目地死记硬背，要先由表及里地理解解剖构造，再从形态结构的角度出发去掌握解剖结构的功能与影响。下肢的解剖结构骨骼—深层肌肉—表层肌肉如左、下图所示。对形态结构的讲解详见本章的5.3~5.5节。

5.1 右侧下肢各视角解剖图

• 右侧下肢解剖前视图

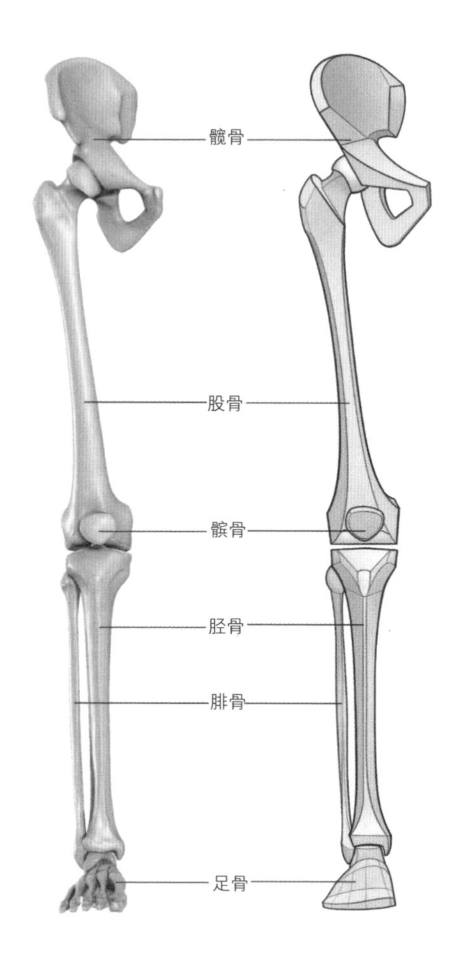

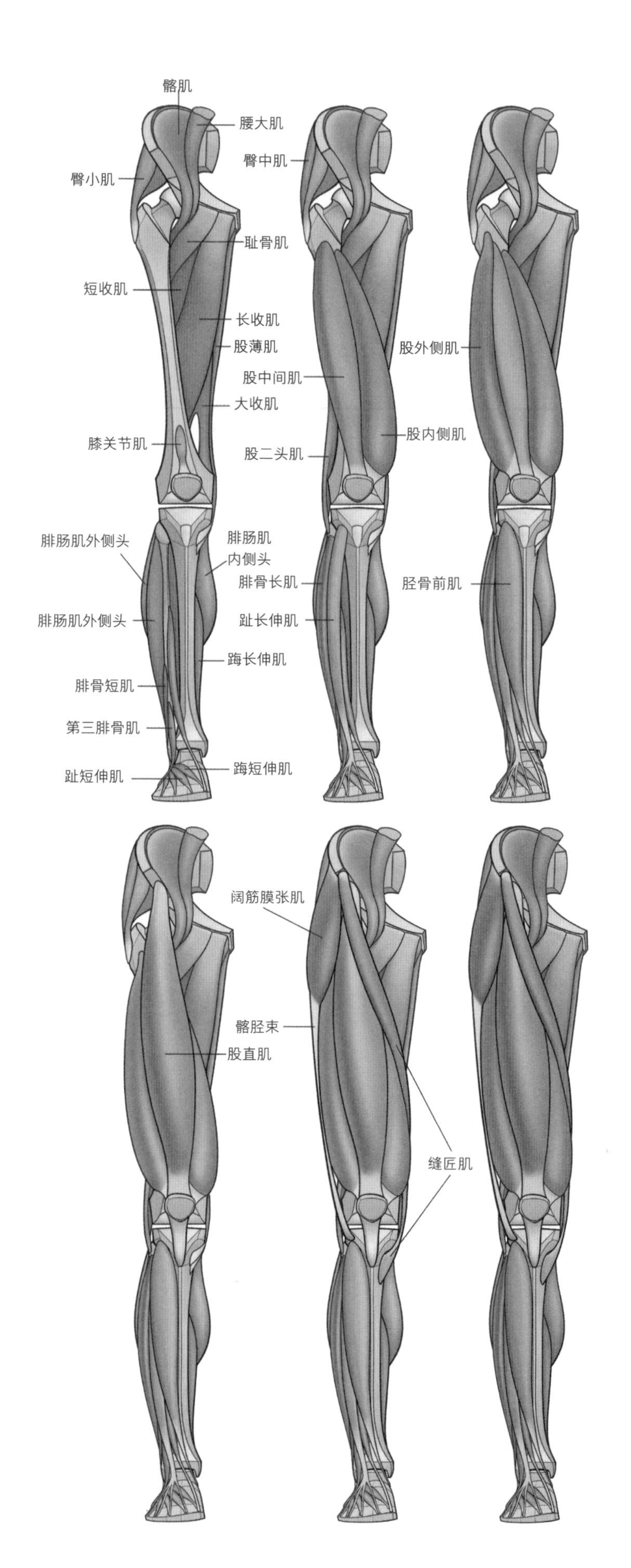

• **右侧下肢解剖右侧视图**

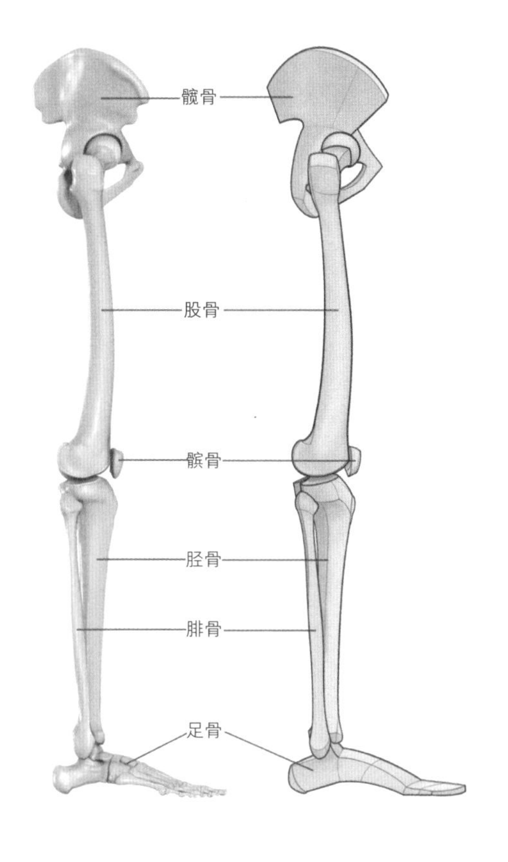
髋骨
股骨
髌骨
胫骨
腓骨
足骨

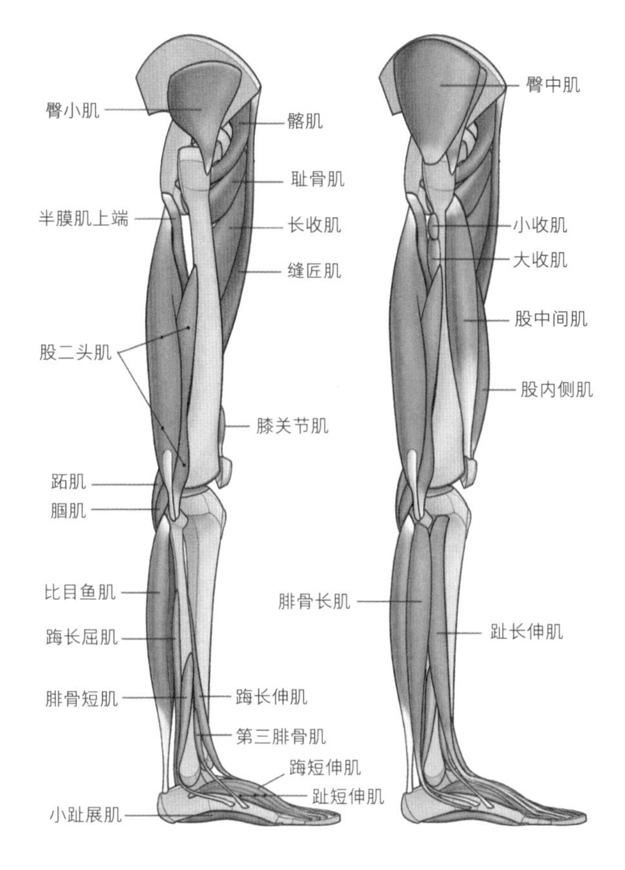
臀小肌
髂肌
耻骨肌
半膜肌上端
长收肌
缝匠肌
股二头肌
膝关节肌
跖肌
腘肌
比目鱼肌
踇长屈肌
腓骨短肌
踇长伸肌
第三腓骨肌
踇短伸肌
趾短伸肌
小趾展肌
臀中肌
小收肌
大收肌
股中间肌
股内侧肌
腓骨长肌
趾长伸肌

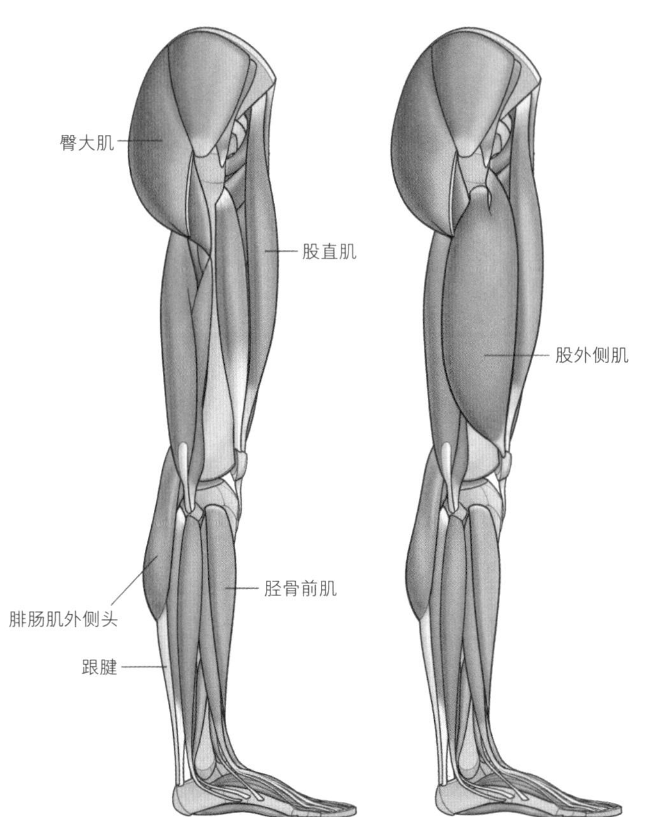
臀大肌
股直肌
股外侧肌
胫骨前肌
腓肠肌外侧头
跟腱

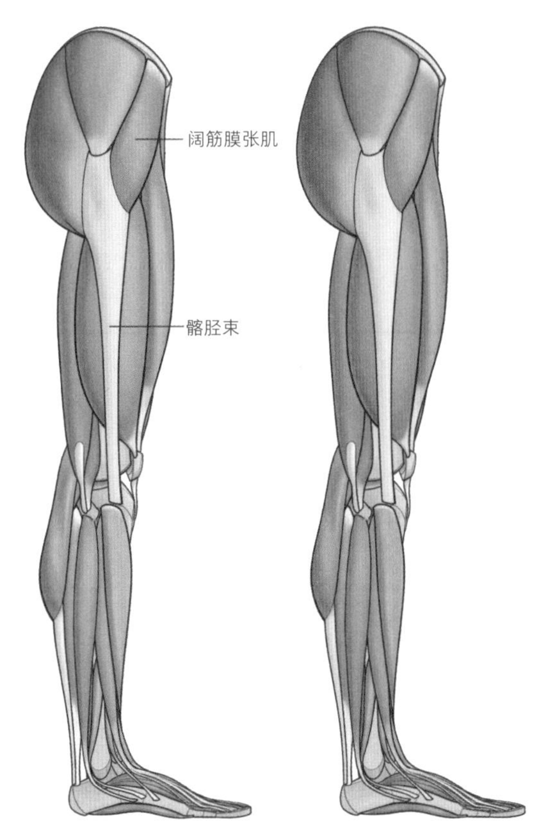
阔筋膜张肌
髂胫束

• 右侧下肢解剖后视图

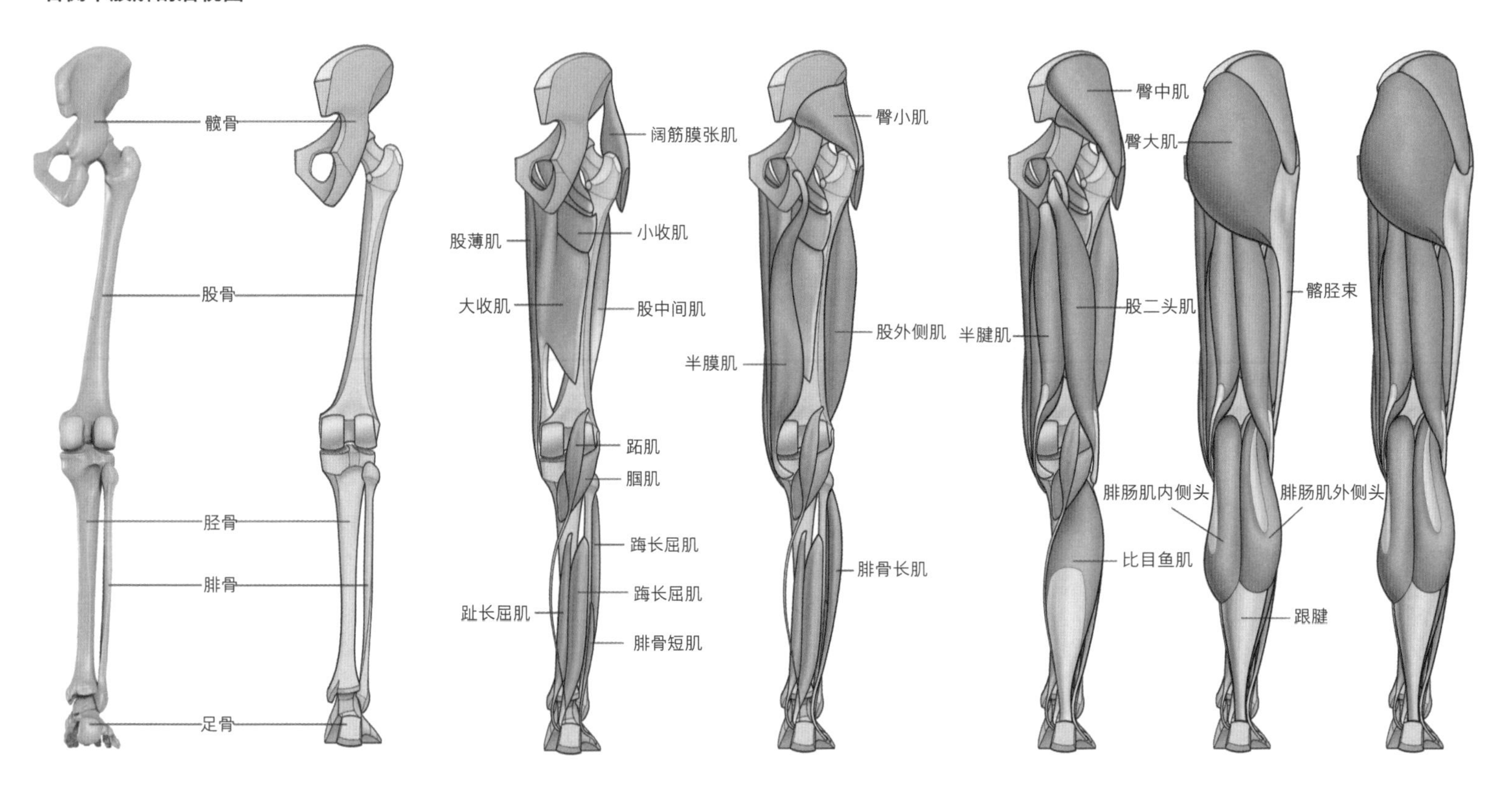

• 右侧下肢解剖内侧视图

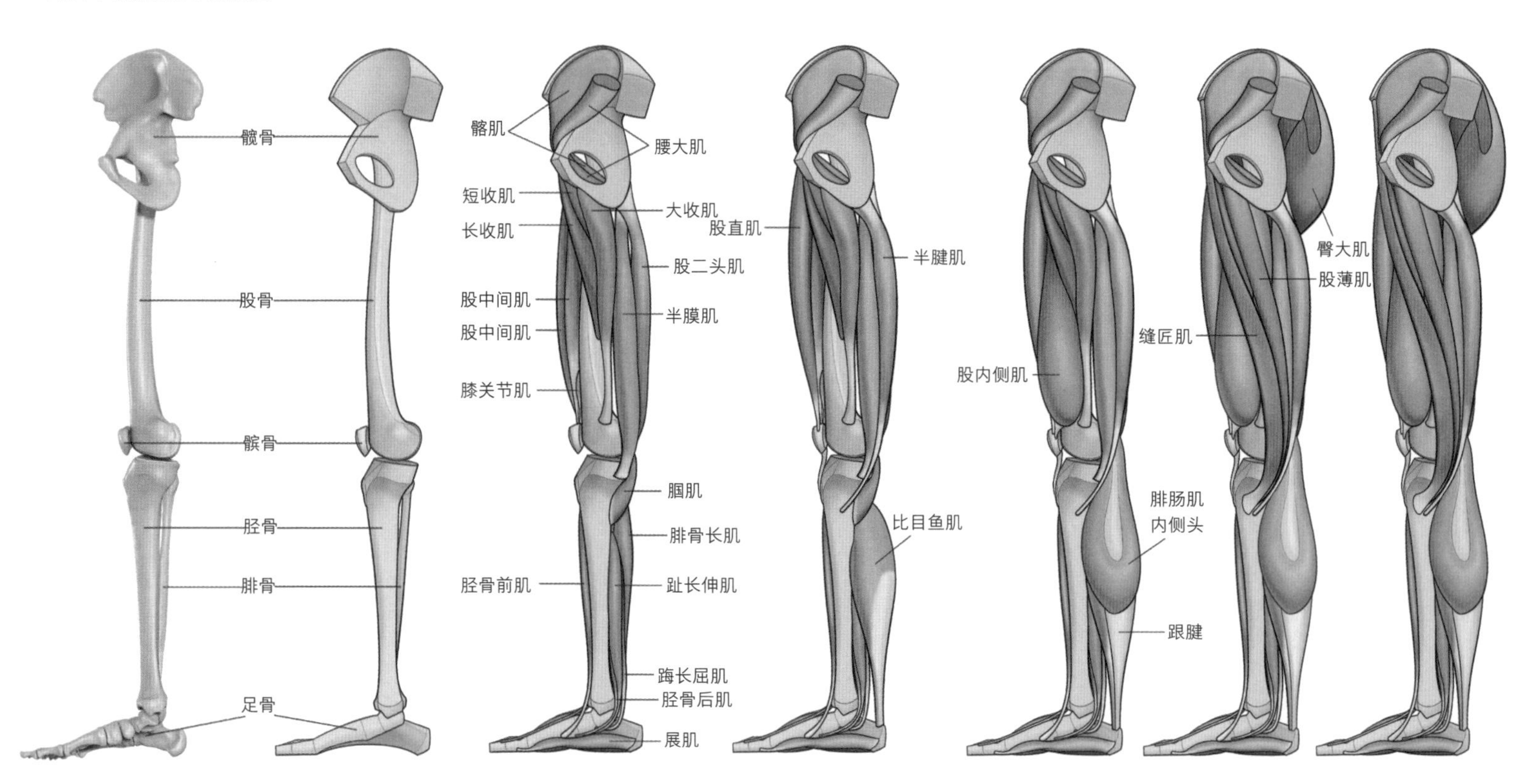

5.2 下肢骨

下肢的主要功能是支撑身体与运动，下肢中的骨骼是人体中最粗壮、最长的骨骼。下肢骨由下肢带骨（髋骨）、股骨、髌骨、胫骨、腓骨、足骨构成。

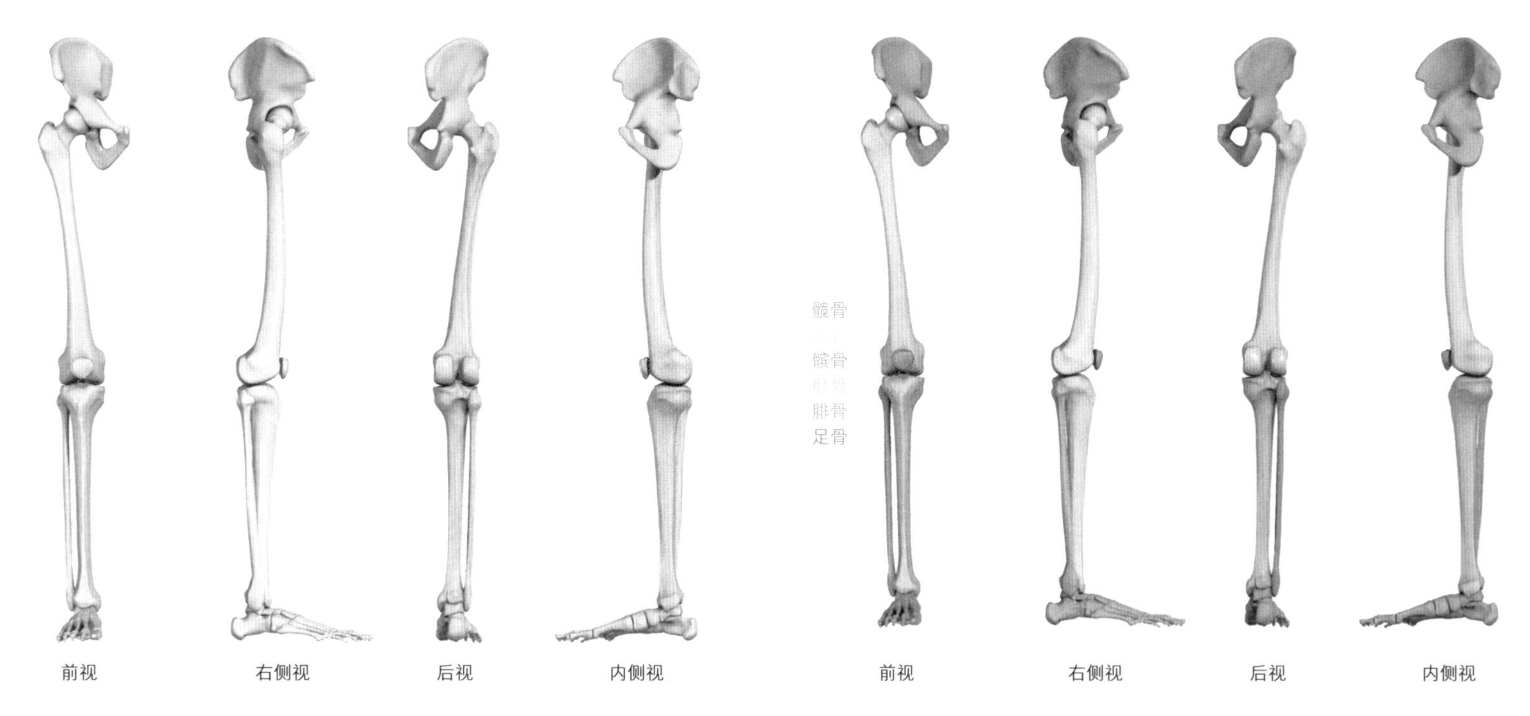

5.2.1 股骨

股骨是人体中最长、最结实的长骨，长度约为人体长度的1/4，两端为膨大的造型结构，上端斜向内上方伸出的结构为股骨颈；与股骨颈另一端连接的球体为股骨头；股骨头与骨盆的髋臼构成灵活的髋关节，髋关节属于多轴关节，能使大腿灵活地屈伸、外展与内收。与上肢中的盂肱关节相比，髋关节中的髋臼窝更深，半包裹着股骨头，对股骨的运动有一定的限制作用，使腿部的运动幅度不像手臂那么大，但是同时又起到了一定的稳定作用，提高了运动的安全性。

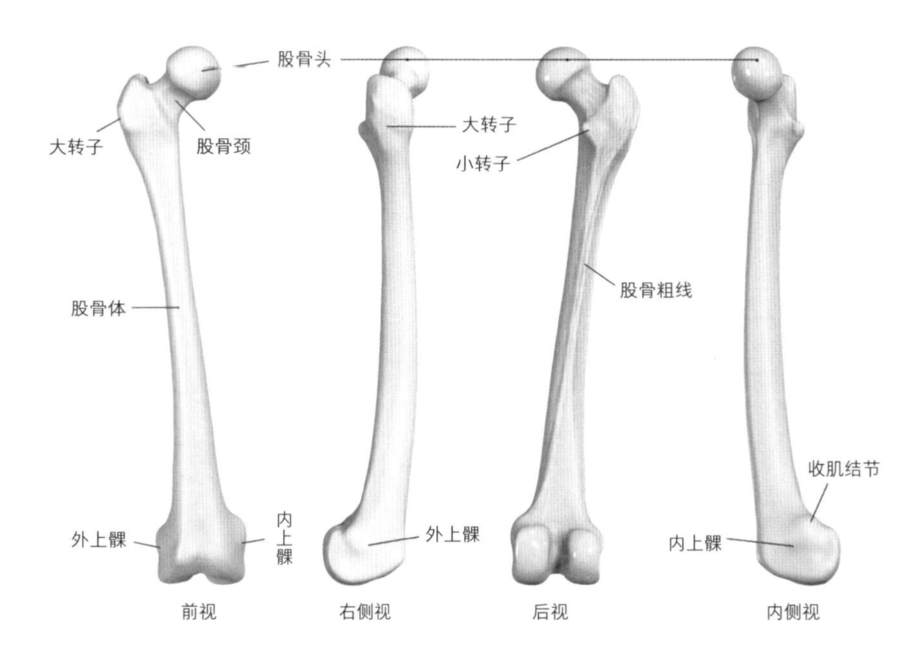

人体直立时，股骨呈倾斜状态，股骨体与股骨颈成一定夹角，称颈干角，男性颈干角的平均角度为132°，女性颈干角的平均角度为127°，因此大转子也呈外张状态。股骨上端膨大区的外侧为大转子，是重要的骨骼标记。股骨体的横断面为尖角朝后的三角形。股骨下端有两个向后的膨大，为内侧髁与外侧髁，形似锤头，髁部的底面水平，与股骨体成80°角，内侧髁比外侧髁更大一些，髁部后侧为滑轮状的关节面，从底部观察前窄后宽。

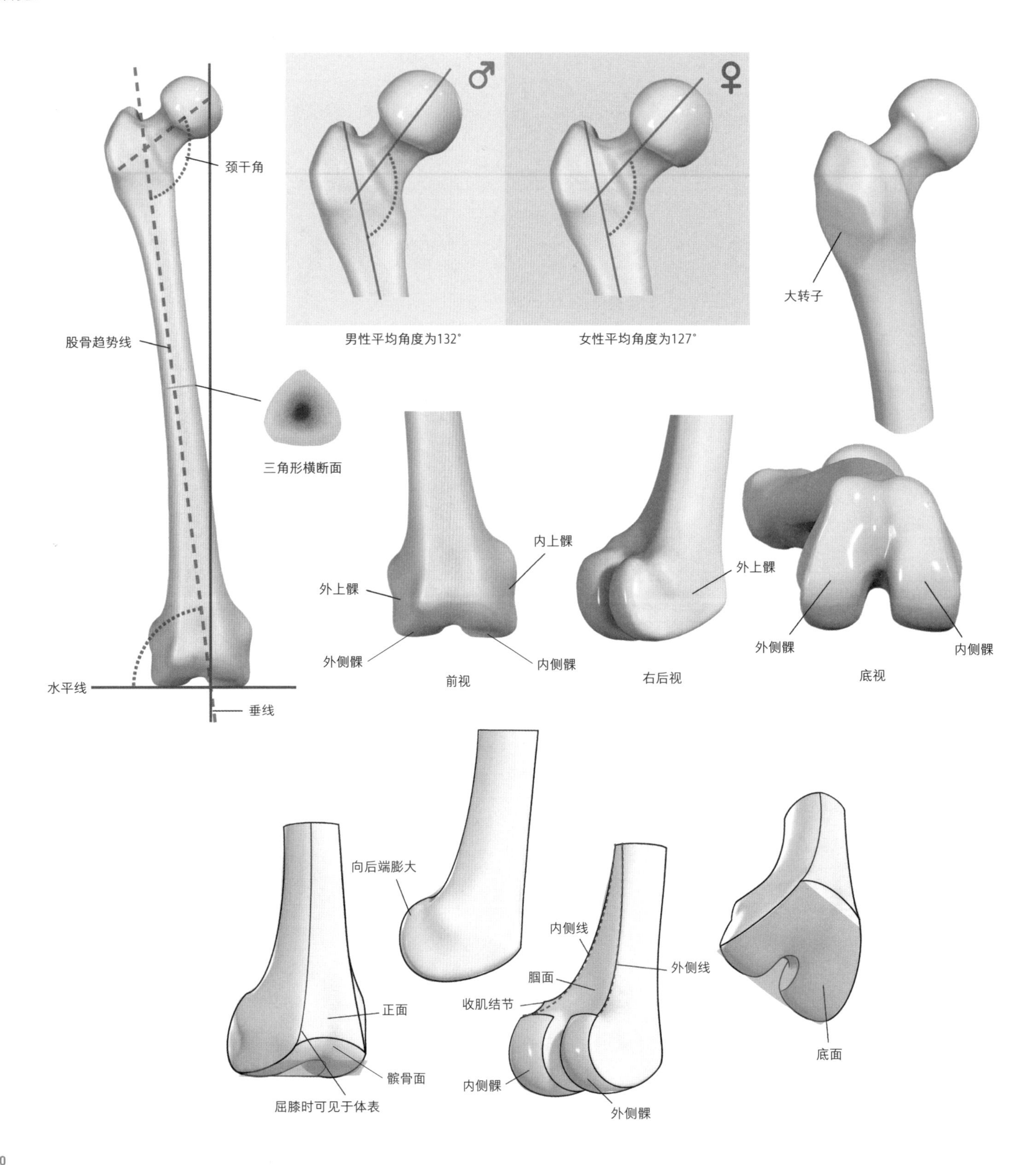

股骨体基本都在大腿内部，大转子和外上髁为体表的骨骼标记。

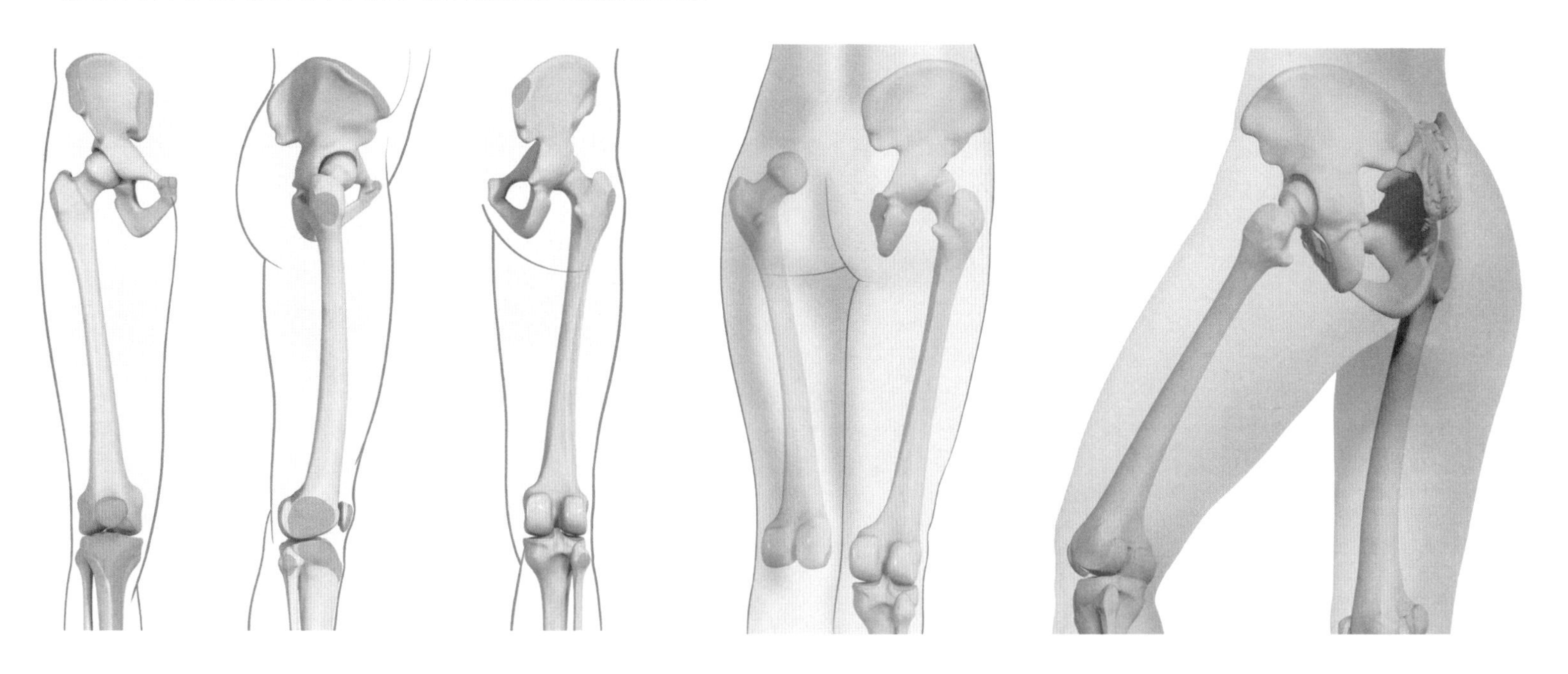

想确定股骨在腿中的状态，首先需要在胯部外侧确定大转子及股骨下端外侧髁的位置，按照标记点在骨骼中的位置推算出股骨上端与下端的骨骼造型，再将两端连接构成股骨整体。

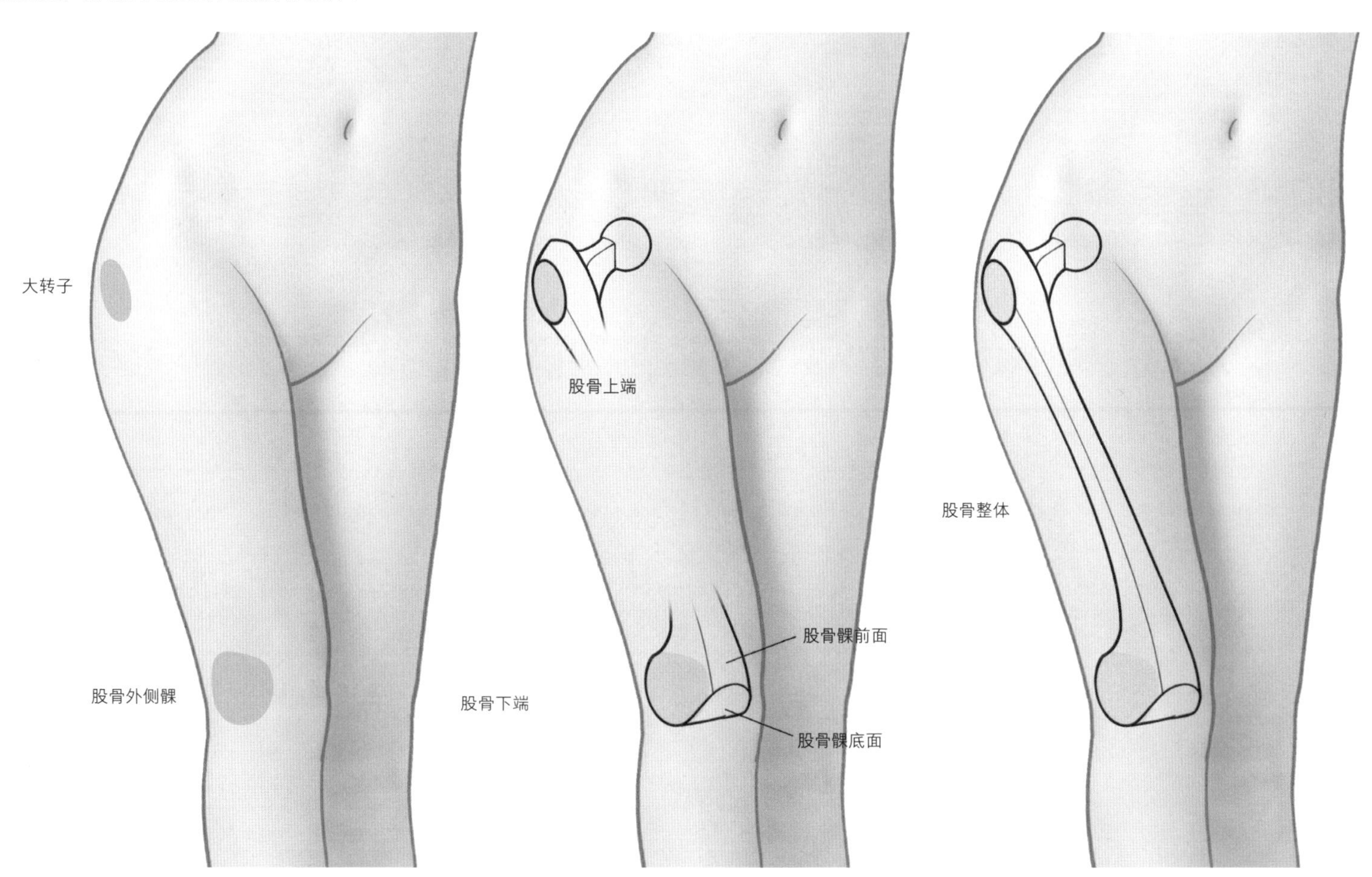

5.2.2 胫骨、腓骨与髌骨

胫骨与腓骨为小腿骨，腓骨较细，位于小腿外侧，此两骨位置较固定，可以归纳在一起分析：胫骨上端膨大为胫骨平台；腓骨上端为腓骨头，位于胫骨平台外后侧的下面，可见于体表，为骨骼标记。胫骨体呈三棱柱，横断面呈尖角朝前的三角形，此特征与股骨相反。胫骨前缘较为锐利，呈拉长的“S”形，与胫骨内侧面直接位于皮下，称皮下胫骨，也是重要的骨骼标记。胫骨下端膨大，形成内侧踝，可见于体表；腓骨下端膨大为外侧踝，内外侧踝共同构成扳手形结构。人体正常直立时，胫骨基本与地面相垂直，便于将身体的重力传导至足部。

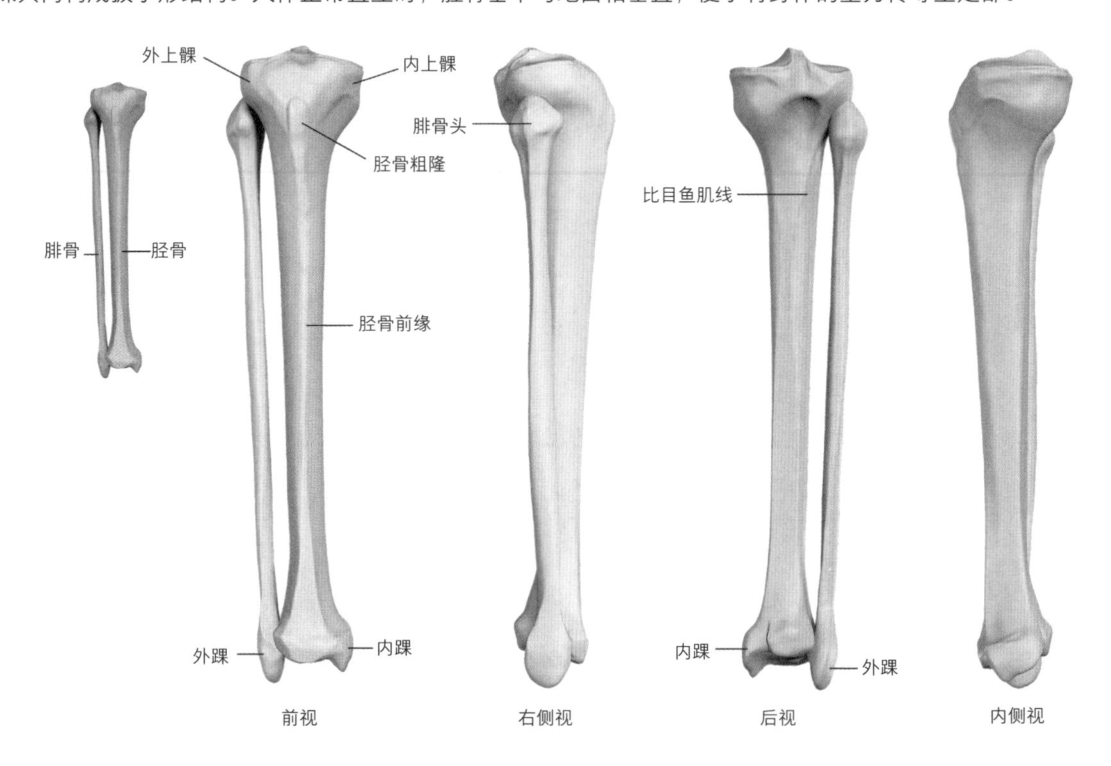

胫骨体的横断面呈较长的三角形，胫骨平台呈不规则的圆柱形，平台前面与胫骨粗隆形成倒三角形，在屈膝的状态下平台的前半部分在体表处可观察到。平台的两侧为内外侧髁，平台的上方形成了内外两个上关节面，分别对应股骨内外侧髁的滑轮状关节面。

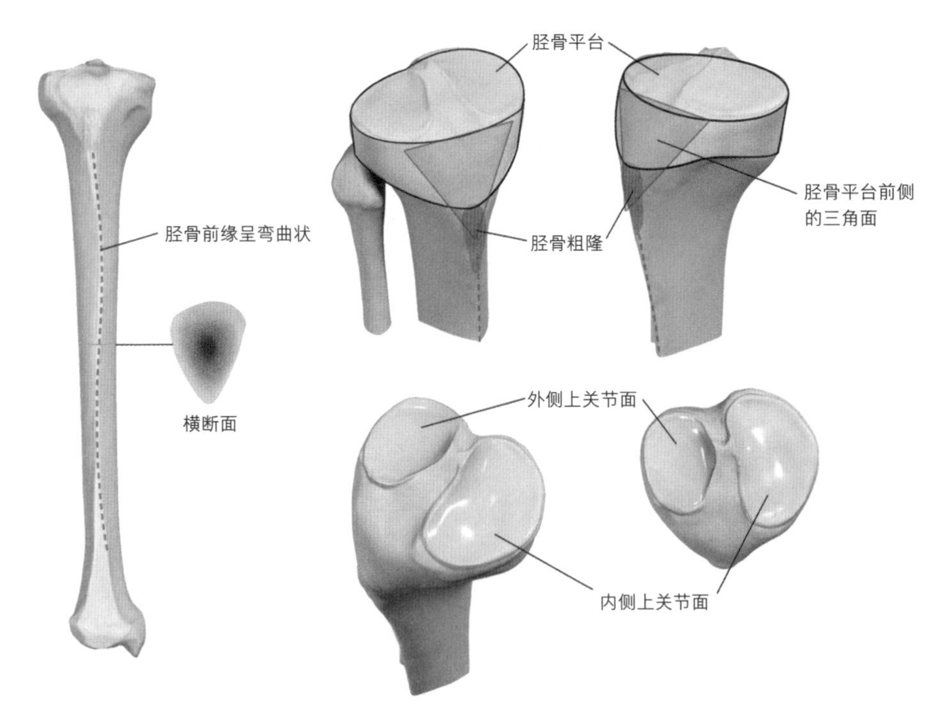

• **右下肢胫骨与腓骨的骨骼标记**

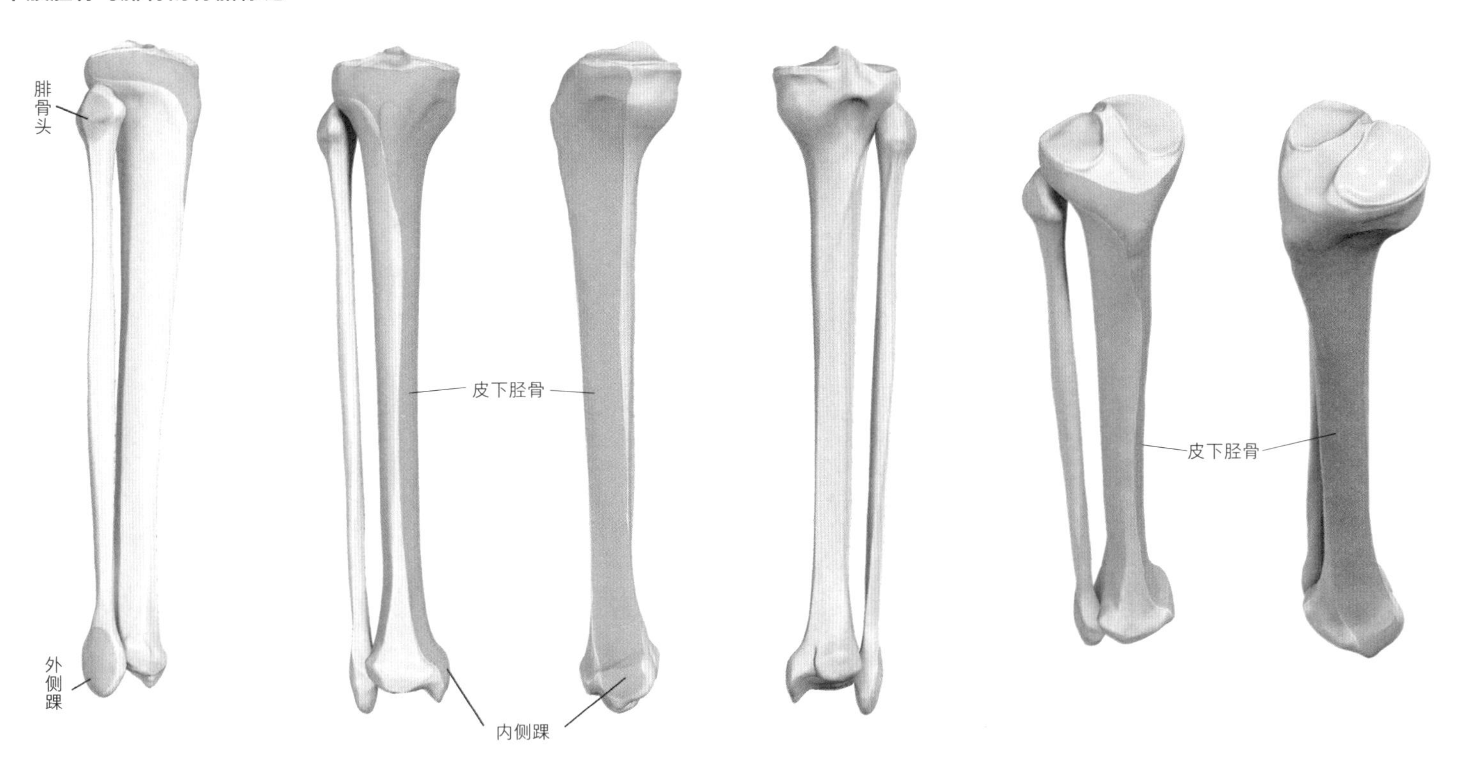

髌骨是人体中最大的籽骨，位于股骨下端前面的股四头肌腱内，通过髌韧带与胫骨粗隆相连，呈上宽下窄的三角形或者五边形，边角圆润。髌骨具有保护膝关节、避免股四头肌腱与股骨髌面相摩擦、增强膝关节稳定性的作用。

髌骨尖一般在体表处不可见，在下蹲屈膝到极限的状态下可以观察到。

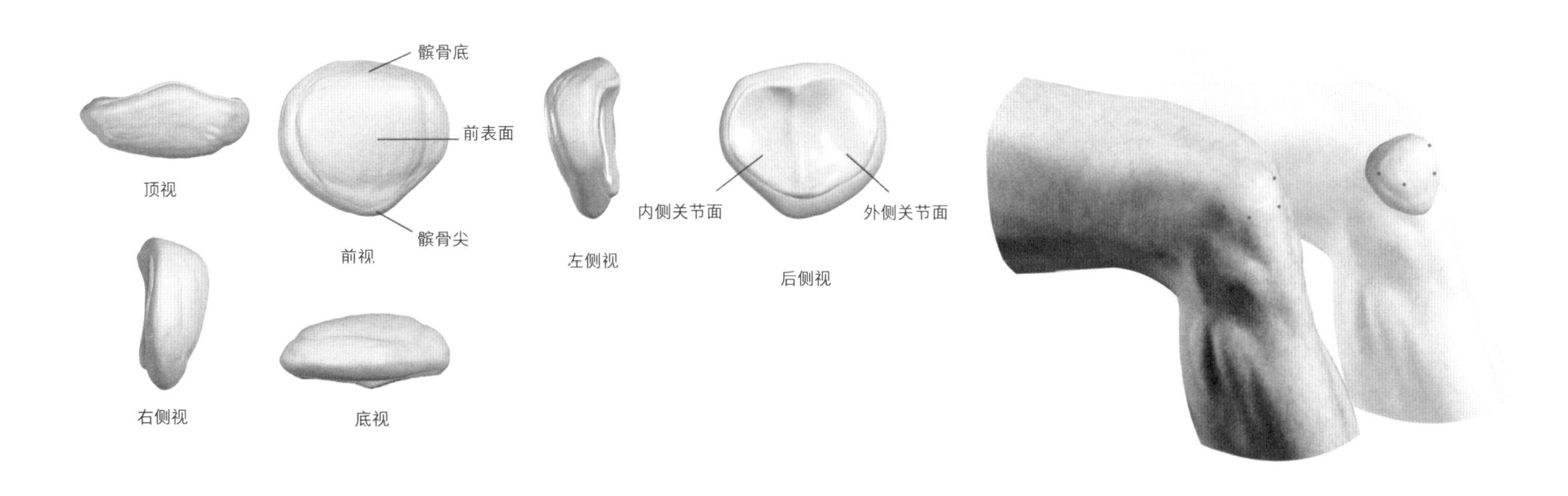

• 胫骨、腓骨与髌骨在小腿中的骨骼标记

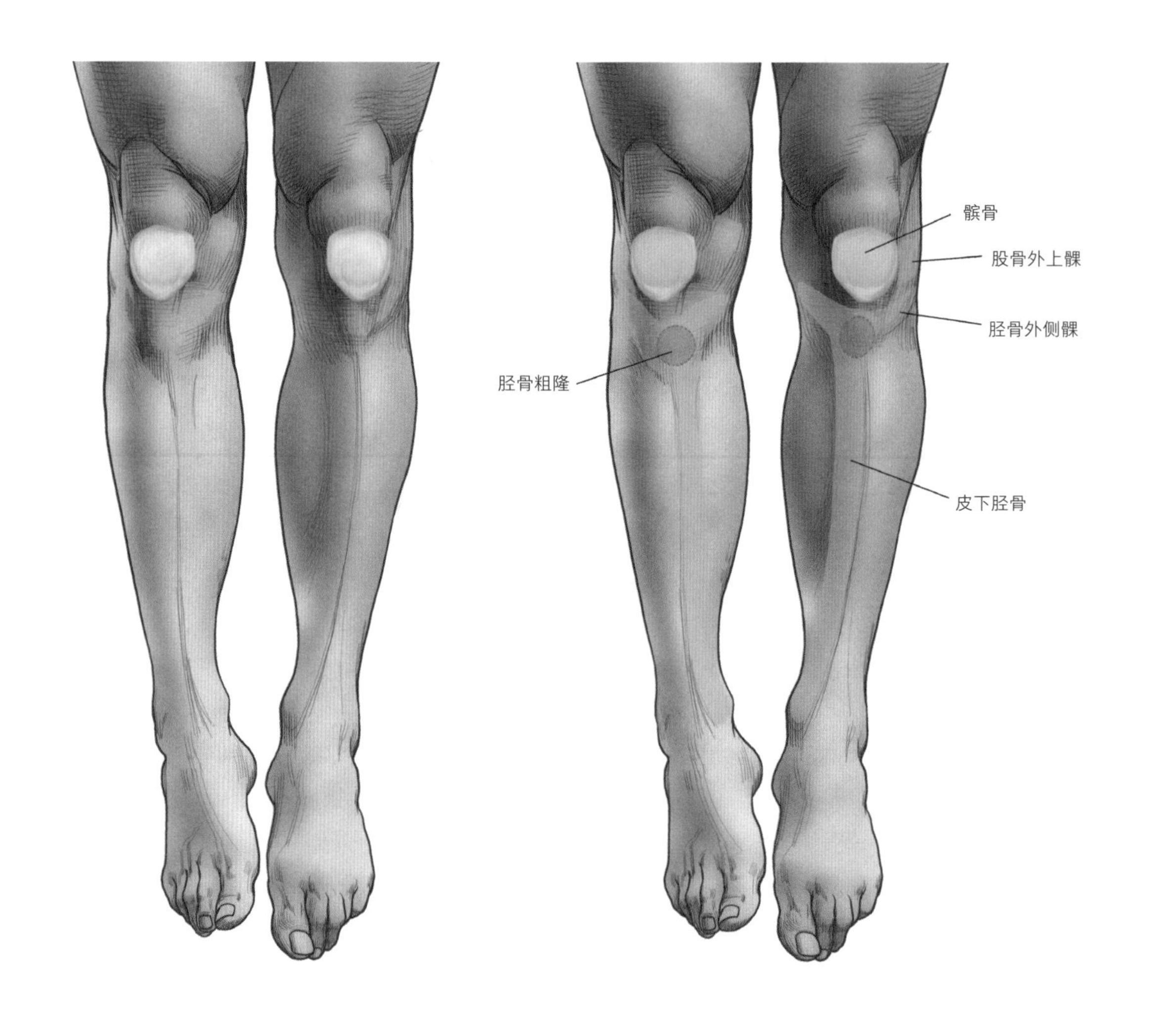

5.2.3 足骨

一双脚脚底的面积相当小，但是可以承受来自身体的全部重量，甚至还可以单脚站立，或进行跑、跳等运动，这都与足骨拱形的结构分不开。足骨位于下肢骨末端，起到重要的支撑作用。与手骨不同，足骨的5根趾骨是并列分布的，抓握的功能退化了，脚趾的长度缩短了，足跟骨变得强健粗壮，相应加强了其支撑与稳定的作用。下面以右足足骨的顶视图、底视图、内侧视图、外侧视图为例详细讲解。

足骨由跗骨（7块）、跖骨（5块）、趾骨（14块）3个部分构成，其中跗骨由7块短骨构成，分别为距骨、跟骨、骰骨、舟骨，以及3块楔骨。

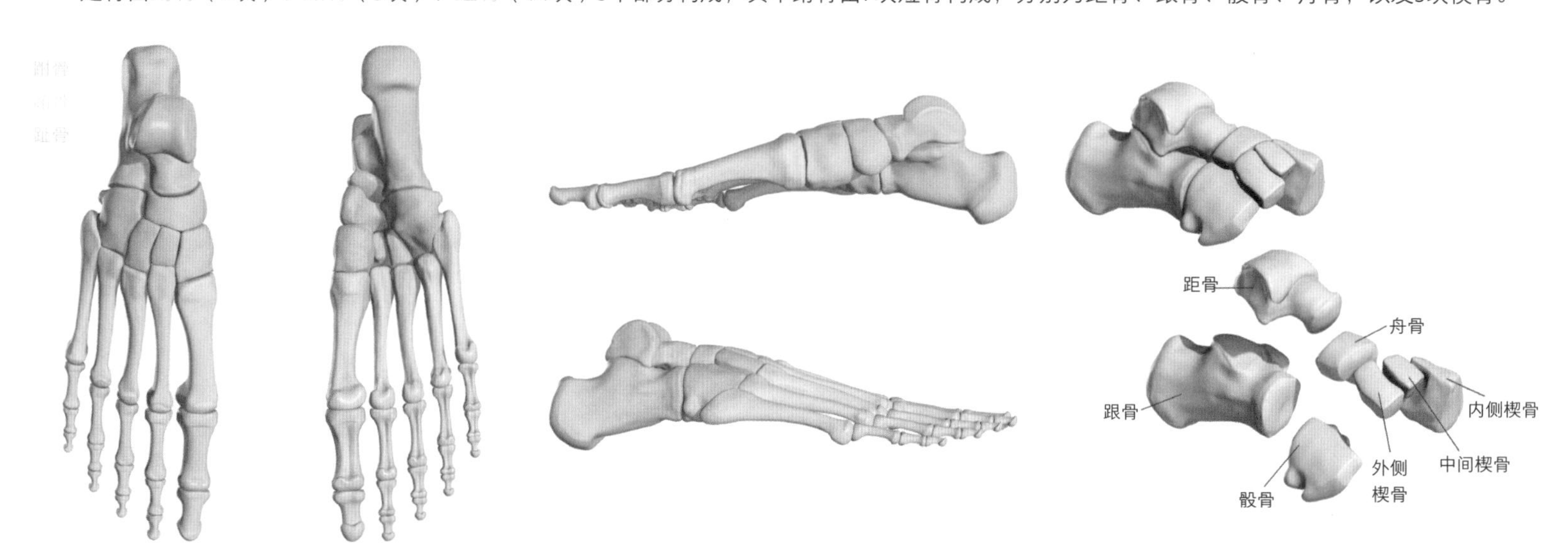

跗骨与跖骨构成了一个稳定的拱形结构，与地面有3个接触点，这增强了其稳定性，拱形的骨骼构造有效地将人体重力分散传导至地面。

足弓有两个方向的拱形结构，分别为纵弓与横弓，可以起到均匀分配身体重量、增加足部弹力的作用。

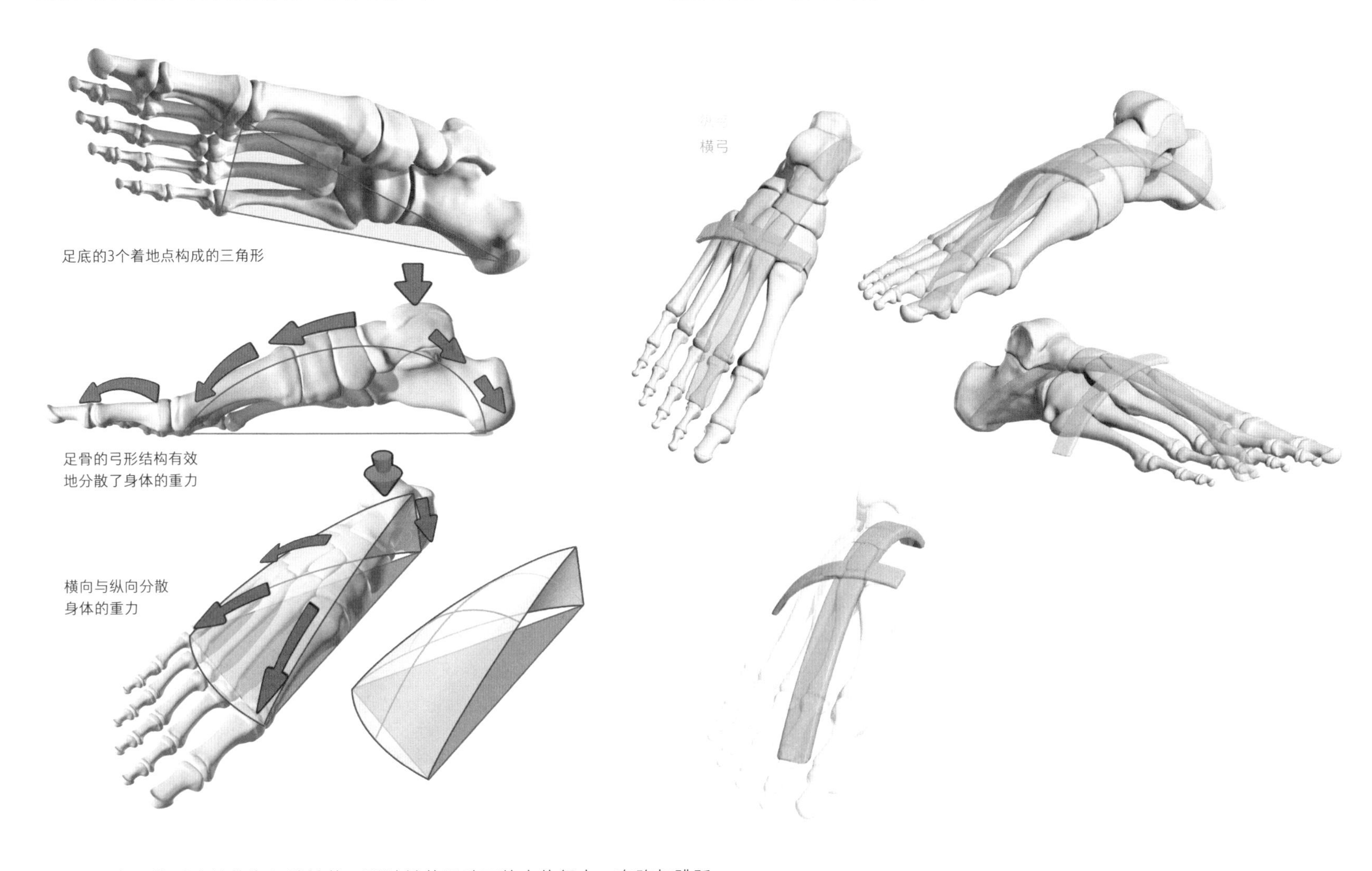

足骨主要的活动关节为跖趾关节，跖趾关节运动可使人体行走、奔跑与跳跃。

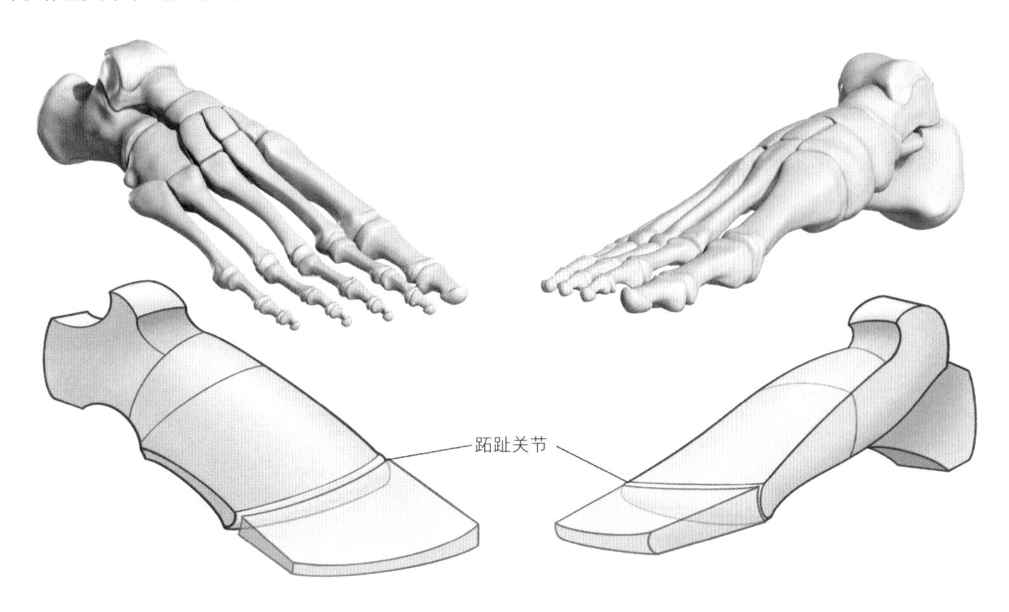

足跟抬起时，跖趾关节伸展，趾骨接触地面，踇趾与地面平行，增大与地面的接触面积，其余四趾形成小的拱形，可以承受重力，在短时间内维持站立姿态。

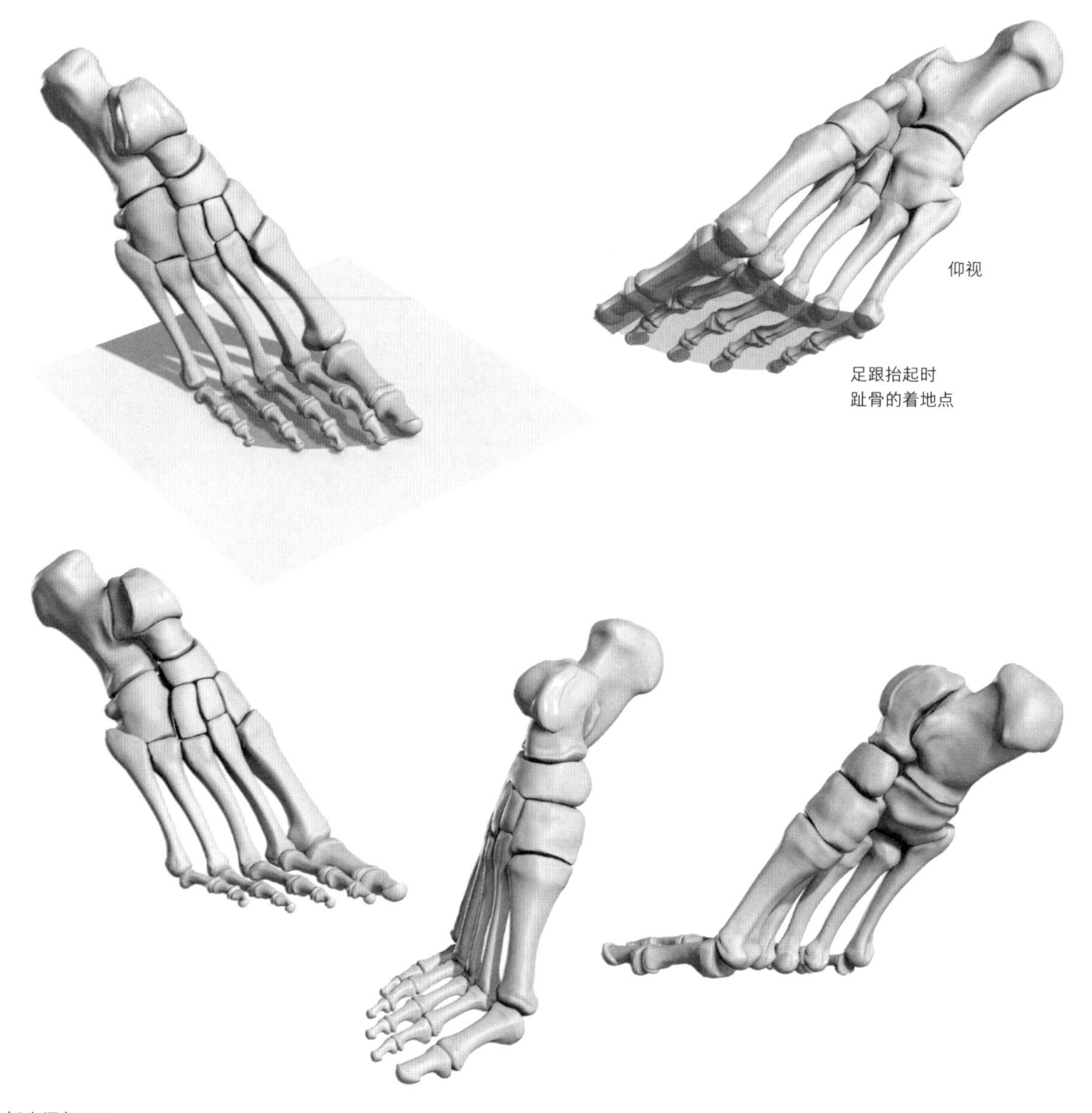

右足走路的运动过程如下。

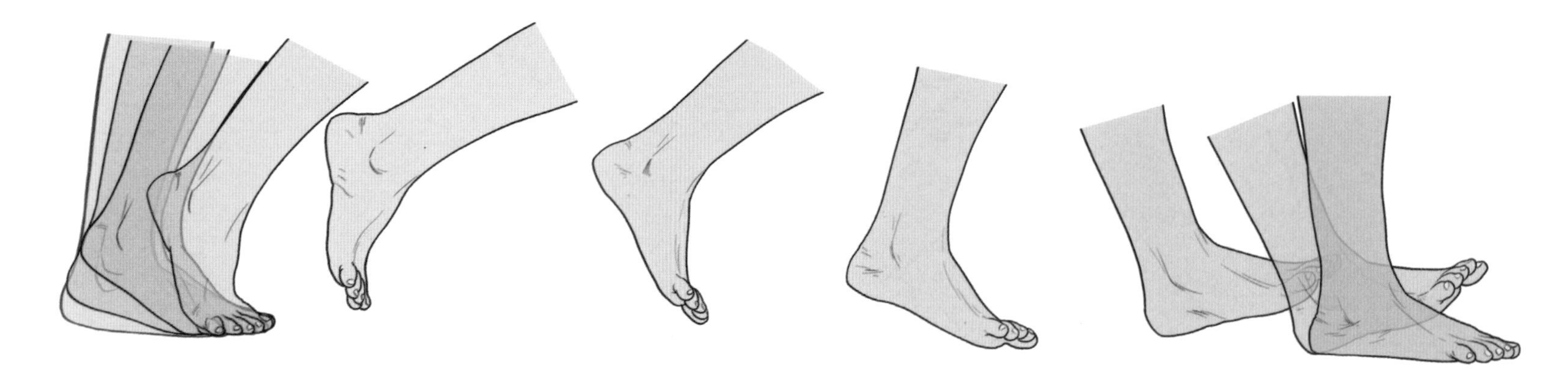

5.3

大腿部结构

大腿基本呈上粗下细的圆柱形，大腿部的肌肉除收肌部外大部分从骨盆跨越股骨连接至小腿骨，收肌部的肌肉从骨盆连接至股骨。所以大腿部骨骼除股骨外还包含髋骨及部分小腿骨。大腿部肌肉按照功能与位置可划分为3个部分，分别为内侧收肌部、前外侧伸肌部、后侧屈肌部。

• 右侧大腿部骨骼

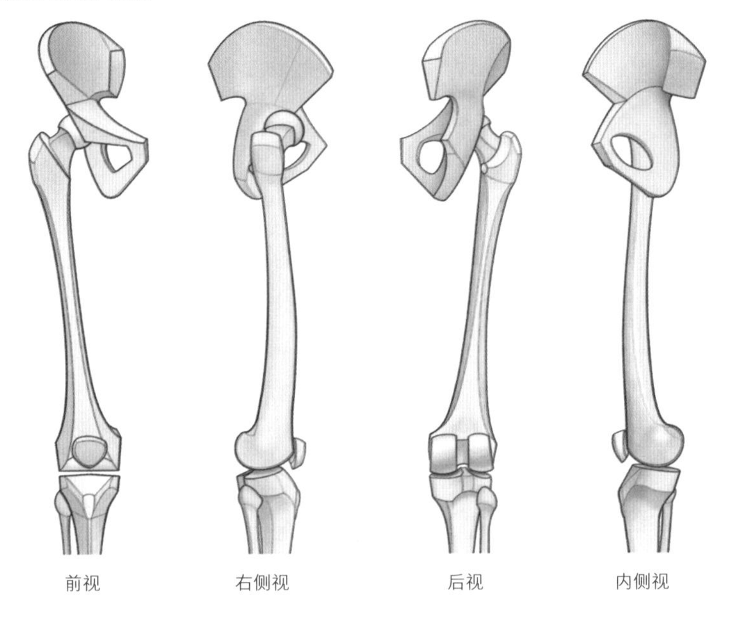

• 右侧大腿部横断面

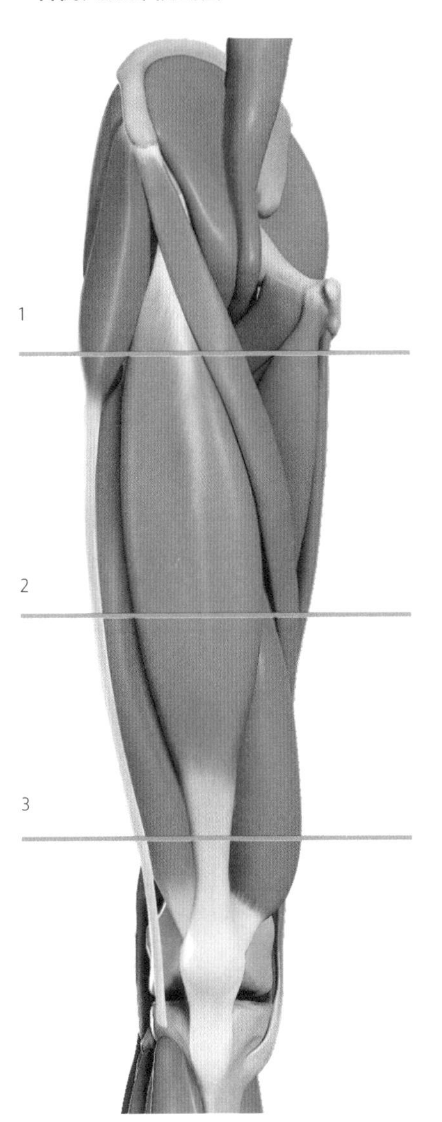

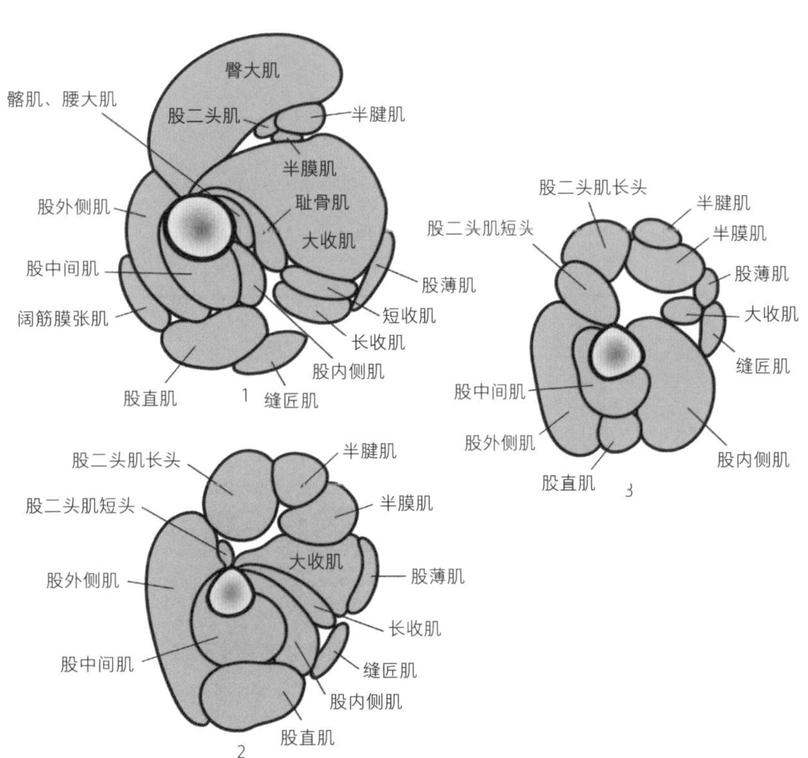

• 右侧大腿部肌群分布示意图

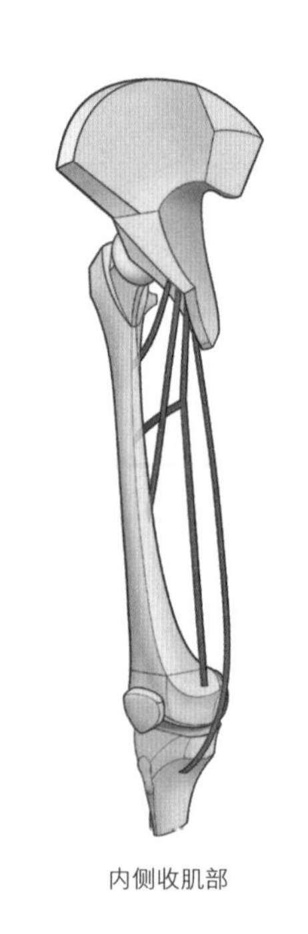
内侧收肌部

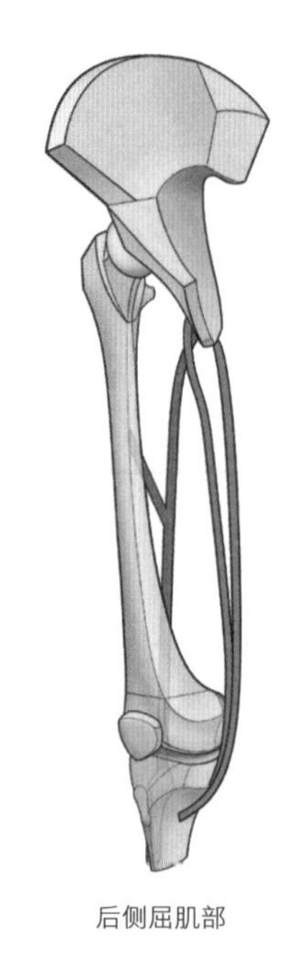
后侧屈肌部

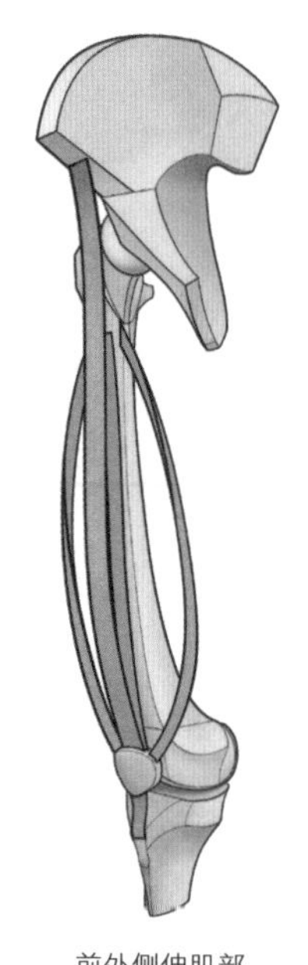
前外侧伸肌部

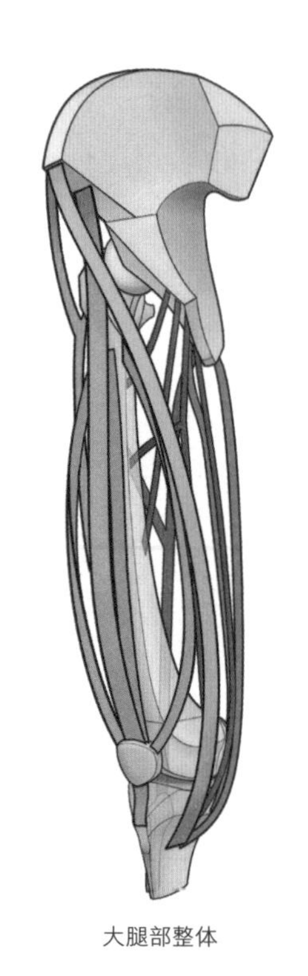
大腿部整体

5.3.1 大腿内侧收肌部

位于大腿内侧的收肌部包含耻骨肌、短收肌、长收肌、大收肌、股薄肌、小收肌。收肌群起自耻骨至坐骨粗隆，止于股骨粗线、股骨内上髁的收肌结节与胫骨上端的内侧面。收肌群的主要功能是使髋关节内收大腿，除此之外，收肌部还具有屈曲、伸展和稳固髋关节的作用。

• 右侧大腿收肌部不同视角

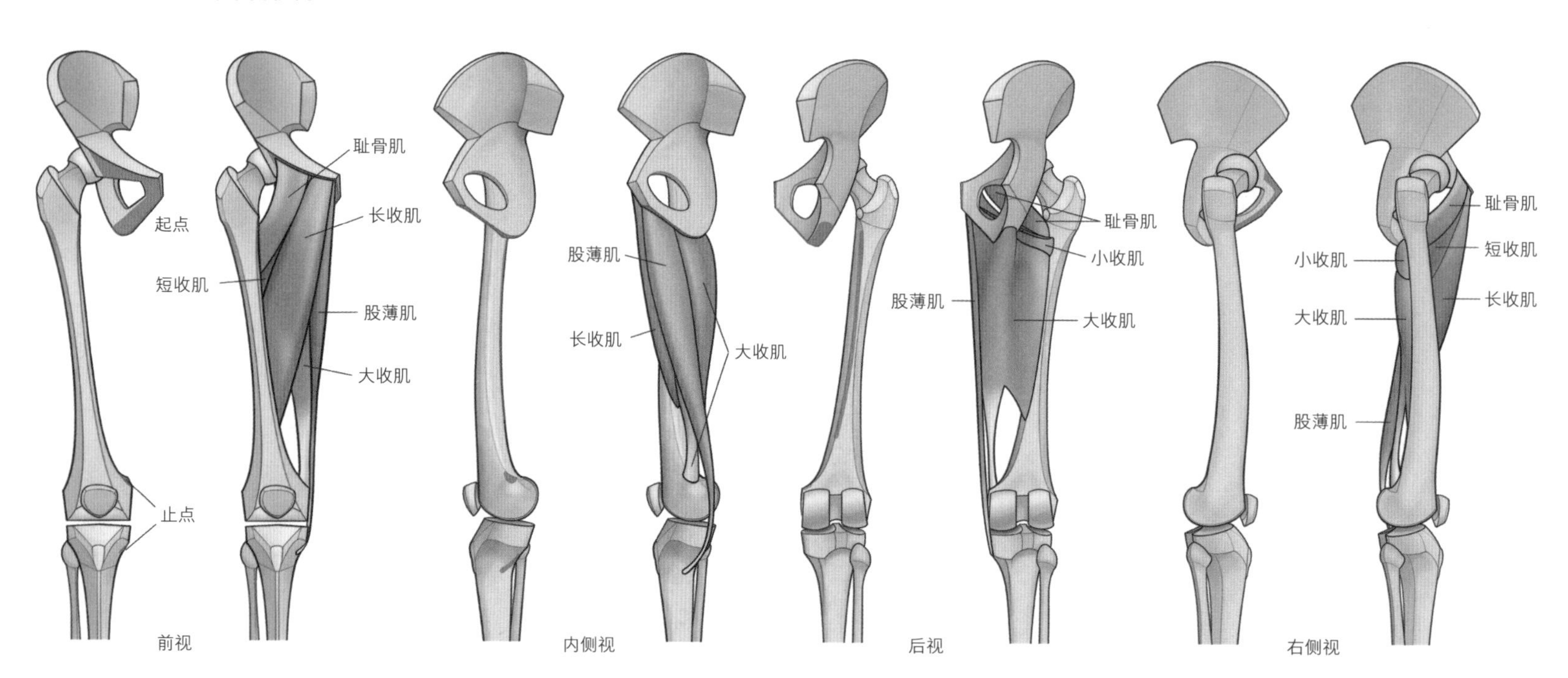

前视 内侧视 后视 右侧视

内侧收肌部整体呈较长的倒锥形，上端粗，下端细。

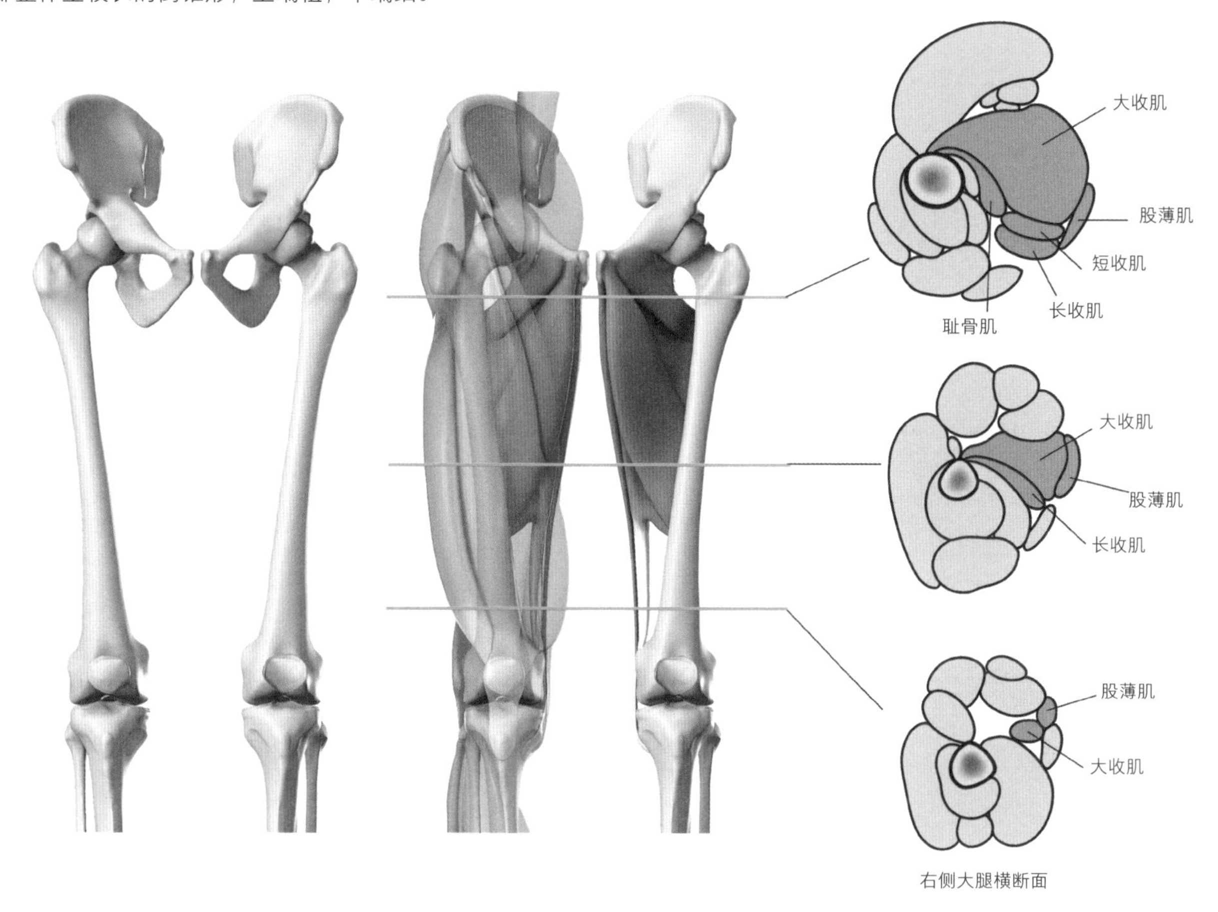

右侧大腿横断面

收肌部对人体外形影响较小，腿部中的可见部分呈细长的三角形，大腿内侧则是脂肪堆积较多的区域，所以收肌部较难见于体表，无法轻易观察到它们各自的轮廓。

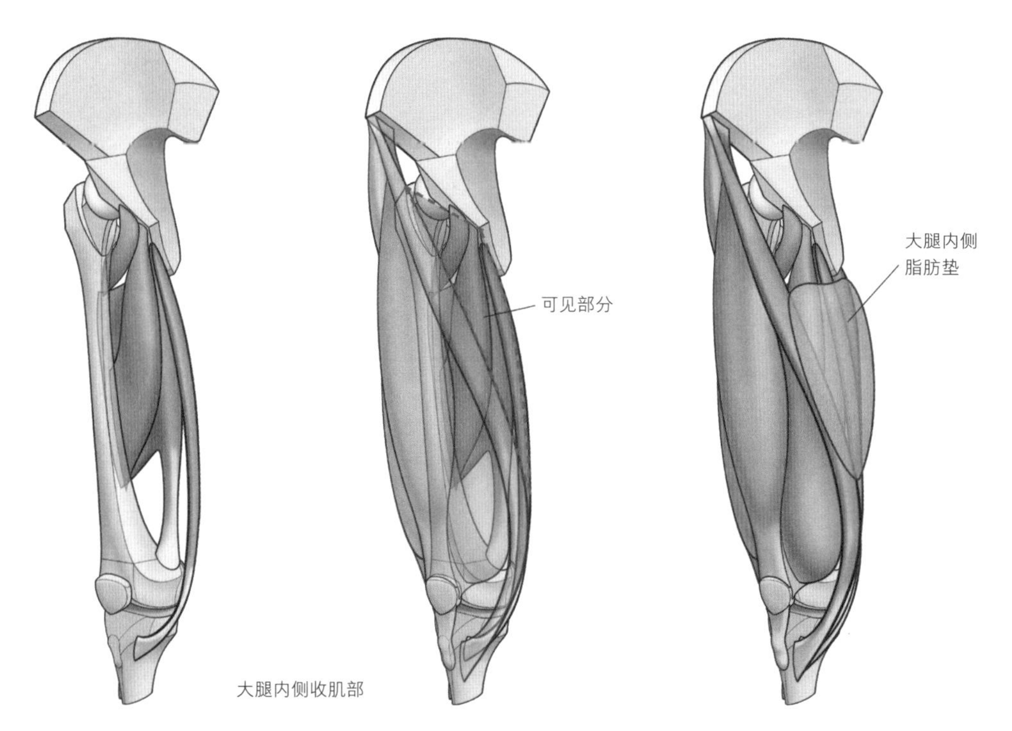

大腿内侧收肌部

- **通过肌肉发达的腿部观察长收肌的形态**
- **大收肌位于收肌部的后侧，体积较大，厚实而有力**

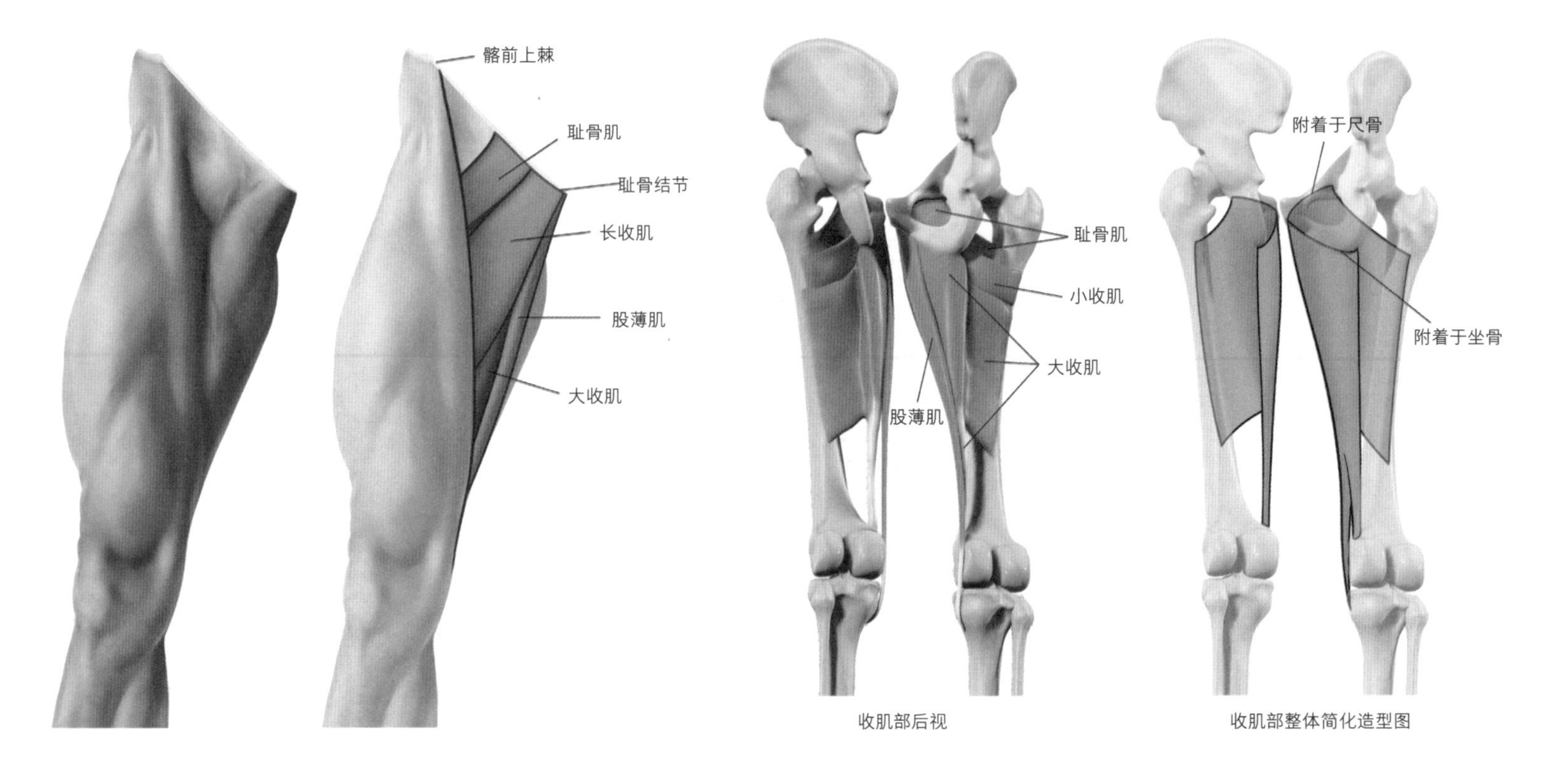

- **髋关节屈曲与外展时长收肌的上端会凸出体表**

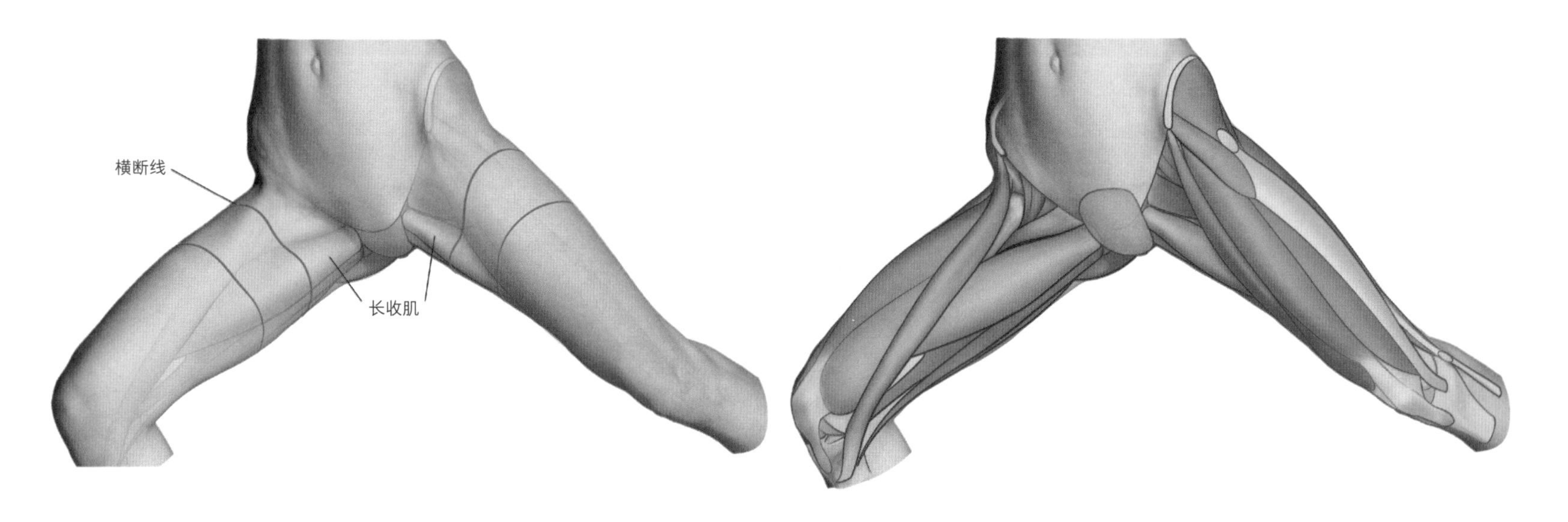

大收肌在人体中只有一小块三角形区域可见于体表。

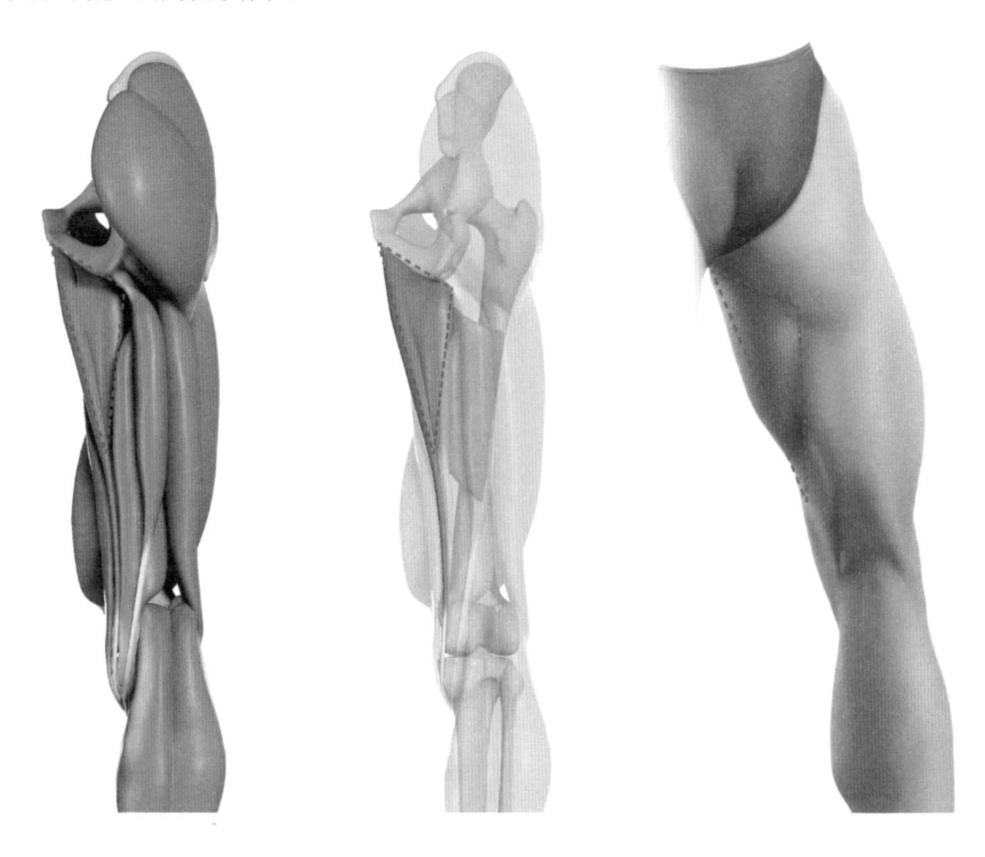

在髋关节完全屈曲且膝关节伸直时，可在大腿上端内侧后转角处观察到大收肌部分轮廓，此状态下大收肌与股薄肌并没有明显的分离，股薄肌下端的肌腱在体表处较难观察到，屈膝状态下偶尔可见。

股薄肌呈薄而长的带状，与其他收肌融合在一起，其形态一般不显现于体表，肌腹的轮廓偶尔可见。

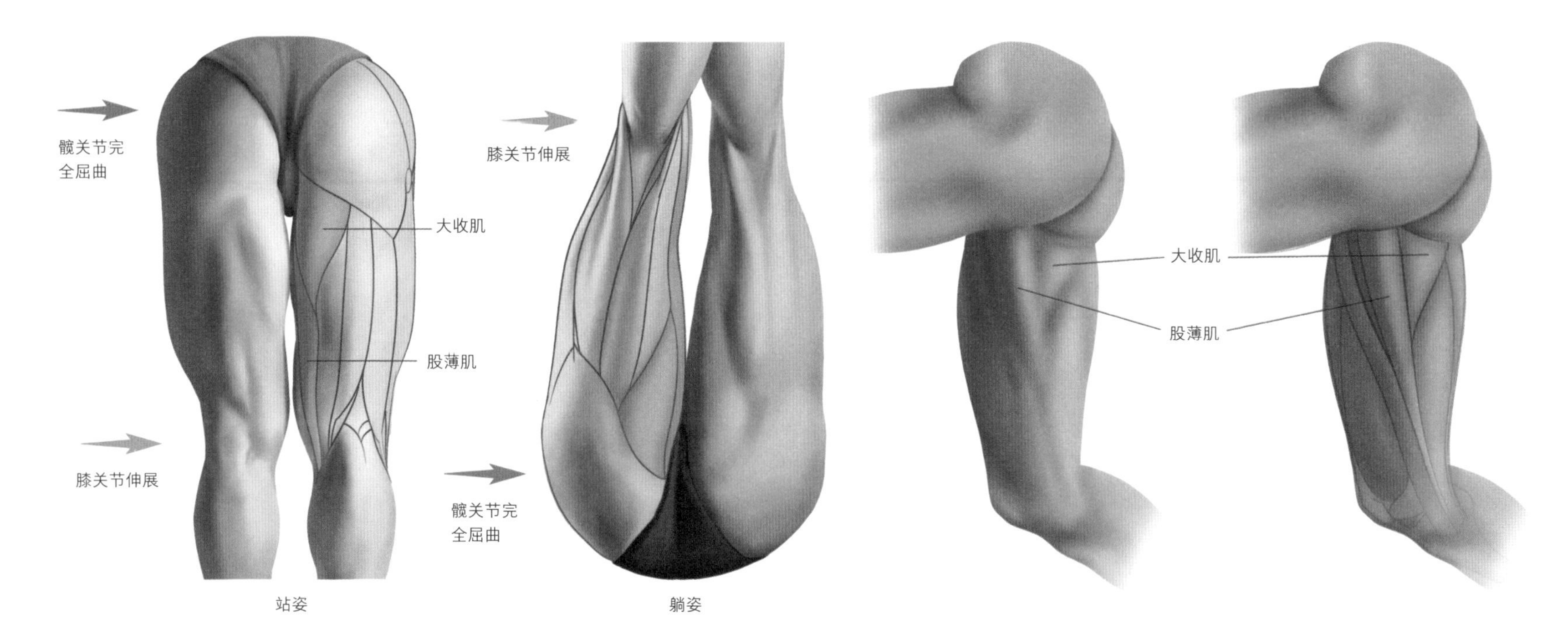

5.3.2 大腿前外侧伸肌部

大腿前外侧的造型主要由股四头肌决定，股四头肌有4个组成部分，分别为股中间肌、股外侧肌、股内侧肌与股直肌，是人体中最大、最强壮的一组肌肉，它的体量大概占据了大腿的3/4，构成了大腿前侧与外侧的造型。主要功能是屈大腿、伸小腿。股四头肌的止端拥有共同的复合肌腱——股四头肌腱，该腱的一部分接入髌骨的上端，略微向两侧延伸一点，然后继续跨越髌骨接入胫骨粗隆。髌骨至胫骨粗隆这一小段肌腱称髌腱（髌韧带）。

• 右侧大腿伸肌部

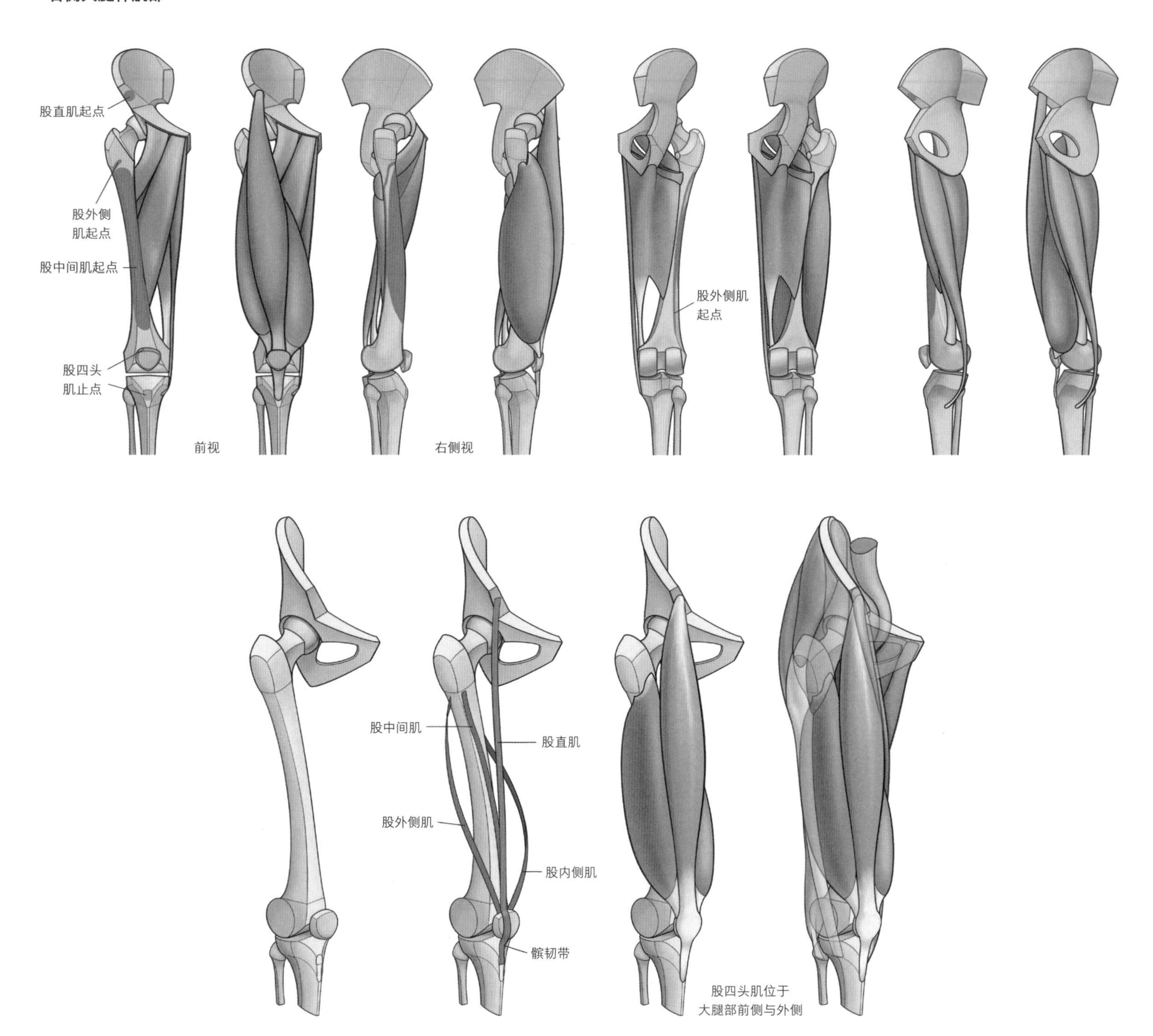

强壮的股四头肌增大了大腿中部及内侧下部的维度，不过股四头肌不会完全显露于体表，部分起点会被遮盖。

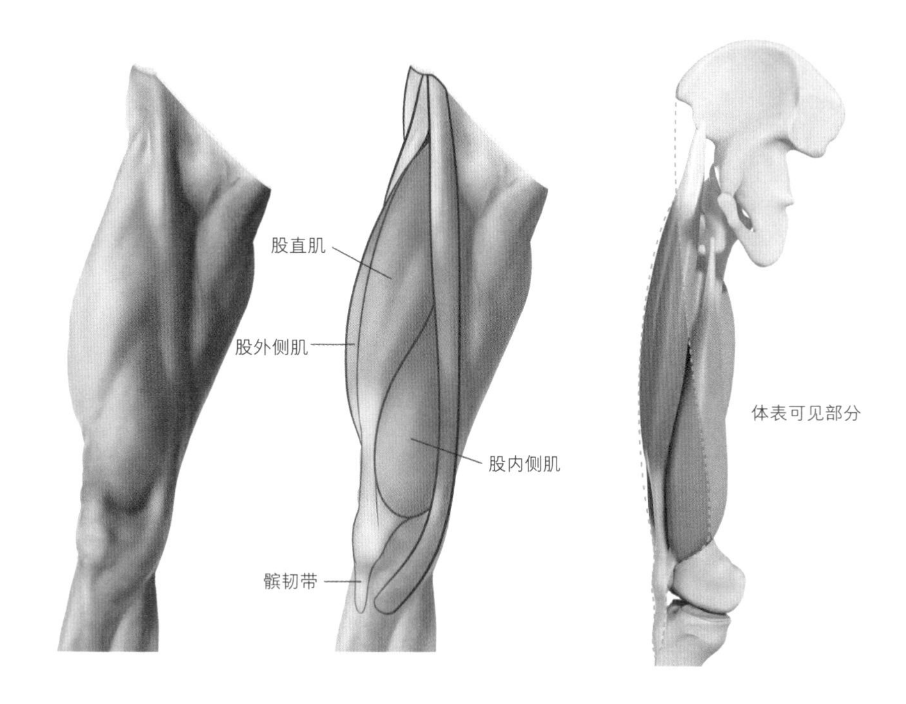

股直肌位于腿部前侧中央，是股四头肌中唯一一块跨越两个关节的肌肉，肌腹上端有一条腱沟，偶尔可见于体表。肌腹下端止点在股四头肌中最高，股内侧肌下端止点最低。

股中间肌位于其他肌腹的深面，体表处无法直接观察到它，但是它默默地增加着股四头肌的维度。

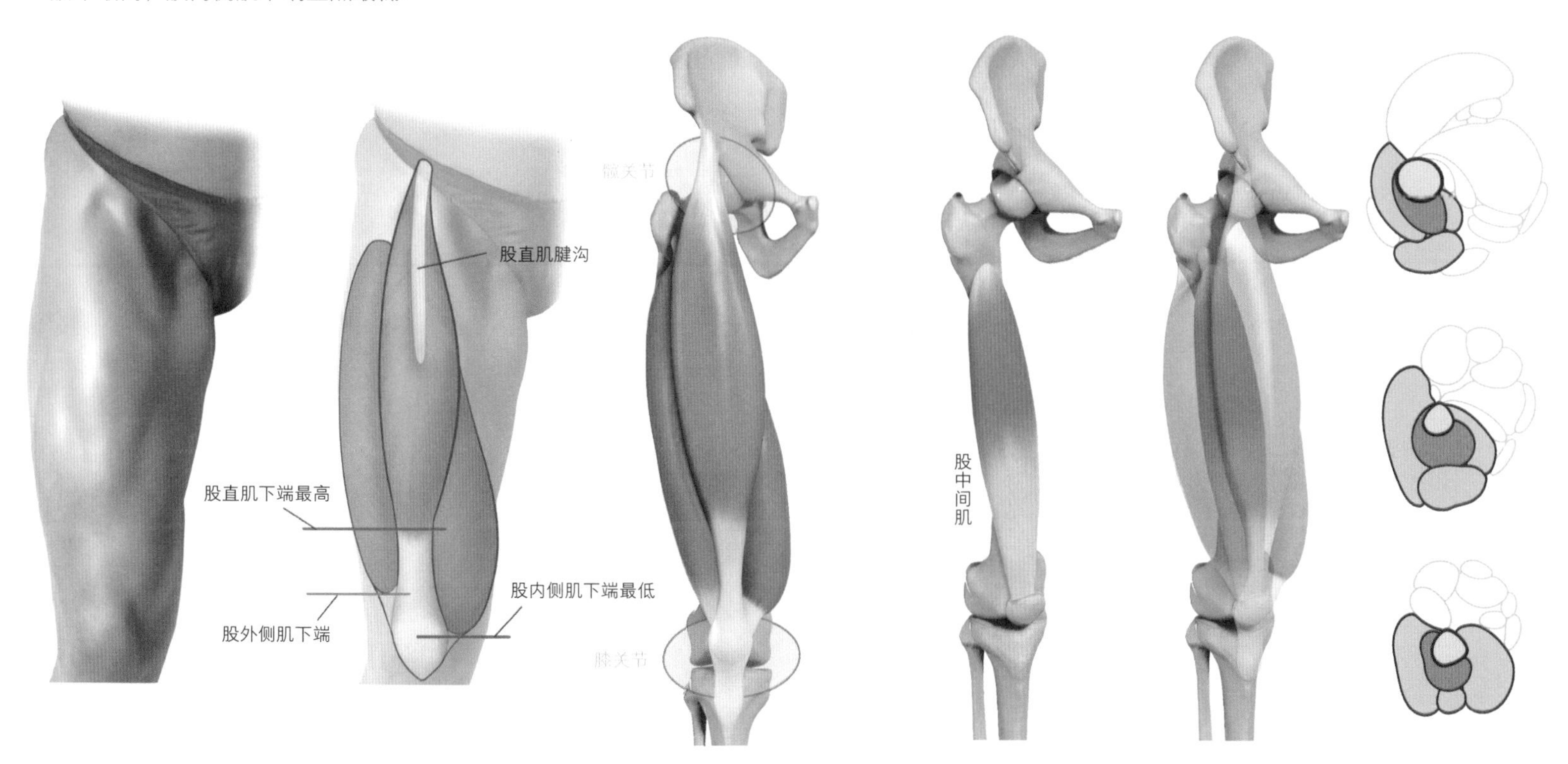

股外侧肌是股四头肌中最大的一块，位于大腿外侧，它扁平的造型使得腿部外侧略平坦。它的外后方还有一个结构，称髂胫束，髂胫束是连接臀大肌与阔筋膜张肌、向下延伸的一条增厚的腱膜；髂胫束的后缘始于股外侧肌的后缘，向下延伸越过股外侧肌后会凸出体表，止于胫骨外侧髁，髂胫束是臀大肌与阔筋膜张肌的远端附着点。

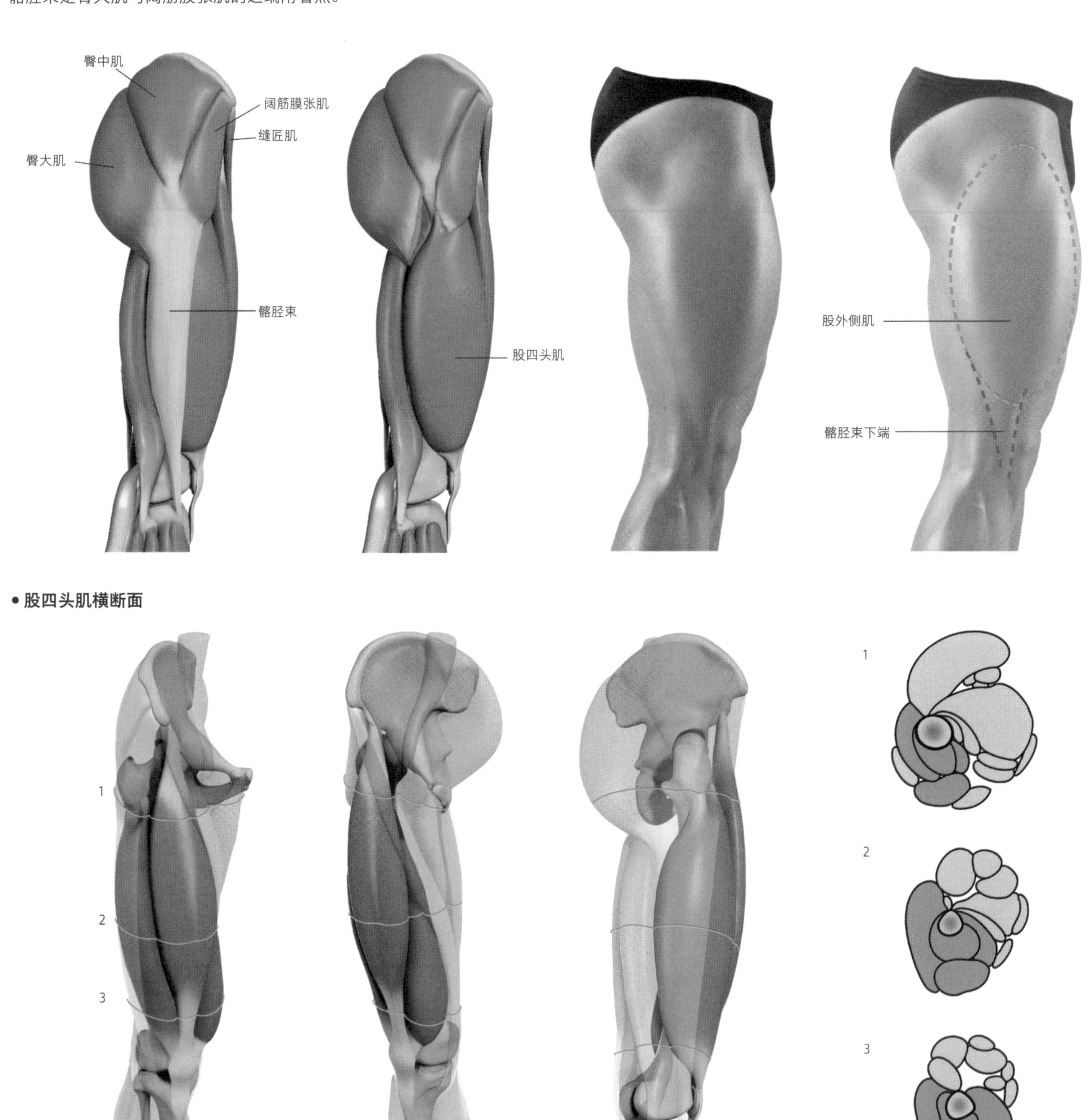

缝匠肌位于大腿前侧及内侧面，是全身最长的肌肉，呈螺旋的扁带状。

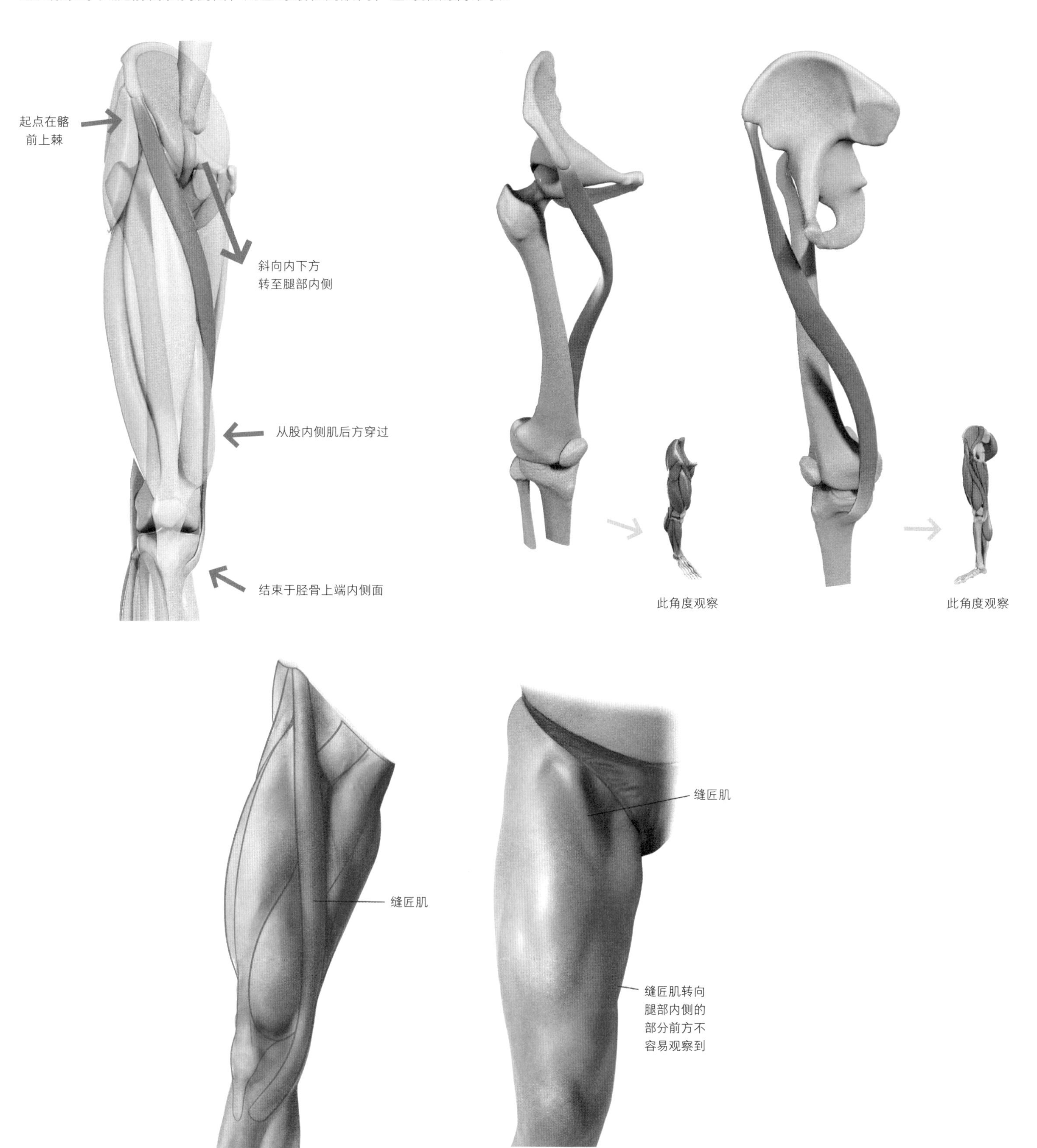

膝关节伸展时，缝匠肌处于收缩状态，可见于体表。屈膝时缝匠肌一般隐藏在收肌部与伸肌部之间的沟中。

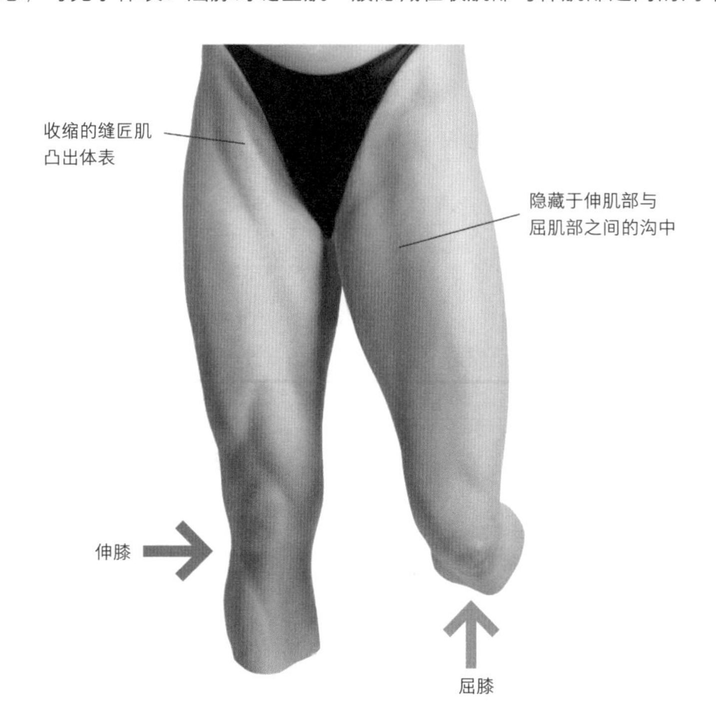

5.3.3 大腿后侧屈肌部

位于大腿后侧的屈肌部（腘绳肌群）起自坐骨粗隆与股骨粗线，止于膝关节左右两侧，内侧在胫骨上端内侧面，外侧在腓骨头处。屈肌部包含3块肌肉：半膜肌、半腱肌及股二头肌，其中股二头肌有两个头：长头（起自坐骨粗隆）与短头（起自股骨粗线）。

• 右侧大腿屈肌部

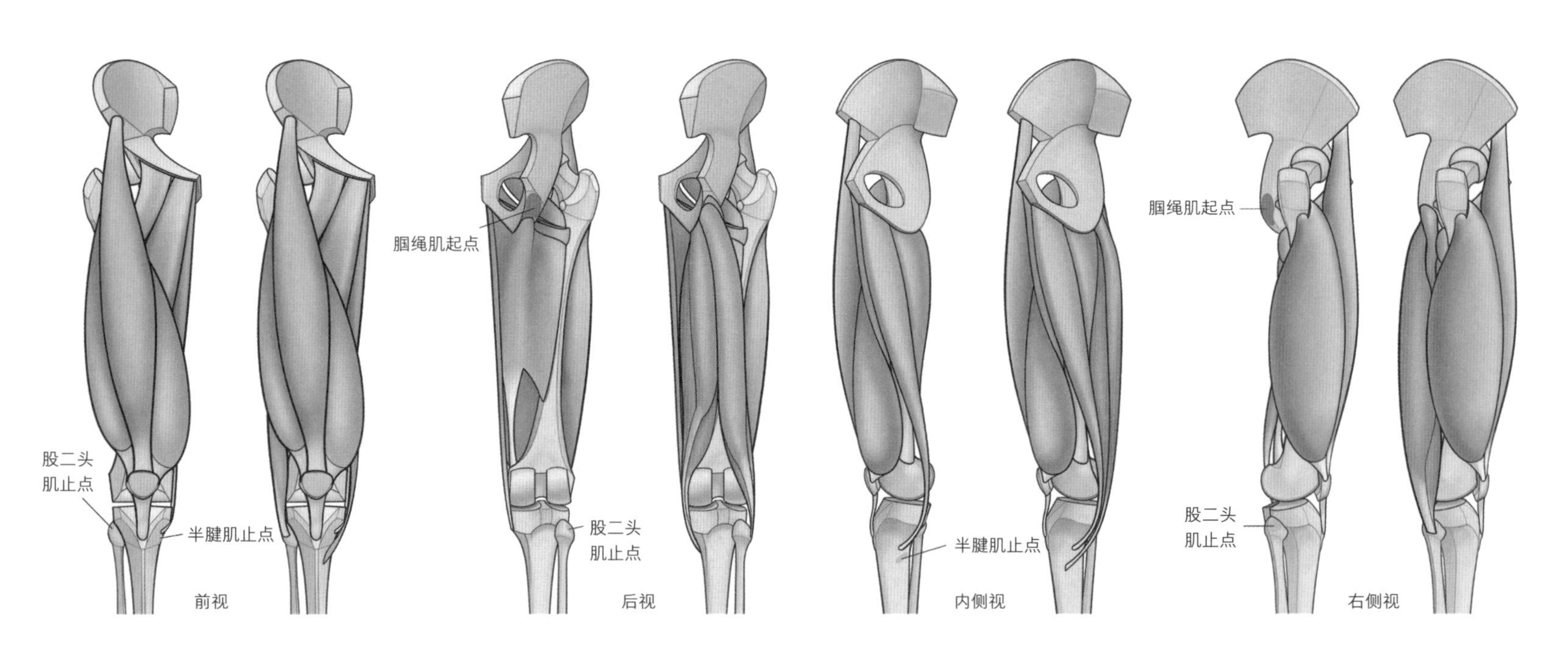

• **屈肌部包含的肌肉**

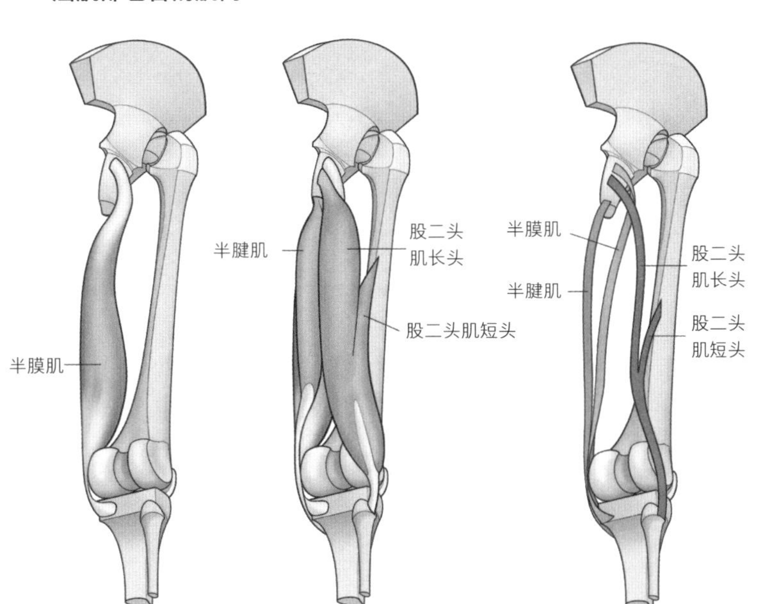

• **右腿骨骼**

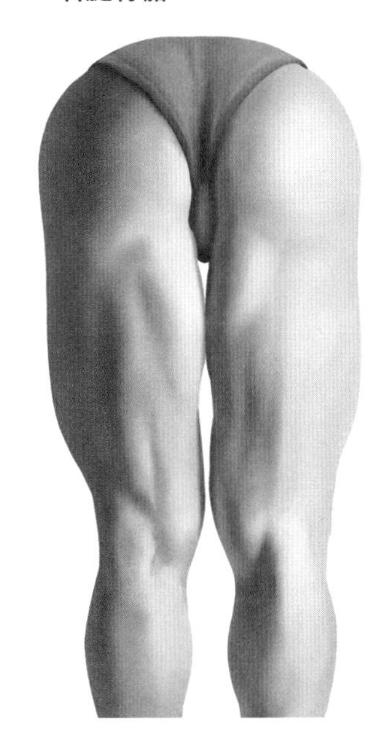

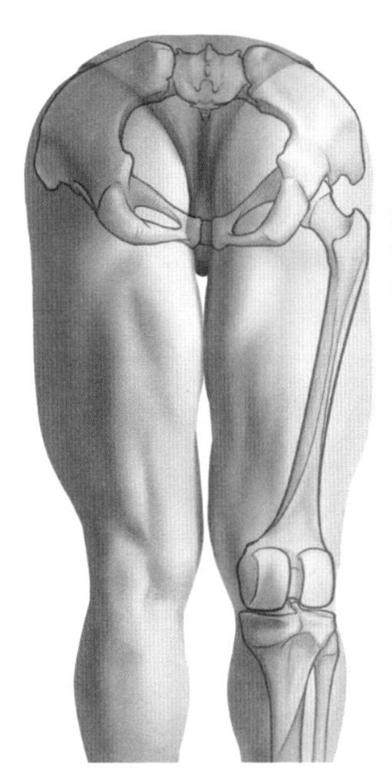

半膜肌位于半腱肌的深面，起自坐骨结节，上部为较扁的腱，肌腹下半部分较宽，左右两侧都会露出来，止于胫骨上端的内后角。

半腱肌位于大腿后方的内侧，起自坐骨结节，止于胫骨上端内侧面。整体较细长，膝关节屈曲时，肌腱会隆起并凸出体表。

股二头肌位于大腿后方的外侧，起自坐骨结节，整体斜向外下后方，止于腓骨头。股二头肌的长头与短头共用一个腱，膝关节屈曲时会清晰地显露于体表。

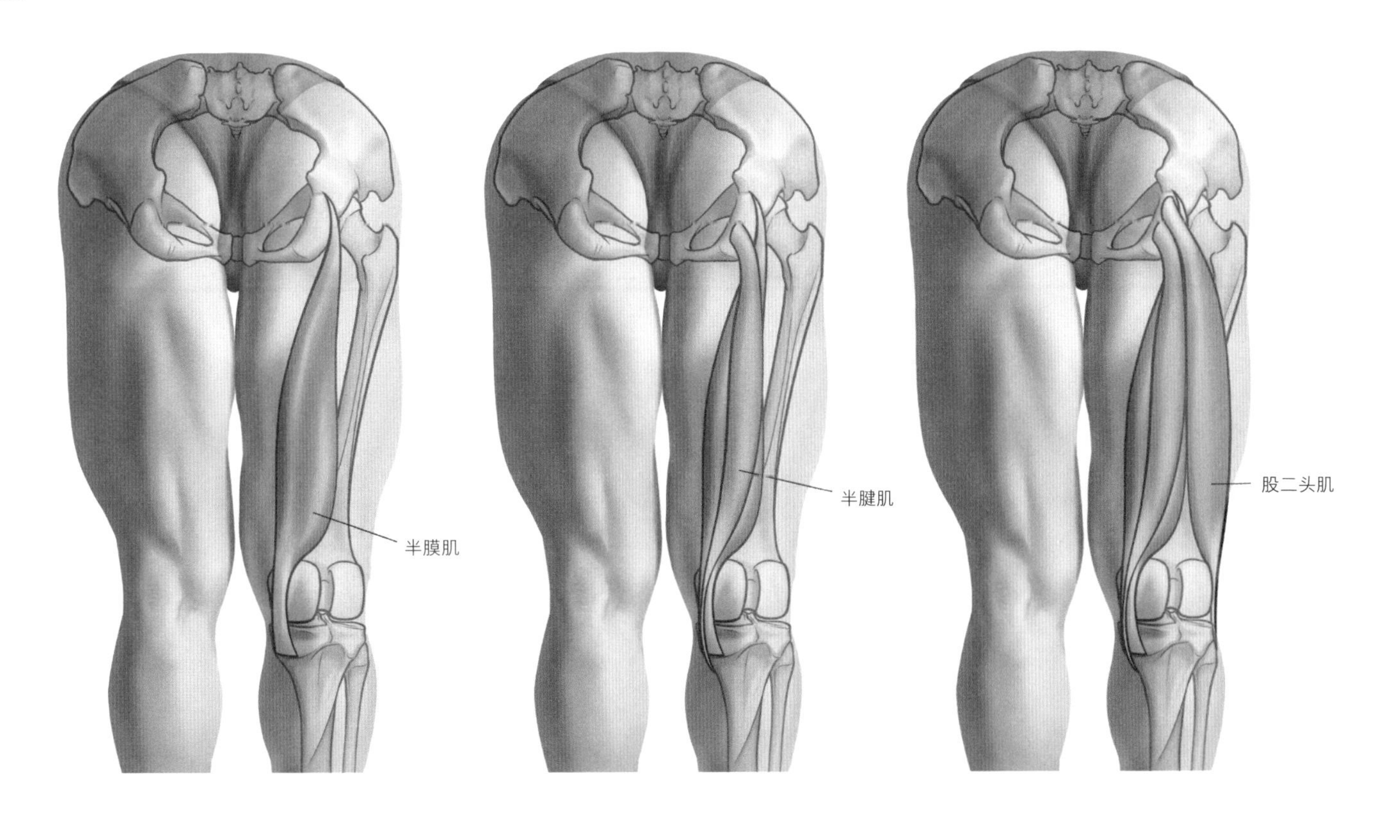

• **屈肌部在坐骨粗隆的起点被臀大肌遮盖**

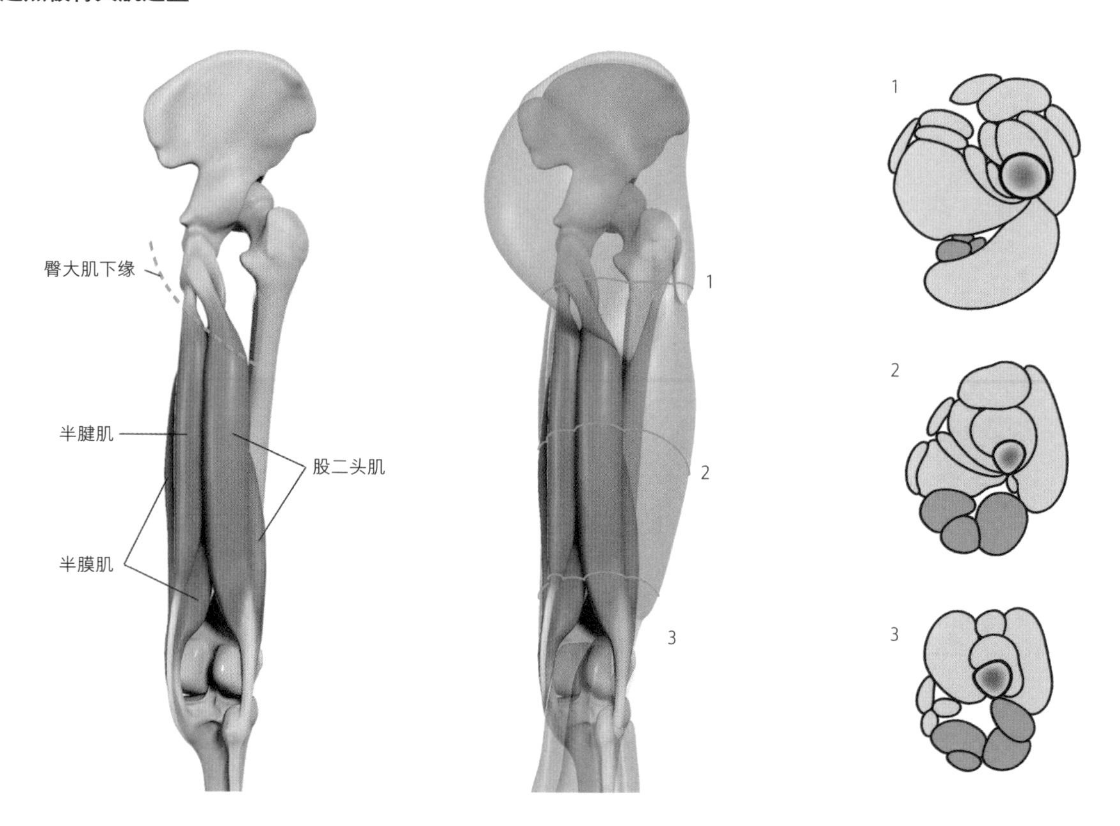

屈肌部的下端造型特征明显，半腱肌与股二头肌的止端肌腱分别位于膝关节后方的左右两侧。两腱之间为腘区，膝关节屈曲时会形成一片浅凹。

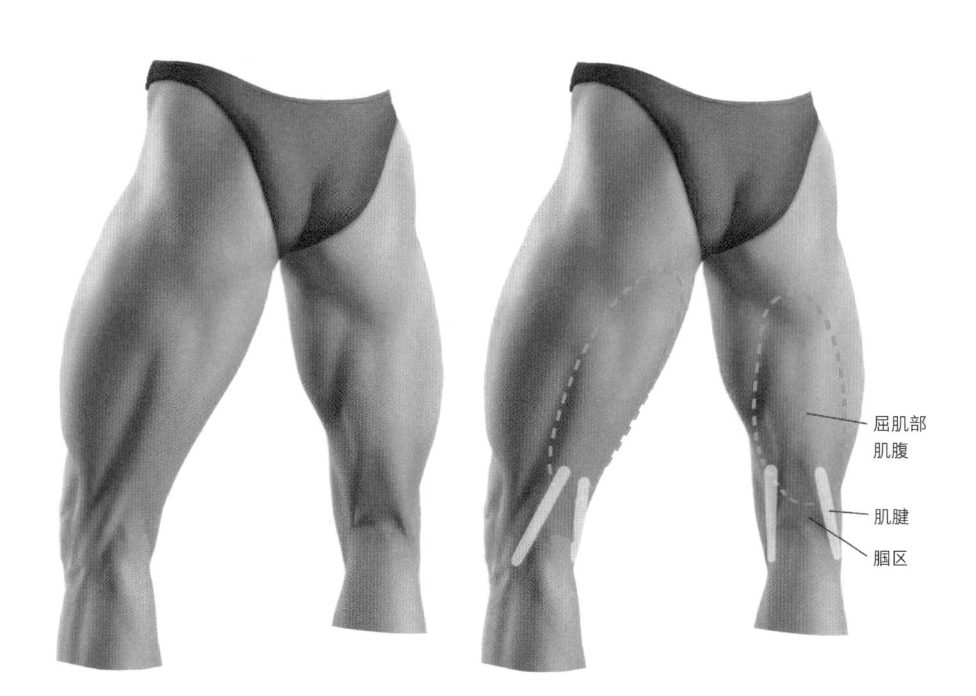

• **屈膝时股二头肌腱凸出体表**

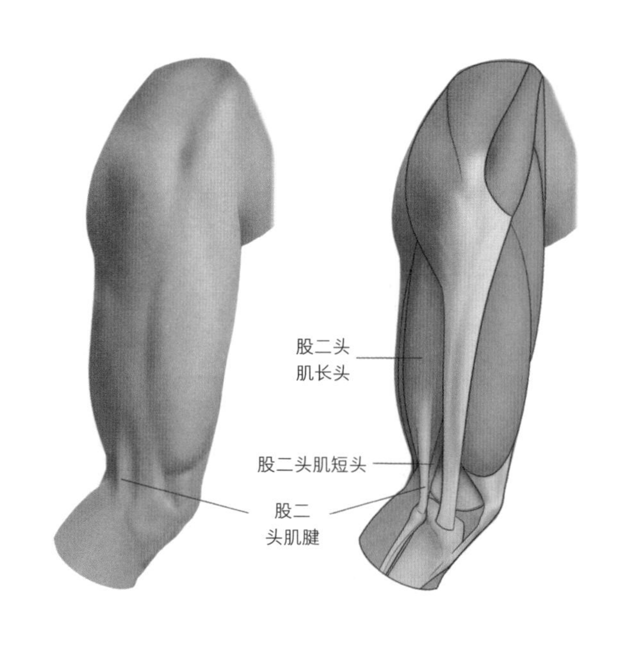

5.3.4 大腿部整体

• **大腿部整体结构前侧**

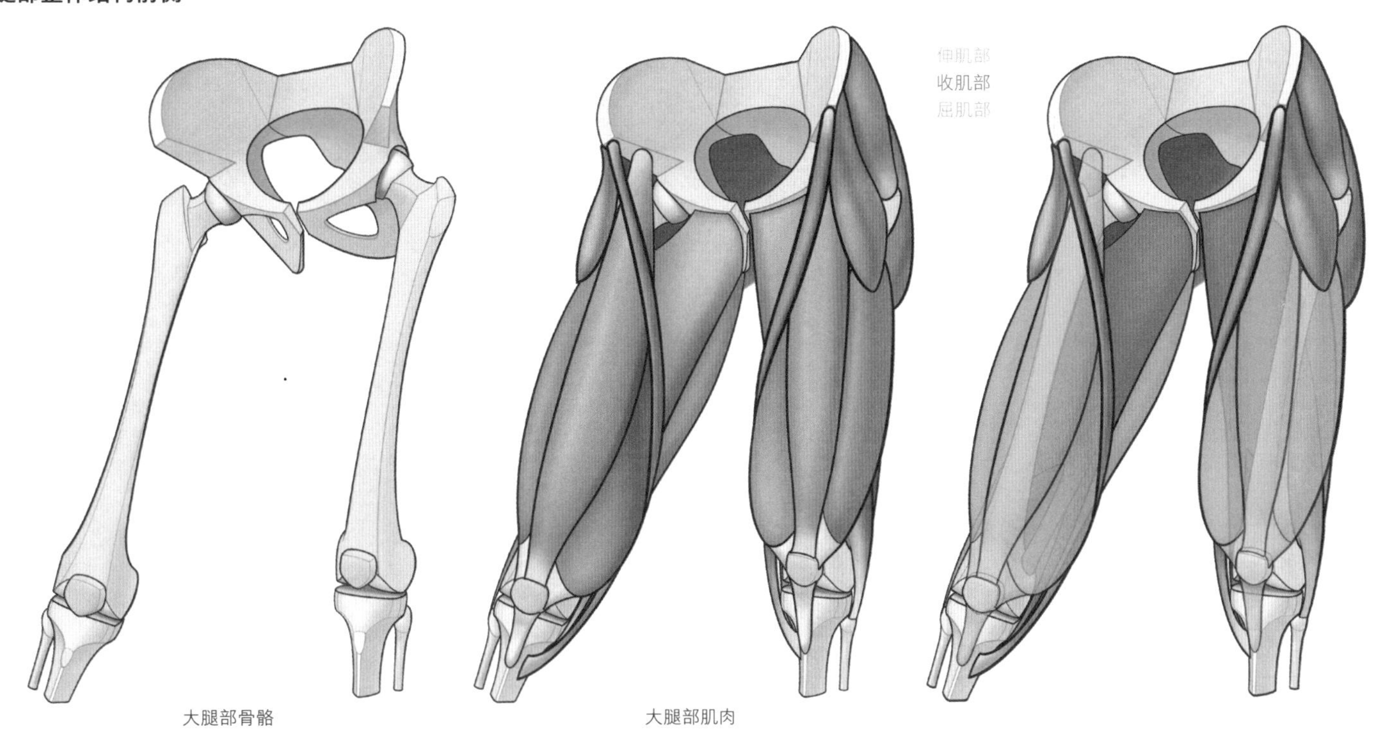

大腿部骨骼　　大腿部肌肉

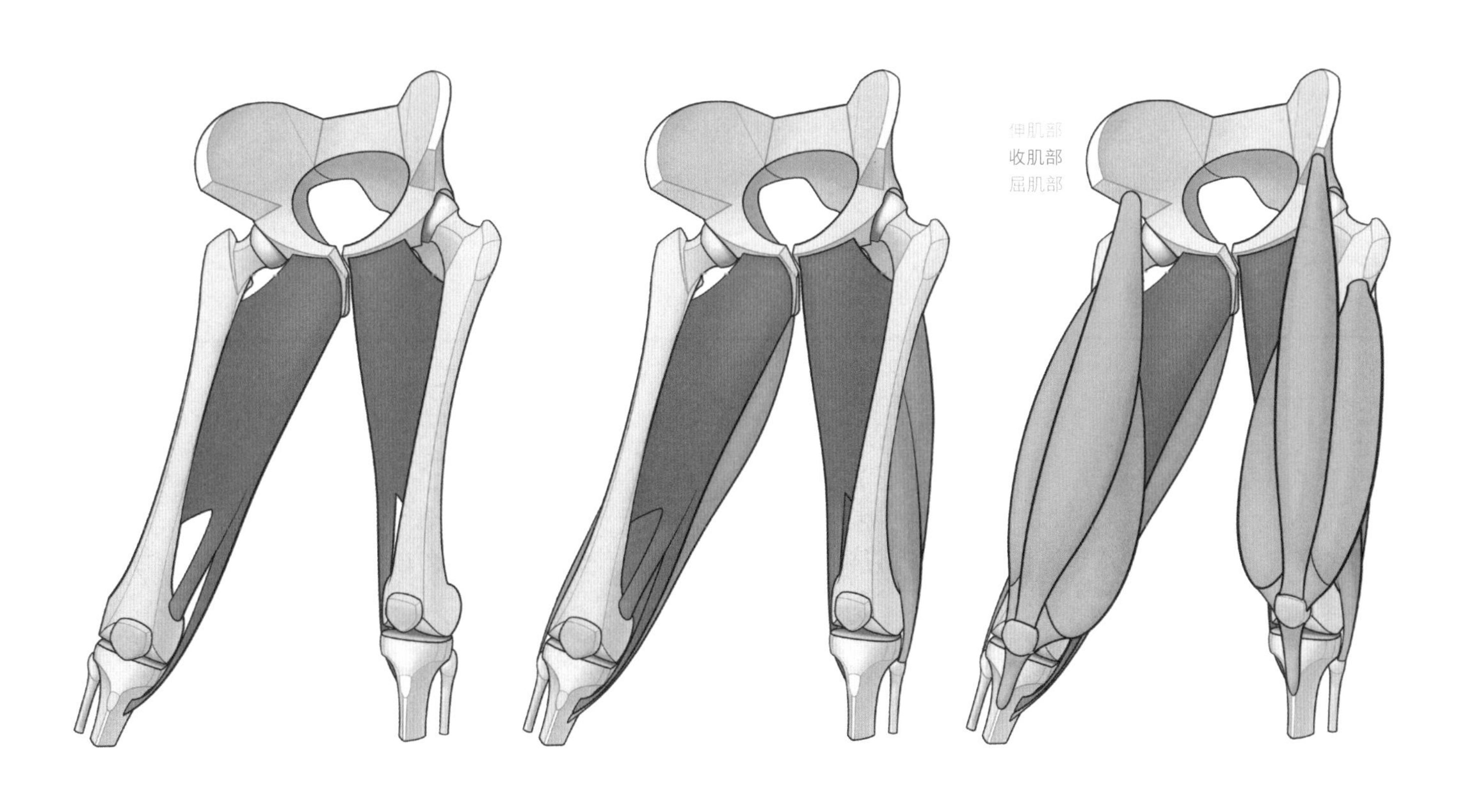

• 大腿部整体结构后侧

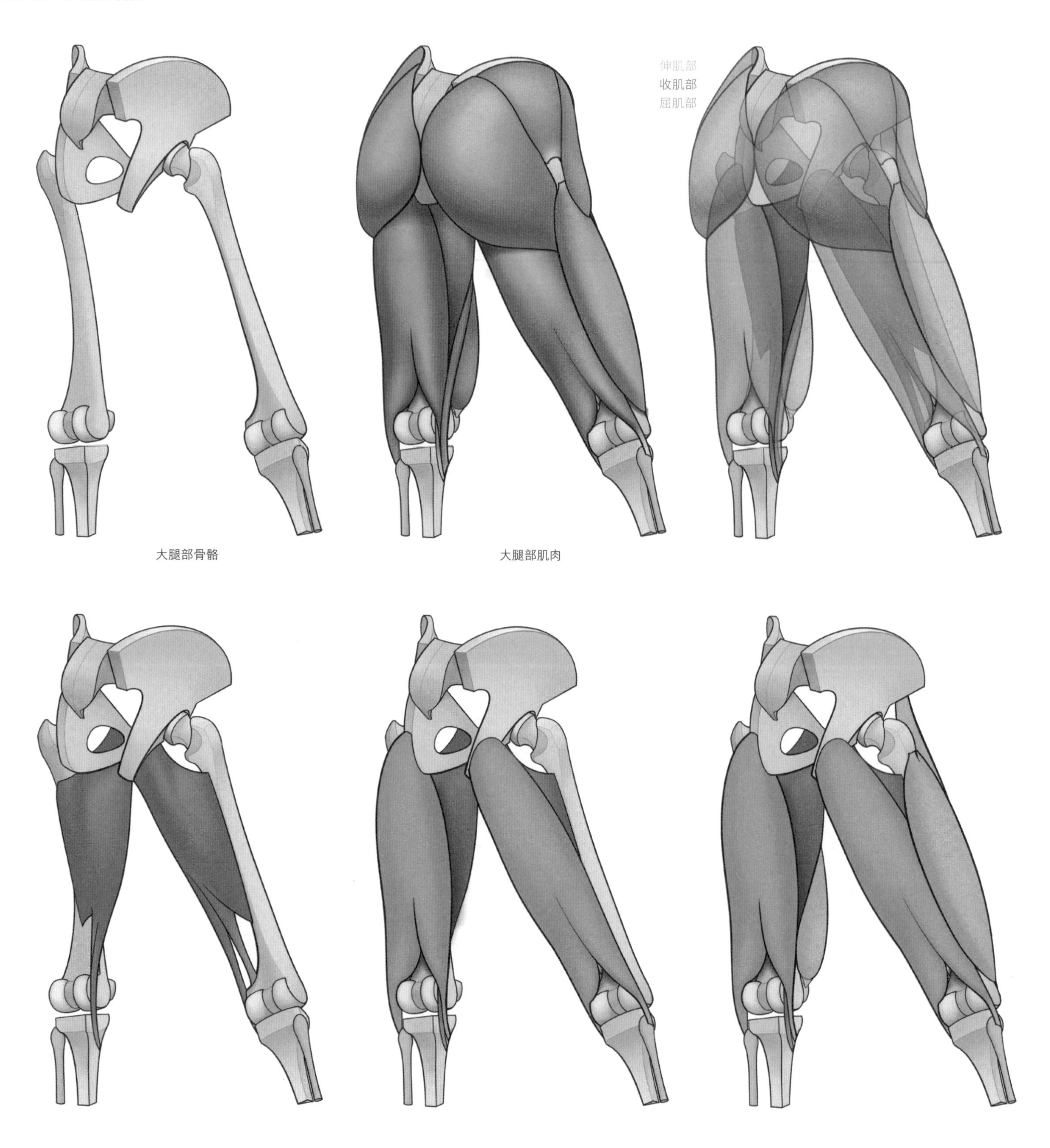

大腿部骨骼

大腿部肌肉

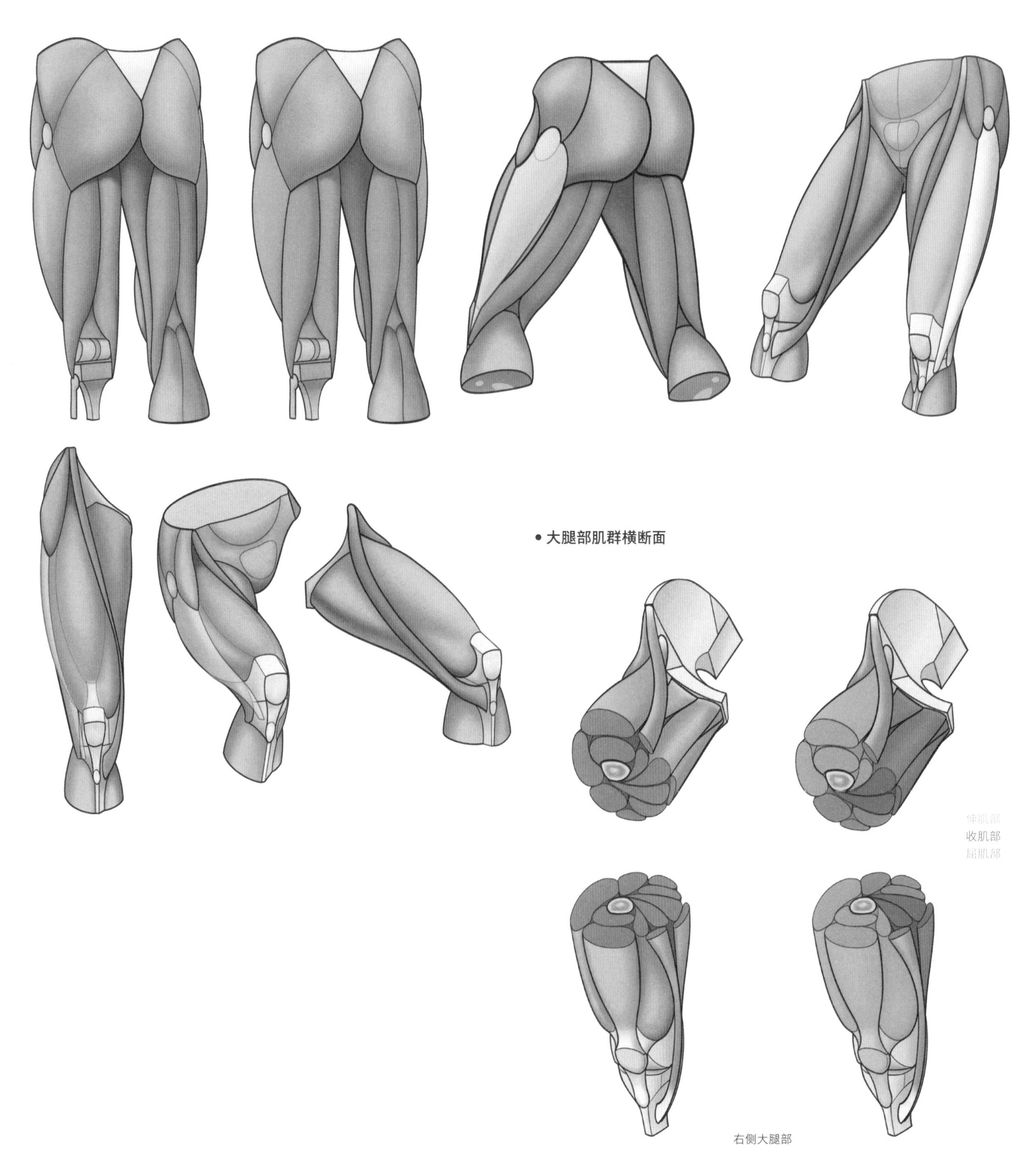
• 大腿部肌群横断面
伸肌部
收肌部
屈肌部
右侧大腿部

5.4 臀胯部

臀胯部（髋部）是大腿根部与骨盆衔接处的结构，它包含一部分大腿部的肌肉。臀胯部包含髋关节，其绘制难点在于大腿部与胯部的衔接处难以界定，以及运动时形态会产生变化。臀胯部上端以髂嵴为界，下端以大腿上1/3处为界。主要包含臀大肌、臀中肌、阔筋膜张肌与部分大腿部肌肉。

• **臀胯部结构**

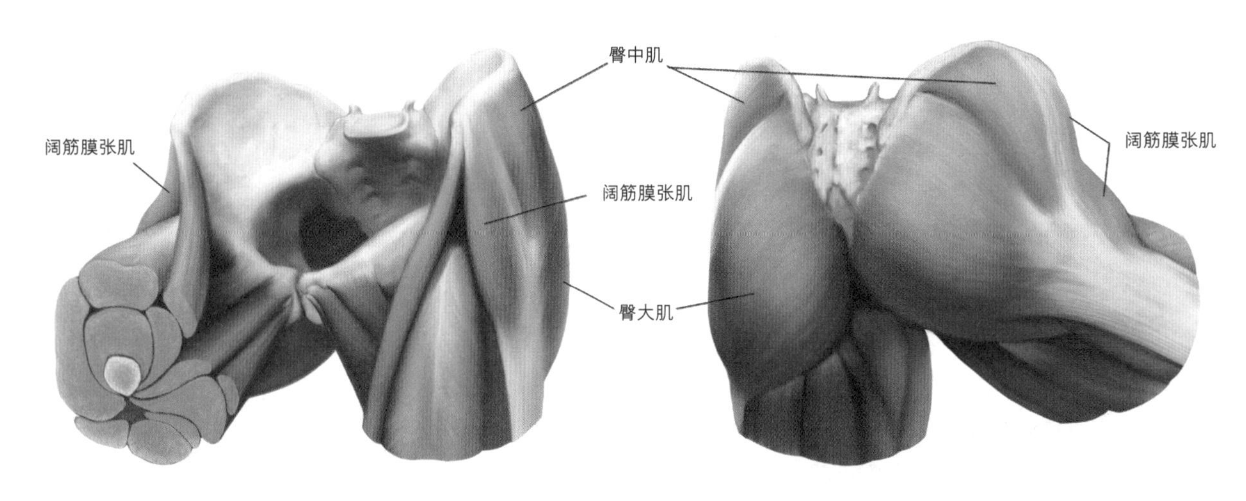

5.4.1 臀胯部侧后方肌肉

阔筋膜张肌位于臀胯部前外侧，起自髂前上棘与髂嵴外缘，呈短而厚的水滴形，肌腹下端位于大转子前侧，经髂胫束止于胫骨外侧髁。

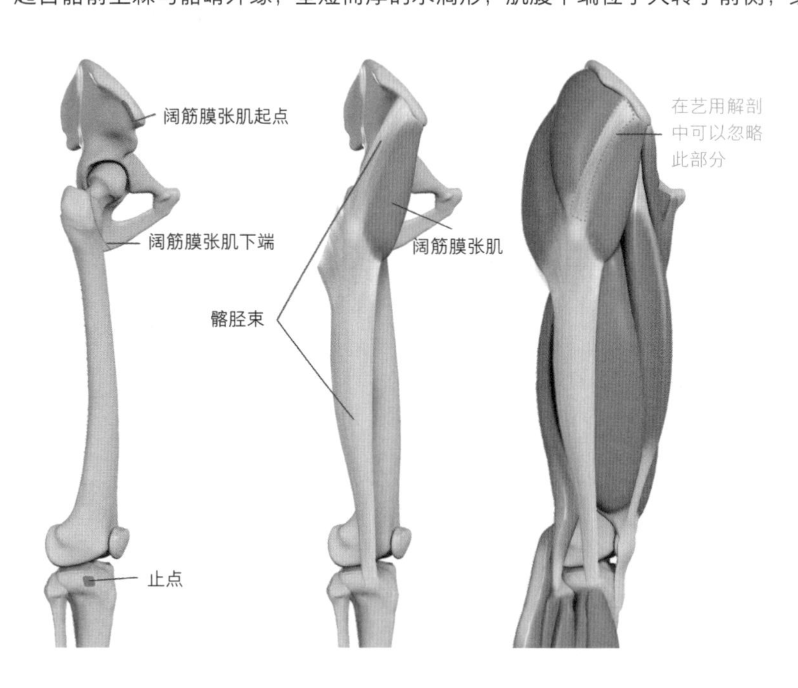

• **从正面观察，阔筋膜张肌斜向外下方；从侧面观察，斜向下后方**

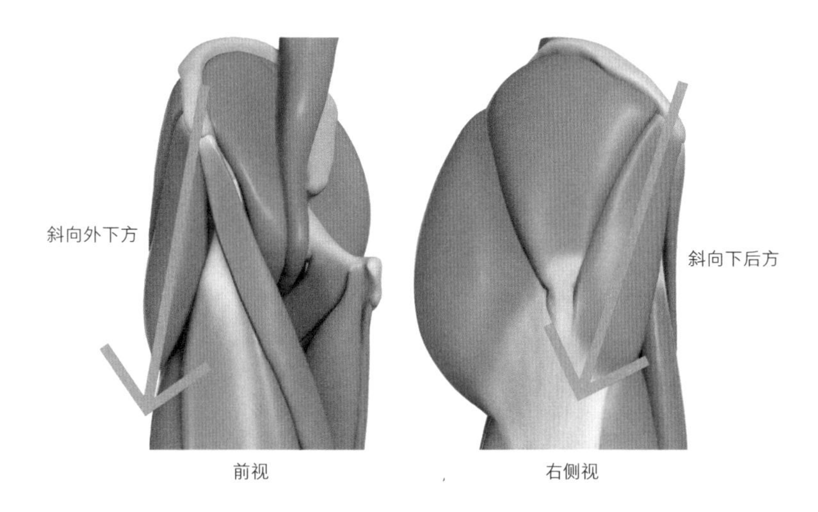

前视　　右侧视

阔筋膜张肌的外形并不独立，并非随时都能在体表处观察到它的轮廓，不过可以根据骨骼标记来确定它的形状及位置。

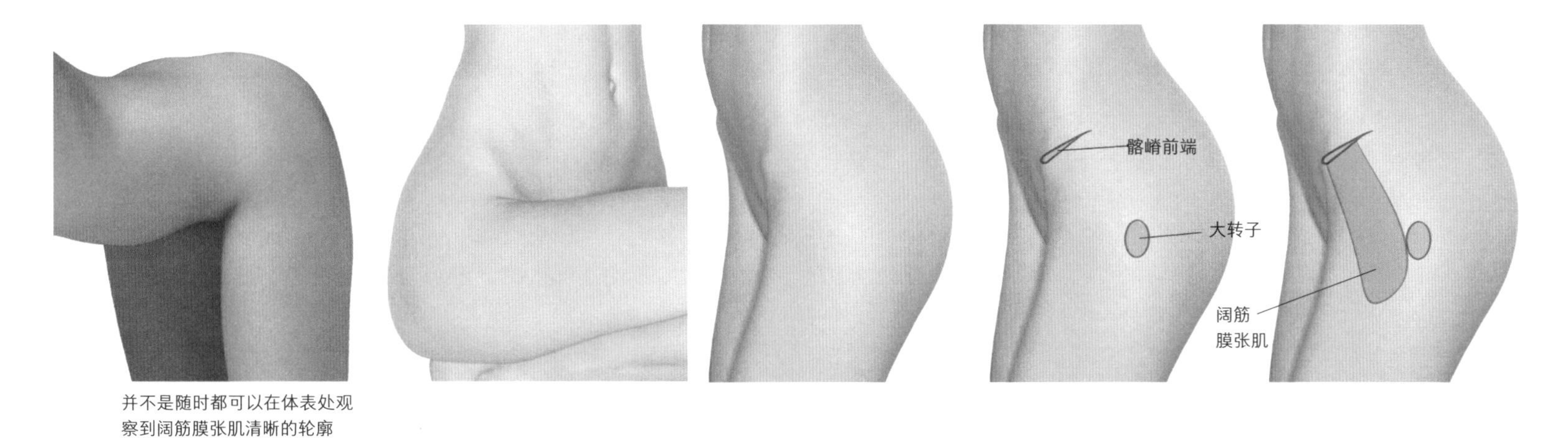

并不是随时都可以在体表处观察到阔筋膜张肌清晰的轮廓

髋关节屈曲时阔筋膜张肌会弯折，中间形成一道褶沟，这道褶沟是从前侧的股沟延伸过来的。

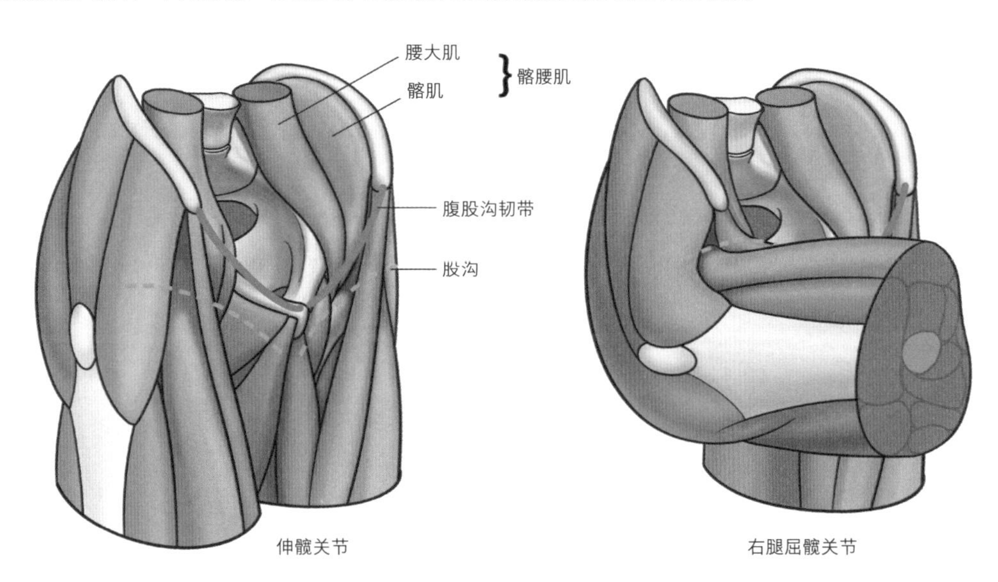

伸髋关节　　右腿屈髋关节

臀中肌位于髋部侧面，整体呈扇形，起自髂骨面，肌束向下集中形成短腱，止于大转子上前方，是一块宽厚结实的肌肉。臀中肌只有一部分露于浅表区，后侧还有一部分被臀大肌遮盖。臀中肌、臀大肌与阔筋膜张肌挨在一起，它们之间的轮廓不常见于体表，只是偶尔在某些动作下依稀可见，可以通过髂嵴与大转子确定它们的轮廓及位置。

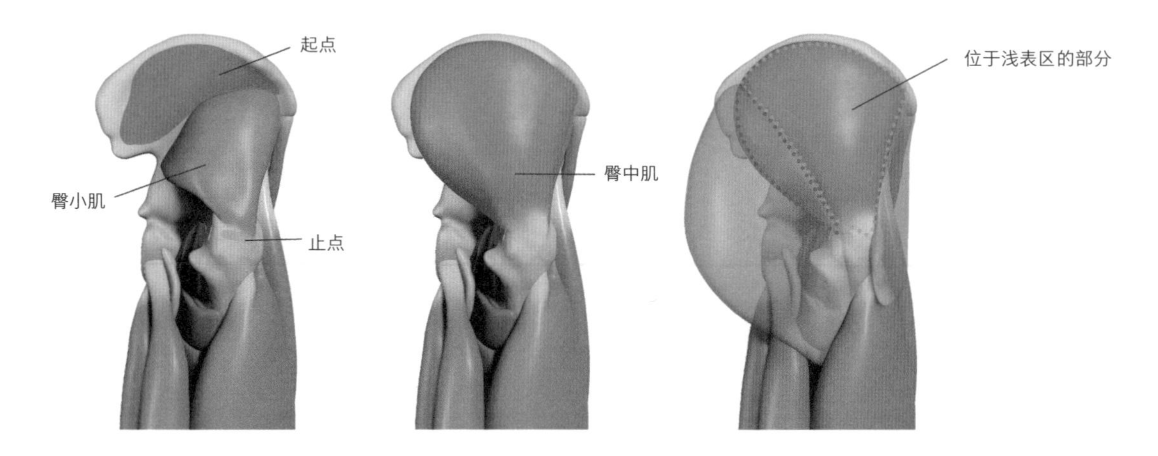

臀大肌是一块大而厚的肌肉，构成臀部的造型，形成臀胯部的背面与部分侧面，臀大肌起点较多，起自髂骨后部、骶骨背面、骶结节韧带，可以将其简化为髂后上棘至骶骨，止于股骨臀肌粗隆与髂胫束。

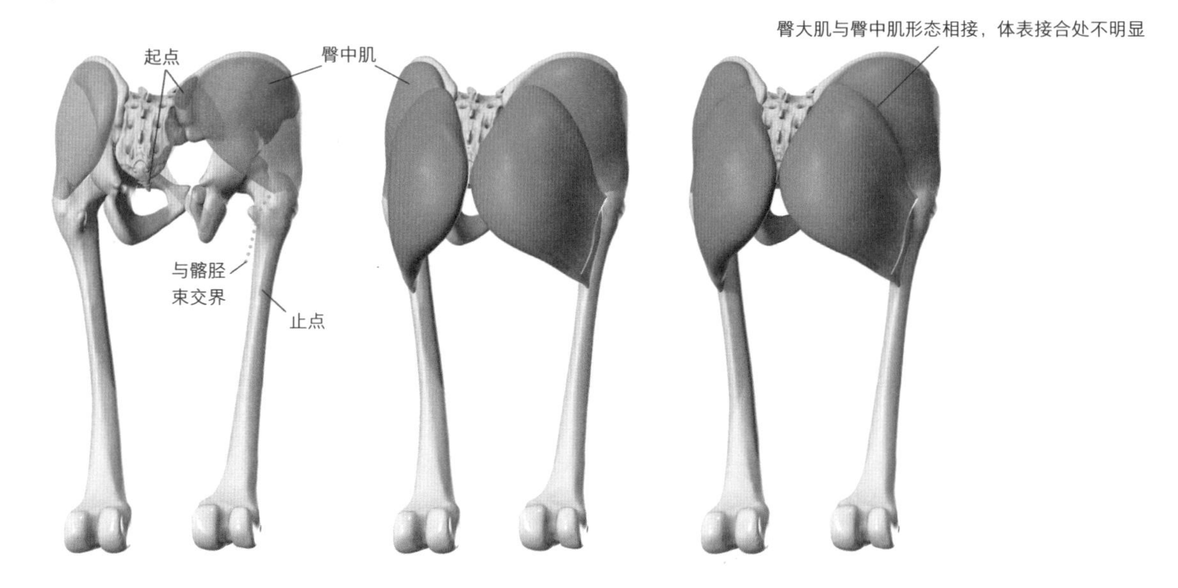

臀大肌止端有两个头，位于深层的止点嵌入股二头肌与股外侧肌之间，止于股骨臀肌粗隆，位于外侧的止点与髂胫束相接。

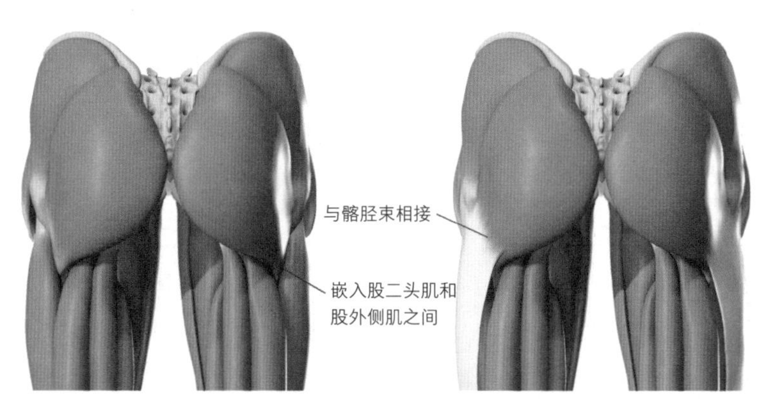

臀大肌与臀中肌交叠部分有时在体表处呈现为一道浅沟，臀大肌的下缘一般被臀后脂肪垫所覆盖，体表不可见。

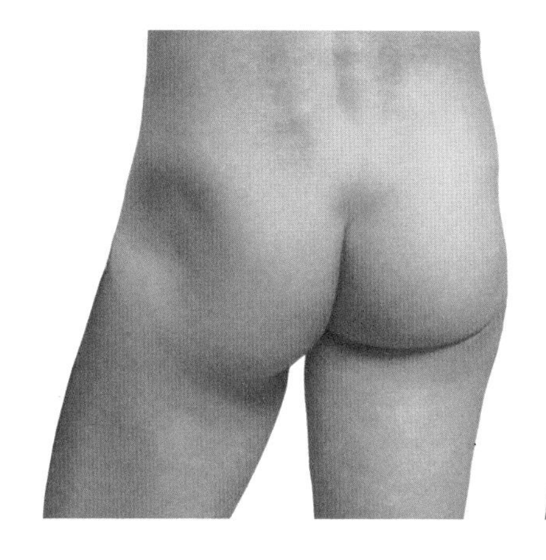

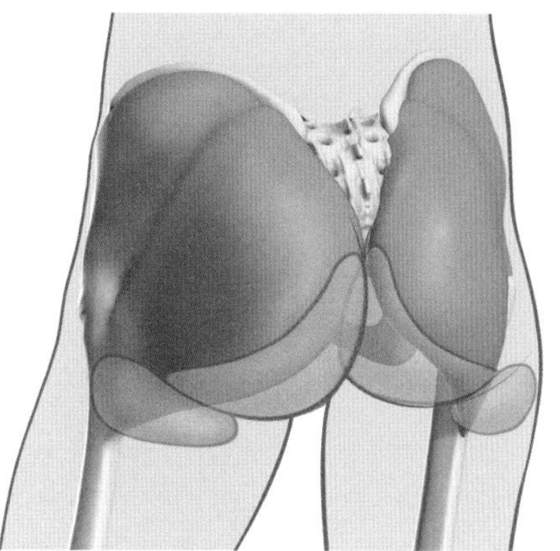

由于臀后脂肪垫的堆积，体表会形成一道横向的弧形褶沟，即臀沟，有时呈两道。

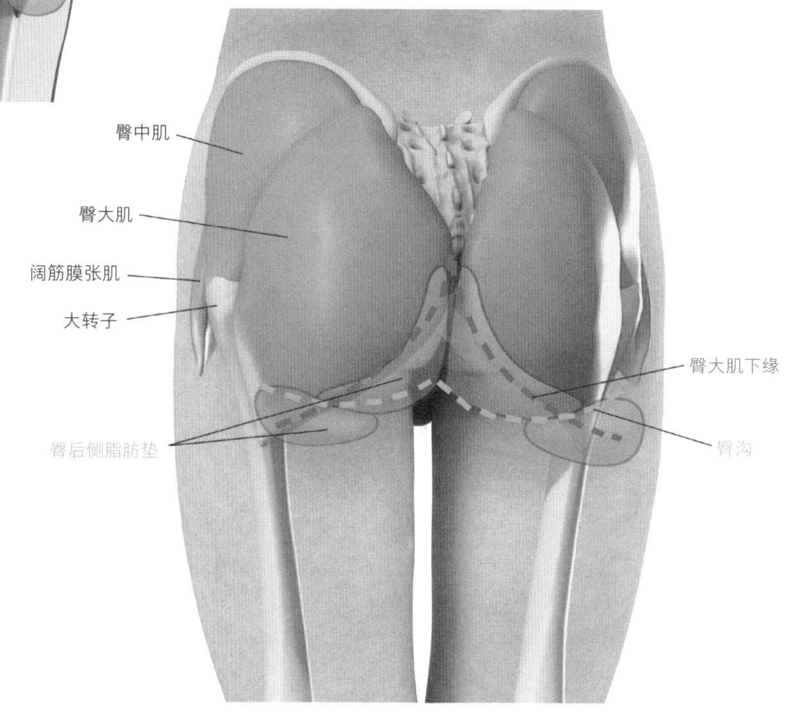

- **不同个体的臀大肌**

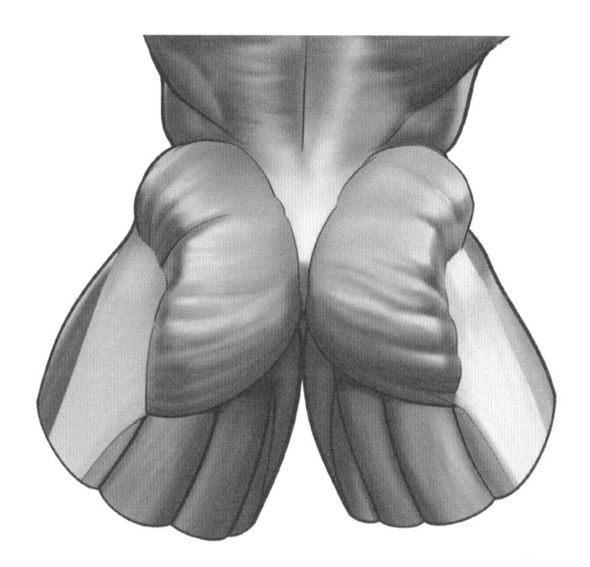

男性健美运动员

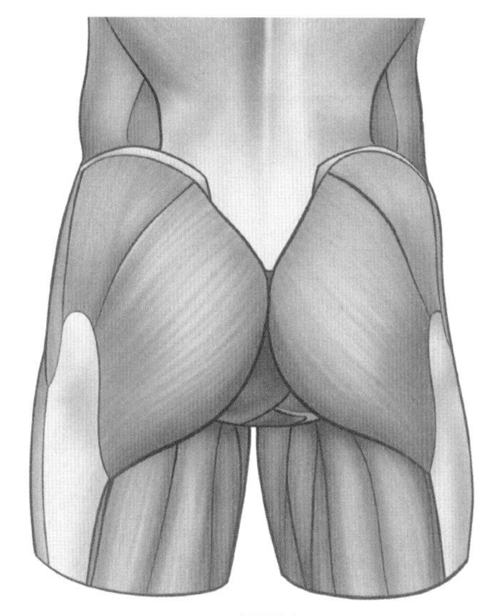

一般男性

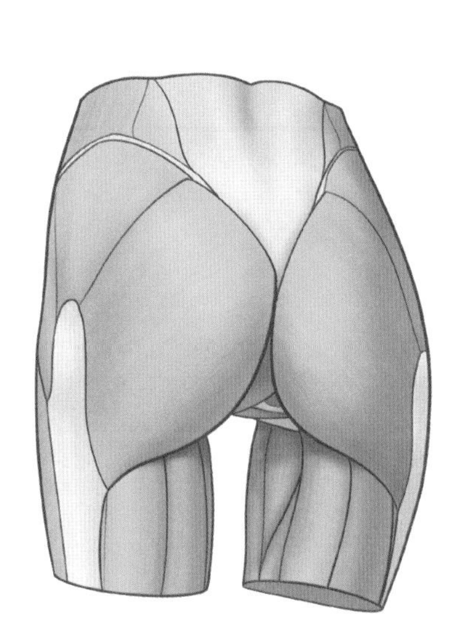

女性

5.4.2 臀胯部侧后方形态

臀胯部后侧顶面呈倒梯形斜向下；底面呈正梯形，与顶面相对；侧面斜向，整体前宽后窄，面与面之间过渡圆润自然，没有棱角。

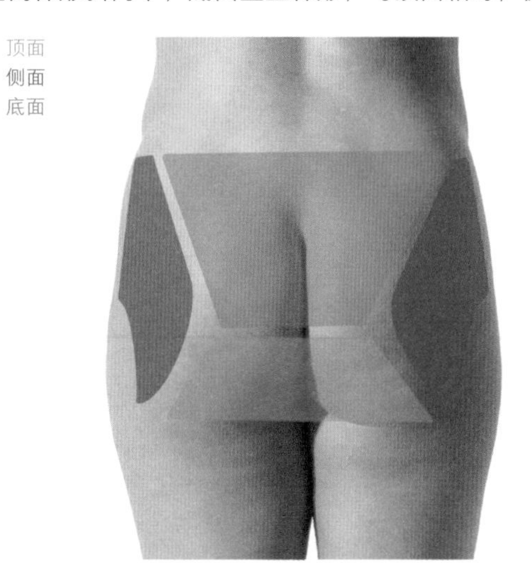

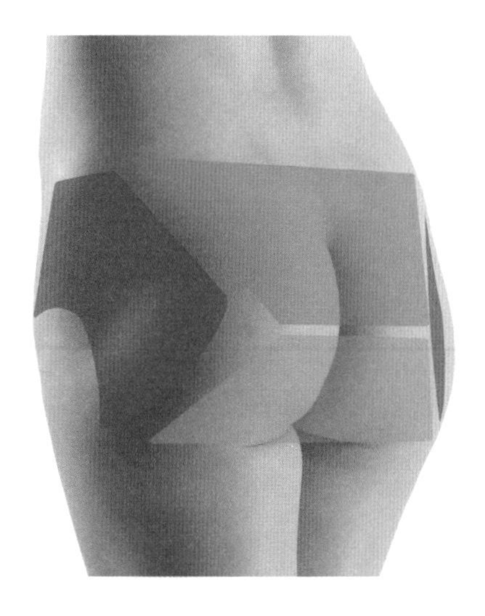

臀部后侧形态主要由臀大肌与臀部脂肪垫构成。臀胯部侧面的形状由一个上窄下宽、向前倾斜的形状与大腿根部的形状共同构成，大转子位于两形状交叠区域。臀部的顶面由臀大肌和骶骨共同构成，从侧面观察呈斜坡状，下方堆积的脂肪垫呈圆弧形，与腿部衔接处有脂肪垫作为过渡。

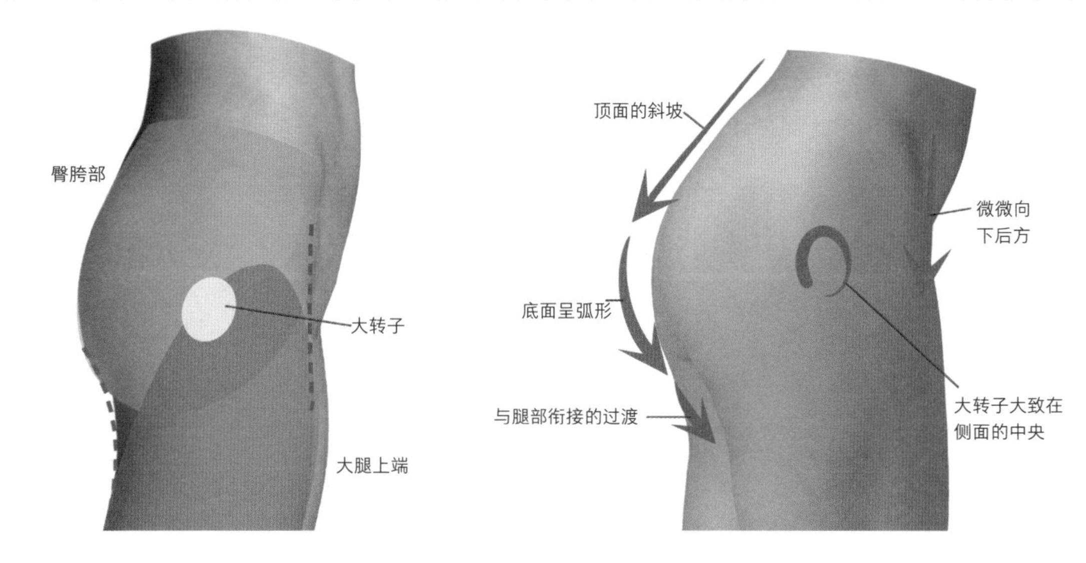

臀部向后凸出，形成圆鼓的造型——不是均匀的球状鼓凸，而是略带垂坠感的鼓凸。

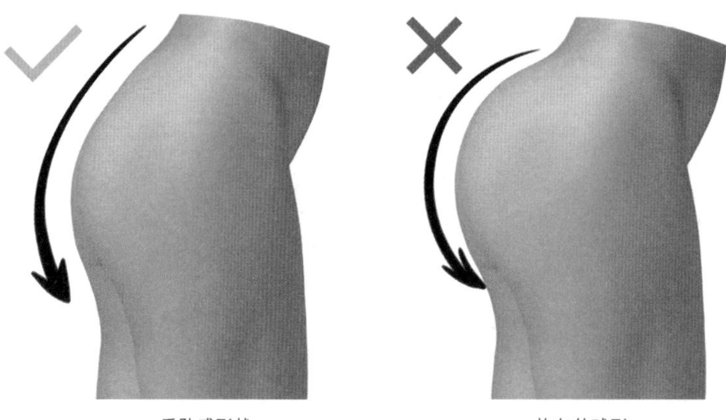

垂坠感形状　　均匀的球形

臀胯部后侧的造型特征鲜明，形成了几个衔接自然的朝向面：凸面、斜侧面（略平或略凹）、底面。臀部的造型类似于两个上窄下宽斜向内挤压到一起的轮胎形，轮胎的中央大致为大转子的位置。

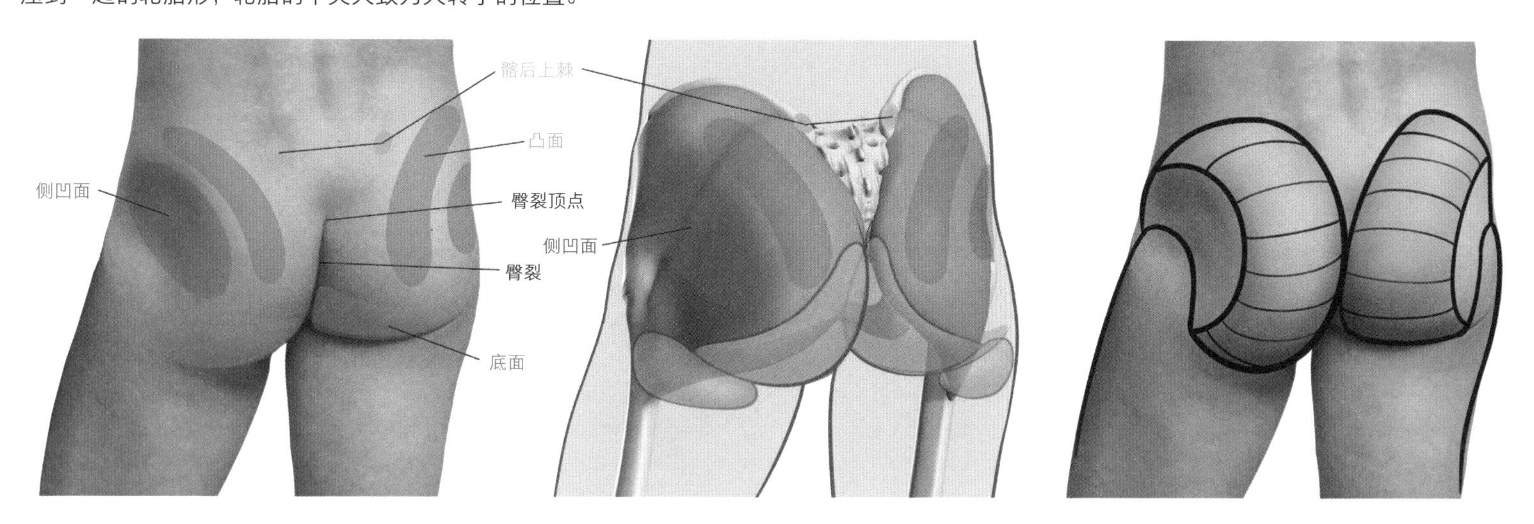

各个朝向面之间没有棱角，过渡面圆润，臀胯部后方类似于两个交叠的胶囊或者豆子，上半部分斜向内后方，两侧之间为骶三角，下半部斜向外前下方。上下交会处为臀部最凸点。

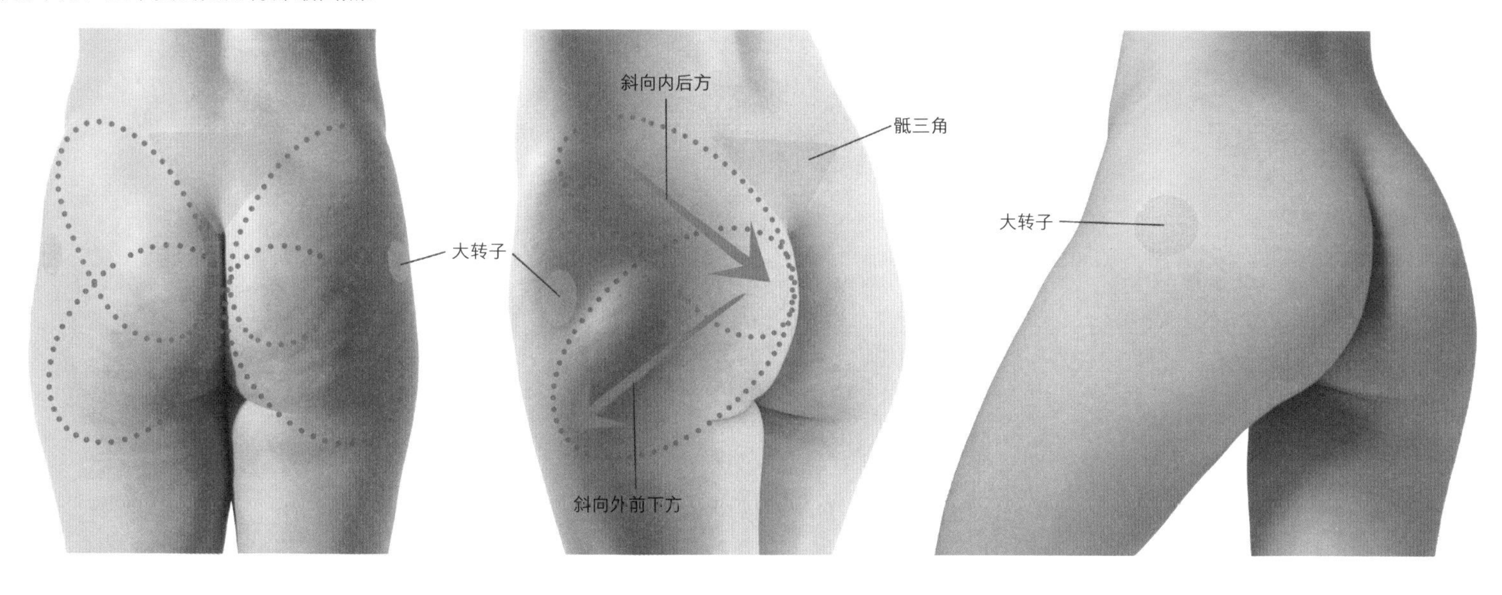

- **骶三角是向外微凸的三角形**

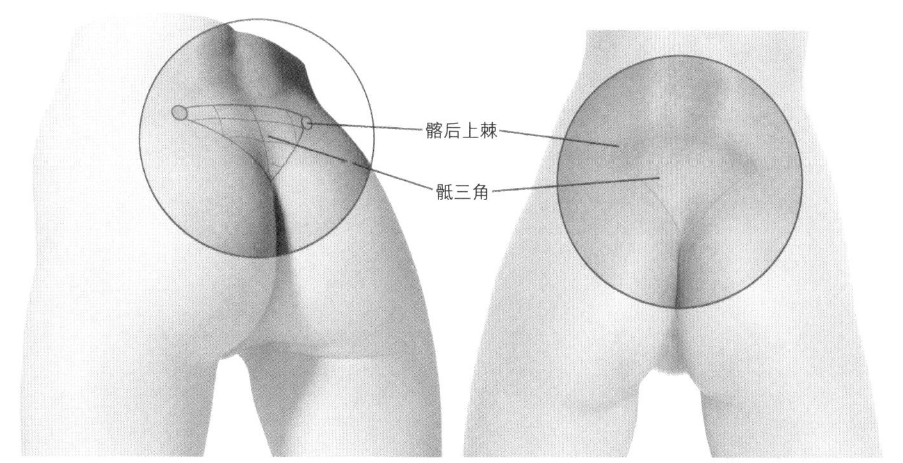

髋关节屈曲与伸展时，髋关节后伸的角度范围为0° ~20° ，向后伸到极限时，臀沟会加深，臀部会收缩隆起，变得鼓凸饱满。髋关节屈曲的角度范围为0° ~140° ，屈曲状态下臀大肌被拉伸变薄，鼓凸的形态变平，但是脂肪垫不会因拉伸而变化太多，依然有少量鼓凸的形状。

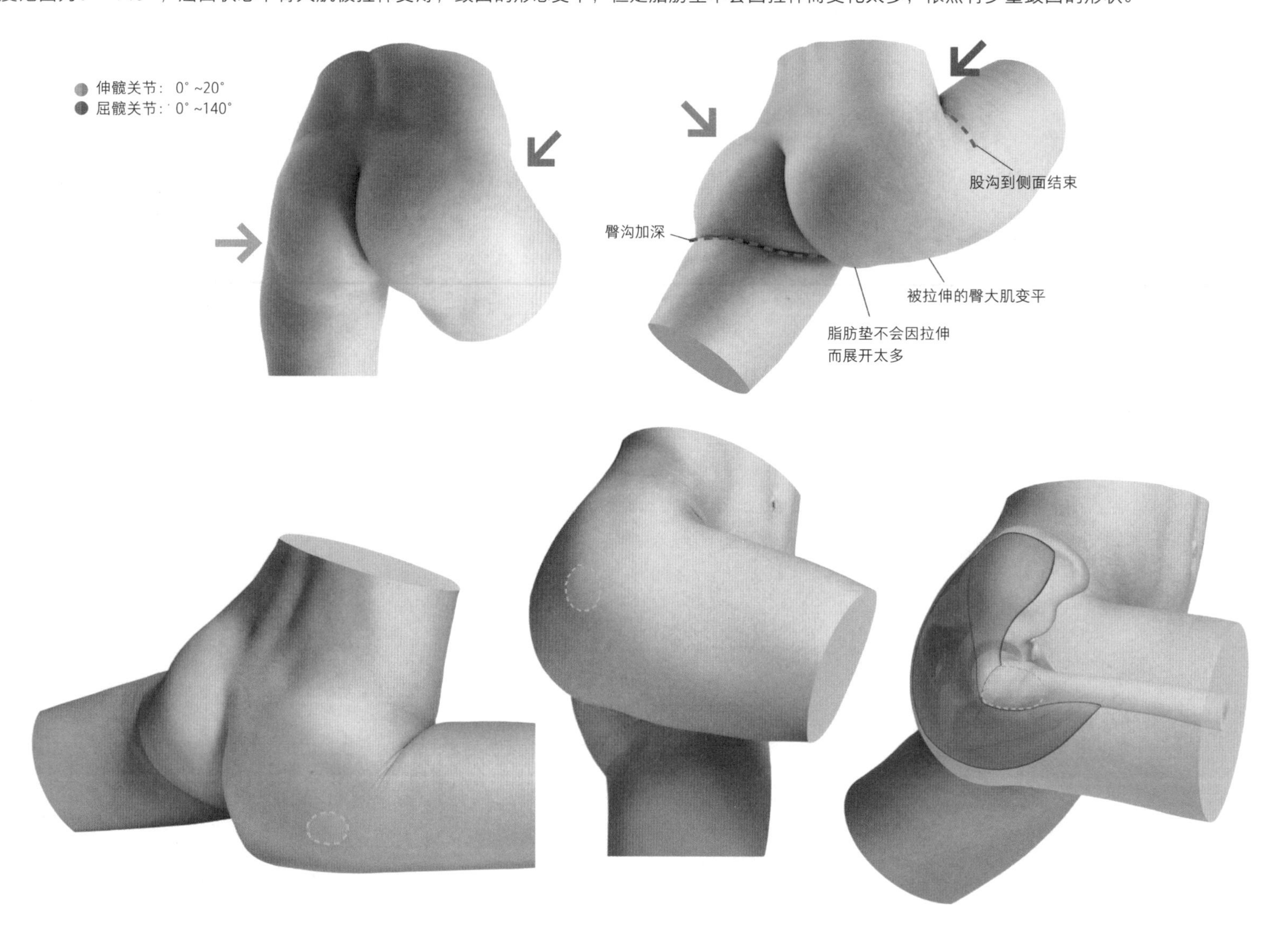

髋关节内收与外展时大转子在体表处会呈现不同特征，髋关节内收时大转子凸出，体表呈鼓凸状；髋关节外展时，大转子周围的肌肉收缩隆起，大转子处会形成一块凹面。

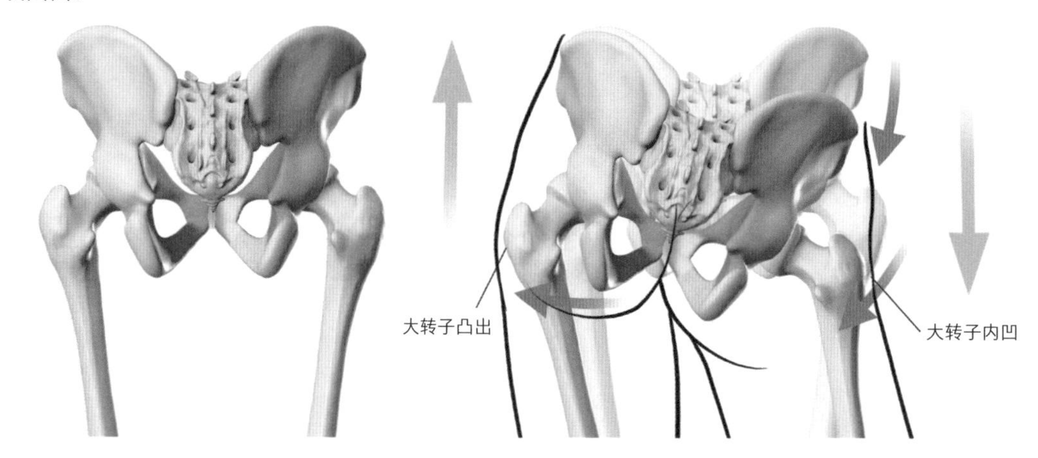

● **臀胯部后侧的体积**

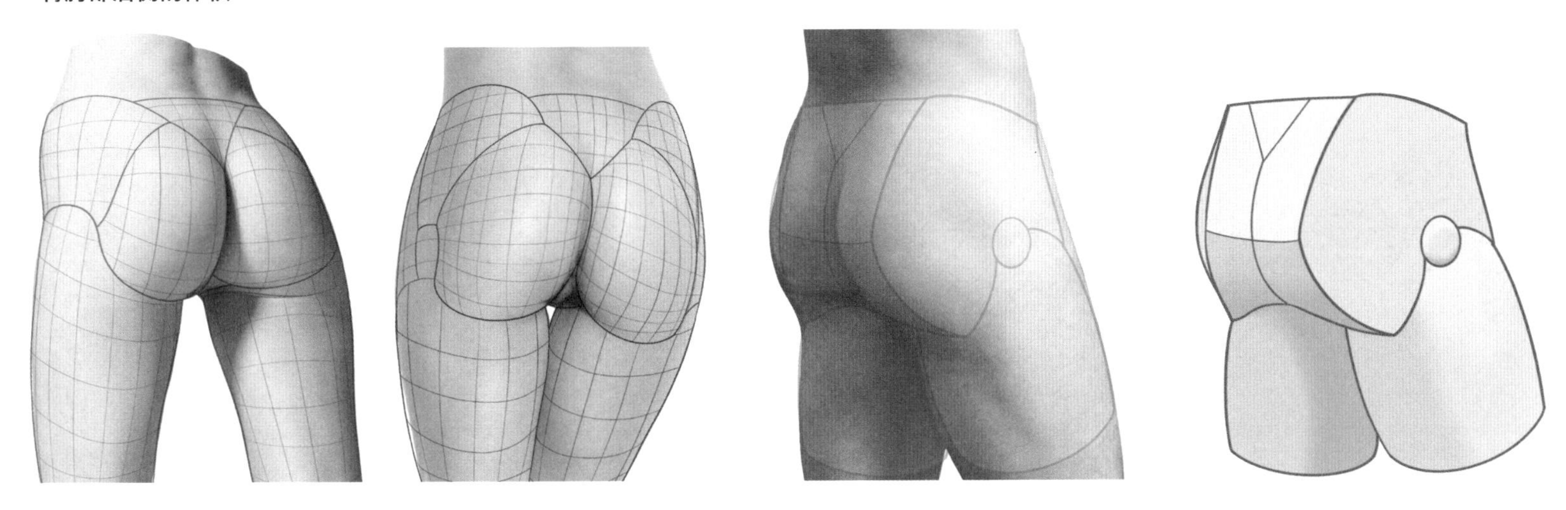

5.4.3 臀胯部前方形态

臀胯部前面与侧面的转折点为髂前上棘，前面呈倒置的五边形，五边形微微斜朝下，五边形下面的两条边为股沟，股沟呈弧形，包绕在大腿的圆柱形上，股沟是大腿部屈曲时产生弯折的位置。

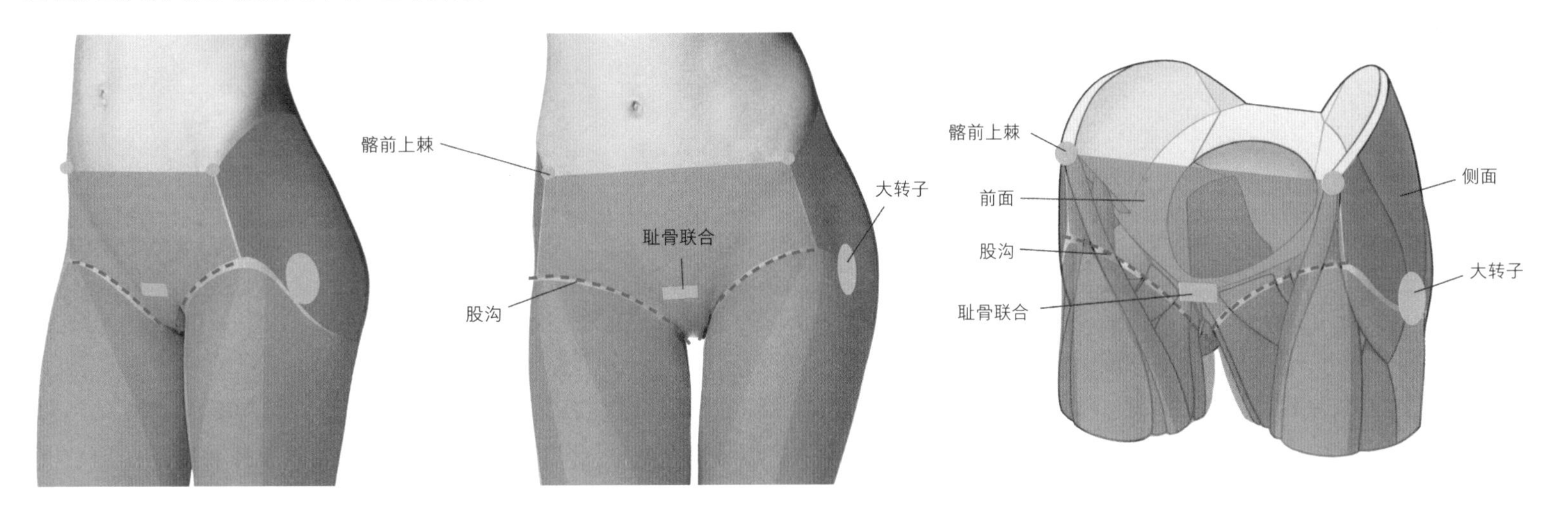

阴阜是位于耻骨联合前面隆起的外阴部分，呈隆起状，由较厚的脂肪垫构成。臀胯部内侧与外侧的形态会受脂肪垫的影响。

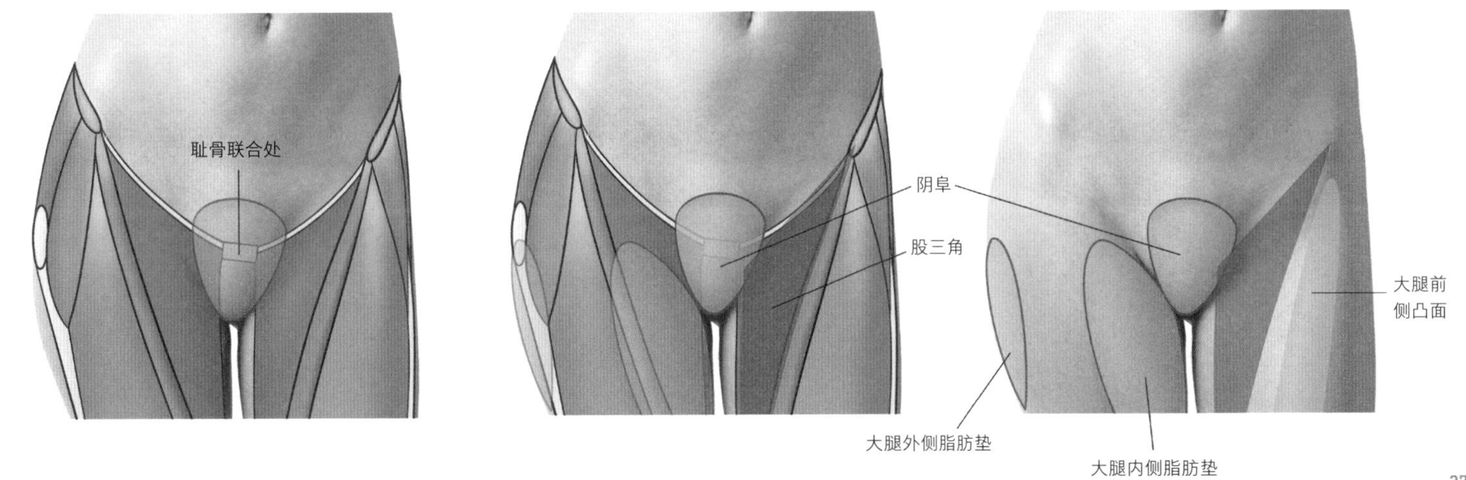

股三角位于大腿部内侧，由腹股沟韧带、缝匠肌、长收肌围成，是一个略朝向内、倾斜的三角面。

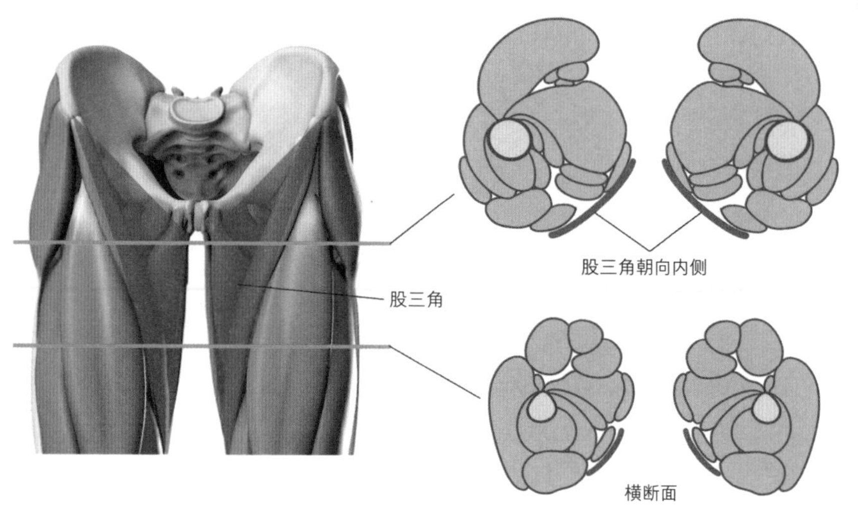

臀胯部的造型除了由肌肉构成，还包含丰富的脂肪，臀胯部是整个人体中最易堆积脂肪的部位，尤其是在大腿根部与臀部周围。不过髂前上棘的下方有一块区域不易堆积脂肪，略显平坦。

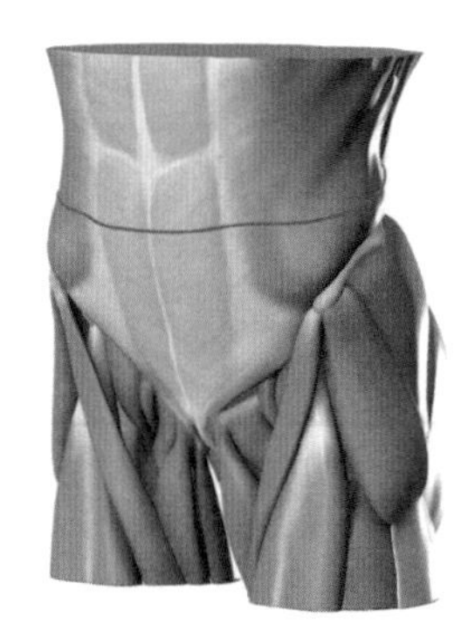

臀胯部前侧肌肉结构

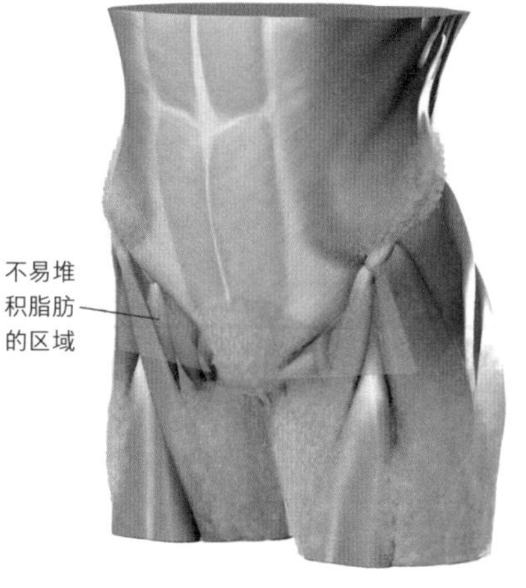

臀胯部前侧脂肪分布

- **臀胯部的体块**

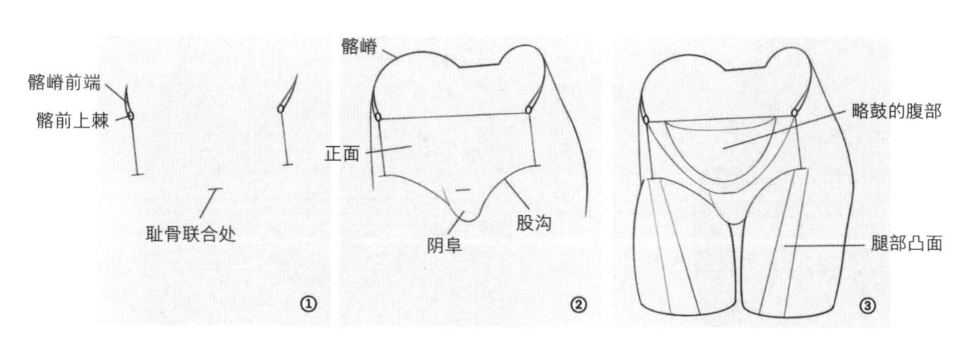

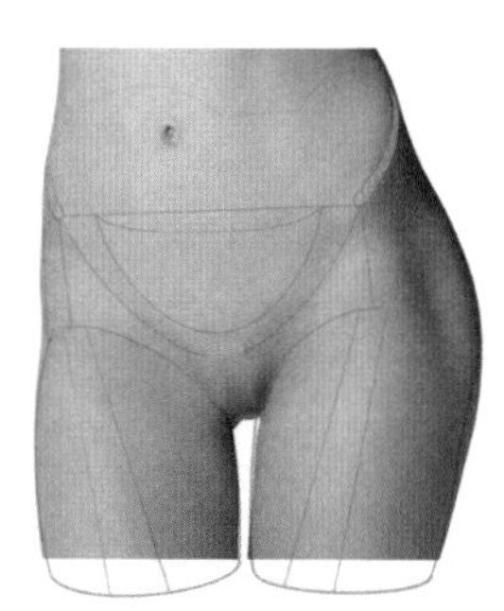

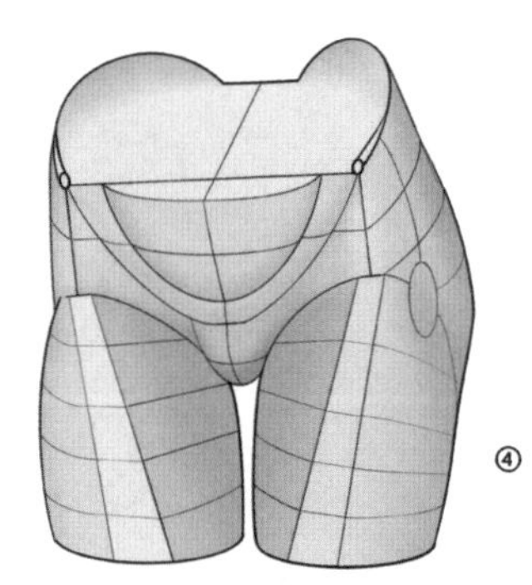

臀胯部前侧体块

耻骨联合处与大转子大致处于同一水平线上。

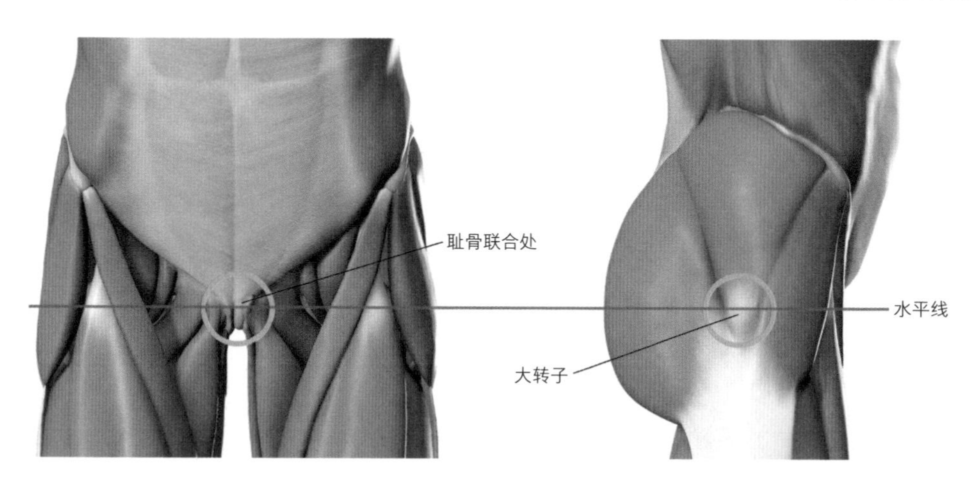

骨盆不是臀胯部的最宽处，大腿侧面的脂肪堆积处是最宽处。

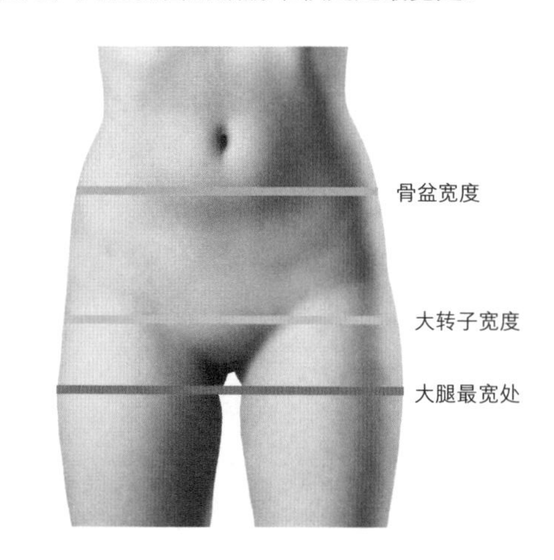

• **臀胯部骨骼与肌肉形态结构**

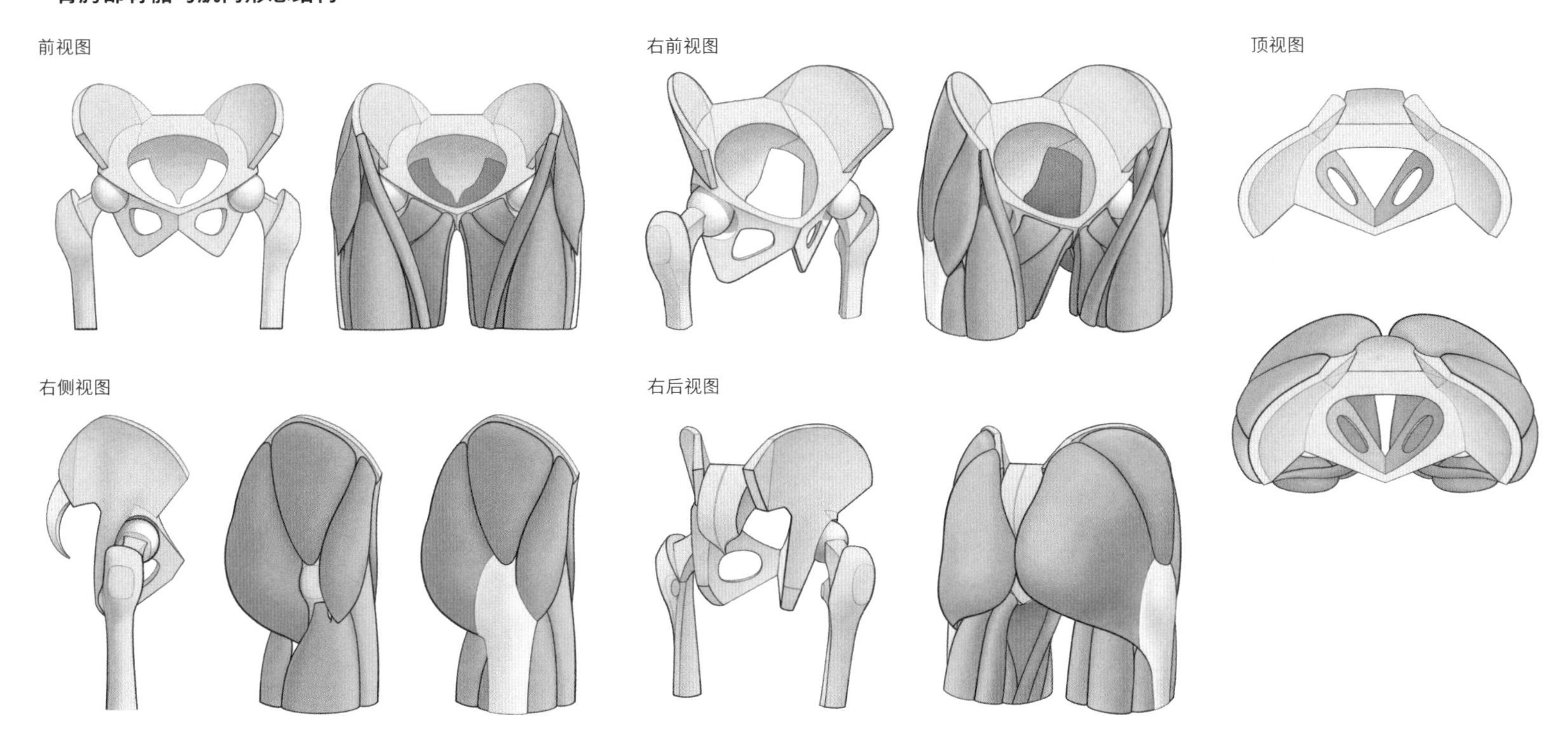

5.4.4 男女臀胯部差异

男性与女性臀胯部的形态差异主要来自两个方面：骨骼与脂肪。3.2.5小节讲解了骨盆的男女差异，主要的特征差异就是宽度的区别，女性的骨盆明显宽于男性，并且女性的大转子微微外张，因此形成了女性胯部宽的特征。

对比女性与男性臀胯部剪影，女性臀胯部上窄下宽的特征更加明显，究其原因，除受到骨盆宽度的影响外，还因女性胸腔较小，使得上方较窄；大腿有脂肪堆积，使得下方较宽，因而加强了上窄下宽的特征。

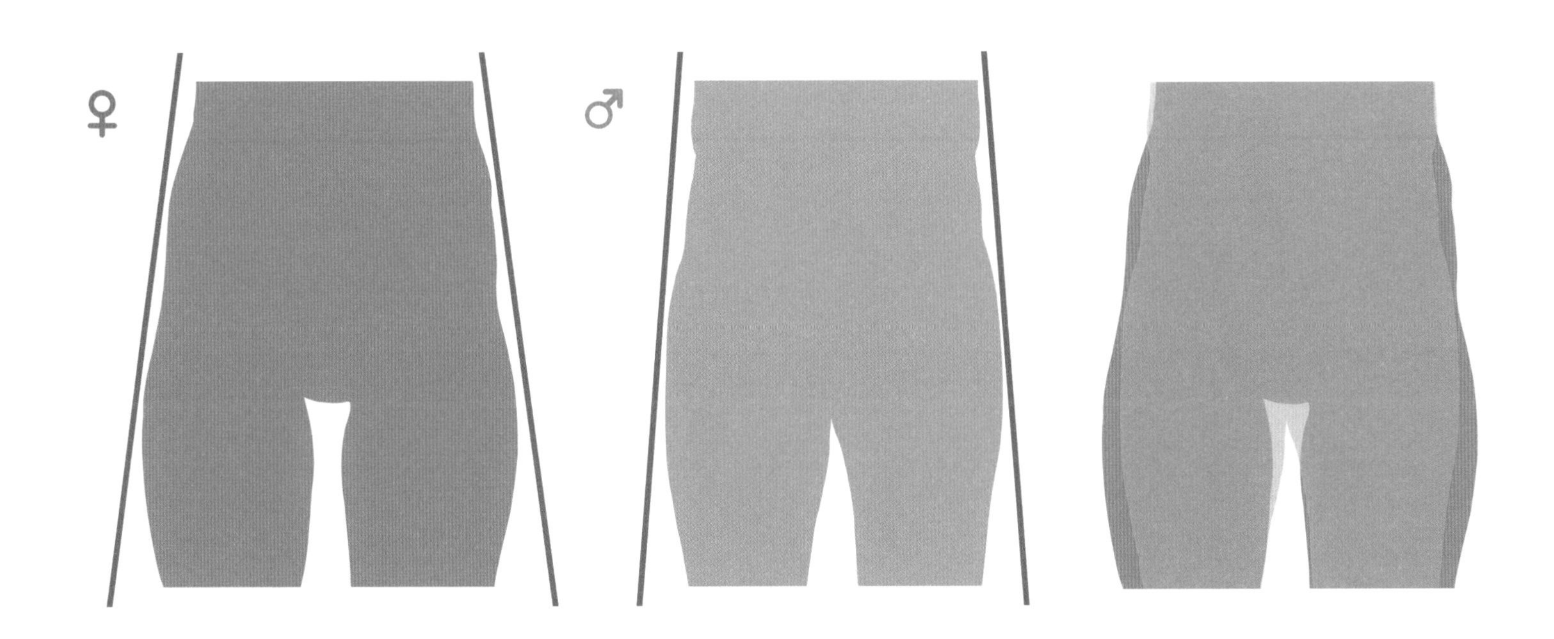

女性与男性臀胯部前视与后视的对比如下。女性体表特征圆润，面与面之间过渡圆润；而男性体表特征的结构感更加明显，臀部侧面缺少脂肪的堆积，形成一片浅凹。

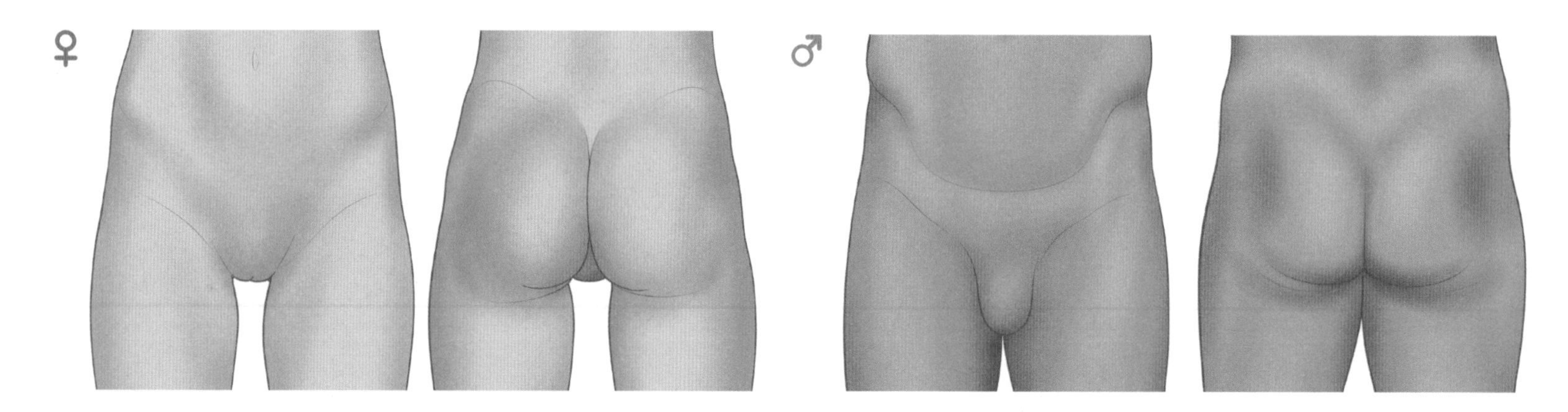

女性的耻骨下角角度更大，两腿根部间距较明显，形成了阴阜下间隙——能够避免走路时两腿根部产生摩擦。男性阴阜下间隙被外生殖器遮挡，图中不可见。

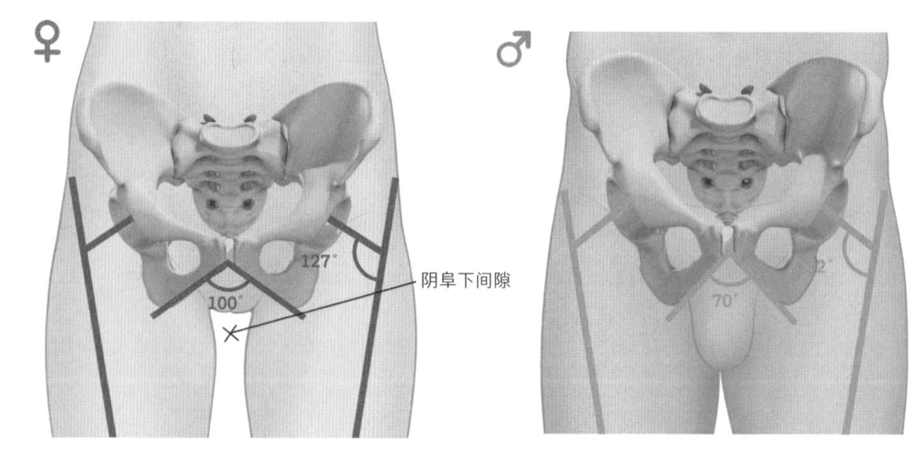

女性臀部及大腿根部更容易堆积脂肪，这与女性的生育使命有关，为了在孕育胎儿时能够提供必要的热量消耗，女性臀胯部堆积的脂肪因而较多。

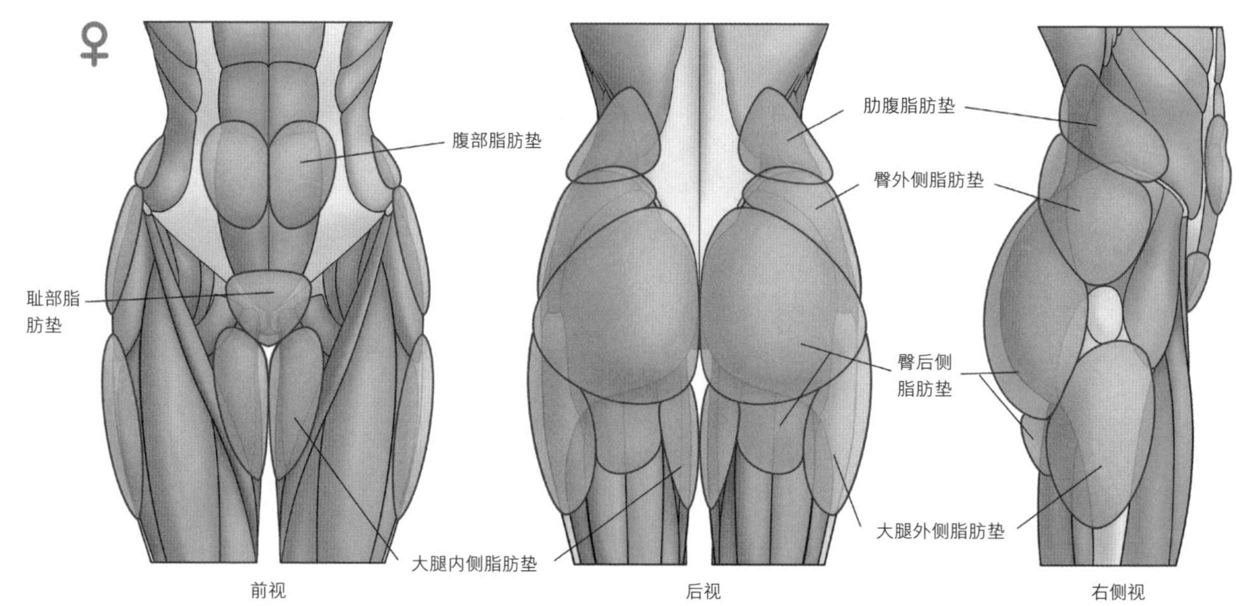

• 男性臀胯部的脂肪较少

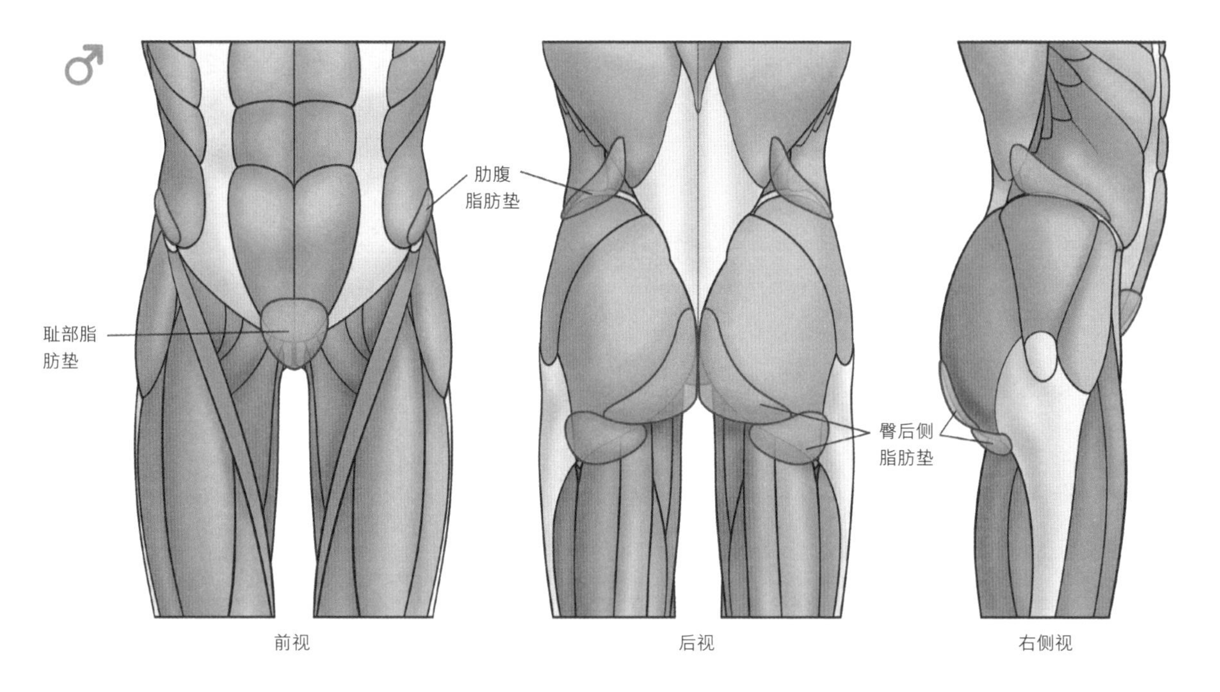

5.5
小腿与足

小腿形态较为简单，小腿的肌肉都接入足部，属于足部的外部肌，所以可将小腿与足共同分析。小腿与足之间的关节为距小腿关节，又称踝关节，属于滑车关节，做单轴运动，因此小腿与足朝向相同。又因为髌骨与小腿朝向相同，所以具有膝脚同向的特征。足的内翻与外翻，以及膝关节的少量旋转都不会使足部与膝盖的朝向产生太大的偏差，因而基本保持了膝脚同向的特征。

• 小腿解剖与足部形态各角度

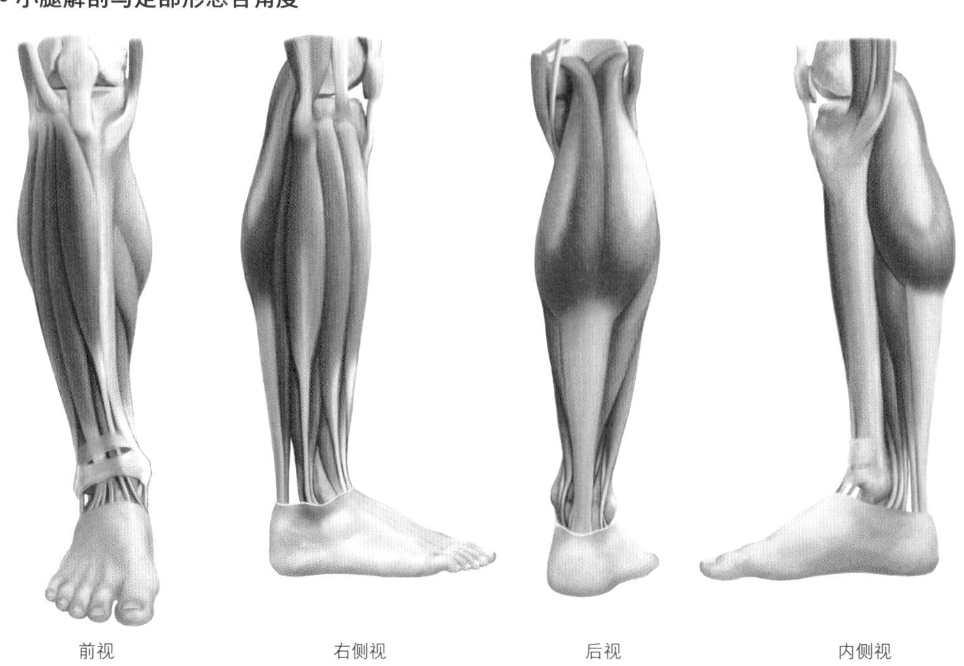

• **小腿与足部各角度形态**

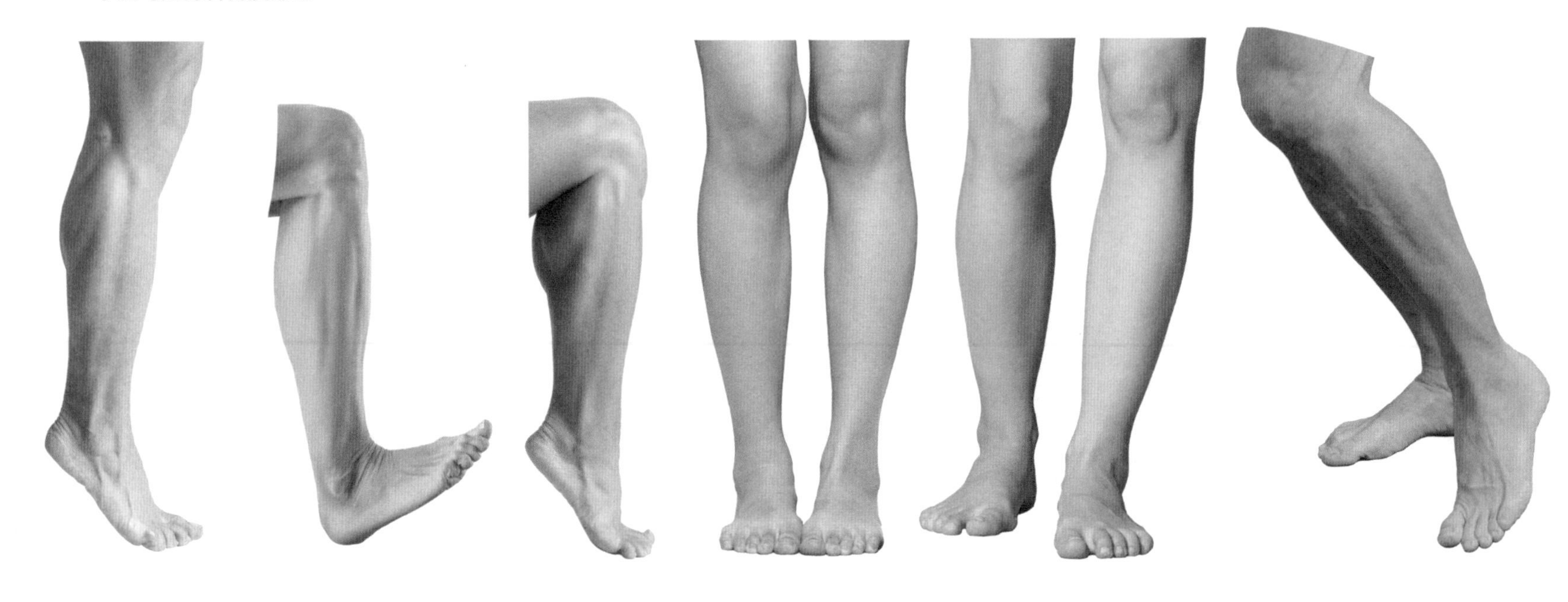

小腿的肌肉大致可分为两个部分：前外部与后部，后部由小腿三头肌构成，形成了小腿的主要形态，影响着小腿各个角度下的形状；前外部构成了小腿前侧与外侧的形态。构成小腿内侧主要形态的还有皮下胫骨。

后部肌群 前外部肌群 皮下胫骨

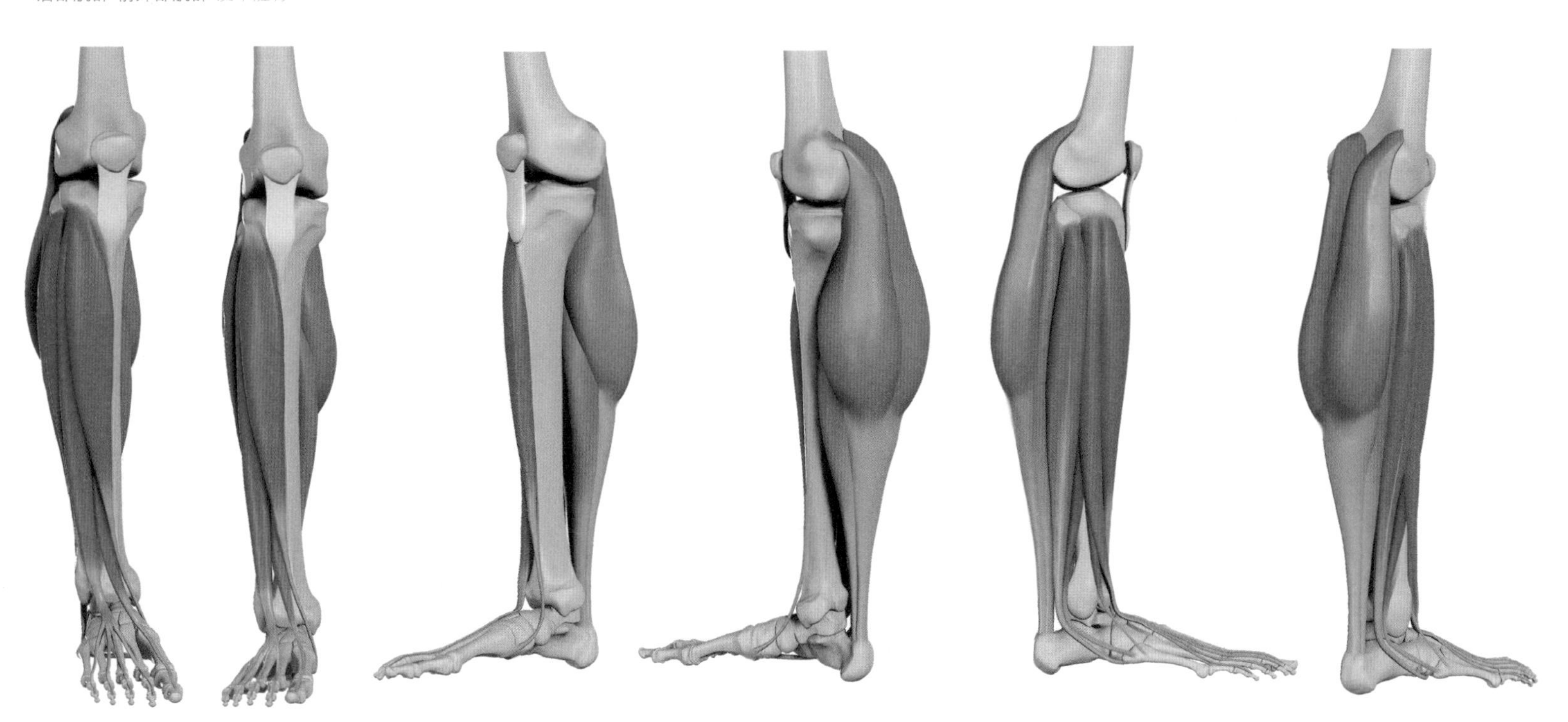

• 小腿的轮廓

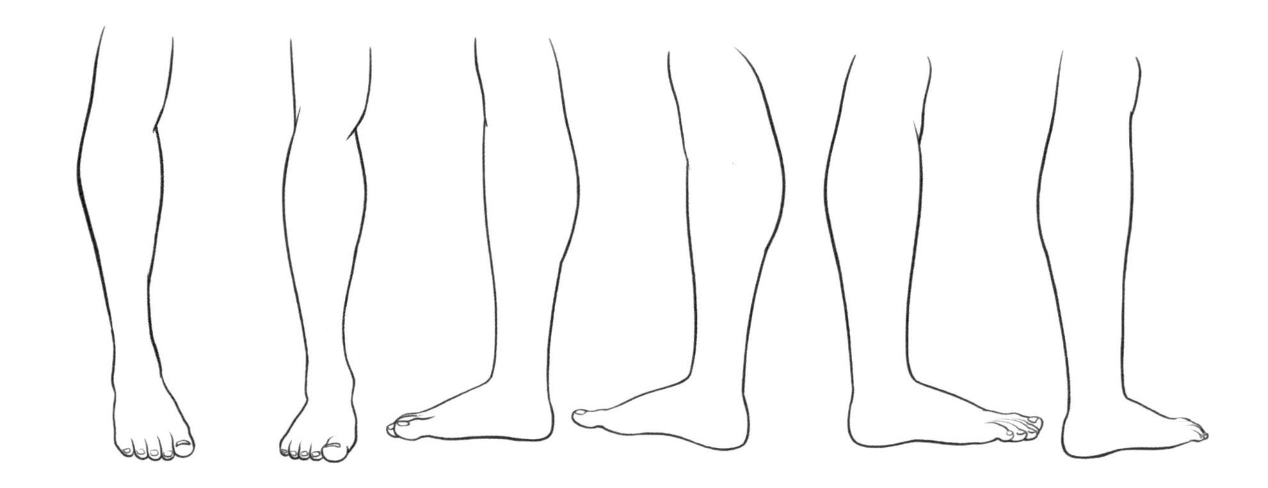

小腿轮廓的各组成部分用颜色区分开，任何角度下都有小腿三头肌的形状，前视与后视角度可见内、外踝。

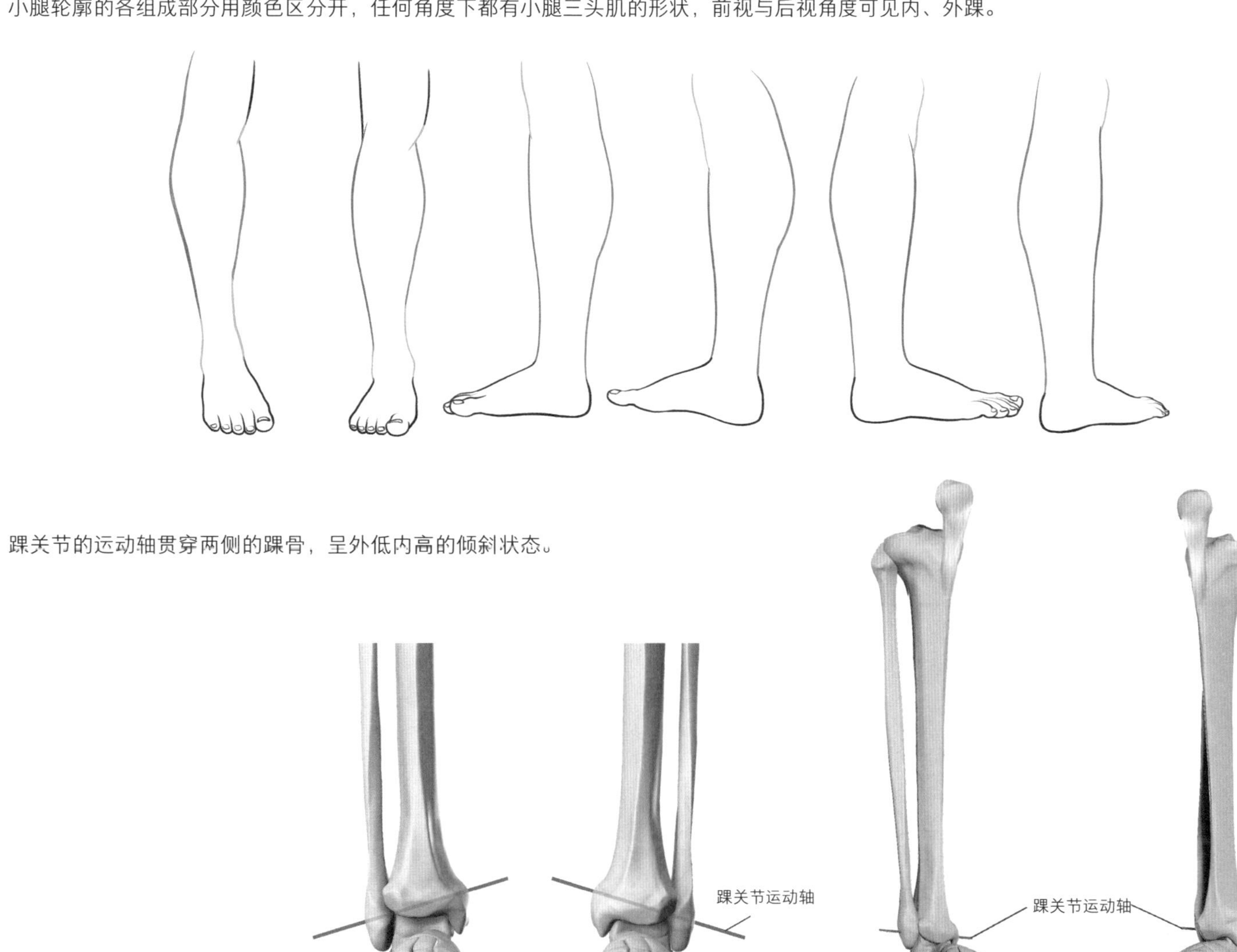

踝关节的运动轴贯穿两侧的踝骨，呈外低内高的倾斜状态。

● **小腿的横断面**

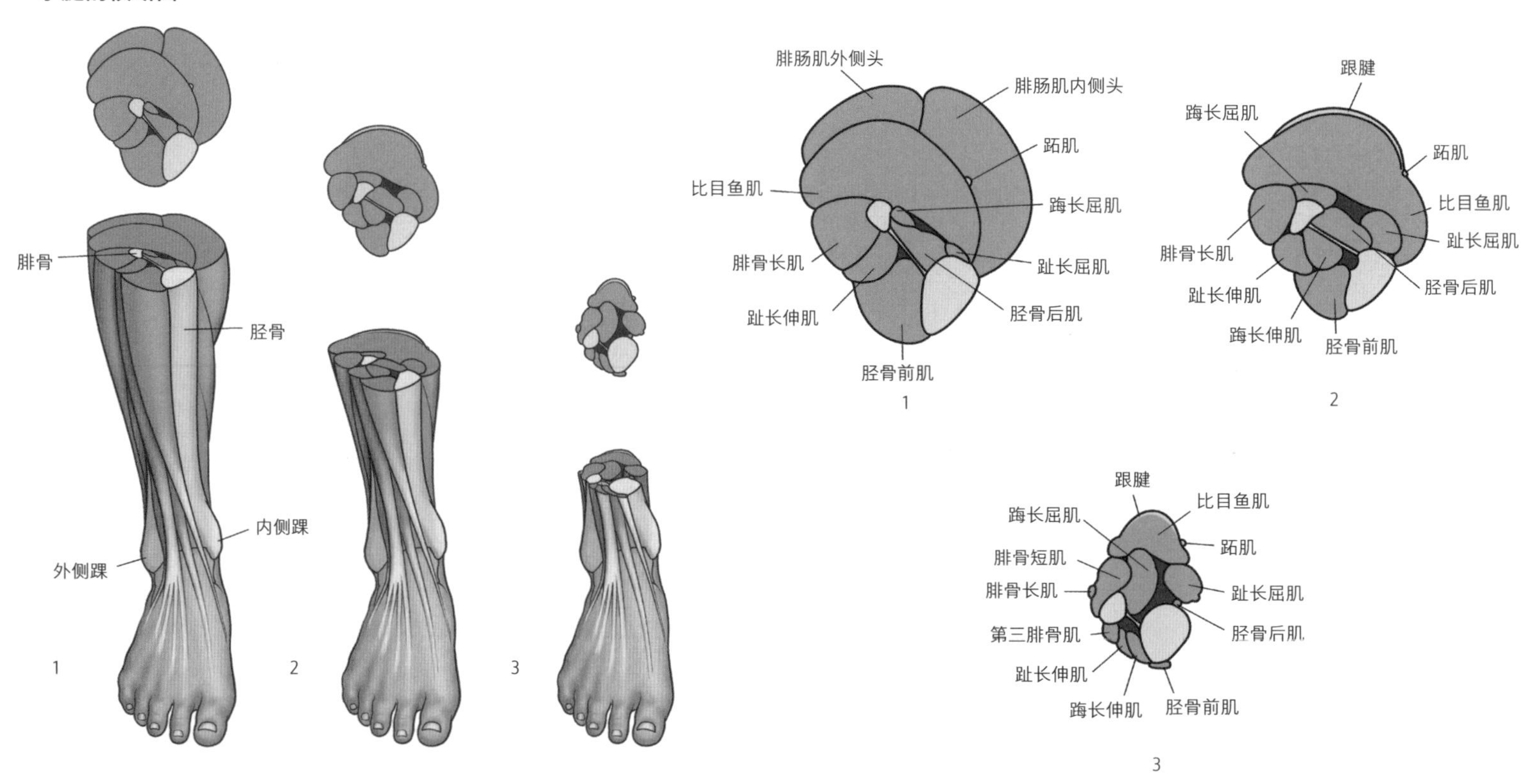

5.5.1 小腿后部

小腿三头肌由比目鱼肌与腓肠肌构成，腓肠肌是唯一起自股骨的小腿浅表肌。比目鱼肌起自腓骨头、腓骨后表面及比目鱼肌线，经跟腱止于跟骨。

比目鱼肌是一块扁且厚的肌肉，略宽于腓肠肌的肌腱，下端较细，与跟腱相结合。

腓肠肌有内外两个头，起自股骨内、外上髁上端，经跟腱止于跟骨。内侧头较大，向下方与前方延伸的更多。轮廓呈内低外高的特征，此特征与脚踝处相反。腓肠肌肌腹长度约占小腿长度的一半，厚实的肌腹构成了小腿的左右宽度。

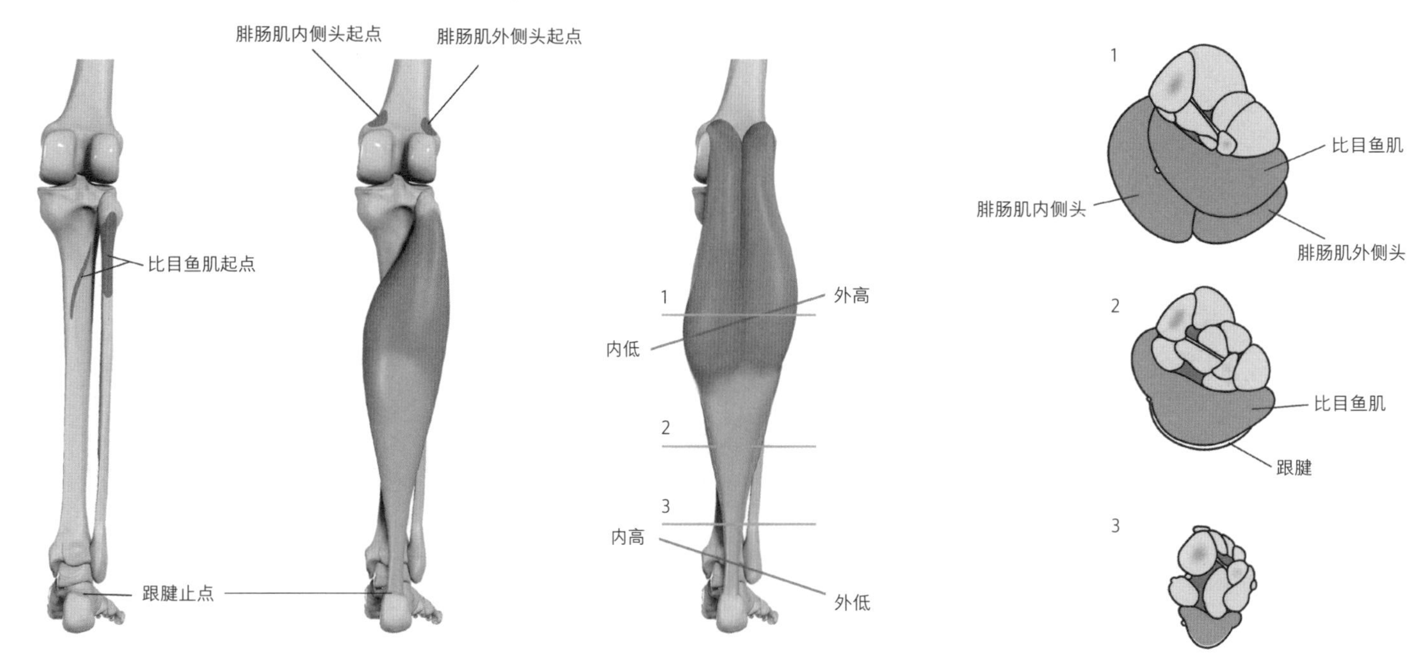

起点处腓肠肌两侧各有一块腱膜，体表处呈扁平状。两侧头的中部略高，隆起形成倒“V”形。

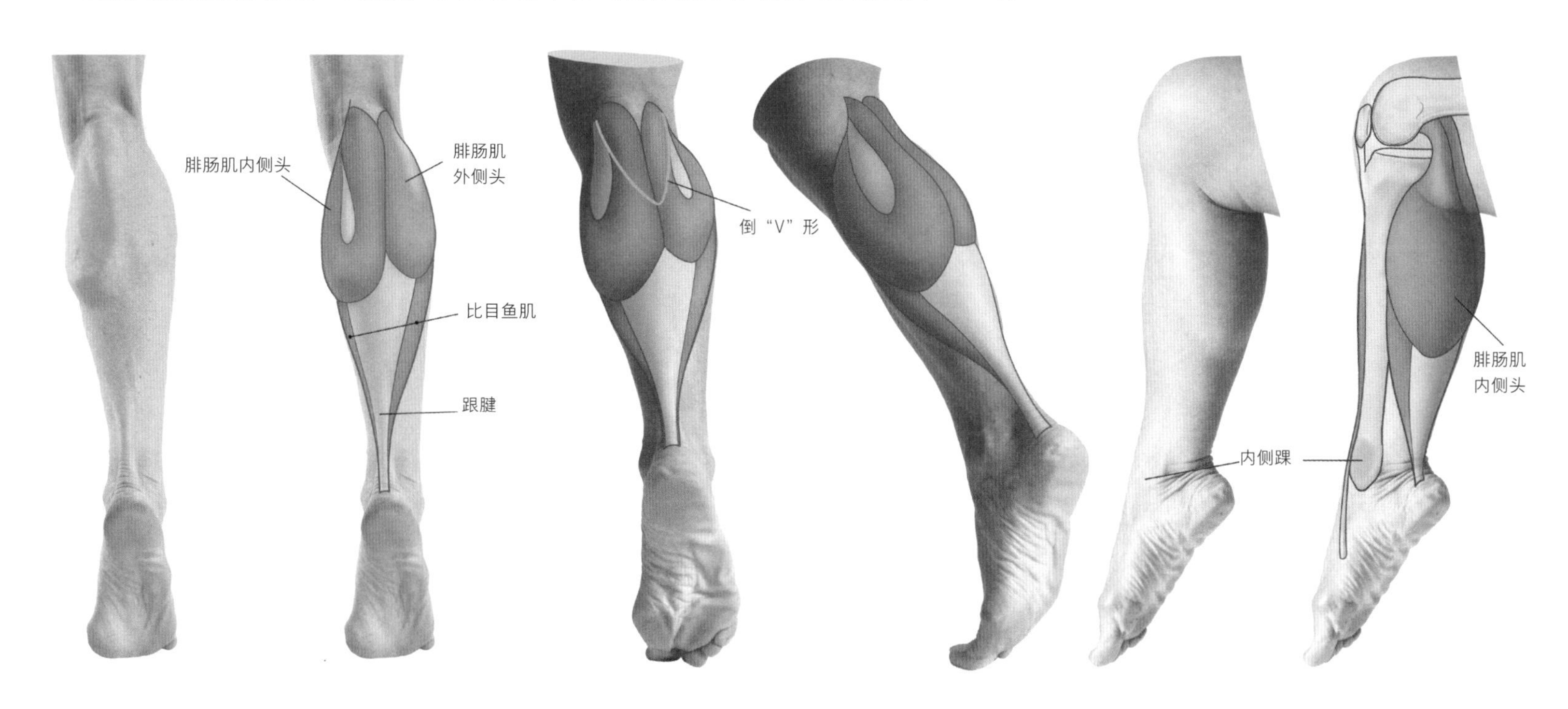

5.5.2 小腿前外部

小腿前外部肌群包含约6块小腿的浅表肌，腓骨长肌与腓骨短肌的腱从外侧踝后方绕过接入足骨，止于第1跖骨底与第5跖骨外侧面；第三腓骨肌、趾长伸肌、踇长伸肌的腱接入足的前面，止于远端趾骨背面；胫骨前肌经脚踝的前侧绕至内侧，止于第1跖骨底。

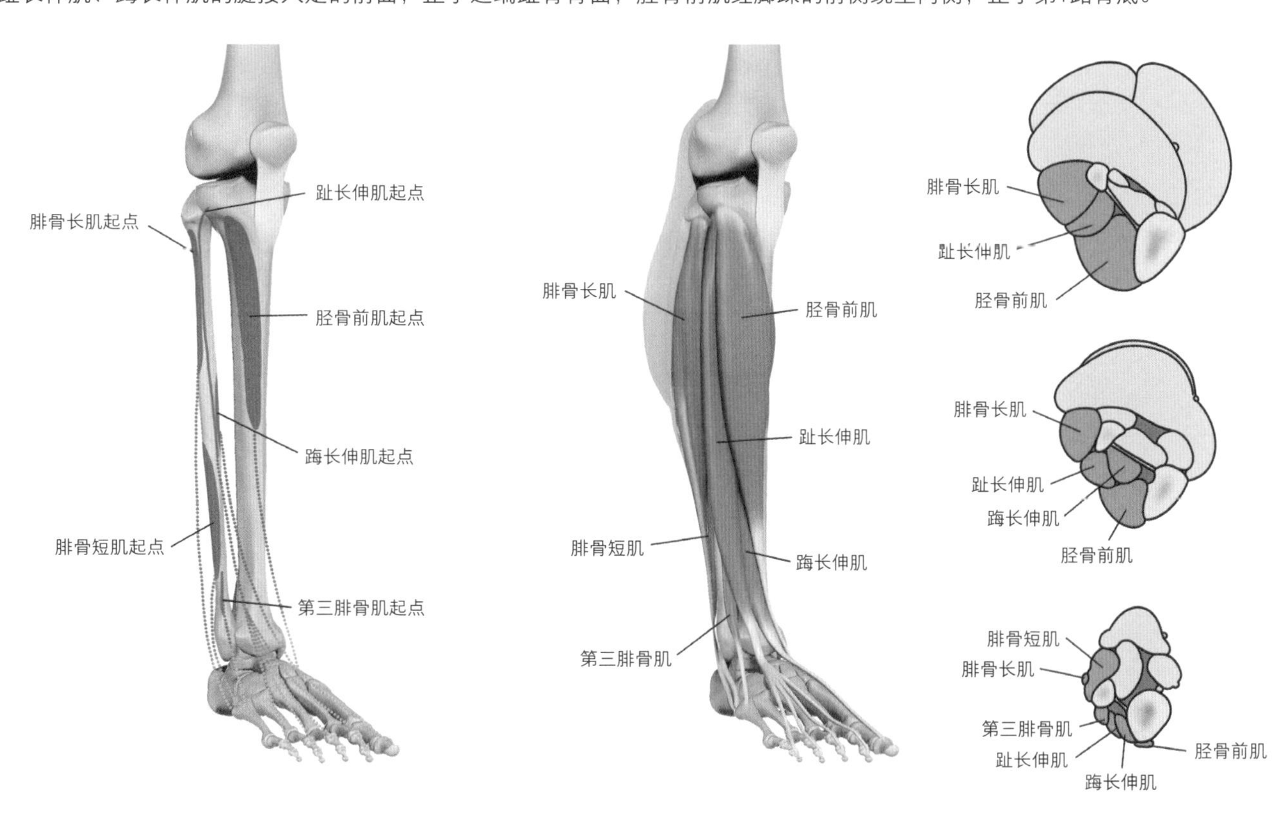

从侧面观察，小腿外侧肌肉呈竖向并列式排列，宽窄相间，人体表面不易观察到；下端的肌腱在脚踝处较为清晰，分布于踝骨的后侧与前侧。

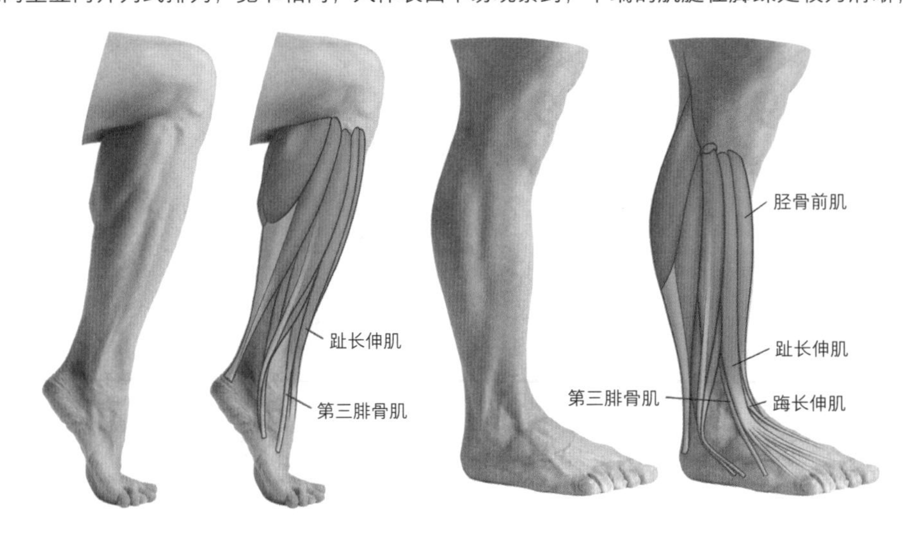

从前方观察，胫骨前肌的肌腹圆实，向下逐渐演变为一条细的肌腱，与皮下胫骨共同构成小腿的前面。

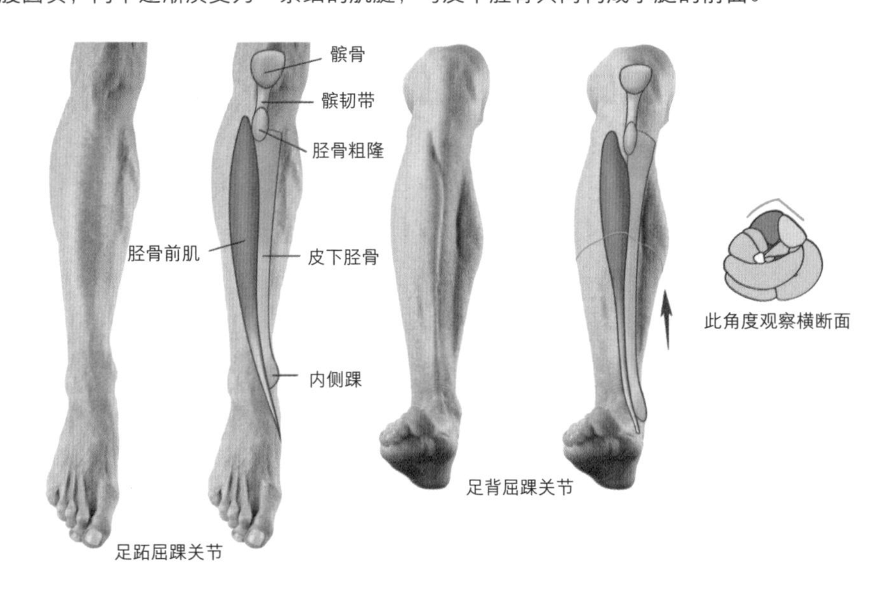

腓骨长肌与腓骨短肌位于小腿外侧面的中部，腓骨长肌的肌腹较长，其肌腱也较长，有时在体表处呈现为一道凹沟；腓骨短肌在腓骨长肌下方，左右两侧露出，肌腱在体表处较为清晰。

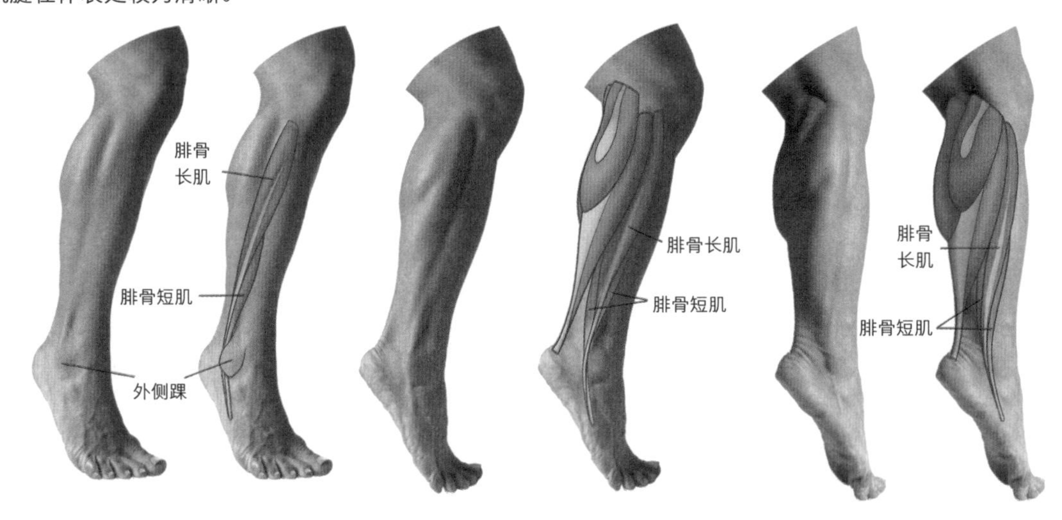

5.5.3 足部形态

1.足部的解剖结构与形态

构成足背部形态的主要结构为足骨、肌腱及足背部静脉，足底肌肉较多，并有厚实的脂肪垫覆盖，所以体表处无法观察到足底部的肌肉。脚踝周围的肌腱均来自小腿肌，对踝关节有一定的固定作用，伸肌支持带也起到了加固的作用，以便足部能够承载全身重量并运动。

• 右足右前视图

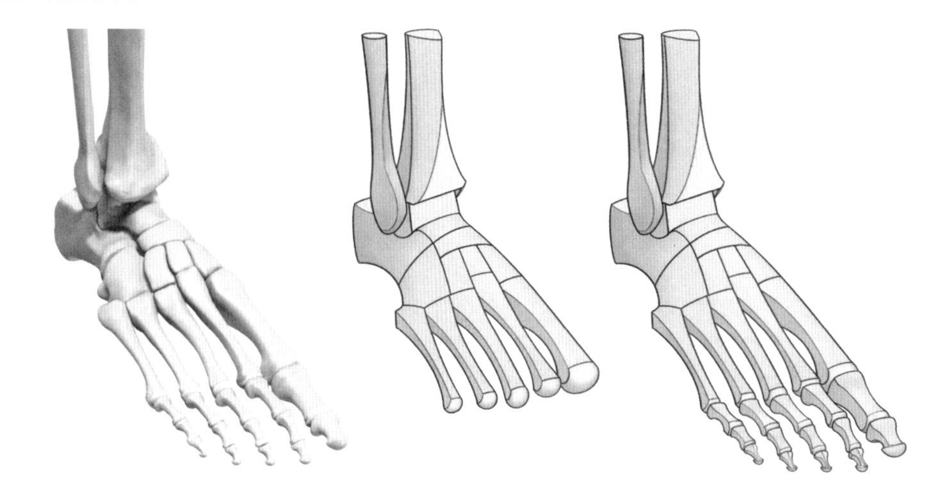

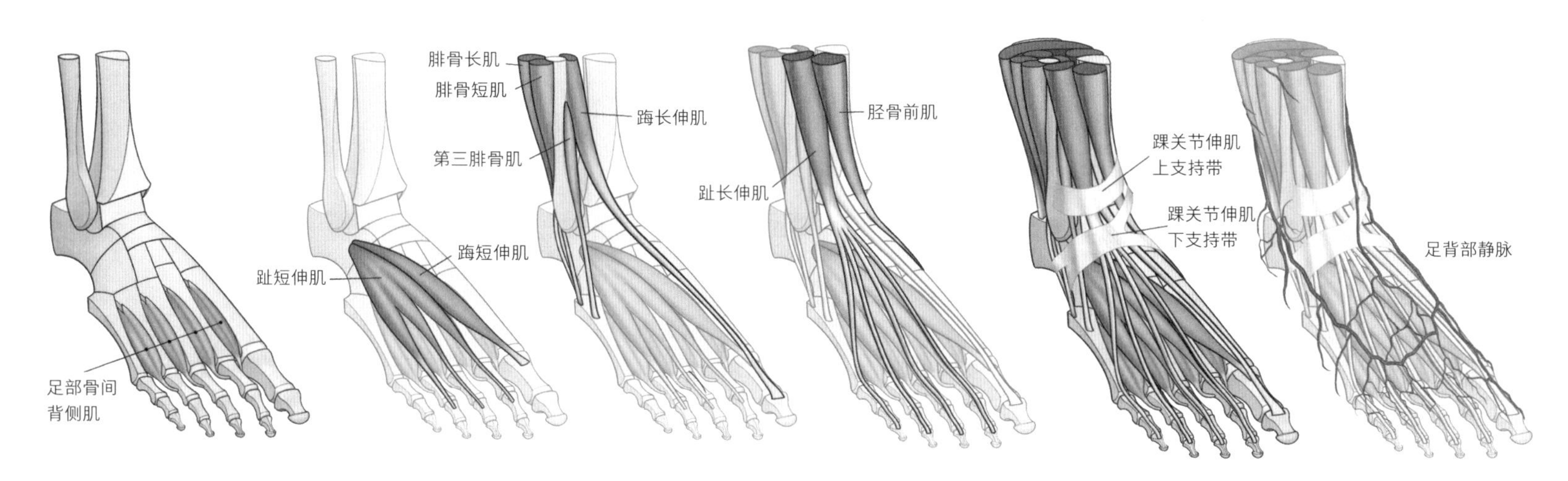

• 右足前视图

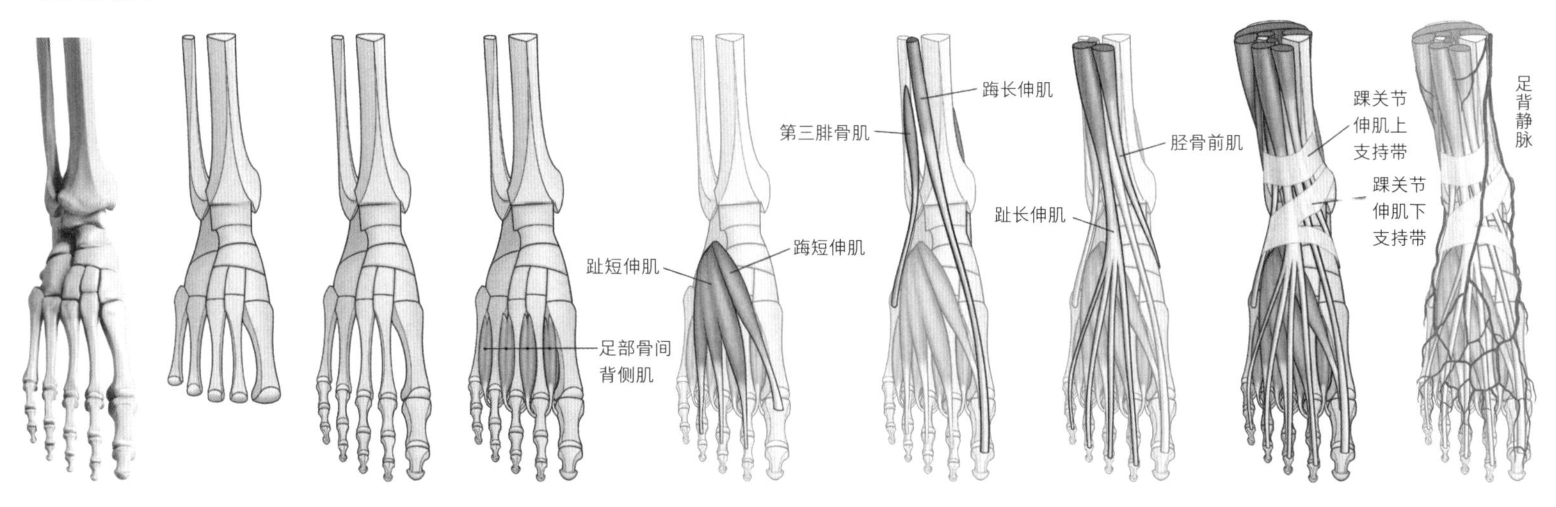

• 右足左前视图

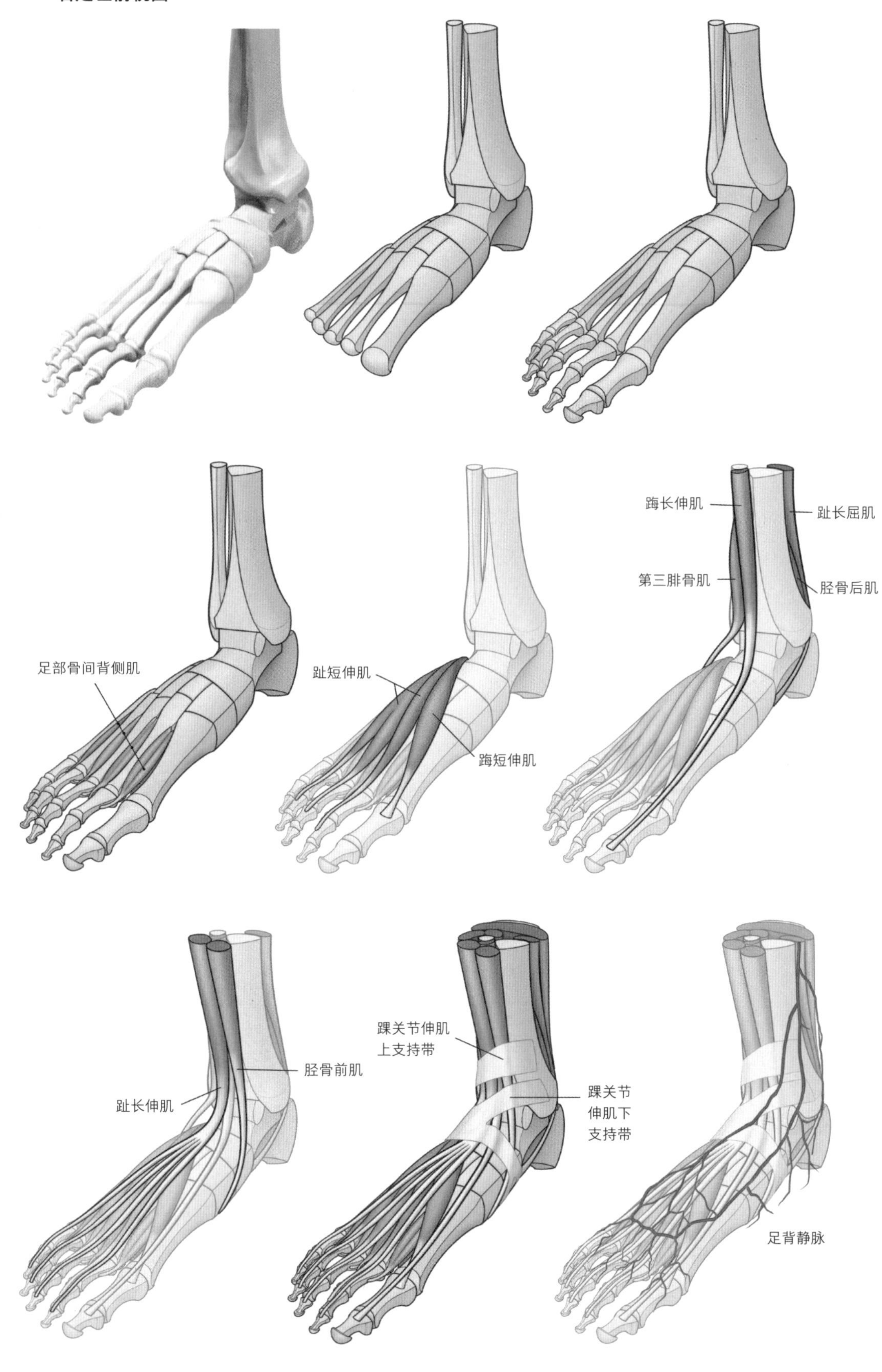

• 右足足底解剖及足底脂肪垫

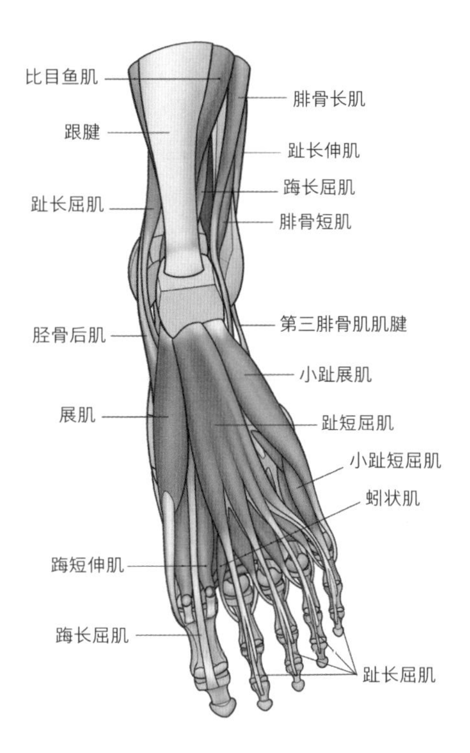

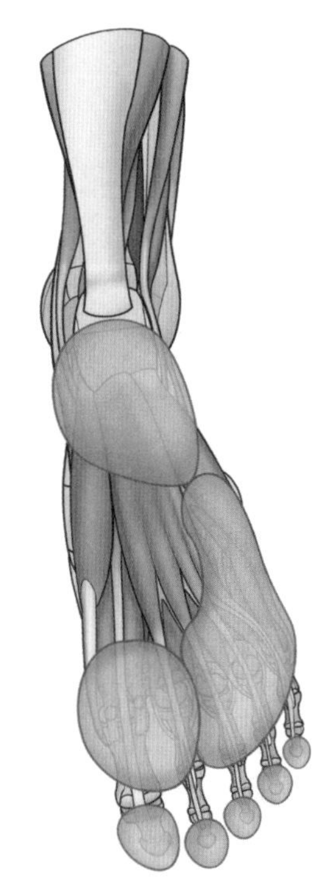

2.足部的形态与解剖结构

肌腱、骨骼与静脉共同构成体表的造型，趾长伸肌与踇长伸肌的腱在跖趾关节处较为明显，体表处的可见程度与足部动态有关。足背的静脉粗细不均，呈现出不规则的弯曲状，只有部分偶尔可见。

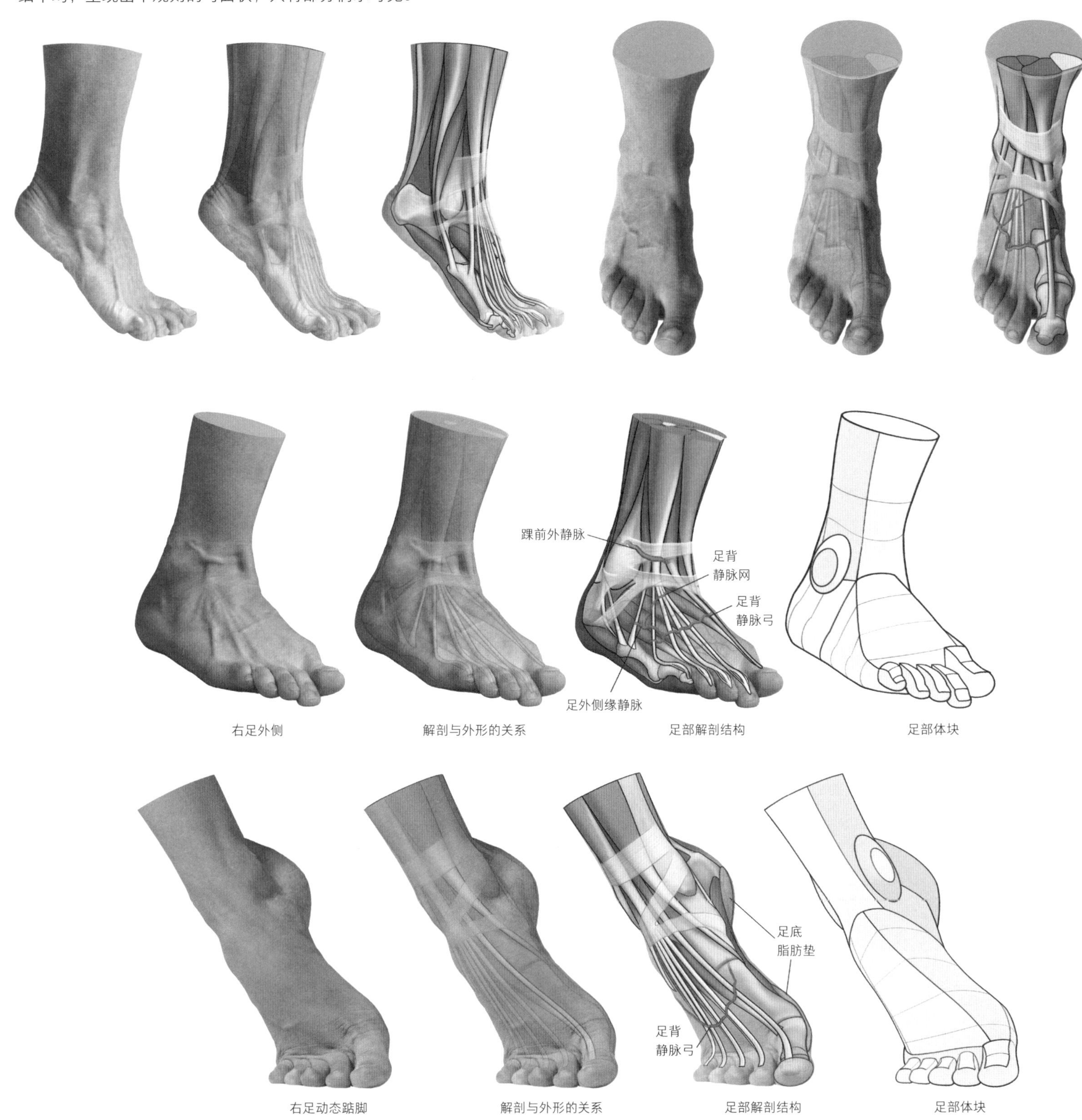

右足外侧　解剖与外形的关系　足部解剖结构　足部体块

右足动态踮脚　解剖与外形的关系　足部解剖结构　足部体块

脚趾呈聚拢状，踇趾趾背略平，趾尖朝前并向其他脚趾倾斜，其余四趾趾背弓起，第2~4趾趾尖朝前下方，小趾趾尖斜向内。

- **足弓的横断面**

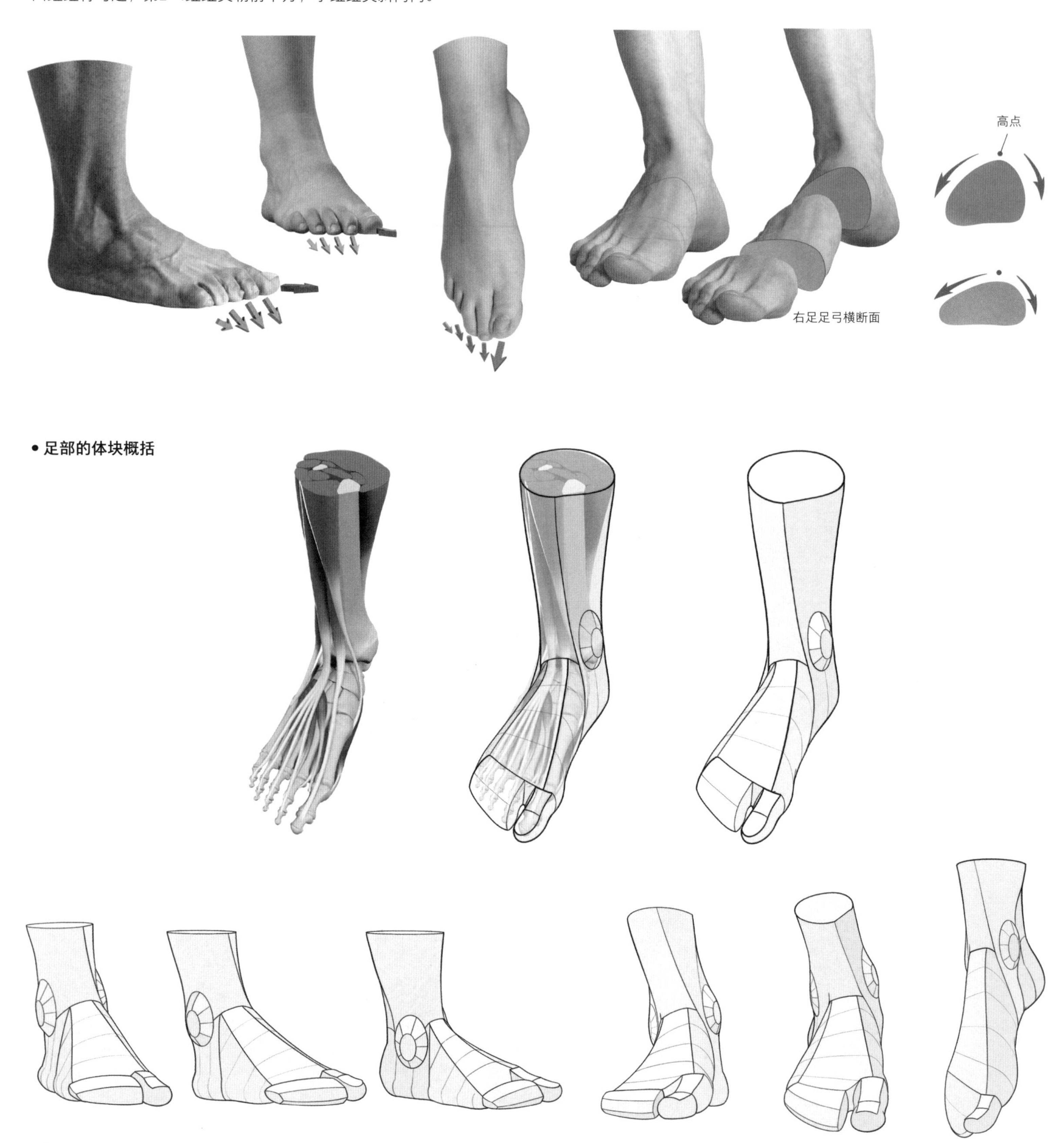

- **足部的体块概括**

足部是直接接触地面的部位，自然站立时足底并未完全贴触地面。

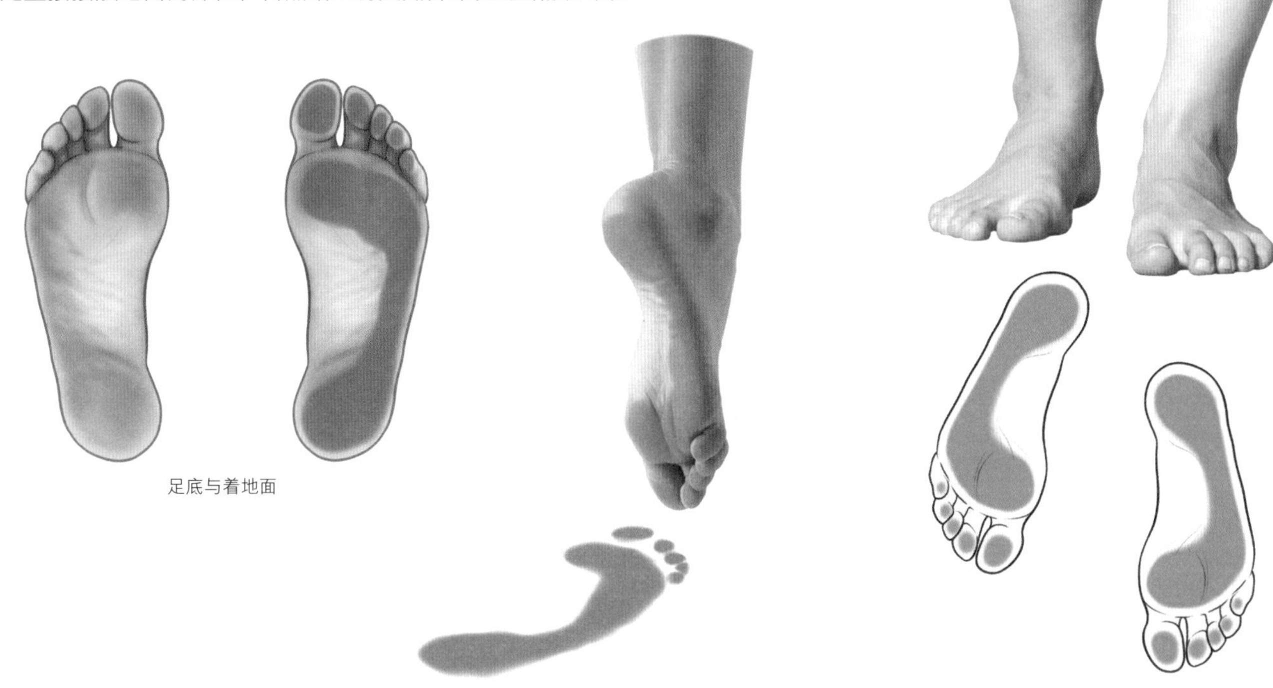

足底与着地面

• **足部的不同动态与地面的接触点**

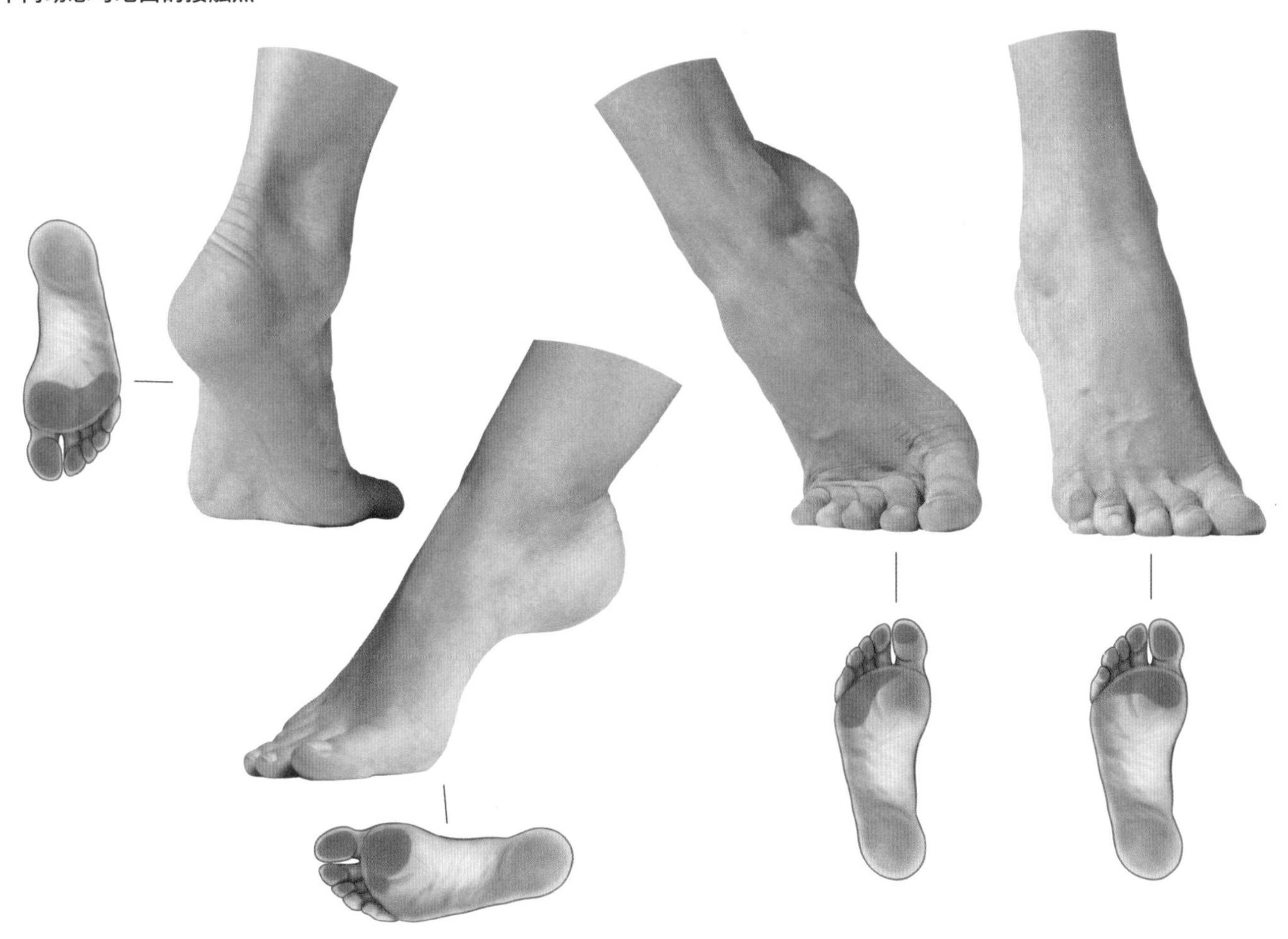

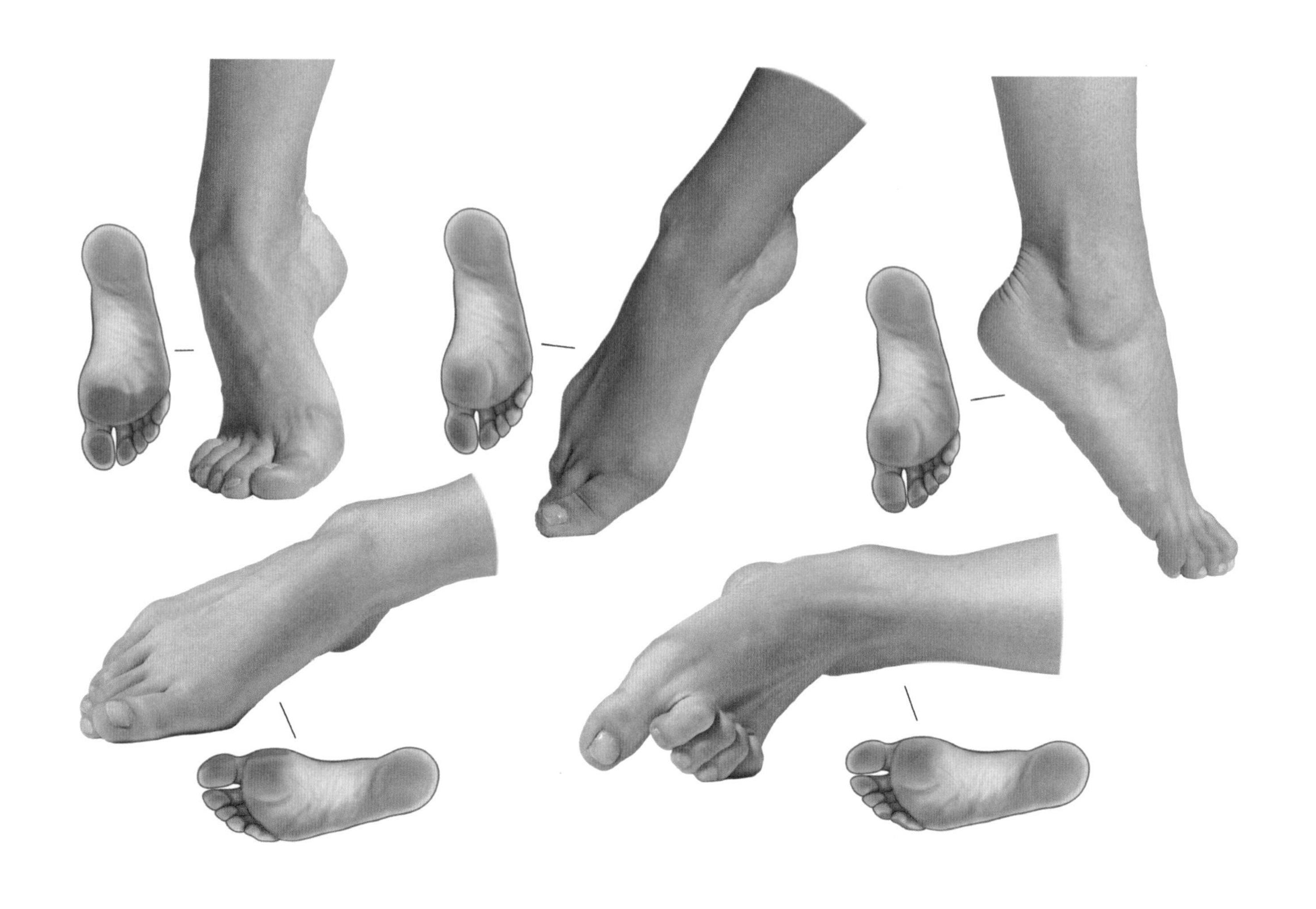

3.足部关节运动与解剖

足部拥有许多关节，运动时往往是多关节共同运动，称耦合运动，其中最为灵活的是踝关节与跖趾关节；其次是距跟舟关节，其属于距下关节；其余关节属于微动关节。

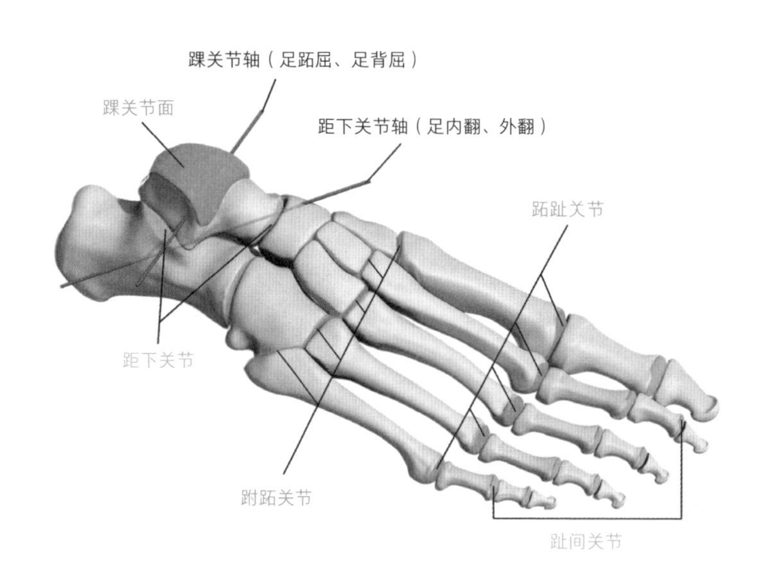

- **距跟舟关节的运动，足外翻与足内翻**

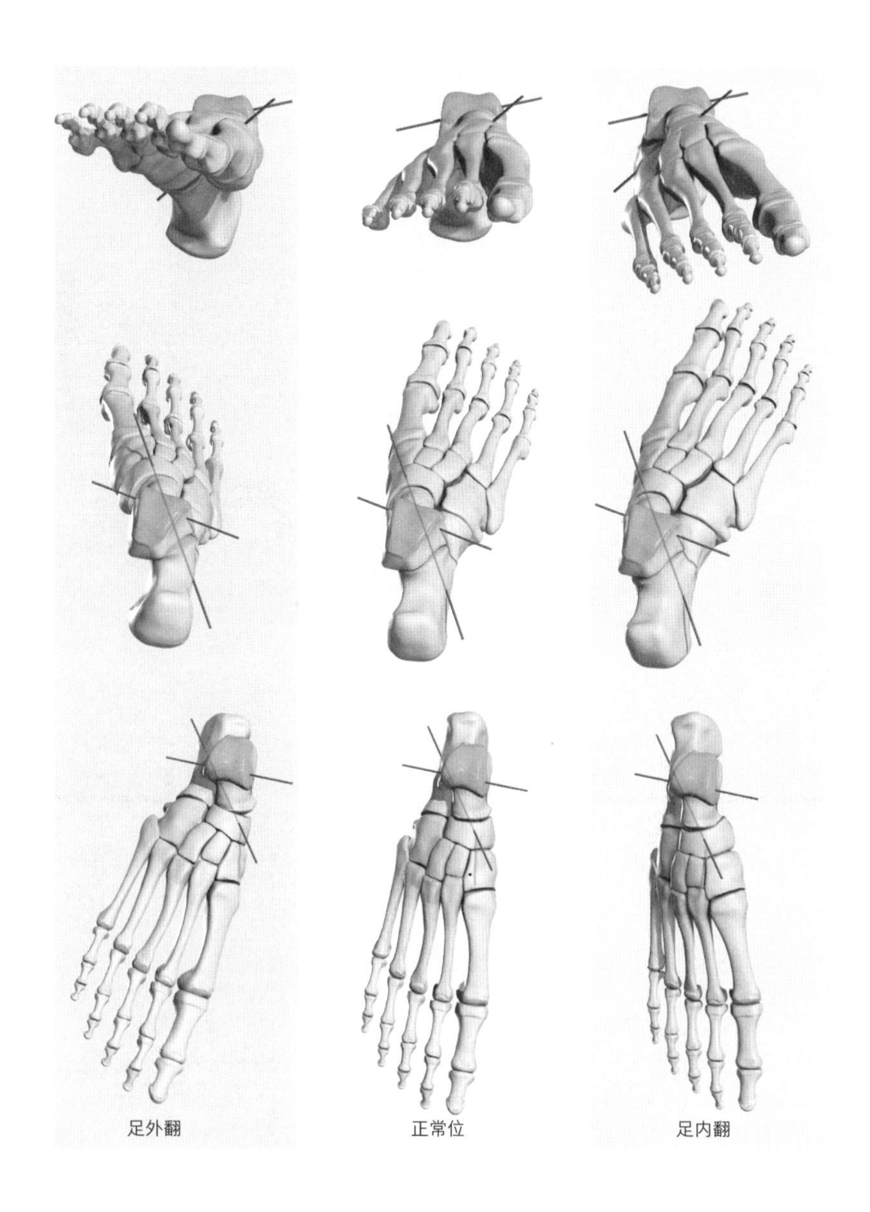

足外翻由腓骨长肌、腓骨短肌与第二腓骨肌收缩形成，足内翻由胫骨前肌、胫骨后肌收缩形成。

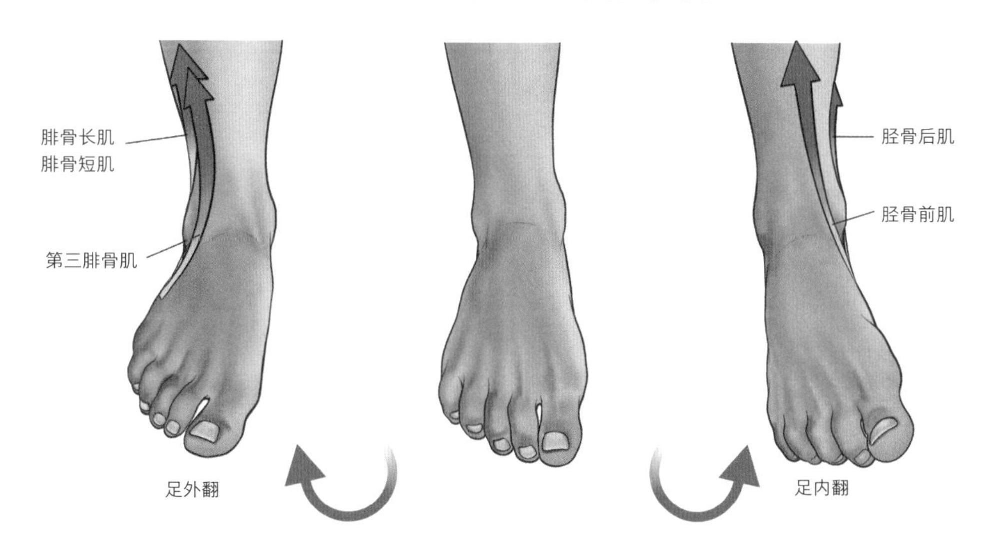

足跖屈即伸脚尖，角度约为50°，此状态下小腿前侧与脚背大致可成一条直线，由小腿三头肌收缩形成；足背屈类似于走上坡路，角度约为20°，由趾长伸肌、第三腓骨肌、胫骨前肌、踇长伸肌共同收缩形成。

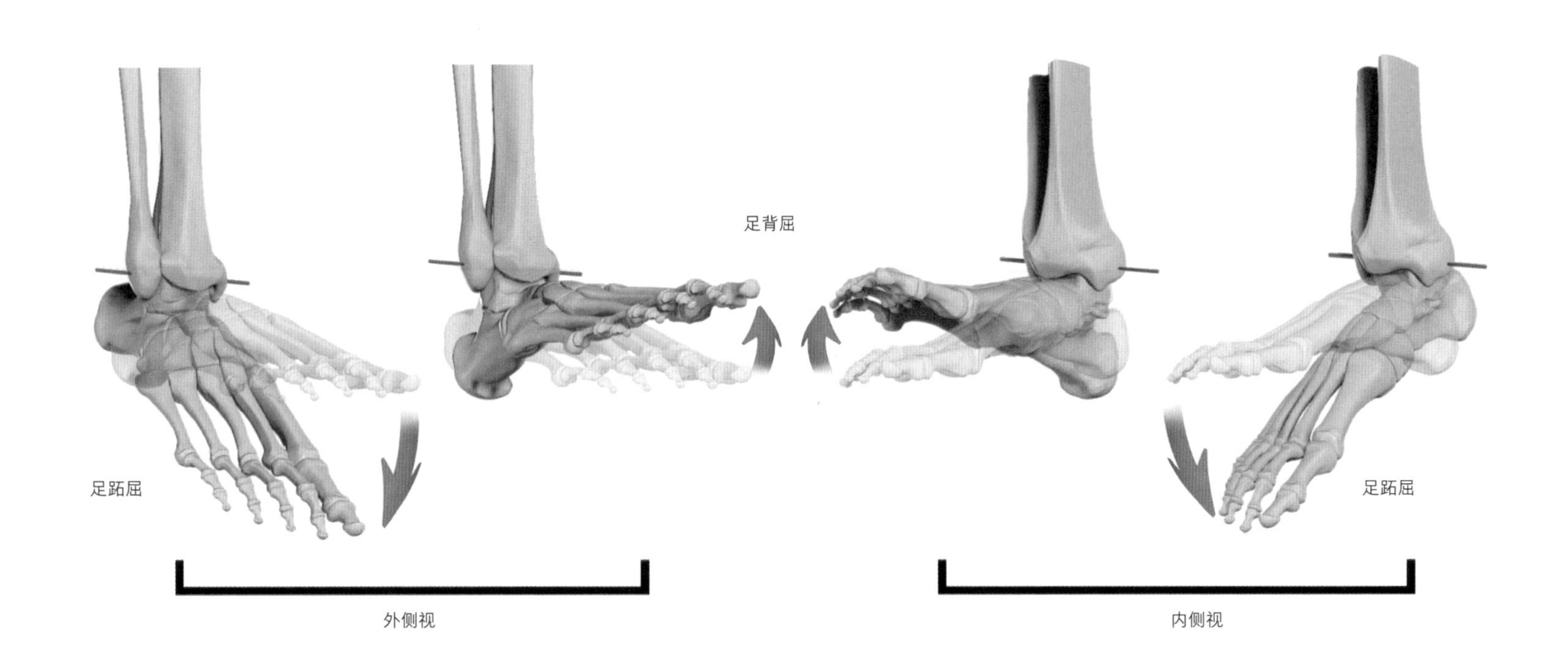

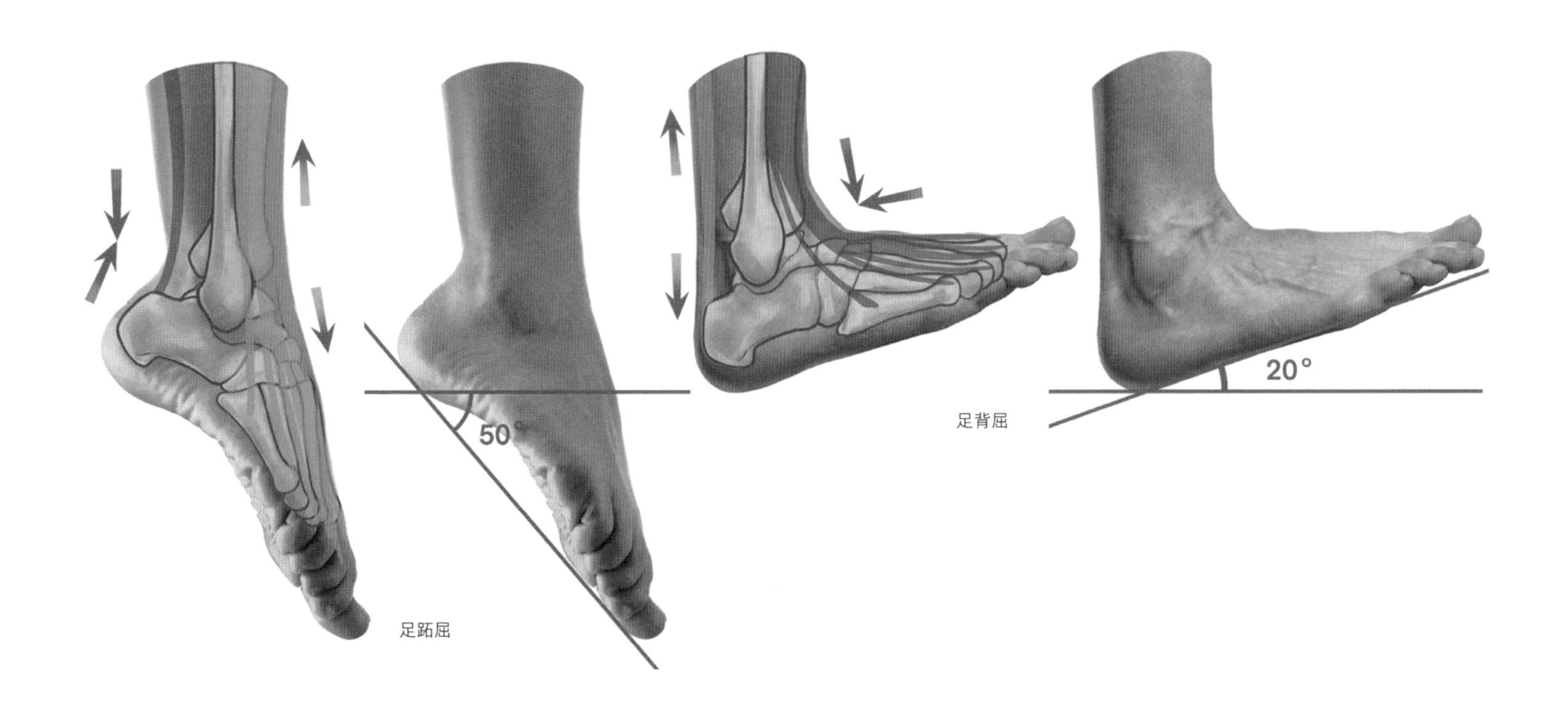

跖趾关节伸展分为两种情况：自然抬伸脚趾时角度约为40°；脚趾触地时，重力与压力可使脚趾过伸，角度可达90°~100°。触地的压力点位置会根据动作而变化。

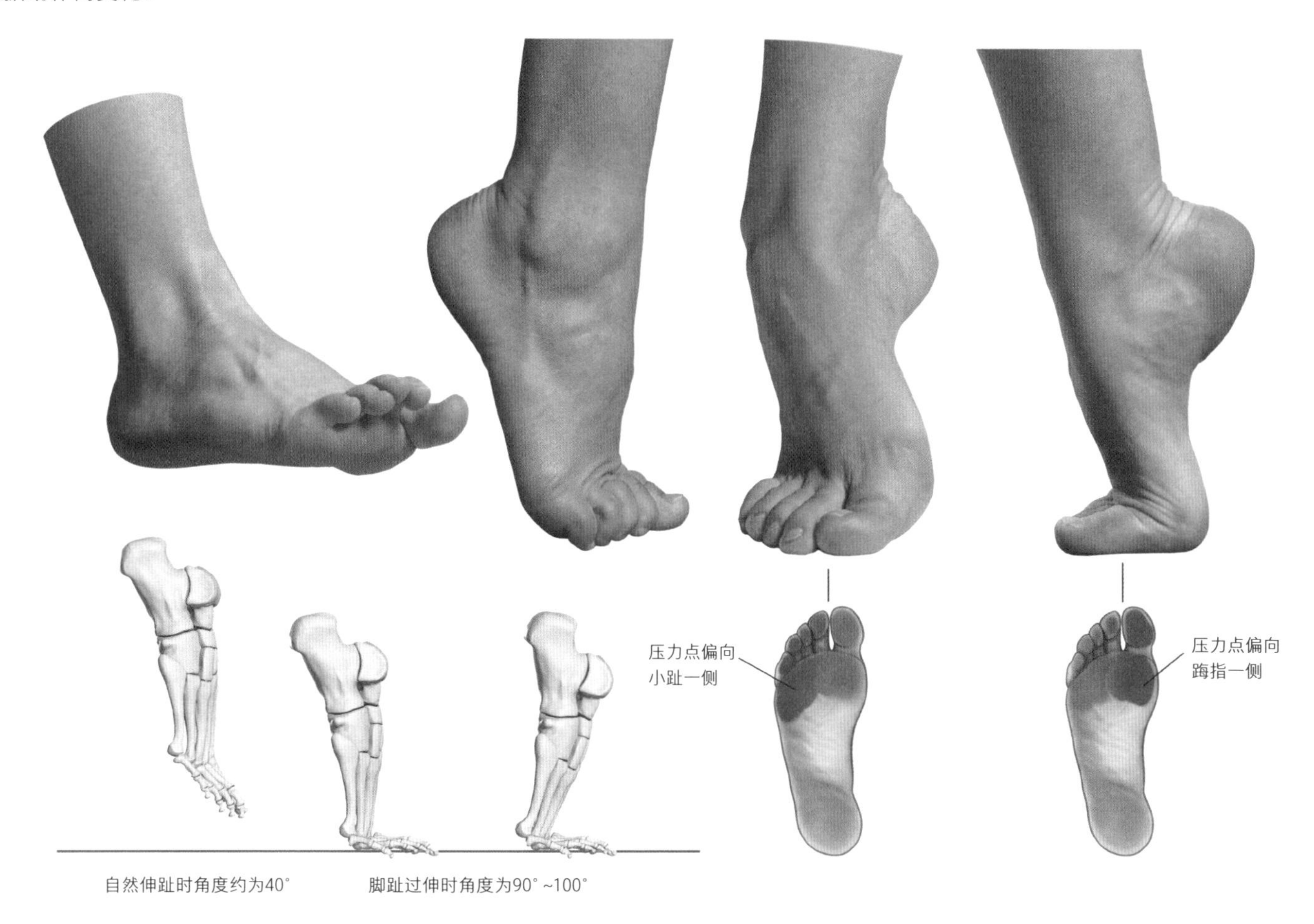

自然伸趾时角度约为40°　　脚趾过伸时角度为90°~100°

跖趾关节屈曲即扣脚趾，角度约为35°，由趾长屈肌、踇长屈肌及足底的屈肌群共同收缩形成。

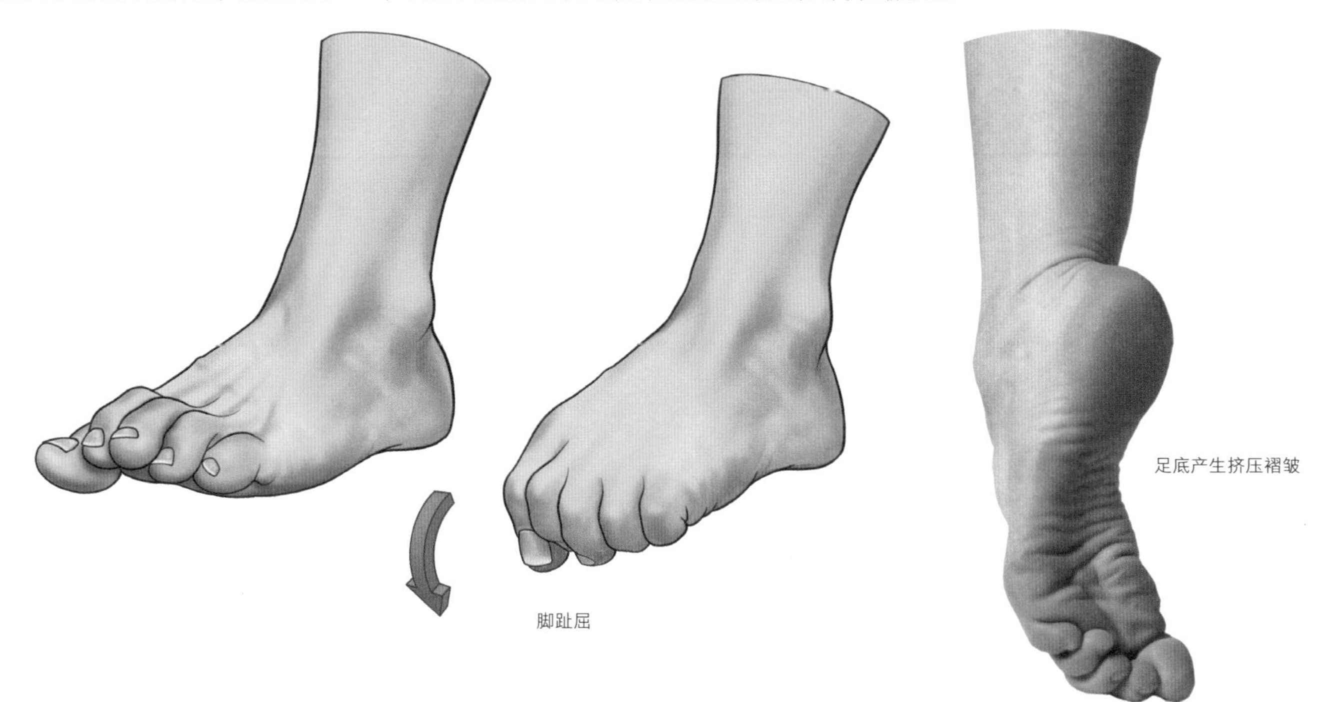

足跟部略呈方形，上窄下宽，上接跟腱，足跟底部有脂肪垫，踩在地面上时受重力挤压向外侧隆出；足跟底部与足弓外侧底部相接，前脚掌底部位于跖趾关节下方，拥有厚厚的脂肪垫。

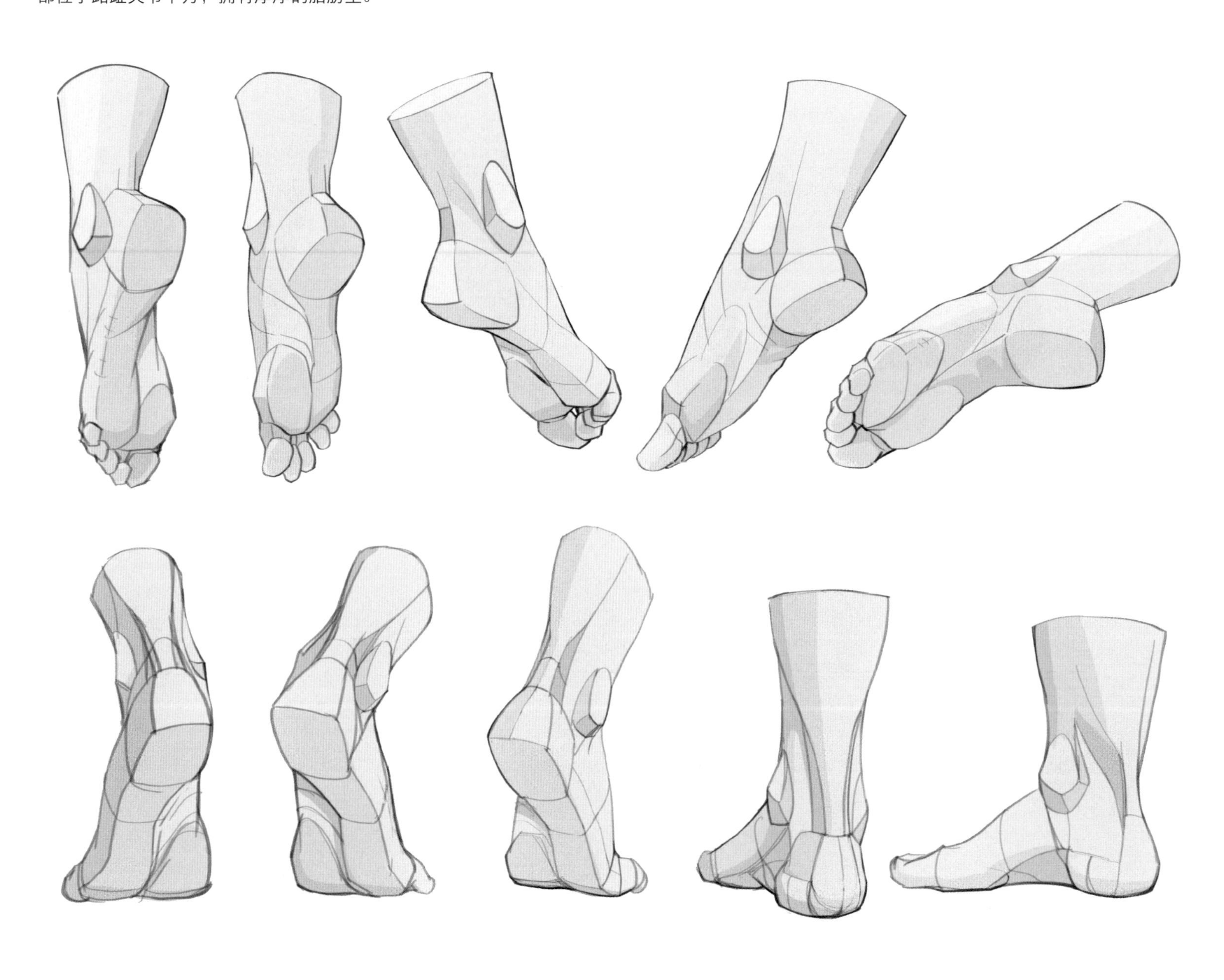

5.5.4 膝关节形态

膝关节是人体中最大的骨连接，大致位于下肢的1/2处，是大腿与小腿的衔接处。理解了大腿与小腿的形态，膝关节形态就容易理解了。

• **膝关节各角度视图**

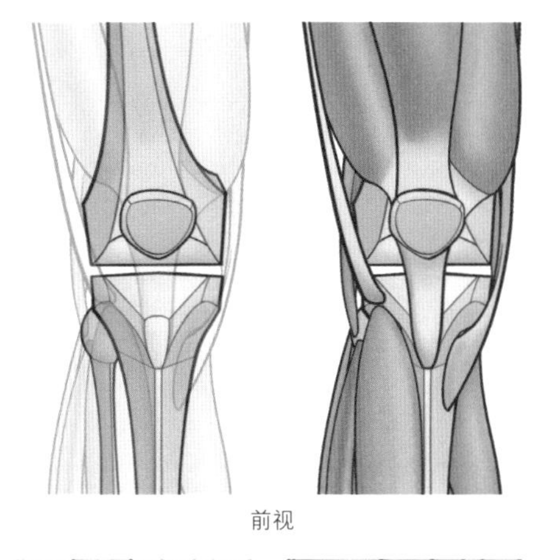

前视

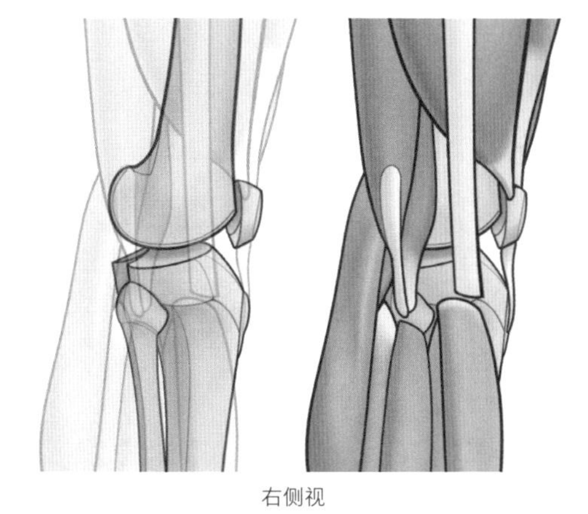

右侧视

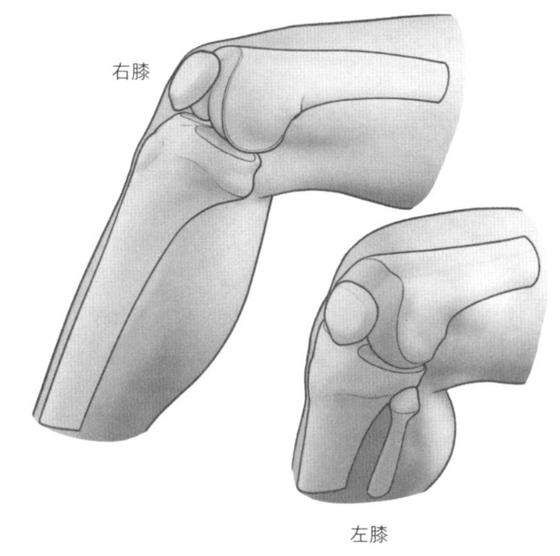

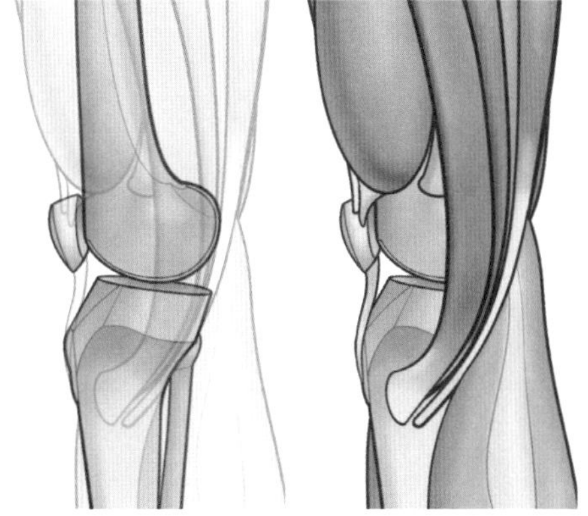

内侧视

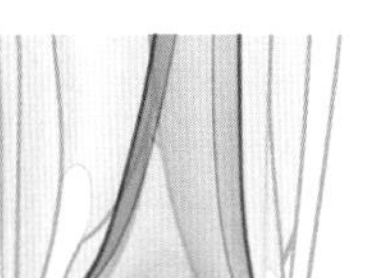

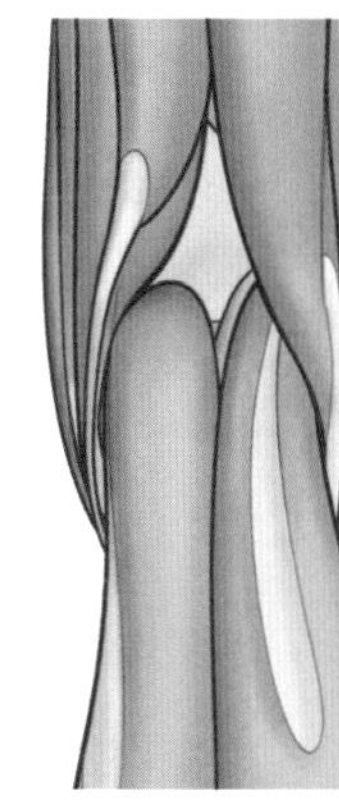

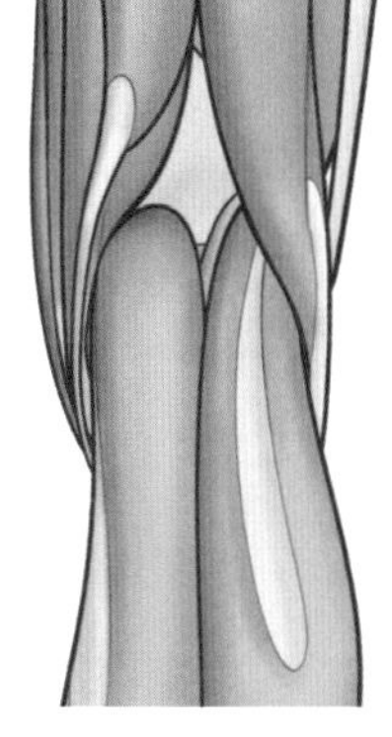

后视

膝关节的骨骼由股骨下端、胫骨腓骨上端与髌骨构成，其中腓骨不参与膝关节的运动，腓骨头为部分肌肉提供附着点。股骨的内外髁、胫骨粗隆与髌骨决定膝关节外形。膝关节类似于滑车关节，可做屈伸运动和少量旋转运动。

• **右侧膝关节骨骼**

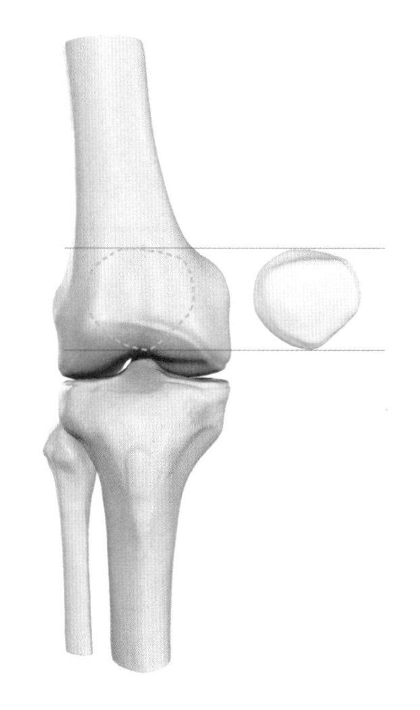

前视

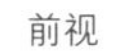

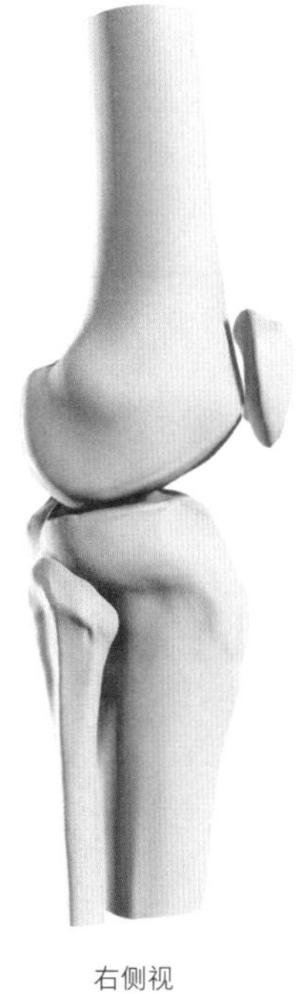

右侧视

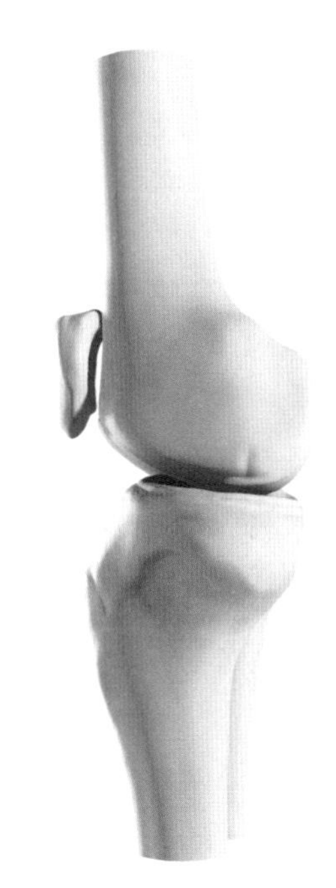

内侧视

屈膝状态下股骨髁外下缘会显露于体表，形成骨骼标记。

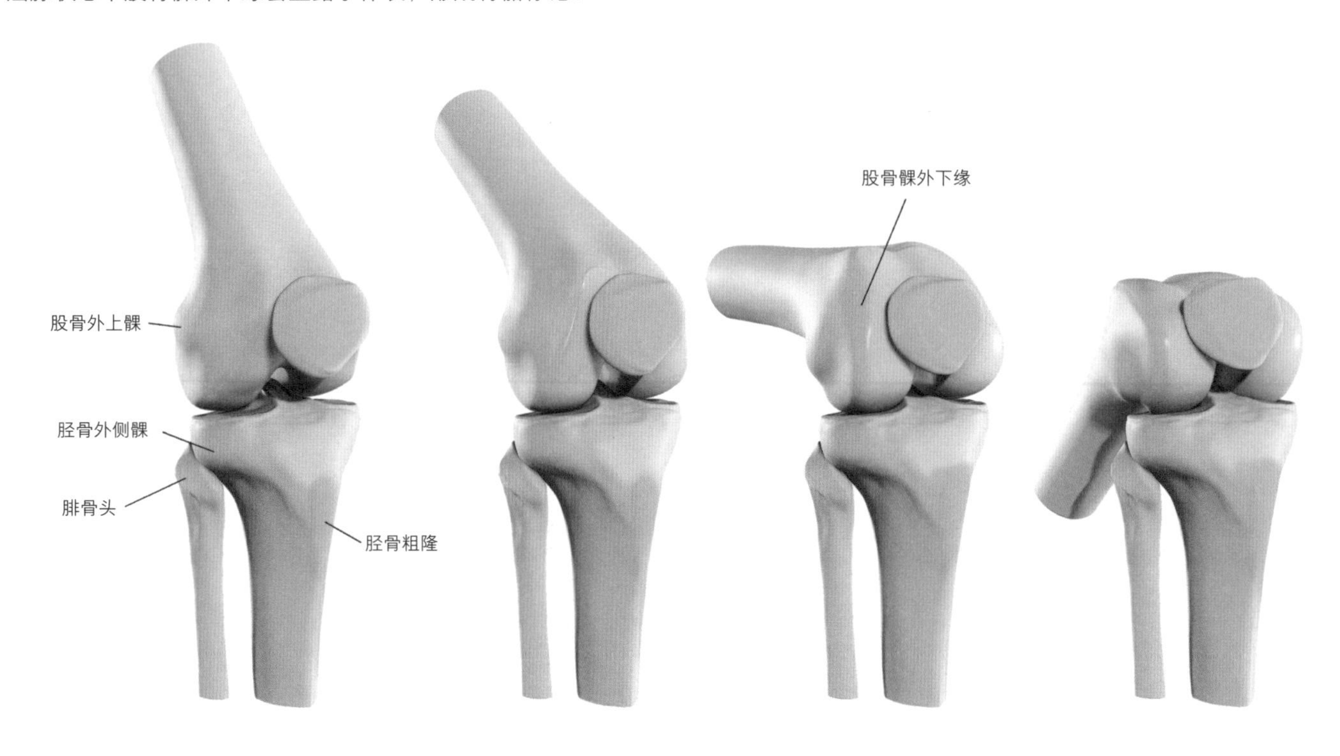

膝关节伸直时，髌骨在膝关节处隆起，上连股四头肌腱，下连髌韧带（髌腱），整体呈连贯的隆起形态。

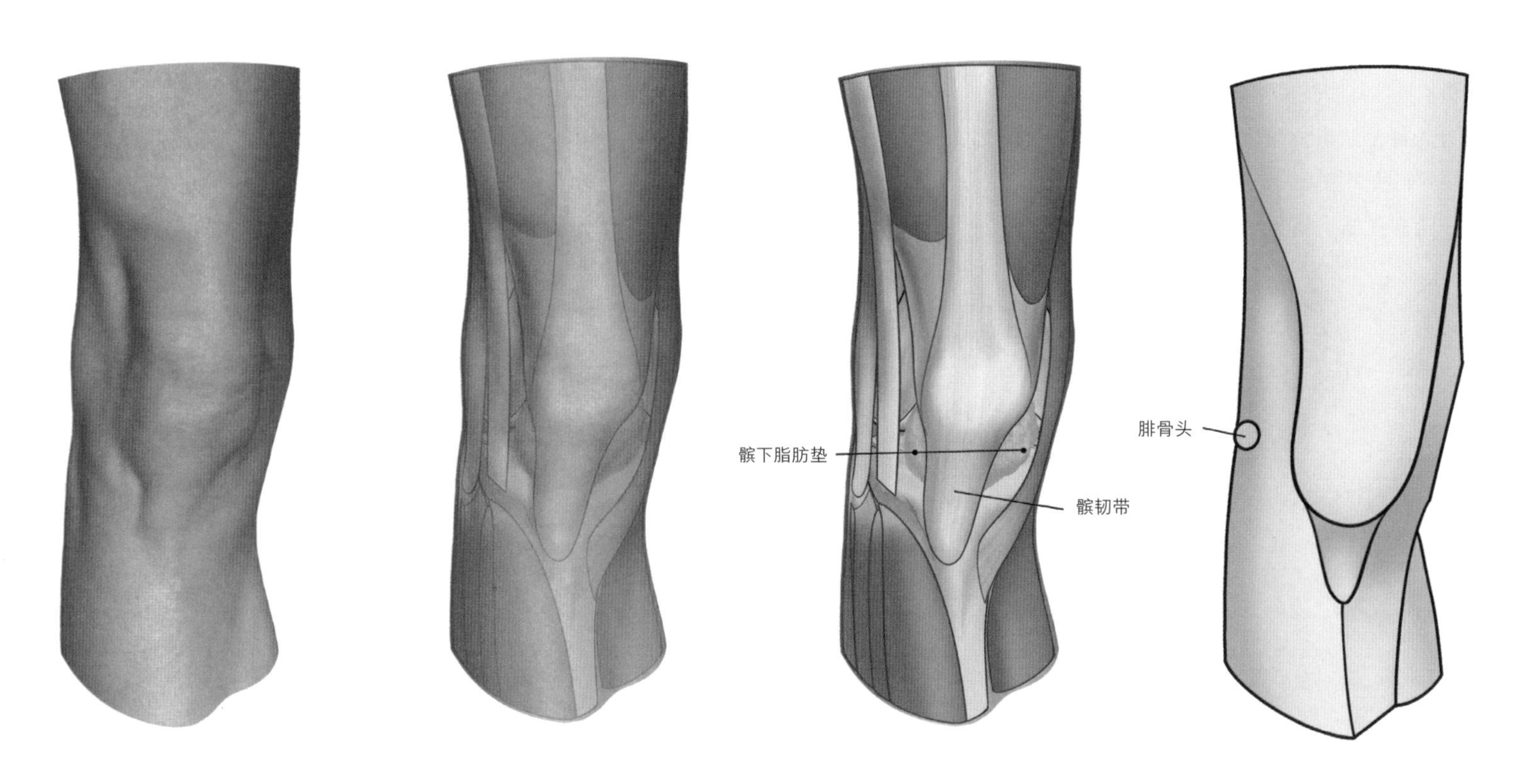

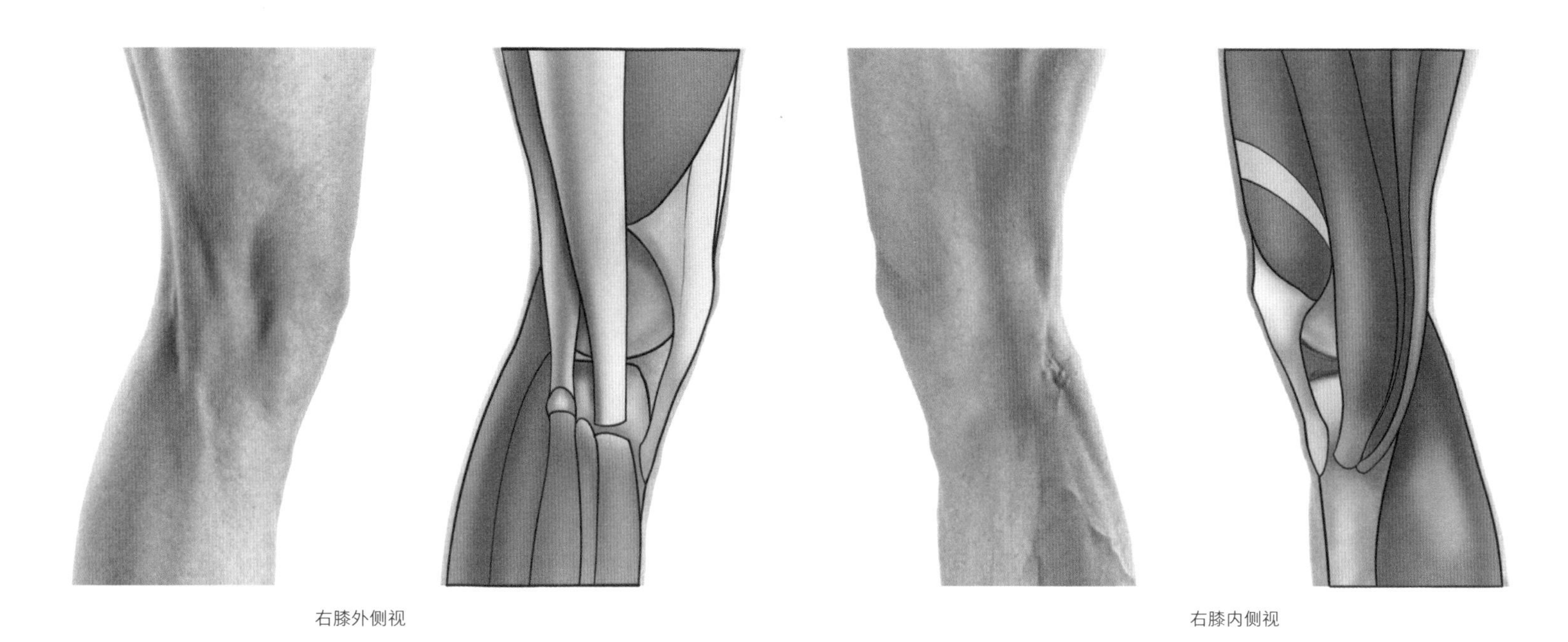

右膝外侧视　　右膝内侧视

膝关节伸展时，从正面观察，从大腿部向下延伸的轮廓外侧结束点高，内侧结束点低，并且内侧呈弧形。从侧面观察，膝部前侧分为3个部分，后侧分为两部分，髌韧带向内侧倾斜。

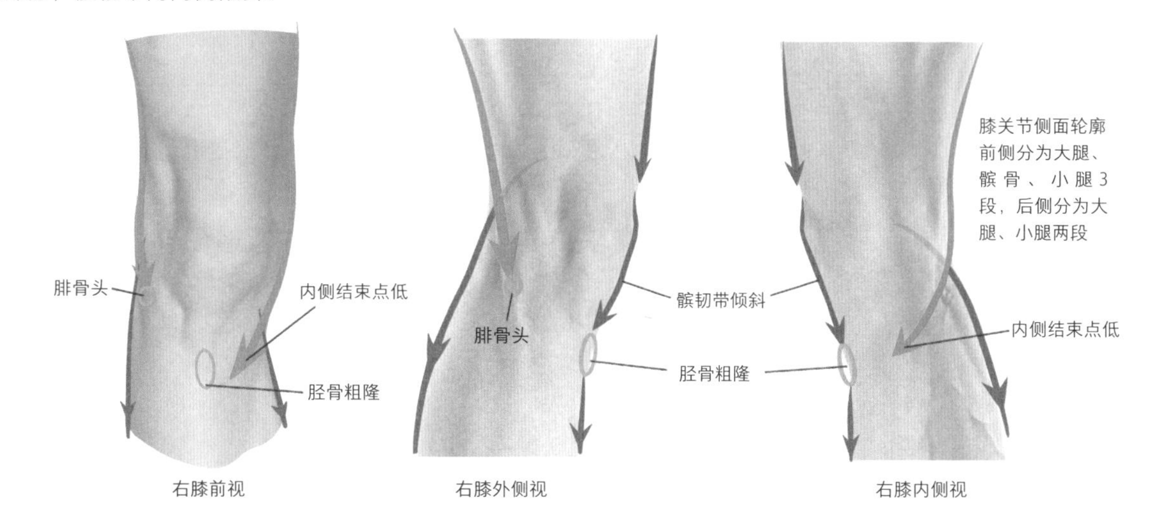

右膝前视　　右膝外侧视　　右膝内侧视

屈膝时股骨内外侧髁的滑轮会滑进胫骨上关节面。

股骨髁滑轮

- **屈膝时髌骨向内移动**

• **右侧膝关节屈曲内侧结构**

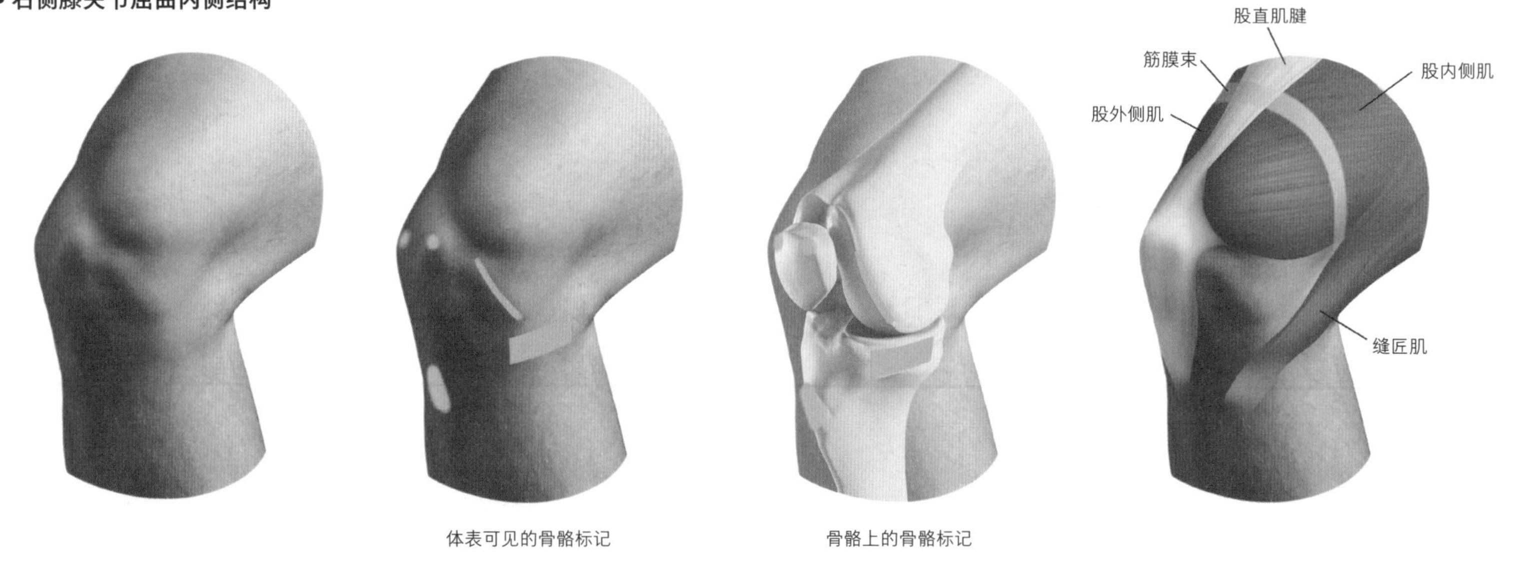

体表可见的骨骼标记　骨骼上的骨骼标记

• **右侧膝关节屈曲外侧结构**

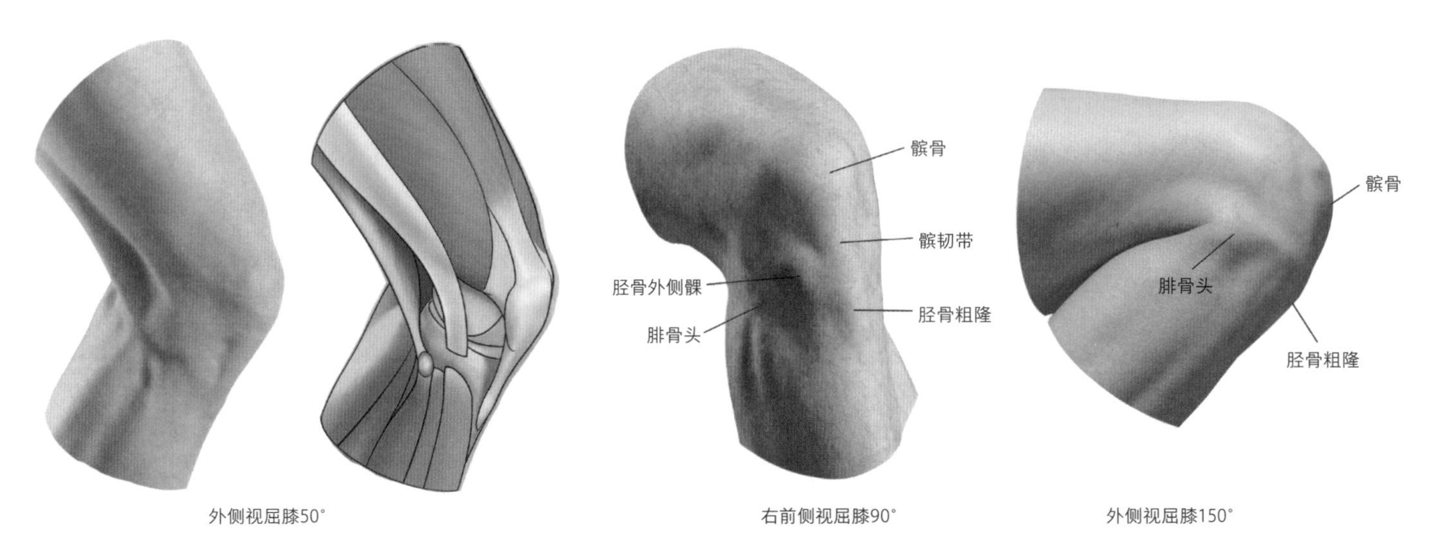

外侧视屈膝50°　右前侧视屈膝90°　外侧视屈膝150°

蹲姿状态下屈膝到最大角度时，股骨髁的底面会在膝盖前侧形成一个平面，股骨外侧髁下缘显露于体表，内上髁的下缘会被股内侧肌遮盖。

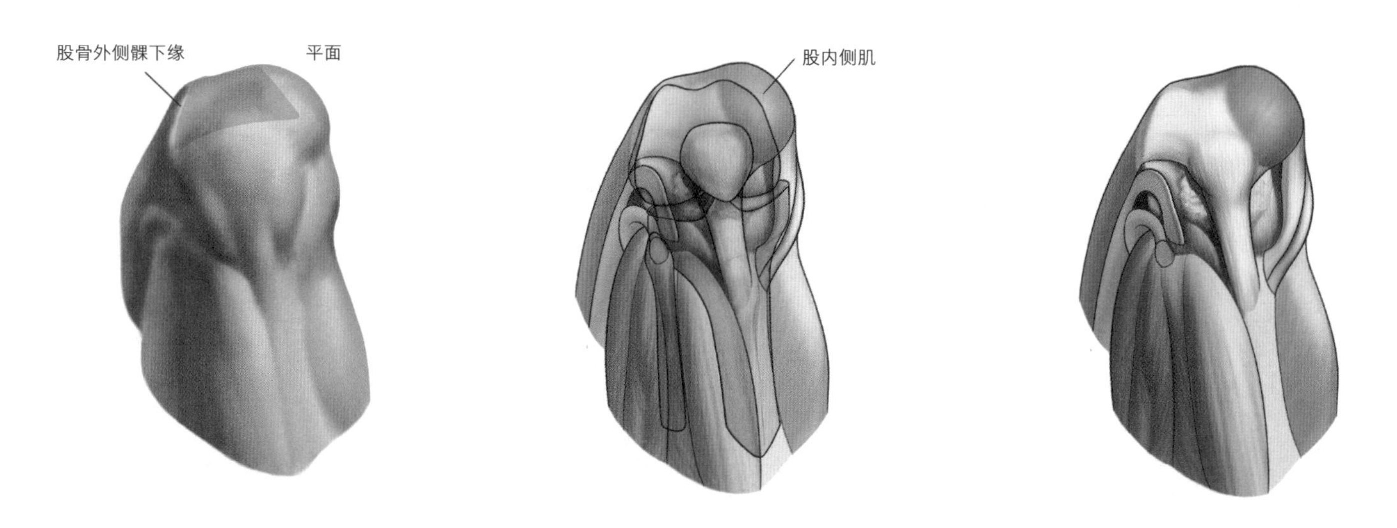

- **右侧膝关节后侧结构**

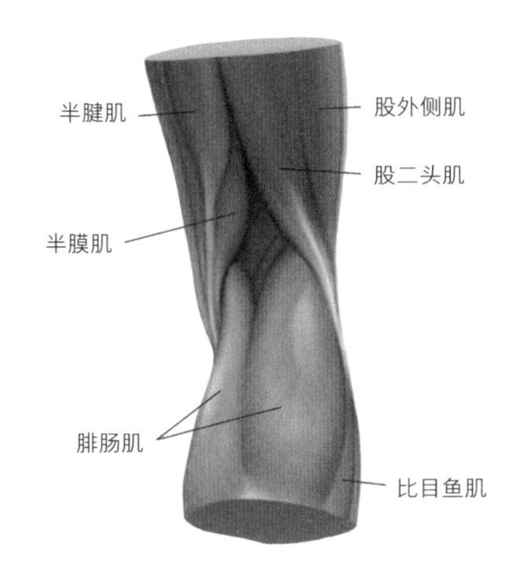

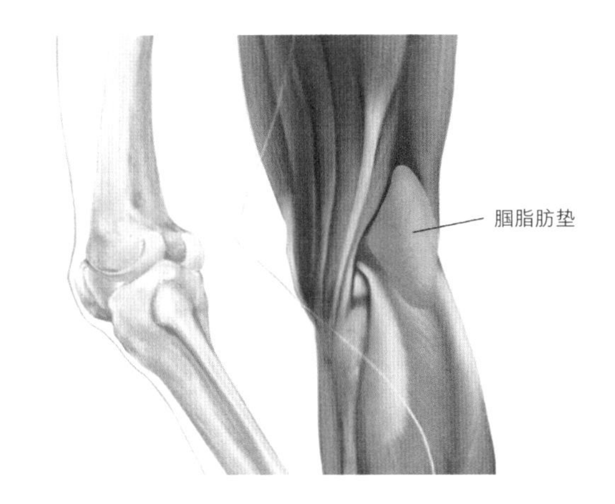

屈膝时后侧折痕上方会形成一片浅窝，即腘窝。腘窝两侧清晰的棱为肌腱，外侧的棱为股二头肌的肌腱，内侧的棱为半腱肌的肌腱。当膝关节伸直时，两侧肌腱消失，融入两侧圆柱形中，腘窝变为隆起的造型。

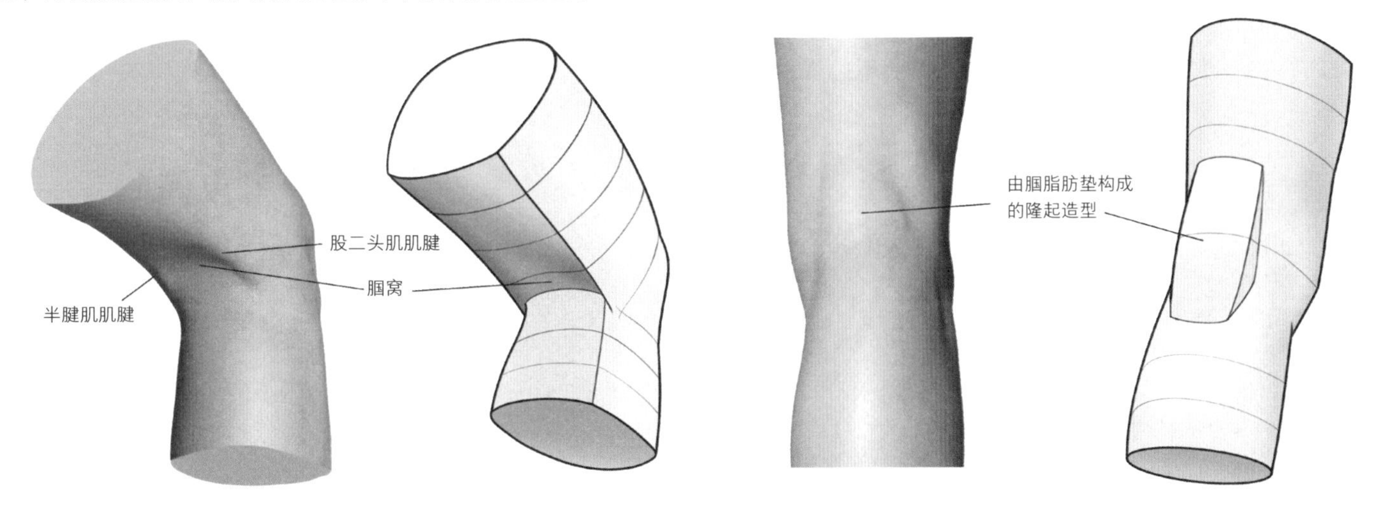

较强壮的腿部脂肪含量低，后方隆起由腓肠肌构成，较为凸出，造型略方。

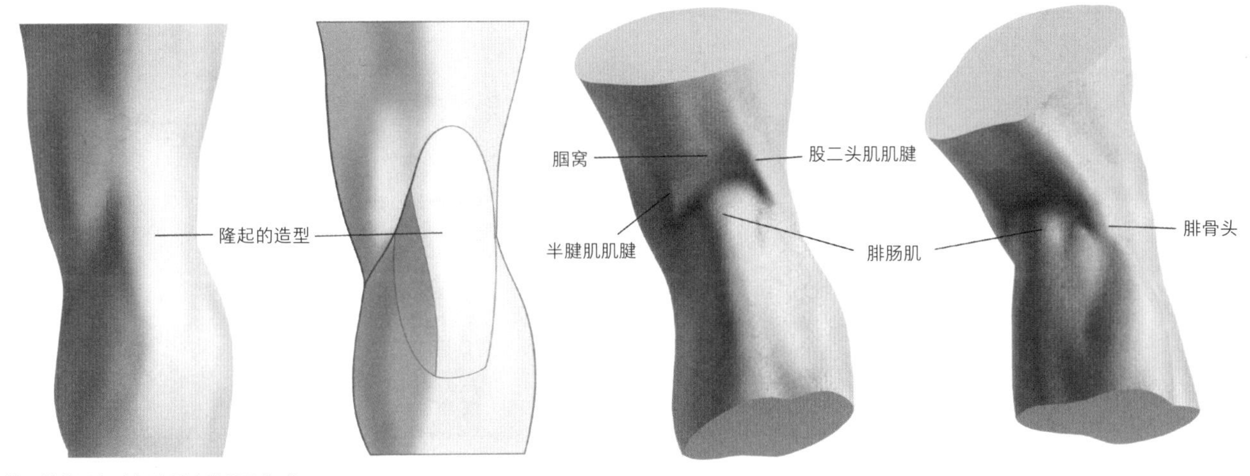

较强壮的腿部隆起造型由腓肠肌构成

5.6
腿部整体

从正面观察，直立的下肢的重力线位于两腿之间。每条腿两侧的轮廓呈错落相对的弧形，脚踝处形成反向的弧度，这种极有节奏感的形状与其承重和运动的构造有关。从侧面观察，重力线经过大转子时位于大腿中部，穿过膝关节时则位于小腿前侧，大腿与小腿形成前后错开的特征。

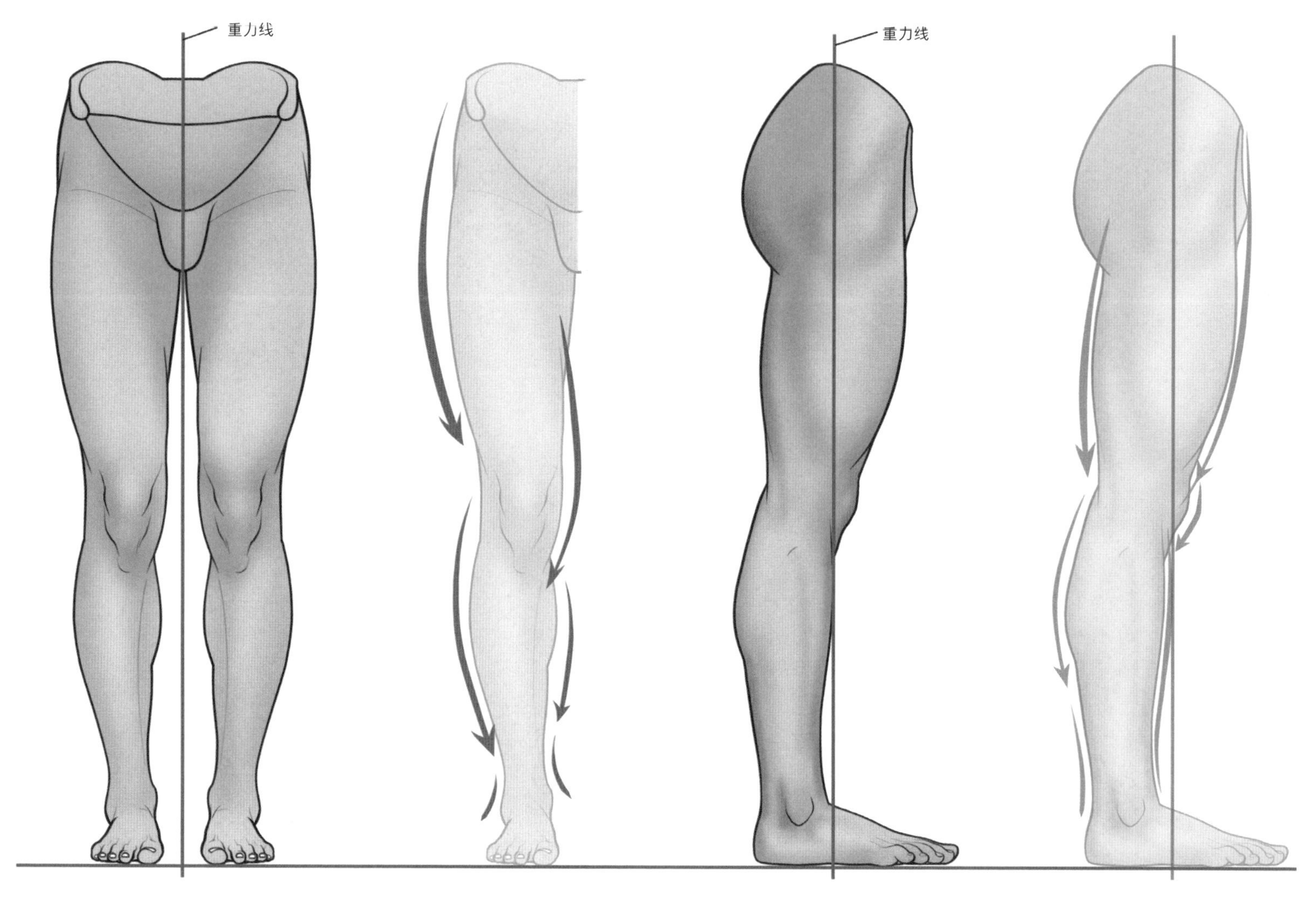

错落相对的弧线

前侧弧线长，后侧弧线短

腿部伸直时内侧呈“S”形，由缝匠肌与皮下胫骨共同形成。

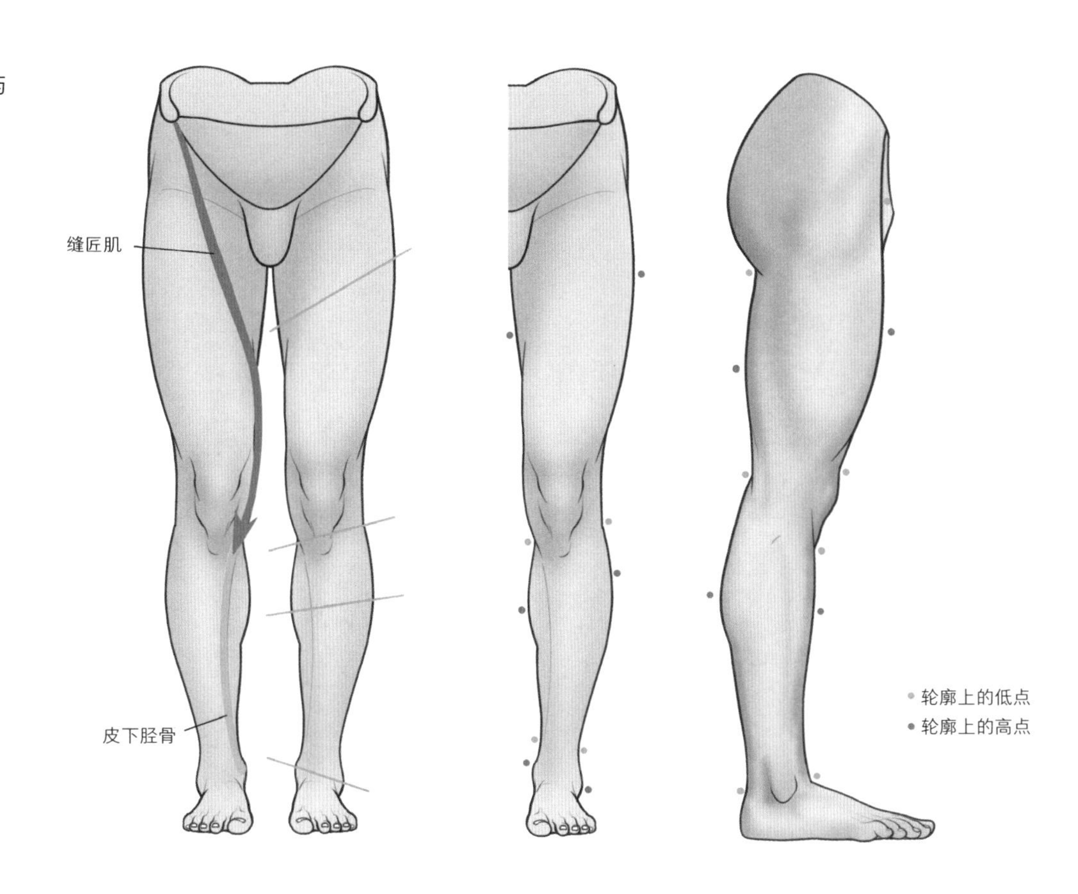

耻骨联合处与大转子大致处于同一水平线上，即人体的1/2处，下肢占人体长度的一半。大腿的长度等于小腿加脚的长度。屈膝时髌骨的厚度应加入大腿的长度中。

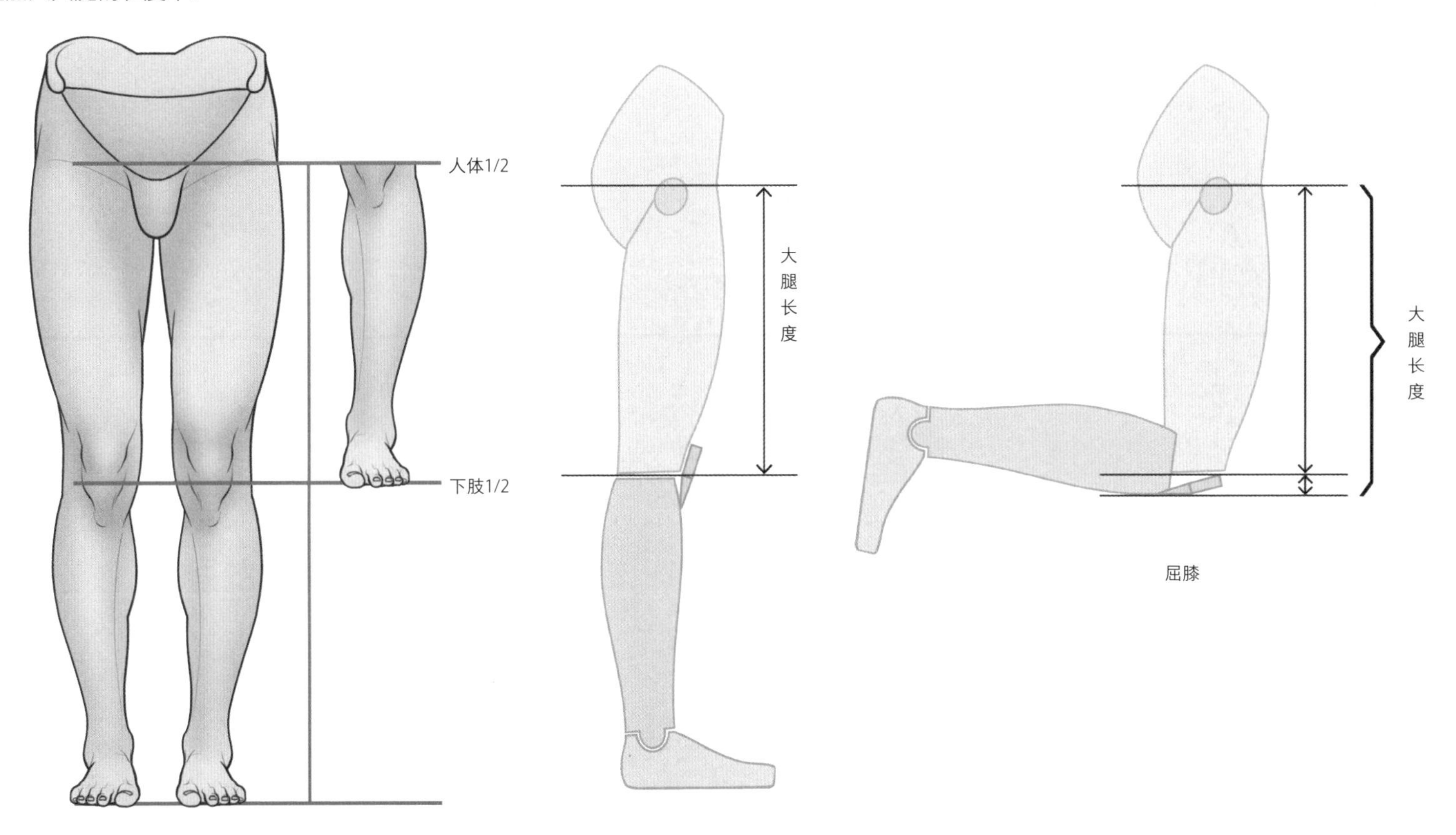

- 腿部整体造型

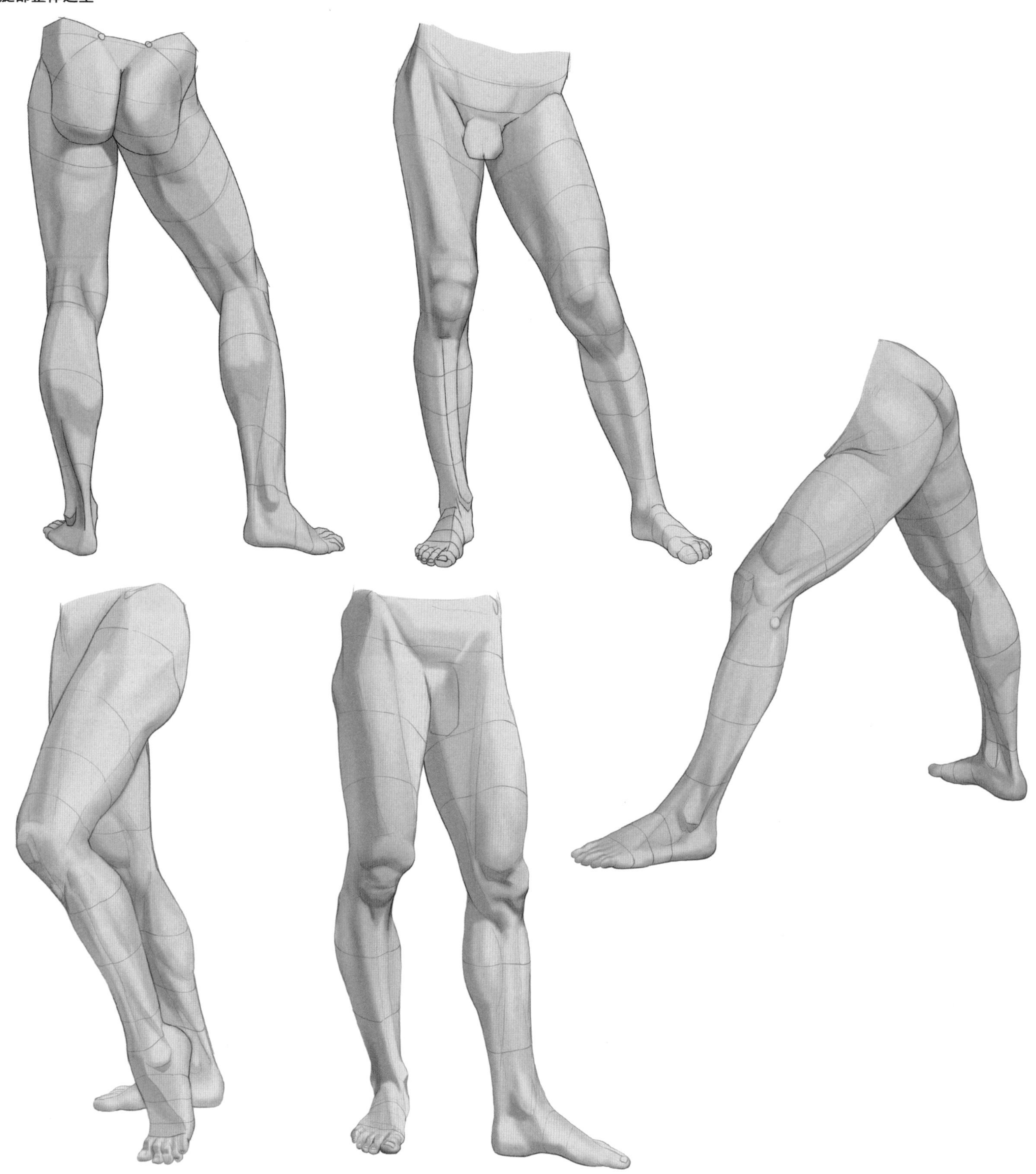

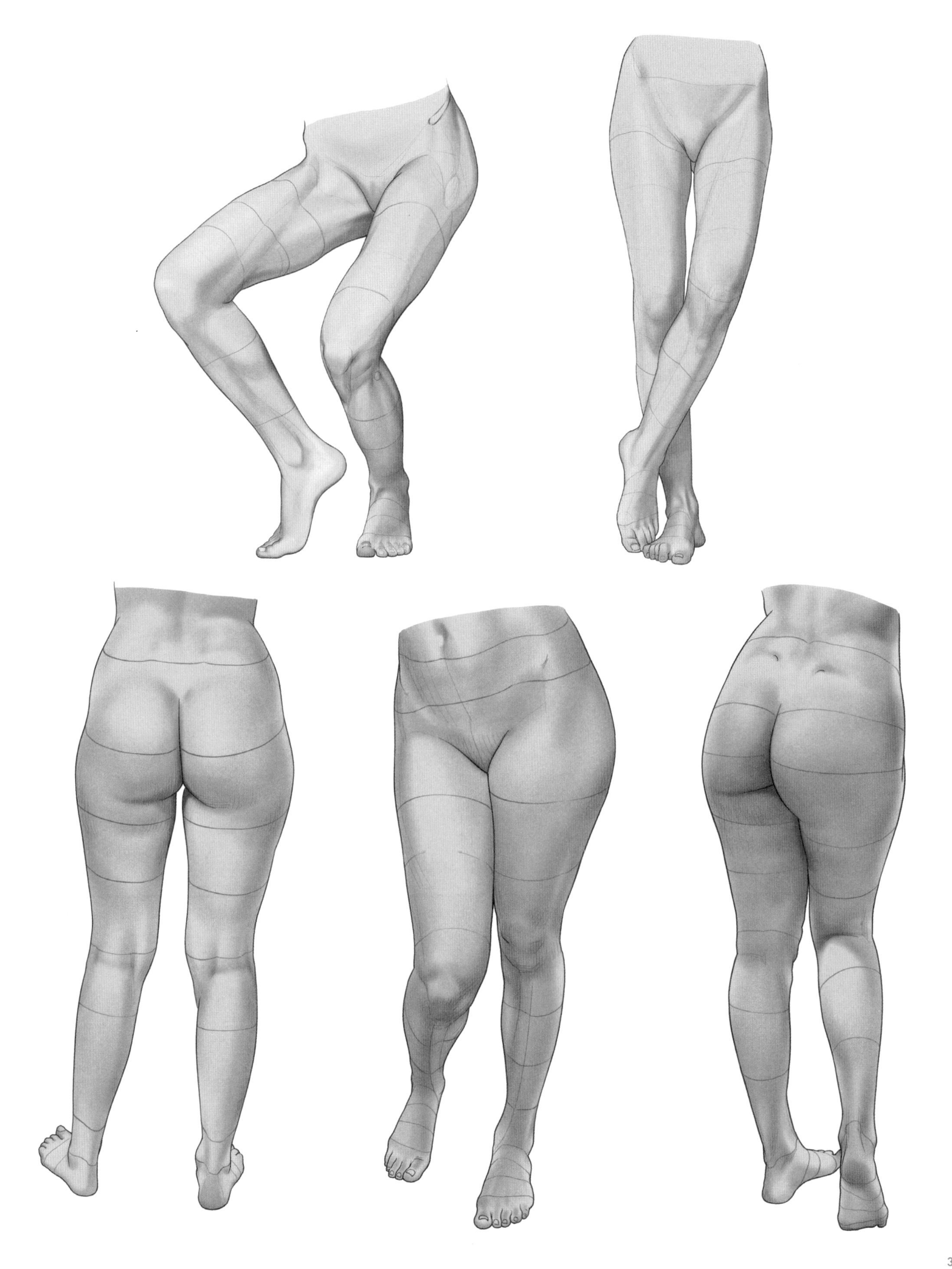

第6章 人体整体

人体的整体刻画一直是绘画中的难点，因为它涉及各个体块之间的比例关系、位置关系、结构关系等。使人体的各组成部分相互协调，能构成一个整体，既有灵活多变的姿态，又包含复杂精巧的构造，使所画人体既丰富又统一是学习人体结构的目的。

掌握了前几章讲解的人体各部位的形态构造及解剖结构，再将其相互融合并应用到完整人体中，就能自然地表现出生动准确的人体了。

右图所示为米开朗琪罗的人体素描习作，从画面中可以轻易地看出他对人体结构的深刻理解。除此之外，画作还反映了他个人丰富的精神世界；画面中的人物饱含情绪与性格，充分运用了肢体语言，这大概就是人体的魅力所在吧。

米开朗琪罗习作

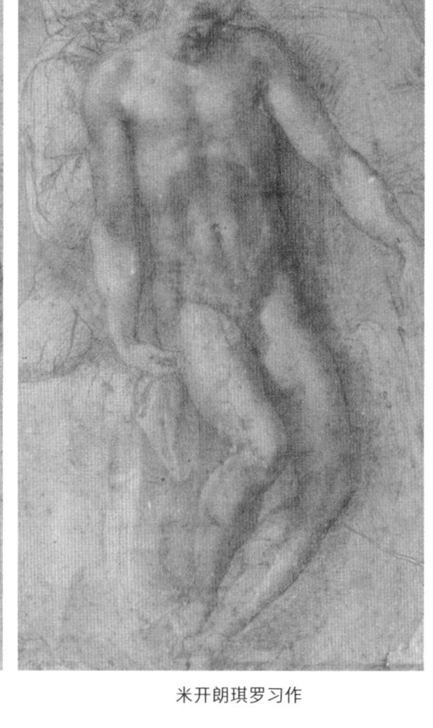

米开朗琪罗习作

右图所示为约翰·辛格·萨金特的人体素描习作，寥寥几笔就描绘出了真实的人体造型，强调了人体的轮廓线条，线条微妙而丰富的变化完美契合内在的形体结构，使整个人体自然流畅，韵律感十足。

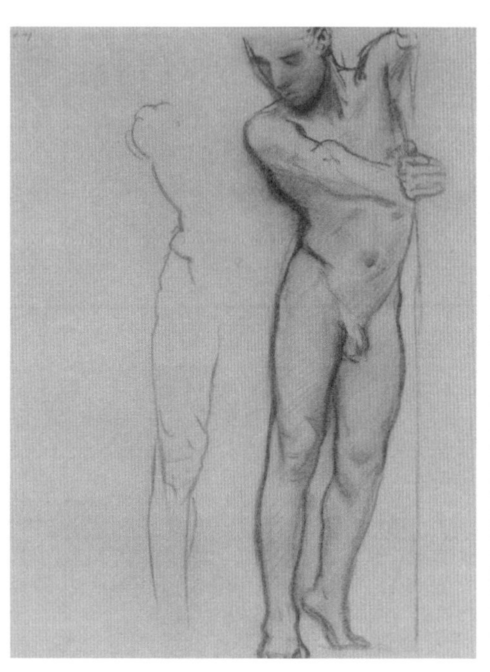

约翰·辛格·萨金特习作

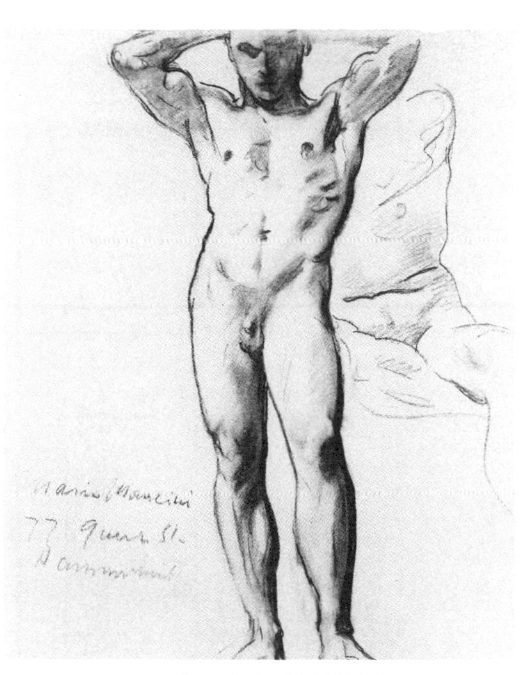

约翰·辛格·萨金特习作

6.1
人体比例

比例是研究比较人体各部分之间的大小、宽窄、厚度等关系的一个重要工具，是将人体刻画准确、表现人体美感的参考依据。标准的比例会让人体更加准确，但同时也会失去个体的自然特征，研究人体比例既要遵循一定规律，又要打破规律的限制。也就是说，比例不是一套特定的数值，而是在一定比例范围内关注个体特征。本章所讲的均为成人比例。

6.1.1 常规比例

一般认识人体比例从标准站姿入手，可以将人体的头顶到脚底视为一个长度单位，再将这个长度均分为若干份，均分的依据是用比较有参考价值的长度，如掌长或头长，其中头长最为常用。头长即头顶到下巴的长度，人体高度包含的头长数量即头身比例，常用的比例有7头身、7.5头身、8头身等，除一般人体外，根据不同的作画需要，还有多种比例关系可供选择。

下面以7头身为例，分析一下各部分之间的比例关系。对于7头身的人体来说，头顶到耻骨联合处的长度为体长的一半，即3.5个头长；肩峰至拇指指尖的长度约为3个头长；大转子至足底的长度为体长的一半，也为3.5个头长。

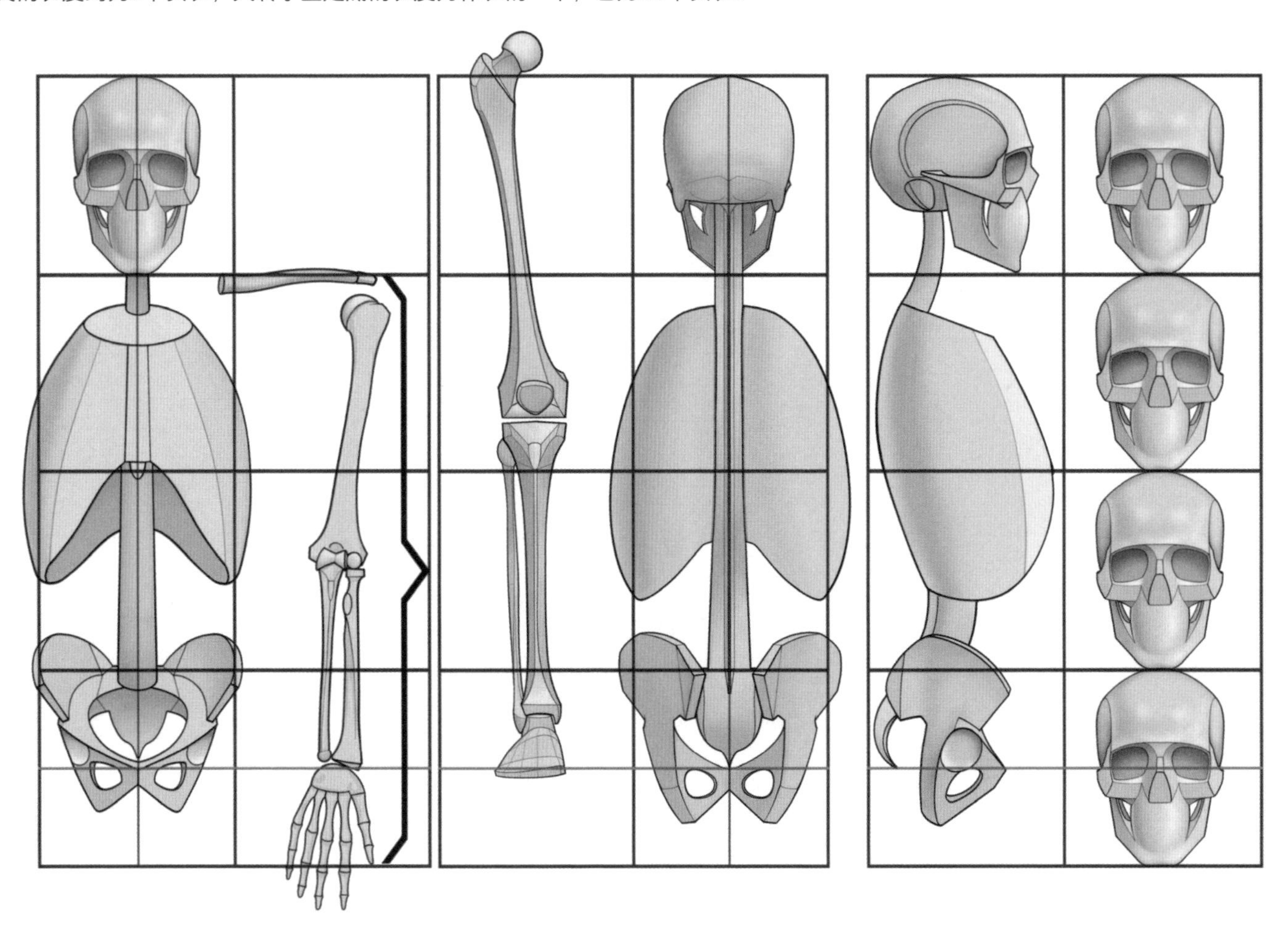

下图所示为7头身的男性与女性人体骨骼，耻骨联合处、大转子及手腕基本在同一水平线上，即体长的1/2处。

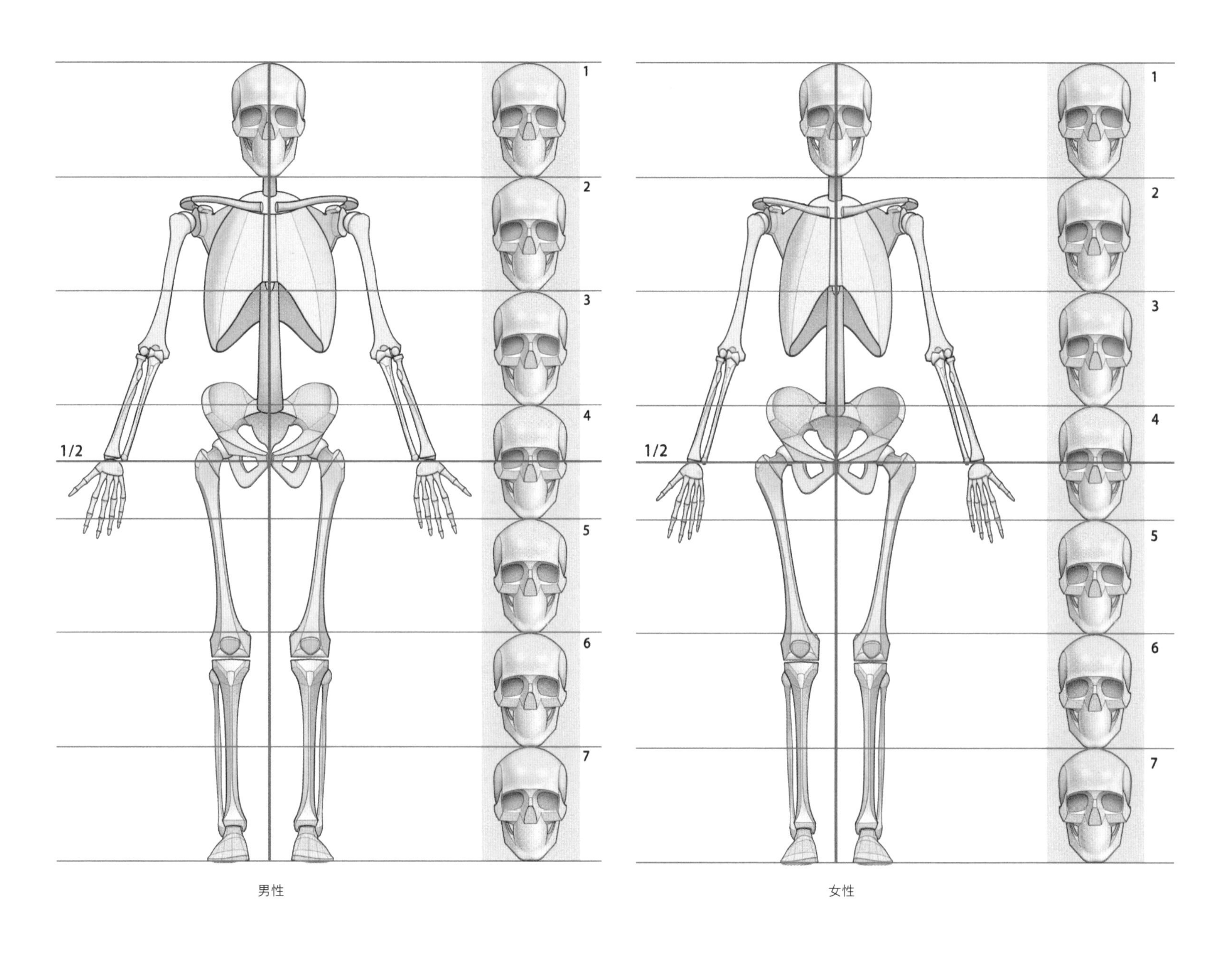

- **其他头身比**

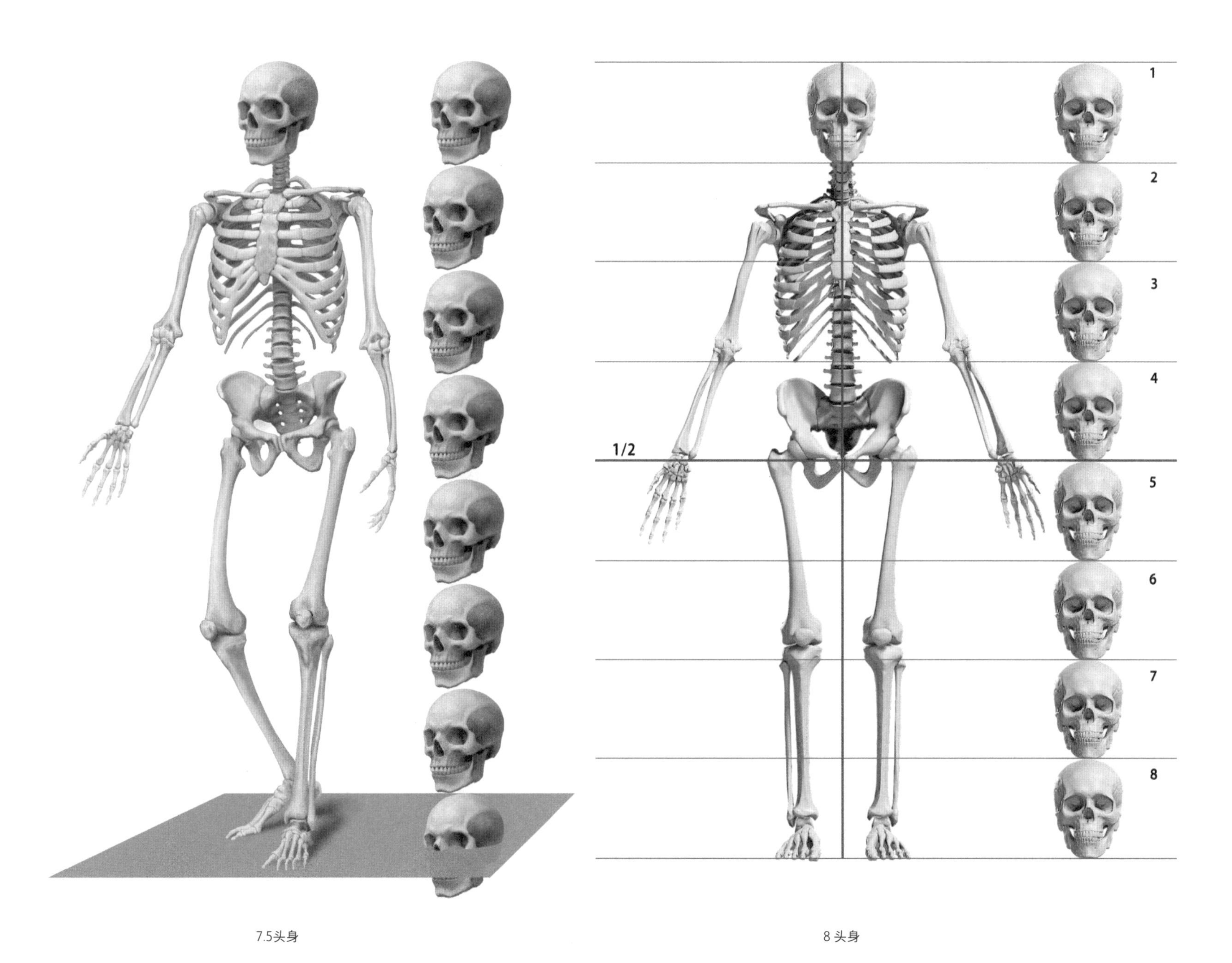

7.5头身

8 头身

- **6.5头身是身材略娇小的成人体中常出现的比例**

6.5头身

头身比会影响人体的视觉身高。例如，相同身高的两人，头部较小、身材较瘦者更显高一些。

两个人实际身高175cm

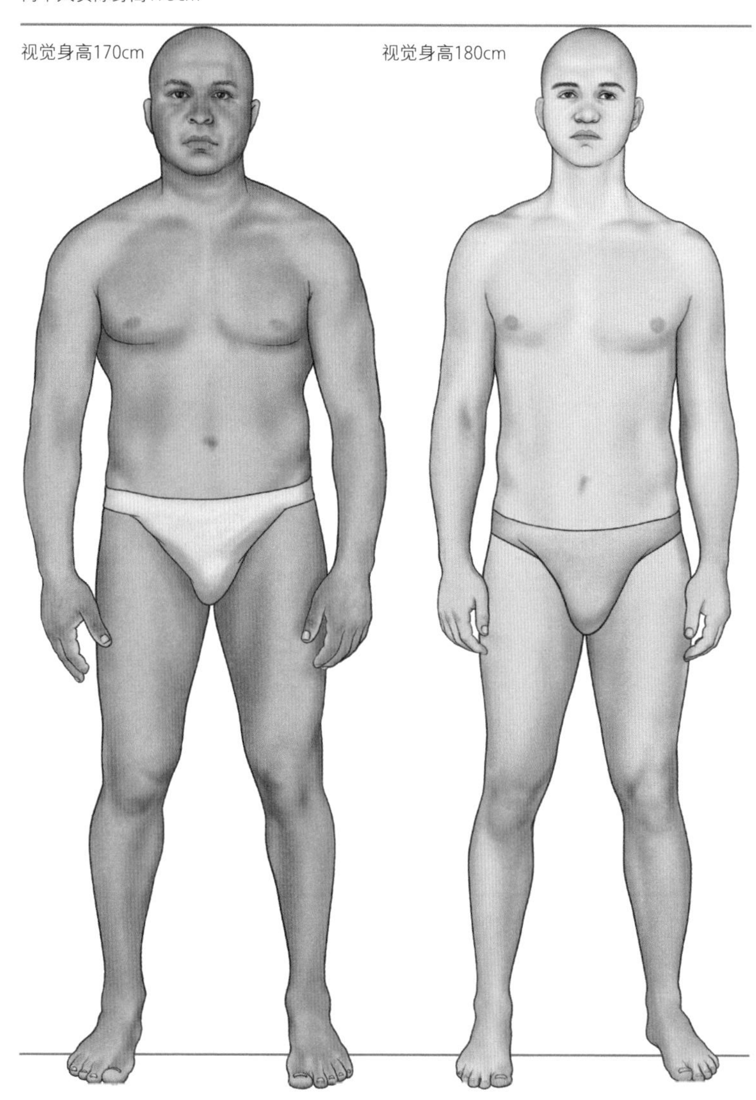

头部长度与宽度还可以用来衡量其他部位。例如，肩峰宽度大致等于两个头宽，手臂伸展开时长度约为3.2~3.3个头长，肩峰至拇指指尖的长度约为 3 个头长。

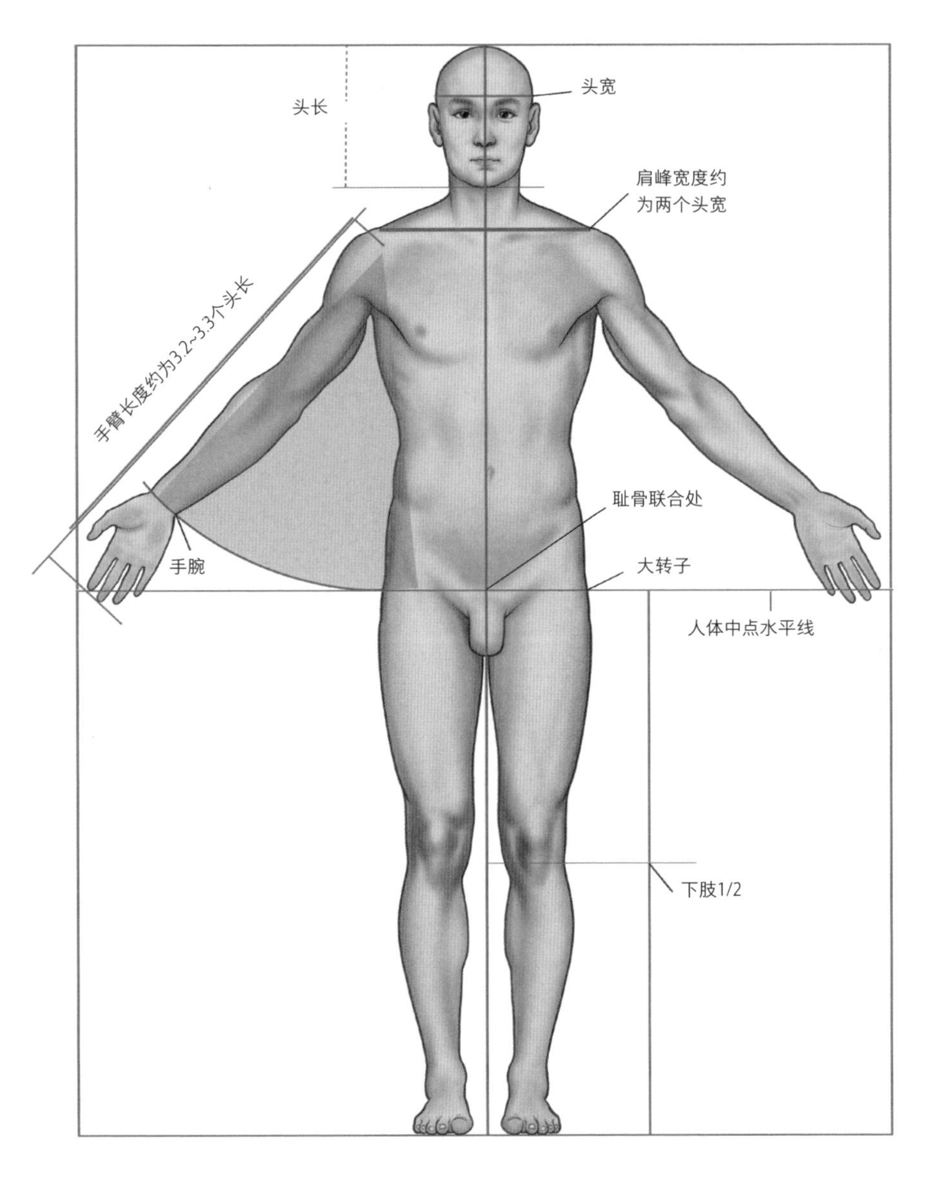

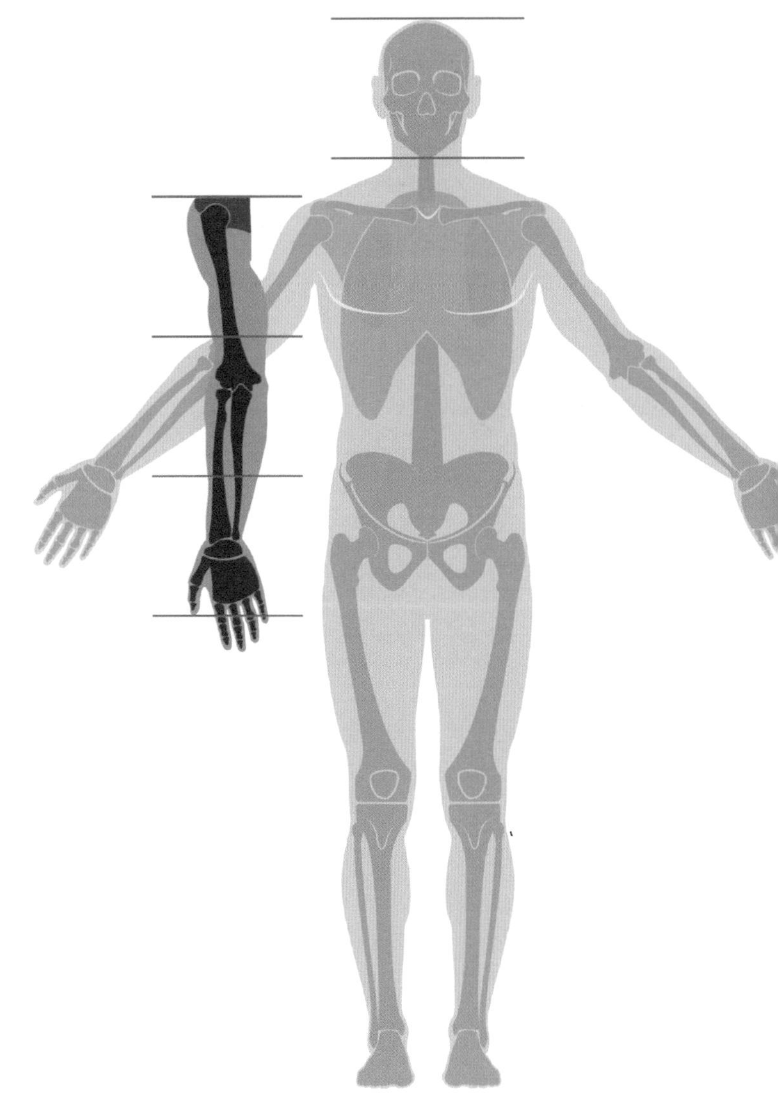

常规坐姿平视视角下人体高度约为 5 个头长。

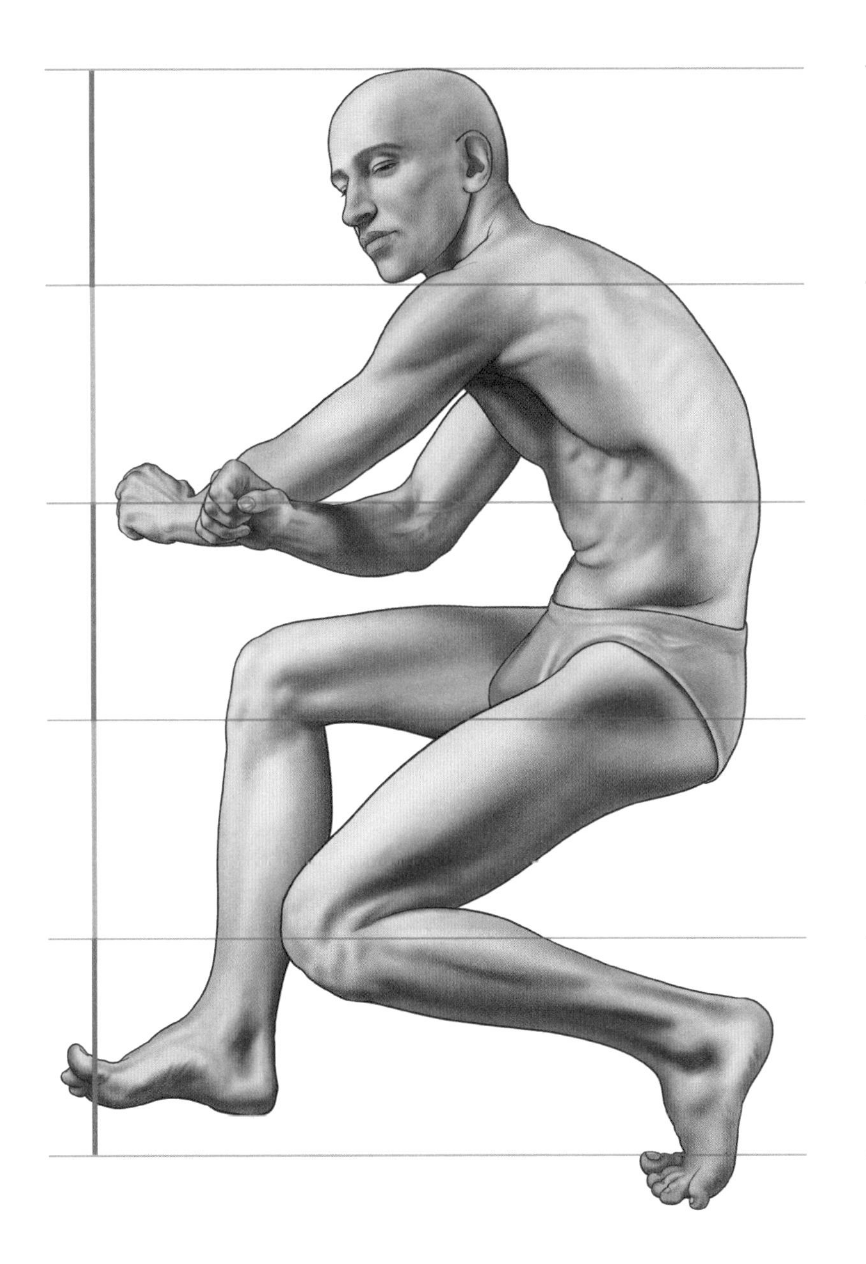

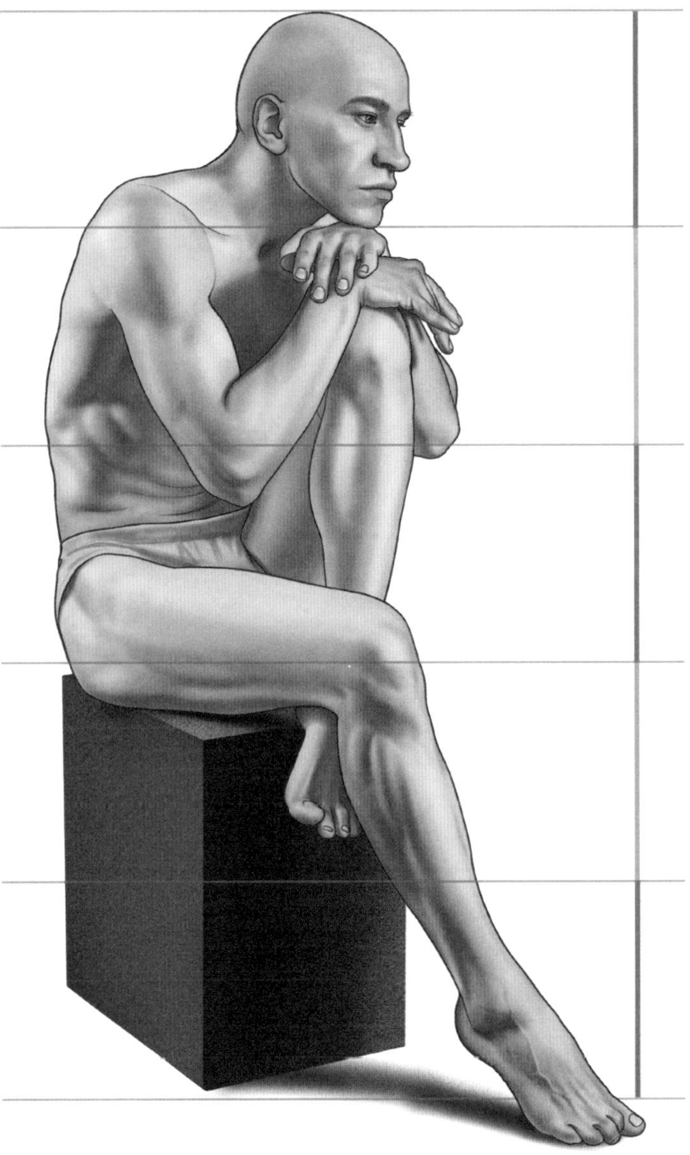

• 常规蹲姿下整个人体高度约为 4 个头长

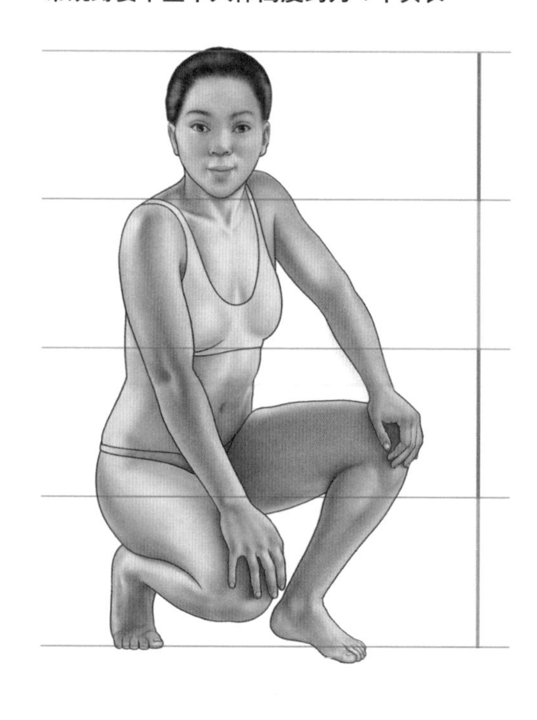

• 在蹲姿状态下俯身，人体高度约为 3 个头长

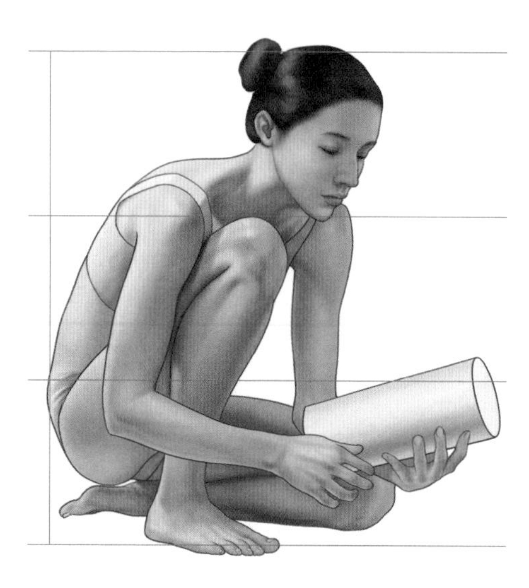

• 在蹲姿状态下挺直上身，人体高度约为4.5个头长

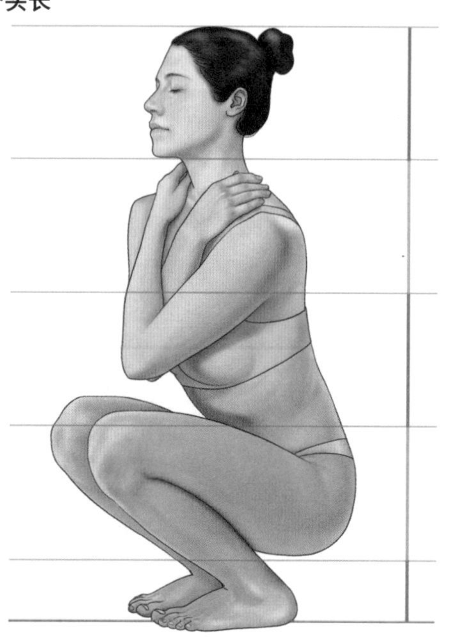

头长在较为常规的站姿、坐姿、蹲姿状态下是有效的度量单位，但在人体姿态中头身比例并不总能发挥效用，因为还有角度、透视关系等影响因素会起作用。在标准人体训练中要培养出敏锐的头身比例感知能力，这样才能有效应对不同的人体姿态。

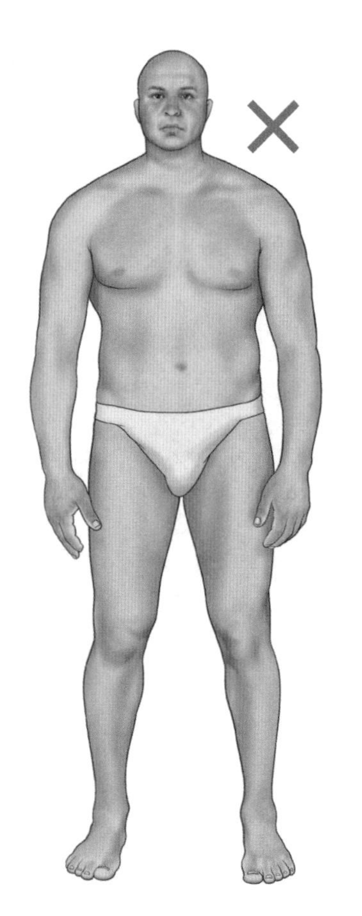

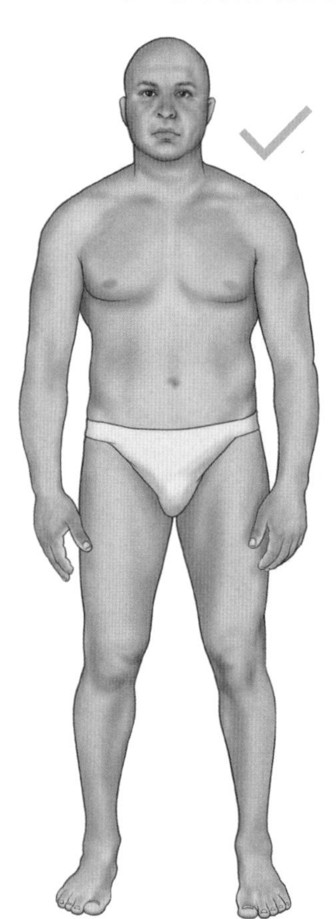

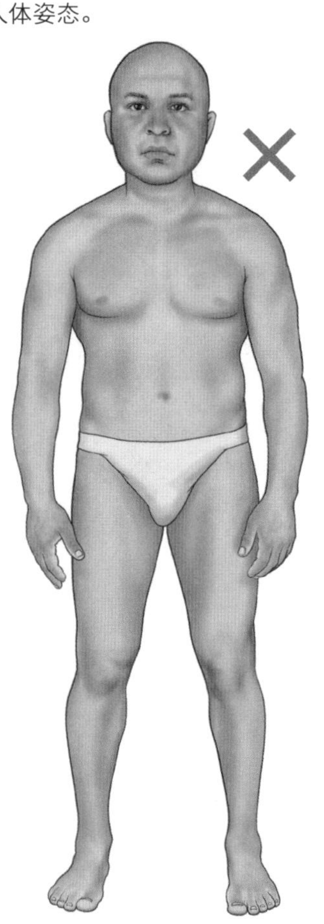

“比例”是两个或多个长度、宽度或厚度在一起进行比较时产生的一种关系。以明显的高点、低点、骨点作为比较依据，有像头部与身体这种成倍数的比例关系，也有不成倍数的宽窄、长短关系。例如，男性的肩部宽于胯部，胯部宽于腰部；女性的胯部宽于肩部，肩部宽于腰部，大腿部最宽处宽于胯部。这种对长度关系敏锐的判断能力需要长期的练习才能获得。

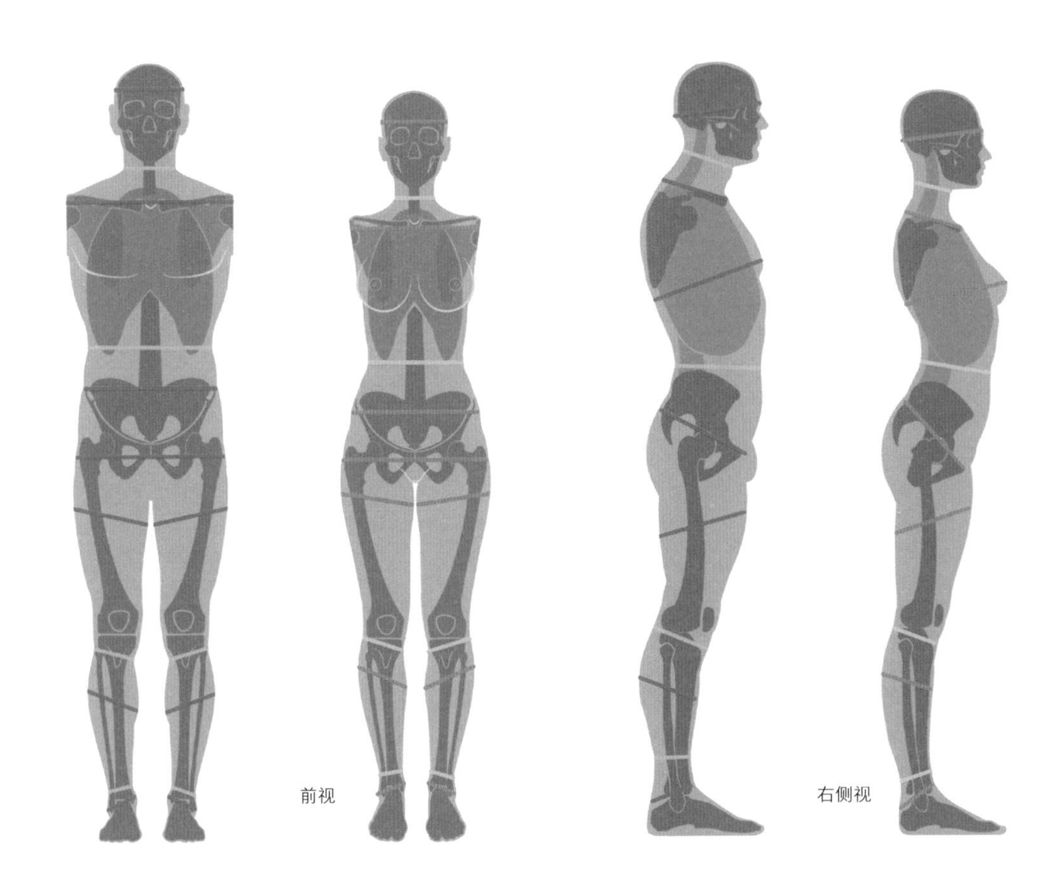

从正面观察，人体拥有宽窄相间的葫芦形特征。

从侧面观察，各体块具有反向折叠特征。女性的胸胯折角角度更大，曲线韵律感更明显。

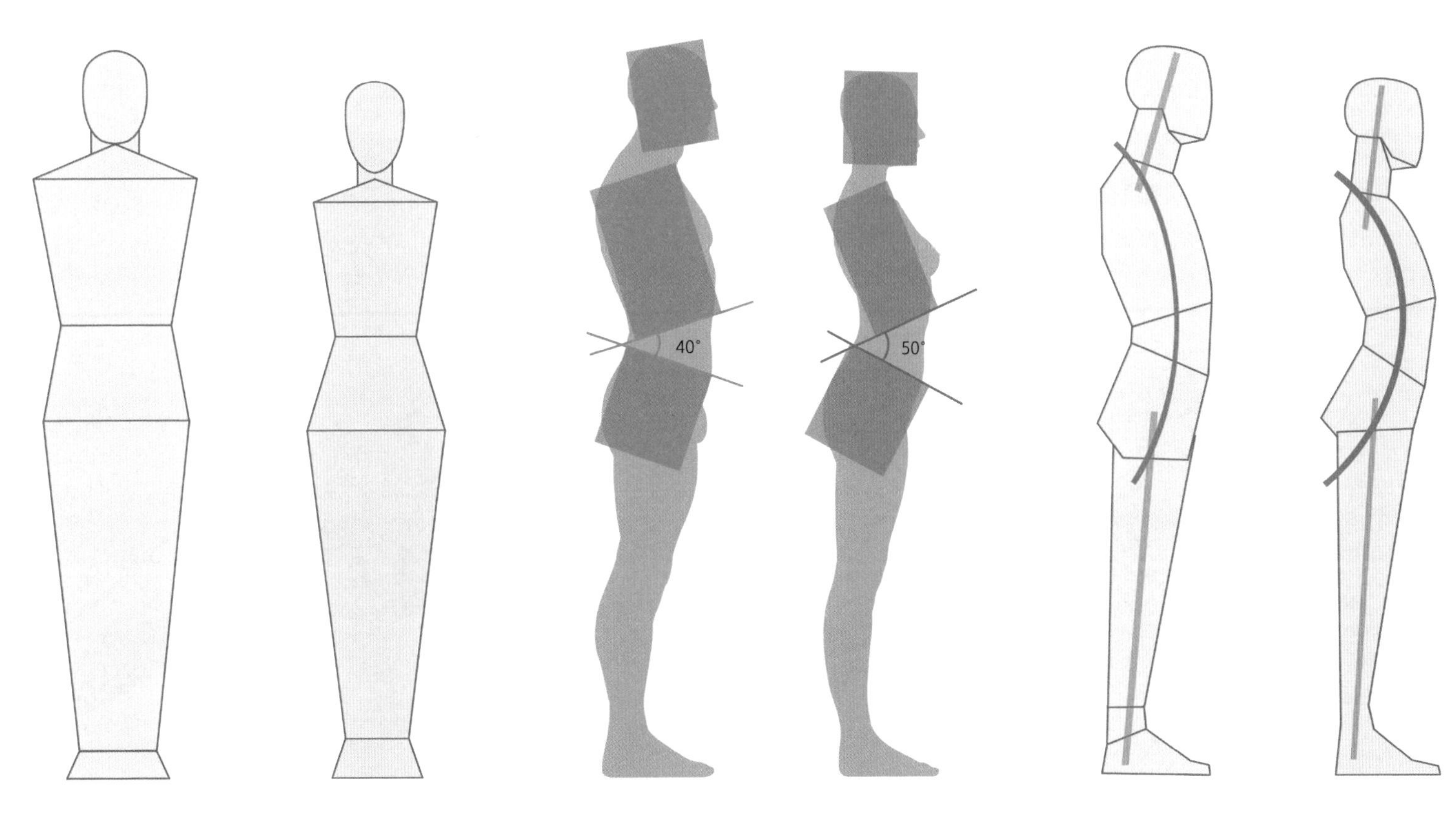

立正站立时肩与胯呈平行关系。以一只脚为支撑站立时，另一只脚放松，肩与胯形成反向趋势，即肩胯反向。

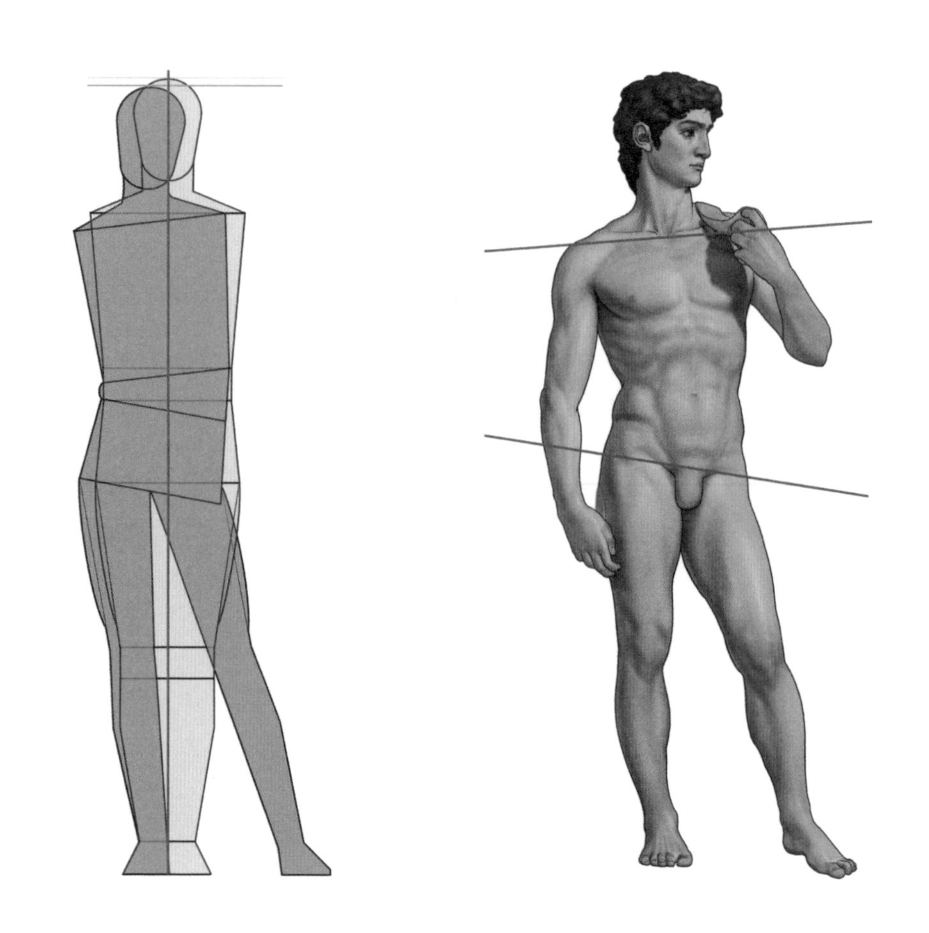

6.1.2 非常规姿态下人体比例

非常规姿态是指动作丰富，难以量化，因角度而产生透视关系等使作画难度增加的姿态。这种情况下无法直接套用常规比例，需要凭借敏锐的比例直觉和方体来进行位置比较。头长不是唯一用来测量比较的工具，可以利用模特身上新的有参考价值的长度进行比较，现量现用。

对于下图所示的人体模特非常规站坐姿，想把握好其人体比例，就需要拥有敏锐的比例直觉，将常规的比例关系契合到各种姿态与透视角度中。

该模特姿态为倾斜的坐姿，头部下低产生透视关系，头部长度因而难以测量，可以通过对方体透视关系的理解将头长矫正过来，得到较为合理的头部长度。该姿态下无法准确判断模特头身比，但可以将头长用于其他部位的测量参考。例如，肩峰到拇指指尖的长度约为3个头长。

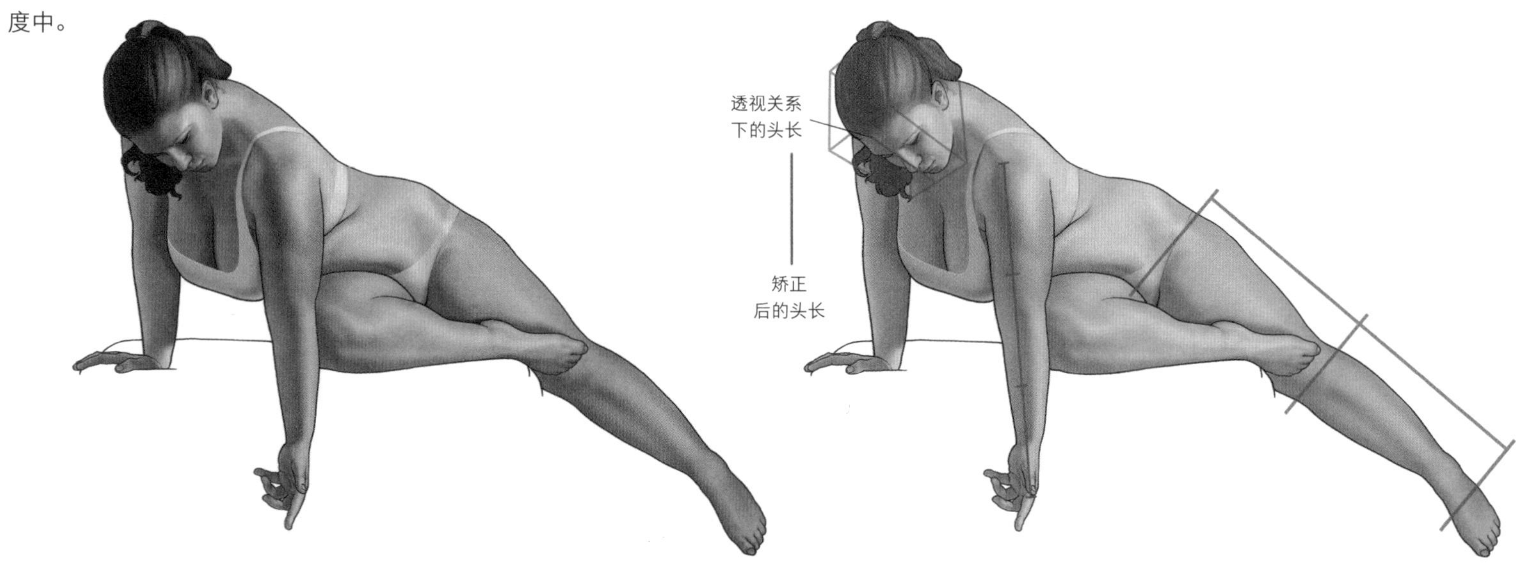

在判断体块长度时还有一个比较方法，即确定好某一体块的标准长度后，用“略短于”标准长度进行判断。因为体块产生透视关系后，它的视觉长度一定短于标准长度，只需根据角度的大小来判断要短多少即可，规律如右图所示。

由于透视关系而缩减的长度

体块的标准长度

产生透视关系的体块

由于透视关系而缩减的长度

产生透视关系的体块

体块的标准长度

上例中模特的两个小腿就可以用这个方法进行判断。从伸直的腿中可以得到小腿的长度，屈膝的小腿透视角度并不大，所以只比标准长度略短一点。

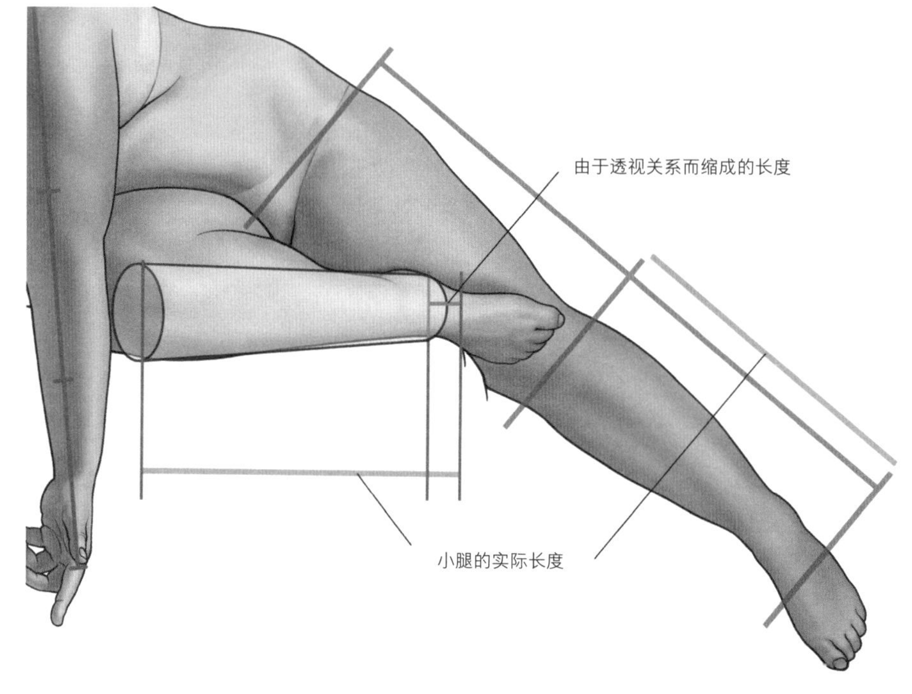

右图模特姿态为躺姿，小腿折向身体外侧，上肢交叉抱头，头长难以测量，可以将该人体框进一个基本符合模特大小的方体中，在这个方体的透视效果图中确定一些关键位置，如耻骨联合处、大转子等。

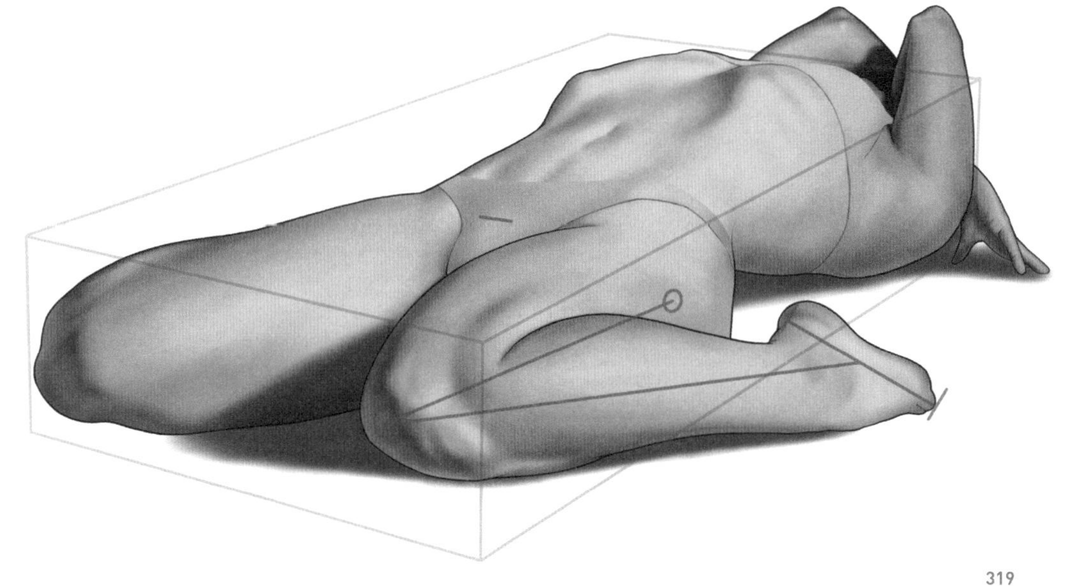

该模特呈跪姿，上身朝前倾斜，头部被遮挡住一半，头长难以确定。

大转子的位置可以确定，大转子至膝盖与大转子至肩峰的长度可以进行比较，大腿部长度略短。

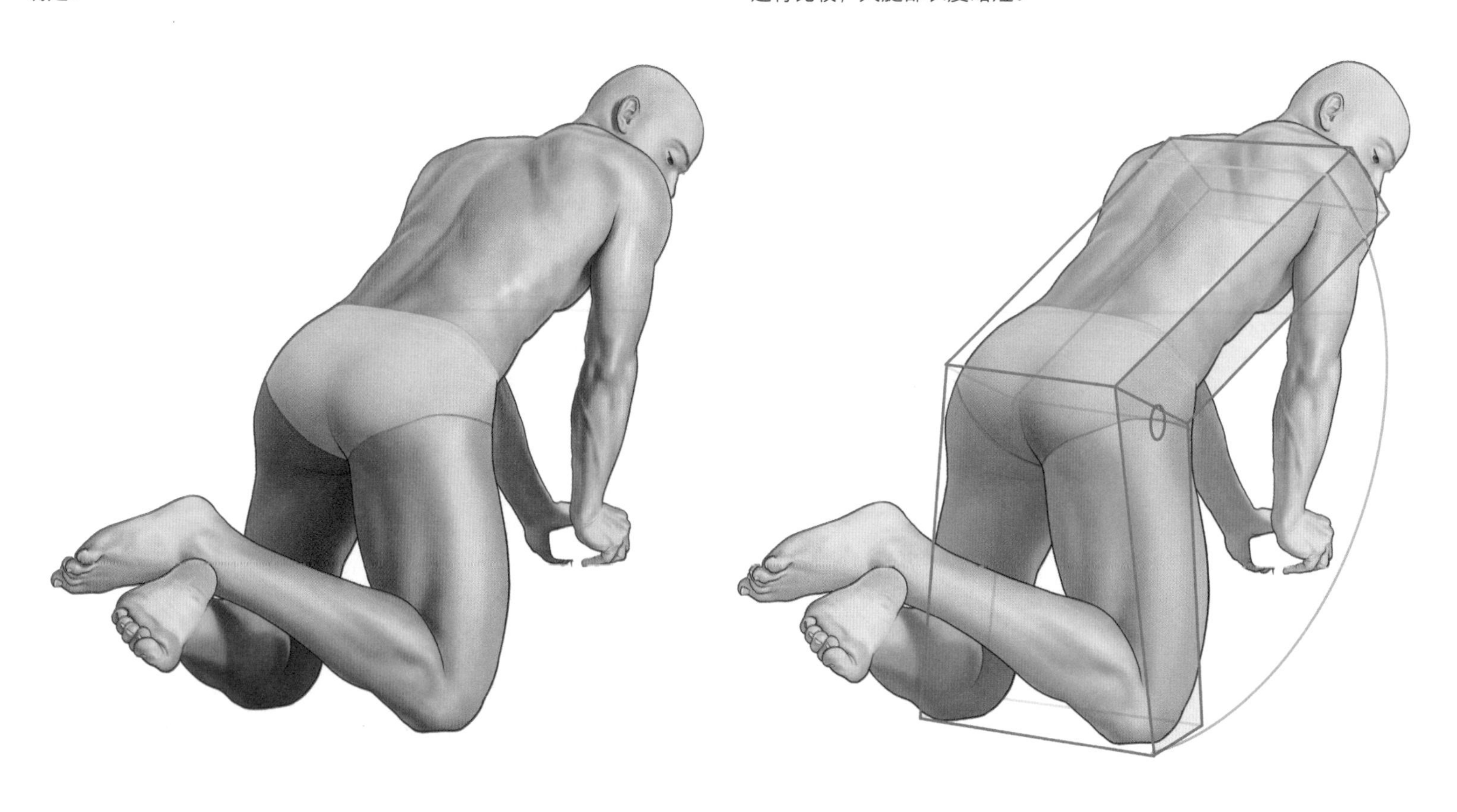

下图模特姿态为躺姿，双腿伸直并上抬，双手拽绳套拉住足底，头颈部上抬，下巴不可见，头长难以确定。

将下肢放入胯部宽、足部窄的立方体中进行比较，膝关节在长方体的中部，肩峰至手肘的长度约等于手肘至拇指掌关节的长度，但要将透视原理中的近大远小规律考虑在内。

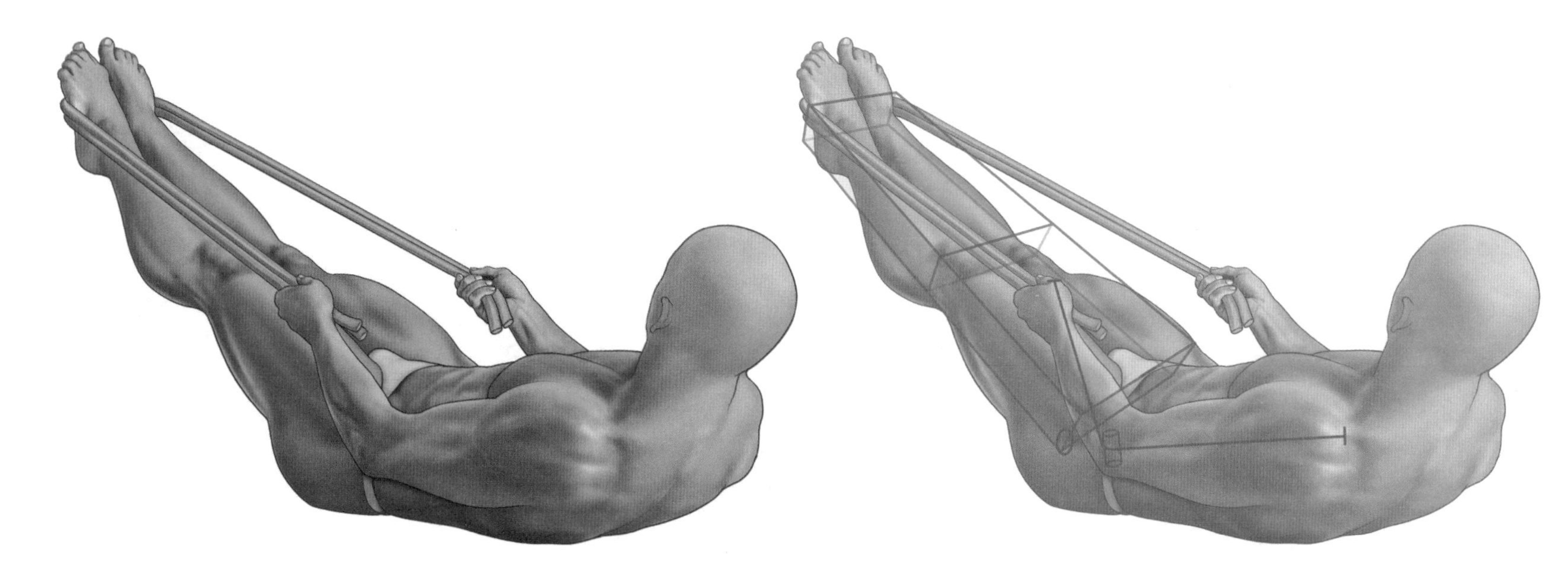

下图所示为侧面屈身带跪姿的人体姿态，人体没有产生明显的透视关系，其中腿部长度较容易判断，利用大腿长度等于小腿加脚的长度规律可以确定下肢的比例关系。其中有一个特征需要注意，即判断小腿长度时不应锁定在足底轮廓上，而应锁定在足部踩地的位置。用剪影观察法将人体剪影中的高点相连，得到高度概括的基本形，便于控制人体形状比例。

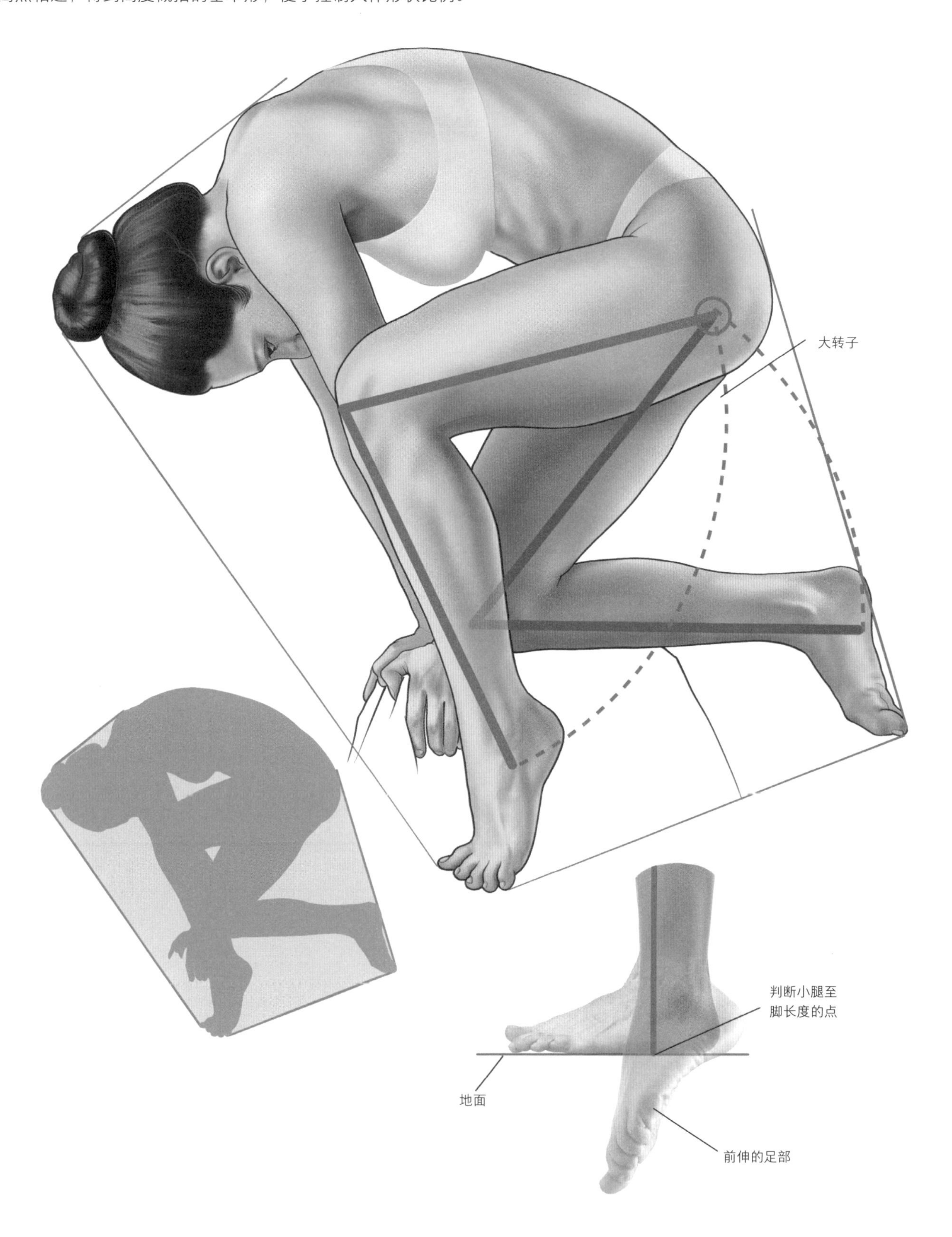

6.2

人体的内部构造与外形

在作画前观察人体时，最先观察到的就是人体的外观形态，运用解剖结构的相关知识去理解外形，就是在运用内部结构来分析人体形态。人体的内部结构与外形是相辅相成的，体表的形态变化有了依托，就可以理解那些看不到或者看不清的造型，使画面显得不那么简单空洞，既合理又严谨，这就是学习人体结构的原因所在。

• **人体骨骼**

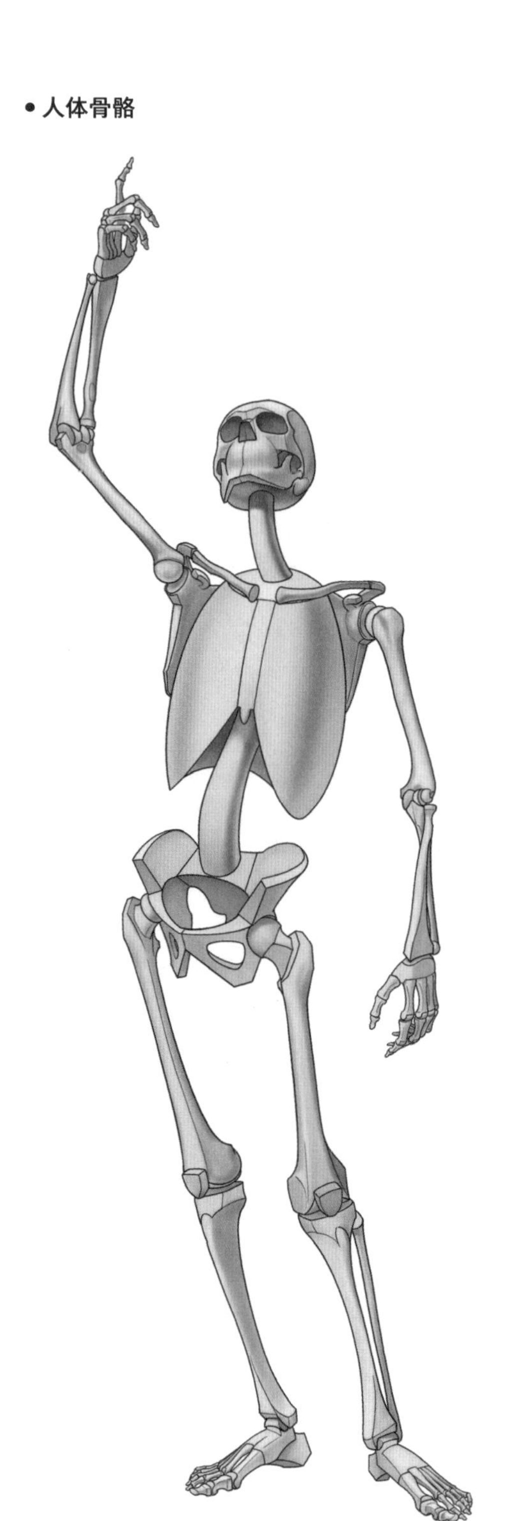

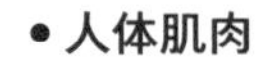

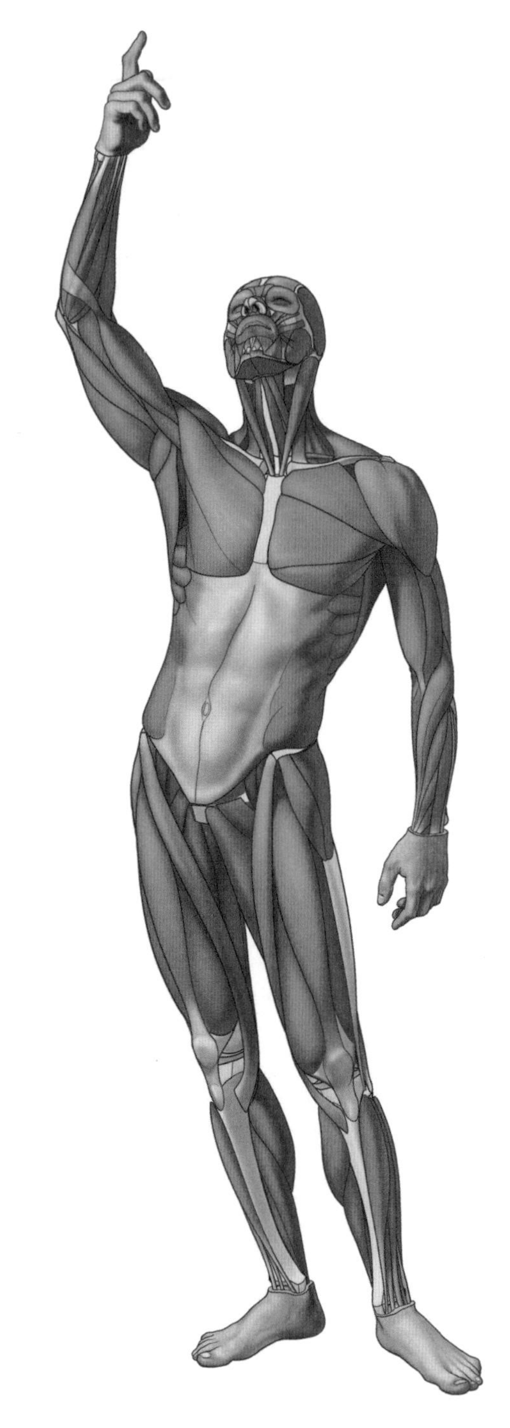

• 人体外观前侧

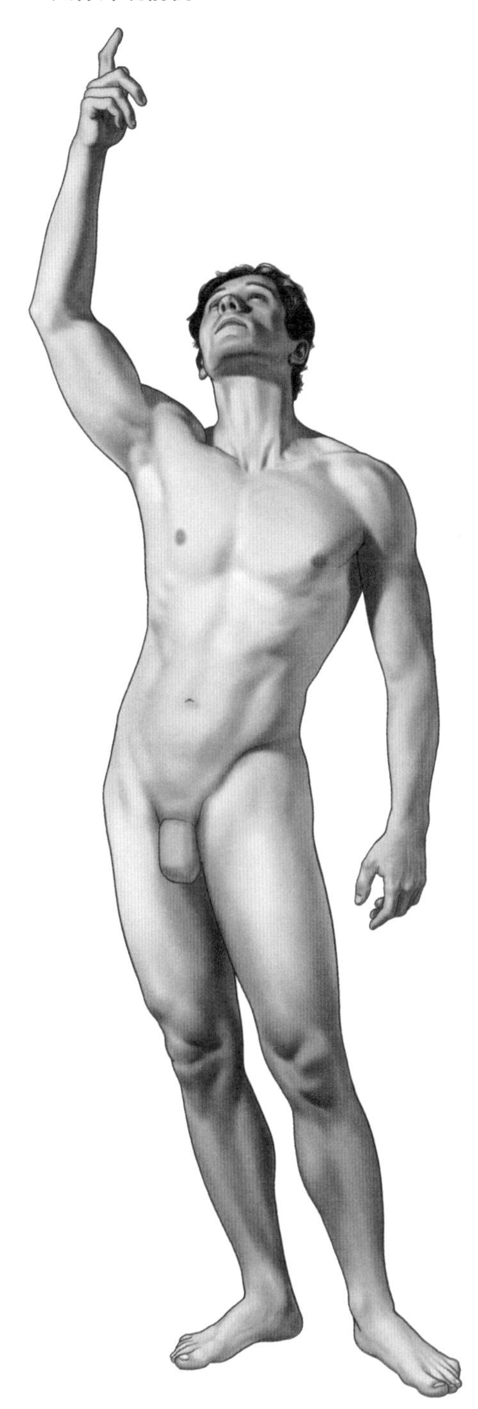

• 骨骼在人体中的状态

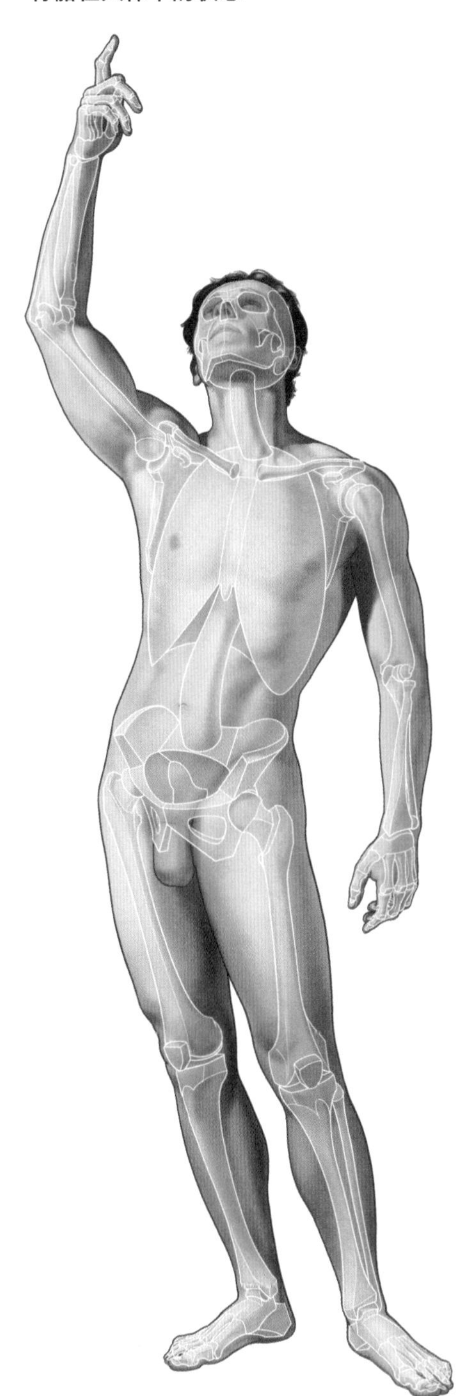

• 解剖结构与外观

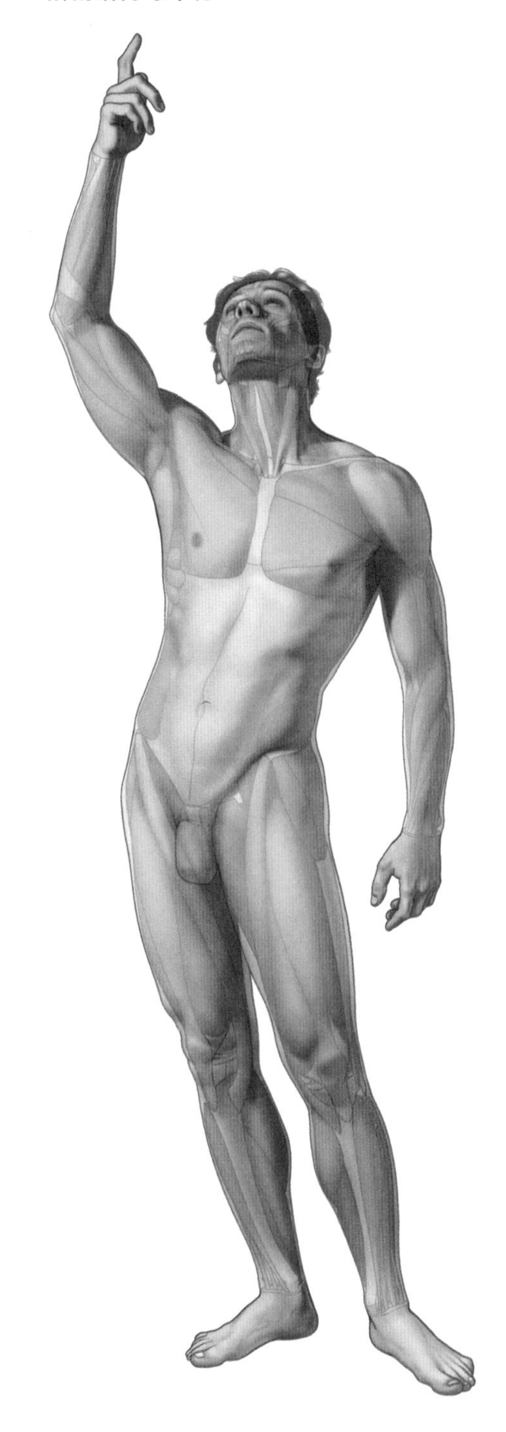

在通过人体外观推测其内部结构时，骨骼与肌肉是第一要素。但要注意，这并不是全部，运动使肌肉产生的形变、皮脂的厚薄、脂肪的堆积、皮肤的松紧等都是重要的影响因素。

• **人体骨骼**　　• **人体肌肉**　　• **人体外观背侧**

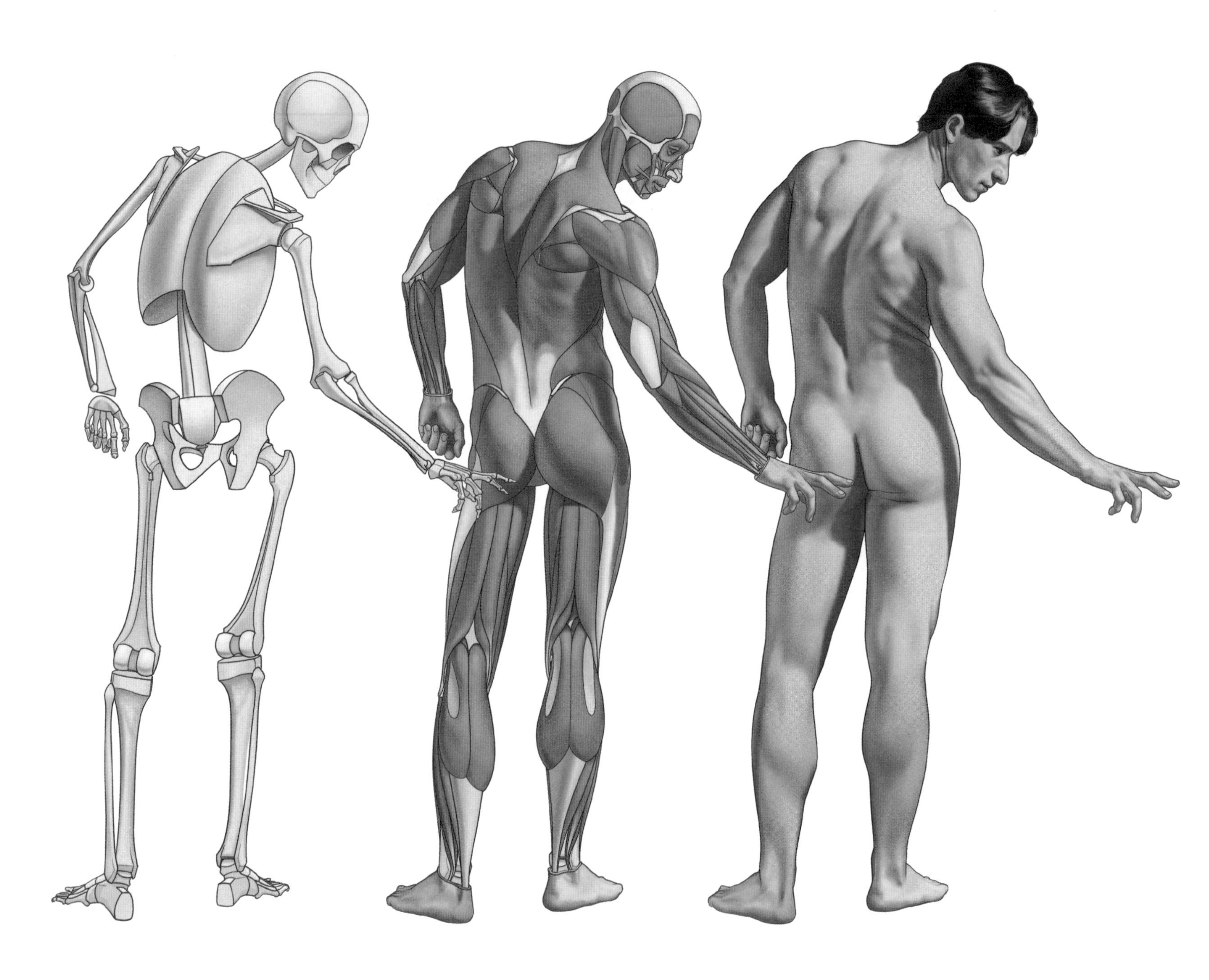

• 骨骼在人体中的状态

• 肌肉结构与外观

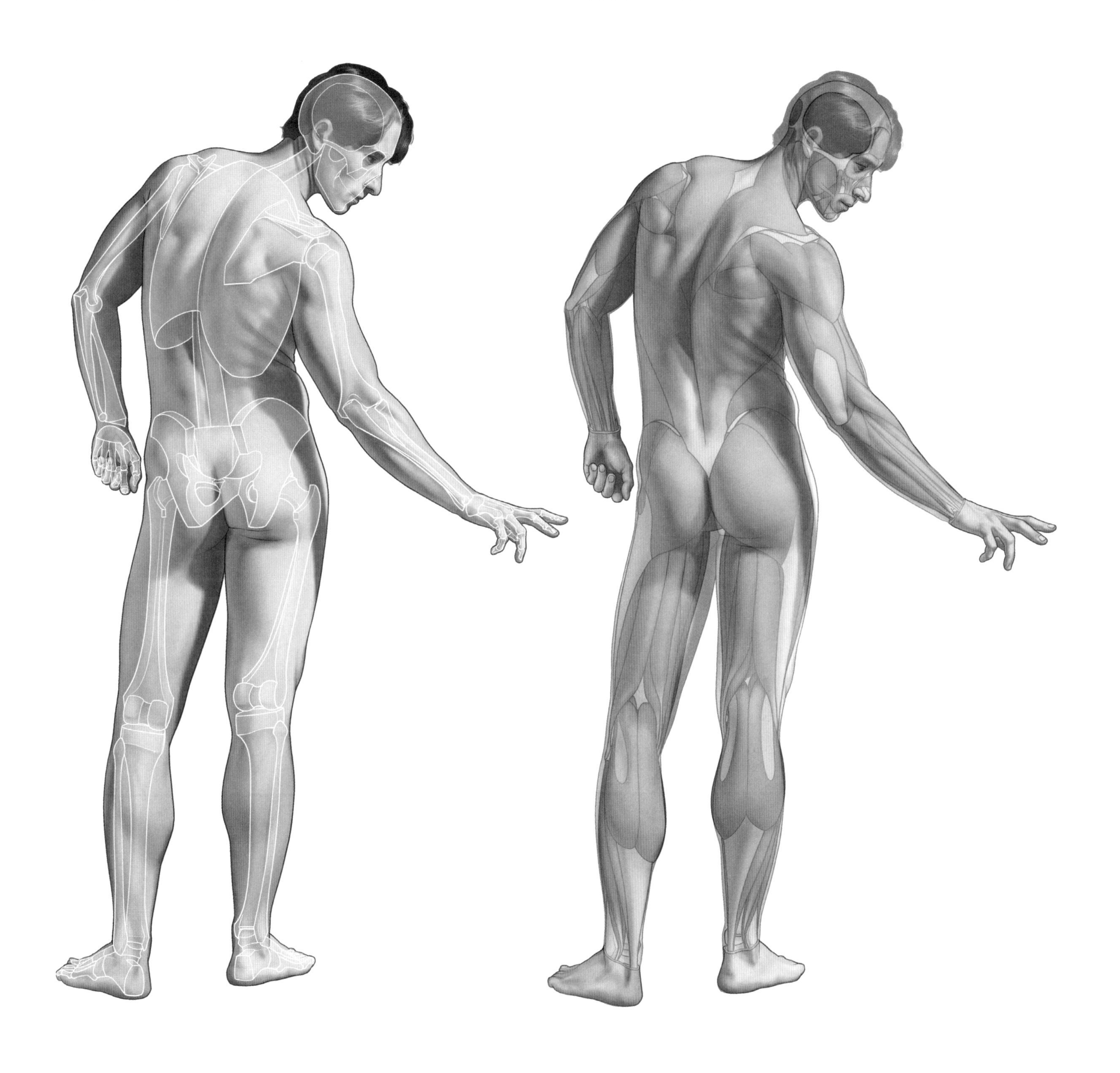

6.3

人体脂肪

脂肪是遍布全身的人体组织，与骨骼和肌肉不同，脂肪的形态特征并不固定，但它的分布有规律；它更像一种填充物，可以将肌肉之间的缝隙填平，降低了肌肉轮廓的清晰度，使身体较为圆润。女性人体脂肪含量普遍比男性高，当脂肪含量过高，也就是过度肥胖时，人体的性别特征会在一定程度上弱化。

• 普通女性人体中肌肉较为纤薄

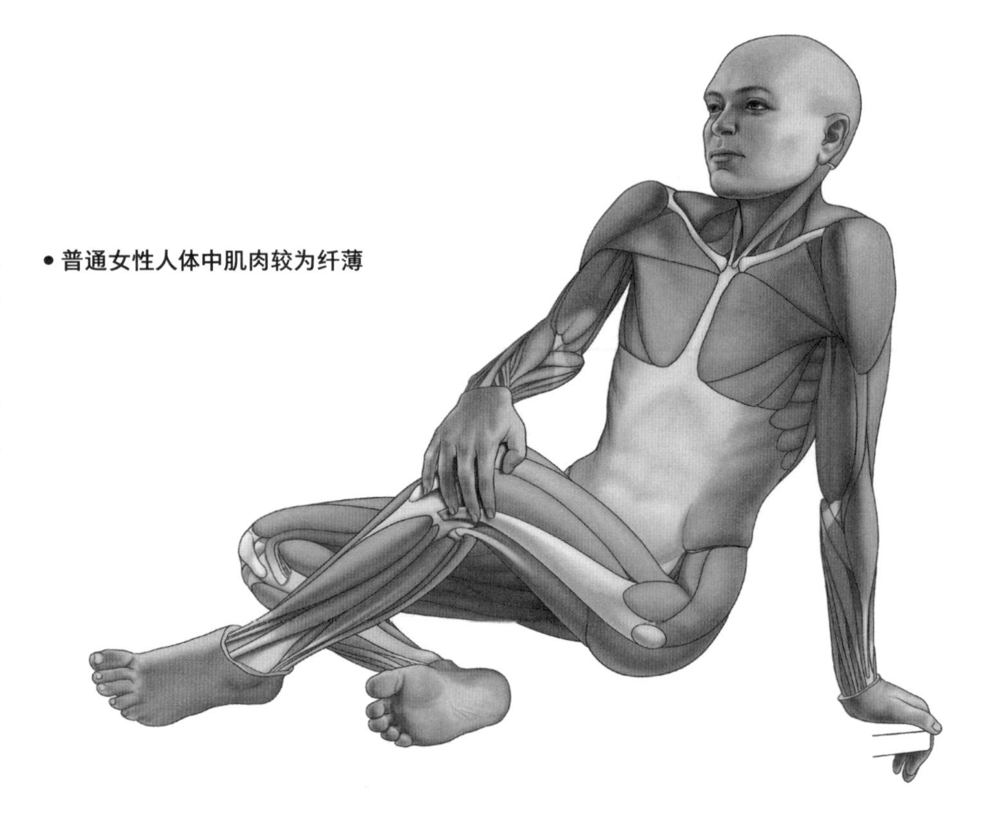

• 脂肪堆积更多在髋部周围

• 遍布全身的皮下脂肪与脂肪垫

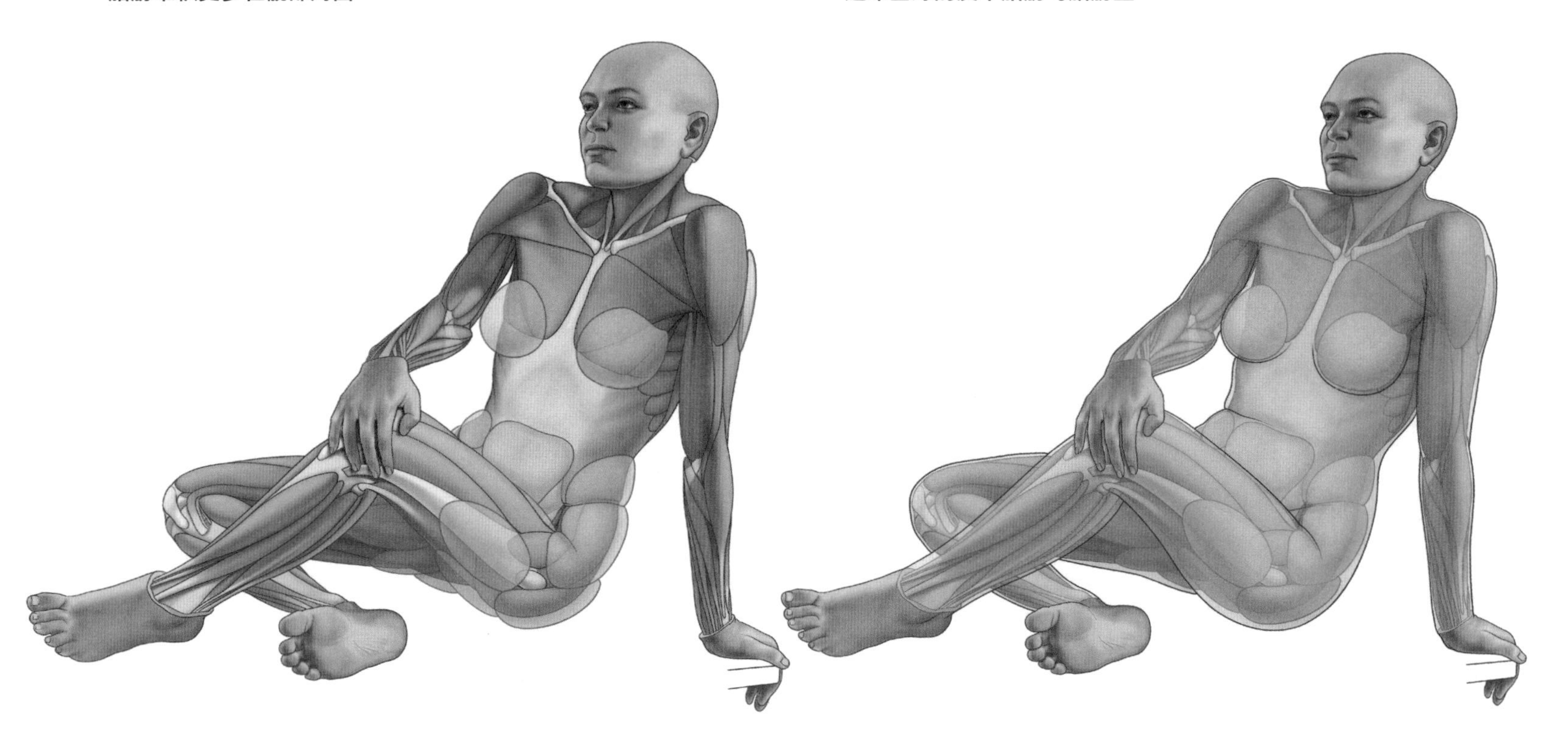

• 一般体态的女性人体

• 过多的脂肪堆积在腰腹部，再向头部及四肢递减

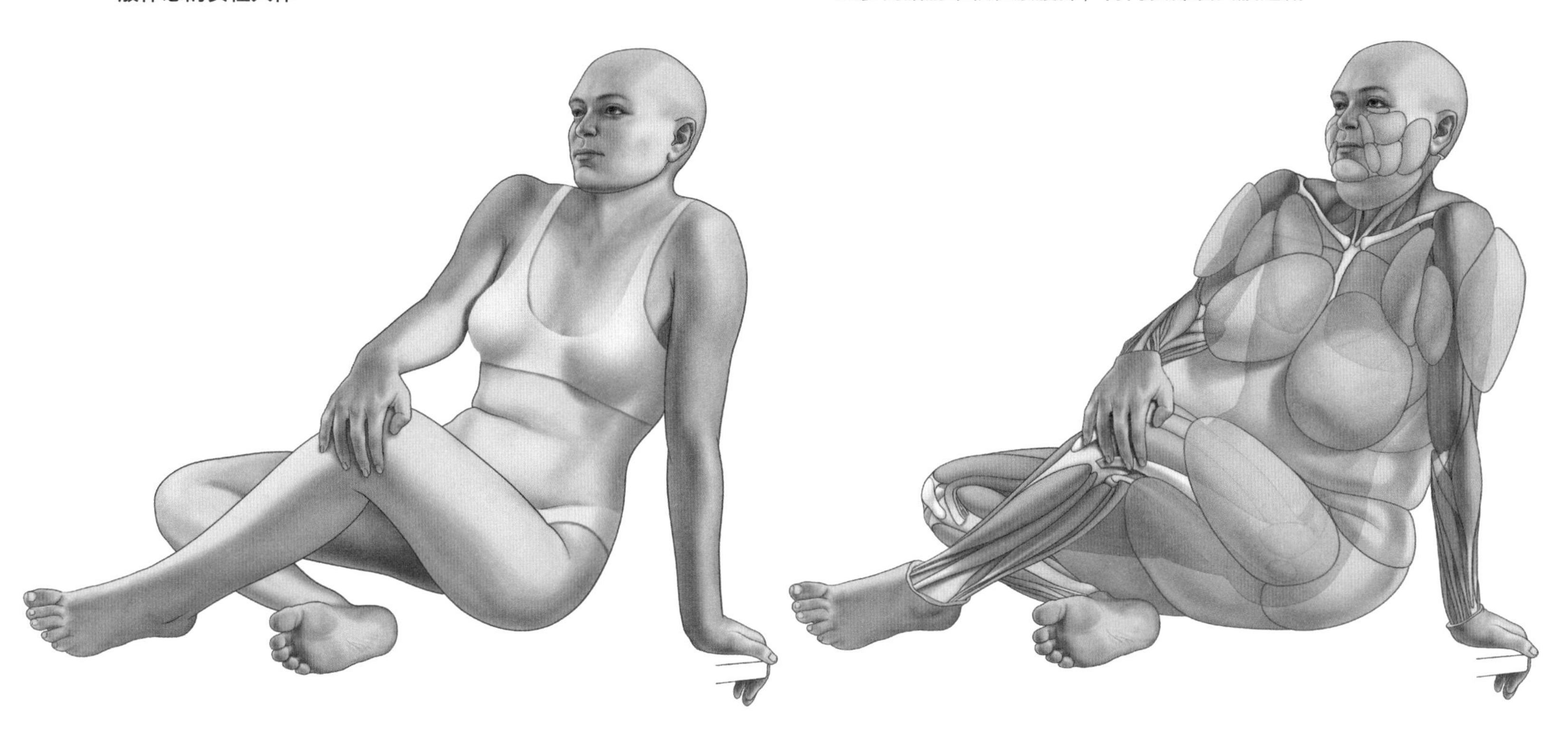

• 过度肥胖的女性人体外观

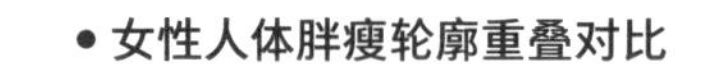

• 女性人体胖瘦轮廓重叠对比

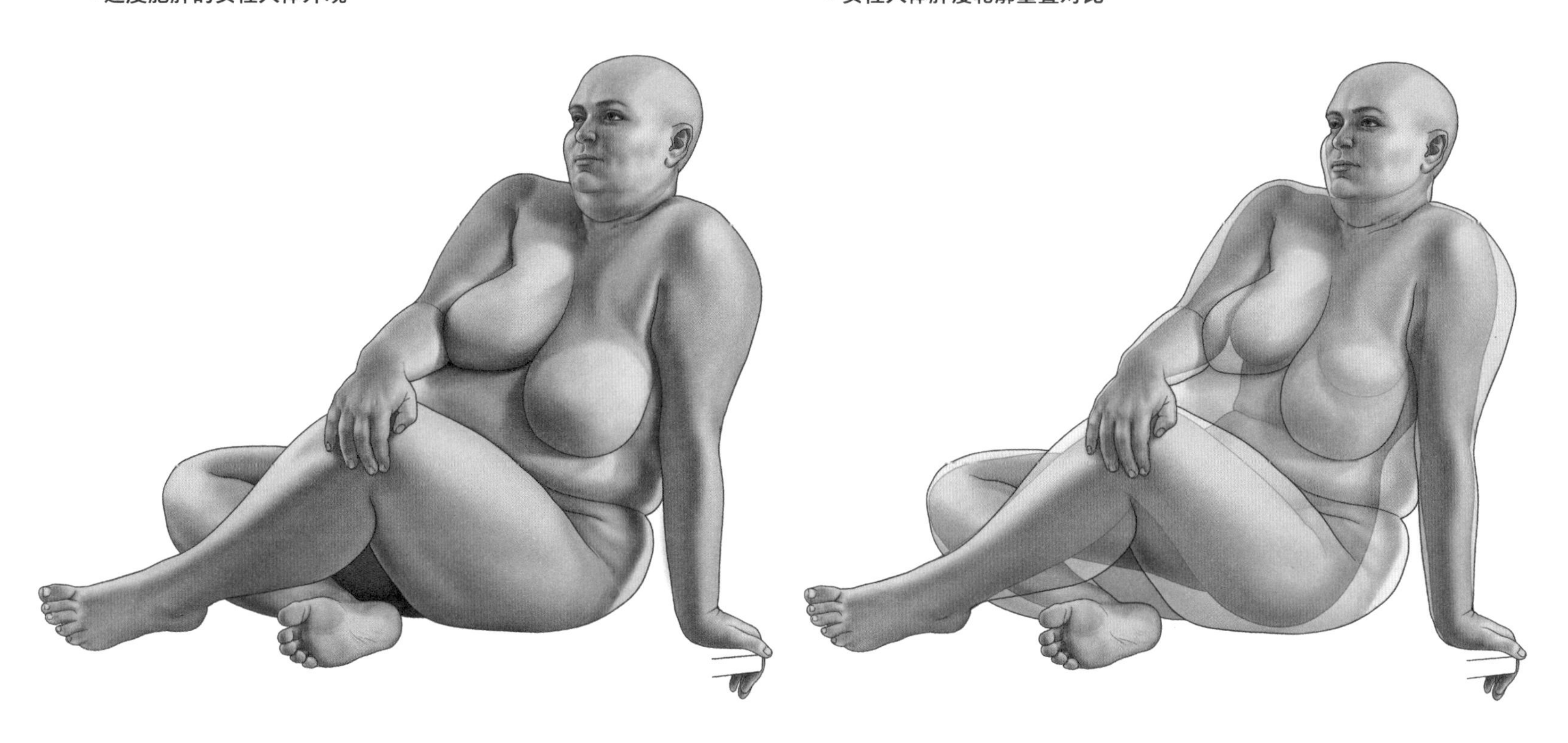

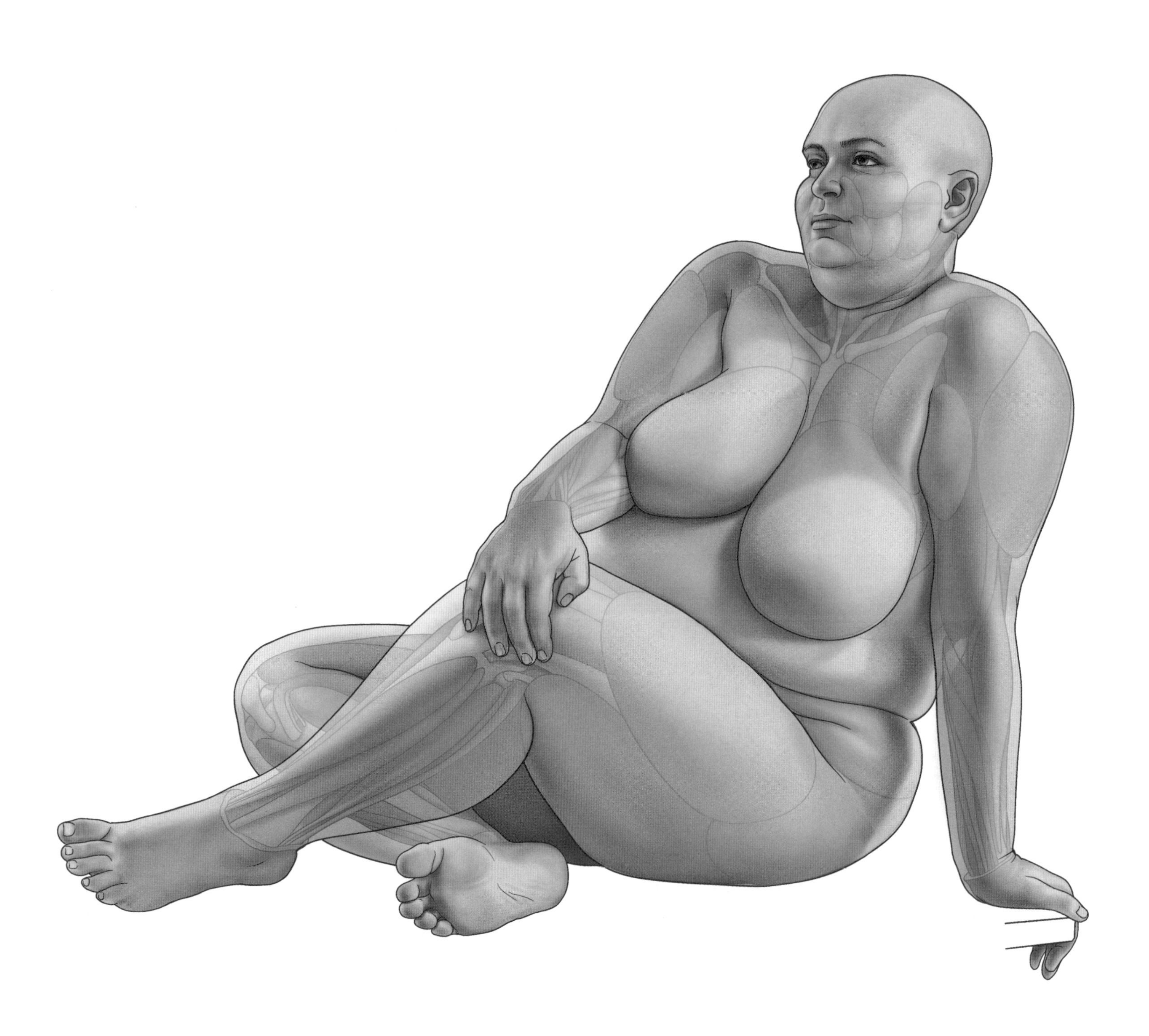

- 一般人体中的肌肉结构

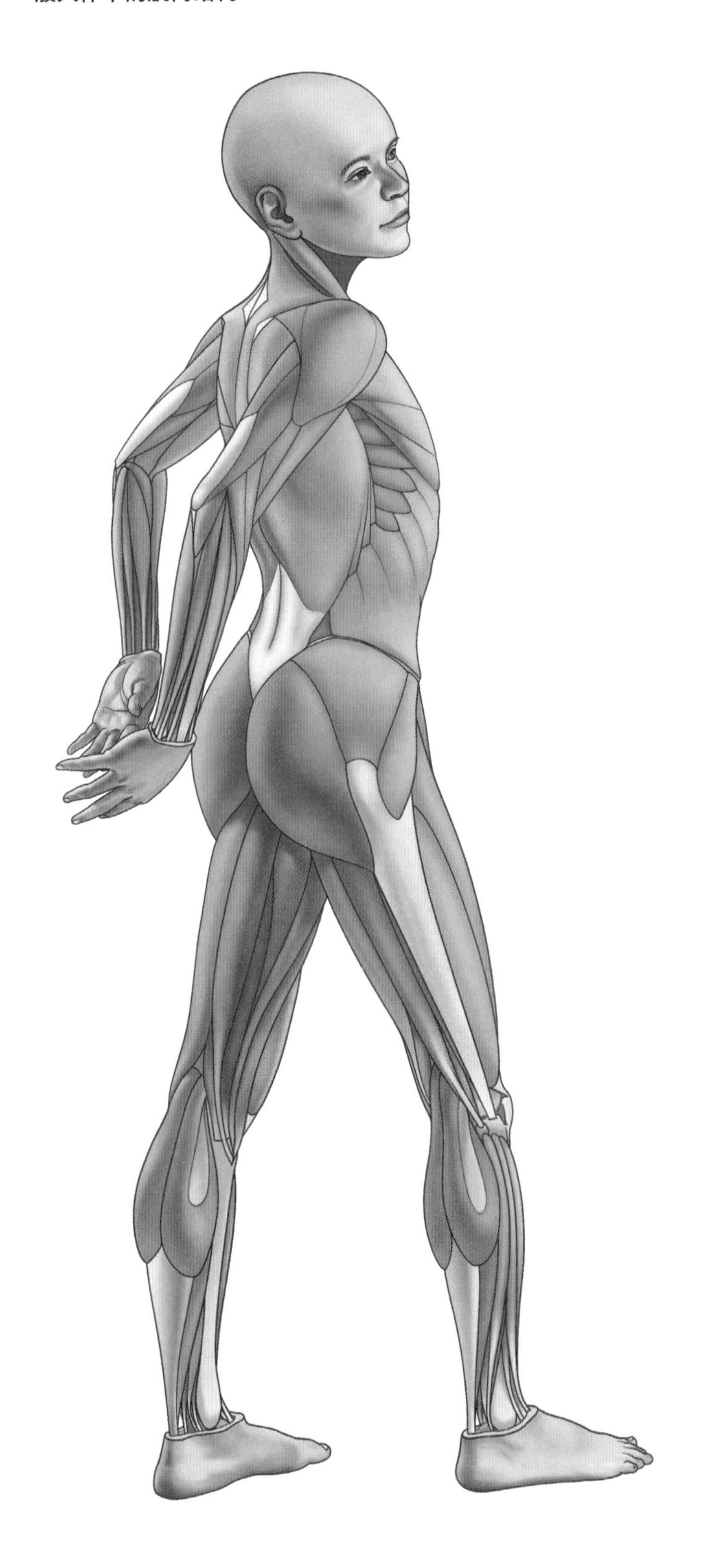

- 一般人体中的脂肪垫

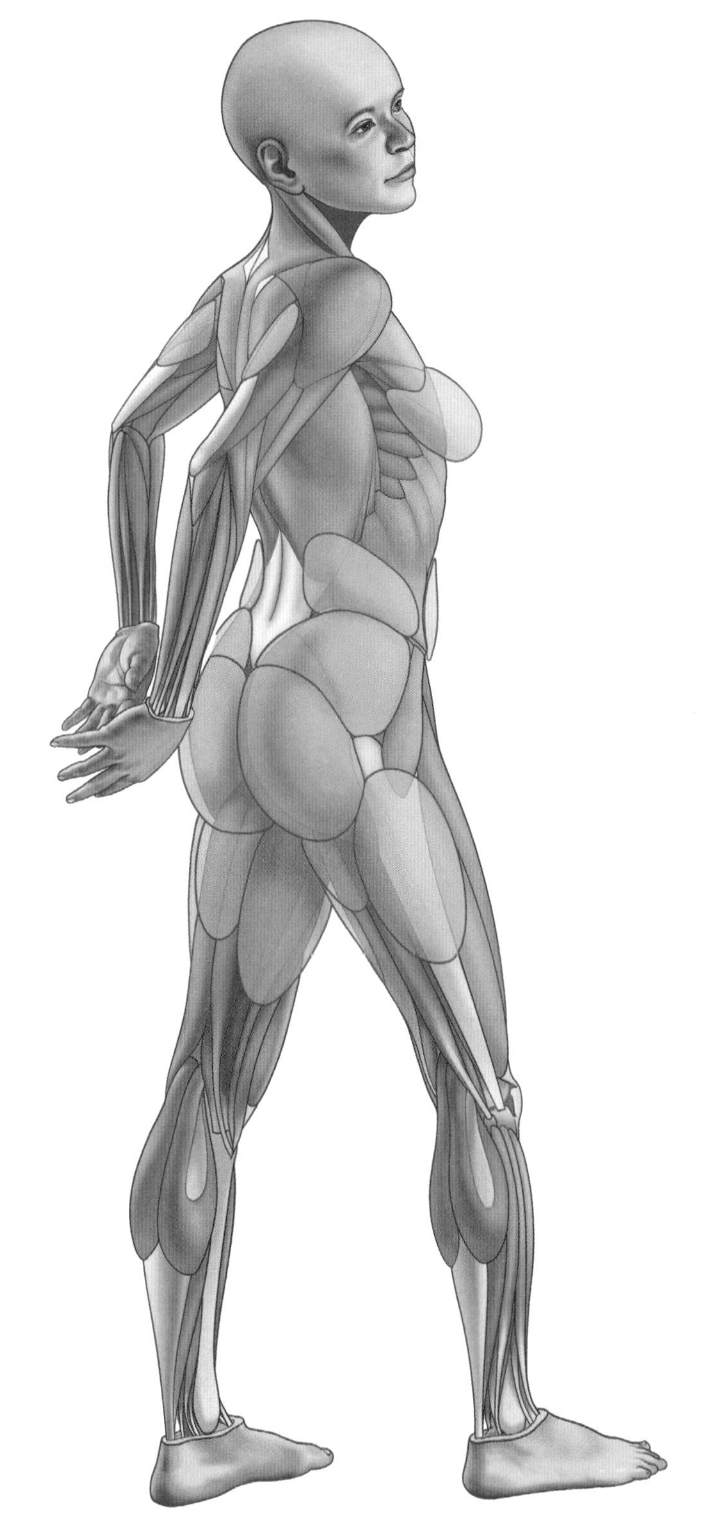

• 一般女性人体的脂肪垫与外形

• 女性人体中过度的脂肪堆积

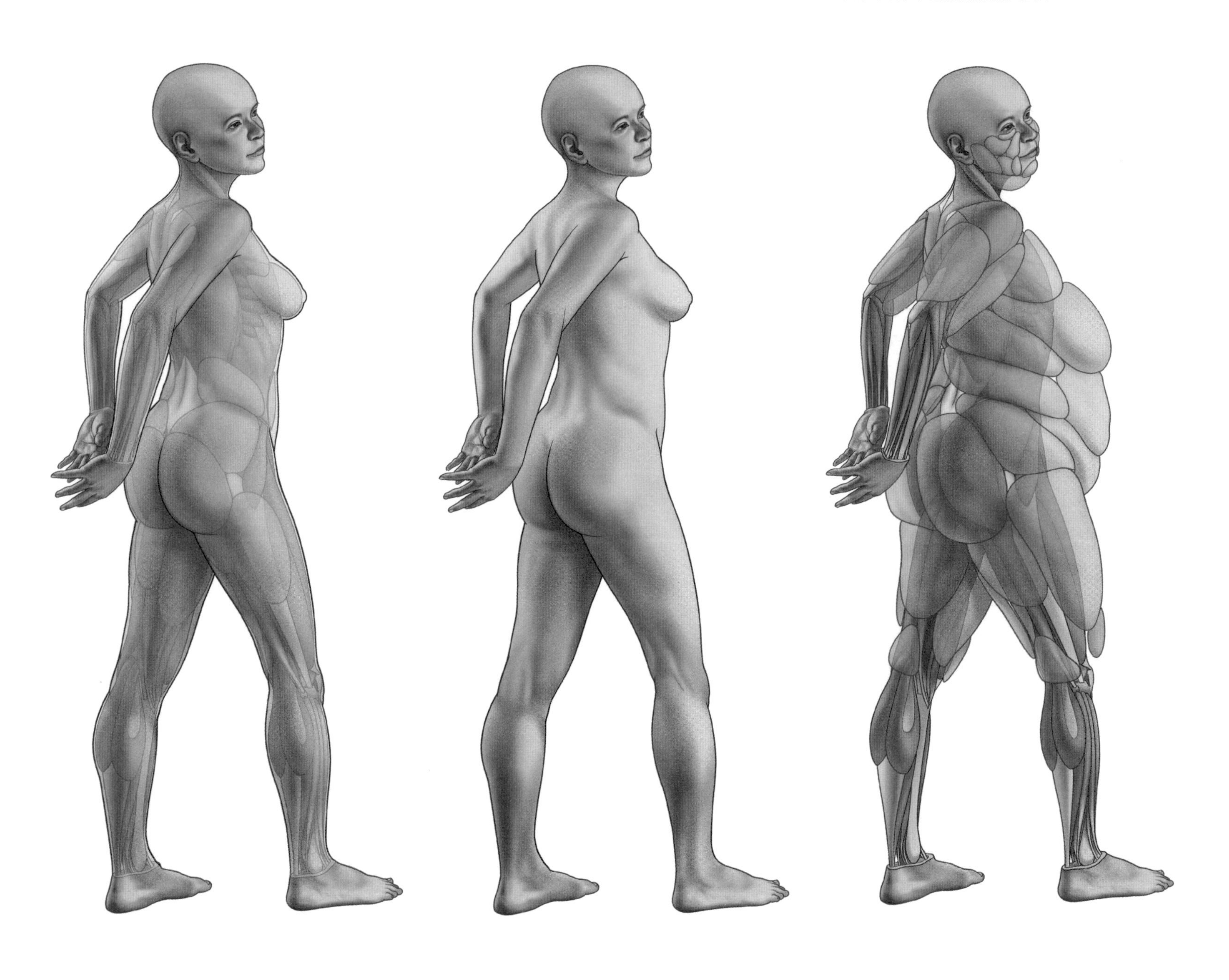

• 过度肥胖女性人体的脂肪垫与外形

• 女性人体胖瘦轮廓重叠对比

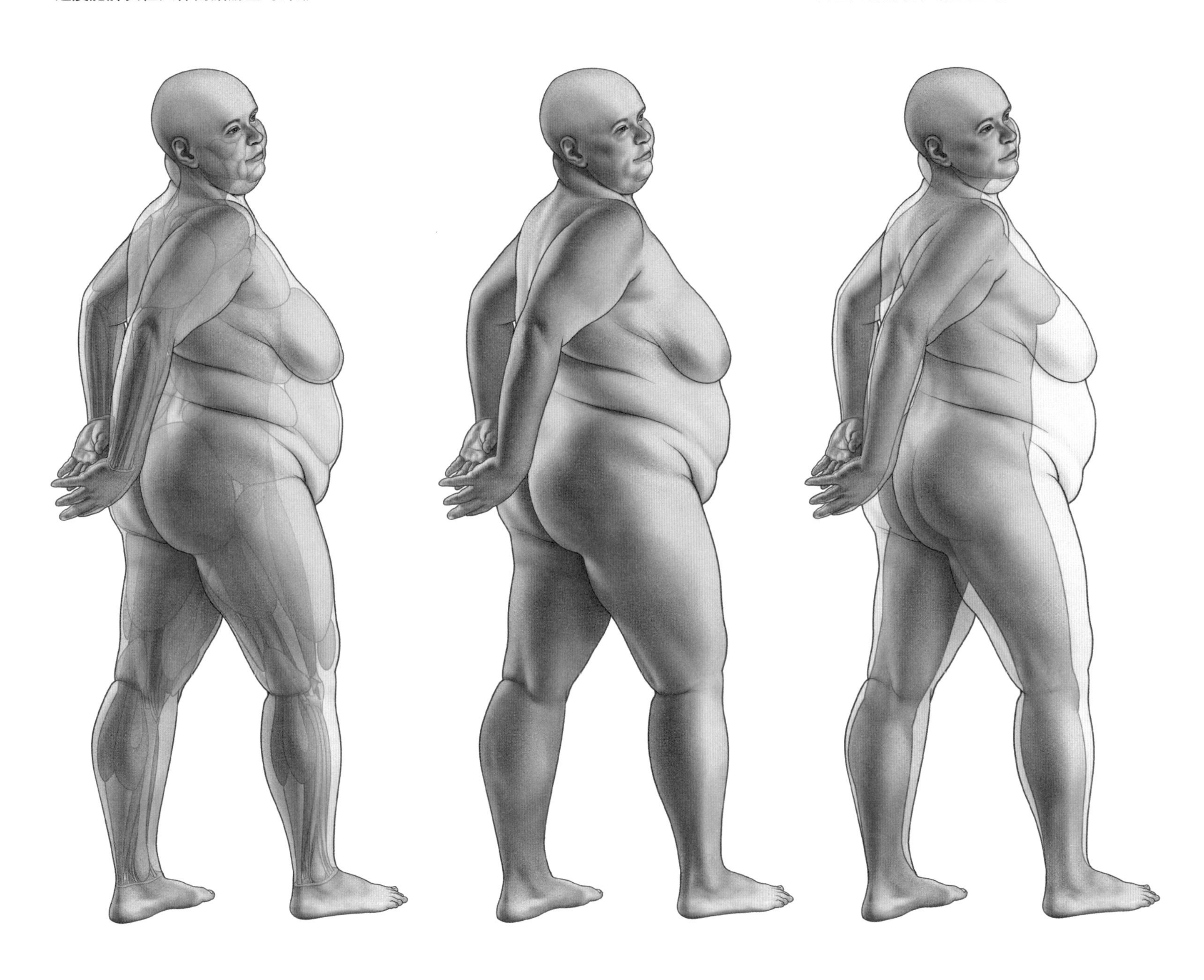

胖瘦人体剪影重叠对比如下图所示，头顶、手部及脚部脂肪含量始终较少，脂肪的堆积不明显。

• **前视、右侧视图**

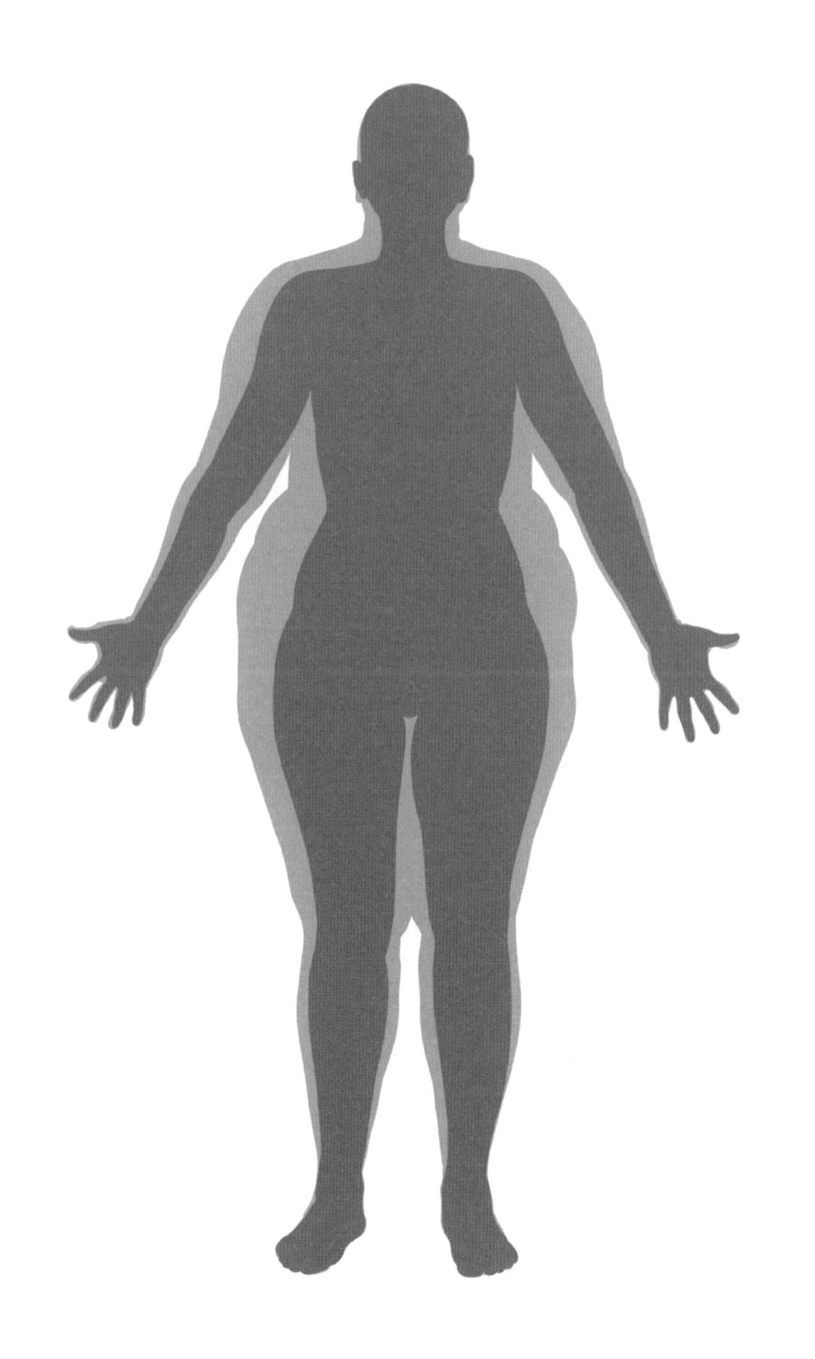

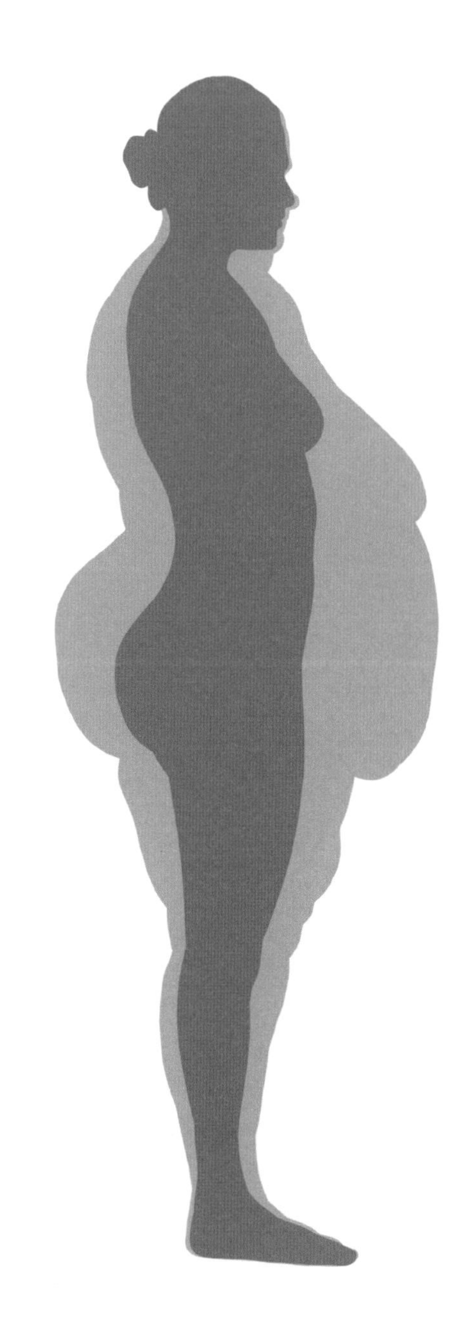

由于受到重力的影响，堆积的脂肪会向下坠，胸腔侧面会形成两三条坠叠的褶沟，从背部倾斜向下，延伸至身体前侧。

- **过度肥胖人体外观前侧与后侧**

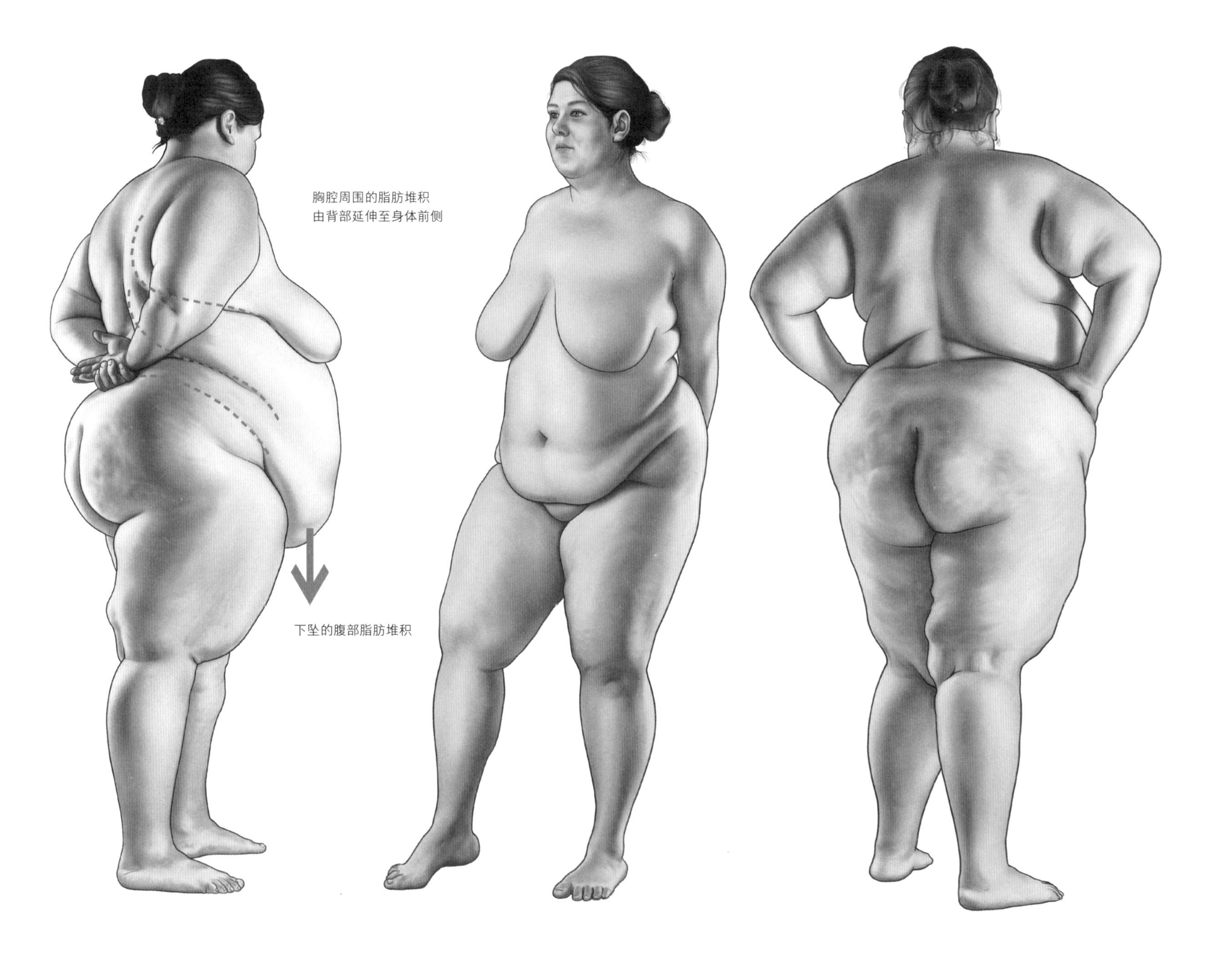

无脂肪堆积且肌肉发达的人体中解剖形态清晰。无论人体胖还是瘦，抑或是强壮，额头、手部、足部的大小特征均不变，只有骨感或圆润的外观区别。

• 肌肉发达的男性人体前侧

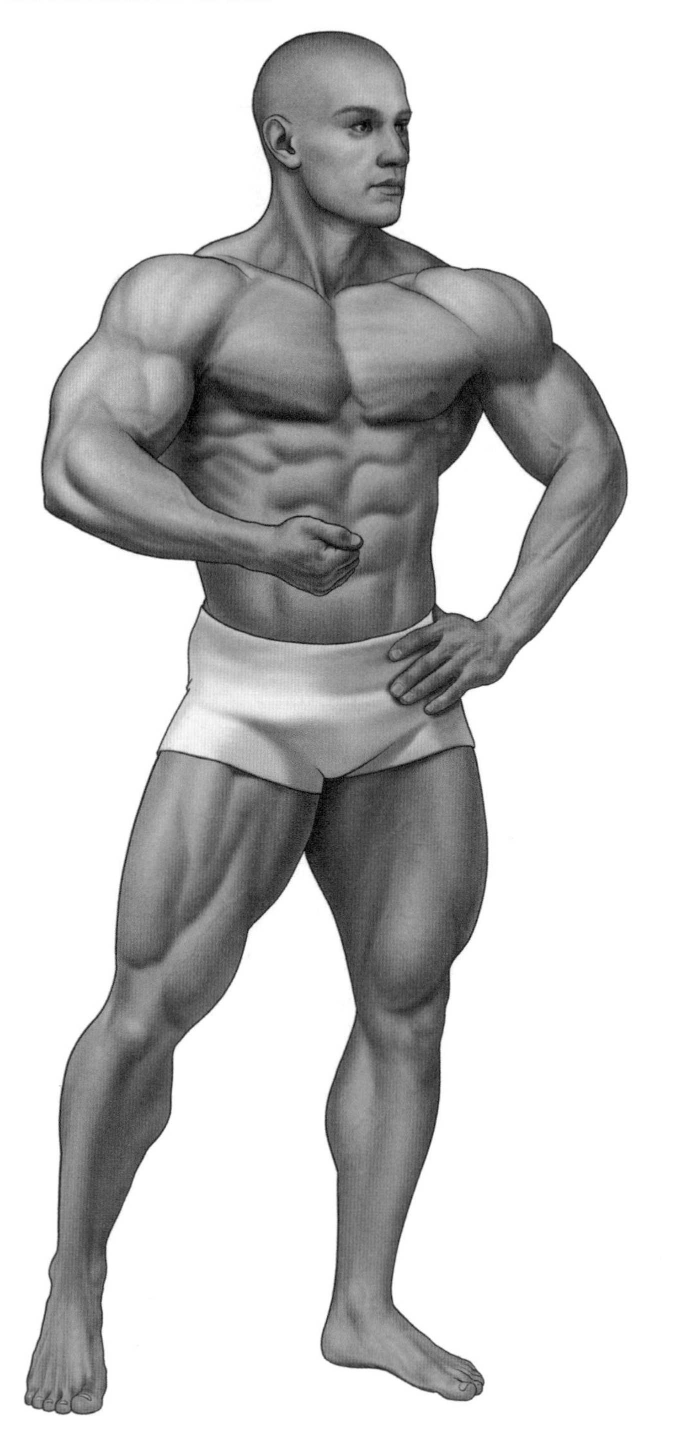

• 肌肉发达的男性人体背侧

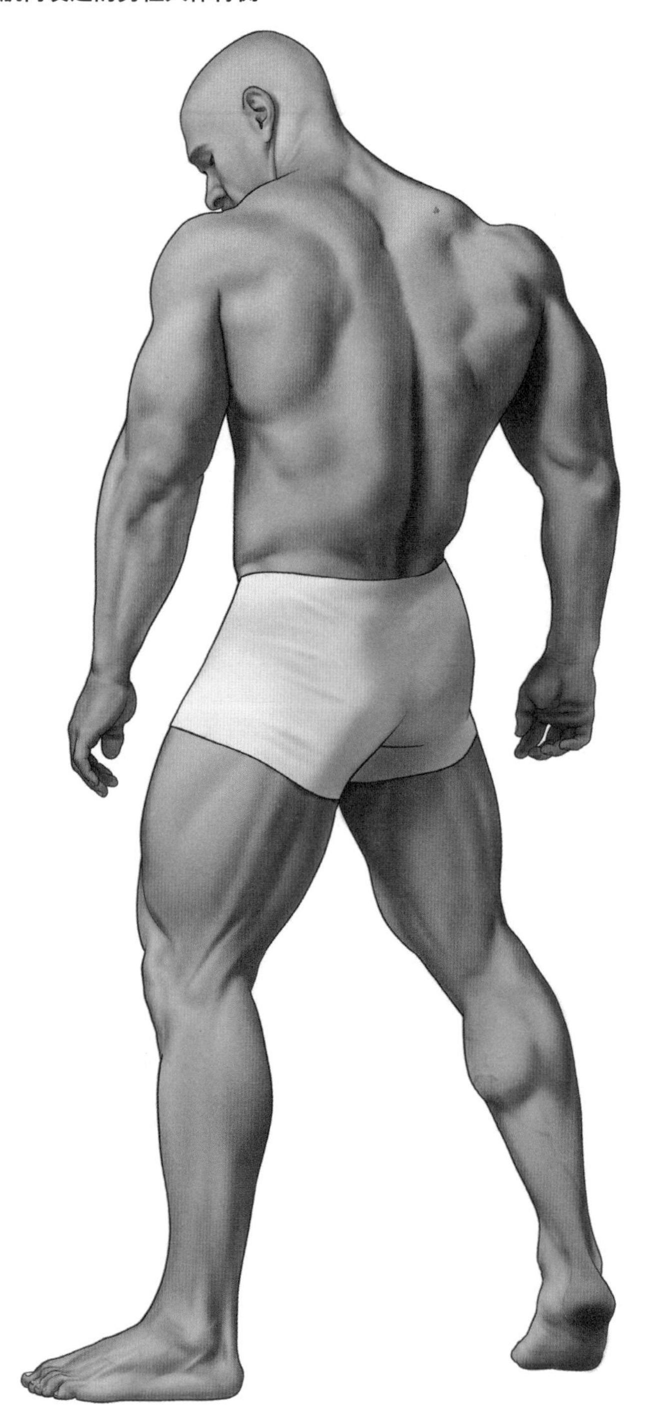

6.4

人体的体块与解剖结构

体块与解剖结构是构建人体的重要工具，这里的体块是指具有人体造型但未呈现出解剖结构的体块，而非简单的圆柱、方块等；这里的解剖结构指的是人体中的骨骼与肌肉，人体的解剖结构在体表处并不是一直清晰可见的，有时会因脂肪的覆盖而显得圆润。处于放松状态的肌肉轮廓也不清晰，因此便归纳出了体块形态，忽略解剖形态。

明确以上两点对表现人体造型有巨大的帮助，绘制人体时将可以清晰观察到的解剖结构交代清楚，能使人体生动准确，结构严谨，画面具有逻辑性。不需要去纠结完全看不到的解剖结构，概括成体块更为方便。

下图所示为人体体块，以符合人体基本形态的体块来构建人体造型。

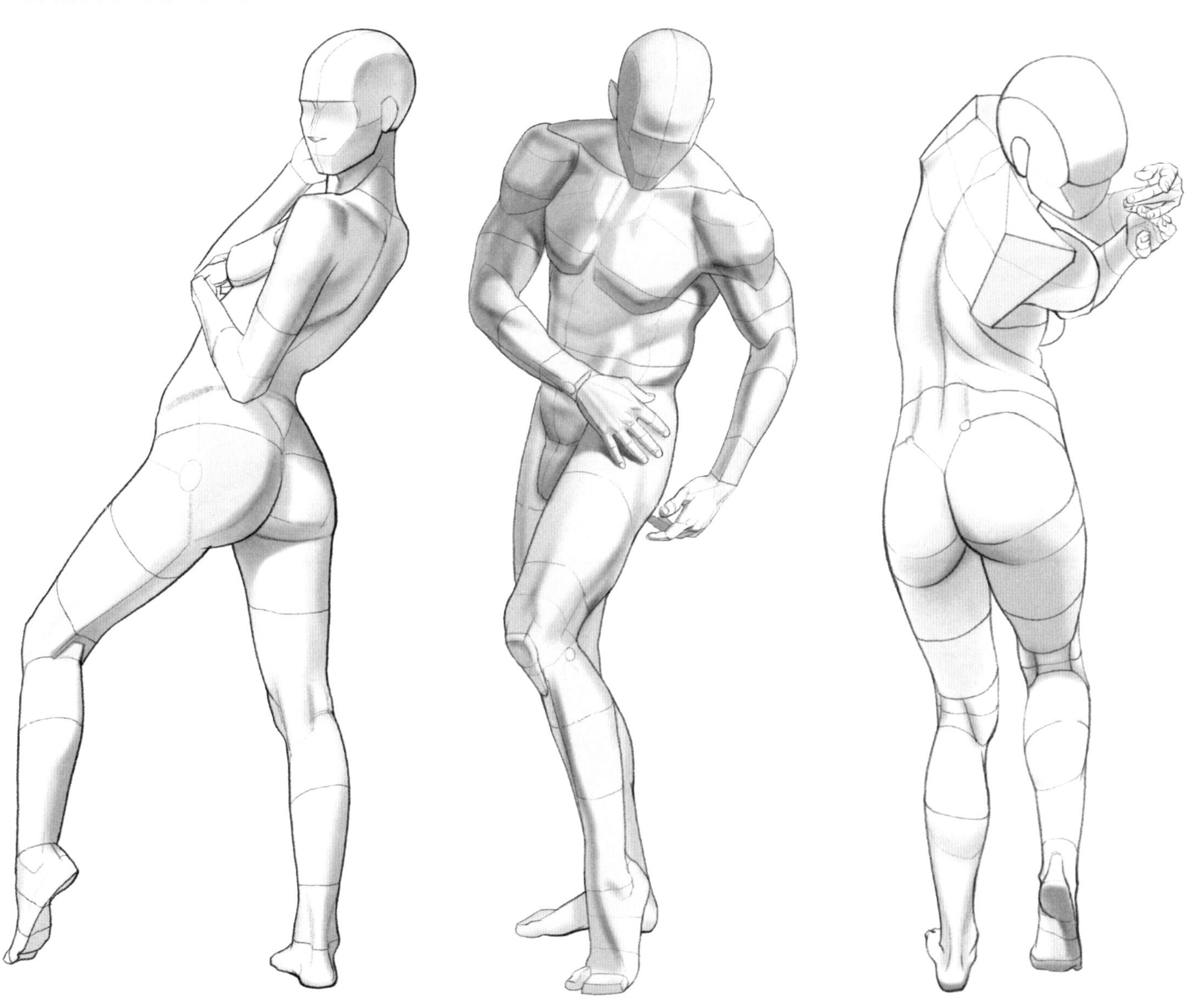

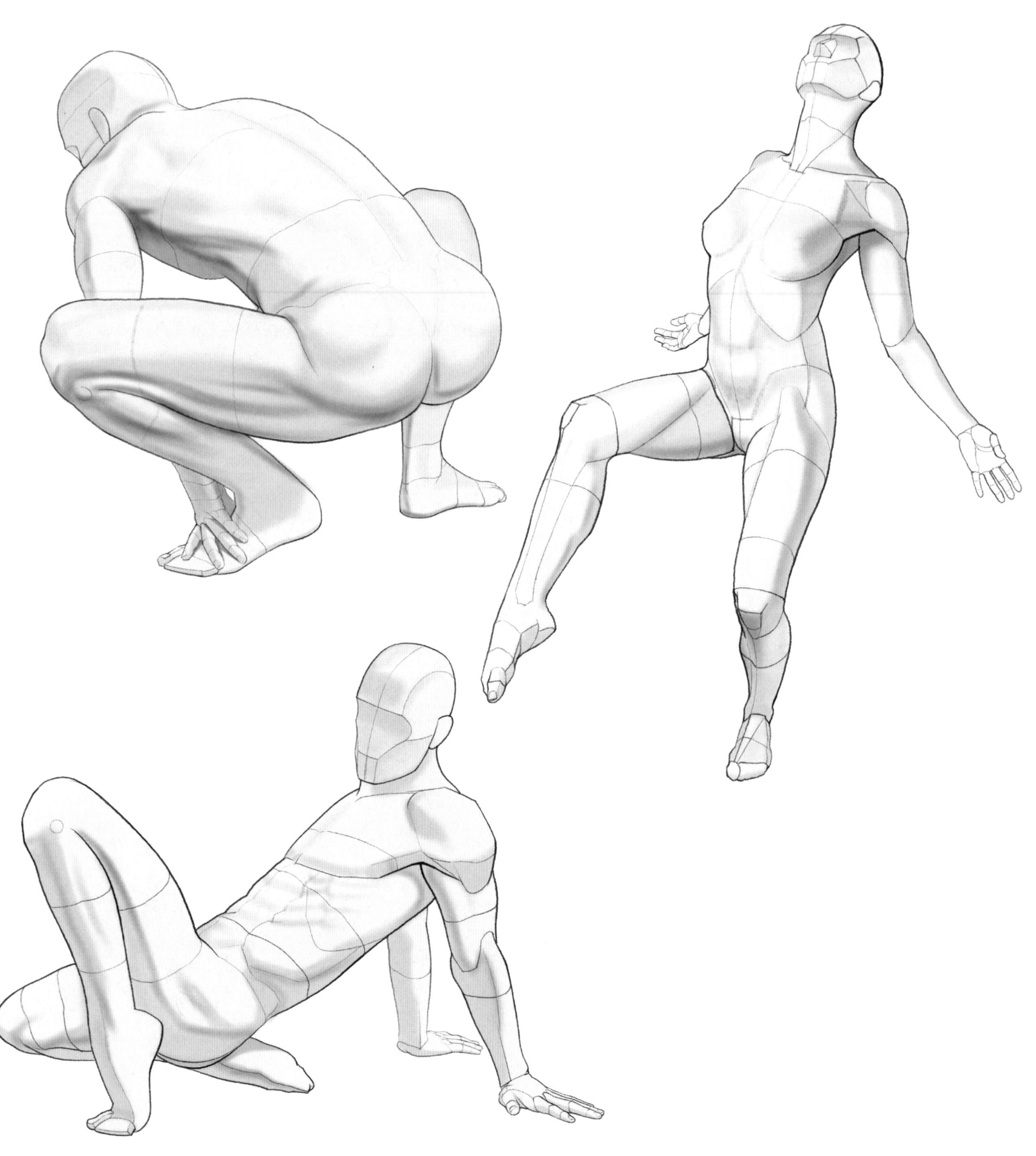

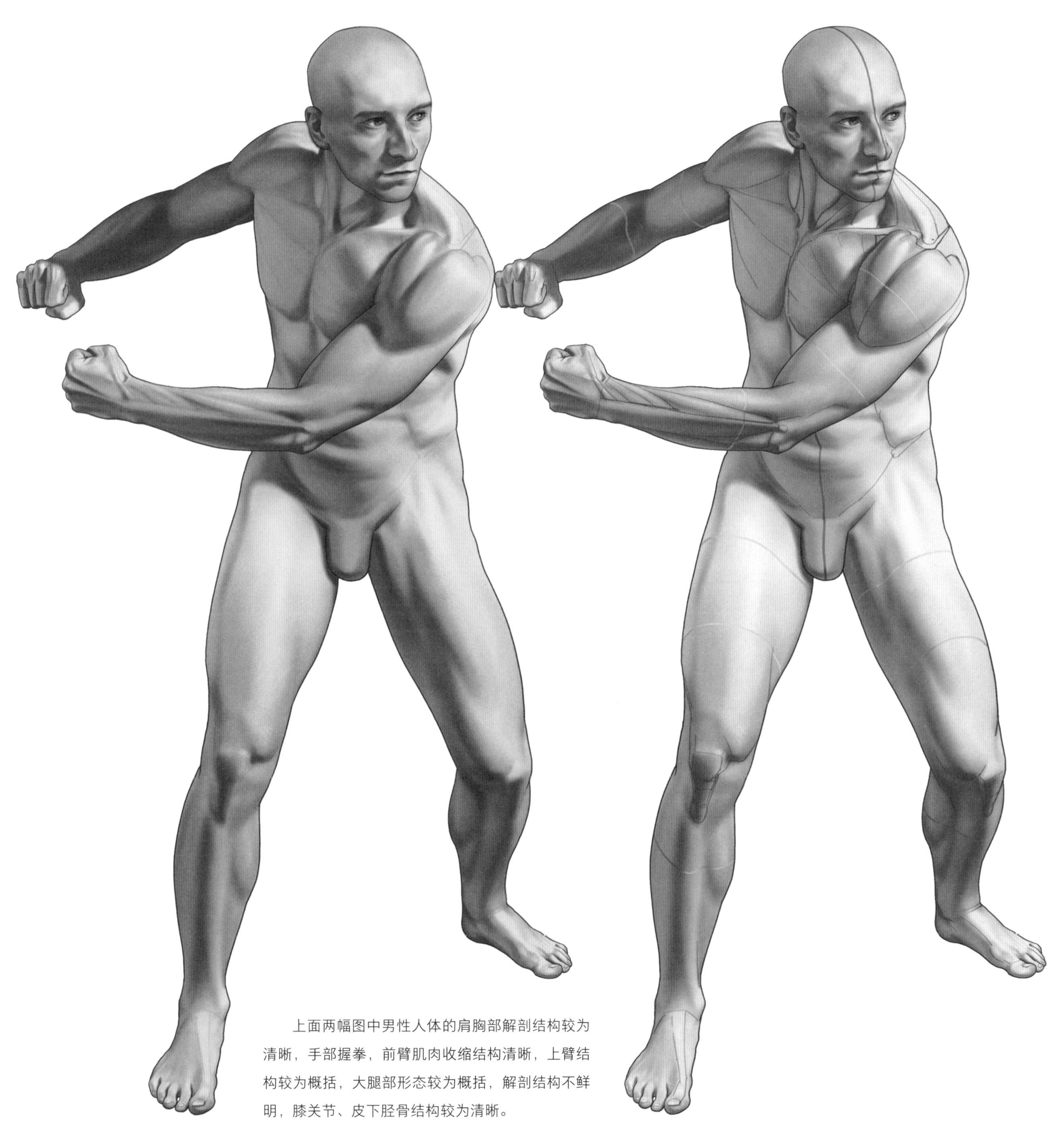

上面两幅图中男性人体的肩胸部解剖结构较为清晰，手部握拳，前臂肌肉收缩结构清晰，上臂结构较为概括，大腿部形态较为概括，解剖结构不鲜明，膝关节、皮下胫骨结构较为清晰。

右图中人体手臂用力抓握，使身体悬空，整个肩胸部及上臂肌肉轮廓清晰，背部下方及臀部造型较为概括，膝部屈曲，腘绳肌群收缩，体表处部分可见，远处的腿部解剖结构不鲜明，概括成了体块。

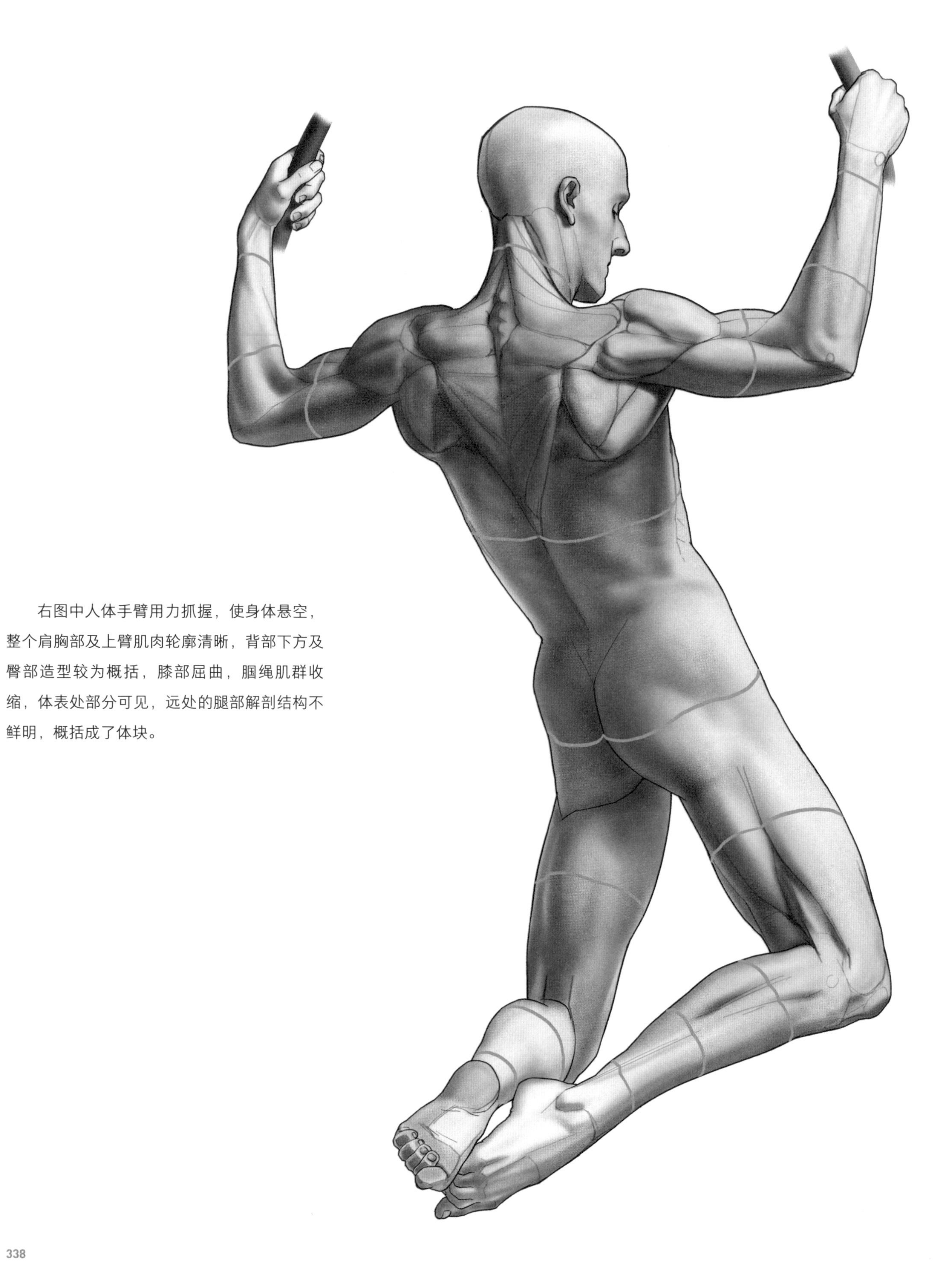

下图中人体的右侧肩胸部肌肉形态鲜明，解剖结构轮廓清晰，伸直的右腿解剖结构清晰可见，解剖结构不清晰的左臂、左胸及左腿表现为体块造型。

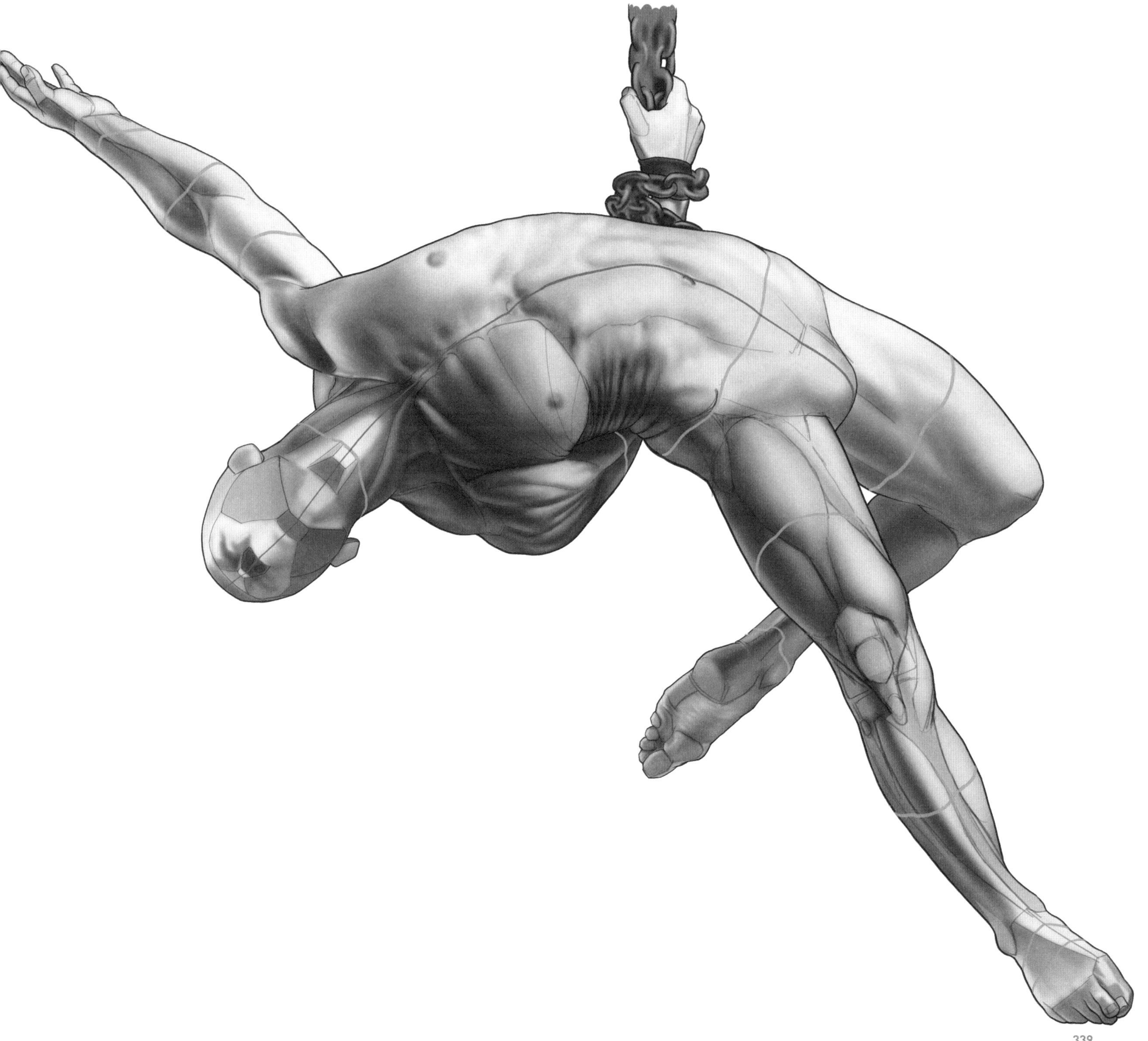

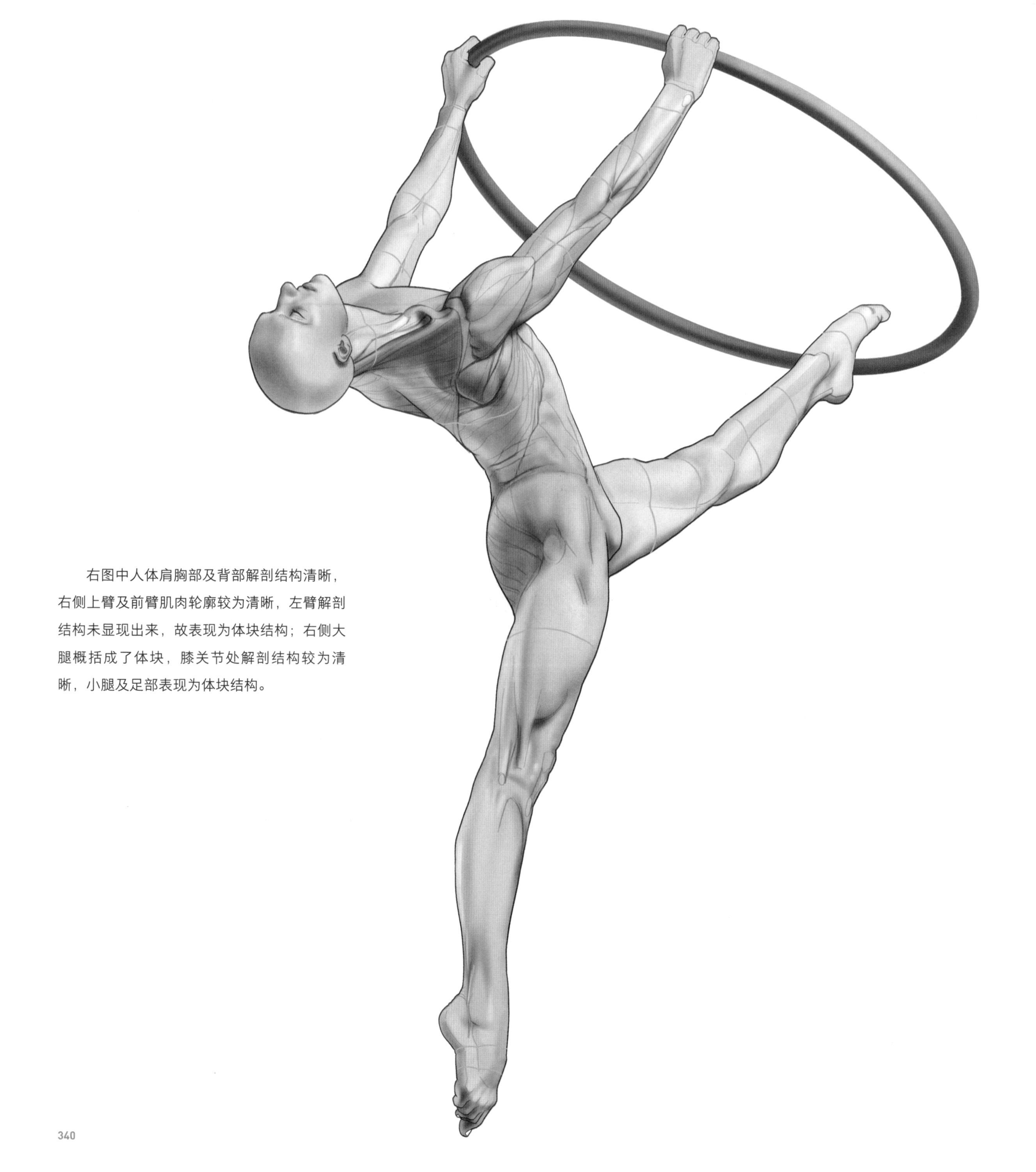

右图中人体肩胸部及背部解剖结构清晰，右侧上臂及前臂肌肉轮廓较为清晰，左臂解剖结构未显现出来，故表现为体块结构；右侧大腿概括成了体块，膝关节处解剖结构较为清晰，小腿及足部表现为体块结构。

下图所示为纤瘦的女性人体，其脂肪含量非常少，但解剖结构并未完全显现于体表。整个上半身解剖结构较清晰，由于背部肌肉脂肪都非常薄，因此呈现出的不是肌肉形态而是肋骨的形态；腿部虽瘦，其造型过渡却依然圆润，肌肉形态未显现出来，故表现为体块结构，但膝关节处骨骼结构较为清晰。

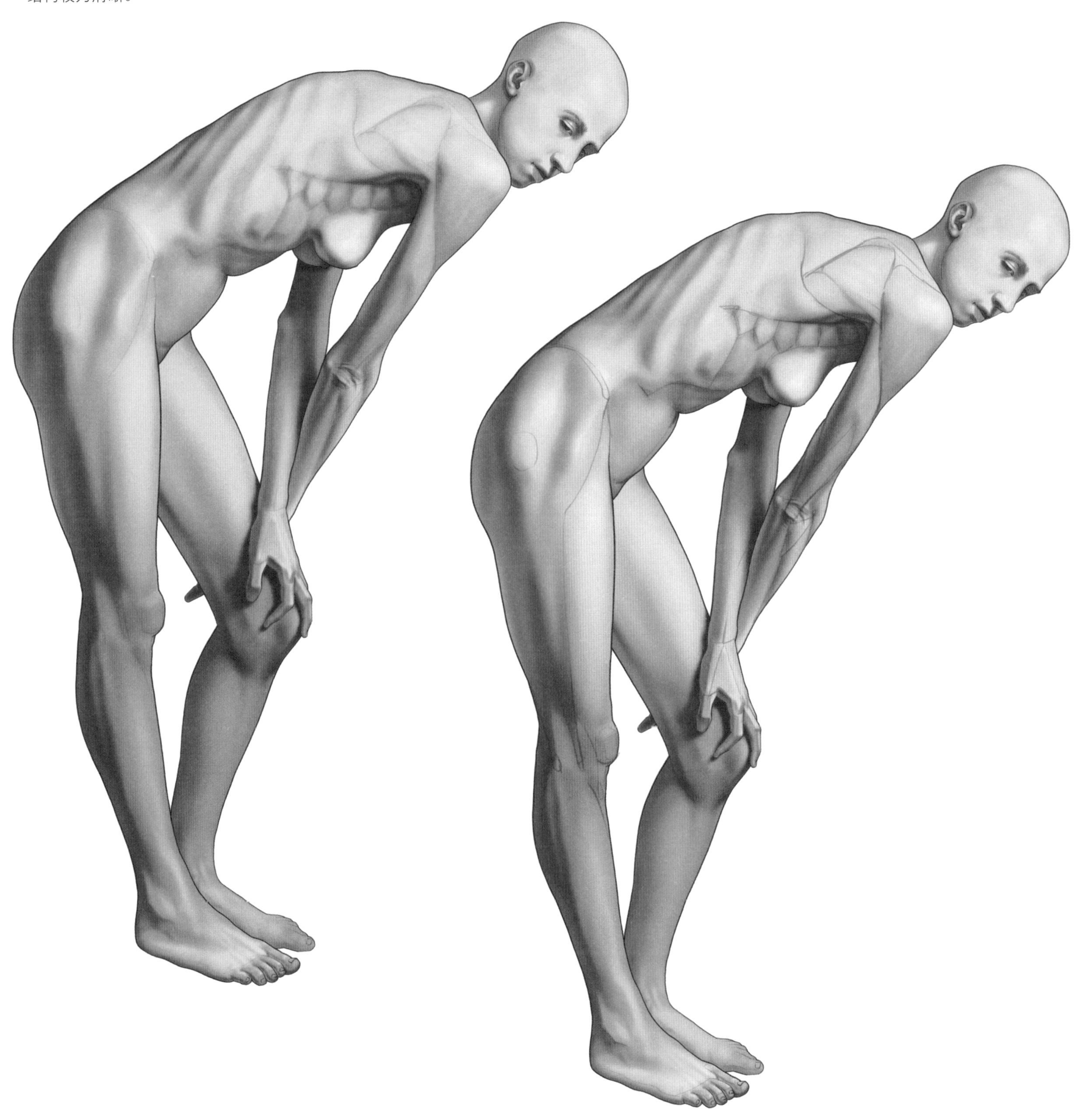

下图中女性人体的颈部、肩胸部、腰腹部及膝关节可以观察到较为清晰的解剖结构，其余部位表现为体块结构。

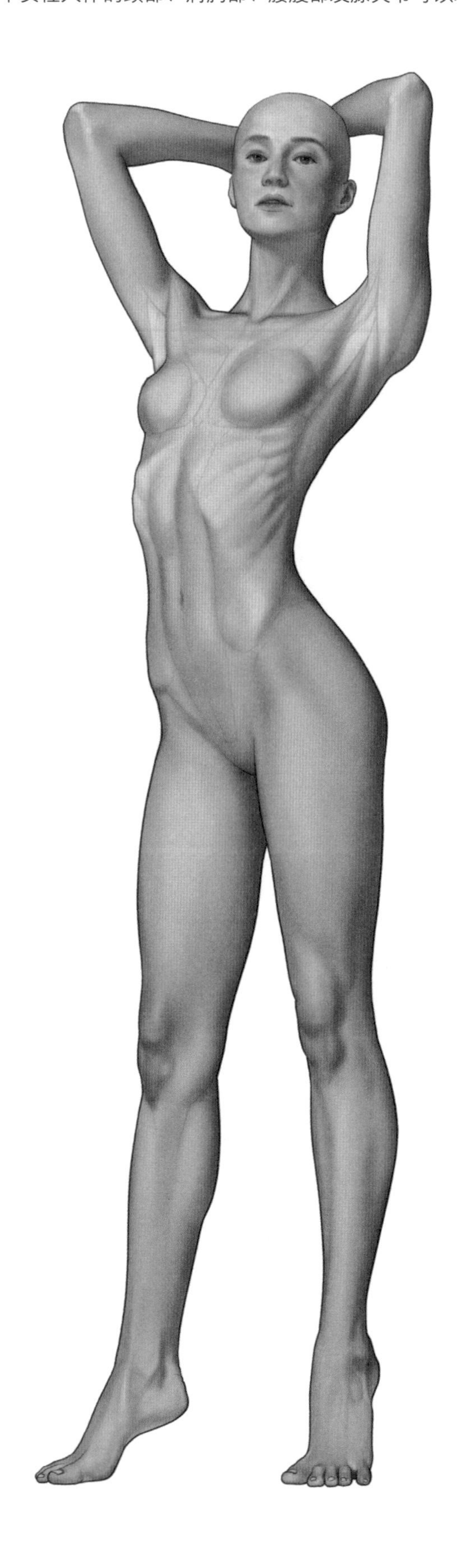

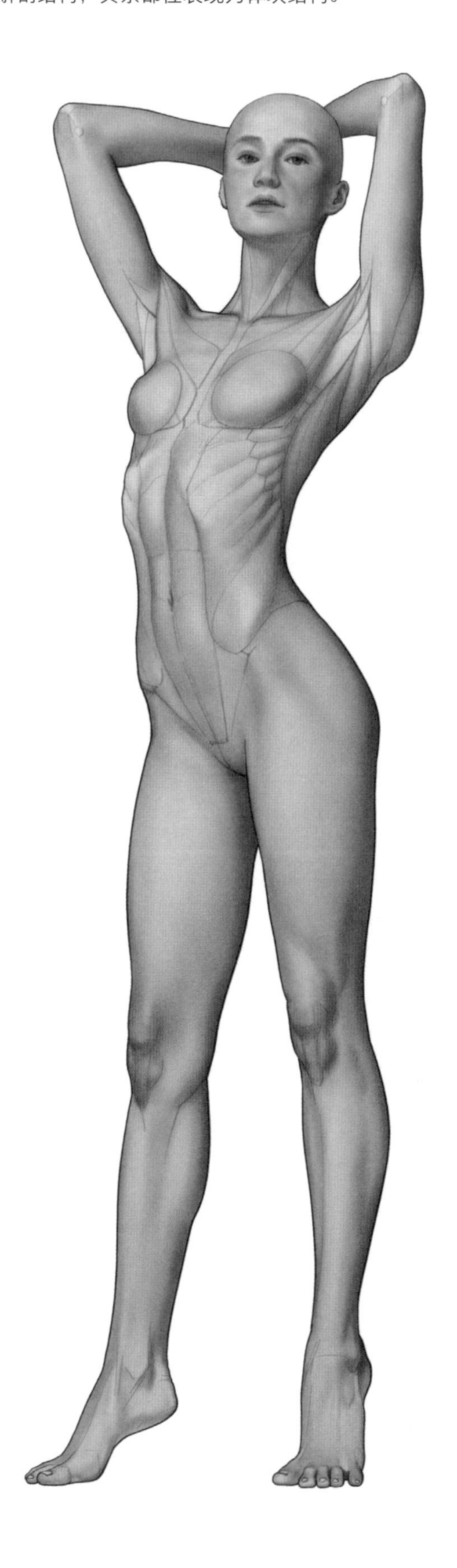

下左图中女性人体的肩部与背部表现为解剖结构，其余部位表现为体块结构。

下右图中女性人体仅右侧肩胸部、颈部及右膝部可见解剖结构。其余部位均表现为圆润的体块结构，但微妙的起伏变化受到了解剖结构的影响。

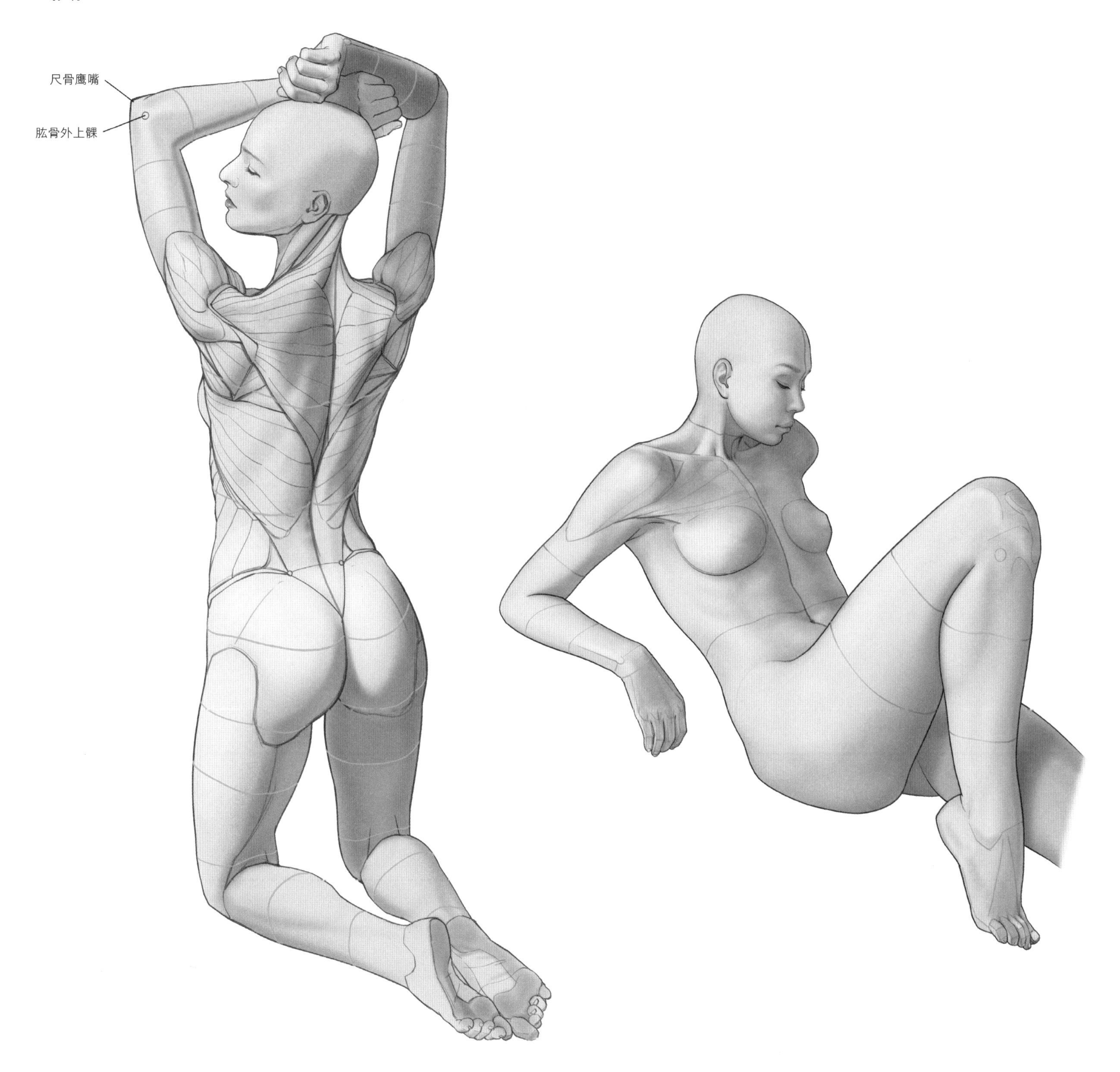

下左图中女性人体的背部与肩部可见解剖结构，手臂、臀部、腿部表现为圆润的体块结构。

下右图所示为微胖的女性人体，仅颈部、锁骨依稀可见，在脂肪的覆盖下整个人体显得圆润，其解剖结构不明显，体块间的过渡微妙且丰富。

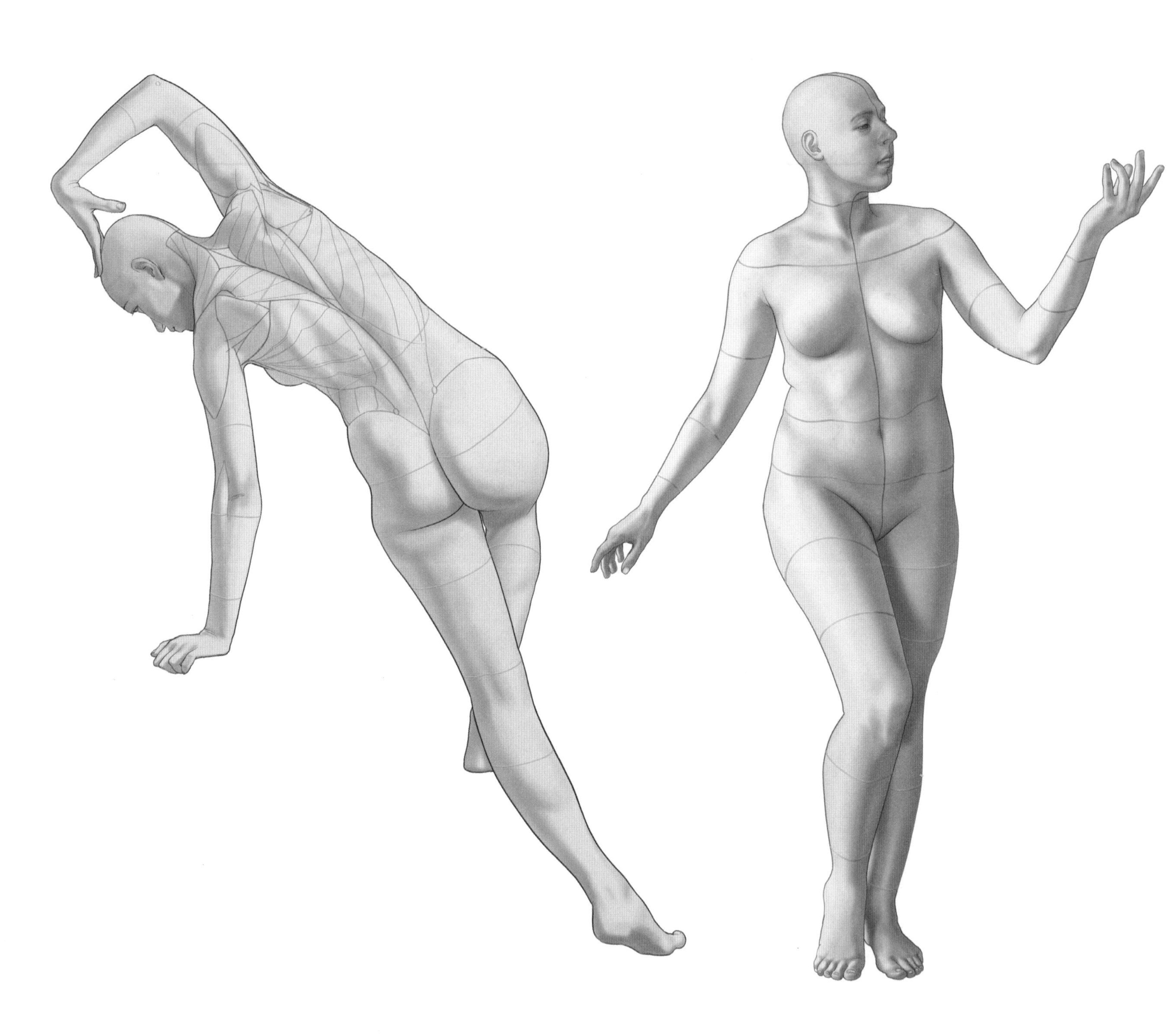